本书获得

中医药传承与创新"百千万"人才工程（岐黄工程）岐黄学者项目资助

北京中医药大学"双一流"专著出版基金立项资助

中国民族医药学会图书出版规划项目立项支持

金石本草医案精编

U0268638

主　编　唐启盛　孙文军

副主编　姜　丹　吴宇峰　唐婧姝

主　审　刘春生

编　委　（以姓氏笔画为序）

王　戈　王　丹　元培森　方艺霖　曲　淼

曲　淼（女）　　朱跃兰　刘云霞　许　芳

杨瑞涵　杨歆科　张毅杰　陈宝宇　陈嘉欣

郑　琴　崔艳超

参编者　（以姓氏笔画为序）

刘颖楠　许洺源　李　艺　李炜萍　李晶晶

张　硕　袁善方　靳悄然　蔡兴智

人民卫生出版社

·北　京·

图书在版编目（CIP）数据

金石本草医案精编 / 唐启盛，孙文军主编 . —北京：
人民卫生出版社，2023.12
ISBN 978-7-117-35824-8

Ⅰ.①金…　Ⅱ.①唐…②孙…　Ⅲ.①矿物药－医案
－汇编－中国　Ⅳ.①R282.76

中国国家版本馆 CIP 数据核字（2024）第 008287 号

人卫智网	www.ipmph.com	医学教育、学术、考试、健康， 购书智慧智能综合服务平台
人卫官网	www.pmph.com	人卫官方资讯发布平台

金石本草医案精编
Jinshi Bencao Yi'an Jingbian

主　　编：唐启盛　孙文军
出版发行：人民卫生出版社（中继线 010-59780011）
地　　址：北京市朝阳区潘家园南里 19 号
邮　　编：100021
E - mail：pmph @ pmph.com
购书热线：010-59787592　010-59787584　010-65264830
印　　刷：北京盛通印刷股份有限公司
经　　销：新华书店
开　　本：889×1194　1/16　　印张：23
字　　数：648 千字
版　　次：2023 年 12 月第 1 版
印　　次：2023 年 12 月第 1 次印刷
标准书号：ISBN 978-7-117-35824-8
定　　价：168.00 元
打击盗版举报电话：**010-59787491**　E-mail：**WQ @ pmph.com**
质量问题联系电话：**010-59787234**　E-mail：**zhiliang @ pmph.com**
数字融合服务电话：**4001118166**　E-mail：**zengzhi @ pmph.com**

主编简介

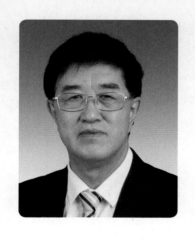

唐启盛，二级教授，主任医师，博士研究生导师，享受国务院政府特殊津贴专家，岐黄学者，第十一批北京市有突出贡献的科学、技术、管理人才，北京市首届中青年名中医，首都名中医，第五、第七批全国老中医药专家学术经验继承工作指导老师，第四批北京市级老中医药专家学术经验继承工作指导老师，北京中医药传承"双百工程"指导老师，第六批北京市级中医药专家学术经验继承工作指导老师，国家中医药管理局全国名老中医药专家传承工作室、岐黄学者工作室和中华中医药学会名医名家科普工作室负责人。北京中医药大学第三附属医院首席专家，北京中医药大学第三附属医院原院长。兼任第九届、第十届、第十一届国家药典委员会委员，国家中医药管理局脑病重点专科抑郁症协作组组长，中国民族医药学会睡眠分会会长，北京中西医结合学会睡眠专业委员会名誉主任委员。曾任北京中医药学会副会长和北京中西医结合学会副会长。

主要从事抑郁障碍、焦虑障碍、精神分裂症、癫痫、脑血管病、血管性痴呆、帕金森病等神经精神疾病的中西医防治研究，提出从精气神论治精神疾病的理论和金石调神理论。曾承担国家自然科学基金项目、科技部国际合作交流项目、国家科技支撑计划项目、高等学校博士学科点专项科研基金资助项目、首都医学发展基金重大联合项目等国家级、省部级科研项目 20 余项。发表论文 400 余篇，编纂著作 20 部，获得发明专利 4 项。主持制订专家共识及指南 4 项，获得教育部高等学校科学研究优秀成果奖（科学技术）·科技进步奖一等奖 2 项、北京市科学技术奖一等奖和二等奖各 1 项，国家科学技术进步奖二等奖 2 项。

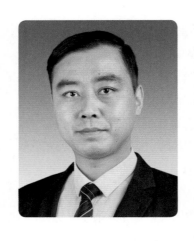

孙文军,医学博士,主任医师,博士研究生导师,第五批全国中医临床优秀人才,首届仲景书院仲景国医优秀传人。现任北京中医药大学第三附属医院脑病科主任。兼任北京中西医结合学会睡眠专业委员会主任委员、中国民族医药学会睡眠分会副会长兼常务副秘书长,中华中医药学会心身医学分会常务委员,中国中西医结合学会精神疾病专业委员会委员等。

主要从事中西医结合防治脑血管病、眩晕、偏头痛、抑郁症、焦虑症、精神分裂症、运动神经元病等神经精神疾病的研究。主持国家自然科学基金、北京市自然科学基金、"首都临床特色应用研究"专项、首都医学发展科研基金等国家级、省部级课题 14 项,发表核心期刊论文 81 篇、SCI 论文 4 篇,参编著作 10 部,获得科技奖励 1 项、发明专利 2 项,参与起草国际标准 1 项、国内标准 2 项。

王 序

人类的诞生和发展史，就是与重大疾病的斗争史。神农尝百草，创《神农本草经》，历代先贤，代有发展，增其药性，补其功效，奠定品质性效用一体的基础，本草著作，不断更新，历朝修书，皆有增补，至李时珍方为大成。医案著作，蔚为大观，自淳于意之诊籍，至《临证指南医案》，名家医案数以千百计，系当代待发掘的珍贵的临床资料。历代医家尊崇国学原理，仁心仁术并重，在与疾病的斗争中，保障了中华民族的繁衍生息。"苟日新，日日新，又日新"，中医药学的发展应当传承古人博极医源精进沉潜、修为诚敬淡雅任我、惟仁惟学求真储善的学术精神，依托现代科技文明的进步而文明互鉴、传承创新。

21世纪信息守恒定律的提出催生了生命科学明知识与暗知识相互转化的研究。物理学与量子力学原理相结合，构成宇宙信息的量子信息单位是量子比特，它对发现暗知识、暗物质、暗能量具有重要作用。中医学人应该敏锐觉察科技文明的成就，重视现代诠释学与古贤哲国学原理的联结分析，并指导中医临床医学实践发挥优势。"象数易气神"的一元化、整体观被引入医药领域，"象数易"国学原理引领着中医药学理论与临床的发展，气与神是中医药学的主体本体。气为精微细小颗粒，具质量、能量、信息属性；神以脑为元神之府，以神机为用。中医学人面对物质、能量、信息守恒定律的启示：明暗知识只有易变流转，正负逻辑互鉴并用，诠释气与神的本质与关联，进而充实更新理法方药诊疗体系。

"神"的诠释是件难事，神志病也是难治的病证。我的学生启盛唐教授，自"九五"攻关开始，跟随我开展中医药防治痴呆的研究，之后他矢志不渝、独辟蹊径，在神志病的研究方面付出了艰辛的努力，提出了从精气神治疗神志病的理论和金石药治疗神志病的方法，在抑郁症、焦虑症、精神分裂症方面取得了许多开创性的成果。晚近，他又集团队之力，耗时十年，专心致志、呕心沥血，对古代医家认识和运用金石药的宝贵经验进行了总结和整理，集本草和医案为一体，称为《金石本草医案精编》，开金石药治疗神志病研究之先河，弥补了金石本草研究之空白。尤为可贵的是，还集历代医家之长，将自古至今所有金石医案，详细汇总，按序排列，使古代名医运用金石药之心血，重见天地，本草与医案前后互照、相得益彰，可谓稽古之名著、传灯之佳作。欲识金石本草，读此一册，启迪后学，嘉惠医林！

"将升岱岳，非径奚为？欲诣扶桑，无舟莫适。"《金石本草医案精编》汇通古今、博采众长，既宗古训又弘新意，实为金石药物研究与临床实践之"门径"与"舟楫"。虽在病中，不敢懈怠，谨志数语，乐观厥成。

中央文史研究馆馆员

中国工程院院士　　王永炎

中国中医科学院名誉院长

2023年6月

黄　序

我国的本草学是世界上迄今为止保持最为完整的传统药学体系之一，历经千百年的实践考验与传承发展，已经形成了独立的学术体系，为辨章中医药学术、考镜文献源流奠定了坚实的基础，对中华民族的繁衍昌盛作出了巨大贡献，是我们中华民族的重要文化遗产，也是世界医学的宝贵财富。

2011年，我们启动了第四次全国中药资源普查工作，在全国31个省（区、市）2 702个县内开展了中药资源调查，汇总了包括动物药、植物药、矿物药在内的1.3万多种野生药用资源的种类、分布、蕴藏量、质量等信息，收集到药材样品、腊叶标本、种质资源150万余份，发现3个新属和196个新物种，建立了中药资源普查成果数据库，对于厘清我国生物资源家底、丰富中药资源宝库作出了重要贡献。

金石类药物是本草学的重要组成部分。我国地域广阔，矿产资源十分丰富，古代医家很早就善于利用矿物药治疗疾病，称之为金石药，李时珍在《本草纲目》中又将其分为金、玉、石、卤四类。从张仲景开始，历代医家就广泛使用金石药物治疗多种疾病，如石膏、芒硝、滑石、寒水石、赤石脂、紫石英、白石英、朱砂、磁石等药物的使用，对许多危症、重症，均有显著的疗效。因此，金石药物值得深入研究、挖掘整理、加以提高。

唐启盛教授是首批岐黄学者，第五、第七批全国老中医药专家学术经验继承工作指导老师，2016年获批为全国名老中医药专家传承工作室建设项目专家，开展学术经验传承工作。他带领团队对古代医家认识和运用金石药的宝贵经验进行了总结和整理，集本草和医案于一体，编为《金石本草医案精编》。

《金石本草医案精编》全面地检索了古代文献，并结合现代研究成果，对230种金石药物，按照金、玉、石、卤的顺序进行整理，从来源、始载、异名、产地、采收加工、性状特征、成分、性味归经、功能主治、用法用量、禁忌、附注等12个方面进行了描述。本书的出版可使读者全面了解金石药物的药用情况，对药用矿产资源的开发利用、新药研究等具有积极的指导作用。同时，本书还收载了部分少数民族矿物药，为进一步挖掘民族药资源提供了便捷的途径。另外，本书还收载了中华人民共和国成立以前历代医家运用金石药物的大量医案，对当今临床应用具有重要的参考价值。

《金石本草医案精编》内容简明、科学性强、检索便利，是一部融本草和医案为一体的中医药学集大成著作；相信本书的出版将为金石药物的科学研究和临床应用提供重要的参考，更好地助力我国中医药事业振兴发展。

中国工程院院士
中国中医科学院院长
2023年7月

前　言

　　金石之药，自古就有记载。《神农本草经》卷分三品，上品之中，以金石之药为先，如玉泉、丹砂、水银、空青、紫石英、白石英等。历代医家皆善用金石药。张仲景著《伤寒杂病论》，采诸家之长，集263首经方，其中金石药亦复不少，如承气汤之用芒硝、白虎汤之用石膏、猪苓汤之用滑石、矾石汤之用矾石，其用风引汤除热癫痫，拢却寒水石、滑石、赤石脂、白石脂、紫石英、生石膏等金石药，可谓极矣。孙思邈著《备急千金要方》《千金翼方》，于用药法中列玉石上、中、下三部，广而用之，即用紫石寒食散一方，就列紫石英、白石英、赤石脂、钟乳石等。可见晋唐之前，金石之风已至鼎盛。宋元以来，延至明清，乃至民国，诸医以善用金石药闻名者，亦复不少，如孔伯华治疗热病善重用石膏辛寒清热，又张锡纯调降气机善重用代赭石重镇降逆。可见金石之药，古今名医皆重之，重病危疾多赖以取效。道家诸贤，认为此类药物具有轻身延年不老的功效，更以汞修制仙丹，积累了丰富的金石药炮制和使用经验，如葛洪《抱朴子》所载金石炼制金丹，继承和发展了中国古代炼丹术和古代化学技术。

　　金石之药，较之草木之药，有何特殊功效？其一，重以去怯。此论源于《十剂》，以金石药往往具有重镇的特性，故能安定神气之怯弱。如《汤液本草》云："重：可以去怯，磁石、铁浆之属是也。"磁石本身有阴阳相引之性，于磁朱丸用于不寐之治；铁落重坠，可以安神定魂，生铁落饮中用于癫狂之治。其二，重以降逆。金石之药，其质多重，故能沉降上逆之气机。如赭石之重，可降逆气、平冲气、镇肝风。张锡纯在《医学衷中参西录》中，将参赭二药合用，治阴阳两虚，肾不敛藏，阳气上脱。又如青礞石一味，最善降逆坠痰，王隐君在礞石滚痰丸中用之为君药，取其重坠之性，能将脑窍之痰坠而下行，故专治痰浊上蒙脑窍之癫狂。三者，重以入肾。金石之药，以其重而下坠，故能作引经之药，可引药入肾，而补益精气。如黑锡丹中，以黑锡重坠，引补命火之硫黄、胡芦巴、附子、肉桂、肉豆蔻、补骨脂、沉香，直入肾中，专补真阳，治真元亏惫、上盛下虚之痰喘。四者，金石通神，可调神魂之乱。金石之成，积淀不啻千万年，历经变迁，所携信息甚多。如龙齿一物，本为远古生物之齿，沧海桑田，变为化石，然其所蕴含之时空信息尚存，故可调神。许叔微曾言"龙齿安魂，虎睛[1]定魄"，其于精神疾病之调治，颇有功效。

　　唐启盛教授临证40余年，经治抑郁障碍、焦虑障碍、精神分裂症、癫痫、卑慄、灯笼病等神经精神疾病，以及高血压、失眠、鬼交、夜游症、梦魇、不安腿综合征、无名热、顽固性呃逆、肠易激综合征、功能性腹泻、纤维肌痛等内科疑难疾病极多，积累了丰富的金石药使用经验。自2010年始，命及门诸弟子和学生搜集历代本草、《中华人民共和国药典》和地方标准，就金石药部诸品整理总结，每味药按释名、性状、鉴别、炮制、性味、归经、功能主治、用法用量、使用注意等分别论述，勒为一册，名之曰《金石

1　虎睛：现禁用。下同。

药物汇编》。书成之后,印发百余册,内部学习,以供临床参考,对大家学习、研究、临证均有裨益。遂又命弟子及学生检索古代名医使用金石药的医案,于 2017 年在《金石药物汇编》基础之上,重新整理汇总,参照古代名医医案,揣摩古人用药思路,学习其用药经验,于临证加减变化,更觉有指导意义。

为了更好地传承和发扬古代医家使用金石药的经验,我们在前期金石药物研究工作的基础上,将金石本草和金石医案合为一部,称为《金石本草医案精编》,对古代的本草和医案文献进行全面、完整的检索,将本草与医案互相对照,为现代临床和研究提供借鉴。

本书的编写过程前后历经 13 年有余,通过各种中医药数据库、电子古籍并结合国家图书馆、首都图书馆、北京中医药大学图书馆、中国中医科学院图书馆的馆藏古籍,对中华人民共和国成立以前中医药文献中的历代本草和医案进行了全面的检索。在学习古典文献的同时,对原金石本草和金石医案进行了整理,认真地考证、校对、补充、修改。最终金石本草部分引用了《中华医典》《中华人民共和国药典(2020 年版)》、地方标准 43 部、历代本草著作 121 部,金石医案部分引用了《中华医典》、古今医案云平台及历代医案相关著作等 260 余部。

本书共分为两大部分。第一部分是金石本草篇,包括了 230 种药物,按照金、玉、石、卤的顺序排列,其中收录于药典者 19 种、收录于地方标准者 54 种,收录于其他著作者 157 种。每种药物从来源、始载、异名、产地、采收加工、性状特征、成分、性味归经、功能主治、用法用量、禁忌、附注等 12 个方面进行描述。第二部分是金石医案篇,包括了 77 种药物,也是按照金、玉、石、卤的顺序排列,共收录 2 000 余则医案。

本书的编委会集中了北京中医药大学的优势学科资源,从基础到临床,囊括了医史文献、各家学说、中药学、中医内科学、中医神志病学等多学科人员。各位编委在繁忙的临床、科研、教学工作之余,勤奋治学、认真编写、毫无保留、通力合作,尤其是在新型冠状病毒感染疫情期间,医疗、教学、科研工作和抗疫工作极其繁忙,编委们克服各种艰难困苦,以高度的责任心完成了本书的编写工作,在此向他们表示诚挚的敬意!

本书是对近些年来我们对古代金石药物研究成果的总结和梳理,因金石药物的系统研究尚无先例,沧海书籍收集整理,难免挂一漏万,待付梓以后,我们将继续学习整理,以臻完善。

本书可供中医、中西医结合临床医师及中药工作者学习和临证参考,也可供中医药学教师、科研人员、医学院校本科生 / 研究生教学和研究使用,还可供企业的中药相关生产和研究使用。

编　者

2023 年 5 月

凡 例

1. 本书分为本草和医案两大部分,本草部分是对金石药物的古今本草文献、药典和地方标准的综合整理,医案部分是对古代医家运用金石药物治病医案的整理。

2. 本书的本草部分检索了《中华医典》《中华人民共和国药典(2020 年版)》、全国各地的地方标准 43 部,以及历代本草著作 121 部;医案部分文献检索范围上至秦汉、下至民国(1949 年以前),检索了《中华医典》古今医案云平台等电子数据库,共涉及历代医案相关著作 260 余部。

3. 本草部分共纳入 230 种药物,按照金、玉、石、卤四部进行排列,其中药物的排序主要参照《本草纲目》的排序,对于《本草纲目》未记载的药物,则根据其种类、成分归于相近药物前后,以便查找比较。

4. 本草部分所纳入的每种药物,从来源、始载、异名、产地、采收加工、性状特征、成分、性味归经、功能主治、用法用量、禁忌、附注等 12 个方面进行描述。

5. 本草部分的内容依药典、地方标准、研究文献、本草文献的顺序依次选择,如药典有记载,则以药典为准;如药典无记载,地方标准有记载,则以地方标准为准;如药典和地方标准均无记载,研究文献有权威的研究结果,则以研究文献为准;如前三者均无记载,则以本草文献的记载为准。其他文献的内容,如对正文有补充,则以脚注的形式进行说明。

6. 本草部分所涉及的金石药物具有很多别名,整理时均尽可能全面列入。在不同的历史时期,某种药物的药用来源可能有所不同,本书中不涉及不同时期、不同品种的讨论。

7. 本草部分的用法用量涉及不同时代的度量衡单位标准差异,均根据《中国度量衡史》所记载的不同时代的度量衡折算标准一概折算为现代度量衡单位。

8. 医案部分共收录 77 种药物、2 000 余则医案。所有医案按照涉及金石药物的种类进行排列,排列顺序与本草部分相同。每种药物下分不同病证,按照伤寒、温病、内科、妇科、外科、儿科、五官科顺序进行排列,每则医案均在案后注明来源。对于前后重复的医案,则以"× 条下 ×× 案"的方式注明,不再重复列入。

9. 医案部分的部分医案,如使用生石膏、滑石、赭石、芒硝等药的医案极多,篇幅极大,非本书内容所能承载,故在每种病证下,仅精选数案以供参考,完整医案留待将来作为专题出版。

10. 为方便读者阅读,医案中的金石药物均加黑。

11. 本书在使用时,可以将本草和医案部分前后互参,以了解金石药物的特征、功效和古代医家的运用经验,也可参考书末的索引进行检索。

目 录

金石本草篇

金 部

玉　部

石　部

卤 部

金石医案篇

金石本草篇

金 部

金[1]

【来源】本品为金矿物、含金矿物和载金矿物，经冶炼而成。

【始载】始载于《本草纲目》。

【异名】金箔、金薄。

【产地】文献中未见记载。

【采收加工】①将纯金制成金箔或金粉备用。②以三酸水、8岁健康男童小便、碱花等辅料炮制去毒。③以藏酒、碱花辅料炮制去锈。④与硫黄、雄黄、硼砂等辅料一起搅匀，做成包块，煅透，即得。

【性状特征】不规则团块，表面黑色或灰黑色，多孔隙，质脆。气微，味淡。

【成分】主要成分为金（Au）。

【性味归经】涩，寒。

【功能主治】延年益寿，解毒。主治老年体虚、中毒。

【用法用量】配方用。

【禁忌】生金有毒。恶锡。畏水银、翡翠石、余甘子、驴马脂。

金 屑

【来源】文献中未见记载。

【始载】始载于《本草纲目》。

【异名】黄牙、太真。

【产地】出益州，今四川成都。

【采收加工】除去杂质，洗净，干燥。用时砸碎。

【性状特征】收采不同，形色自异。麸片金淘水砂内，色却淡黄；瓜子金亦有颗块者；取山石间，色乃深赤。

【成分】文献中未见记载。

【性味归经】辛，平；生者有毒，熟者无毒。归心、肺、肝、胃经。

【功能主治】镇精神，辟鬼魅，除邪毒，破冷气，除风。内服主治小儿惊伤五脏，惊痫、风热、肝胆之病，上气咳嗽，伤寒肺损吐血，骨蒸劳极作渴。外用磨细屑，挑开疔头抹入，能拔疔根。

【用法用量】内服常入煎剂，或洗净，金器水煎，或擂碎，金箔汤服。外用适量。内服用量不详。

【禁忌】生金未炼，切忌妄投。

金 顶

【来源】古代官帽。

【始载】始载于《本草纲目拾遗》。

【异名】文献中未见记载。

【产地】文献中未见记载。

【采收加工】文献中未见记载。

【性状特征】顶制以铜外镀以金。七品以下皆纯镀金，七品以上则嵌珍石不同。

【成分】文献中未见记载。

【性味归经】文献中未见记载。

【功能主治】主治头风及口眼㖞斜。

【用法用量】入药取纯铜镀金，色旧难用者良。先以甘草煎汤，乘热洗用。旧雀顶更妙。

【禁忌】文献中未见记载。

金 花 铆

【来源】文献中未见记载。

1　源自《青海省藏药炮制规范》。

【始载】始载于《本草纲目拾遗》。

【异名】文献中未见记载。

【产地】主产于云南省。

【采收加工】文献中未见记载。

【性状特征】文献中未见记载。

【成分】文献中未见记载。

【性味归经】有毒。

【功能主治】镇心利肺,降气坠痰,接筋续骨。内服主治筋骨折伤。外用主治疔肿。

【用法用量】火煅为末,用量不详。

【禁忌】文献中未见记载。

金　浆

【来源】文献中未见记载。

【始载】始载于《证类本草》。

【异名】文献中未见记载。

【产地】文献中未见记载。

【采收加工】入坩埚内,置无烟的炉火中久炼。

【性状特征】文献中未见记载。

【成分】文献中未见记载。

【性味归经】辛,平;有毒。归心、肺、肝经。

【功能主治】文献中未见记载。

【用法用量】内服常入煎剂。用量不超过1g。

【禁忌】生者杀人。

银[1]

【来源】本品为含银矿物自然银、银金矿、辉银矿等,经冶炼而成。

【始载】始载于《本草纲目》。

【异名】银箔、银薄。

【产地】主产于辽宁、青海、浙江、广东、四川、云南等地。

【采收加工】①将纯银制成银箔或银粉备用。②以黄矾、黑矾等辅料炮制去毒。③以8岁健康男童小便、沙棘汁等炮制去锈。④与硼砂、硫黄等一起搅匀,做成包块,晒干,煅透,即得。

【性状特征】不规则团块,表面黑色或灰黑色,多孔隙,质脆。气微,味淡。

【成分】主含单质银(Ag)。

【性味归经】苦,平。

【功能主治】祛腐生肌,干黄水,敛脓血。主治瘰疬、疔痈、黄水病。

【用法用量】配方用。

【禁忌】文献中未见记载。

锡吝脂

【来源】波斯国银矿。

【始载】始载于《本草品汇精要》。

【异名】悉蔺脂。

【产地】文献中未见记载。

【采收加工】除去杂质,洗净,干燥。用时砸碎。

【性状特征】文献中未见记载。

【成分】文献中未见记载。

【性味归经】辛,寒;有毒。归心、肝、三焦经。

【功能主治】明目退翳,生津止渴。内服主治一切风气,及三焦消渴饮水。外用主治目生翳膜。

【用法用量】内服多入丸、散,用量不详。外用调涂或煎水洗,或用火烧铜针轻点翳膜。

【禁忌】文献中未见记载。

银膏

【来源】由白锡、银箔和水银合炼而成。

【始载】始载于《本草纲目》。

【异名】文献中未见记载。

【产地】文献中未见记载。

【采收加工】其法用白锡和银箔及水银合成之,凝硬如银,合炼有法。

【性状特征】文献中未见记载。

【成分】文献中未见记载。

【性味归经】辛,大寒;有毒。归心、肝经。

【功能主治】清热定惊,镇心明目,利水道。内服主治热风、心虚惊悸、恍惚狂走、膈上热、头面热、风冲心上下、人心风健忘。外用可治牙齿缺落。

1　源自《青海省藏药炮制规范》。

【用法用量】内服多入煎剂,用量不详。外用适量。

【禁忌】文献中未见记载。

朱砂银

【来源】由铅、朱砂、白银合炼而成。

【始载】始载于《本草纲目》。

【异名】文献中未见记载。

【产地】文献中未见记载。

【采收加工】以铅、朱砂与白银等分,入罐封固,温养三、七日后,砂盗银气,煎成至宝。

【性状特征】文献中未见记载。

【成分】文献中未见记载。

【性味归经】冷;无毒。归心经。

【功能主治】延年益色,镇心安神,止惊悸,辟邪解毒。主治中恶蛊毒、心热烦、惊悸不安、忧忘虚劳。

【用法用量】内服多入煎剂,用量不详。

【禁忌】畏石亭脂、磁石、铁,忌一切血。

生 银

【来源】文献中未见记载。

【始载】始载于《本草图经》。

【异名】朱砂银。

【产地】出饶州(今江西鄱阳县)、乐平(今江西乐平市)诸坑生银矿中。

【采收加工】除去杂质,洗净,干燥。用时砸碎。

【性状特征】文献中未见记载。

【成分】文献中未见记载。

【性味归经】寒;无毒。归心、肝经。

【功能主治】镇心安神,清热解毒,安胎元。主治热狂惊悸、发痫恍惚、夜卧不安谵语、邪气鬼祟、小儿诸热丹毒、小儿中恶、热毒烦闷。

【用法用量】内服40~180g,常入煎剂、丸散。

【禁忌】忌一切血。

乌 银

【来源】用硫黄熏银则色黑,成乌银。

【始载】始载于《本草纲目拾遗》。

【异名】文献中未见记载。

【产地】文献中未见记载。

【采收加工】用纹银一钱二分、硫黄一斤,将硫黄分作一百二十包,取大倾银罐一个,将银放入罐内,炭火上煅,将硫黄包投入罐内,黄尽为度。今人用硫黄熏银,再宿泻之,则色黑矣。

【性状特征】文献中未见记载。

【成分】文献中未见记载。

【性味归经】辛,平;有毒。归肝、胃经。

【功能主治】辟恶。主治翻胃。

【用法用量】煎服。

【禁忌】文献中未见记载。

银 屑

【来源】文献中未见记载。

【始载】始载于《本草经集注》。

【异名】白金、鋈。

【产地】出波斯国,今伊朗。

【采收加工】取现成银箔,以水银消之为泥,合硝石及盐研为粉,烧出水银,淘去盐石,为粉极细,用之乃佳,不得只磨取屑耳。入药只用银箔,易细;若用水银盐硝制者,反有毒矣。

【性状特征】文献中未见记载。

【成分】文献中未见记载。

【性味归经】辛,平;有毒。归心、肝经。

【功能主治】安五脏,定心神,止惊悸。

【用法用量】内服常入煎剂、丸散,用量不详。

【禁忌】文献中未见记载。

银 铕

【来源】倾银铺熔银脚。

【始载】始载于《本草纲目拾遗》。

【异名】釉。

【产地】文献中未见记载。

【采收加工】凡熔银入罐,必多用硝及硼砂、黄砂以去铅铜杂脚,则成十足成色为纹银。其罐底所余黑色渣滓,名曰铕。

【性状特征】文献中未见记载。

【成分】文献中未见记载。

【性味归经】有毒。

【功能主治】主治瘰疬、无名肿毒、顽癣。

【用法用量】治顽癣,用银镴不拘多少,瓷盘内,安放露天,将盘微侧,使镴沾露,有水流下,抓破搽之。

【禁忌】有毒,不可内服,食能坠人肠。误食者,急用黄泥水,服二茶盏即可解。

银 砂

【来源】文献中未见记载。

【始载】始载于《药性切用》。

【异名】文献中未见记载。

【产地】文献中未见记载。

【采收加工】文献中未见记载。

【性状特征】文献中未见记载。

【成分】文献中未见记载。

【性味归经】辛,温,燥;有毒。

【功能主治】祛痰破结,治疮杀虫。与轻粉、粉霜功效类似。

【用法用量】文献中未见记载。

【禁忌】文献中未见记载。

红 铜[1]

【来源】本品为矿物黄铜矿、辉铜矿、赤铜矿和孔雀石等经冶炼而成的纯铜。

【始载】始载于《新修本草》。

【异名】赤铜、赤金。

【产地】主产于川、广、云、贵各地山中。

【采收加工】文献中未见记载。

【性状特征】呈不规则块状,黑色,表面粗糙多孔隙,气微,味淡。

【成分】主含金属铜(Cu)。

【性味归经】甘,寒。

【功能主治】排脓,干黄水,养肺。主治肺结核、肺脓肿、肝热、黄水病等。明目。

【用法用量】配方用。

【禁忌】勿炼粉入药服。

赤 铜 屑

【来源】煅铜时打落的铜屑。

【始载】始载于《新修本草》。

【异名】红铜、赤金、铜落、铜末、铜花、铜粉、铜砂、热铜末。

【产地】文献中未见记载。

【采收加工】以红铜火煅水淬,亦自落下,以水淘净,用好酒入砂锅内炒见火星,取研末用。

【性状特征】呈小片状或细条状,黄红色或黄棕色,具金属光泽。气微,味淡。

【成分】主含金属铜(Cu)。

【性味归经】苦,平;微毒。归心、肝、肾、胃经。

【功能主治】散瘀止痛,续接筋骨,明目,染须发。内服主治贼风反折、女人血气及心痛、狐臭。外用主治筋骨折伤、瘀血肿痛、外伤出血、烂弦风眼。

【用法用量】内服醋煎、淬酒或研细末酒冲,用量不详。外用1~7g,调涂或煎水洗。

【禁忌】勿炼粉入药服。不可久服。

自 然 铜

【来源】本品为硫化物类矿物黄铁矿族黄铁矿。

【始载】始载于《雷公炮炙论》。

【异名】石髓铅、方块铜。

【产地】主产于四川、广东、云南等地。

【采收加工】全年可采。炼取黄铁矿石,去净杂石、沙土及黑锈后,敲成小块。

【性状特征】晶形多为立方体,集合体呈致密块状。表面亮淡黄色,有金属光泽;有的黄棕色或棕褐色,无金属光泽。具条纹,条痕绿黑色或棕红色。体重,质坚硬或稍脆,易砸碎,断面黄白色,有金属光泽;或断面棕褐色,可见银白色亮星。

【成分】主含二硫化铁(FeS_2)。

---

1 源自《青海省藏药炮制规范》。

【性味归经】辛,平。归肝经。

【功能主治】散瘀止痛,续筋接骨。内服主治跌打损伤、筋骨折伤、瘀肿疼痛。

【用法用量】内服 3~9g,多入丸、散服,若入煎剂宜先煎。外用适量。

【禁忌】不宜久服;阴虚火旺、血虚无瘀者忌服。

铜矿石

【来源】文献中未见记载。

【始载】始载于《本草品汇精要》。

【异名】文献中未见记载。

【产地】文献中未见记载。

【采收加工】除去杂质,洗净,干燥。用时砸碎。

【性状特征】文献中未见记载。

【成分】文献中未见记载。

【性味归经】酸,寒;有小毒。归肝经。

【功能主治】解毒疗疮。主治疔肿恶疮、驴马脊疮、腋臭。

【用法用量】内服入煎剂或丸散。外用煅末调敷,或磨汁涂之,用量不详。

【禁忌】文献中未见记载。

青　铜[1]

【来源】由铜、铅、锡按一定比例混合炼成的合金。

【始载】始载于《本草纲目》。

【异名】文献中未见记载。

【产地】文献中未见记载。

【采收加工】文献中未见记载。

【性状特征】呈不规则块状,灰黑色,表面粗糙多孔隙。质脆,气微,味淡。

【成分】文献中未见记载。

【性味归经】涩、辛,凉。

【功能主治】明目,疗疮。主治眼病。

【用法用量】配方用。

【禁忌】文献中未见记载。

黄　铜[2]

【来源】由铜、锌按一定比例混合炼成的合金。

【始载】始载于《本草纲目》。

【异名】文献中未见记载。

【产地】文献中未见记载。

【采收加工】文献中未见记载。

【性状特征】呈不规则块状,灰黑色,表面粗糙多孔隙。质脆,气微,味淡。

【成分】文献中未见记载。

【性味归经】涩、辛,凉。

【功能主治】明目,疗疮。主治眼病。

【用法用量】配方用。

【禁忌】文献中未见记载。

铜　绿[3]

【来源】由铜青与白云石粉等加工制成[4]。

【始载】始载于《本草拾遗》。

【异名】铜青、康青、铜绿衣。

【产地】全国大部分地区均产[5]。

【采收加工】夏秋二季生产[6]。

【性状特征】呈扁平的长方形块状,长约 3cm,宽约 1.5cm,厚约 0.4cm。表面绿色或浅绿色,断面泛灰绿色,上面色深,下面色浅。体重,质硬而脆。气无,味微涩[7]。

1　源自《青海省藏药炮制规范》。

2　源自《青海省藏药炮制规范》。

3　源自《北京市中药材标准》。

4　《上海市中药饮片炮制规范》:本品为铜表面经二氧化碳或醋酸作用后生成的绿色锈衣。

5　源自《天津市中药饮片炮制规范》。
　《山东省中药材标准》:主产于河北、安徽、江苏、北京、上海等地。

6　《山东省中药材标准》:全年均可制取。

7　《江苏省中药饮片炮制规范》:本品为翠绿色或淡绿色细粉。质松,手捻之涩而粘手。气微臭,味微酸涩。燃烧时有绿色火焰。

【成分】主含碱式碳酸铜［$CuCO_3 \cdot Cu(OH)_2$］。

【性味归经】酸,涩,平。归肝、胆经[1]。

【功能主治】解毒,去腐,敛疮,杀虫,祛风痰。内服主治风痰卒中。外用主治恶疮腐臭、鼻息肉、眼睑糜烂、目翳。

【用法用量】内服 1~1.5g,研细粉调服。外用适量。

【禁忌】孕妇慎用[2]。

铜弩牙

【来源】文献中未见记载。

【始载】始载于《证类本草》。

【异名】文献中未见记载。

【产地】文献中未见记载。

【采收加工】洗净,除杂质,干燥,在无烟的炉火中煅烧至微红,取出,冷却。

【性状特征】其柄为臂,似人臂。钩弦者为牙,似人牙。牙外为郭,下为悬刀,合名之为机。

【成分】文献中未见记载。

【性味归经】平;微毒。归肝、肾经。

【功能主治】活血化瘀。主治妇人难产、血闭、月水不通、阴阳隔塞。

【用法用量】内服,煎汤或烧赤淬酒,或入丸、散,用量不详。

【禁忌】文献中未见记载。

铜器

【来源】文献中未见记载。

【始载】始载于《本草纲目》。

【异名】文献中未见记载。

【产地】文献中未见记载。

【采收加工】洗净,除杂质,干燥,在无烟的炉火中煅烧至微红,取出,冷却。

【性状特征】文献中未见记载。

【成分】文献中未见记载。

【性味归经】辛,平;有毒。归肝、肾经。

【功能主治】舒筋活络,避秽解毒。主治霍乱转筋、肾堂及脐下㽲痛。

【用法用量】内服,水煎服,或入丸、散,用量不详。

【禁忌】文献中未见记载。

菜花铜

【来源】由赤铜与炉甘石炼成。

【始载】始载于《本草纲目拾遗》。

【异名】黄铜。

【产地】文献中未见记载。

【采收加工】文献中未见记载。

【性状特征】文献中未见记载。

【成分】文献中未见记载。

【性味归经】辛。

【功能主治】入损伤剂,敛金创伤口,强脾益肺。主治一切风痹。

【用法用量】打箔用。宜制刀切药。

【禁忌】文献中未见记载。

风磨铜

【来源】本品为铜、金合金制品。

【始载】始载于《本草纲目拾遗》。

【异名】铜绿。

【产地】生西藩,今印度。

【采收加工】文献中未见记载。

【性状特征】表面紫红色,含金量越高颜色越淡。

【成分】金铜合金。

【性味归经】文献中未见记载。

【功能主治】主治一切风疾。

【用法用量】文献中未见记载。

【禁忌】文献中未见记载。

白铜矿

【来源】由白铜、赤铜、砒石炼成。

【始载】始载于《本草纲目拾遗》。

---

1 《山东省中药材标准》:酸、涩、微寒;有小毒。归肝、胆经。
2 源自《湖北省中药材质量标准》。
《江苏省中药饮片炮制规范》:①一般外用,内服入丸、散,常用量为 0.3~1.5g。不可多服,以免引起剧烈呕吐、腹痛、血痢、痉挛等毒性反应,严重者可致虚脱。②体弱血虚者忌用。

【异名】文献中未见记载。

【产地】文献中未见记载。

【采收加工】文献中未见记载。

【性状特征】银白色,有金属光泽。

【成分】文献中未见记载。

【性味归经】辛,温;有毒。

【功能主治】主治风散毒,敷牛马创,亦续筋骨。

【用法用量】文献中未见记载。

【禁忌】文献中未见记载。

白 铜[1]

【来源】本品为铜镍合金。

【始载】始载于《本草纲目》。

【异名】文献中未见记载。

【产地】主产于云南省。

【采收加工】文献中未见记载。

【性状特征】呈银白色,有金属光泽。

【成分】文献中未见记载。

【性味归经】辛,凉。

【功能主治】镇气不足,益肺下痰,伐肝明目。

【用法用量】文献中未见记载。

【禁忌】文献中未见记载。

紫 铜 铆

【来源】文献中未见记载。

【始载】始载于《本草纲目拾遗》。

【异名】金花铆、锡铆附。

【产地】主产于云南省。

【采收加工】文献中未见记载。

【性状特征】文献中未见记载。

【成分】文献中未见记载。

【性味归经】有毒。

【功能主治】镇心利肺,降气坠痰。主治筋骨折伤、疔肿。

【用法用量】文献中未见记载。

【禁忌】文献中未见记载。

紫 铜 矿

【来源】文献中未见记载。

【始载】始载于《新修本草》。

【异名】文献中未见记载。

【产地】文献中未见记载。

【采收加工】除去杂质,洗净,干燥。用时砸碎。

【性状特征】为粒状集合体,呈不规则块状。新鲜面呈古铜色,氧化面呈蓝紫色斑状锖色;不透明,具金属光泽。体较重,质硬脆,气、味均无。以块大、古铜色斑纹多、无杂石者为佳。

【成分】主含硫化铜铁。

【性味归经】咸,寒。归心、肺经。

【功能主治】接骨续筋。主治骨折筋伤。

【用法用量】外用适量,煅研末,调敷。

【禁忌】文献中未见记载。

铅[2]

【来源】本品为硫化物类方铅矿族方铅矿冶炼制成的金属铅[3]。

【始载】始载于《神农本草经》。

【异名】青金、黑锡、金公、水中金、黑铅、铅精、水锡、素金、黑金、青铅。

【产地】主产于湖南、四川、云南、湖北、广西、福建、贵州及东北等地。

【采收加工】以铁铫镕化泻瓦上,滤去渣脚,如此数次收用。

【性状特征】呈粒状、片状。灰白色,表面常被氧化成一层薄膜,呈灰色,光泽暗淡;刮去外层薄膜,具较强金属光泽。体重,质软,可用指甲刻划成痕,在纸上可书写;条痕铅灰色;具展性,延性较小,易切断,切面金属光泽强。气、味均无[4]。

1　徐其亨,李淑贤,聂焱.云南古代白铜考——兼谈《本草纲目》《天工开物》中关于白铜的误释[J].思想战线,1998(11):83-86.

2　源自《湖南省中药材标准》。

3　《青海省藏药炮制规范》:本品为含铅矿物方铅矿(PbS)及白铅矿(PbCO$_3$)等,经冶炼而成。

4　《青海省藏药炮制规范》:本品为不规则团块,表面黑色或灰黑色,多孔隙,质脆。气微,味淡。

【成分】主含铅（Pb）。

【性味归经】甘，寒；有毒。归肝、肾经[1]。

【功能主治】解毒，杀虫，镇逆坠痰。内服主治瘰疬、癫痫、癫狂、气短喘急、噎膈反胃[2]。外用主治疔毒、恶疮、慢性湿疹、神经性皮炎。

【用法用量】内服 1.5~3g；或煅透研末，入丸、散服，每天少于 2mg，用药时间不宜超过 2 周。外用适量，煅末调敷[3]。

【禁忌】不可久服，中气虚寒者慎用。

铅霜

【来源】用铅加工制成的醋酸铅。

【始载】始载于《本草图经》。

【异名】铅白霜。

【产地】文献中未见记载。

【采收加工】文献中未见记载。

【性状特征】针晶或板状结晶体，白色，具金属光泽。体重，于干燥空气中易风化成颗粒或粉末，无金属光泽。无臭，味酸。以色白、具金属光泽者为佳。

【成分】主含醋酸铅。

【性味归经】甘、酸，冷；无毒。归心、肺经。

【功能主治】坠痰，镇惊，止衄，敛疮，解毒。内服主治惊痫、热痰、胸膈烦闷、中风痰实、膈热涎塞、喉痹、消渴、烦热、悬雍肿痛、小儿惊热、惊风疾、少女经闭。外用主治鼻衄、牙疳、口疮、溃疡。

【用法用量】内服研末，0.1~0.2g；或入丸、散。外用适量，研末撒于患处，或制成溶液外涂。

【禁忌】脾胃虚弱及外感风寒之痰嗽均忌服。内服过量，能引起铅中毒。

铅粉[4]

【来源】金属铅加工制成的粉末。

【始载】始载于《世医得效方》。

【异名】粉锡、解锡、水粉、胡粉、定粉、锡粉、丹地黄、流丹、鹊粉、流丹白毫、白膏、铅白、光粉、白粉、瓦粉、铅华、官粉、宫粉。

【产地】主产于广东[5]。

【采收加工】将药材过 100 目筛除去杂质和粗粒。

【性状特征】白色至类白色粉末，捻之细腻染指有滑感。质重，气微。

【成分】主含碱式碳酸铅$[Pb_3(CO_3)_2(OH)_2]$。

【性味归经】辛，寒；有毒。归肾经[6]。

【功能主治】消积，杀虫，解毒，生肌。内服主治癥瘕积滞、虫积腹痛。外用主治疥癣、痈疽、溃疡、烫伤。

【用法用量】内服 0.3~0.5g，多入成药制剂。外用适量。

【禁忌】内服过量会造成胃肠炎，并诱发全身中毒[7]。

粉锡

【来源】文献中未见记载。

【始载】始载于《神农本草经》。

【异名】解锡、铅华、定粉、瓦粉、光粉、水粉、白粉、官粉、胡粉、韶粉、铅锡。

【产地】文献中未见记载。

【采收加工】洗净，滤去渣脚，干燥。

【性状特征】文献中未见记载。

【成分】主含铅。

【性味归经】辛，寒；无毒。归肝、脾、肺经。

【功能主治】杀虫解毒，祛腐蚀疮。内服主治毒螫，杀三虫，止泄痢，止小便利，堕胎，黑须发，坠痰消胀，并治积聚不消、疳痢、疳气、久积痢、呕逆、食复劳复。外用主治痈肿烂、疥癣狐臭。

【用法用量】内服 1~7g，煎汤。外用适量，

---

1 《青海省藏药炮制规范》：涩、微甘，热、锐。

2 《青海省藏药炮制规范》：祛腐，解毒，愈疮。用于中毒症、疮疡、疖痈。

3 《青海省藏药炮制规范》：配方用。

4 源自《上海市中药饮片炮制规范》。

5 源自《天津市中药饮片炮制规范》。

6 《湖南省中药材质量标准》：甘、辛，寒；有毒。归脾、肾经。
　《天津市中药饮片炮制规范》：甘、辛，寒；有毒。归胃、大肠经。
　《河北省中药饮片炮制规范》：辛，寒；有毒。归心、脾经。

7 《甘肃省中药材标准》：本品有毒，内服宜慎；脏腑虚寒者及孕妇忌服，儿童禁用。

研末撒,或制成溶液外涂。

【禁忌】内服宜慎,脏腑虚寒者及孕妇忌服。

铅　丹 [1]

【来源】本品为铅经加工制成的黄红色粉末。

【始载】始载于《神农本草经》。

【异名】黄丹、真丹、铅华、丹粉、黄龙肝、红丹、虢丹、国丹、铅黄、黄虢丹、朱粉、松丹、东丹、朱丹、陶丹、漳丹、桃丹粉、樟丹。

【产地】主产于广东、湖北、武汉等地。

【采收加工】原品入药。

【性状特征】黄红色粉末,不透明,土状光泽。质重,易吸湿结块,捻之细腻染指。有金属性辛味。

【成分】主含四氧化三铅(Pb_3O_4)。

【性味归经】辛,寒;有毒。归心、肝经 [2]。

【功能主治】解毒,生肌,收湿敛疮,坠痰镇惊。主治痈疽、疮疡、金疮出血、烫火灼伤、惊痫癫狂、疟疾、痢疾、吐逆反胃。

【用法用量】外用适量,研末撒、调敷,或熬膏。

【禁忌】虚寒吐逆者忌服 [3]。

铅　灰

【来源】本品为金属铅制成的加工品。

【始载】始载于《本草图经》。

【异名】黑锡灰。

【产地】文献中未见记载。

【采收加工】文献中未见记载。

【性状特征】黑灰色或灰白色粗粉。在阳光下见金属闪光。体重,气微,味淡。

【成分】文献中未见记载。

【性味归经】甘,寒;有毒。归肝、肾经。

【功能主治】杀虫,解毒,消积。内服主治瘰疬、虫积。外用主治疮毒、鼠瘘。

【用法用量】内服研末 1.5~3g,外用适量,油调涂。

【禁忌】不可过量、久服。

密陀僧 [4]

【来源】由铅矿石冶炼而成的粗制氧化铅。

【始载】始载于《新修本草》。

【异名】没多僧、炉底、陀僧、金陀僧、金炉底、银炉底、银池、淡银。

【产地】主产于广东、湖南、湖北、福建等地 [5]。

【采收加工】取原药材,除去杂质,粉碎成细粉。

【性状特征】橙红色、黄色或褐黄色粉末,在阳光下可见白色金属的闪光。体重。气微,味淡。

【成分】主含氧化铅(PbO)。

【性味归经】咸、辛,平;有毒。归肝、脾经。

【功能主治】燥湿杀虫,收敛生肌,防腐解毒。内服主治疮疡溃烂、久不收敛。外用主治湿疮湿疹、疥癣狐臭。

【用法用量】内服 0.3~0.5g;或入丸、散用。外用适量,研末撒或调敷患处。

【禁忌】本品有毒,以外用为主。不宜与狼毒同用。

子　母　悬

【来源】铅之精气所结。

【始载】始载于《本草纲目拾遗》。

【异名】文献中未见记载。

【产地】贵州铅矿中。

【采收加工】生凿。

【性状特征】文献中未见记载。

【成分】文献中未见记载。

1　源自《天津市中药饮片炮制规范》。

2　《山东省中药材标准》:辛、咸,寒;有毒。归心、脾、肝经。

3　《山东省中药材标准》:本品有毒,且有蓄积作用。外敷不宜大面积、长时间使用,以防引起中毒。一般不作内服,必要时应控制剂量,只可暂用,并严密观察。服药期间禁止饮酒,防止过劳、饥饿、感染,以免使潜在铅游离出来,引起急性中毒。孕妇、哺乳妇女及儿童禁用。

4　源自《北京市中药饮片炮制规范》。

5　源自《江西省中药饮片炮制规范》。

【性味归经】文献中未见记载。

【功能主治】解毒,去疣赘息肉,乌须发,明目。

【用法用量】文献中未见记载。

【禁忌】文献中未见记载。

锡[1]

【来源】从氧化物类金红石族矿物锡石中炼出的锡。

【始载】始载于《本草纲目》。

【异名】白锡、镴、白镴。

【产地】主产于云南、湖南、广东、广西等地。

【采收加工】研为细粉。

【性状特征】呈块状、粒状或片状。银白色,条痕亮银白色。不透明,具强金属光泽。体重,质软,有延性和展性,易切断。气微,味淡[2]。

【成分】主含锡(Sn)。

【性味归经】甘,寒;有毒。归脾、肾经[3]。

【功能主治】清热解毒,祛腐生肌。主治疗疮肿毒、杨梅毒疮、恶毒风疮。

【用法用量】外用少许,研末调敷[4]。

【禁忌】本品有毒,不宜内服。同时避免用酒浸泡。

锡 矿

【来源】本品为氧化物类矿物锡石。

【始载】始载于《新修本草》。

【异名】文献中未见记载。

【产地】文献中未见记载。

【采收加工】除去杂质,洗净,干燥。用时砸碎。

【性状特征】常呈散布状细粒或不规则粒状,颜色为褐色或黑色,有时也有红、灰、白等色。条痕为白色或浅棕色,具金刚光泽或半金属光泽。断面呈半贝壳状,或参差状。断面上为树脂光泽,不透明。

【成分】文献中未见记载。

【性味归经】甘,寒;有毒。归肝、肺经。

【功能主治】解毒疗疮。主治疗肿。

【用法用量】外用适量,煅研末,调敷。

【禁忌】文献中未见记载。

锡铜镜鼻

【来源】文献中未见记载。

【始载】始载于《神农本草经》。

【异名】解锡。

【产地】生桂阳山谷(今湖南省郴州市)。

【采收加工】文献中未见记载。

【性状特征】文献中未见记载。

【成分】文献中未见记载。

【性味归经】平。

【功能主治】主治女子血闭、癥瘕伏肠、绝孕。

【用法用量】烧令赤,内酒中饮之。

【禁忌】文献中未见记载。

古 镜

【来源】文献中未见记载。

【始载】始载于《证类本草》。

【异名】鉴、照子。

【产地】文献中未见记载。

【采收加工】文献中未见记载。

【性状特征】文献中未见记载。

【成分】文献中未见记载。

【性味归经】辛;无毒。

【功能主治】明目,催生,下疳疮,接骨焊齿。主治惊痫邪气、贼风反折、腋臭、风眼、女人血气及暴心痛、小儿疝气肿硬。

【用法用量】煮取汁,和诸药煮服之。

【禁忌】文献中未见记载。

古 文 钱

【来源】文献中未见记载。

1　源自《湖南省中药材标准》。

2　《青海省藏药炮制规范》:本品为不规则团块,黑色或灰黑色,表面多孔隙,质脆;粉末可见闪闪发亮的星点。气微,味淡。

3　《青海省藏药炮制规范》:涩,平。

4　《青海省藏药炮制规范》:配方用。

【始载】始载于《本草图经》。

【异名】泉、孔方兄、上清童子、青蚨。

【产地】文献中未见记载。

【采收加工】洗净,除杂质,干燥,捣碎。

【性状特征】泉体圆含方,轻重以铢,周流四方,有泉之象,故曰泉。后转为钱。

【成分】文献中未见记载。

【性味归经】辛,平;有毒。归肝、肾经。

【功能主治】明目。内服主治妇人生产横逆、心腹痛、月膈、五淋。外用主治目翳障、风赤眼。

【用法用量】内服水煎服,用量不详。外用适量涂于患处。

【禁忌】文献中未见记载。

铁

【来源】文献中未见记载。

【始载】始载于《神农本草经》。

【异名】黑金、生铁、钢铁、跳铁、鑐铁、劳铁、熟铁、镴铁、柔铁、乌金。

【产地】文献中未见记载。

【采收加工】皆取矿土炼成。

【性状特征】呈不规则块状,大小不一。铁灰色至灰黑色;条痕钢灰色,新鲜面具金属光泽。体重,质坚硬,不易砸碎,断面锯齿状。气、味均无。以块整齐、无锈者为佳。

【成分】主含金属元素铁。

【性味归经】辛,微寒。入心、肝、肾三经。

【功能主治】镇心平肝,消痈解毒。内服主治惊痫、癫狂。外用主治痈毒。

【用法用量】内服煎汤或烧赤淬酒。外用适量,煎水或烧赤淬水洗。

【禁忌】畏磁石、灰炭等。

针 砂[1]

【来源】本品为钢的细屑。

【始载】始载于《本草拾遗》。

【异名】钢砂、铁砂、铁针砂、煅针砂。

【产地】文献中未见记载。

【采收加工】收集后,除去杂质。

【性状特征】黑色沙状粉末,用手捻之具砂质感,不粘手。体重,质坚。略具醋气。

【成分】主含金属铁(Fe)。

【性味归经】酸、辛,平。归脾、大肠经[2]。

【功能主治】补血,除湿利水。内服主治血虚黄胖、水肿[3]。

【用法用量】内服9~15g,包煎。外用适量。

【禁忌】文献中未见记载。

钢 铁

【来源】文献中未见记载。

【始载】始载于《本草经集注》。

【异名】跳铁。

【产地】文献中未见记载。

【采收加工】除去杂质,洗净,干燥。用时砸碎。

【性状特征】其色明亮,磨后变暗,青黑色。

【成分】文献中未见记载。

【性味归经】甘,平;无毒。入心、肝、肾经。

【功能主治】镇心安神,坚骨髓,化痰镇心,抑肝邪,润肌肤。主治惊痫发热。

【用法用量】内服入煎剂,或入丸、散。用量不详。

【禁忌】文献中未见记载。

铁 落[4]

【来源】本品为铁制品加工时锤落的氧化铁屑[5]。

【始载】始载于《神农本草经》。

【异名】生铁洛、生铁落、铁液、铁屎、铁屑、铁花、铁蛾。

---

1 源自《上海市中药饮片炮制规范》。

2 《四川省中药饮片炮制规范》:咸,平。归心、肝经。

3 《四川省中药饮片炮制规范》:镇惊,安神。用于惊癫、失眠。

4 源自《上海市中药饮片炮制规范》。

5 《山东省中药材标准》:本品为生铁煅至红赤,外层氧化时被锤击落的铁屑。

【产地】全国各地均产[1]。

【采收加工】除去煤、土等杂质,洗净,晒干。

【性状特征】呈不规则的小片或碎粒,大小不一,大者长约 1cm。暗青灰色,表面平坦或粗糙,具金属光泽。体重,质坚脆。气微[2]。

【成分】主含四氧化三铁(Fe_3O_4)。

【性味归经】辛,平[3]。

【功能主治】平肝潜阳,降火镇惊。主治惊痫[4]。

【用法用量】9~15g,先煎[5]。

【禁忌】肝虚及中气虚寒者忌服。

铁 精

【来源】文献中未见记载。

【始载】始载于《神农本草经》。

【异名】铁花。

【产地】文献中未见记载。

【采收加工】洗净,除杂质,晒干。

【性状特征】常呈薄片状、板状,以致密块状、肾状、葡萄状、豆状、鱼子状、土状等集合体最为常见。结晶者呈铁黑色或钢灰色;土状或粉末状者,呈鲜红色。条痕色均呈樱桃红色。结晶者具金属光泽,土状者具土状光泽。

【成分】主含氧化铁。

【性味归经】辛、苦,平、微温。归心、肝经。

【功能主治】镇惊安神,消肿解毒,明目。内服主治惊悸癫狂、下痢脱肛、小儿风痫。外用主治疔疮肿毒、阴溃、阴肿。

【用法用量】内服煎汤或入丸、散,用量不详。外用适量,调敷。

【禁忌】脾胃虚寒、心肾两虚者慎服。

铁 华 粉

【来源】文献中未见记载。

【始载】始载于《证类本草》。

【异名】铁胤粉、铁艳粉、铁霜。

【产地】文献中未见记载。

【采收加工】洗净,除杂质,干燥。

【性状特征】呈粉末状,赤褐色。无金属光泽。体较重,触之易染手。气微,味酸。以赤褐色、无杂质者为佳。

【成分】主含醋酸亚铁。

【性味归经】咸,平;无毒。归心、肝、肾经。

【功能主治】养血安神,平肝镇惊,解毒消肿。内服主治血虚萎黄、惊悸、癫狂、健忘。外用主治脱肛、痔漏。

【用法用量】内服 0.4~1g,入丸、散;外用适量,研末调敷。

【禁忌】不可多服。过量则引起恶心、呕吐、食欲不振、胸闷、便秘。

铁 线 粉 [6]

【来源】将铁锈刮下,除去杂质,即得[7]。

【始载】始载于《本草纲目拾遗》。

【异名】铁衣、铁锈。

【产地】文献中未见记载。

【采收加工】原品入药,不另加工。

【性状特征】呈颗粒状或粉末状。表面棕褐色或棕黄色,无光泽,质重,用手捻之类似砂土,放入水内,粉末漂浮,颗粒沉底。

【成分】主含氧化铁(Fe_2O_3)。

---

1 源自《山东省中药材标准》。

2 《河北省中药饮片炮制规范》:本品为不规则的小片或粉粒,大小不一。铁灰色至灰黑色,一面微具金属光泽,另一面有的粗糙呈窝状,条痕黑色。体重,质坚而脆,易折断,易被磁铁吸起。气微,味淡。

3 《山东省中药材标准》:酸、辛,平。归肝、脾经。
《湖北省中药材质量标准》:辛,凉。归心、肝经。

4 《湖南省中药材质量标准》:平肝镇惊,解毒敛疮,补血。用于癫狂、热病谵妄、心悸易惊、疮疡肿毒、贫血。

5 《广西壮族自治区中药饮片炮制规范》:内服煎汤,30~60g。外用适量,研末调服。

6 源自《北京市中药饮片切制规范》。

7 《浙江省中药炮制规范》:本品为铁露置空气中氧化而成的棕褐色锈衣。

【**性味归经**】辛、苦，寒；无毒。归心、肝、胃经。

【**功能主治**】除湿止痒。主治多年顽癣、腿腋湿癣[1]。

【**用法用量**】外用。

【**禁忌**】文献中未见记载。

铁 浆

【**来源**】文献中未见记载。

【**始载**】始载于《本草纲目拾遗》。

【**异名**】文献中未见记载。

【**产地**】文献中未见记载。

【**采收加工**】取诸铁于器中，以水浸之，经久色青沫出，堪染皂者。

【**性状特征**】淡棕褐色混悬液，液面常浮有黄褐色物质。铁锈气，味淡。以色黄、无杂质者为佳。

【**成分**】主含氧化铁。

【**性味归经**】咸，寒；无毒。归心、肝、肺经。

【**功能主治**】镇心定痫，解毒敛疮，明目。内服主治癫痫狂乱、急黄、狂走。外用主治疔疮肿毒、漆疮、脱肛。

【**用法用量**】内服煮沸后温饮。外用适量，洗涤或涂敷。

【**禁忌**】文献中未见记载。

铁 杵

【**来源**】文献中未见记载。

【**始载**】始载于《本草纲目》。

【**异名**】文献中未见记载。

【**产地**】文献中未见记载。

【**采收加工**】文献中未见记载。

【**性状特征**】文献中未见记载。

【**成分**】文献中未见记载。

【**性味归经**】无毒。

【**功能主治**】主治妇人横产、妊娠卒下血、胎衣不出。

【**用法用量**】文献中未见记载。

【**禁忌**】文献中未见记载。

铁 秤 锤

【**来源**】文献中未见记载。

【**始载**】始载于《本草品汇精要》。

【**异名**】文献中未见记载。

【**产地**】文献中未见记载。

【**采收加工**】洗净，除杂质，于无烟的炉火中烧至微红，取出，晾干。

【**性状特征**】文献中未见记载。

【**成分**】文献中未见记载。

【**性味归经**】辛，温；无毒。归肝、肾经。

【**功能主治**】活血化瘀，散结止痛。主治贼风、产后血瘕腹痛、喉痹热塞、男子疝痛、女子心腹妊娠胀满、漏胎、卒下血。

【**用法用量**】内服烧赤淬酒，热饮，用量不详。

【**禁忌**】文献中未见记载。

铁 铳

【**来源**】文献中未见记载。

【**始载**】始载于《本草纲目》。

【**异名**】文献中未见记载。

【**产地**】文献中未见记载。

【**采收加工**】洗净，除杂质，于无烟的炉火中烧至微红，取出，晾干。

【**性状特征**】文献中未见记载。

【**成分**】文献中未见记载。

【**性味归经**】咸，寒；无毒。归肝经。

【**功能主治**】催生。主治妇人产难横逆、胞衣不出。

【**用法用量**】烧赤，淋酒入内，孔中流出，乘热饮之，用量不详。

【**禁忌**】文献中未见记载。

铁 刀

【**来源**】文献中未见记载。

【**始载**】始载于《本草纲目》。

【**异名**】文献中未见记载。

---

1 《浙江省中药炮制规范》：敛疮，祛湿。

【产地】文献中未见记载。

【采收加工】取两刀于水中相磨,饮其汁。

【性状特征】文献中未见记载。

【成分】文献中未见记载。

【性味归经】辛,平;无毒。归肝、肾、膀胱经。

【功能主治】解毒敛疮,利尿通淋。内服主治蛇咬毒入腹、产肠不上。外用主治百虫入耳、耳中猝痛、脱肛痔核。

【用法用量】内服入煎剂,用量不详。外用适量涂于患处。

【禁忌】文献中未见记载。

大刀环

【来源】文献中未见记载。

【始载】始载于《本草品汇精要》。

【异名】文献中未见记载。

【产地】文献中未见记载。

【采收加工】洗净,除杂质,干燥,放在无烟的炉火中烧赤。

【性状特征】文献中未见记载。

【成分】文献中未见记载。

【性味归经】咸,寒;无毒。归肝、肾经。

【功能主治】催产。主治产难数日不出。

【用法用量】烧赤淬酒一杯,用量不详,顿服。

【禁忌】文献中未见记载。

布　针

【来源】文献中未见记载。

【始载】始载于《证类本草》。

【异名】文献中未见记载。

【产地】文献中未见记载。

【采收加工】文献中未见记载。

【性状特征】文献中未见记载。

【成分】文献中未见记载。

【性味归经】文献中未见记载。

【功能主治】主治妇人横产。

【用法用量】取十四枚,烧赤,淬酒七遍,服。

【禁忌】文献中未见记载。

铁　镞

【来源】文献中未见记载。

【始载】始载于《本草纲目拾遗》。

【异名】文献中未见记载。

【产地】文献中未见记载。

【采收加工】除去杂质,洗净,干燥。

【性状特征】文献中未见记载。

【成分】文献中未见记载。

【性味归经】寒;无毒。归胃经。

【功能主治】降逆止呕。主治胃热呃逆。

【用法用量】内服煎汤或入丸、散,用量不详。

【禁忌】文献中未见记载。

铁　甲

【来源】文献中未见记载。

【始载】始载于《本草纲目》。

【异名】文献中未见记载。

【产地】文献中未见记载。

【采收加工】除去杂质,洗净,干燥。

【性状特征】文献中未见记载。

【成分】文献中未见记载。

【性味归经】辛,寒;无毒。归心、肝经。

【功能主治】疏肝解郁,安神定惊。主治忧郁结滞、善怒易狂。

【用法用量】文献中未见记载。

【禁忌】内服煎汤或入丸、散,用量不详。

铁　锁

【来源】文献中未见记载。

【始载】始载于《本草纲目》。

【异名】文献中未见记载。

【产地】文献中未见记载。

【采收加工】磨石上取末,和猪脂绵裹塞之。

【性状特征】文献中未见记载。

【成分】文献中未见记载。

【性味归经】辛,平。归肺经。

【功能主治】宣通鼻窍。主治鼻不闻香臭。

【用法用量】文献中未见记载。

【禁忌】内服煎汤或入丸、散,用量不详。

铁 钉

【来源】文献中未见记载。

【始载】始载于《本草纲目拾遗》。

【异名】文献中未见记载。

【产地】文献中未见记载。

【采收加工】洗净,除杂质,干燥,在无烟的炉火中烧之微红,取出,晾干。

【性状特征】文献中未见记载。

【成分】文献中未见记载。

【性味归经】酸,寒;无毒。归肝、肾经。

【功能主治】止衄,镇心明目。主治酒醉齿漏、出血不止、心虚风邪、精神恍惚健忘、中风,除目中翳障。

【用法用量】烧赤注孔中,用量不详。

【禁忌】文献中未见记载。

铁 铧

【来源】文献中未见记载。

【始载】始载于《本草纲目》。

【异名】文献中未见记载。

【产地】文献中未见记载。

【采收加工】洗净,除杂质,干燥,烧赤投醋中七次,打成块,水二斗,浸十四日。

【性状特征】文献中未见记载。

【成分】文献中未见记载。

【性味归经】辛,寒;无毒。归心、肝经。

【功能主治】安神定志。主治心虚风邪、精神恍惚健忘。

【用法用量】内服常入煎剂,用量不详。

【禁忌】文献中未见记载。

铁犁镵尖

【来源】文献中未见记载。

【始载】始载于《本草纲目》。

【异名】文献中未见记载。

【产地】文献中未见记载。

【采收加工】文献中未见记载。

【性状特征】文献中未见记载。

【成分】文献中未见记载。

【性味归经】文献中未见记载。

【功能主治】主治喉痹、喉中热塞、小儿大便下血、妊娠咳嗽、走注气痛。得水,制朱砂、水银、石亭脂毒。

【用法用量】热赤淬水服。

【禁忌】文献中未见记载。

马 衔

【来源】文献中未见记载。

【始载】始载于《本草图经》。

【异名】马口铁。

【产地】文献中未见记载。

【采收加工】文献中未见记载。

【性状特征】文献中未见记载。

【成分】文献中未见记载。

【性味归经】平;无毒。

【功能主治】主治难产、小儿痫、喉痹、马喉痹、喉中深肿过颊、壮热吐气数者。

【用法用量】产妇临产时手持之,亦煮汁服一盏。

【禁忌】文献中未见记载。

钱 花

【来源】文献中未见记载。

【始载】始载于《本草纲目拾遗》。

【异名】文献中未见记载。

【产地】文献中未见记载。

【采收加工】铸钱炉中,飞起黄沫,轻松者佳。

【性状特征】文献中未见记载。

【成分】文献中未见记载。

【性味归经】文献中未见记载。

【功能主治】外用主治骡马迎鞍疮。

【用法用量】文献中未见记载。

【禁忌】文献中未见记载。

铁 斧

【来源】文献中未见记载。

【始载】始载于《本草纲目》。

【异名】文献中未见记载。

【产地】文献中未见记载。

【采收加工】洗净,除杂质,干燥。

【性状特征】文献中未见记载。

【成分】文献中未见记载。

【性味归经】咸,寒;无毒。归肝、肾经。

【功能主治】催生。主治妇人产难横逆、胞衣不出、产后血瘕、腰腹痛。

【用法用量】烧赤淬酒服,用量不详。

【禁忌】产妇勿用。

柔 铁

【来源】文献中未见记载。

【始载】始载于《增广和剂局方药性总论》。

【异名】跳铁、熟铁。

【产地】文献中未见记载。

【采收加工】文献中未见记载。

【性状特征】文献中未见记载。

【成分】文献中未见记载。

【性味归经】辛,平;有毒。

【功能主治】坚肌耐痛。制石亭脂毒。

【用法用量】文献中未见记载。

【禁忌】畏磁石、灰炭等。

铁 刀 刃

【来源】文献中未见记载。

【始载】始载于《得配本草》。

【异名】文献中未见记载。

【产地】文献中未见记载。

【采收加工】文献中未见记载。

【性状特征】文献中未见记载。

【成分】文献中未见记载。

【性味归经】文献中未见记载。

【功能主治】主治蛇咬。

【用法用量】地浆磨服。

【禁忌】文献中未见记载。

车 辖

【来源】文献中未见记载。

【始载】始载于《本草图经》。

【异名】车缸、车轴、铁辖头。

【产地】文献中未见记载。

【采收加工】文献中未见记载。

【性状特征】文献中未见记载。

【成分】文献中未见记载。

【性味归经】无毒。

【功能主治】主治喉痹、喉中热塞、妊娠咳嗽、小儿大便失血。

【用法用量】烧赤投酒中,及热饮之。

【禁忌】文献中未见记载。

剪 刀 股

【来源】文献中未见记载。

【始载】始载于《本草品汇精要》。

【异名】文献中未见记载。

【产地】文献中未见记载。

【采收加工】用剪刀环头研破,洗净,除杂质,干燥。

【性状特征】文献中未见记载。

【成分】文献中未见记载。

【性味归经】辛,寒;无毒。归心、肝经。

【功能主治】息风止痉。主治小儿惊风。

【用法用量】内服煎汤或入丸、散,用量不详。

【禁忌】文献中未见记载。

钥 匙

【来源】文献中未见记载。

【始载】始载于《本草纲目》。

【异名】文献中未见记载。

【产地】文献中未见记载。

【采收加工】洗净,除杂质,干燥。

【性状特征】文献中未见记载。

【成分】文献中未见记载。

【性味归经】辛,平;无毒。归肺、肝、肾经。

【功能主治】主治妇人血噤、失音、冲恶。

【用法用量】以生姜、醋、小便同煎服,用量不详。

【禁忌】文献中未见记载。

刀 烟

【来源】文献中未见记载。

【始载】始载于《本草纲目》。

【异名】刀油。

【产地】文献中未见记载。

【采收加工】洗净,除杂质,晒干。

【性状特征】以竹木火,于刀斧刃上烧之,津出如漆。

【成分】文献中未见记载。

【性味归经】酸,寒;无毒。归肝、肺经。

【功能主治】解毒疗疮,黑发,杀虫,蚀恶疮。主治手足皲坼、疮根结筋、瘰毒肿。

【用法用量】外用,热未凝时涂之,用量不详。

【禁忌】文献中未见记载。

锌[1]

【来源】本品为含锌矿物闪锌矿等,经冶炼而成。

【始载】始载于《本草纲目》。

【异名】文献中未见记载。

【产地】文献中未见记载。

【采收加工】文献中未见记载。

【性状特征】为不规则团块,表面灰黑色多孔隙,质脆。粉末可见闪闪发亮的星点。气微,味淡。

【成分】主含硫化锌(ZnS)。

【性味归经】涩、辛,平。

【功能主治】明目,愈疮。主治翳障等各种眼病、疮痈。

【用法用量】配方用。

【禁忌】文献中未见记载。

玉　部

玉

【来源】文献中未见记载。

【始载】始载于《神农本草经》。

【异名】文献中未见记载。

【产地】文献中未见记载。

【采收加工】洗净,干燥,除杂质。

【性状特征】文献中未见记载。

【成分】文献中未见记载。

【性味归经】甘,平;无毒。归肺、胃、心经。

【功能主治】润肺清胃,除烦止渴,除胃热,镇心,明目。内服主治喘息烦满、消渴、惊悸。外用主治目翳、丹毒。

【用法用量】内服煎汤,3~15g,或入丸剂。外用适量,研末调敷;或点目。

【禁忌】脾胃虚弱者慎服,不可久服,不宜研末服。

白玉髓

【来源】文献中未见记载。

【始载】始载于《本草经集注》。

【异名】玉脂、玉膏、玉液。

【产地】文献中未见记载。

【采收加工】玉矿山中流出的澄澈的液体。

【性状特征】生蓝田玉石间。坚栗精密,泽而有光,五色发作,以和柔刚。

【成分】文献中未见记载。

【性味归经】甘,平;无毒。归肾经。

【功能主治】补肾填精。主治妇人无子。

【用法用量】内服煎汤,用量不详。

【禁忌】文献中未见记载。

青玉

【来源】文献中未见记载。

1　源自《青海省藏药炮制规范》。

【始载】始载于《名医别录》。

【异名】谷玉。

【产地】文献中未见记载。

【采收加工】洗净,干燥,除杂质。

【性状特征】其色淡青,而带黄色。绿玉深绿色者佳,淡者次之。菜玉非青非绿,如菜色,此玉之最低者。

【成分】文献中未见记载。

【性味归经】甘,平;无毒。归肝、肾经。

【功能主治】补益肝肾,明目益气,轻身。主治妇人无子。

【用法用量】用量不详。

【禁忌】文献中未见记载。

玉 屑

【来源】矿物软玉的碎粒。

【始载】始载于《神农本草经》。

【异名】白玉屑。

【产地】文献中未见记载。

【采收加工】洗净,干燥,除杂质。

【性状特征】呈致密或细粒的块状。白色至淡绿色,微透明至不透明。断口呈多片状,具灿烂玻璃状或蜡状光泽。

【成分】文献中未见记载。

【性味归经】甘,平;无毒。归肺经。

【功能主治】润心肺,清胃热。内服主治喘息烦满、消渴。外用主治目翳。

【用法用量】内服煎汤或入丸剂,用量不详。外用研末调敷,适量。

【禁忌】恶鹿角,畏蟾肪。

玉 泉

【来源】文献中未见记载。

【始载】始载于《神农本草经》。

【异名】文献中未见记载。

【产地】文献中未见记载。

【采收加工】文献中未见记载。

【性状特征】文献中未见记载。

【成分】文献中未见记载。

【性味归经】甘,平;无毒。

【功能主治】柔筋强骨,安魂魄,长肌肉,益气。主治五脏百病,久服耐寒暑,不饥渴。

【用法用量】文献中未见记载。

【禁忌】畏款冬花。

青 琅 玕

【来源】文献中未见记载。

【始载】始载于《神农本草经》。

【异名】石阑干、石珠、青珠、青琅、青朱。

【产地】文献中未见记载。

【采收加工】洗净,干燥,除杂质。

【性状特征】文献中未见记载。

【成分】主含碳酸钙。

【性味归经】辛,平;无毒。归肺、肝、肾经。

【功能主治】解毒杀虫,敛疮止血。内服主治手足逆胪、石淋、产后恶血。外用主治身痒、火疮痈疡、疥瘙死肌、白秃。

【用法用量】磨服,或煮服,亦火烧投酒中服;研末,0.3~0.6g;或煎汤,15~30g。外用适量,研末调涂。

【禁忌】文献中未见记载。

珊 瑚 [1]

【来源】腔肠动物矾花科红珊瑚属的石灰质骨骼 [2]。

【始载】始载于《新修本草》。

【异名】大红珊瑚、红珊、火树、红珊瑚。

【产地】主产于台湾、广东、福建等地。

【采收加工】用网垂入海底,将珊瑚拉入网内或挂网上,然后取出晒干,拣净杂物。

【性状特征】呈不规则块状、短棒状或细枝状。表面呈红黄色,有小突起,周围有小孔。质坚硬如瓷,不易折断,断面红色,粗糙,气

1 源自《北京市中药饮片切制规范》。

2 《河南省中药材炮制规范》:本品为矾花科红珊瑚属动物红珊瑚 *Corallium rubrum*(Linnaeus)等珊瑚虫体分泌的石灰质形成的骨骼。

《山东省中药材标准》:本品为矾花科动物桃色珊瑚 *Corallium japonicum* Kishinouye 等珊瑚虫的石灰质骨骼。

味无[1]。

【成分】主含碳酸钙（$CaCO_3$）。

【性味归经】甘，平。归心、肝经[2]。

【功能主治】镇惊安神，明目。内服主治惊痫。外用主治目生翳膜[3]。

【用法用量】内服 0.3~0.6g，多入成药制剂。外用适量[4]。

【禁忌】不宜久服[5]。

玛　瑙[6]

【来源】一种石英类矿物[7]。

【始载】始载于《证类本草》。

【异名】马脑、码磁、文石。

【产地】主产于河南、湖北、安徽、江苏、陕西、云南、新疆等地。

【采收加工】全年均可采挖[8]。

【性状特征】呈不规则块状，大小不一。全体浅红色、橙红色或深红色，呈云雾状色彩，透明至半透明，表面光滑或凹凸不平，具蜡样光泽。质硬而脆，易砸碎，断面略平滑。气无，味淡。

【成分】主含二氧化硅（SiO_2）[9]。

【性味归经】辛，寒。归肝经。

【功能主治】清热明目。主治眼生翳障。

【用法用量】多入成药制剂，外用适量。

【禁忌】文献中未见记载。

宝　石

【来源】文献中未见记载。

【始载】始载于《本草品汇精要》。

【异名】文献中未见记载。

【产地】出西番回鹘地方诸坑井内，云南、辽东亦有。

【采收加工】洗净，除杂质，研成细末。

【性状特征】以镶首饰器物，大者如指头，小者如豆粒，皆碾成珠状。

【成分】文献中未见记载。

【性味归经】甘，平；无毒。归肝经。

【功能主治】去翳明目。主治目生翳障、灰尘入目。

【用法用量】外用取适量宝石，研成细粉，入点药用之。

【禁忌】文献中未见记载。

玻　璃

【来源】文献中未见记载。

【始载】始载于《证类本草》。

【异名】颇黎、水玉。

【产地】文献中未见记载。

【采收加工】取原药材，除去杂质，洗净，研成细粉，再水飞制成极细粉，干燥。

【性状特征】其莹如水，其坚如玉，有酒色、紫色、白色，莹澈与水精相似，碾开有雨点花者为真。

【成分】文献中未见记载。

【性味归经】辛，寒；无毒。归心、肝经。

【功能主治】安神定悸，明目退翳。内服主治惊悸心热。外用主治赤眼、热肿、翳障。

1　《上海市中药饮片炮制规范》：本品略呈细圆柱形，弯曲或稍弯曲，具树枝状分枝，长短不一，长者约 3cm，直径 0.2~0.3cm，粗者可达 5cm。橘红色有瓷样光泽或不光亮，具纵直细棱线。有的可见散在的小突起和小孔。质坚硬，不易折断，断面平坦，气微。
　　《江西省中药炮制规范》：为粉红色或灰白色的极细粉，以舌舔之无砂研感。质重。气微，味淡。
2　源自《山东省中药材标准》。
　　《浙江省中药炮制规范》：苦，平。归心、肝经。
　　《青海省藏药炮制规范》：涩，平。
3　《青海省藏药炮制规范》：清热解毒，活血通络。用于脑病、肝热、脉病、热毒症。
4　源自《上海市中药饮片炮制规范》。
　　《河北省中药饮片炮制规范》：0.3~0.6g。外用极细粉点眼。
5　源自《天津市中药饮片炮制规范》。
6　源自《北京市中药饮片切制规范》。
7　《上海市中药饮片炮制规范》：本品为硅氧化物类矿物石英族石英的隐晶质变种。
8　《上海市中药饮片炮制规范》：采收后，除去杂质。
9　源自《上海市中药饮片炮制规范》。

【用法用量】内服研末,用量不详。外用适量,研细末点眼调敷。

【禁忌】文献中未见记载。

水　精

【来源】文献中未见记载。

【始载】始载于《本草品汇精要》。

【异名】水晶、水玉、石英。

【产地】文献中未见记载。

【采收加工】洗净,除杂质,干燥。

【性状特征】莹澈晶光,如水之精英。性坚而脆,刀刮不动,色澈如泉,清明而莹,置水中无瑕、不见珠者佳。

【成分】文献中未见记载。

【性味归经】辛,寒;无毒。归肝经。

【功能主治】清肝明目。外用熨目可除热泪,推引诸哽物。

【用法用量】内服研末。用量不详。外用适量,研细末点眼调敷。

【禁忌】文献中未见记载。

云　母[1]

【来源】硅酸盐类云母族矿物白云母。

【始载】始载于《神农本草经》。

【异名】云珠、云华、云英、云液、云砂、璘石、云粉石、千层玻、银精石、云母石、千层纸、金星石、老鸦金。

【产地】主产于内蒙古、新疆、西藏等地[2]。

【采收加工】全年均可采挖。采挖后,除去泥沙、杂石。

【性状特征】呈不规则的薄片状或粉末。无色透明或微带淡黄棕色、浅绿色、淡灰色。表面光滑,具珍珠样或玻璃样光泽。体轻,质韧,有弹性,不易折断。气微,味淡。

【成分】主含铝钾的硅酸盐[$KAl_2(AlSi_3O_{10})(OH)_2$]。

【性味归经】甘,温。归心、肝、肺、脾、膀胱经。

【功能主治】镇惊安神,敛疮止血。内服主治心悸、失眠、眩晕。外用主治外伤出血、湿疹。

【用法用量】内服 9~15g,煎汤,或入丸、散。外用适量,研末调敷患处。

【禁忌】阴虚火旺及大便秘结者禁服。

白　石　英[3]

【来源】氧化物类矿物石英族石英。

【始载】始载于《神农本草经》。

【异名】石英[4]。

【产地】主产于广东、河北、山东、江苏、福建等地[5]。

【采收加工】采挖后,除去杂石,挑选纯白色的石英块。

【性状特征】不规则颗粒,具棱角。白色或乳白色,表面不平坦,有光泽。质坚硬,体重。气微,味淡。

【成分】主含二氧化硅(SiO_2)。

【性味归经】甘,温。归肺、心经。

【功能主治】温肺肾,安心神,利小便。主治肺寒咳喘、阳痿、消渴、心神不安、惊悸善忘、小便不利[6]。

【用法用量】9~15g;或入丸、散[7]。

【禁忌】其性燥烈,不宜多服、久服[8]。

紫　石　英

【来源】氟化物类矿物萤石族萤石。

【始载】始载于《神农本草经》。

【异名】萤石、氟石。

【产地】主产于浙江、江苏、辽宁、黑龙江、

1　源自《安徽省中药饮片炮制规范》。
2　源自《青海省藏药炮制规范》。
3　源自《北京市中药饮片炮制规范》。
4　源自《天津市中药饮片炮制规范》。
5　源自《天津市中药饮片炮制规范》。
6　源自《山东省中药材标准》。
7　源自《山东省中药材标准》。
8　源自《山东省中药材标准》。

河北、湖南、湖北等地。

【采收加工】采挖后，除去杂石。

【性状特征】块状或粒状集合体。呈不规则块状，具棱角。紫色或绿色，深浅不匀，条痕白色。半透明至透明，有玻璃样光泽。表面常有裂纹。质坚脆，易击碎。气微，味淡。

【成分】主含氟化钙（CaF_2）。

【性味归经】甘，温。归肾、心、肺经。

【功能主治】温肾暖宫，镇心安神，温肺平喘。主治宫冷不孕、惊悸不安、失眠多梦、虚寒咳喘。

【用法用量】9~15g，先煎。

【禁忌】阴虚火旺者忌服。

菩 萨 石

【来源】文献中未见记载。

【始载】始载于《证类本草》。

【异名】放光石、阴精石。

【产地】文献中未见记载。

【采收加工】洗净泥土，捣成小块。煅菩萨石：取净洁的菩萨石，入坩埚内，置无烟的炉火中煅红透，取出，晾干。

【性状特征】色莹白明澈，若泰山野狼牙石、上饶水精之类，日中照之有五色，如佛顶圆光，其质六棱，或大如枣栗，其色莹洁，映日则光采微芒，有小如樱珠，则五色粲然可喜，亦石英之类。

【成分】文献中未见记载。

【性味归经】甘，平；无毒。归心、肺、肝、肾经。

【功能主治】解毒疗疮，安神定惊，明目退翳，通月经，解风肿，除淋。内服主治渴疾、扑损、惊痫。外用主治药毒、蛊毒、痛疽、蛇、虫、蜂、蝎、野狼、犬、毒箭等伤。

【用法用量】内服水磨服，或入丸、散。外用适量，用量不详。

【禁忌】文献中未见记载。

五色石英

【来源】文献中未见记载。

【始载】始载于《证类本草》。

【异名】文献中未见记载。

【产地】文献中未见记载。

【采收加工】洗净泥土，捣成小块。

【性状特征】文献中未见记载。

【成分】文献中未见记载。

【性味归经】甘，温。归心、肾经。

【功能主治】温肾助阳，安神定悸，壮阳，下乳，益毛发，悦颜色。主治心腹痛、胃中冷气、惊悸。

【用法用量】内服煎汤，7~15g，或入丸、散。

【禁忌】只可暂用，不宜久服。

白 瓷 屑

【来源】文献中未见记载。

【始载】始载于《新修本草》。

【异名】文献中未见记载。

【产地】文献中未见记载。

【采收加工】文献中未见记载。

【性状特征】文献中未见记载。

【成分】文献中未见记载。

【性味归经】平；无毒。

【功能主治】破血止血，止呕。内服主治妇人带下、白崩、吐逆。外用涂疮灭瘢。

【用法用量】文献中未见记载。

【禁忌】文献中未见记载。

保 心 石

【来源】文献中未见记载。

【始载】始载于《本草纲目拾遗》。

【异名】宝石。

【产地】文献中未见记载。

【采收加工】文献中未见记载。

【性状特征】文献中未见记载。

【成分】文献中未见记载。

【性味归经】文献中未见记载。

【功能主治】主治大热燥渴、小便不通、泄泻。

【用法用量】酒水调服。

【禁忌】文献中未见记载。

羊 肝 石

【来源】文献中未见记载。

【始载】始载于《得配本草》。

【异名】文献中未见记载。

【产地】文献中未见记载。

【采收加工】文献中未见记载。

【性状特征】文献中未见记载。

【成分】文献中未见记载。

【性味归经】甘;无毒。

【功能主治】除翳,破血,下石淋。内服主治瘰疬结核。

【用法用量】内服烧赤投酒频饮,外用磨汁点眼。

【禁忌】文献中未见记载。

映 红

【来源】蒙藏药的单味药刚玉质红宝石。

【始载】始载于《晶珠本草》。

【异名】文献中未见记载。

【产地】文献中未见记载。

【采收加工】文献中未见记载。

【性状特征】文献中未见记载。

【成分】文献中未见记载。

【性味归经】文献中未见记载。

【功能主治】主治中风等。

【用法用量】文献中未见记载。

【禁忌】文献中未见记载。

合 玉 石

【来源】文献中未见记载。

【始载】始载于《本草经集注》。

【异名】文献中未见记载。

【产地】常山中丘,今北岳恒山。

【采收加工】文献中未见记载。

【性状特征】文献中未见记载。

【成分】文献中未见记载。

【性味归经】甘;无毒。

【功能主治】益气,轻身。主治消渴。

【用法用量】文献中未见记载。

【禁忌】文献中未见记载。

石　　部

朱　砂

【来源】硫化物类矿物辰砂族辰砂。

【始载】始载于《神农本草经》。

【异名】丹粟、丹砂、赤丹、汞沙、辰砂。

【产地】主产于湖南、贵州、四川等地。

【采收加工】挖出矿石后,选取纯净者放淘沙盘内,利用比重不同(朱砂比重 8.09~8.20),用水淘出杂石和泥沙,晒干,用磁铁吸尽含铁的杂质。

【性状特征】粒状或块状集合体,呈大小不一的块片状、颗粒状或粉末状。鲜红色或暗红色,有光泽。体重,质脆,条痕红色至褐红色。气微,味淡。其中呈细小颗粒或粉末状,色红明亮,触之不染手者,习称"朱宝砂";呈不规则板片状、斜方形或长条形,大小厚薄不一,边缘不整齐,色红而鲜艳,光亮如镜面而微透明,质较脆者,习称"镜面砂";呈粒状,方圆形或多角形,色发暗或呈灰褐色,质坚,不易碎者,习称"豆瓣砂"。

【成分】主含硫化汞(HgS)。

【性味归经】甘,微寒;有毒。归心经。

【功能主治】清心镇惊,安神,明目,解毒。

内服主治心悸易惊、失眠多梦、癫痫发狂、小儿惊风、视物昏花。外用主治口疮、喉痹、疮疡肿毒。

【用法用量】内服 0.1~0.5g，多入丸、散服，不宜入煎剂。外用适量。

【禁忌】本品有毒，不宜大量服用，也不宜少量久服；孕妇及肝肾功能不全者禁用。

水　银[1]

【来源】液态金属汞。

【始载】始载于《神农本草经》。

【异名】**白澒、姹女、澒、汞、神胶、元水、铅精、流珠、元珠、赤汞、砂汞、灵液、活宝**。

【产地】主产于湖南、湖北、四川、贵州、广西、云南等地。

【采收加工】全年可采制[2]。

【性状特征】常温下为不透明的质重液体，全体呈银白色，微有亮光，极易流动或分裂为小球。流过处不留污痕，不粘手，遇热易挥发。比重 13.6，沸点 358℃，在零下 39℃时凝固成金属样固块。不溶于水、醇、盐酸，能溶于硝酸、热浓硫酸并形成汞盐。加白垩或脂肪可研至极细。能与多种金属形成合金。

【成分】主含汞（Hg）[3]。

【性味归经】辛，寒；有毒。归心、肝、肾经。

【功能主治】杀虫，攻毒。主治疥癣、梅毒、恶疮、痔瘘。

【用法用量】外用适量。与他药共研细粉，调敷，点、涂患处[4]。

【禁忌】不宜内服，孕妇尤忌；外用亦不可过量或久用，以免中毒。不宜与白砒石、红砒石同用[5]。

白　降　丹[6]

【来源】以硝石、皂矾、食盐、朱砂为原料加工而成的混合结晶。

【始载】始载于《太医院秘藏膏丹丸散方剂》。

【异名】**降丹、降药、水火丹**。

【产地】各地均可制造，以江西、湖南、湖北产量较大。

【采收加工】取硝石、皂矾、食盐各一两五钱，研细，加入水银一两共研至不见星为度，再与朱砂、雄黄细粉各二钱，硼砂细粉五钱研匀。置瓦罐内，用文火熔融，不断搅拌，俟均匀地凝结罐底后，停止搅拌，用微火烘干，是谓结胎。将罐覆盖于稍大的瓷碗上，接口处用韧纸浸湿围严，再用煅石膏粉调成糊状密封。另取与瓷碗口直径相等之盆，盛满冷水，将罐碗置水盆上。在罐的周围罩一铁皮圈，罐与铁皮圈之间加入炭火（炭量一次加足），先用武火烧炼 1 小时，续用文火烧炼 2 小时，停火冷却，启罐，刮取白色结晶，即为白降丹。避光贮存。

【性状特征】由针状结晶聚集而成的块状物，白色或微黄色，一面平滑而光亮，折断面均现明显的针状结晶，微有光泽，不透明。质重易碎。气微。

【成分】主含二氯化汞（$HgCl_2$）和氯化亚汞（Hg_2Cl_2）。

【性味归经】辛，温；有大毒。归肺经[7]。

【功能主治】败毒消肿，化腐生肌。主治痈疽发背、痔疮漏疮、溃后脓少、疔毒恶疮。

【用法用量】外用研末撒疮头上，或合他药研末调涂，或作药捻。

1　源自《北京市中药饮片切制规范》。
2　源自《上海市中药饮片炮制规范》。
3　源自《天津市中药饮片炮制规范》。
4　源自《山东省中药饮片炮制规范》。
5　源自《上海市中药饮片炮制规范》。
　　《天津市中药饮片炮制规范》：本品有大毒，不宜内服，孕妇禁用。外用不宜过多或久用。制作时注意防护。使用、保管等按有关毒剧药品管理规定执行。
6　源自《北京市中药饮片炮制规范》。
7　《湖北省中药饮片炮制规范》：咸、酸，寒；有毒。归肺、脾经。
　　《湖南省中药饮片炮制规范》：辛，热；有毒。

【禁忌】有毒,具腐蚀性,切忌内服。外用亦宜微量。

红　粉

【来源】红氧化汞。

【始载】始载于《疡医大全》。

【异名】红升、黄升、升药、升丹、三仙丹、红升丹、黄升丹。

【产地】主产于天津、湖北武汉、湖南湘潭等地。

【采收加工】原料为水银、硝石、白矾各二两。先将硝石、白矾研细拌匀,置铁锅中,用文火加热至完全熔化,放冷,使凝结,然后将水银洒于表面,用瓷碗覆盖锅上,碗与锅交接处用桑皮纸条封固,四周用黄泥密封至接近碗底,碗底上放白米数粒,将锅移置火上加热,先用文火,后用武火,至白米变成黄色时,再用文火继续炼至米变焦色,去火,放冷,除去泥沙,将碗取下。碗内周围的红色升华物为"红升",碗中央的黄色升华物为"黄升",锅底剩下的块状物即"升药底",用刀铲下后,宜密封避光贮存。

【性状特征】橙红色片状或粉状结晶,片状的一面光滑略具光泽,另一面较粗糙。粉末橙色。质硬,性脆;遇光颜色逐渐变深。气微。

【成分】主含氧化汞(HgO)。

【性味归经】辛,热;有大毒。归肺、脾经。

【功能主治】拔毒,除脓,去腐,生肌。主治痈疽疔疮、梅毒下疳、恶疮、肉暗紫黑、腐肉不去、窦道瘘管、脓水淋漓、久不收口。

【用法用量】外用适量,研极细粉单用或与其他药味配成散剂或制成药捻。

【禁忌】本品有毒,只可外用,不可内服。外用时应研极细粉末,亦不宜久用,孕妇禁用。

轻　粉

【来源】用升华法制成的氯化亚汞结晶。

【始载】始载于《本草拾遗》。

【异名】汞粉、峭粉、水银粉、腻粉、银粉、扫盆。

【产地】主产于湖北、河北、湖南、云南等地。

【采收加工】将胆矾和食盐放瓷盆中,加少量水混合后,加入水银,搅拌成糊状,再加红土伴成软泥状,捏成团,放在铺有沙土的平底锅中,上盖瓷缸盆,密封,加热,经10小时后,启开瓷缸盆,刷下轻粉,炼出杂质即得。

也有将硫酸汞与汞混合,合成为硫酸亚汞,再加食盐升华而成;或将食盐溶液与硝酸亚汞、硝酸混合,即得氯化亚汞沉淀。

【性状特征】白色有光泽的鳞片状或雪花状结晶,或结晶性粉末;遇光颜色缓缓变暗。质轻,气微,无味。

【成分】主含氯化亚汞(Hg_2Cl_2)。

【性味归经】辛,寒;有毒。归大肠、小肠经。

【功能主治】外用杀虫,攻毒,敛疮;内服祛痰消积,逐水通便。内服主治痰涎积滞、水肿臌胀、二便不利。外用主治疥疮、顽癣、臁疮、梅毒、疮疡、湿疹。

【用法用量】内服每次0.1~0.2g,一日1~2次,多入丸剂或装胶囊服,服后漱口。外用适量,研末掺敷患处。

【禁忌】本品有毒,不可过量;内服慎用;孕妇禁服。

白　粉　霜[1]

【来源】由轻粉再精炼一次而成[2]。

【始载】始载于《本草品汇精要》。

【异名】白雪、水银霜、白灵砂、粉霜、白大升。

【产地】主产于湖北、浙江、河北等地[3]。

【采收加工】将轻粉纳于烧瓶中,密封瓶口,置锅内砂中,徐徐加热升华。

【性状特征】呈不规则块状。色白而有亮光,间杂有针状结晶,质重而脆,易破碎。断面呈纤维状、有光泽,光滑。粉末为白色。气无,味辛。

1　源自《北京市中药饮片切制规范》。

2　《浙江省中药炮制规范》:本品为水银、绿矾、火硝、食盐、煅石膏炼制而成。

3　《浙江省中药炮制规范》:主产于湖北、浙江、河北。

【成分】主含氯化亚汞（Hg_2Cl_2）[1]。

【性味归经】辛，寒；有毒。归肺、肝、膀胱经[2]。

【功能主治】下痰涎，消积滞，利水。内服主治痰积、水肿、臌胀。外用主治疔毒疥癣、红肿溃烂[3]。

【用法用量】内服 0.3~1g，多入成药制剂。外用适量，用时捣碎[4]。

【禁忌】孕妇忌服。

银　朱[5]

【来源】以水银与硫黄为原料，加热升华制成[6]。

【始载】始载于《证类本草》。

【异名】**灵砂**、**心红**、**水华朱**、**猩红**、**紫粉霜**。

【产地】分布于广东、湖北等地。

【采收加工】原品入药，不另加工[7]。

【性状特征】呈红色粉末。极细腻，色猩红而鲜艳，体重，手捻有滑润感。

【成分】主含硫化汞（HgS）。

【性味归经】辛，温；有毒。归心、肺经[8]。

【功能主治】杀虫除风。主治疥癣丹毒[9]。

【用法用量】外用适量[10]。

【禁忌】本品有毒，内服宜慎，不可过量或连续服用。入药忌用火煅。孕妇禁服[11]。

灵　砂[12]

【来源】用硫黄粉和水银加工而得。

【始载】始载于《证类本草》。

【异名】二气砂、神砂、平口砂、马牙砂、人造朱砂。

【产地】文献中未见记载。

【采收加工】取灵砂研成细粉，水飞。晾干。

【性状特征】为暗红色极细粉末。手触之，指被染成红色。晶面具金刚石样光泽。质重，性脆。无臭，无味。

【成分】主含硫化汞（HgS）。

【性味归经】甘，微寒；有毒。归心经。

【功能主治】清心镇惊，安神解毒。内服主治心悸易惊、失眠多梦、癫痫发狂、小儿惊风、视物昏花。外用主治口疮、喉痹、疮疡肿痛。

【用法用量】内服 0.3~1.5g，多入丸、散服。不宜入煎剂。外用适量。

【禁忌】本品有毒，不宜大量服用。也不宜少量久服；肝肾功能不全者禁服。

雄　黄

【来源】硫化物类矿物雄黄族雄黄。

【始载】始载于《神农本草经》。

1　源自《天津市中药饮片炮制规范》。

2　源自《上海市中药饮片炮制规范》。
　　《天津市中药饮片炮制规范》：辛，温；有毒。入大肠经。

3　《天津市中药饮片炮制规范》：攻毒祛痰，消积杀虫。主治痰涎积滞、血液不清、梅毒、恶疮等症。

4　源自《上海市中药饮片炮制规范》。

5　源自《北京市中药饮片切制规范》。

6　源自《上海市中药饮片炮制规范》。
　　《山东省中药炮制规范》：本品是以水银、硫黄、氢氧化钾为原料，经加热升华制成的赤色硫化汞。
　　《四川省中药饮片炮制规范》：本品为辰砂的加工品。
　　《内蒙古蒙药饮片炮制规范》：本品为人工制成的红色硫化汞的炮制净化品。

7　《四川省中药饮片炮制规范》：除去杂质，用磁石吸去铁屑。

8　源自《上海市中药饮片炮制规范》。
　　《山东省中药炮制规范》：辛，温；有毒。归心、肺、胃经。
　　《内蒙古蒙药饮片炮制规范》：甘，凉，轻；有毒。

9　《内蒙古蒙药饮片炮制规范》：止腐，愈伤，清热，消"奇哈"。用于"奇哈"、"苏日亚"、梅毒、伤口不愈、顽疮不收、肺热、肝热、脉热。

10　源自《上海市中药饮片炮制规范》。
　　《内蒙古蒙药饮片炮制规范》：0.1~0.5g，多入散、丸剂；外用适量，调敷于患处。

11　源自《山东省中药炮制规范》。
　　《内蒙古蒙药饮片炮制规范》：本品不宜过量或常量久服；孕妇及肝肾功能不全者禁服。服用期间定期检查肝肾功能。

12　源自《湖南省中药饮片炮制规范》。

【异名】黄食石、熏黄、黄金石、石黄、天阳石、黄石、鸡冠石。

【产地】主产于湖南、贵州、云南等地。

【采收加工】采挖后，除去杂质。

【性状特征】块状或粒状集合体，呈不规则块状。深红色或橙红色，条痕淡橘红色，晶面有金刚石样光泽。质脆，易碎，断面具树脂样光泽。微有特异的臭气，味淡。精矿粉为粉末状或粉末集合体，质松脆，手捏即成粉，橙黄色，无光泽。

【成分】主含二硫化二砷（As_2S_2）。

【性味归经】苦，平、寒；有毒。归肝、大肠经。

【功能主治】解毒杀虫，燥湿祛痰，截疟。内服主治虫积腹痛、惊痫、疟疾。外用主治痈肿疔疮、蛇虫咬伤。

【用法用量】内服 0.05~0.1g，入丸、散用。外用适量，熏涂患处。

【禁忌】内服宜慎；不可久用；孕妇禁用。

雌 黄 [1]

【来源】硫化物类矿物雌黄族雌黄的矿石。

【始载】始载于《神农本草经》。

【异名】黄金石、武都仇池黄、昆仑黄、石黄、天阳石、黄石、鸡冠石、砒黄、黄安。

【产地】主产于湖南、贵州、云南、四川、湖北等地 [2]。

【采收加工】除去杂石及泥土，加工成碎块。

【性状特征】呈不规则块状。表面金黄色，常附一层黄色粉末，微显珍珠样光泽，手摸染指。断面黄绿色，略显层状，有珠光样闪光点。体较重，质脆易碎。具蒜样特异臭气。

【成分】主含三硫化二砷（As_2S_3）。

【性味归经】辛，温；有毒。归肝经 [3]。

【功能主治】燥湿，杀虫，解毒消肿。内服主治癫痫、寒痰咳喘、虫积腹痛。外用主治疥癣、恶疮、蛇虫咬伤 [4]。

【用法用量】内服 0.15~0.3g，多入丸、散。外用适量，研末调敷或制膏涂患处。

【禁忌】本品有毒。阴亏血虚及孕妇忌服 [5]。

石 膏

【来源】硫酸盐类矿物石膏族石膏。

【始载】始载于《神农本草经》。

【异名】细石、细理石、软石膏、寒水石、白虎、玉大石、冰石。

【产地】主产于湖北、安徽、河南、山东、四川、湖南、广西、广东、云南、新疆等地。

【采收加工】全年可采，一般多在冬季采挖，挖出后，去净泥沙和杂石。

【性状特征】纤维状的集合体。呈长块状、板块状或不规则块状。白色、灰白色或淡黄色，有的半透明。体重，质软，易纵向断裂，纵断面具纤维状纹理，并显绢丝样光泽。气微，味淡。

【成分】主含含水硫酸钙（$CaSO_4 \cdot 2H_2O$）。

【性味归经】甘、辛，大寒。归肺、胃经。

【功能主治】清热泻火，除烦止渴。主治外感热病、高热烦渴、肺热喘咳、胃火亢盛、头痛、牙痛。

【用法用量】15~60g，先煎。

【禁忌】脾胃虚寒及血虚、阴虚发热者忌服。

理 石

【来源】硫酸盐类石膏族矿物石膏与硬石膏的集合体。

1　源自《北京市中药饮片炮制规范》。

2　源自《山东省中药炮制规范》。

3　《天津市中药饮片炮制规范》：辛，平；有毒。归脾、肺经。
　《上海市中药饮片炮制规范》：辛，平；有毒。归肝、大肠经。
　《青海省藏药炮制规范》：苦、辛，热。

4　《青海省藏药炮制规范》：祛腐，排脓，消肿。主治疬疫、创伤化脓、淋巴结肿大、白喉等。

5　《上海市中药饮片炮制规范》：本品不宜烘烤。
　《福建省中药饮片炮制规范》：内服宜慎，不可久服。外用不宜大面积涂擦及长期持续使用。孕妇禁用。切忌火。
　《吉林省中药炮制标准》：本品忌见火，以免氧化成剧毒之三氧化二砷。配药时不可与火硝、硫黄共研粉，以防爆炸。

【始载】始载于《神农本草经》。

【异名】立制石、肌石、长理石、肥石、不灰木。

【产地】主产于山西、陕西、湖北。

【采收加工】文献中未见记载。

【性状特征】不规则块状。深灰色。体较轻，质硬脆，可砸碎，断面大部分粗糙，呈暗灰色，解理面可见到明显亮星；其中部分可见到直立的细纤维，纤维间亦可见到亮星。气、味皆淡。

【成分】主含含水硫酸钙和无水硫酸钙。

【性味归经】辛、甘，大寒；无毒。归胃经。

【功能主治】清热除烦，养胃益阴，益精明目，消积破聚。主治中风、痿痹、消渴。

【用法用量】文献中未见记载。

【禁忌】恶麻黄。

硬 石 膏[1]

【来源】天然产不含结晶水的石膏。

【始载】始载于《神农本草经》。

【异名】方石、直石、土石、长石。

【产地】文献中未见记载。

【采收加工】去净杂石，洗净泥土，打碎成小块。

【性状特征】呈扁块状或块状，有棱。江灰色、灰色或深灰色。条痕白色或浅灰色。体较重，质坚硬，指甲不易刻划成痕。但可砸碎，浅色者断面对光照之，具闪星样光泽，深色者光泽暗淡。无臭，无味。

【成分】主含硫酸钙（$CaSO_4$）。

【性味归经】苦、辛，寒；无毒。归肺、肝、膀胱、胃经。

【功能主治】清肝明目，行气利水。主治身热烦渴、目赤翳障、小便不利。

【用法用量】内服煎汤，15~90g。

【禁忌】文献中未见记载。

方 解 石[2]

【来源】碳酸盐类矿物方解石族方解石

Calcite（南寒水石）的炮制加工品。

【始载】始载于《本草经集注》。

【异名】南寒水石。

【产地】主产于广西、江西、湖南一带。

【采收加工】取原药材，洗净，干燥，除去杂石，砸成碎块；用时粉碎。

【性状特征】多为不规则块状结晶，呈斜方柱状，有棱角。无色或黄白色，透明至不透明，有玻璃样光泽。条痕白色。质坚硬，易碎。气无，味淡。

【成分】主含碳酸钙（$CaCO_3$）。

【性味归经】苦、辛，大寒。归肺、胃经。

【功能主治】清热利湿，通脉解毒。主治胸中留热结气、黄疸。

【用法用量】1.5~3g，多入散、丸剂。

【禁忌】恶巴豆。

滑 石

【来源】硅酸盐类矿物滑石族滑石。

【始载】始载于《神农本草经》。

【异名】液石、共石、脱石、番石、夕冷、脆石、留石、画石、活石。

【产地】主产于山东、江苏、陕西等地。

【采收加工】采挖后，除去泥沙和杂石。

【性状特征】多为块状集合体，呈不规则块状。白色、黄白色或淡蓝灰色，有蜡样光泽。质软，细腻，手摸有滑润感，无吸湿性，置水中不崩散。气微，味淡。

【成分】主含含水硅酸镁［$Mg_3(Si_4O_{10})(OH)_2$］。

【性味归经】甘、淡，寒。归膀胱、肺、胃经。

【功能主治】利尿通淋，清热解暑；外用祛湿敛疮。内服主治热淋、石淋、烦渴、水泻。外用主治湿疹、湿疮、痱子。

【用法用量】内服10~20g，先煎。外用适量。

【禁忌】脾虚气弱，精滑及热病津伤者忌服。孕妇慎服。

---

1 赵维良，依泽，黄琴伟，等.《中国药典》2020年版中药材基原修订探赜［J］.中国中药杂志，2021，46（10）：2617-2622.
2 源自《内蒙古蒙药饮片炮制规范》。

五色石脂

【来源】文献中未见记载。

【始载】始载于《本草品汇精要》。

【异名】文献中未见记载。

【产地】生南山之阳山谷中,西番回鹘地方诸坑井内,云南、辽东亦有之。

【采收加工】煅石脂:拣净杂质,碾成细粉,用醋和匀,搓条切段,晒干,置坩埚内,在无烟的炉火中煅红透,取出,放凉。

【性状特征】文献中未见记载。

【成分】文献中未见记载。

【性味归经】甘,平;无毒。归胃、大肠经。

【功能主治】涩肠止泄,固崩止带,涩精止淋,除烦,补髓益气。内服主治黄疸、泄痢脓血、血崩、带下、吐血、衄血、惊悸。外用主治痈肿、疽痔恶疮、头疡疥瘙。

【用法用量】内服入丸、散,或煎服,7~15g。外用适量,研末撒敷。

【禁忌】文献中未见记载。

黑 石 脂

【来源】文献中未见记载。

【始载】始载于《名医别录》。

【异名】石泥、黑符、石墨、石涅。

【产地】文献中未见记载。

【采收加工】煅石脂拣净杂质,碾成细粉,用醋和匀,搓条切段,晒干,置坩埚内,在无烟的炉火中煅红透,取出,放凉。

【性状特征】文献中未见记载。

【成分】文献中未见记载。

【性味归经】咸,平;无毒。归肾经。

【功能主治】益肾填精,涩肠止泻,解毒蚀疮。主治阴蚀疮、泄痢、口疮、咽痛。

【用法用量】内服煎汤,4~5g,或入丸、散。

【禁忌】有湿热积滞者忌服。孕妇慎服。

黄 石 脂

【来源】文献中未见记载。

【始载】始载于《新修本草》。

【异名】黄符。

【产地】生嵩高山。

【采收加工】煅石脂拣净杂质,碾成细粉,用醋和匀,搓条切段,晒干,置坩埚内,在无烟的炉火中煅红透,取出,放凉。

【性状特征】不规则块状。黄色或深黄色,有的带有深黄色花纹或斑点。油脂光泽或土状光泽。质较硬,轻砸可碎,断面不平坦,显层状。摸之较滑腻,微有吸水性,舐之略粘舌。微有土腥气,味淡。

【成分】主含含水硅酸铝钾。

【性味归经】苦,平;无毒。归脾、大肠经。

【功能主治】健脾涩肠,止血敛疮。主治泄痢脓血、痈疽恶疮、久不收口。

【用法用量】内服煎汤,10~20g,打碎先煎。

【禁忌】有湿热积滞者慎服。

青 石 脂

【来源】文献中未见记载。

【始载】始载于《名医别录》。

【异名】文献中未见记载。

【产地】文献中未见记载。

【采收加工】拣净杂质,碾成细粉,用醋和匀,搓条切段,晒干,置坩埚内,在无烟的炉火中煅红透,取出,放凉。

【性状特征】文献中未见记载。

【成分】文献中未见记载。

【性味归经】酸,平;无毒。归肝、胆、脾、大肠经。

【功能主治】养肝胆气,明目。主治黄疸、泄痢、肠癖、女子带下、疽痔恶疮。

【用法用量】入煎剂。用量不详。

【禁忌】文献中未见记载。

白 石 脂 [1]

【来源】硅酸盐类矿物高岭石族中的一种白色高岭土。

【始载】始载于《本草图经》。

1　源自《上海市中药饮片炮制规范》。

【异名】白符、随、白陶土、高岭土。

【产地】主产于山西、河南、江苏、河北、山东等地[1]。

【采收加工】采挖后,除去杂质。

【性状特征】不规则形的小块。白色、类白色、黄白色或淡青灰色,手摸之有滑腻感。具吸水性,有粘舌感。质较软,易碎。气微,味淡[2]。

【成分】含水硅酸铝[$Al_4(Si_4O_{10})(OH)_8$]。

【性味归经】甘、酸、涩,温。归肺、大肠经[3]。

【功能主治】涩肠,止血。主治久痢久泻、便血崩漏[4]。

【用法用量】9~15g,包煎[5]。

【禁忌】不宜与肉桂、官桂、桂枝同用[6]。

赤石脂

【来源】硅酸盐类矿物多水高岭石族多水高岭石。

【始载】始载于《神农本草经》。

【异名】赤符、红高岭、赤石土、吃油脂、红土。

【产地】主产于福建、河南、江苏等地。

【采收加工】采挖后,除去杂石。

【性状特征】块状集合体,呈不规则块状。粉红色、红色至紫红色,或有红白相间的花纹。质软,易碎,断面有的具蜡样光泽。吸水性强。具黏土气,味淡,嚼之无沙粒感。

【成分】主含四水硅酸铝[$Al_4(Si_4O_{10})(OH)_8 \cdot 4H_2O$]。

【性味归经】甘、酸、涩,温。归大肠、胃经。

【功能主治】涩肠,止血,生肌敛疮。内服主治久泻久痢、大便出血、崩漏带下。外用主治疮疡久溃不敛、湿疮脓水浸淫。

【用法用量】内服9~12g,先煎。外用适量,研末敷患处。

【禁忌】不宜与肉桂同用。

桃花石

【来源】文献中未见记载。

【始载】始载于《新修本草》。

【异名】文献中未见记载。

【产地】出申州钟山县,今河南信阳。

【采收加工】洗净,除杂质,晒干。

【性状特征】其状亦似紫石英,色若桃花,光润而重,目之可爱。桃花石有赤、白2种:有赤地、淡白点如桃花片者,有淡白地、赤点如桃花片者。

【成分】文献中未见记载。

【性味归经】甘,温;无毒。归脾、胃、大肠经。

【功能主治】涩肠止痢。主治脓血痢。

【用法用量】内服煎汤,或入丸、散,用量不详。外用研末撒于患处或调敷,适量。

【禁忌】文献中未见记载。

炉甘石

【来源】碳酸盐类矿物方解石族菱锌矿。

【始载】始载于《外丹本草》。

【异名】甘石、卢甘石、芦甘石、羊肝石、浮水甘石、炉眼石、干石。

【产地】主产于湖南、广西、四川等地。

【采收加工】采挖后,洗净,晒干,除去杂石。

【性状特征】块状集合体,呈不规则块状。灰白色或淡红色,表面粉性,无光泽,凹凸不平,多孔,似蜂窝状。断面灰白色或淡棕色,颗粒状,并有细小孔。有吸湿性。体轻,易碎。气微,味微涩。

---

1 源自《山东省中药炮制规范》。

2 《山西省中药材标准》:本品呈不规则的块状,大小不一。表面乳白色,有的中间夹有蓝色斑纹。质软,易碎,断面具蜡样光泽。吸水性强。具黏土气,味淡,嚼之无沙粒感。

3 《山东省中药材标准》:甘、酸、涩,平。归胃、大肠经。

4 《新疆维吾尔自治区中药维吾尔药饮片炮制规范》:生干生寒,收敛止血,清热止泻,补心除烦,燥湿健胃,净血解毒,催吐去毒。主治湿热性或血液质性疾病,热性咯血,便血,腹泻,心悸,心烦,湿性胃虚,腹痛,麻风病,毒虫咬伤,各种中毒。

5 《广西中药材标准》:10~15g,作丸散或煎剂用。外用适量,作软膏或撒布剂用。

6 《广西中药材标准》:对肠炎痢疾的急性期发热、腹痛、里急后重,便脓血以及湿热积滞者禁用。
　《新疆维吾尔自治区中药维吾尔药饮片炮制规范》:对肺脏、脾脏有害。

【成分】主含碳酸锌（$ZnCO_3$）。

【性味归经】甘，平。归肝、脾经。

【功能主治】解毒明目退翳，收湿止痒敛疮。主治目赤肿痛、睑弦赤烂、翳膜遮睛、胬肉攀睛、溃疡不敛、脓水淋漓、湿疮瘙痒。

【用法用量】外用适量。

【禁忌】忌内服。

井泉石

【来源】文献中未见记载。

【始载】始载于《本草图经》。

【异名】文献中未见记载。

【产地】文献中未见记载。

【采收加工】拣去杂质，砸碎，过筛。煅井泉石：取刷净的井泉石，砸碎，置坩埚内，在无烟的炉火中煅红透，取出，立即倒入醋盆内淬酥，捣碎，再煅淬一次，取出，晒干，研成细末。

【性状特征】形如土色，圆方长短大小不等，内实而外圆，重重相叠。

【成分】文献中未见记载。

【性味归经】甘，大寒；无毒。归心、肝、肺、脾经。

【功能主治】清热泻火，明目退翳，消肿毒。内服主治诸热病、心脏热结、热嗽、小儿热疳。外用主治雀目青盲、眼赤肿痛。

【用法用量】内服煎汤，用量不详。外用水飞点眼，研末撒于患处或调敷。

【禁忌】文献中未见记载。

无名异[1]

【来源】一种结核状的软锰矿石。

【始载】始载于《本草图经》。

【异名】土子、干子、秃子、铁砂、吹干子、无名土、黑石子。

【产地】主产于广西、湖南、湖北、广东、四川、山西、山东、陕西、青海等地[2]。

【采收加工】全年均可采收，收集后拣净杂石及杂物。

【性状特征】呈不规则球状，形如小石子。大小不一，有的很小。外表面棕色、黑棕色或灰棕色，无光泽，表面少数光滑，多数凹凸不平或呈瘤状突起，体较轻，质较软，有的坚硬如石。断面紫棕色，不平坦，以手摸之稍有滑腻感。微有土样气味。

【成分】主含二氧化锰（MnO_2）[3]。

【性味归经】咸、甘，平；有小毒。归肝、肾经[4]。

【功能主治】活血止痛，散瘀消肿。内服主治跌仆损伤、筋伤骨折。外用主治痈疽肿毒。

【用法用量】内服 3~4.5g，多入丸、散。外用，研末调敷[5]。

【禁忌】不可久服，无瘀滞者慎服[6]。

蜜栗子

【来源】文献中未见记载。

【始载】始载于《本草品汇精要》。

【异名】文献中未见记载。

【产地】川、广、江、浙金坑中。

【采收加工】洗净，除杂质，干燥，切块。

【性状特征】状如蛇黄而有刺，上有金线缠之，色紫褐。

【成分】文献中未见记载。

【性味归经】酸，平；无毒。归肝、肾经。

【功能主治】生肌敛疮，续折伤。内服主治折伤。外用主治金疮。

【用法用量】内服煎汤，或入丸、散，用量不详。外用适量涂于患处。

【禁忌】文献中未见记载。

1　源自《北京市中药饮片切制规范》。

2　源自《山东省中药饮片炮制规范》。

3　源自《上海市中药饮片炮制规范》。
《福建省中药饮片炮制规范》：主含二氧化锰（MnO_2）与三氧化二铁（Fe_2O_3）。

4　源自《上海市中药饮片炮制规范》。

5　源自《江苏省中药材标准》。

6　源自《湖南省中药饮片炮制规范》。

石 钟 乳

【来源】文献中未见记载。

【始载】始载于《神农本草经》。

【异名】留公乳、虚中、芦石、鹅管石、夏石、黄石砂。

【产地】主产于广东、广西。

【采收加工】采无时,阴干。

【性状特征】溜汁所成,如乳汁,黄白色,空中相通。

【成分】文献中未见记载。

【性味归经】甘,温;无毒。归肝、肾经。

【功能主治】下气降逆,益气补虚,明目益精,安五脏,通百节,利九窍,下乳汁。内服主治咳逆上气、脚弱疼冷、泄精、消渴、劳嗽、吐血、冷泻、乳汁不通。

【用法用量】内服煎汤,或入丸、散,用量不详。外用适量。

【禁忌】文献中未见记载。

孔 公 孽

【来源】碳酸盐类方解石族矿物方解石的钟乳状集合体。

【始载】始载于《神农本草经》。

【异名】孔公石、通石。

【产地】文献中未见记载。

【采收加工】去净杂质,砸碎,装入砂罐内,用泥将口封严,置炉火中煅红,取出放凉,研为细粉。

【性状特征】呈扁圆锥形、圆锥形及圆柱形。表面粗糙,凹凸不平。类白色,有的因含杂质而染成灰白色或浅棕黄白色等。玻璃光泽或暗淡。断面较平整,可见同心层状构造或放射状构造,中心有的为空心。

【成分】主含碳酸钙。

【性味归经】甘、辛,温。归脾、胃、肾经。

【功能主治】通阳散寒,化瘀散结,解毒。内服主治腰膝冷痛、癥瘕结聚、饮食不化、乳汁不通。外用主治恶疮、痔瘘。

【用法用量】内服煎汤,9~15g,打碎先煎;研末1.5~3g;或入丸、散。外用适量,研末调敷。

【禁忌】阴虚火旺,肺热盛者及孕妇禁服。

殷 孽

【来源】文献中未见记载。

【始载】始载于《神农本草经》。

【异名】姜石。

【产地】山谷。

【采收加工】洗净,除杂质,晾干。

【性状特征】文献中未见记载。

【成分】文献中未见记载。

【性味归经】辛,温;无毒。归脾、胃、肾经。

【功能主治】通阳散寒,化瘀散结,解毒。内服主治泄痢、癥瘕、脚冷疼。外用主治烂伤。

【用法用量】内服煎汤,9~15g,打碎先煎;研末1.5~3g;或入丸、散。外用适量,研末调敷患处。

【禁忌】文献中未见记载。

土 殷 孽

【来源】文献中未见记载。

【始载】始载于《新修本草》。

【异名】土乳。

【产地】文献中未见记载。

【采收加工】洗净,除杂质,晾干。

【性状特征】土脂液,生高山崖上之阴,色白如脂。

【成分】文献中未见记载。

【性味归经】咸,平;无毒。归肝经。

【功能主治】解毒蚀疮。主治妇人阴蚀、大热、干痂。

【用法用量】内服常入煎剂,用量不详。

【禁忌】文献中未见记载。

石 脑

【来源】文献中未见记载。

【始载】始载于《本草经集注》。

【异名】石饴饼、石芝、化公石。

【产地】文献中未见记载。

【采收加工】洗净,除杂质,晾干。

【性状特征】此石亦钟乳之类,形如曾青而白色黑斑,软易破。初在烂石中,入土一丈以下得之,大如鸡卵,或如枣许,触着即散如面,黄白色。

【成分】文献中未见记载。

【性味归经】甘,温;无毒。归心、肝、脾、肺、肾经。

【功能主治】舒筋活络,益气补虚。主治腰脚疼痹。

【用法用量】内服煎汤,或入丸、散。用量不详。

【禁忌】文献中未见记载。

石 髓

【来源】文献中未见记载。

【始载】始载于《证类本草》。

【异名】文献中未见记载。

【产地】文献中未见记载。

【采收加工】采取澄淘如泥,作丸如弹子。

【性状特征】黄白色,空中相通。

【成分】文献中未见记载。

【性味归经】甘,温;无毒。归心、脾、肝、肾经。

【功能主治】温中散寒,消瘀散结。主治积聚、心腹胀满、食饮不消、皮肤枯槁、小便数疾、癖块、腹内肠鸣、下痢、腰脚疼冷。

【用法用量】内服常入煎剂,用量不详。

【禁忌】文献中未见记载。

石 脑 油

【来源】文献中未见记载。

【始载】始载于《本草图经》。

【异名】石漆、石脂水、猛火油、石油、雄黄油、硫黄油、地脂、泥油、石烛、火井油、火油、鄜延脂。

【产地】文献中未见记载。

【采收加工】文献中未见记载。

【性状特征】液体,有的稠浓如胶。褐绿色至黑色。微透明至透明。具特别之油臭。

【成分】主含链烷烃、环烷烃、芳烃。

【性味归经】辛、苦,寒;有毒。归肝经。

【功能主治】解毒杀虫。主治小儿惊风、呕吐、顽癣恶疥、疮疖、白秃、蛲虫。

【用法用量】文献中未见记载。

【禁忌】外用适量,涂敷患处。一般不作内服。

石 炭

【来源】文献中未见记载。

【始载】始载于《本草品汇精要》。

【异名】煤炭、石墨、铁炭、乌金石、焦石、煤石。

【产地】文献中未见记载。

【采收加工】取刷净的煅石,砸碎,置坩埚内,在无烟的炉火中煅红透,取出,晒干,研成细末。

【性状特征】文献中未见记载。

【成分】文献中未见记载。

【性味归经】甘、辛,温;有毒。归心、肝经。

【功能主治】解毒疗疮。内服主治妇人血气痛、小儿痰痫。外用主治疮毒、金疮出血、刀伤。

【用法用量】内服煎汤,或入丸、散。用量不详。外用适量。

【禁忌】文献中未见记载。

石 面

【来源】文献中未见记载。

【始载】始载于《本草品汇精要》。

【异名】文献中未见记载。

【产地】文献中未见记载。

【采收加工】洗净,干燥,切块。

【性状特征】文献中未见记载。

【成分】文献中未见记载。

【性味归经】甘,平;无毒。归脾、胃经。

【功能主治】益气调中。

【用法用量】用量不详。

【禁忌】文献中未见记载。

浮 石 [1]

【来源】由火山喷出的岩浆凝固形成的多孔状石块。

1　源自《天津市中药饮片切制规范》。

【始载】始载于《本草衍义》。

【异名】水花、白浮石、海浮石、海石、水泡石、浮水石、大海浮石。

【产地】主产于辽宁、山东、福建、广东等地。

【采收加工】全年可采。取原药材,除去杂质,打碎。

【性状特征】呈海绵样不规则块状,表面灰白色或灰黄色,具多数细孔,质硬而脆,断面疏松,常有玻璃或绢丝样光泽。气微弱,味微咸。

【成分】主含二氧化硅(SiO_2)。

【性味归经】咸,寒。归肺、肾、肝、大肠经。

【功能主治】清肺化痰,软坚散结。内服主治热嗽、小便淋沥涩痛、瘿瘤瘰疬。

【用法用量】内服9~15g,或入丸、散。外用适量,水飞后吹耳或点眼[1]。

【禁忌】虚寒咳嗽患者禁服[2]。

阳 起 石[3]

【来源】硅酸盐类矿物角闪石族透闪石。

【始载】始载于《神农本草经》。

【异名】白石、羊起石、石生、阳石、起阳石。

【产地】主产于湖北、河南等地[4]。

【采收加工】采得后,去净泥土、杂石。

【性状特征】不规则、小于2cm的小块。灰绿色、暗绿色、灰棕色、红棕色或相互交织,具平行纤维状结构及丝样光泽。体重,质松脆易破碎,断面不整齐,纵面呈纤维状或细柱状。气微,味淡。

【成分】主含含水硅酸镁钙[$Ca_2Mg_5(Si_4O_{11})_2(OH)_2$]。

【性味归经】咸,微温。归肾经[5]。

【功能主治】温肾壮阳。主治下焦虚寒、腰膝冷痹、男子阳痿、女子宫冷、癥瘕崩漏[6]。

【用法用量】内服3~9g。

【禁忌】阴虚火旺者禁服,不宜久服[7]。

磁 石

【来源】氧化物类矿物尖晶石族磁铁矿。

【始载】始载于《神农本草经》。

【异名】玄石、玄水石、磁君、处石、延年沙、续未石、拾针、绿秋、伏石母、玄武石、帝流浆、席流浆、瓷石、熁铁石、元武石、吸铁石、吸针石、慈石、灵磁石、活磁石、雄磁石、摄石、铁石、戏铁石。

【产地】主产于河北、山东、辽宁等地。

【采收加工】采挖后,除去杂质和铁锈。

【性状特征】块状集合体,呈不规则块状,或略带方形,多具棱角。表面灰黑色或棕褐色,条痕黑色,具金属光泽。体重,质坚硬,断面不整齐。具磁性,日久磁性渐弱。有土腥气,味淡。

【成分】主含四氧化三铁(Fe_3O_4)。

【性味归经】咸,寒。归肝、心、肾经。

【功能主治】镇惊安神,平肝潜阳,聪耳明目,纳气平喘。主治惊悸失眠、头晕目眩、视物昏花、耳鸣耳聋、肾虚气喘。

【用法用量】内服9~30g,先煎。

【禁忌】恶牡丹、莽草。畏黄石脂。脾胃虚者,不宜多服、久服。

赭 石

【来源】氧化物类矿物刚玉族赤铁矿。

【始载】始载于《本草纲目》。

1　《安徽省中药饮片炮制规范》:10~15g,煎汤,或入丸、散剂。外用适量,水飞后吹耳或点眼。

2　源自《安徽省中药饮片炮制规范》。

3　源自《上海市中药饮片炮制规范》。

4　源自《江西省中药饮片炮制规范》。

5　《青海省藏药炮制规范》:涩、热、糙。

6　《青海省藏药炮制规范》:益筋。用于外伤引起的肌腱、韧带断裂及关节僵硬、肌肉萎缩等症。
　　《内蒙古蒙药饮片炮制规范》:强筋,健脉。用于筋脉损伤、关节麻木拘挛、腰腿疼痛。

7　源自《安徽省中药饮片炮制规范》。

【异名】须丸、赤土、丁头代赭、血师、紫朱、代赭石、土朱、铁朱、钉头赭石、钉赭石、赤赭石、红石头、代赭。

【产地】主产于河北、山西、广东等地。

【采收加工】全年可采,采挖后,选取表面有钉头状突起部分的称"钉头代赭石",除去泥土、杂石。

【性状特征】鲕状、豆状、肾状集合体,多呈不规则的扁平块状。全体暗棕红色或灰黑色,条痕樱红色或红棕色,有的有金属光泽。一面多有圆形的突起,习称"钉头";另一面与突起相对应处有同样大小的凹窝。体重,质硬。气微,味淡。

【成分】主含三氧化二铁(Fe_2O_3)。

【性味归经】苦,寒。归肝、心、肺、胃经。

【功能主治】平肝潜阳,重镇降逆,凉血止血。主治眩晕耳鸣、呕吐、噫气、呃逆、喘息、吐血、衄血、崩漏下血。

【用法用量】9~30g,先煎。

【禁忌】孕妇慎用。

禹 余 粮

【来源】氢氧化物类矿物褐铁矿。

【始载】始载于《神农本草经》。

【异名】太一余粮、石脑、禹哀、太一禹余粮、白余粮、石中黄子、天师食、山中盈脂、石饴饼、石中黄、白禹粮、禹粮石、余粮石、禹粮土。

【产地】主产于河北、江苏、浙江、河南等地。

【采收加工】采挖后,除去杂石。

【性状特征】块状集合体,呈不规则的斜方块状,长5~10cm,厚1~3cm。表面红棕色、灰棕色或浅棕色,多凹凸不平或附有黄色粉末。断面多显深棕色与淡棕色或浅黄色相间的层纹,各层硬度不同,质松部分指甲可划动。体重,质硬。气微,味淡,嚼之无砂粒感。

【成分】主含碱式氧化铁[$FeO(OH)$]。

【性味归经】甘,涩,微寒。归胃、大肠经。

【功能主治】涩肠止泻,收敛止血。主治久泻久痢、大便出血、崩漏带下。

【用法用量】9~15g,先煎;或入丸、散。

【禁忌】孕妇慎用。

空 青[1]

【来源】碳酸盐类矿物蓝铜矿。

【始载】始载于《神农本草经》。

【异名】青油羽、青神羽、杨梅青。

【产地】主产于安徽宣城。

【采收加工】拣去杂石,洗净泥土,干燥即得。

【性状特征】呈块状或类球状,大小不一。蓝色,表面不平坦,多数中空。

【成分】主含碱式碳酸铜[$Cu_2(OH)_2CO_3$]。

【性味归经】甘、酸,寒;有小毒。归肝经。

【功能主治】凉肝清热,明目去翳,活血利窍。内服主治中风口喝、手臂不仁、头风、耳聋。外用主治目赤肿痛、青盲、雀目、翳膜内障。

【用法用量】内服研末,0.3~0.9g。外用研细水飞点眼。

【禁忌】畏菟丝子。

曾 青

【来源】碳酸盐类矿物蓝铜矿的矿石成层状者。

【始载】始载于《神农本草经》。

【异名】朴青、赤龙翘、青龙血、黄云英、层青。

【产地】文献中未见记载。

【采收加工】通常呈粒状、肾状、散射状、土状等块体或被覆在其他铜矿表面,呈深蓝色。条痕为浅蓝色。光泽呈玻璃状、金刚石状或土状。半透明至不透明。断口呈贝壳状,质脆。

【性状特征】但出铜处,年古即生。方棱,色深如波斯青黛,层层而生,打之如金声者为真。

【成分】文献中未见记载。

【性味归经】酸,小寒;无毒。归肝经。

【功能主治】凉肝明目,祛风定惊。内服主

1　赵宝林,刘学医.《证类本草》中"宣州"药物品种考证[J].中药材,2011,34(1):145-147.

治头风、惊痫、风痹。外用主治目赤疼痛、涩痒、眵多赤烂、耳内恶疮。

【用法用量】内服入丸、散。外用为末点眼或调敷。

【禁忌】畏菟丝子。

绿 青

【来源】文献中未见记载。

【始载】始载于《本草经集注》。

【异名】石绿、石碌、大绿。

【产地】文献中未见记载。

【采收加工】青绿矿石，淘净，烧造可出。

【性状特征】针状集合体，呈不规则块状。鲜绿色、深绿色、条痕淡绿色。表面不平坦，顶部呈凹凸瘤状；底部呈粗糙溶渣状，光泽暗淡；纵侧面具细纹理。丝绢光泽。体重，质坚脆，横断面呈参差状。气微，味淡。以色绿、质坚、无杂质者为佳。

【成分】主含碱式碳酸铜。

【性味归经】酸，寒；有小毒，归肝经。

【功能主治】催吐祛痰，镇惊，敛疮。内服主治风痰壅塞、眩晕昏仆、痰迷惊痫。外用主治疳疮。

【用法用量】内服入丸、散，用量不详。外用适量，研末撒或调敷。

【禁忌】体弱者慎服。

扁 青

【来源】文献中未见记载。

【始载】始载于《神农本草经》。

【异名】白青、碧青、鱼目青、石青、大青。

【产地】生朱崖、武都、朱提，出弘农、豫章。

【采收加工】先捣碎，更以水飞极细，候干，再研用。

【性状特征】呈不规则块状。蓝色，有时其中夹有浅蓝色条块；条痕浅蓝色。玻璃光泽，半透明；浅蓝色者土状光泽，不透明。体较重，质硬脆，可砸碎，断面不平坦。气微，味淡。

【成分】主含碱式碳酸铜。

【性味归经】酸，咸，平；有小毒。归肝经。

【功能主治】涌吐风痰，明目，解毒。内服主治癫痫、惊风、痰涎壅盛。外用主治目翳、痛

肿，粉可粘合皮肤裂痕。

【用法用量】内服入丸、散，用量不详。外用适量，研细调敷或点眼。

【禁忌】内服宜慎。不宜多服、久服。

白 青

【来源】文献中未见记载。

【始载】始载于《神农本草经》。

【异名】碧青、鱼目青。

【产地】生豫章、巴郡。

【采收加工】洗净，除杂质，干燥。

【性状特征】圆如铁珠，色白而腹不空。研之色白如碧，亦谓之碧青，不入画用。又名鱼目青，以形似鱼目故。色深者为石青，淡者为碧青。

【成分】文献中未见记载。

【性味归经】甘、酸、咸，平；无毒。入肝经。

【功能主治】明目，利九窍。内服主治耳聋、心下邪气。外用杀虫。

【用法用量】内服 7~15g，煎汤，或入丸、散。外用适量，研末撒或调敷。

【禁忌】文献中未见记载。

礜 石

【来源】硫化物类矿物毒砂的矿石。

【始载】始载于《神农本草经》。

【异名】礜、青分石、立制石、固羊石、白礜石、鼠乡、泽乳、太白石、食盐、苍礜石、苍石、鼠毒、白虎、白龙、制石、秋石、固羊、太石、盐仓石膏、细石。

【产地】毒砂产出于硫化物矿脉中，或粒状分散于矿脉及围蚀变带中，此时多与白色绢云母、铜黄色金星状黄铁矿共存。除古产地陕西、湖北、河南、四川、甘肃、辽宁、山西等地仍有产出外，山东、江西、广东、广西、湖南、吉林、青海、西藏、内蒙古、新疆等地亦有产出。

【采收加工】文献中未见记载。

【性状特征】文献中未见记载。

【成分】主含砷硫化铁。

【性味归经】辛、甘，热；有毒。归肺、脾经。

【功能主治】消冷积，祛寒湿，杀虫，蚀疮。内服主治痼冷腹痛、积聚坚癖、风寒湿痹、寒湿

脚气。外用主治赘瘤瘰疬、顽癣恶疮。

【用法用量】内服入丸、散,或浸酒。外用研末调敷。

【禁忌】内服宜慎。忌羊血。

握雪石

【来源】文献中未见记载。

【始载】始载于《新修本草》。

【异名】干汞、花公石、石脑。

【产地】徐州西宗里山。

【采收加工】文献中未见记载。

【性状特征】拣去杂质,砸碎,过筛。煅握雪石:取刷净的太白石,砸碎,置坩埚内,在无烟的炉火中煅红透,取出,立即倒入醋盆内淬酥,捣碎,再煅淬一次,取出,晒干,研成细末。

【成分】文献中未见记载。

【性味归经】甘,温;无毒。归肝、肾经。

【功能主治】温中消积。主治瘤冷积聚、大风疮。

【用法用量】内服煎汤,或入丸、散。用量不详。

【禁忌】文献中未见记载。

姜 石[1]

【来源】黄土层或风化红土层的钙质结核。

【始载】始载于《新修本草》。

【异名】沙姜石、礓砾、裂姜石、姜石猴、姜疙瘩、姜狗子、华石猴。

【产地】主产于华北、西北黄土地带及石灰岩风化壳上层中。

【采收加工】全年可采,从深层黄土中挖出,去尽表面泥土,洗净,晒干。

【性状特征】呈不规则的圆柱形或略分支而形似姜形,长 4~15cm,直径 1.5~10cm。外表

灰黄色、土黄色,表面不平坦,凹凸不平,具颗粒状突起,手触摸稍有掉粉。体重,质坚硬,难断。断面略呈颗粒状或蜡状,色较深,具有结核状圆形迹痕或灰白色结晶,有的具空隙。气弱,味淡,嚼之有沙粒感。

【成分】主含碳酸钙($CaCO_3$)。

【性味归经】咸,寒。归心、胃经。

【功能主治】清热解毒,软坚散结,消肿止痒。主治乳痈肿痛、瘰疬、疔疮肿痛、足癣、湿疹。

【用法用量】内服 30~60g,水煎,取清汁服用[2]。

【禁忌】文献中未见记载。

砒 石[3]

【来源】红砒石为含砷硫化物经氧化后而得的红色砷华矿石。白砒石为含砷硫化物经氧化后而得的白色砷华矿石。

【始载】始载于《开宝本草》。

【异名】砒黄、信砒、人言、信石。

【产地】主产于江西、湖南、广东[4]。

【采收加工】用时将药材除去杂质,研细粉。

【性状特征】红砒石呈不规则块状,大小不一。橙黄色至红色,有的带灰黑色,具玻璃样光泽。质坚,断面有光泽,气微。

白砒石为不规则柱状结晶的集合体,大小不一。类白色至灰白色,具玻璃样光泽,质坚脆,断面有光泽。气微。

【成分】主含三氧化二砷(As_2O_3)。

【性味归经】辛、酸,大热;有大毒[5]。

【功能主治】祛痰平喘,截疟,杀虫,蚀腐肉。内服主治寒痰哮喘、疟疾。外用主治痔疮、牙疳、痈疽疔疮。

【用法用量】内服 0.002~0.004g,多入成药制剂。外用适量。

1　源自《甘肃省中药材标准》。

2　《陕西省中药饮片标准》:9~15g。外用适量,研末调敷患处。

3　源自《上海市中药饮片炮制规范》。

4　源自《浙江省中药炮制规范》。

5　《浙江省中药炮制规范》:辛、酸,大热;有大毒。归肺、脾、胃、大肠经。

【禁忌】不宜与水银同用。本品有大毒,用时宜慎。孕妇忌服[1]。

土　黄

【来源】文献中未见记载。

【始载】始载于《本草品汇精要》。

【异名】文献中未见记载。

【产地】文献中未见记载。

【采收加工】去净杂质,砸碎,装入砂罐内,用泥将口封严,置炉火中煅红,取出放凉,研为细粉。

【性状特征】文献中未见记载。

【成分】文献中未见记载。

【性味归经】辛、酸,热;有毒。归肺、脾、胃经。

【功能主治】解毒疗疮。主治枯瘤、赘痔、诸疮。

【用法用量】外用研末撒或调敷适量,涂于患处。

【禁忌】文献中未见记载。

金星石

【来源】含云母片或氧化铁矿物细片的石英岩。

【始载】始载于《本草图经》。

【异名】文献中未见记载。

【产地】主产于安徽。

【采收加工】去净杂质,砸碎,装入砂罐内,用泥将口封严,置炉火中煅红,取出放凉,研为细粉。

【性状特征】文献中未见记载。

【成分】文献中未见记载。

【性味归经】甘,寒;无毒。归肺、脾经。

【功能主治】清热解毒,凉血止衄,安神定惊。主治吐血、嗽血、骨哽。

【用法用量】内服煎汤,或入丸、散,用量不详。

【禁忌】文献中未见记载。

婆娑石

【来源】文献中未见记载。

【始载】始载于《本草图经》。

【异名】摩娑石。

【产地】生南海。

【采收加工】去净杂质,砸碎,装入砂罐内,用泥将口封严,置炉火中煅红,取出放凉,研为细粉。

【性状特征】其石绿色,无斑点,有金星,磨成乳汁者为上。

【成分】文献中未见记载。

【性味归经】甘、淡,寒;无毒。归肺、肝经。

【功能主治】解毒除瘴。主治药毒、瘴疫、头痛。

【用法用量】内服煎汤,或入丸、散。用量不详。

【禁忌】文献中未见记载。

青礞石

【来源】变质岩类黑云母片岩或绿泥石化云母碳酸盐片岩。

【始载】始载于《嘉祐本草》。

【异名】礞石。

【产地】主产于河北、河南、湖南等地。

【采收加工】采挖后,除去杂石和泥沙。

【性状特征】黑云母片岩为鳞片状或片状集合体。呈不规则扁块状或长斜块状,无明显棱角。褐黑色或绿黑色,具玻璃样光泽。质软,易碎,断面呈较明显的层片状。碎粉主要为绿黑色鳞片(黑云母),有似星点样的闪光。气微,味淡。

绿泥石化云母碳酸盐片岩为鳞片状或粒状集合体。呈灰色或绿灰色,夹有银色或淡黄色鳞片,具光泽。质松,易碎,粉末为灰绿色鳞片(绿泥石化云母片)和颗粒(主要为碳酸盐),片状者具星点样闪光。遇稀盐酸产生气泡,加热后泡沸激烈。气微,味淡。

---

1 《浙江省中药炮制规范》:体虚者及孕妇忌服。

【成分】黑云母片岩主要含铁、镁、铝的硅酸盐。绿泥石化云母碳酸盐片岩主要含铁、镁、铝的硅酸盐及钙、镁的碳酸盐。

【性味归经】甘、咸，平。归肺、心、肝经。

【功能主治】坠痰下气，平肝镇惊。主治顽痰胶结、咳逆喘急、癫痫发狂、烦躁胸闷、惊风抽搐。

【用法用量】多入丸、散服，3~6g；煎汤 10~15g，布包先煎。

【禁忌】脾胃虚弱者及孕妇忌服。

花 蕊 石

【来源】变质岩类岩石蛇纹大理石。

【始载】始载于《本草纲目》。

【异名】花乳石、白云石。

【产地】主产于河北、山西、陕西、江苏等地。

【采收加工】采挖后，除去杂石和泥沙。

【性状特征】粒状和致密块状集合体，呈不规则块状，具棱角，而不锋利。白色或浅灰白色，其中夹有点状或条状蛇纹石，呈浅绿色或淡黄色，习称"彩晕"，对光观察时有闪星状光泽。体重，质硬，不易破碎。气微，味淡。

【成分】主含碳酸钙（$CaCO_3$）。

【性味归经】酸、涩，平。归肝经。

【功能主治】化瘀止血。内服主治咯血、吐血、跌仆伤痛。外用主治外伤出血。

【用法用量】内服 4.5~9g，多研末服。外用适量。

【禁忌】凡无瘀滞者及孕妇忌服。

白 羊 石

【来源】文献中未见记载。

【始载】始载于《本草图经》。

【异名】文献中未见记载。

【产地】兖州白羊山，今山东西部与山东河北交界处。

【采收加工】去净杂质，砸碎，装入砂罐内，用泥将口封严，置炉火中煅红，取出放凉，研为细粉。

【性状特征】以白莹者为良。

【成分】文献中未见记载。

【性味归经】淡，生用即凉，熟用大热；无毒。归肝经。

【功能主治】解毒。内服主治药毒。

【用法用量】内服煎汤；或入丸、散，用量不详。外用适量。

【禁忌】文献中未见记载。

金 牙 石

【来源】文献中未见记载。

【始载】始载于《本草纲目》。

【异名】黄牙石。

【产地】文献中未见记载。

【采收加工】烧赤，去粗乃用。

【性状特征】似粗金，大如棋子而方。

【成分】文献中未见记载。

【性味归经】咸，平；无毒。归肝经。

【功能主治】避秽解毒，安神定惊。主治筋骨挛急、腰脚不遂、惊悸、小儿惊痫。

【用法用量】内服烧、浸酒，用量不详。

【禁忌】文献中未见记载。

金 刚 石

【来源】文献中未见记载。

【始载】始载于《本草品汇精要》。

【异名】金刚钻。

【产地】天竺诸国及西番。

【采收加工】文献中未见记载。

【性状特征】文献中未见记载。

【成分】文献中未见记载。

【性味归经】甘，平；无毒。归心、肝经。

【功能主治】避秽解毒。外用可治火伤。

【用法用量】常外用，用量不详。

【禁忌】文献中未见记载。

砭 石

【来源】文献中未见记载。

【始载】始载于《本草品汇精要》。

【异名】针石。

【产地】文献中未见记载。

【采收加工】洗净，除杂质，晾干。

【性状特征】如玉，可以为针。

【成分】文献中未见记载。

【性味归经】辛，平；无毒。归肝经。

【功能主治】外用主治痈肿。

【用法用量】外用。

【禁忌】文献中未见记载。

越 砥

【来源】文献中未见记载。

【始载】始载于《经史证类备急本草》。

【异名】磨刀石、羊肝石、砺石。

【产地】文献中未见记载。

【采收加工】去净杂质,砸碎,置炉火中煅红,取出放凉,研为细粉。

【性状特征】文献中未见记载。

【成分】文献中未见记载。

【性味归经】甘;无毒。归肝经。

【功能主治】明目退翳,破血消癥,止痛。内服主治目盲。外用主治热瘙、尿疮。

【用法用量】内服煎汤,或入丸、散,用量不详。外用适量涂于患处。

【禁忌】文献中未见记载。

麦 饭 石[1]

【来源】中酸性火成岩类岩石石英二长斑岩。

【始载】始载于《本草图经》。

【异名】长寿石、健康石、炼山石、马牙砂、豆渣石。

【产地】主产于内蒙古哲里木盟奈曼旗、辽宁省阜新、天津蓟县、吉林伊通等地。

【采收加工】取原药材,除去杂质,洗净,干燥,打成碎块。

【性状特征】不规则团块,似由大小不等、颜色不同的颗粒聚集而成,略似麦饭团。有斑点状花纹,呈灰白、淡褐肉红、黄白、黑等色,表面粗糙不平。体较重,质疏松程度不同,砸碎后断面不整齐,可见小鳞片分布于其间,并呈闪星样光泽,其他斑点的光泽不明显。气微或近于无,味淡。

【成分】主含二氧化硅(SiO_2)。

【性味归经】甘,温。归肝、胃、肾经。

【功能主治】解毒散结,去腐生肌,除寒祛湿,益肝健胃,活血化瘀,利尿化石,延年益寿。内服主治风湿痹痛、腰背痛。外用主治痈疽发背、痤疮、湿疹、脚气、痱子、手指皲裂、牙痛。

【用法用量】内服,取1份麦饭石,加6~8份开水,冷浸4~6小时饮用,热开水浸泡2~3小时即可饮用,可连续用30次。外用适量,研末涂敷,或泡水外洗。

【禁忌】文献中未见记载。

水中白石

【来源】文献中未见记载。

【始载】始载于《本草纲目》。

【异名】文献中未见记载。

【产地】生溪涧中。

【采收加工】去净杂质,砸碎,置炉火中煅红,取出放凉,研为细粉。

【性状特征】大者如鸡子,小者如指头,有黑、白二色,入药用白小者。

【成分】文献中未见记载。

【性味归经】文献中未见记载。

【功能主治】消积除胀,透疹解毒。内服主治胀满成瘕、痛闷、日渐羸弱。外用主治风瘙瘾疹,背上忽肿如盘、不识名者。

【用法用量】内服煎汤,或入丸、散。用量不详。外用适量,研末敷。

【禁忌】文献中未见记载。

石 燕[2]

【来源】石燕科动物中华弓石燕 *Cyrtiospirifer sinensis* Grabau 与戴维逊穹石燕 *Cyrtiopsis davidsoni* Grabau 及多种近缘动物的化石。

【始载】始载于《新修本草》。

【异名】石燕子、大石燕、燕子石。

【产地】主产于湖南、广东等地[3]。

---

1 源自《安徽省中药饮片炮制规范》。

2 源自《北京市中药饮片炮制规范》。

3 源自《青海省藏药炮制规范》。

【采收加工】采挖后,除去杂石,洗净泥沙。

【性状特征】略呈肾脏状而扁,表面灰青色或灰色,有的具放射状纹理或纵沟。质坚硬如石。气微,味淡。

【成分】主含碳酸钙($CaCO_3$)[1]。

【性味归经】咸,凉。归肾、膀胱经[2]。

【功能主治】除湿热,利小便,退目翳。主治淋病、小便不利、湿热带下、尿血便秘、肠风痔漏、眼目障翳[3]。

【用法用量】内服3~9g,用时捣碎。外用适量。

【禁忌】孕妇忌服[4]。

石 蟹[5]

【来源】古代节肢动物弓蟹科石蟹 *Telphusa* sp. 及其他近缘动物的化石。

【始载】始载于《日华子本草》。

【异名】蟹化石、大石蟹、灵石蟹、石螃蟹。

【产地】主产于台湾、四川、南洋群岛等地。

【采收加工】采挖后,除去杂石,洗净,干燥。

【性状特征】不规则的块。表面灰白色或灰棕色,有的碎块可见蟹壳及肢足的特征。质坚硬如石,碎断面灰棕色。气微,味微咸。

【成分】主含碳酸钙($CaCO_3$)。

【性味归经】咸,寒。归肝、胆经。

【功能主治】清肝明目,解毒消肿。主治目赤、翳障、喉痹、痈肿、漆疮。

【用法用量】内服6~9g,先煎,或入丸、散用。外用适量,醋磨涂患处。

【禁忌】孕妇禁用[6]。

蛇 含 石[7]

【来源】氧化物矿物褐铁矿的结核[8]。

【始载】始载于《新修本草》。

【异名】蛇黄、蛇黄石。

【产地】主产于浙江、江苏、河南、广东等地[9]。

【采收加工】采挖后,除去泥沙及杂石,加工成碎块。

【性状特征】不规则碎块。黄棕色或深棕色,表面粗糙不平,具众多细小圆球形或类方形突起。断面黄白色,可见放射状花纹,有金属光泽。质坚硬。气微,味淡[10]。

【成分】主含三氧化二铁(Fe_2O_3)[11]。

【性味归经】甘,寒。归心包、肝经[12]。

【功能主治】安神,镇惊,止血,定痛。主治心悸惊痫、肠风血痢、心痛、骨节酸痛。

【用法用量】内服6~9g,先煎,或入丸、散用。外用适量,研末调敷患处[13]。

【禁忌】文献中未见记载。

霹 雳 砧

【来源】文献中未见记载。

【始载】始载于《本草纲目》。

1　源自《山东省中药饮片炮制规范》。

2　《青海省藏药炮制规范》:涩、热、钝。

3　《青海省藏药炮制规范》:接骨生肌。用于骨折、骨裂等症。

4　源自《上海市中药饮片炮制规范》。

5　源自《北京市中药饮片炮制规范》。

6　源自《天津市中药饮片炮制规范》。

7　源自《北京市中药饮片炮制规范》。

8　《山东省中药材标准》:本品为褐铁矿化的黄铁矿结核。

9　源自《天津市中药饮片炮制规范》。

10　《山东省中药材标准》:本品为粒状或结核状集合体,呈类圆球形或不规则的长圆形,大小不一,直径1.5~4.5cm。表面黄棕色或深棕色,粗糙,具密集的立方体形突起,常被一层深黄色粉状物,手触之染指。体重,质坚硬,断面呈放射状或具同心环层纹;外层色较深,呈褐色或褐黄色(褐铁矿);中央核层色较淡,呈铜黄色、浅黄色或灰黄色,具金属光泽(黄铁矿)。微有硫黄气,味淡。

11　《山东省中药材标准》:褐铁矿部分主含含水三氧化二铁($Fe_2O_3·H_2O$)。黄铁矿主含二硫化铁(FeS_2)。

12　《宁夏中药饮片炮制规范》:甘、寒。归心、肝经。

13　《上海市中药饮片炮制规范》:9~15g,先煎。

【异名】雷楔。

【产地】出雷州(今广东湛江),并河东山泽间,因雷震后得者。

【采收加工】文献中未见记载。

【性状特征】青黑斑纹,硬度如玉。

【成分】文献中未见记载。

【性味归经】无毒。

【功能主治】安神定志,杀劳虫,止泄泻。内服主治大惊失心、瘵疾。外用主治惊邪之疾、蛀虫。

【用法用量】内服磨汁或水煮。外用佩戴或置箱间。

【禁忌】文献中未见记载。

雷　墨

【来源】文献中未见记载。

【始载】始载于《本草品汇精要》。

【异名】文献中未见记载。

【产地】文献中未见记载。

【采收加工】洗净,除杂质,晾干。

【性状特征】雄黄、青黛、丹砂合成,以雷楔书之。或云:蓬莱山石脂所书。雷州每雷雨大作,飞下如沙石,大者如块,小者如指,坚硬如石,黑色光艳至重。

【成分】文献中未见记载。

【性味归经】文献中未见记载。

【功能主治】安神定惊。主治小儿惊痫邪魅诸病。

【用法用量】内服水煎,或入丸、散。用量不详。

【禁忌】文献中未见记载。

金 精 石[1]

【来源】一种片状的云母类矿石[2]。

【始载】始载于《本草纲目拾遗》。

【异名】水金云母、蛭石、猫金、金星石、金晶石。

【产地】主产于山东[3]。

【采收加工】全年均可采挖。取原药材,拣净杂质及泥土。

【性状特征】呈不规则片状,大小不一。全体暗棕色至墨绿棕色,表面光滑,有网状纹理,并具金属光泽。质柔软,表面可用指甲划破并留浅色痕迹。断面呈层状,无光泽,亦可用刀切开或剥离成薄层。不透明,无弹性,而具可塑性,可随意挠屈,甚至用手撕断。灼热后迅速膨胀,气微、味淡。

【成分】主含含水硅铝酸镁铁 $\{(MgFeAl)_3[(SiAl)_4O_{10}](OH)_2 \cdot 4H_2O\}$[4]。

【性味归经】咸、寒;有小毒。归心、肝、肾经。

【功能主治】止血,镇惊安神,明目去翳。主治目疾翳障、心悸怔忡、失眠多梦、吐血、嗽血[5]。

【用法用量】3~6g,多入丸、散服,先煎,包煎[6]。

【禁忌】心气虚、无惊邪者忌用。

金 矿 石[7]

【来源】氧化次生矿石。

【始载】始载于《晶珠本草》。

【异名】文献中未见记载。

【产地】主产于青海、西藏、云南、山东、陕西等地。

【采收加工】采集后,除去杂石。

【性状特征】不规则颗粒,具棱角,表面不平坦,褐色或灰白色,有玻璃样光泽;质坚,体重;气微,味淡。

【成分】硫化物类黄铜矿。

【性味归经】涩,寒。

【功能主治】主治黄水病、脉病。

【用法用量】配方用。

1　源自《北京市中药饮片切制规范》。

2　《湖南省中药饮片炮制规范》:本品为硅酸盐类矿物蛭石族蛭石。

3　《河南省中药饮片炮制规范》:主产于河南、山东、山西、四川等地。

4　源自《上海市中药饮片炮制规范》。

5　《湖南省中药饮片炮制规范》:坠痰下气,平肝镇惊。主治顽痰胶结、咳逆喘急、癫痫发狂、烦躁胸闷、惊风抽搐。

6　源自《上海市中药饮片炮制规范》。

7　源自《青海省藏药炮制规范》。

【禁忌】文献中未见记载。

黄 铁 矿[1]

【来源】硫化物类矿物黄铁矿。

【始载】始载于《开宝本草》。

【异名】石髓铅、方块铜、硫铁矿、白铁矿、磁黄铁矿、接骨丹。

【产地】主产于广东、安徽、甘肃等地。

【采收加工】采挖后除去杂质。

【性状特征】不规则颗粒,表面黄铜色至黄褐色,质硬性脆,断面参差不齐,强金属光泽。气微,味微咸、涩。

【成分】主含二硫化铁（FeS_2）。

【性味归经】辛,平;无毒。

【功能主治】散血止痛,破积聚。主治折伤。

【用法用量】配方用。

【禁忌】阴虚火旺、血虚无瘀者忌服。

青 金 石[2]

【来源】硅酸盐类方钠石族矿石。

【始载】始载于《晶珠本草》。

【异名】天青石。

【产地】产自克什米尔和玛域交界处的兰达扎萨达山的山地和旱地,拉扎地方的山中。

【采收加工】本品采挖后,除去泥沙及杂石,冲洗,干燥,砸成小块[3]。

【性状特征】不规则蓝色或蓝紫色碎块,具玻璃样光泽,表面较光滑,质硬,气微,味淡。

【成分】主含钠钙的铝硅酸盐〔$(NaCa)_8$ $(AlSiO_4)_6(SO_4SCl)_2$〕。

【性味归经】甘,凉。

【功能主治】解毒,清黄水,滋阴,乌须。主

治须发早白、瘰疬、鼠疮。

【用法用量】0.15～0.3g,多入丸、散剂。

【禁忌】对胃有害[4]。

北 寒 水 石[5]

【来源】硫酸盐类矿物硬石膏族红石膏。

【始载】始载于《神农本草经》。

【异名】红石膏。

【产地】主产于辽宁、吉林、内蒙古、甘肃、河北、山西、山东等地[6]。

【采收加工】采挖后,除去泥沙及杂石。

【性状特征】呈不规则块状。表面粉红色,略有光泽。有纵纹理,状如纤维。质硬而脆。气微,味淡。

【成分】主含含水硫酸钙（$CaSO_4·2H_2O$）。

【性味归经】辛、咸,寒。归心、胃、肾经。

【功能主治】清热降火,利窍,消肿。内服主治时行热病、积热烦渴、吐泻、水肿、尿闭、齿衄。外用主治丹毒、烫伤。

【用法用量】内服 9～15g。外用适量,研细粉调敷患处。

【禁忌】脾胃虚寒者慎用[7]。

玄 精 石[8]

【来源】硫酸盐类矿物石膏族矿石。

【始载】始载于《开宝本草》。

【异名】太阴玄精、太阴玄精石、太乙玄精石、阴精石、玄英石、元精石。

【产地】主产于内蒙古、青海、四川、云南、陕西等地。

【采收加工】全年可采,除去泥土及杂石。

【性状特征】呈椭圆形、菱形或不规则片

1　源自《青海省藏药炮制规范》。

2　源自《青海省藏药炮制规范》。

3　源自《新疆维吾尔自治区中药维吾尔药饮片炮制规范》。

4　源自《新疆维吾尔自治区中药维吾尔药饮片炮制规范》。

5　源自《北京市中药饮片炮制规范》。

6　源自《黑龙江省中药材标准》。
　《山东省中药饮片炮制规范》:主产于山东、新疆、内蒙古、甘肃、河北、山西等地。

7　源自《湖南省中药饮片炮制规范》。

8　源自《北京市中药材标准》。

状,多数边缘薄、中间厚,大小不一,长 1.5~2cm,宽 0.5~1cm,厚 1~2mm。边缘灰白色,中心蓝灰色,半透明。质硬而脆,易砸散,破碎后呈不整齐的菱形或柱状小块。微带土腥气。味微咸。

【成分】 主含含水硫酸钙($CaSO_4 \cdot 2H_2O$)。

【性味归经】 甘、咸,寒。归肾经。

【功能主治】 滋阴,降火,软坚,消痰。主治阳盛阴虚、壮热烦渴、头风脑痛、目赤障翳、重舌、木舌、咽喉生疮。

【用法用量】 内服 9~15g。外用适量,研末撒或调敷。

【禁忌】 脾胃虚寒者忌服。

不 灰 木[1]

【来源】 硅酸盐类矿物角闪石石棉。

【始载】 始载于《本草图经》。

【异名】 无灰木。

【产地】 文献中未见记载。

【采收加工】 洗净,除杂质,干燥。

【性状特征】 纤维状集合体,呈长条形。长 5~18cm,径 0.8~3cm。淡灰色或灰色;条痕白色。表面具纵向细纹理,并常见浅黄棕色斑点;不透明,弱绢丝光泽。质硬脆,不易折断,但易沿纵丝撕裂开。气微,味淡。易被盐酸腐蚀而变为绿色,以纤维状、色淡灰、有绢丝光泽者为佳。

【成分】 主含水化硅酸镁 $\{Mg[Si_4O_{10}](OH)_8\}$。

【性味归经】 甘,大寒;无毒。归肺、膀胱经。

【功能主治】 清热,除烦,利尿,清肺止咳。内服主治肺热咳嗽、咽喉肿痛、烦热阳厥、小便不利。外用主治热痱疮。

【用法用量】 内服入丸、散,或煎服,1.5~3g。外用适量,研末撒敷于患处。

【禁忌】 文献中未见记载。

金 礞 石

【来源】 变质岩类蛭石片岩或水黑云母片岩。

【始载】 始载于《嘉祐本草》。

【异名】 烂石、酥酥石。

【产地】 分布于河南、山西、河北等地。

【采收加工】 采挖后,除去杂石和泥沙。

【性状特征】 鳞片状集合体。呈不规则块状或碎片,碎片直径 0.1~0.8cm;块状者直径 2~10cm,厚 0.6~1.5cm,无明显棱角。棕黄色或黄褐色,带有金黄色或银白色光泽。质脆,用手捻之,易碎成金黄色闪光小片。具滑腻感。气微,味淡。

【成分】 主要含钾、镁、铁、铝的硅酸盐 $[K(MgFe)_2(AlSi_5O_{10})(OHF)_2]$。

【性味归经】 甘、咸,平。归肺、心、肝经。

【功能主治】 坠痰下气、平肝镇惊。主治顽痰胶结、咳逆喘急、癫痫发狂、烦躁胸闷、惊风抽搐。

【用法用量】 多入丸、散服,3~6g;煎汤 10~15g,布包先煎。

【禁忌】 虚弱之人及孕妇禁服。

砒 霜[2]

【来源】 氧化物类等轴晶系矿物砷华 Arsenolite 的矿石经升华而制成的三氧化二砷精制品。

【始载】 始载于《日华子本草》。

【异名】 信石。

【产地】 主产于江西、湖南、贵州。

【采收加工】 将净信石碎块置锅内,锅上盖一较小口径的锅,两锅衔接处先用湿纸封堵,再用盐泥封固并撒一层细沙。待泥稍干后,在盖锅底上贴一白纸条,或在锅脐上放少许大米粒,并压一重物。用文武火烧 2~3 小时(至白纸显黄色,或大米粒显黄色)及时离火,待冷却后,除去锅内残留的杂质,收集盖锅上的升华物再入锅内按上法反复烧炼 2~3 次,即得极净的砒霜。

【性状特征】 块片或粉末状。白色,体重,无臭,无味,极毒,不可口尝。

---

1 赵宝林,刘学医.《证类本草》中"宣州"药物品种考证[J].中药材,2011,34(1):145-147.

2 源自《山东省中药炮制规范》。

【成分】主含三氧化二砷(As_2O_3)。

【性味归经】辛、酸,大热;有大毒。归肺、脾、胃、大肠经。

【功能主治】蚀疮去腐,杀虫,祛痰,截虐。主治痔疮、瘰疬、痈疽恶疮、走马牙疳、癣疮、寒痰哮喘、疟疾、休息痢。

【用法用量】内服 1~3mg,入丸、散用。外用适量,研末撒或调敷患处。

【禁忌】内服宜慎,体虚、孕妇及肝肾功能不全者禁服。外用面积不宜过大。应按《医疗用毒性药品管理办法》中的有关规定执行。

鹅 管 石 [1]

【来源】树珊瑚科动物栎珊瑚 *Balanophyllia* sp. 的石灰质骨骼 [2]。

【始载】始载于《本草纲目》。

【异名】文献中未见记载。

【产地】主产于广东、广西等地。

【采收加工】全年可采,除去杂质,洗净,晒干 [3]。

【性状特征】呈圆管状,有的稍弯曲,一端较细而尖,状如鹅毛管,长 3~5cm,直径 4~7mm。表面乳白色或灰白色,有突起的节状横环纹及多数纵直棱线,其间有细的横棱线交互成小方格状。质硬而脆,可折断,断面有多数中隔,自中心呈放射状排列。无臭,味微咸 [4]。

【成分】主含碳酸钙(Ca_2CO_3)。

【性味归经】甘、微咸,温。归肺、肾、肝经 [5]。

【功能主治】温肺,壮阳,通乳。主治肺痨咳喘、胸闷、阳痿、腰膝无力、乳汁不通 [6]。

【用法用量】水煎 15~25g,研末 0.5~2.5g。

【禁忌】实热及阴虚火旺者禁服。

石 灰 华 [7]

【来源】水溶解岩石沉积而成的主含碳酸钙的粉状块。

【始载】始载于《本草纲目》。

【异名】孔石、久康。

【产地】主产于四川。

【采收加工】全年均可采挖,除去泥土、杂石。

【性状特征】呈不规则块状或结晶状粉末。白色或微黄色,体较轻,无光泽,握之易成粉,有滑润感。无臭,味淡,有刺舌感。

【成分】主含碳酸钙($CaCO_3$)。

【性味归经】微甘,寒。

【功能主治】清热补肺。主治各种肺热病。

【用法用量】3~5g,多入丸、散剂。

【禁忌】文献中未见记载。

石 床

【来源】钟乳液滴下后凝积成笋状者。

【始载】始载于《新修本草》。

【异名】乳床、逆石、石笋。

1　源自《北京市中药材标准》。

2　《北京市中药饮片切制规范》:本品为一种含碳酸钙的矿石,为钟乳石的管状部分。

　《上海市中药饮片炮制规范》:本品为腔肠动物笛珊瑚科 *Syringora* 属数种动物的干燥石灰质骨骼。

　《广西中药材标准》:本品为枇杷珊瑚科动物粗糙盆形珊瑚 *Galaxea aspera* Quelch 的珊瑚体。

　《四川省中药饮片炮制规范》:本品为腔肠动物门枇杷珊瑚科盆形珊瑚属动物丛生盆形珊瑚 *Galaxea fascicularis*(Linnaeus)的石灰质骨骼。

　《广西壮族自治区中药饮片炮制规范》:本品为树珊瑚科栎珊瑚 *Balanophyllia* sp. 或核珊瑚科核珊瑚 *Caryophyllia* sp. 的石灰质骨骼。

　《湖北省中药饮片炮制规范》:本品为枇杷珊瑚科动物丛生盆形珊瑚 *Galaxea fascicular is*(Linnaeus)的石灰质骨骼。

3　《广西中药材标准》:夏、秋季采,清洗干净,漂淡,晒干。

4　《天津市中药饮片炮制规范》:为不规则碎块和粗粉,表面白色,具纵皱纹。质硬而脆,断面有多数中隔。气微,味微咸。

5　《广西壮族自治区中药饮片炮制规范》:甘、温。归肺、肾、胃经。

6　《北京市中药饮片切制规范》:活血消肿。治乳闭不通、虚火目赤、红肿不消。

7　源自《青海省藏药炮制规范》。

【**产地**】主产于山西、陕西、甘肃、湖北、湖南、广东、广西、四川、贵州、云南等地。

【**采收加工**】洗净,除杂质,晾干。

【**性状特征**】呈扁圆锥形、圆锥形及圆柱形。表面粗糙,凹凸不平。类白色,有的因含杂质而染成灰白色或浅棕黄白色等,玻璃光泽或暗淡。质脆。断面较平整,可见同心层状构造或放射状构造,中心有的为空心。

【**成分**】文献中未见记载。

【**性味归经**】甘,温;无毒。归肾经。

【**功能主治**】温肾壮骨。主治筋骨痿软、腰脚冷痛。

【**用法用量**】内服煎汤,9~15g,打碎先煎;研末,1.5~3g。

【**禁忌**】文献中未见记载。

银 星 石

【**来源**】文献中未见记载。

【**始载**】始载于《本草图经》。

【**异名**】文献中未见记载。

【**产地**】并州、濠州。

【**采收加工**】文献中未见记载。

【**性状特征**】常呈球状或柱状,晶体的集合体呈放射状。有玻璃光泽或油脂光泽,半透明,颜色有白、绿、蓝、黄等。

【**成分**】文献中未见记载。

【**性味归经**】甘,寒;无毒。

【**功能主治**】主治大风疾、吐血、咳血。

【**用法用量**】文献中未见记载。

【**禁忌**】文献中未见记载。

马 起 石

【**来源**】蒙藏药中一种角闪石质单味药。

【**始载**】始载于《晶珠本草》。

【**异名**】文献中未见记载。

【**产地**】文献中未见记载。

【**采收加工**】文献中未见记载。

【**性状特征**】青色者称唐居,蓝绿色者称邦居。状如筋的块状集合体,既无纤维状构造,又不如阳起石柔韧。

【**成分**】文献中未见记载。

【**性味归经**】文献中未见记载。

【**功能主治**】补筋络和韧带。主治筋络、韧带破裂,僵缩等症。

【**用法用量**】文献中未见记载。

【**禁忌**】文献中未见记载。

岩 石

【**来源**】文献中未见记载。

【**始载**】始载于《本草纲目》。

【**异名**】白岩石、苍岩石、紫岩石、红皮岩石、桃花岩石、金星岩石、银星岩石、特生岩石。

【**产地**】文献中未见记载。

【**采收加工**】文献中未见记载。

【**性状特征**】文献中未见记载。

【**成分**】文献中未见记载。

【**性味归经**】辛、甘,大热;有毒。

【**功能主治**】主治冷积、癥瘕、坚癖、风寒湿痹。

【**用法用量**】火炼。

【**禁忌**】禁生用。

红铜矿石

【**来源**】文献中未见记载。

【**始载**】始载于《本草纲目》。

【**异名**】桑吉炯内。

【**产地**】主产于藏区矿地。

【**采收加工**】文献中未见记载。

【**性状特征**】质重,颜色不一。粉末与硇砂水调和,过一夜,阴干,显蓝玉色。

【**成分**】文献中未见记载。

【**性味归经**】苦、涩。

【**功能主治**】主治肺脓。

【**用法用量**】煅烧而成的灰烬,服用。

【**禁忌**】文献中未见记载。

灵 母 石

【**来源**】文献中未见记载。

【**始载**】始载于《晶珠本草》。

【**异名**】黑长石、紫黑长石。

【**产地**】文献中未见记载。

【**采收加工**】文献中未见记载。

【**性状特征**】文献中未见记载。

【成分】文献中未见记载。

【性味归经】甘,平。入肺经。

【功能主治】清骨热。主治黄水病。

【用法用量】文献中未见记载。

【禁忌】文献中未见记载。

银 矿 石

【来源】文献中未见记载。

【始载】始载于《晶珠本草》。

【异名】偶吉炯内。

【产地】主产于藏区矿地。

【采收加工】文献中未见记载。

【性状特征】形状多种,冶炼得银,即为本晶。

【成分】文献中未见记载。

【性味归经】涩、苦。

【功能主治】引流黄水,清泻脉病。主治黄水病、毒病。

【用法用量】煅烧成灰烬服用。

【禁忌】文献中未见记载。

吸 毒 石

【来源】文献中未见记载。

【始载】始载于《本草纲目拾遗》。

【异名】蛇石。

【产地】海外。

【采收加工】文献中未见记载。

【性状特征】文献中未见记载。

【成分】文献中未见记载。

【性味归经】文献中未见记载。

【功能主治】吸肿毒。主治痈疽。

【用法用量】文献中未见记载。

【禁忌】文献中未见记载。

禹 穴 石

【来源】文献中未见记载。

【始载】始载于《本草纲目拾遗》。

【异名】文献中未见记载。

【产地】主产于四川龙安府石泉县石纽乡。

【采收加工】文献中未见记载。

【性状特征】石皮如血染,气腥。红如噀血者佳。

【成分】文献中未见记载。

【性味归经】文献中未见记载。

【功能主治】催生。主治难产。

【用法用量】热水浇,饮之。

【禁忌】文献中未见记载。

红毛石皮

【来源】文献中未见记载。

【始载】始载于《本草纲目拾遗》。

【异名】文献中未见记载。

【产地】出澳门,来自荷兰,中国用作火石。

【采收加工】文献中未见记载。

【性状特征】外皮白如粉,甚松脆。

【成分】文献中未见记载。

【性味归经】文献中未见记载。

【功能主治】主治金刃伤,粉可粘合皮肤裂痕。

【用法用量】外用适量。

【禁忌】文献中未见记载。

苍 石

【来源】文献中未见记载。

【始载】始载于《本草经集注》。

【异名】特生石。

【产地】文献中未见记载。

【采收加工】拣去杂质,砸碎,过筛。煅苍石:取刷净的太白石,砸碎,置坩埚内,在无烟的炉火中煅红透,取出,立即倒入醋盆内淬酥,捣碎,再煅淬一次,取出,晒干,研成细末。

【性状特征】形块小于白石,而肌粒大数倍,如小豆,其白粒细如粟米。

【成分】文献中未见记载。

【性味归经】甘、咸,平;有小毒。归肝、肾经。

【功能主治】温阳散寒,化瘀解毒,明目利耳。主治腹内寒、杀虫。

【用法用量】内服常入煎剂,或入丸、散,用量不详。

【禁忌】文献中未见记载。

肤　青

【来源】文献中未见记载。

【始载】始载于《神农本草经》。

【异名】**推青**、**推石**。

【产地】生益州山谷。

【采收加工】文献中未见记载。

【性状特征】文献中未见记载。

【成分】文献中未见记载。

【性味归经】辛、咸、平；无毒。归肺、肝经。

【功能主治】解毒。内服主治蛇毒、菜肉毒。外用主治恶疮。

【用法用量】内服煎汤，或入丸、散，用量不详。外用适量涂于患处。

【禁忌】不可久服。

黑 羊 石

【来源】文献中未见记载。

【始载】始载于《本草图经》。

【异名】文献中未见记载。

【产地】兖州，宫山之西。

【采收加工】去净杂质，砸碎，装入砂罐内，用泥将口封严，置炉火中煅红，取出放凉，研为细粉。

【性状特征】文献中未见记载。

【成分】文献中未见记载。

【性味归经】热。归肝经。

【功能主治】解毒。主治药毒。

【用法用量】文献中未见记载。

【禁忌】文献中未见记载。

仙 人 骨

【来源】文献中未见记载。

【始载】始载于《本草纲目拾遗》。

【异名】文献中未见记载。

【产地】云南镇南州山中，今云南南华县。

【采收加工】文献中未见记载。

【性状特征】文献中未见记载。

【成分】文献中未见记载。

【性味归经】文献中未见记载。

【功能主治】主治疮疡。

【用法用量】取粉敷。

【禁忌】文献中未见记载。

煅　石

【来源】文献中未见记载。

【始载】始载于《本草纲目》。

【异名】石垩、垩灰、希灰、锻石、白虎、矿灰。

【产地】文献中未见记载。

【采收加工】取刷净的煅石，砸碎，置坩埚内，在无烟的炉火中煅红透，取出，立即倒入醋盆内淬酥，捣碎，再煅淬一次，取出，晒干，研成细末。

【性状特征】近山生石，青白色。

【成分】文献中未见记载。

【性味归经】辛，温；有毒。归肝、脾、胃、大肠经。

【功能主治】解毒疗疮，生肌止血，活血化瘀，收敛固涩，杀虫。内服主治妇人产后阴不能合、酒毒、血痢、带下病。外用主治疽疡疥疮、髓疽、脱肛。

【用法用量】内服煎汤或入丸、散，用量不详。外用适量，研末调敷。

【禁忌】文献中未见记载。

乌 古 瓦

【来源】文献中未见记载。

【始载】始载于《新修本草》。

【异名】文献中未见记载。

【产地】文献中未见记载。

【采收加工】碎瓦一片，洗净，火煅过，用醋浸渍 5 次，使瓦变黄色，刀刮细末。

【性状特征】文献中未见记载。

【成分】文献中未见记载。

【性味归经】甘，寒；无毒。归肝、肾经。

【功能主治】活血化瘀，解毒疗伤。主治中暑、跌打损伤、骨折筋断、汤火灼伤、消渴。

【用法用量】10g。刀刮细末。

【禁忌】文献中未见记载。

石　肺

【来源】文献中未见记载。

【始载】始载于《本草经集注》。

【异名】文献中未见记载。

【产地】生水中。

【采收加工】文献中未见记载。

【性状特征】状如肺,黑泽有赤文,出水即干。

【成分】文献中未见记载。

【性味归经】味辛。

【功能主治】主治疹咳寒久痿。益气明目。

【用法用量】文献中未见记载。

【禁忌】文献中未见记载。

石 肾

【来源】文献中未见记载。

【始载】始载于《本草经集注》。

【异名】文献中未见记载。

【产地】文献中未见记载。

【采收加工】文献中未见记载。

【性状特征】色如白珠。

【成分】文献中未见记载。

【性味归经】味咸。

【功能主治】主治痢疾。

【用法用量】文献中未见记载。

【禁忌】文献中未见记载。

紫 石 华

【来源】文献中未见记载。

【始载】始载于《本草经集注》。

【异名】茈石华。

【产地】生中牟山阴。

【采收加工】采无时。

【性状特征】文献中未见记载。

【成分】文献中未见记载。

【性味归经】甘,平;无毒。

【功能主治】清热。主治口渴。

【用法用量】文献中未见记载。

【禁忌】文献中未见记载。

白 石 华

【来源】文献中未见记载。

【始载】始载于《本草经集注》。

【异名】文献中未见记载。

【产地】生腋北乡北邑山。

【采收加工】采无时。

【性状特征】文献中未见记载。

【成分】文献中未见记载。

【性味归经】辛。

【功能主治】主治消渴。

【用法用量】文献中未见记载。

【禁忌】文献中未见记载。

黄 石 华

【来源】文献中未见记载。

【始载】始载于《本草经集注》。

【异名】文献中未见记载。

【产地】生腋北山。

【采收加工】采无时。

【性状特征】黄色。

【成分】文献中未见记载。

【性味归经】甘;无毒。

【功能主治】主治阴痿消渴、膈中热,去百毒。

【用法用量】文献中未见记载。

【禁忌】文献中未见记载。

黑 石 华

【来源】文献中未见记载。

【始载】始载于《本草纲目》。

【异名】文献中未见记载。

【产地】生弗其劳山阴石间。

【采收加工】采无时。

【性状特征】文献中未见记载。

【成分】文献中未见记载。

【性味归经】甘。

【功能主治】主治阴痿消渴、月水不利。

【用法用量】文献中未见记载。

【禁忌】文献中未见记载。

陵 石

【来源】文献中未见记载。

【始载】始载于《本草经集注》。

【异名】文献中未见记载。

【产地】生华山。

【采收加工】文献中未见记载。

【性状特征】形薄泽。

【成分】文献中未见记载。

【性味归经】甘；无毒。

【功能主治】益气。

【用法用量】文献中未见记载。

【禁忌】文献中未见记载。

终 石

【来源】文献中未见记载。

【始载】始载于《本草经集注》。

【异名】文献中未见记载。

【产地】生陵阴。

【采收加工】采无时。

【性状特征】文献中未见记载。

【成分】文献中未见记载。

【性味归经】辛。

【功能主治】益精气。主治阴痿痹、小便难。

【用法用量】文献中未见记载。

【禁忌】文献中未见记载。

封 石

【来源】文献中未见记载。

【始载】始载于《本草经集注》。

【异名】文献中未见记载。

【产地】生常山及少室，今北岳恒山和河南少室山。

【采收加工】采无时。

【性状特征】文献中未见记载。

【成分】文献中未见记载。

【性味归经】味甘。

【功能主治】主治消渴、女子疽蚀。

【用法用量】文献中未见记载。

【禁忌】文献中未见记载。

遂 石

【来源】文献中未见记载。

【始载】始载于《本草经集注》。

【异名】文献中未见记载。

【产地】生太山阴，今东岳泰山。

【采收加工】产无时。

【性状特征】文献中未见记载。

【成分】文献中未见记载。

【性味归经】甘；无毒。

【功能主治】益气。主治消渴。

【用法用量】文献中未见记载。

【禁忌】文献中未见记载。

五 羽 石

【来源】文献中未见记载。

【始载】始载于《本草经集注》。

【异名】金黄。

【产地】生海水中蓬莪山上仓中。

【采收加工】文献中未见记载。

【性状特征】黄如金。

【成分】文献中未见记载。

【性味归经】文献中未见记载。

【功能主治】轻身长年。

【用法用量】文献中未见记载。

【禁忌】文献中未见记载。

猪 牙 石

【来源】文献中未见记载。

【始载】始载于《本草品汇精要》。

【异名】文献中未见记载。

【产地】出西番，今印度。

【采收加工】文献中未见记载。

【性状特征】文理如象牙，色如枣红。

【成分】文献中未见记载。

【性味归经】文献中未见记载。

【功能主治】明目。主去翳。

【用法用量】文献中未见记载。

【禁忌】文献中未见记载。

碧 霞 石

【来源】文献中未见记载。

【始载】始载于《本草品汇精要》。

【异名】文献中未见记载。

【产地】文献中未见记载。

【采收加工】文献中未见记载。

【性状特征】文献中未见记载。

【成分】文献中未见记载。

【**性味归经**】文献中未见记载。

【**功能主治**】明目。主治翳障。

【**用法用量**】文献中未见记载。

【**禁忌**】文献中未见记载。

龙 涎 石

【**来源**】文献中未见记载。

【**始载**】始载于《本草品汇精要》。

【**异名**】龙仙石。

【**产地**】出齐州者为上,今山东济南。

【**采收加工**】文献中未见记载。

【**性状特征**】文献中未见记载。

【**成分**】文献中未见记载。

【**性味归经**】文献中未见记载。

【**功能主治**】主治大风疠疮。

【**用法用量**】文献中未见记载。

【**禁忌**】文献中未见记载。

日 光 石

【**来源**】文献中未见记载。

【**始载**】始载于《本草纲目》。

【**异名**】太阳石、金星长石。

【**产地**】文献中未见记载。

【**采收加工**】文献中未见记载。

【**性状特征**】文献中未见记载。

【**成分**】文献中未见记载。

【**性味归经**】文献中未见记载。

【**功能主治**】主治目疾诸症。

【**用法用量**】文献中未见记载。

【**禁忌**】文献中未见记载。

河 砂

【**来源**】文献中未见记载。

【**始载**】始载于《本草纲目拾遗》。

【**异名**】白砂。

【**产地**】文献中未见记载。

【**采收加工**】取细白沙三升,炒热,或炒赤,冷水淬之。

【**性状特征**】文献中未见记载。

【**成分**】文献中未见记载。

【**性味归经**】咸,平,无毒。归肝、肾、大肠经。

【**功能主治**】排石通淋,舒筋活络。主治石淋、绞肠痧痛、风湿顽痹不仁、筋骨挛缩、冷风瘫痪、血脉断绝。减轻马钱子毒性。

【**用法用量**】晒热坐之,冷即易,取汗。取热彻通汗,随病用药。

【**禁忌**】切忌风冷劳役(藏器)。

龙 齿 [1]

【**来源**】古代哺乳动物如三趾马、犀类、鹿类、牛类、象类等的牙齿化石。

【**始载**】始载于《神农本草经》。

【**异名**】龙牙、青龙齿、白龙齿 [2]。

【**产地**】主产于山西、内蒙古、陕西、河北、河南、广西等地 [3]。

【**采收加工**】采挖后,除去泥土及牙床。

【**性状特征**】呈齿状或碎块状,可分为犬齿及白齿。完整者,犬齿呈圆锥形,先端较细或略弯曲,直径 0.8~3.5cm,近尖端处断面常中空;白齿呈圆柱形或方柱形略弯曲,一端较细,长 2~20cm,直径 1~9cm,多有深浅不等的沟棱。表面呈浅蓝灰色或暗棕色者,习称"青龙齿";呈黄白色者,习称"白龙齿"。有的表面可见光泽的釉质层(珐琅质)。质坚硬,断面不平坦或有不规则的凸起棱线。吸湿性强。无臭,味淡。

【**成分**】主含碳酸钙($CaCO_3$)和磷酸钙 $[Ca_3(PO_4)_2]$ [4]。

【**性味归经**】甘、涩,凉。归心、肝经 [5]。

【**功能主治**】安神镇惊。主治心悸易惊、心烦、失眠多梦 [6]。

1　源自《北京市中药材标准》。

2　源自《天津市中药饮片炮制规范》。

3　《甘肃省中药材标准》:主产于庆阳、庄浪、秦安、西和及临夏等地。

4　源自《湖南省中药饮片炮制规范》。

5　《四川省中药饮片炮制规范》:甘、涩,平。

　　《江苏省中药饮片炮制规范》:苦、涩,凉。归心、肝经。

6　《广东省中药材标准》:镇惊安神,清热除烦。主治惊痫癫狂、心悸怔忡、失眠多梦、身热心烦。

【用法用量】9~15g，先煎[1]。

【禁忌】畏石膏[2]。

龙 骨[3]

【来源】古代哺乳动物如三趾马、犀类、鹿类、牛类、象类等的骨骼化石或象类门齿的化石。前者习称"土龙骨"，后者习称"五花龙骨"。

【始载】始载于《神农本草经》。

【异名】土龙骨、花龙骨、粉龙骨、青花龙骨、五花龙骨。

【产地】主产于宁夏、山西、山东、内蒙古、河北、陕西、甘肃、广西、青海、新疆等地[4]。

【采收加工】挖出后除去泥土及杂质。五花龙骨质酥脆，出土后露置空气中极易破碎，常用毛边纸将其封固，只留下花纹好的部分。

【性状特征】五花龙骨：呈不规则块状，大小不一。全体呈淡黄白色，夹有蓝灰色及红棕色的花纹，深浅粗细不等。表面平滑，时有小裂隙。质硬，较酥，易片片剥落。吸湿性强，以舌舐之有吸力。无臭，味淡。

土龙骨：呈不规则的块状，大小不一，全体类白色，灰白色、黄白色或淡棕色。表面较平滑，断面较粗糙。质坚硬，不易破碎，吸湿性亦强。无臭，味淡[5]。

【成分】主含碳酸钙（$CaCO_3$）及磷酸钙 $[Ca_3(PO_4)_2]$[6]。

【性味归经】甘、涩，平。归心、肝、肾经[7]。

【功能主治】镇惊安神，敛汗涩精，生肌敛疮。内服主治神志不安，惊悸不眠，自汗盗汗，遗精，白带，崩漏。外用主治脱肛，衄血，溃疡久不收口[8]。

【用法用量】9~15g。外用适量，研末敷患处[9]。

【禁忌】湿热积滞者慎服[10]。

卤 部

食 盐[11]

【来源】海水或盐井、盐池、盐泉中的盐水经煎、晒而成的结晶体。

【始载】始载于《名医别录》。

【异名】白石、立制石、青分石、固羊石、太

1　《广东省中药材标准》：10~20g。

2　源自《广东省中药材标准》。

3　源自《北京市中药材标准》。

4　源自《宁夏中药饮片炮制规范》。

　　《宁夏中药材标准》：主产于中宁、同心、海原等县。

　　《甘肃省中药材标准》：主产于庆阳、庄浪、秦安、西和、临夏等地。

5　《青海省藏药炮制规范》：本品为不规则的颗粒或粉末，表面灰白色、黄褐色，多平滑，具有纹理，吸湿性强。气微，味淡。

6　源自《广东省中药材标准》。

　　《青海省藏药炮制规范》：主含羟磷酸钙 $[Ca_5(PO_4)_3(OH)]$ 和碳酸钙（$CaCO_3$）。

7　《广东省中药材标准》：甘、涩，平。归心、肝、肾、大肠经。

　　《青海省藏药炮制规范》：热，涩。

8　《青海省藏药炮制规范》：消炎接骨，去腐生肌，镇痛。主治骨折及由骨折引起的创口腐烂、狂犬病、头痛、腹痛及淋巴肿大等症。

9　《山西省中药材标准》：15~30g，先煎，外用适量，研末敷患处。

10　源自《安徽省中药饮片炮制规范》。

11　源自《安徽省中药饮片炮制规范》。

白石、泽乳、鼠乡。

【产地】文献中未见记载。

【采收加工】采收后,除去杂质。

【性状特征】立方体形、长方形或不规则多棱形晶体。纯净者,无色透明;通常呈白色或灰白色,半透明,具玻璃样光泽。体重,质硬,易被砸碎。气微,味咸。

【成分】主含氯化钠(NaCl)。

【性味归经】咸,寒。归胃、肾、大肠、小肠经。

【功能主治】涌吐,清火,凉血,解毒,软坚,杀虫止痒。主治心腹胀痛、二便不通、牙龈出血、牙痛、喉痛、目翳疮疡。

【用法用量】内服 0.9~3g,沸汤溶化;作催吐用 9~18g,宜炒黄用。外用适量,炒热熨敷,或水化点眼、漱口、洗疮。

【禁忌】咳嗽、口渴者慎服,水肿患者忌服。

光明盐[1]

【来源】卤化物类石盐族矿物石盐的结晶[2]。

【始载】始载于《新修本草》。

【异名】石盐、圣石、水晶盐、戎盐、岩盐。

【产地】主产于青海、西藏、新疆等地。

【采收加工】全年均可采挖,除去杂质。

【性状特征】呈颗粒状或不规则块状,全体青白色、暗白色或略带黄色,半透明。表面平整,具玻璃光泽,质脆。气微,味咸。

【成分】主含氯化钠(NaCl)。

【性味归经】咸,热[3]。归肝、肾经。

【功能主治】祛风明目,消食化积,解毒。主治目赤肿痛、泪眵多、食积脘胀、食物中毒。

【用法用量】内服水煎 0.9~1.5g;或入丸、散。外用适量,化水洗目[4]。

【禁忌】水肿忌服。

卤碱

【来源】文献中未见记载。

【始载】始载于《本草图经》。

【异名】卤咸、卤盐、寒石。

【产地】文献中未见记载。

【采收加工】取卤块用水洗净,打碎,入盆内,每盆以 1~1.5kg 为宜,稍加热溶化,用 6 层纱布或 2 层白布过滤后,将滤液煎熬,再加等量水,用急火煎熬,保持沸腾状态,切勿搅拌。待水分蒸干,刺激性气体基本挥发,并由深褐色液体变成白色固体,即为卤碱。

【性状特征】无色结晶体。玻璃样光泽,有潮解性。

【成分】主含氯化镁。

【性味归经】苦、咸,寒。归心、肺、肾经。

【功能主治】清热泻火,化痰,软坚,明目。主治大热烦渴、风热目赤涩痛。

【用法用量】内服溶化为水,1~3g。外用制成膏剂涂搽,溶液点眼或洗涤。

【禁忌】脏腑虚寒者、孕妇慎用。

芒硝

【来源】硫酸盐类矿物芒硝族芒硝,经加工精制而成的结晶体。

【始载】始载于《名医别录》。

【异名】芒消、盆消、朴消、消石朴、马牙消、英消、马牙硝、朴硝、消石。

【产地】全国大部分地区均有生产。

【采收加工】洗净,除杂质,晾干。

【性状特征】呈棱柱状、长方形或不规则块状及粒状。无色透明或类白色半透明,质脆,易碎,断面呈玻璃样光泽。气微,味咸。

【成分】主含含水硫酸钠($Na_2SO_4 \cdot 10H_2O$)。

【性味归经】咸、苦,寒。归胃、大肠经。

【功能主治】泻下通便,润燥软坚,清火消肿。内服主治实热积滞、腹满胀痛、大便燥结、肠痈肿痛。外用主治乳痈、痔疮肿痛。

【用法用量】内服 6~12g,一般不入煎剂,待汤剂煎得后,溶入汤剂中服用。外用适量。

【禁忌】脾胃虚寒者及孕妇忌服。

---

1 源自《青海省藏药炮制规范》。

2 《内蒙古蒙药饮片炮制规范》:本品为天然石盐 Halite 结晶体光明盐的炮制净化品。

3 《内蒙古蒙药饮片炮制规范》:甘、咸,温,重、锐、软。

4 《内蒙古蒙药饮片炮制规范》:1.5~3g,多入汤、散、丸和灰剂。

桃花盐

【来源】文献中未见记载。

【始载】始载于《本草纲目拾遗》。

【异名】红盐。

【产地】主产于甘肃张掖。

【采收加工】文献中未见记载。

【性状特征】每春深红如桃花,至夏红色渐减,秋冬色白,入春仍红。

【成分】文献中未见记载。

【性味归经】文献中未见记载。

【功能主治】主治胃痛。

【用法用量】文献中未见记载。

【禁忌】文献中未见记载。

生 硝

【来源】含硝酸盐的碎砾,或产于智利和秘鲁的硝酸钠沉积岩。

【始载】始载于《本草图经》。

【异名】文献中未见记载。

【产地】生茂州西山岩石间,今四川茂县。

【采收加工】洗净,除杂质,晾干。

【性状特征】文献中未见记载。

【成分】文献中未见记载。

【性味归经】苦,大寒。归肺、胃、肝经。

【功能主治】清热解毒,明目,安神定惊。主治风热癫痫、小儿惊邪瘛疭、风眩头痛、肺壅耳聋、口疮喉痹咽塞、牙颔肿痛、目赤热痛、多眵泪。

【用法用量】内服 6~12g,一般不入煎剂,待汤剂煎得后,溶入汤剂中服用。外用适量。

【禁忌】文献中未见记载。

岩 香

【来源】山岩洞壁上的泉水滴到岩石上而生的水结。

【始载】始载于《本草纲目拾遗》。

【异名】水碱。

【产地】文献中未见记载。

【采收加工】凿石取之。

【性状特征】色白如窑灰,置手中,冷入骨者真。

【成分】文献中未见记载。

【性味归经】寒。

【功能主治】敷汤火伤、金创出血。

【用法用量】火煅醋淬,研末,同白果肉水浸,捣汁。

【禁忌】文献中未见记载。

绿 盐

【来源】卤化物类矿物氯铜矿的矿石。

【始载】始载于《新修本草》。

【异名】石绿、盐绿。

【产地】青海、湖南、四川、云南、西藏。

【采收加工】采得后,除净泥土、砂砾及杂质。

【性状特征】块状或柱状。绿色,条痕绿至淡绿色。金刚石光泽或玻璃光泽,透明至半透明。体较重,质硬脆,断面贝壳状。气无,味微咸。

【成分】主含碱式氯化铜。

【性味归经】咸、苦、辛,平;有毒。归肝经。

【功能主治】明目去翳。主治目翳、目涩昏暗、泪多眵多。

【用法用量】外用适量,研细配膏,点眼或外贴;或制成稀溶液作冲洗剂,亦可外搽。

【禁忌】不宜内服。

盐 药

【来源】文献中未见记载。

【始载】始载于《本草纲目》。

【异名】文献中未见记载。

【产地】生海西南雷、罗诸州山谷。

【采收加工】须以水化,澄去脚滓,煎炼白色。

【性状特征】似芒硝,末细,入口极冷。

【成分】文献中未见记载。

【性味归经】咸,冷。归心、肝、肺经。

【功能主治】清热解毒,明目。主治热烦痰满头痛、眼赤眦烂风赤、蛇虺恶虫毒、药箭镞毒、疥癣痈肿瘰疬。

【用法用量】内服煎汤,用量不详。外用适量,研细配膏,点眼或外贴。

【禁忌】文献中未见记载。

玄 明 粉

【来源】由芒硝经风化干燥制得。

【始载】始载于《药性论》。

【异名】白龙粉、风化消、元明粉。

【产地】主产于含硫酸钠卤水的盐湖中。

【采收加工】文献中未见记载。

【性状特征】白色粉末。气微,味咸。有引湿性。

【成分】主含硫酸钠(Na_2SO_4)。

【性味归经】咸、苦,寒。归胃、大肠经。

【功能主治】泻下通便,润燥软坚,清火消肿。内服主治实热积滞、大便燥结、腹满胀痛。外用主治咽喉肿痛、口舌生疮、牙龈肿痛、目赤、痈肿、丹毒。

【用法用量】内服 3~9g,溶入煎好的汤液中。外用适量。

【禁忌】脾胃虚寒者及孕妇忌服。

硝 石[1]

【来源】硝酸盐类矿物硝石,经加工精制而成的结晶体。

【始载】始载于《神农本草经》。

【异名】胃石、膏石、石脾、火硝、焰消、马牙硝。

【产地】主产于山东、江苏、湖南、贵州等地。

【采收加工】全年均可采。将含有硝的土块,砸碎,加水浸泡,滤过,将滤液浓缩,冷却,收集析出的结晶[2]。

【性状特征】六角斜方形的柱状或晶状粉末。白色、淡黄色或淡灰色,半透明。质脆,易碎,断面呈玻璃样光泽。无臭,味苦且凉。

【成分】主含硝酸钾(KNO_3)。

【性味归经】咸、苦,寒。归胃、大肠、三焦经[3]。

【功能主治】润燥软坚,荡涤肠胃实热、积滞。主治肠胃实热积滞、停痰痞满。

【用法用量】1.5~3g。

【禁忌】胃虚无实热者及孕妇禁用。忌与硫黄同用。

硇 砂[4]

【来源】白硇砂为卤素化合物类矿物硇砂矿石。紫硇砂为卤化物类紫色石盐矿石。

【始载】始载于《新修本草》。

【异名】白硇砂、紫硇砂、盐硇砂、碱硇砂、红硇砂、藏脑、脑砂、淡硇砂、狄盐、北庭砂、气砂、透骨将军。

【产地】白硇砂主产于西北地区;紫硇砂主产于青海、西藏[5]。

【采收加工】全年均可采挖,采挖后除去杂质。

【性状特征】白硇砂:白色结晶体,不规则块状或粒状,大小不一。表面白色或稍显淡黄色。质脆,易碎,用指甲可刮下白色粉末。断面显束状纹理,有光泽。气微臭,味咸、苦而刺舌。

紫硇砂:块状结晶体,多数呈立方形,大小不等。有棱角或凹凸不平,有的显不规则小孔。表面暗紫色或紫红色,稍有光泽。质重,坚而脆,易砸碎,新断面紫红色,呈砂粒样结晶,闪烁发光,手摸之有凉感。气臭,味咸。

【成分】白硇砂主含氯化铵(NH_4Cl),紫硇砂主含氯化钠($NaCl$)。

【性味归经】咸、苦、辛,温;有毒[6]。归肝、脾、胃经。

【功能主治】白硇砂:消积滞,止咳定喘;主治咳嗽气喘、食积留滞、顽疾积聚。紫硇砂:消积,软坚,破瘀,散结;内服主治癥瘕肉积、噎膈反胃、痰饮咳嗽、妇女经闭,外用主治目翳、息

1　源自《北京市中药材标准》。

2　源自《天津市中药饮片炮制规范》。

3　《天津市中药饮片炮制规范》:苦、咸,温;有毒。归脾、肺经。

4　源自《北京市中药材标准》。

5　《山东省中药炮制规范》:紫硇砂主产于青海、西藏、甘肃、新疆等地。

6　《河北省中药饮片炮制规范》 紫硇砂:咸、苦,寒。

　《青海省藏药炮制规范》 硇砂:咸,热。紫硇砂:辛,热。

肉、疣赘、瘰疬、疔疮、痈肿[1]。

【用法用量】 白硇砂:0.3~0.9g。紫硇砂:内服0.15~0.3g;外用适量[2]。

【禁忌】 孕妇忌服。

蓬 砂

【来源】 单斜晶系矿物硼砂经精制而成的结晶。

【始载】 始载于《日华子本草》。

【异名】 鹏砂、盆砂、硼砂、大朋砂、月石。

【产地】 主产于青海、西藏等地。

【采收加工】 硼砂:碾成细粉。煅硼砂:将硼砂砸成小块,置锅内加热,炒至鼓起小泡成雪白色结块,取出,放凉。

【性状特征】 由菱形、柱形或粒状结晶组成的不整齐块状,大小不一,无色透明或白色半透明,有玻璃样光泽。日久则风化成白色粉末,不透明,微有脂肪样光泽。体轻,质脆易碎。气无,味咸苦。

【成分】 主含含水四硼酸钠。

【性味归经】 甘、咸,凉。入肺、胃经。

【功能主治】 清热消痰,解毒防腐。内服主治痰热咳嗽、噎膈积聚、诸骨鲠喉。外用主治咽喉肿痛、口舌生疮、目赤翳障胬肉、阴部溃疡。

【用法用量】 内服入丸、散,1.5~3g。外用适量,沸水溶化冲洗;或研末撒。

【禁忌】 体弱者慎服。

石 硫 赤

【来源】 文献中未见记载。

【始载】 始载于《本草纲目》。

【异名】 石亭脂、石硫丹、石硫芝。

【产地】 文献中未见记载。

【采收加工】 洗净,干燥,除杂质。

【性状特征】 硫黄之呈现红色者。

【成分】 文献中未见记载。

【性味归经】 苦,温;无毒。归肺、脾、肾经。

【功能主治】 温阳散寒,解毒杀虫,壮阳除冷,治疮杀虫。主治妇人带下、赤鼻作痛、风温脚气。

【用法用量】 文献中未见记载。

【禁忌】 文献中未见记载。

石 硫 青

【来源】 文献中未见记载。

【始载】 始载于《本草纲目》。

【异名】 冬结石。

【产地】 文献中未见记载。

【采收加工】 洗净,干燥,除杂质。

【性状特征】 文献中未见记载。

【成分】 文献中未见记载。

【性味归经】 酸,温。

【功能主治】 疗泄,益肝气,明目,治疮杀虫。

【用法用量】 文献中未见记载。

【禁忌】 文献中未见记载。

白 矾

【来源】 硫酸盐类矿物明矾石族明矾石经加工提炼制成。

【始载】 始载于《神农本草经》。

【异名】 矾石、羽泽、白君、理石、云母矾、生矾、雪矾、明矾。

【产地】 主产于甘肃、河北、福建、浙江、安徽、山西、湖北等地。

【采收加工】 除去杂质,用时捣碎。

【性状特征】 呈不规则块状或粒状。无色或淡黄白色,透明或半透明。表面略平滑或凹凸不平,具细密纵棱,有玻璃样光泽。质硬而脆。气微,味酸、微甘而极涩。

【成分】 主含含水硫酸铝钾[$KAl(SO_4)_2 \cdot 12H_2O$]。

【性味归经】 酸、涩,寒。归肺、脾、肝、大肠经。

---

1 《青海省藏药炮制规范》 白硇砂:消积软坚、破瘀去翳、杀虫、解毒、泻脉利尿;用于白喉、中毒症、虫病、小便不利等。紫硇砂:温胃通便,消胀;用于"培根"和"隆"的合并症,腹胀肠鸣,便秘,噎膈反胃。

2 《湖南省中药饮片炮制规范》:外用适量,研细撒,或调敷,或入膏贴,或化水点涂。

【功能主治】内服止血止泻,祛除风痰。外用解毒杀虫,燥湿止痒。内服主治久泻不止、便血、崩漏、癫痫发狂。外用主治湿疹、疥癣、脱肛、痔疮、聤耳流脓。

【用法用量】内服 0.6~1.5g。外用适量,研末敷或化水洗患处。

【禁忌】阴虚胃弱、无湿热者忌服。

胆 矾[1]

【来源】硫酸盐类矿物胆矾或人工制成品。

【始载】始载于《神农本草经》。

【异名】石胆、黑石、毕石、君石、铜勒、立制石、胆子矾、鸭嘴胆矾、翠胆矾、云胆矾、蓝矾。

【产地】主产于云南、四川、山西、广东、陕西等地[2]。

【采收加工】采挖铜矿时,选择蓝色玻璃状、具光泽的结晶,或硫酸作用于铜片或氧化铜而制得。

【性状特征】呈不规则块状,大小不一。深蓝色或淡蓝色,半透明至透明,具玻璃样光泽,质脆易碎,碎块呈棱柱状。无臭,味涩。在空气中易缓缓风化,变成不透明白色。

【成分】主含含水硫酸铜（$CuSO_4 \cdot 5H_2O$）。

【性味归经】酸、辛,寒;有小毒。归肝、胆经[3]。

【功能主治】催吐,祛腐,解毒。主治风痰壅塞、喉痹、癫痫、牙疳、口疮、烂弦风眼、痔疮、肿毒等[4]。

【用法用量】内服 0.3~0.6g,多入丸、散用。外用适量,研末涂撒或调敷[5]。

【禁忌】虚弱者忌用[6]。

皂 矾

【来源】硫酸盐类矿物水绿矾族水绿矾的矿石。

【始载】始载于《新修本草》。

【异名】青矾、皂荚矾、绿矾。

【产地】主产于山东、湖南、甘肃、新疆、陕西、安徽、浙江、河南等地。

【采收加工】采挖后,除去杂石。

【性状特征】不规则碎块。浅绿色或黄绿色,半透明,具光泽,表面不平坦。质硬脆,断面具玻璃样光泽。有铁锈气,味先涩后微甜。

【成分】主含含水硫酸亚铁（$FeSO_4 \cdot 7H_2O$）。

【性味归经】酸,凉。归肝、脾经。

【功能主治】解毒燥湿,杀虫补血。主治黄肿胀满、疳积久痢、肠风便血、血虚萎黄、湿疮疥癣、喉痹口疮。

【用法用量】内服 0.8~1.6g。外用适量。

【禁忌】孕妇慎用。

黄 矾[7]

【来源】硫酸盐类矿物黄矾矿石的炮制净化品。

【始载】始载于《本草纲目》。

【异名】金线矾、鸡矢矾、鸡屎矾。

【产地】文献中未见记载。

【采收加工】取原药材,除去杂质,打碎;用时粉碎。

【性状特征】多呈不规则块状。淡黄色,具丝绢光泽或珍珠光泽。微有铁锈气,味咸、酸,

1　源自《北京市中药材标准》。

2　源自《天津市中药饮片炮制规范》。

3　《青海省藏药炮制规范》:酸、咸,寒。
　　《福建省中药饮片炮制规范》:酸、涩、辛,寒;有毒。归肝、胆经。

4　《新疆维吾尔自治区中药维吾尔药饮片炮制规范》:生干生热,清除过盛黏液质,防腐生肌,收敛消炎,催吐。用于湿疹、口腔炎、恶疮、眼睑炎、梅毒、麻风。

5　《湖北省中药饮片炮制规范》　内服:温汤化,0.3~0.6g;催吐,限服 1 次;或入丸、散。外用:研末撒或水溶化洗;或 0.5%水溶液点眼。

6　《上海市中药饮片炮制规范》:体虚者忌内服。该药具腐蚀性,内服过量能引起胃炎。
　　《河北省中药饮片炮制规范》:体虚患者忌用。不宜与肉桂、芫花、辛夷同用。

7　源自《内蒙古蒙药饮片炮制规范》。

微涩。

【成分】主含硫酸铁（$Fe_2O_3 \cdot 2SO_3 \cdot 10H_2O$）。

【性味归经】酸、涩、咸，平；有毒。

【功能主治】止腐，破痞，止痛。主治痞症、肠刺痛、疮疡、白喉、炭疽、脓肿。

【用法用量】外用适量，研末撒或调敷。

【禁忌】禁止服用。

汤瓶内碱

【来源】煮开水的罐子里宛如细砂的水垢。

【始载】始载于《本草纲目》。

【异名】文献中未见记载。

【产地】文献中未见记载。

【采收加工】洗净，干燥，除杂质。

【性状特征】澄结成水碱，如细砂者也。

【成分】主含碳酸钙、氢氧化镁、碳酸镁、硫酸钙、硫酸镁、氯化钙、氯化镁等。

【性味归经】甘、淡，寒。归脾、胃、心经。

【功能主治】生津止渴，解毒疗疮。主治消渴、小儿口疮。

【用法用量】内服研末，用量不详。

【禁忌】文献中未见记载。

绛　矾

【来源】绿矾煅赤者。

【始载】始载于《本草分经》。

【异名】煅绿矾、矾红。

【产地】主产于山西、安徽等地。

【采收加工】将绿矾和米醋同放在砂锅内，盖好，放炭炉上烧煅，待绿矾溶化时，即用竹片搅拌均匀，使矾、醋充分混合，然后加热再煅，至

全部呈绛色为度，取出放冷。

【性状特征】细粒集合体，呈不规则块状。表面不平坦，有的一面较平整，一面具大小不一的小孔洞。绛红色、褐红色或砖红色；条痕绛红色或黄红色。不透明；具土样光泽。体较轻，质硬脆，但用指甲至小刀可以刻划出痕。以体轻、色绛红者砸碎后，断面有时可见夹有白色小斑点。气微，味极涩后微甜。

【成分】主含含水硫酸亚铁。

【性味归经】酸、涩，寒；无毒。归肺、肝、脾、大肠经。

【功能主治】燥湿杀虫，补血消积，解毒敛疮。主治血虚萎黄、疳积、腹胀痞满、肠风便血、疮疡溃烂、喉痹口疮、烂弦风眼、疥癣瘙痒。

【用法用量】内服入丸、散，0.2~0.6g；不入汤剂。外用适量，研末撒或调敷；或制成 2% 水溶液涂洗。

【禁忌】多服能引起呕吐腹痛，胃弱者慎服。

秋　石[1]

【来源】食盐的加工品[2]。

【始载】始载于《本草蒙筌》。

【异名】秋丹石、秋冰、盆秋石、咸秋石、童秋石、盐秋石。

【产地】主产于安徽桐城。

【采收加工】取食盐加水煎煮，过滤，将滤液蒸干成粉霜状，称"秋石霜"。将秋石霜放入碗内，置炉火上煅 2 小时，冷却凝固成固体块，用时捣碎[3]。

【性状特征】呈盆块状或馒头状。白色或淡黄白色，有光泽。体重，质坚而脆，碎断面不整齐，有玻璃样光泽。无臭，味咸[4]。

1　源自《北京市中药材标准》。

2　《河南省中药材炮制规范》：本品为食盐和人中白加工品。
　　《广西壮族自治区中药饮片炮制规范》：本品为人中白或食盐的加工品，前者称"淡秋石"，后者称"咸秋石"。
　　《浙江省中药炮制规范》　淡秋石：本品为生石膏投入人尿中久浸后表面凝结的干燥物。

3　《贵州省中药饮片炮制规范》　生秋石：取原药材，除去杂质，临用时捣碎。煅秋石：取原药材，除去杂质，置明火上烧至红透，取出放凉，临用时捣碎。
　　《浙江省中药炮制规范》　淡秋石：取生石膏，投入人尿中，经年取出，用水浸漂，至无咸味，取出，日晒夜露，待其自然开裂，敲取表面凝结层，再漂至无臭气时，取出，洗净，沥干，捣碎，干燥。
　　《广东省中药炮制规范》　淡秋石：人中白煅透后，用秋露水漂淡，研细，加 10% 的白及粉混合调成糊状，用模型印成小方块，干燥。

4　《广西壮族自治区中药饮片炮制规范》：淡秋石为灰白色或淡红色小方块，无光泽，无咸臭味；咸秋石为盒状或馒头状结晶块，洁白或淡黄色，有光泽。

【成分】主含氯化钠（NaCl）。

【性味归经】咸，寒。归肺、肾经[1]。

【功能主治】滋阴降火。主治骨蒸劳热、咳嗽、咳血、咽喉肿痛、遗精、白浊、妇女赤白带下[2]。

【用法用量】内服 4.5~9g，多入丸、散。外用适量，研末撒[3]。

【禁忌】脾胃虚寒者忌服[4]。

青　盐[5]

【来源】等轴晶系湖盐结晶。

【始载】始载于《本草纲目》。

【异名】戎盐、大青盐。

【产地】主产于内蒙古、青海。

【采收加工】取原药，除去杂质。

【性状特征】方形或不规则的多菱形粗粒或粉末。类白色或微蓝色以致青灰色。质脆，嚼之有砂粒感。微有草腥气，味咸。

【成分】主含氯化钠（NaCl）。

【性味归经】咸，寒。归心、肾、膀胱经。

【功能主治】清热凉血。用于目赤肿痛、肺热咳嗽、吐血、衄血、风热牙痛出血。

【用法用量】内服 1~3g；或入丸、散。外用适量，研末揩牙；或水化漱口、洗目。

【禁忌】水肿忌服。

碱　花[6]

【来源】碳酸盐类苏打石水碱族矿物天然碱[7]。

【始载】始载于《月王药诊》。

【异名】文献中未见记载。

【产地】主产于内蒙古、河南、西藏、青海等地。

【采收加工】采挖后，除去杂质。置铁锅中加热拌炒，除去水分，冷却即得[8]。

【性状特征】类白色或淡黄褐色粉末，体轻，无臭，味咸苦[9]。

【成分】主含碳酸钠（Na_2CO_3）。

【性味归经】苦、甘、咸，热[10]。

【功能主治】解毒排脓，消食化痰，驱虫通便。主治胃胀、消化不良、疮疡、虫病、大便不利[11]。

【用法用量】配方用[12]。

【禁忌】腹泻患者慎用。

枯　矾[13]

【来源】硫酸盐类矿物明矾石经加工提炼

---

1 《湖北省中药材质量标准》：咸，微温。归心、肺、肾经。

　　《广西壮族自治区中药饮片炮制规范》：咸，寒。归心、肺、肾经。

　　《湖南省中药饮片炮制规范》：咸，寒。归肺、胃、肾经。

　　《天津市中药饮片炮制规范》　咸秋石：苦、咸，寒。归肺、心、膀胱经。

　　《重庆市中药饮片炮制规范及标准》　咸秋石：咸、苦，寒。归肺、肾经。

　　《广东省中药炮制规范》　淡秋石：淡、咸，平。

2 《中药炮制规范》（甘肃省）：滋肾水，润三焦，降火消痰。用于虚劳咳嗽、骨蒸劳热、遗精白浊。

3 《天津市中药饮片炮制规范》：1~2g。外用适量。

4 《山东省中药材标准》：水肿患者慎服。水肿消退后，可用本品代替食盐，每日不超过 2g。

　　《中药炮制规范》（甘肃省）：因病忌吃盐者，可用秋石代食盐。

5 源自《浙江省中药炮制规范》。

6 源自《青海省藏药炮制规范》。

7 《内蒙古蒙药饮片炮制规范》：天然土碱 Trona soil 自然粗结晶碱花的炮制净化品。

8 《内蒙古蒙药饮片炮制规范》：除去杂质，洗去土色；用时粉碎。

9 《内蒙古蒙药饮片炮制规范》：本品呈玻璃状、纤维状、柱状或不规则堆积块状，白色微黄或黄绿色。质较轻。条痕白色，断面不平整。无臭，味咸苦、微甘。

10 《内蒙古蒙药饮片炮制规范》：咸、甘、苦，平，重。

11 《内蒙古蒙药饮片炮制规范》：祛"巴达干"，消食，通便，破痞，止腐，解毒。用于消化不良、胃"巴达干"病、痞症、便秘、血瘀症、经闭、胎衣不下、疮疡。

12 《内蒙古蒙药饮片炮制规范》：1.5~3g，多入汤、散、丸剂；碱花 0.25~0.5g，加入处方，服用。

13 源自《北京市中药饮片炮制规范》。

制成的炮制品[1]。

【始载】始载于《本草约言》。

【异名】煅白矾、炙白矾、煅明矾。

【产地】主产于甘肃、河北、安徽、福建、山西、湖北、浙江等地。

【采收加工】取净白矾,置适宜容器内,加热至熔化,继续(180~260℃)至完全失去结晶水、呈白色蜂窝状固体时(煅制过程中忌搅拌),晾凉,取出,加工成碎块。

【性状特征】蜂窝状碎块。表面白色。质松脆,轻捻易碎。气微,味酸涩。

【成分】主含含水硫酸铝钾[$KAl(SO_4)_2 \cdot 12H_2O$][2]。

【性味归经】酸、涩,寒。归肺、脾、胃、大肠经。

【功能主治】收湿敛疮,止血化腐。主治湿疹湿疮、聤耳流脓、阴痒带下、鼻衄齿衄、鼻息肉。

【用法用量】内服 1~1.5g。外用适量[3]。

【禁忌】阴虚胃弱,无湿热者忌服。

硫 黄

【来源】自然元素类矿物硫族自然硫。

【始载】始载于《神农本草经》。

【异名】硫磺、天生黄、石流黄、石留黄、石硫黄、昆仑黄、黄牙、黄硇砂。

【产地】主产于山西、河南、山东等地。

【采收加工】全年可采,挖取呈泥状之硫黄矿石放入罐内,加热熔化,除去杂质,导入模型内,冷却后,打成碎块;或用含硫矿物加工制得。

【性状特征】呈不规则块状。黄色或略呈绿黄色。表面不平坦,呈脂肪光泽,常有多数小孔。用手握紧置于耳旁,可闻轻微的爆裂声。体轻,质松,易碎,断面常呈针状结晶形。有特异的臭气,味淡。

【成分】主含硫(S)。常含碲、硒。

【性味归经】酸,温;有毒。归肾、大肠经。

【功能主治】内服补火助阳通便;外用解毒杀虫疗疮。内服主治阳痿足冷、虚喘冷哮、虚寒便秘;外用主治疥癣、秃疮、阴疽恶疮。

【用法用量】内服 1.5~3g,炮制后入丸、散服。外用适量,研末用油调涂敷患处。

【禁忌】孕妇慎用。不宜与芒硝、玄明粉同用。

1　源自《黑龙江省中药饮片炮制规范及标准》。

2　源自《黑龙江省中药饮片炮制规范及标准》。

3　源自《黑龙江省中药饮片炮制规范及标准》。

金石医案篇

金

【温病】

又　疹外达尚不足以去其邪，邪内陷已走入心包络，肝风煽动，津液炽耗，神愈昏，手愈掣，舌质灰绛，尚不焦枯，脉滑数兼促，病危险万分。犀角[1]、羚羊、鲜生地、鲜石斛、元参、竹叶心、丹皮、茅根、连翘、茯神、**金箔**、金汁、银花露。（《金子久医案》）

吕左　壮热神昏，剧于暮夜，目睛如痴，现于日昼，时或手掣，唇齿焦燥，舌质灰腻，耳窍蒙蔽，鼻窍起煤，左脉数促，右脉数滑。究其源，暑湿之邪由秋感引动伏邪而发，不从表为，已从里化痰，津液悉受邪耗，殊为棘手重症。润痰利窍、清燥生津。鲜生地、丹皮、元参、**风化硝**、栝蒌仁、西洋参、鲜石斛、芦根、连翘、银花、**煅石膏**、陈胆星、竹沥、石菖蒲、牛黄丸。又，神识昏多清少，语言慧少糊多，汗泄蒸蒸于肌腠，白㾦露露于胸腹，目呆耳痹，齿干鼻煤，舌中灰，舌边绛，左脉数，右脉滑，大便所下甚少，瘛瘲不能多宁。邪从外化，热阻里酿痰，痰火蒙蔽清灵，痰浊窒碍气分，风阳炽动，津液灼伤，风动防痉，痰甚防闭，病剧九日，力有不逮，危险两字，难免离脱。治法清心宁神，参用息肝潜风，痰尤宜涤之，风尚宜清之。鲜生地、鲜石斛、西洋参、麦冬、**石膏**、芦根、竹沥、连翘、茯神、胆星、郁金、川贝、**金箔**。（《金子久医案》）

目赤唇焦，齿燥舌黑，嬉笑错语，发哕发斑，温毒遏伏之象。绿豆壳、银花露、方诸水、犀角、川贝母、人中黄、芦根汁，徐徐温服。又方：金汁拌浸人参、银花露、鲜菖蒲、元参、鲜生地、羚羊角、**真金箔**。（《叶氏医案存真》）

又　脉左数右软，舌干苔白，小溲淋沥，吸气喘促，烦汗，肾阴不承，心神热灼蒙闭。议以三才汤，滋水制热。三才加茯神、黄柏、**金箔**，晚进周少川牛黄清心丸一服。（《临证指南医案》）

温邪中自口鼻，始而入肺为咳喘，继传膻中则呛血，乃心营肺卫受邪。然邪在上焦，壅遏阳气，必聚为热。痰臭呛渴，是欲内闭。惜不以河间三焦立法，或谓伤寒主六经，或谓肺痈，或泄气血，致热无出路，胸突腹大，危期至速矣。即有对症药饵，气涌沸腾，势必涌吐无余，焉望有济。夫温热秽浊，填塞内窍，神识昏迷，胀闷欲绝者，须以芳香宣窍，佐牛黄、**金箔**，深入脏络，以收锢闭之邪。今危笃若此，百中图一而已。（《医案精华》）

劳倦阳驰，食滞不化，体素气虚湿胜，感受时令风温，湿与温合，即是湿温，酿痰化热，蒙蔽清窍。旬余来既不开呛出痰，又不外泄为汗，郁遏不达，由肺卫渐入心营，见证目直，且志妄笑撮空，但热不寒，脘闷气促，瘛瘲不安，神识谵语。按脉右部滑大，左寸关弦数，舌苔干灰边绛尖刺。脉证合参，有风动闭厥之险。即以芳香宣窍，佐以甘寒存津，以顾目前之急，附方荟裁。上犀黄、犀尖[2]、菖蒲、铁皮斛、**礞石**、郁金、茯神、桑叶、竹叶、濂珠粉、生地、远志、枳实粉（分冲）、蒌仁、杏仁、**滑石**、灯心。复方自投芳香宣窍豁痰，佐以通腑润肠。神识渐清，大便依然不通，阳易上浮，痰热蒙蔽不澈，瘛难成痉，口渴恣饮，但热不寒，形同瘅疟，由阴气先伤、阳邪独发所致。顷诊脉象右滑且大，左部弦数，舌绛苔糜，灰色已退。花甲高年罹此重症，虽逾险岭，未入坦途。论治当以甘凉承津、通腑熄风，希图转机，仍请指政。桑叶、知母、天竺黄、莱菔、杏仁、菖蒲、蒌仁、**石膏**（冰糖煅）、生草、铁皮斛、茯神、郁金、生地、**滑石**、灯心。艺成诊湿温不从表解，化热酿痰，由肺卫逆入心肝，机窍被蒙，神魂不藏，病经半月，阴液自伤，邪火燎原，风阳旋动。曾经妄言骂詈，哭笑无常，惊惕瘛疭，手肢蠕动，便闭，又经一候，时或躁烦扰冤，齿板唇焦，语言謇涩，近旦阳升颧红，腮腭起糜，舌苔燥黑无津，脉象弦数左大，痰蒙热恋，风木鸱张，暴变有闭痉之虞，纠缠有癫痫之累。治法宜宣涤机窍锢蔽之痰，佐介类潜阳，甘寒救液。上犀黄、**礞石**、龙齿、桑叶、知母、大生地露、灯心、濂珠粉、远志、蝎尾、玄参、**石膏**、朱茯神、川贝。改方拟甘寒存津救液，以宣涤机窍、清泄肝胆。西洋参、玄参、**礞石**、远志、九孔石决明、蝎尾、辰茯神、生地露（和水煎汤）、秋石、胆星、菖蒲（饭蒸）、经霜冬桑叶、茯神（辰拌）、**金器**一具。（《剑慧草堂医案》）

【惊悸】

心悸不止，拟用补营。人参、茯神、枣仁、炙甘草、龙齿、蒸於术、归身、枸杞子、**金箔**。（《沈芊绿医案》）

苏州邵，产后复邪四十日矣。身热不止，舌腻作恶，口甜，脉虚，烦躁，心悸不寐，种种见症，正虚邪实，散邪防脱，补正碍邪，棘手重候。川连、橘红、茯神、麦冬、羚羊片、制半夏、钩钩、黑栀、决明、沉香、鲜斛、益元散、枳壳、菱皮、**金箔**、竹茹。身热退而未净，口腻味甜，胸脘不舒，杳不思食，症已四旬有六日矣。正气大亏，湿热逗留不化，防其汗脱。瓜蒌、远志、羚羊片、川连、茯神、制半夏、麦冬、决明、枳实、牛膝、丹参、簜竹叶、谷芽、佩兰、**金箔**。（《养性轩临证医案》）

某　骤惊，阳逆暴厥，为肝胆病，昼则心悸是阳动，夜则气坠属阴亏，用收固肾肝可效。生地五钱，萸肉三钱，**龙骨**三钱，牡蛎三钱，五味三钱，**真金箔**三张。（《临证指南医案》）

肝有风热，脾蕴湿痰，痰热上乘胸膈，致生惊恐。温胆汤加**白石英**、**丹砂**、**金钗**一股，煮水煎服。（《王九峰医案》）

心惕易惊，主以镇怯，甘以益虚，两安心肾。西洋参二钱，白茯神三钱，**青龙骨**四钱，浮小麦四钱，炙甘草一钱，**真金箔**廿张，大黑枣三枚。（《雪雅堂医案》）

左　寸关洪大，心肝之火上燔也。火动风生，心包澹澹大动，怵惕不宁。法宜重以镇之，寒以折之。生地、丹参、茯神、远志肉、柏子仁、枣仁、**龙齿**、麦冬、**辰砂**、半夏曲、川连、归身，神曲三两，打浆糊丸，**金箔**为衣。（《沈俞医案合钞》）

嘈杂心悸，见人则畏，夜梦纷纷，皆心神受病。脉沉弦，兼痰滞胆经也。茯神、法夏、龙骨、远志、柏子仁、枣仁、石菖蒲、**丹金器**一件同煎。寐中惊跳，肝有热而魂不安藏也。从前目睛忽陷，亦由肝窍在目，肝系了庆，筋脉为之挛钓耳。今病与昔病，其因却相同。元生地、**龙骨**（火煅，醋淬）钱半、茯神、远志、柏子仁、虎睛（乳搽炙熟）一个、枣仁、归身，加**金箔**三张，搅匀服。（《沈俞医案合钞》）

气虚，中州失镇，厥阳之火不时上扰，胃脘作痛，心虚胆怯，皆关七情忧郁所致。开怀静摄调理为嘱，否则防怔忡惊悸。西党参、川连（姜汁拌炒）、阿胶、五味子、白茯神、炙甘草、上肉桂、炒白芍、**紫石英**、生枣仁、龙眼肉。复诊：证关厥、少二阴，最难调治。拟交心肾法，以冀渐瘳。炒川连（米拌）、黄柏（咸水炒）、丹皮、茯神、远志肉、**金箔**、上肉桂、炙龟板、决明、枣仁、石菖蒲。（《斡山草堂医案》）

杭城温元帅，例于五月十六日出巡遣疫。有魏氏女者，家住横河桥之北，会过其门，将及天晓，适有带发头陀，由门前趋过，瞥见之大为惊骇，注目视之，知为僧也，遂亦释然。而次日即不知饥，眩晕便秘。医谓神虚，投补数帖，反致时欲昏厥。更医作中风治，势益甚。旬日后，孟英持其脉弦伏而滑，胸腹无胀闷之苦，旬余不更衣，是惊则气乱，挟痰逆升，正仲圣所谓诸厥应下者，应下其痰与气也。以旋、**赭**、栀、连、雪羹、楝、贝、**金箔**、竹沥、蒹汁为方，并以**铁器**烧红淬醋，令吸其气。二剂厥止，旬日而瘳。（《王氏医案续编》）

聊子振太尊，因惊忧积气，心受风邪，精神恍惚若痴，自汗惊悸，心跳自觉惭愧，畏怕见人，言语半吐即不能言，面红，舌苔黄腻，脉时歇止，不寐，饮食如常，病经二载，医更数手，温热腻补竞进，气机愈阻愈深。昔人谓脉歇止无定，多主郁痰为幻，不得以结代目之。种种症象，无非机枢窒碍，痰阻经隧为患，拟仿《本事》惊气圆意，其中多用风药，良因经络窒塞，非风药不能转动机枢耳，立方大意全在乎此。滚痰丸三钱，鹿参钱半，煎水送，连服两日，下胶黏臭痰颇多。高丽参二钱，正茯神二钱，石菖蒲一钱，明天麻三钱，远志肉钱半，胆南星二钱，酒川芎二钱，大僵蚕二钱，全蝎梢六分，**生铁落**五钱，正橘红一钱，钗石斛三钱，姜汁三滴，竹沥一小杯，白附子、蕲蛇、羚羊、法夏、麦冬、枣仁、青黛、**龙齿**、**金箔**出入，廿余剂而痊。又：愈后用《外台》茯苓饮加减为丸调理。丽参二两，白术二两，枳实两半，天麻二两，茯苓四钱，茯神二钱，枣仁二两，远志一两，法夏二两，陈皮一两，川连一两，蒺藜二两，**代赭石**二两，竹沥、姜汁、枣肉为丸。（《雪雅堂医案》）

一妇人，产后惊忧得病，头重，心胸觉一物重坠，惊怕，身如在波浪中恍忽不宁，用枳实、麦芽、神曲、贝母、候莎各一钱半，姜黄一钱半，半夏二钱，桃仁、牡丹皮、栝蒌子各一钱，红花五分，上末之，姜饼丸。服后胸物消，惊恍未除，后用**辰砂**、郁金、黄连各三钱，当归、远志、茯神各二钱，真珠、人参、生甘草、菖蒲各一钱半，牛黄、熊胆、沉香各一钱，**金箔**一片，胆星三钱，上末之，猪心血丸。服后惊恍减，后用枳实、半夏、姜黄、山楂、神曲、麦芽、陈皮、山栀各五钱，白术一两，上末之，姜饼丸，服此助胃消食痰，后用牛黄二钱，菖蒲二钱半，**朱砂**、郁金各三钱，远志、琥珀各二钱半，珍珠、红花、沉香各一钱，黄连、人参、胆星各五钱，当归，上末之，猪心血丸。服此镇心安神，后用干漆三钱（炒烟尽），三棱、莪术各七钱半，苍术、青皮、陈皮、**针砂**各一两，厚朴、当归各半两，生香附二两，上末之，炊饼丸。设此方不曾服，倒仓后服煎药：白术四钱，陈皮、黄芩、白芍药、香附子各二钱，茯苓一钱半，当归、麦门冬、青皮各一钱，枳壳六分，沉香、生甘草各五分。上分作六帖，除胸满，清热淡渗。（《丹溪治法心要》）

杨，二七，食入即饥，心空易惊，经水或歇或至，病起产后，逾年不复，自述多食生冷。据理肝阴久损，不宜骤用温补。人参、茯神、炙草、黄精、**龙骨**、**金箔**。（《种福堂公选良方》）

少阴心营内亏，水不制火，烦郁惊恐，无日不然，脉形虚数，摇荡不定。此关情性拘执，外魔即境而至，内志遂为所牵制，而不可摆脱矣。症已有年，非汤药可疗。鄙拟清心安神，参化痰浊，未知稍有微效否？姜川连、**煅龙齿**、茯神、远志、原生地、柏子仁、枣仁、丹参、炙龟板、菖蒲、**金箔**。又前用清心宁志之法，神志稍定，语言有序，脉象不至数疾，是亦善机。但症关厥少二阴两脏失养，而痰火又从而蒙蔽之，清机何从得开乎？当此盛暑，惟有清凉宁静一法而已。姜川连、元武板、**紫石英**、原生地、茯神、枣仁、陈胆星、柏子仁、橘红、远志、**赤金箔**。（《清代名医医案精华》）

徐脉小弱，阳浮易动，从督脉上升，心中震荡，惊惕不宁，治以填镇固摄。熟地、牡蛎、**龙齿**、枣仁、**紫石英**、淮麦、龟板、石决、**飞金**、柏仁、**辰砂**、茯神、盐水炒黄柏。（《松心医案》）

【不寐】

胡三一　形质伟然，吸气不入，是肾病。自言心绪少适，六七年久药无效。近来纳食不运，夜必惊惕而醒。先以两安心肾，镇怯理虚。人参、茯苓、**龙骨**、小麦、炙草、**金箔**。（《种福堂公选医案》）

肝虚不足，木火之郁，心宕少寐，脉数而虚。大熟地、茯神、枣仁、远志炭、丹参、朱染麦冬、**龙齿**、灯心、**金箔心**。（《沈芊绿医案》）

华　病久正虚，阴阳两弱，坎离不交，夜不成寐，久卧于床，不耐烦劳。兹因舟行跋涉，远道就诊，忽然神糊不语，两手不定，遮睛挦发，烦躁不安。诊脉促乱，饮食不进。想由舟中热闷，鼓动风阳，扰乱神明，卒然生变。姑拟熄风和阳，安神定志。冀得神清谷进，或可再商。生洋参、茯苓、丹皮、沙苑、石决明、天竺黄、竹茹、枣仁、嫩钩、远志肉、**金箔**。（《王旭高临证医案》）

顾太学叔夏内人，患阴虚火证，彻夜不眠者两月，饮食俱废，形体日削，中外疑其必无救矣，予为之诊视，决其必无大害，第要多需时日耳！用大剂人参、枣仁、茯神、远志、生地、当归、五味、麦冬。因虚甚气怯，佐以琥珀、**辰砂**、**金银器**之类，约百余剂而瘳。后友人询其故，予谓此病虽属虚，幸脏腑无损，心经虽有火，幸不至烁肺，多服补阴收敛之剂，则水火自然升降，所云壮水制阳光正此耳！至于久病脉调，身不发热，岂有他虞哉？（《先醒斋医学广笔记》）

心营与肾水交亏，肝气挟肝阳上逆，胸中气塞，口内常干，手震舌掉，心烦不寐，即有寐时神魂游荡，自觉身非己有，甚至便溏纳少，脾胃亦衰，脉形细小，无神而有歇止之象，逐证施治似乎应接不暇，因思精神魂魄必令各安其所，庶得生机勃勃，否则悠悠忽忽，恐难卜其旋元吉。拟许学士真珠母丸法：石决明（一碗雨水，煅），人参一钱，归身半钱，犀角五分，**龙齿**三钱，茯神三钱，生地四钱，麦冬二钱，枣仁二钱，炙草三分，淮药三钱，沉香三分（磨冲）。另，珠粉四分先服。怡按：此方于肝气一层，嫌少理会。愚意去山药、甘草，加木香、陈皮，则胸中之气塞亦平矣。邓评：心烦不寐，心火亢矣，何又脉小便溏？大都火被湿痰所遏也。于清心安神内，务参辛燥开痰，俾湿化痰豁，乃能木达风清也；若滋寒太过，恐多弊而少利耳。孙评：所述病情，均因痰火上蒙致病，即便溏脉歇，亦为痰滞于中，脾营胃卫不调和之症，若损证而至见此，则正气垂绝，决无生理。胸中气塞，非气之不通，是痰之上逆也。又接服方：生地、白芍、人参、丹皮、橘红、茯神、枣仁、石决明、**龙齿**、秫米、佛手。邓评：选药较前方为胜,故能稍获效机。再诊:脉之歇止向和,便之溏泄不作,气塞稍平,手震亦定。但寤多寐少,内藏之魂魄未安;胸痞脘闷,上壅之浊痰未降。容将通阳镇逆法参入前方,冀相与有成耳。真珠母丸(真珠母、熟地、当归、人参、枣仁、柏子仁、茯神、犀角、**龙齿**、沉香)去柏子仁、当归,加旋覆花一钱五分、**代赭石**三钱、陈皮七分、冬术七钱、炙草五分、白芍二钱、麦冬三钱,甘澜水煎竹沥一两冲服。怡按:案云通阳镇逆,方中用旋、赭镇逆,而术、芍、麦、草,则未可谓之通阳也。邓评:脉之歇止,是亦痰之咎欤。所谓胸痞脘闷,上壅之浊痰未降,此语中的。而方内仍用地、麦,未免议论虽确而用药失当,拟更参温胆之法,如半夏、枳实、菖蒲、竹茹之属。三诊:夜半得寐,心肾已交,肺魄肝魂,自能各安其脏。无如心易烦动,神反疲乏,气犹短促,胸还痞闷,脉仍细小,两足不安。脉虚证虚,是谓重虚,而兼有湿痰从之为患。夫痰即有形之火,火即无形之痰也。法当固本为主,消痰佐之。人参固本丸加龟板五钱、炙茯神三钱、枣仁二钱、白芍三钱、淮麦三钱、陈皮一钱、旋覆花一钱五分、柏子仁一钱五分(去油)、冬术钱半。另,珠粉二分、竹油二十匙、鸡子黄一枚和服。怡按:于痰病重投冬、地,得无嫌其滋腻否?邓评:柳师破的。诸般苦况,无非为湿痰阻塞。案云湿痰从之为患,又谓痰即有形之火,火即无形之痰,何仍重于滋补,盖终被阴虚二字横于胸中也。孙评:痰火二句,近人安能见得如此真切。既如是云云,当以清火化痰为法矣。四诊:风火痰三者之有余,留滞肝经,以致卧血归肝,魂不能与之俱归,筋惕肉瞤而醒,前次气短等证,莫不因此。而又起于有年病后,气血两亏,何堪磨耐。所治之方,不出许学士法加减。现在脉息细小带弦,虽无止歇之形,尚有不静之意,究属难免风波,未可以能食为足恃也。石决明(盐水煅)三钱,麦冬二钱,犀角五分,柏子仁三钱,**龙齿**三钱,枣仁(盐水炒)三钱,归身七分,大熟地(**浮石粉**拌炒)六钱,羚羊角一钱,冬术一钱五分,白芍三钱,陈皮一钱,人参二钱,茯神三钱,银花一钱,薄荷五分。另,**金箔**二张、竹沥一两、真珠粉三分、姜汁一匙冲服。怡按:方中用银花、薄荷两味,不识其义何居?邓评:痰火为患,每每能食。统观四方,虽有祛邪之药,而实多滋腻之品,是以绝少奏效。孙评:起于有年病后,必病时误补蛮涩所致,故痰热内恋而起也。五诊:前夜熟睡,昨又变为少寐,寐之时,适在子时以后,肝胆两经尚有余邪可知。更兼痰火阻气,时逆时平,其气逆时,必面赤心悸,甚则肉瞤

筋惕,烦热不安,脉亦随之而变异,所谓心火一动,相火随之是也。调治之外,必须静养,俾心火凝然不动,方可渐入坦途。人参、丹参、麦冬、元参各二钱,旋覆花、冬术各一钱五分,橘红一钱,小麦五钱,枣仁、川连(煎汁拌炒)、茯神、川贝各三钱,炙草四分,枇杷叶、竹茹各三钱,珠粉(冲)三分。怡按:相火属少阳,即胆火也。方中川连、竹茹,恰合病机。邓评:谓肝胆有余邪,更兼痰火阻气,此语诚然。此方补而不滞,于清化痰火一面,较能着力,宜其小奏效也。六诊:所患小恙,无一不除,盖以清之、化之、补之、养之,无微不至,而得此小效耳。所嫌者,寐非其时,寤非其时,心阳太旺,神气外驰,是卫气独行于阳,阳跷脉满,满则不入于阴,阴分之虚明矣。将滋阴之品,参入前方,未识能弋获否?前方加大生地五钱、陈胆星五分。另,真珠母丸、**朱砂安神丸**各五十粒。怡按:此证不寐,乃肝胆有痰火所致。案中引《内经》阳跷脉满之文,本属强为牵合;至以经言阴虚,指为阴血之虚,尤非经文本旨。邓评:生地唯恐碍痰。孙评:细阅是病,必痰火扰乱肝胆,神志因之不静。所服之药,滋则助痰,补则滞气。前后九方,惟此方最灵,用药心思亦新颖熨贴。所嫌化痰熄风之味,脏腑未得贴切,是以病不能除也。如枇杷叶、川贝,与肝胆不宜,是消肺经之痰也;丹参祛瘀,珠粉清心,麦冬养肺,均失确切之旨。易以天麻、胆汁炒半夏、黑栀、钩钩、蒺藜,则得之矣;元参虽清火,不若生牡蛎为佳,加白芍以摄肝阴,无滋腻之弊,拟方于下:煨天麻、盐半夏、茯苓、人参、炒白芍、姜汁炒山栀、钩钩、白蒺藜、生牡蛎、川连炒枣仁、竹茹、枳实。南星燥烈,能祛风痰,以牛胆罩之,去燥烈,就柔和,并引入胆经,与此病最合,巧思岂可多得。七诊:人可以参天地之干者,莫贵于眠食如常。今食能知味,眠则未安,昨夜忽寐忽醒,醒则不爽,寐则不安,以昭卫气不得入于阴,独留行于阳之意。按:案语牵合支离,总由误认经文阴字,故说来总不入理。是阳跷脉满,营血不能充足,肌肉不能润泽,苟非阳生阴长,阴足恋阳,何以渐入佳境。然营中之血,既不生之于心,乌能藏之于肝,统之于脾,而欲借草木之无情,俾血肉之有情者,以生以长,谈何容易。况当此痰火易烦,得食暂安,以及虚风内动,筋惕肉瞤,支体牵摇,大便难通之候,更难为力矣。急宜加意调理。前方去元参、旋覆、珠粉、丹参,加黄芪一钱、远志三分、归身一钱、半夏一钱五分(猪胆汁炒)、木香三分、圆眼肉三枚。另,真珠母丸四十粒、朱砂安神丸三十粒。怡按:黄芪与此证不甚合,胆汁炒半夏思路新颖。邓评:不爽不安,无非痰火为患。所

引阳跷脉满经文一节,自是勉强。八诊:彻夜好眠,神魂已定,是佳兆也。但脉形细小而兼滑数,数为有火,滑为有痰,细属阴虚,小属气弱,虚弱之中,兼有痰火,有时面红,有时咳嗽,有时气痞而短,有时烦热不安;更兼大便燥而小便短,筋惕肉瞤,支体动摇,神情困倦,语言无力等证,均未平复。还宜谨慎小心。前方加柏子仁三钱。另,**朱砂安神丸**三十粒、**真珠母丸**四十粒。怡按:此好眠,是痰蒙所致,未必定是佳兆。邓评:偶得好眠,未足凭也。要知虚中夹实,当先治其实。孙评:论脉确合病机,得其要领。评语真得神髓。九诊:脏之为言,藏也。心之神,肝之魂,肺之魄,脾之意,肾之志,无不各得其藏,五脏和矣,即有不和,因藏真不足,盖有待也。而与脏相表里者为腑,腑以通为补,与脏之以塞为补者有间。因思胃主下行,肠主津液,津液不充,下行失令,故大便燥结而难通。此际不以滋养营阴,俾得施润泽,非计也。目前之治如此,将来或痰、或火、或感、或伤,偶有违和,事难逆料,断无预定之理,随时斟酌为嘱。麻仁、郁李仁、柏子仁、松子仁各三钱,桃仁七分,陈皮、人参、苏子各二钱;另,朝服膏滋药,晚服丸药。此王江泾,王姓病也。是人素有肝火上升之病。想热病之后,必有余邪余火,留于肝胆,乘虚窃发,气塞而不能卧起者,中有实痰,加于短气不足以息之体,神魂摇荡,身非己有,虚之甚矣。用真珠母丸法,先以犀角治实火,参、地补气血,俾相火得清而莫安。第二方即参入陈皮、竹油、赭石、旋覆花,挟补挟化。第三方人参固本,入龟板、芪、芍、鸡黄。第四方加入羚羊、银花,清药与补药,俱加倍用之。第五、六方,竟是十味温胆,吃重痰火一层。用药心细手和,既沉着,亦灵敏,洵可法可师之作。邓评:腑以通为补,是至理名言。及观其立法,究属背谬。盖大便之燥结,并非阴虚液涸,仍由痰火煅炼,肠液不生,岂徒滋养营阴所能通耶(《评选继志堂医案》)

琪山叔 因操持忧虑,营虚吐血,脉小,虚里跳动,不寐,拟进甘缓辛补养营法。炒白芍三钱,酸枣仁三钱,酒全归三钱,炙黑甘草一钱,炙黄芪四钱,大黑枣三枚,白茯神片八钱。又,炙芪四钱,炙甘草一钱,焦白芍三钱,杞子三钱,白茯神三钱,酸枣仁三钱,防党三钱,酒全归四钱,**青龙骨**三钱,**真金箔**廿张。又,大生芪五钱,酸枣仁二钱,西洋参二钱,川杞子三钱,白茯神二钱,炙百合四钱,桂圆肉二钱,当归炭二钱,川贝母二钱,炙甘草八分,**青龙骨**三钱,生薏仁三钱。

又,於潜术二钱,五味子一钱,当归炭三钱,炙黄芪三钱,正川贝二钱,酸枣仁二钱,东阿胶三钱,炙百合四钱,高丽参三钱,黑山栀一钱。(《雪雅堂医案》)

【眩晕】

水不涵木,则肝风煽动;水不制火,则心阳独亢,以致眩晕欲倒。《经》云:诸风掉眩,皆属于肝。然病之标则在肝心二经,而病之本则在乎肾。先宜平肝宁心,继当滋养真阴。中生地、羚角片、白茯神、远志肉、甘菊花、炙龟板、麦冬肉、酸枣仁、柏子霜。复诊:向患遗泄,真阴亏则水不制火,火升则肝阳引之而动,眩晕气冲,势所必至。按脉,弦中带豁,其为真阴枯竭,已属显见。舍滋补法,别无良策。炒熟地、麦冬肉、柏子霜、白茯神、远志、炙龟板、炙五味、炒枣仁、龙眼肉、**金箔**。(《 弇山草堂医案》)

夏盐城 十三岁,脉不洪弦,内风暗动,头掉,左侧喉中有声。今岁厥阴风木司天,其发更甚。急宜养阴息风,趁此木火大旺之时,或可因其势而折之。原生地五钱,陈阿胶一钱五分(蛤粉炒),石决明一两(盐煮),羚羊角三钱,茯神三钱(朱拌),川石斛五钱,炙龟板三钱,炒牛膝一钱五分,生牡蛎七钱,**飞金**十张。又,养阴息风未见有效,左眉梢青筋入鬓,肝热生风无疑。但病久络虚,功效甚缓,先用养荣活络法。鲜生地一两,当归一钱五分,白芍一钱五分,忍冬藤三钱,羚羊角四钱,茯神五钱(朱拌),煨天麻四分,石决明一两(盐煮),山茨菇一钱,天竺黄一钱,陈胆星三分,竹沥半酒杯,姜汁二匙。又,细参病情,左耳复有酸痛,此系厥阴少阳阳明交会之所,络虚风积,故头牵左侧有声,药投无变无增,入夜则静,晨起则动,再用抑阳入阴法。石决明一两,**煅磁石**二钱,**生铁落**三钱,抱木茯神五钱,粉丹皮一钱五分,泽泻一钱五分,原生地五钱,当归须一钱五分,桑枝三钱,煎好,和入大活络丹半丸。又照前方加**铁落**二钱、**磁石**一钱、生地三钱、竹沥半酒杯、姜汁一匙、龟板三钱、橘络三钱。加减摩风膏:草麻子十四粒(去皮,生捣),络石藤三两,忍冬藤三两,蝎尾五钱,白芥子五钱,虎项骨[1]一两,草乌一两,川乌一两,归尾一两五钱,桑枝三两,桂枝尖五钱。上药其熬浓膏,滴水成珠为度,再将草麻子连油和入,加

---

1 虎项骨:现为禁用品。下同。

麝香一二分，磁瓶收贮，早中晚取膏一小匙，两手心摩极热，摩其患处。又，夏至阴生，肝阳渐敛，故外疮内风俱有转机，趁此重用育阴潜阳、柔以熄风一法，务要除绝根株，不致为终身之累方妙，脉亦渐和。原生地六钱，陈阿胶一钱五分（蛤粉炒），炙龟板四钱，石决明一两（盐煮），粉丹皮二钱，泽泻二钱，赤苓三钱，草龙胆五分，生粉草五分，**煅磁石**三钱，**生铁落**三钱，煎好，和入大活络丹半丸。又，诸症渐减，耸息抬肩，间有声唤，究属肝木冲肺，所谓撞之则鸣也。再用平肝息风，以安肺金。白蒺藜三钱，川石斛五钱，小青皮五分（醋炒），阿胶一钱五分（蛤粉炒），明天麻五分（面煨），池菊炭一钱五分，钩藤勾三钱，石决明一两（盐煮），**青花龙骨**三钱，独活七分（酒炒），谷精草一两；桑麻丸，每空心，开水送五钱，常服。（《吴门治验录》）

厥阳无一时之宁，眩晕无片刻之定，曾经吐过绿水，定是胆汁上溢，前日又发厥痫，今晚复见狂躁。痫出于阴，狂出于阳，阴为阴寒之疾，阳为阳火之邪。真阴真阳，大受其伤；肝营胆汁，亦受其耗。阴寒之痰，由火而鼓动；阳火之邪，无水而涵制。邪者，假邪也；虚者，真虚也。变乱种种，皆是肝阳之害；形体掉掉，亦是风邪旋络；妄见妄言、自独自语，总不越乎精神离散。脉象左沉右弦，舌质根薄中灰。灵介潜阳以泄风，金石镇心以安神。方呈质人艺成先生同政而行。淮小麦、真滁菊、茯神、怀牛膝、石决明、牡蛎、淡甘草、丹皮、白芍、**青龙齿**、**灵磁石**、橘络、**金器**汤煎药。（《和缓遗风》）

严右　腹时疼痛，眩晕头昏，心中跳荡，带下舌光，脉象虚弦。此液虚不能涵养，致阳气升腾不熄，拟平肝而熄风木。杭白芍一钱五分（酒炒），醋炒香附二钱，**煅磁石**三钱，阿胶珠三钱，川楝子一钱五分，炒川雅连三分，石决明四钱，朱茯苓三钱，潼白蒺藜（盐水炒）各一钱五分。二诊：腹痛已止，眩晕亦减。然心中时仍跳荡，荡则神觉昏糊，还是肝阳撼扰，再宁神和阳养肝。阿胶珠二钱，杭白芍一钱五分，茯神三钱，**煅龙骨**三钱，大生地四钱，炒枣仁二钱（研），生牡蛎五钱，**块辰砂**三钱，钩钩（后入）三钱，**金器**一件（悬煎）。（《张聿青医案》）

【中风】

朱右　先自肝阳犯胃，呕吐不止，继则神昏发厥，左手足弛纵不仁，右手引动不止，目开手撒遗溺，舌伸不收，脉象虚弦。此由呕吐太过，阳明胃液耗残，遂致肝风乘阳明脉络之虚，猝然中络，胃脉通心，神机因而不运。类中之症，虚多实少。勉用救阴熄风，以尽人力。大生地四钱，大麦冬（去心）二钱，川石斛四钱，煅蛤粉三钱，丹皮二钱，大天冬二钱，大玄参三钱，川贝母二钱，阿胶珠二钱，梨汁一两，珍珠三分、**金箔**三张（二味另研，调服）。转方用鲜地、鲜斛、天麦冬、玄参、萝卜、青果、梨等汁。（《张聿青医案》）

徐灵胎曰：天下卒死之人甚多，其故不一。内中可救者十之七八，不可救者仅十之二三。唯一时不得良医，故皆枉死耳。夫人内外无病，饮食行动如常，而忽然死者，其脏腑经络，本无受病之处，卒然感犯外邪，如恶风秽气，鬼邪毒厉等物，闭塞气道，一时不能转动，则大气阻绝，昏闷迷惑，久而不通，愈聚愈塞，如系绳于颈，气绝则死矣。若医者知其所犯何故，以法治之，通其气，驱其邪，则立愈矣。又有痰涎壅盛、阻遏气道而死者，通气降痰则苏，此所谓痰厥之类也。以前诸项，良医皆能治之，惟脏绝之症则不治。其人或劳心思虑，或酒食不节，或房欲过度，或恼怒不常，五脏之内，精竭神衰，唯一线真元未断，行动如常。偶有感触，其元气一时断绝，气脱神离，少顷即死。既不可救，又不及救，则卒死之最急而不可治者也。至于暴遇鬼神，适逢冤谴，此又怪异之事，不在疾病之内矣。定风酒，补血息风。凡病虚风病者，饮之辄愈。且药味和平，衰年者频服，甚有裨益，而无流弊，真妙方也。天冬、麦冬、熟地、川芎、五加皮、牛膝、秦艽各五钱，川桂枝三钱（绢袋盛之），汾酒二十斤，净白蜜一斤，赤沙糖一斤，陈米醋一斤。搅匀，浸以瓷坛，豆腐皮封口，压以巨砖，煮三炷香，取起，埋土中七日可饮矣。至宝丹，治中恶气绝，中风不语，中诸物毒，热役烦躁，气喘吐逆，难产闷乱，死胎不下。以上并用童便一合，生姜自然汁四五滴，和温化下，三丸至五丸神效。又治心肺积热呕吐，邪气攻心，大肠风秘，神魂恍惚，头目昏眩，口干不眠，伤寒狂语，并皆治之。又治小儿诸痫，急惊心热，卒中客忤，不得眠，烦躁，风涎搐搦。每二岁儿服二丸，人参汤。徐灵胎曰：此安神定魄必备之方，真神丹也。暹罗犀角（镑）、**朱砂**（研水飞，观音面者佳）、**雄黄**（研水飞）、琥珀（研水飞）、玳瑁（镑）各一两，牛黄五

67

钱,麝香(研)、龙脑(研)各一钱,**金、银**各五十张,水安息香一两;无灰酒,熬膏,如无,以旱息香代之。上将生犀、玳瑁为末,入余药研匀,将安息香膏重汤煮凝,后入诸药,搜和成剂,丸如桐子大,参汤化下三丸至五丸。《本事方》中人参、南胆星、天竺黄。王晋三曰:此治心脏神昏,从表透里之方也。犀角、玳瑁、牛黄、琥珀,以有灵之品,内通心窍;**朱砂、雄黄、金银箔**,以重坠之药,安镇心神;佐以龙脑、麝香、安息香,搜别幽隐诸窍。故热入心包络,舌绛神昏者,以此丹入寒凉汤药中用之,能驱阴起阳,立展神明,有非他药之可能及。若病起头痛而后神昏不语者,此肝虚魄升于顶,当用**龙骨**、牡蛎救逆以降之,又非至宝丹所能苏也。(《续名医类案》)

王左　向有肝阳,一阳来复之时,加以情怀怫郁,以致甲木不降,乙木勃升,心悸不寐,肉瞤筋惕,肢震头摇。脉细而沉取弦搏,苔浊厚腻。此由肝火风震撼,津液凝痰,痰转化热,遂与风火彼此相煽,而有莫御之势矣。拟化痰熄风,参以宁神镇肝。胆星六分,天麻一钱五分,钩钩三钱,稽豆衣四钱,茯苓神各二钱,竺黄三钱,半夏一钱五分,橘红一钱,珍珠母五钱,大淡菜二只,**金器**一件(悬煎),童便半杯(每日另服)。二诊:化痰熄肝,脉证相安。然仍筋惕肉瞤,悸眩不寐。脉象弦滑,舌苔腻浊。痰火风鼓旋不熄。再:化痰熄肝。制半夏二钱,橘红一钱,茯苓神各二钱,胆星三钱,**煅磁石**三钱,**龙齿**三钱,牡蛎五钱,珍珠母一两,天麻一钱五分,**块辰砂**三钱,大淡菜二只,鸡子黄一枚。(《张聿青医案》)

郑　惊风之后,风痰入络,舌强不语,步履举动,状如傀儡。兹则不时痉厥,厥则颧红火升,目斜口开手撒,四肢厥逆。脉细弦少力。络隧之中,虽有风痰内阻,而肝阴肾液已亏,以致风邪升动,拟育阴潜阳。生龟板六钱,白芍二钱,川贝母二钱,茯苓三钱,大淡菜(酒洗)二只,生牡蛎八钱,**磁石**三钱,橘红一钱,阿胶二钱,**金器**一件。二诊:介类以潜阳气,厥仆不止。风痰入络,痫疾也,方宜以退为进。竹沥半夏一钱五分,陈胆星七分,郁金一钱五分,僵蚕三钱,竺黄三钱,煨天麻一钱五分,白茯苓三钱,白蒺藜三钱,镇心丹一丸。三诊:脉象弦滑,痫厥仍至。风痰入络,不易图治。陈胆星五分,天竺黄三钱,制半夏一钱五分,僵蚕三钱,白蒺藜三钱,煨天麻一钱五分,广橘红一钱,茯苓三钱,石菖蒲

四分,钩钩四钱,远志五分。另服末药:制南星八分,炙蝎尾二条(去毒),**辰砂**二分,**金箔**两张,犀黄四厘,巴霜三厘。研极细末,每服一分,开水调。(《张聿青医案》)

【癫狂】

江某年三十余,忽两目发赤,牙龈肿痛,奔走骂人,不避亲长。孟英诊之,脉大而数,重按虚散。予东洋参、熟地、**辰砂、磁石、龙齿**、菖蒲、枣仁、琥珀、肉桂、**金箔**、龙眼肉为剂,投匕即安。脉大为虚,数为阴虚挟热;重按虚散,则阴中之阳尤虚。高丽参三钱,炒松熟地八钱,**整辰砂**五钱、**灵磁石**一两、**龙齿**八钱(三味同先炭煨八句钟),九节蒲(研,次入)一钱,炒枣仁(研)三钱,西毛珀(研冲)四分,肉桂心(次入)二钱,**金箔**(次入)七片,桂圆肉(去核)三钱。(《王氏医案绎注》)

孙文垣治吴某,以绩学劳心,有星士决其发解,适以疟作,不能终场,遂抑郁而成颠狂,或悲或歌,或鼓掌或顿足,甚则骂詈不避亲疏。诊之,面白而青,两寸短涩,左关弦,右关滑,两尺平。此心肺之神不足,志愿高而不遂,郁结不舒,津液生痰而不生血,又攻痰克伐太过,心神不得养,故昏乱无所摄持。经云:主不明,则十二经危。按此则宜补养,收敛精神,兼之清痰,可万全也。用枣仁、人参、茯苓、甘草、丹参、当归以补心安神,黄连、竹茹以清肝胆之火,元参佐之,外以龙齿、珍珠、羚羊角、牛黄、胆星、天麻、青黛、**辰砂**、全蝎、冰片、黄连、甘草膏为丸,**金箔**为衣,调理而愈。(《续名医类案》)

忧思抑郁,最伤心脾。心为君主之官,神明出焉,脾为谏议之官,智意出焉。二经受病,五内乖违,肾水下亏,不能上济,火盛灼金,肺金亏虚,不能平木,木复生火,二火交并,清肃不行,同气相求,必归于心。东垣以火盛必乘土位,煎熬津液成痰,痰随炎上之性,蔽障神明,心神外驰,莫能自主,故心烦意乱,不知所从,动作行为,倏然非昔。前议镇木清金,泻南补北,诸症悉退,脉亦调平。第火起于妄,变幻不定,宜济补真阴,济君相而行肺金清肃之令。清痰之本,调和智意,不容上扰心君,更益以镇重之品,定其气血,各守其乡,庶免来复之患。拟《惠民和剂局方》归神丹加味主之。乌犀尖、川连、龙胆草、南星、川芎、玄武版、天竺黄、麦冬、知母、姜半夏、黄芩、羚羊角、**龙齿**、琥珀、芦荟、青黛、菖蒲、**磁石**、归身、天冬、**金箔**、蜂房,共研末,将

铁落用长流水煎汁,入竹沥、姜汁。另以全蝎十个,煎汁,和入叠丸。每早服三钱。(《王九峰医案》)

张伏顺,十二月,斜塘。神狂逾垣上屋,骂詈不避亲疏,左脉弦数且大,舌色尖红。因惊伤胆,心肝俱伐而三阳上逆,治以《内经》生铁落饮增味。**生铁落**七钱,**龙齿**三钱,川连(炒)三钱,竹茹三钱,制半夏二钱,石菖蒲七分,茯神三钱,竺黄一钱,沉香汁三分,生枣仁四钱,**朱砂**七分,竹沥一杯,**金戒指**一只。药后人事已清,前方去菖蒲、竹茹,加石决明。祟附复狂,拟顾氏法。前方去沉香,加鬼箭羽一钱半,桂枝煎送大杀鬼丸半两,即愈。(《慎五堂治验录》)

江右　怒火如狂,六脉弦数。肝火扰攘,心神为之不宁。拟护神化痰熄肝。竺黄、决明、丹皮、**块辰砂**、川贝、山栀、胆星、茯神、**生铁落**、**金器**、濂珠三分、玳瑁一分五厘(二味研末先服)。(《张聿青医案》)

常尚氏方伯第三媳,脉象洪搏,手足振掉如狂,发时目瞠声高,口中喇喇大言,能知户外人事,移时始定,朱符满壁,药饵乱投,毫无应效。此肝胆素虚,又遭惊恐,魂越之症,急用加减服蛮煎。人参七分,大生地七钱,朱拌茯神五钱,石菖蒲五分(朱拌),粉丹皮一钱五分,天竺黄一钱,鬼臼一钱五分,**青花龙骨**五钱,石决明一两(盐煮),**生铁落**一两(煎汤代水)。又,服药三日,狂厥已定,饮食渐进,脉象稍平,仍照前方去铁落,加醋煅**灵磁石**三钱。又,病愈十余日,偶因思归悲伤,前疾又复大发,脉象乍大乍小,情智时清时昏,病来如狂,病去欲脱已现,正虚祟附之状,再用前方送大杀鬼丸四钱。大杀鬼丸方:虎头骨[1]三两,藜芦一两(去芦),鬼臼一两,天雄一两,皂角一两(去皮子),**透明雄黄**一两,桃木屑一合(酒浸)。上为细末,炼蜜为丸,**朱砂**、**金箔**为衣。又,病退,脉平而软,卧不能起,粥糜稍进,自应大扶正气,稍佐驱邪为是,仍照前方加人参一钱、炙黄芪一钱五分、焦於术一钱,煎好仍送大杀鬼丸三钱。丸方即照前方加八珍汤为丸,每空心服四钱,常服。问:此症显系邪祟,诸医皆不敢下剂,惟求祈祷驱逐,今出入服蛮煎而愈,何也?曰:此妇年轻初嫁,胆怯心虚,偶遭惊恐,肝火夹风上炎,魂不能藏,飞越于外,故有

前症。《经》云:邪之所凑,其正必虚。服蛮煎药虽平淡,能扶正化邪,用之颇有殊效,惜伊病后懒于调治,再加郁怒伤肝,正虚邪恋,愈发愈重,脉见乍大乍小,所谓祟由虚召也。即用大杀鬼丸,仍以服蛮煎送之,俾正扶邪去,自然平复。若此中少有冤业绊缠,岂草根树皮所能解脱。往余视三多桥南某姓反胃症,服药颇效,食渐能进,一夜忽用手自捻其喉,所食皆出,自此水点不能入腹,再诊其脉,见乍大乍小之象,知其正虚祟附,亦欲用大杀鬼丸,方落笔,肘后似有人扳掣者,再不觉骇然。细询伊家童,始知此人妻以正言触怒,痛遭挞辱,七日不食而死,尚未满年,故口中有不使得食等语。余素不信邪祟,至此颇觉寒毛凛凛,托言症重,无方而出,后闻其不数日而逝。呜呼!怨毒之与人甚矣哉!果报匪遥,人可不自知检束耶!(《吴门治验录》)

一少年夏间,因羞怒发昏,手搐如狂,时作时止,发则面紫黑,睾丸能动,左右相过。医与**金箔**镇心丸、抱龙丸、妙香散、定志丸。不效。脉微弦,六至,轻重有。朱曰:此内素有湿热,因激起厥阴相火,又时令相火,不宜服麝香之药。况肝病先当救脾土,诸药多燥血坏脾者。遂以黄连为君,人参为臣,酒浸芍药和白陈皮为佐,生甘草为使,生姜一片,煎服八帖而安。(《古今医案按》)

【痫证】

治卒中恶,客忤诸痫急惊。安息香一两五钱(为末,用无灰酒,飞过滤去沙石,约取一两,慢火熬成膏,入药),琥珀(研)、雄黄(研、水飞)、生玳瑁屑、**朱砂**各一两,**银箔**五十片(研),龙脑、麝香二钱五分,生乌犀角一两,牛黄五钱(各研),**金箔**五十片(一半为衣,一半为药)。用生犀、玳瑁为极细末,匀入余药,将安息香膏重汤溶化,搜和为剂,如干加蜜为丸,芡实大,参汤化下。(《冯氏锦囊秘录》)

某　平昔操持,身心皆动,悲忧惊恐,情志内伤,渐渐神志恍惚,有似癫痫。其病不在一脏矣。医药中七情致损,二千年来,从未有一方包罗者。然约旨总以阴阳迭偏为定评,凡动皆阳,当宗静以生阴是议。阳乘于络,脏阴不安,敛摄镇固,久进可效。家务见闻,必宜屏绝,百日为期。人参、濂珠、茯神、枣仁、炙草、**生龙骨**、黄

1　虎头骨:现为禁用品。下同。

肉、五味、**金箔**。(《临证指南医案》)

一日痫来七次,神倦力乏,纳谷不思,卧不安寐,虚汗淋漓。所谓肾中龙火上升,而肝家雷火相从,互助为虐是也。用苁蓉、菟丝、山药、熟地一面滋肾,萸肉、丹皮、归身、川芎一面补肝。肝得补而龙雷自藏,龙雷藏而痫厥自平。淡苁蓉、菟丝子、怀山药、大熟地、山萸肉、粉丹皮、炒川芎、粉归身、**金箔**、干石菖蒲。(《孙氏医案》)

癫痫,欲成木火之郁。大生地、麦冬、远志炭、茯神、酸枣仁、黑山栀、丹皮、生香附、**金器**。(《沈芊绿医案》)

肝火挟痰,内蒙心窍,外窜经络,痫疾时发时止,但治久病,非丸药不为功。制首乌四两,沙参三两,粉丹皮二两,陈皮二两(炒),天竺黄一两,白茯神三两,姜半夏一两,川贝母二两(去心),石决明四两(煅),川郁金一两,制南星一两,**明矾**二两(煅),附子五钱(炮),**辰砂**五钱,**雄黄**五钱(飞)。上药为末,先用钩藤三两,煎取浓汤,再入竹沥一杯、姜汁两匙和匀,加**金箔**、血珀、廉珠、獭肝、羚羊角各三分(研成细末),和前药泛为丸,每晨空心吞服二钱,橘红汤送下。(《南雅堂医案》)

汪徽州,三十五岁。仲景云:厥阴病气上撞心,明示木中风火上行,都因血少阴虚,以痫症痰火有余,大谬。女贞、茯神、萸肉、天冬、细生地、建莲、**赤金箔**。(《叶天士晚年方案真本》)

【肝风】

又 诸恙向安,惟左胁中动跃多年,时有气升欲噎之状,肝阴不足,阳震不息,一时不能遽已,今谷食初加,乙癸同治姑缓。人参、茯神、知母、炙草、**朱砂**染麦冬,调入**金箔**。(《临证指南医案》)

【梦魇】

一童因惊恐,每夜梦一红衣人与黑衣人相斗,至天明方退,延及三月。夫黑色属肾,红色属心,心火独亢,肾水不充,水不制火,心肾不交而然。投生水安神方(熟地、柏子仁、茯神、白芍、**龙齿**、石菖蒲、丹参、夜合花、远志、枣仁、**金箔**、**金针**),二帖不复见。(《医门补要》)

【梦交】

光复门外某妇患异疾,每夜恍惚似有人与之交,六年有余矣。四肢乏力,腹中作痛,形神萎悴,据云与夫同寝辄有人击其夫两臀,夫寤后隐隐觉痛,现青色倦怠,七日方已。先生诊之

曰:此阳气不足,阴邪乘之,当发越阳气以制阴邪。用当归二钱、青蒿三钱、雷丸三钱、鬼箭羽三钱、木香七分、香附二钱、石菖蒲五分、防风汤炒黄芪三钱、纯阳正气丸钱半,先服。另,**朱砂**三分、**雄精**二分研末调服,外用**雄精**研末涂阴处,并遍洒床帐。是夜又来,离床尺许不敢近。明日复来诊,用扶阳抑阴,遵大易之旨。人参须一钱、辰茯神五钱、青蒿二钱、雷丸三钱、酸枣仁三钱、**辰砂**拌灯心三尺、鬼箭羽三钱、**龙齿**四钱、**朱砂**安神丸三钱。另,真獭肝一分、**雄精**二分、**金箔**一张,研末服。是夜与一妇人同来,劝解曰:与我银锭若干,则不来矣。病者见其从窗棂更换黑衣而去,从此遂绝。今已气体强壮矣。又,乡间一妇亦患此疾,来时觉枕边呼呼有声,且有腥气,贴身冰冷。此系蛇精为祟,亦用前法而愈。(《医验随笔》)

【郁证】

《内经》以喜怒出于膻中,今襟怀不畅,无忻忻自得之意,盖缘久郁则清阳失司,生机不能灵动也。遇事烦厌难耐,寐醒即欲起身,肝阳心火易扰而不宁谧。拟由滋养以濡济之,所谓盏中添油、炉中覆火之法也。茯神、远志、枣仁、归身、丹参、柏子仁、半夏曲、石菖蒲、麦冬、萱草、人参,神曲和丸,**金箔**为衣。(《沈俞医案合钞》)

王,三三,烦劳曲运神思,形与神交伤,阳气旋动,络血何以宁静。甘以缓热,补以益虚,必佐宁神镇怯,以摄之固之。人参、柏子霜、炒枸杞、焦归身、桂圆肉、炙甘草、**龙骨**、茯神、**金箔**。(《种福堂公选良方》)

【厥证】

初诊:多病多虚之体,而患时令风温之症,始则寒栗而热,继则咳嗽多痰,今方三日,忽然热退咳平,面红转白,痰无吐出,旁观者皆为病去之象,主病者亦因多病多虚之体,虽患时症,不过尔尔。讵意神识渐渐不慧,糊语喃喃不已,及诊其脉,细数无神,左手搏指,舌苔浮白,大便溏泄。分明邪乘虚陷,痰蒙内窍,势属至危。姑拟扶正达邪,护里宣开一法。古人云虚人善变,此症殆有是焉。参叶、前胡、桔梗、牛蒡、射干、制僵蚕、郁金、石菖蒲、胆星、天竺黄、猪苓、万氏清心丸。二诊:今日便泻竟有二十数之多,自然病情尤增变幻,阴液由此而涸,风阳从斯而升,日昨之神识一毫未慧,反加撮空痉厥,幸而厥少于痉,正气尚留一线,所以厥而复醒。古云:撮

空一症,非大实即大虚,实则神明被逼,虚则神明涣散。此症实耶?虚耶?逼耶?散耶?何待智者言而喻耶。危笃若是,虽无把握,焉能听其自然?勉拟精灵护里,三甲潜阳,辅以熄风涤痰之品,以望百中图一而已。龟板、鳖甲、牡蛎、洋参、钩钩、石决、白蒺藜、制僵蚕、天竺黄、胆星、石菖蒲。另:濂珠、玳瑁、**金箔**、月石四味研末服。三诊:今日痉厥顿止,昨方难言不效。然一波未平一波又起,令人有应接不暇之势。午后忽变,似祟之附,确似癫狂之象。《内经》曰:重阳则狂,重阴则癫。阴者痰之类,阳者火之谓。两日前神识已糊,势必痰火驾轻就熟而入,冀其返正得奏线效,再观休咎。西洋参、辰茯神、**龙齿**、青蛤散、远志、胆星、竹黄、玉泉散、知母、钩钩。另:濂珠、西黄、玳瑁、**朱砂**、**金箔**,以上五味共研末服。四诊:狂乱整日,继之以夜,直至今晨,二便并行乃止,止则其脉也宛如平人,未刻而大汗遍体,湿透重衾,遂为两目迷睡,隐隐叹息,循衣摸床,手指蠕动,面色如纸,脉细若无,舌苔光泽不红,言语声气不续,此名脱。本无治法,勉因脉未躁疾,汗未全冷,阳气虽欲离阴而飞越于外,阴精尚有涵养而交纽于内。然素伤之阴能有几何,如不汲汲敛摄补益,终归于脱。勉拟一方,亦属背诚矣。人参、坎气、白芍、牡蛎、五味子、牛膝、菟丝子。五诊:昨日阳欲离阴,脱象已备,而用独参扶正,坎气钮链,牡蛎涩以固之,五味酸以收之,牛膝引阳入阴,白芍从阴引阳,菟丝凝结正气,居然汗止阳回,气归神宅。如此转机,药功厥伟。如当此之际,委之天命,其悔何穷?由此观之,病之挽回虽系造化,亦由人力耳。刻下大寇荡靖,城仓敝败,善后之事,宜作如是论。人参、茯苓神、金石斛、橘白、竹二青、川贝母、枇杷叶、秫米。(《汪艺香先生医案》)

吴,三十,肝风痛厥,迅发莫制,都因肾真内怯,平素多遗,诊脉芤弱,议用固本丸。固本加五味、萸肉、**龙骨**、**金箔**,蜜丸。(《临证指南医案》)

林右,营血久亏,肝木失养,风阳大动,窜入经络,遍身酸楚。兹当风木司令,阳气弛张,叠次痉厥,厥回而神识昏迷。脉细涩如丝,深有阴阳相决之虞,未可视为惯常也。拟护神潜阳法,备请商定。**块辰砂**(绢包)三钱,茯神三钱,**龙骨**三钱,龟甲心五钱(刮白,先煎),丹皮二钱,秦艽

一钱五分,女贞子三钱,豆衣四钱,炒远志四分,濂珠四分,川贝四分、**真金箔**一张(三味研末先调服)。(《张聿青医案》)

鲍,廿四岁,述厥冒来必迅疾,醒来亦速,既醒精神少灵慧,逾时卧息乃清。凡六气之速,莫如火风,此内起脏真之阳,肝胆最速,乃下焦肾水暗亏,水不生木。议填补酸收壮阴法。**真金箔**、白濂珠、石菖蒲、熟地、远志肉、五味子、萸肉、茯苓、龟板。(《叶天士晚年方案真本》)

胡妻患乳房结核,外科杂投温补,核渐增而痛胀日甚,驯致形消汛愆,夜热减餐,骨痿于床。孟英诊曰:郁损情怀,徒补奚益。初以蠲痰开郁之剂,吞当归龙荟丸,痛胀降序,热退能餐,月事乃行。改投虎潜加减法。服半年余而起,凡前后计用川贝母七八斤,他药称是。今春因哭母悲哀,陡然发厥。予甘麦大枣加**龙**、**牡**、**龟**、**鳖**、**磁**、**朱**、**金箔**、龙眼而安。蠲痰开郁方:川贝(杵)一两,南花粉五钱,生冬瓜子八钱,酒炒知母三钱,酒炒川连一钱,石菖蒲(次入)一钱,半夏曲(研次)二钱,鲜薤白(打次)一钱半,淡海蜇(先煎)一两,陈木瓜一钱半,药送龙荟丸三钱。悲哀发厥,抑郁伤肝,肝风逆上。生粉草三钱,北小麦四钱,大枣一枚(擘,先),**龙骨**(杵)一两、牡蛎(杵)六两、血鳖甲(杵)四两、血龟板(杵)二两、**灵磁石**一两、**整朱砂**一两二钱(六味先炭煨,六钟取汤代水煎药),**飞金箔**七页,桂圆肉一钱半。(《王氏医案绎注》)

蒋右,体质素亏,春升之际,风阳大动,以致骤然痉厥。甲木不能下降,胆无决断之权,惊悸善恐,有形之痰,为之鼓动,所以脉弦而滑,舌红而苔黄浊也。拟化痰宁神,潜阳熄肝。丹皮、茯苓神、竺黄、九节石菖蒲、盐水炒橘红、远志、山栀、制半夏、淡芩,上濂珠三分、**金箔**一张、**辰砂**三分(三味研末,蜜水先调服)。(《张聿青医案》)

情怀郁勃有年,近复骤遭惊恐,致神昏语乱,口吐紫血,脘腹胀闷,不饥不食,脉象模糊,难以捉摸,此乃惊气动肝,神魂无主,血随气逆,状似尸厥薄之症,兼之两足常冷,是阳升于上也,拟用介类潜阳,重以镇怯,俟厥止再议。阿胶二钱,左牡蛎三钱,石决明三钱,**龙骨**二钱,**紫石英**二钱,**代赭石**二钱,白茯神三钱,酸枣仁二钱,羚羊角七分,川连八分(吴茱萸炒),茜草一钱,生白芍二钱,**金箔**二片。(《南雅堂医案》)

钱,肝藏魂,因怒则诸阳皆动,所见病情,皆属阳动化风而为厥,故凡属厥症,都隶厥阴。考《内经》治肝之法,不外辛以理用,酸以治体,甘以缓急。今肝阴素亏之体,骤加暴怒,病已浃旬,液涸阳亢,急急镇固收摄,犹虑弗及。阅所服诸方,仅以泄肝、抑肝、平肝为事,肤浅庸劣,一致于此。不知补法,都以子母相生同治。盖壮水则木得滋荣,阴充则风阳自熄。医不师古,尚敢称虚道实耶。生地、阿胶、麦冬、人参、**金箔**、生鸡子黄。(《种福堂公选医案》)

述章兴官厥症一则。甲辰十一月,章南山次子兴官,忽患头痛,面色青黑晦滞,畏寒神倦,兼有痰嗽,曾服息风和阳疏解之药数剂,身发微疹,头痛旋止,神识日呆,耳聋无汗,溺少大便不解。越三日,适交冬至节候,暮夜昏谵而遗溲。伊兄洪远,邀予诊视。其脉浮而带弦,重按空虚,验其舌上无苔,不饥不渴,但有疼痛声而不知其处,询其病之所苦,而又不能鸣其状,目视瞑而神呆。予骇曰:此症渐入厥象也。变幻最多,此时尚在游移未定之际,极难图治,必须邀同姜体乾酌议,方可主持。奈又往锡未归,不获已。勉拟降厥豁痰、开窍育阴息风方法挽之。服后至夜颇安,并且得汗身凉。清晨复诊,按其脉虚象忽退,予令彼将此药再服一剂。是日体翁适归,又邀为之诊视。就予方略为加减,更进一剂,耳聋忽闻,症反变出,多言无绪,似昏非昏,似清非清,脉变不调之象,舌色忽紫,中见微黑碎裂之纹,如蚕豆瓣大,大便久闭,小便一昼夜不解。体翁悉审视良久曰:此症因肾虚邪凑,致在下之风火,上干而脱其志,心虚邪混,致在上之痰厥。气不降而失其神。况头疼起见,显系木失水涵,肝风挟温邪而上冒,风火煽烁不已,肝肾失疏泄闭藏之权,而魂志日离,邪阳挟相火冲突,使津液成痰,而乱其神明之主,则神不守舍矣。虽然,温症变厥,治亦何难,独不若此症之不归经络,不归肠胃,而窃踞于神志之间。如油入面,打成一局,安居于难分难解之地,冥顽不灵,所以现出狂言失志之状。《经》云:狂言者是失志,失志者死。遍考方书,前而仲景之伤寒,后而河间之温热,从无成法可求,应归不治之例。但念与病者嫡表弟兄。虽死亦

须图治,莫若以灵治灵之法,望其或成为尸厥,或变为发狂,其阴其阳,归正其候,乃可斡旋于万一,亦未可知。生死关头,惟此一举而已。因与予同拟一方。真赤苓一钱,鲜生地(洗)二钱,羚羊角(镑)七分、生虎骨[1]五分,**生龙齿**一钱,云茯神(去木)二钱,川贝母七分,炙甘草五分,远志肉(炒)三分,制附子三分,麦冬钱半,阿胶(蛤粉炒)一钱,小麦二钱,玉竹二钱,归身七分,广皮七分,犀角五分,白薇五分,防风四分,牛黄(调入)五厘,石菖蒲根二分,竹沥二十匙,生姜汁(冲入)二匙。服此药后,至夜忽作痉状,口噤多汗,手足强,痰涎满口,不能言语。至上午时候,同体翁诊视,其脉弦急,舌苔转为白色,汤水与之能咽,不与则不知。体翁曰:此正尸厥之象也。乃照前方去犀角、川贝,加入钩钩钱半,川石斛、真天虫、半夏各一钱,木瓜七分,胆星末(调入)、诃子肉(炒)各五分,石菖蒲汁五匙,龙齿减五分,远志(姜汁炒)加至五分,附子加五分,竹沥加至半酒杯,姜汁加至五匙,牛黄加至一分。服此药后,至夜半忽发狂,天明复诊,其脉弦大而数,谵语狂妄。体翁曰:症转阳分,已见发狂,可无虑也。羚羊角、鲜生地、赤茯苓、上阿胶(蛤粉拌炒)、净钩钩各钱半,净天冬三钱,云茯神三钱,川石斛、玉竹各二钱,远志(姜汁炒)、广皮、炙草、炒大黄、木瓜各五分,犀角汁(冲入)、胆星末(调入)、防风各三分,真天虫(洗炒)、麦冬、白薇各一钱,牛黄(调下)一分,小麦二钱,**生铁**(打碎)一两,生姜汁(下冲)三匙,石菖蒲汁(冲下)半酒杯。服此药后,至夜能寐,狂言少减,仍照前方,去生铁。鲜生地减用一钱,牛黄减用半分,炒大黄减用三分,犀角汁减用二分,**金器**一件,苡仁(酒炒)钱半,炒白芍八分,当归身五分。自服此后,狂越渐平,寝食得安,不药而愈。予因此症变幻非常,体翁议论卓立,出口皆应,故能用药灵妙,信手而验。谁谓医家无斡旋造化之功耶,详记其治,以为来者用法之一助。(《龙砂八家医案》)

洞庭山徐严少宰妹,始而脚痛,继以头疼。陡然昏不知人,手振肉瞤,动气故。筑牙关与两目上视,面黄颧红,唇上色青,其下亦然,呼吸痰声。左关已无脉,寸部甚微,右尺亦绝,关前独

---

1 虎骨:现为禁用品。下同。

大且滑。其人不吐，鼻且不煽，汗亦不出，四肢厥冷，诸医束手，都以真珠母丸法应酬而剧。此痰祟附于肝经，扰乱不宁，以致地水火风无不上加于天也，古来无此成方，以意逆之，一剂而活动，二剂而舌伸，三剂而能言。归语门人。茯神五钱（**朱砂**拌），沉香三分，**金器**四钱，**磁石**四钱，獭肝一钱，人参一钱，竹沥一钱五分（入姜汁一匙冲），甘菊一钱五分（炒）。先以乌梅肉擦开牙关。（《曹仁伯医案论》）

【泄泻】

稚年纯阳体质，疟利是夏秋暑湿热病，阅述几年调理，都以温补得效。但幼科必推钱仲阳方法，幼稚致伤，全在脾胃，脾阳少运，湿聚泄利，温暖脾阳，运行去湿，亦属至理。若骨脂、附子温肾，稚年恐未宜久进。今年太阳寒水司天，太阴湿土在泉，雨湿太过，阳气最伤，大忌苦寒，暂服方。钱氏益黄散。附方：干蟾、川连、白术、茯苓、青皮、鸡内金、人参须、薏米仁、神曲、泽泻，炼蜜丸，炒米汤下。附惊风方：全蝎、僵蚕、天麻、川黄连、生甘草、胆星、犀牛黄、麝香、**金箔**为衣。（《扫叶庄一瓢老人医案》）

大便数行，宿垢溏粪俱见，未始不美。讵知竟有赤腻之物，殷紫之块，想是营血为热迫而出。至于甫醒即睡，睡中呓语，舌根之灰黄，较昨日又多，固是浊邪之外越，然浊为热蒸即是痰火，机窍如不被蒙蔽，应号转即睡，不致言语如梦也。总而论之，当在险岭矣。再拟一方，若得诸款毕谢，庶可把握。备商。陈阿胶钱半（黄柏末同炒），石决明六钱，茯苓神各三钱，鲜石斛四钱，益元散四钱，竹黄二钱，炙龟板三钱，杭白芍钱半，花槟榔五钱，北沙参三钱，竹茹十张（一钱五）。另：上西黄二厘，陈胆星二分，**金箔**一张，川贝二分，同研末，先服。（《汪艺香先生医案》）

宋姓，卅一，庚申冬季，忽患腹痛泄泻之疾，渐觉咳嗽多痰，延至二月，咳嗽不止，项强而肿，发热恶寒，头运身重。脉沉细无力，独右寸虚数。案：此感太阴之气而成，阴湿既重，阳气虽升而阴火飞越。盖清阳不升，故浊阴不降。但症形重大，药须紧服，早服二剂可也。**铁落**四钱，煤灰二钱，金铃子二钱，马齿苋三钱，净银花二钱，沙参二钱，茶叶二钱，葛蔓根三钱，鲜茵陈蒿三钱，贝母三钱，鬼箭羽二钱，红花二钱。用**白银**小锭入药煎，竹沥三匙和。服二剂。释：此辛酉年春分前二日方也。土兼水

化之年，支干总属阴金，且立春前雨泽久濡，阳土不旺，燥金无所施其力，故太阴反以强宾而夺主。然究因客气逆行，阳明司令，未致猖獗。令春分将近，少阳相火挟湿上升，故有寒热项肿之象。方用铁落、白银以镇木火之上炎为主，煤灰以除飞越之湿，金铃、鲜蒿以解少阳之郁。而阳明究系司天统令，故用马齿苋、葛梗以舒之，银花、沙参、茶叶清辛金以保肺气，卫矛、贝母散结解郁以除辛金之湿满，佐以红花、竹沥破瘀消肿、清痰利咽，为外症之引也。后一日，项肿倍增。至中夜，咽内壅塞，气息阻隔，茶水难进。案：湿火上炎，木气拘挛，只是用古针法刺次指、中指去爪甲一韭叶许，其救急最捷。否则，权用吹药开路，再用金汁、金银露、浮小麦、鲜生地汁冲服，以治其标。吹药用大戟三钱、猪牙皂三钱、刺蒺藜三钱、原麝二分、没药二钱、**皮硝**三钱、见肿消二钱（焙干）、海金沙三钱、**辰砂**三分、山茨菇一钱二分，如无见肿消，则当以野荸荠粉四钱代之，同为细末，频吹可也。汤批："《至真要大论》曰：太阴之胜，喉痹项强。《缪刺篇》曰：邪客于手少阳之络，令人喉痹，刺手中指次指。邪客于足少阴之络，令人嗌痛，不可内食，刺足下中央之脉。此证由阴湿而起，本太阴也，近春分而见感少阳也。少阳与少阴为君臣，亦为夫妇，故兼及少阴。合而言之，太阴本也，少阳标也，少阴标中标也。然君主不宁，而百体解散，急则治其标，此之谓夫！"释：外治之药不过开郁解毒、散结除湿耳。其内服治标之药，金汁、银花露为解毒清凉之通剂，浮小麦、生地本少阴之味，而用以治相火之灼金者。盖心与肺本相联属，而足少阴之所生病，舌干咽肿。相火既动，君随之，且少阳初动，难于直折，只得借少阴以和之耳。又换方。案：毒气虽稍散，而真阳日光尚未透漏，总为阴火所遏耳。方宜养阴以归元，散阳以泄气。生鳖甲三钱，秦艽二钱，香附一钱（炒），制首乌二钱，人中白二钱（杵），黑豆皮钱半，独活钱半，防风八分，黑芝麻二钱（去油），红花三钱，白芷二钱，天花粉二钱，当归三钱，马兜铃三钱，肉果八分（面煨），百草霜三钱，**梁上尘**二钱，**佛果金**二版。服二剂。汤批："大凡阴火之病，须补阴水以静之，故方内叠用滋阴之品。又，肉果入太阴之分，能收火入里，而敛飞腾之焰。此二法实为立基固本之要诀。譬之用兵须争上流，形胜既得，迎刃而解矣。"释：此春分后一日方也。令值少阳相火，而用鳖甲、秦艽、香附滋木气而疏木郁，首乌、豆皮、芝麻滋木以养木者，木气不达，则火不归根，而逸出故也。又用煨肉果、百草霜以摄阴中之阳，薪安釜底，自不随邪火而上越矣。**飞金**、花粉、兜铃镇金气而清其浮热。当归、红花以少阴而和少阳，人中白、梁上尘一浮一沉，用以扫除上下

之邪火。白芷、独活、防风则散阳以解湿郁之留滞耳。盖当土兼水化之年，太阴气胜，太阳之气不能灌溉于周身，譬如日光为云翳所掩，光辉黯淡，何能照耀于周天哉。医者须为拨云雾，见青天，使辛金能与丙火相合，然后水化成而生机转也。服前方，脉象稍起，但觉心神恍惚，时若惊恐。案：此阴不归原，而阳失其度也。今可清肺散结矣。归尾三钱，郁金三钱，**金陀僧**二钱(童便煅杵)，**朴硝**二钱，白芷二钱，香附钱二(酒炒)，辛夷仁钱二(去净皮毛)，南星八分，砂仁壳三钱，甘菊二钱，银花二钱，车前子钱二(酒熏)，陈皮三钱，白僵蚕三钱，甘草三钱，野菊根三钱，竹青屑五分。三剂，仍早晚两服。汤批："案云清肺，而方内参用阳明之品者，以太阴与阳明相为表里也。"释：少阳乘少阴之位，相火夺君火之权，故以归尾、郁金靖少阴之气，使少阳不得而乱之也，加童便、煅陀僧以镇金气，朴硝之咸寒以清三焦之邪热，白芷、香附、砂仁壳、辛夷仁香燥辛散，以除上焦之湿郁，南星、陈皮清中土之痰湿，甘菊、野菊、银花、车前保肺清金，不使为相火所烁，僵蚕、竹青散相火逆结之痰，兼治咽肿。可谓内外俱彻者矣。然合观大意，总不外合丙辛以化水，以救年令之不及；用少阴和少阳，以平客气之太过；用金气克卯木，以防月建之助炎。又换方。案：春木发早，湿火过炎。炎上之火本无定也，只宜以清金壮水为主耳。注：谓去岁冬燠雨濡，春令早行也。抱木茯神三钱，明琥珀一钱(灯心研细)，连翘三钱(淡盐水焙干)，杜仲三钱(盐水炒)，黑芝麻钱半，戎盐钱半，赤豆三钱，白药子钱半，黄药子三钱，**胆矾**三钱，珍珠八分，山茨菇三钱，天花粉三钱，**朴硝**三钱，砂仁三钱，川芎三钱，甘草八分，莲房一个。引用水菖蒲根，取自然汁四匙，生和服，加白马溺一大杯和入。盖马为乾金，溺则取其趋下之性。如无白马，可取大蚌一枚，少加盐矾入内，取生水和用。服三剂。释：此春分后五日方也。茯神、莲房、琥珀、连翘清手少阴之热，杜仲、戎盐滋少羽癸水之气，且软坚也。此皆所以为少阳之配者也。山茨菇、药子、菖蒲汁，以除痰而去湿，消肿而散瘀。胆矾乃少阳本经之引，以之涌吐风痰、发散相火而解咽肿。珍珠、马溺清金水之脏，花粉、朴硝兼除腑热，砂仁、川芎以散血气之郁滞。究其大意，仍不外前方之旨云尔。又换方。案：前方尚少半剂之力，须用前方再服半剂，后换用内外双解之法。元参三钱，苦参二钱，**牙硝**二钱，黑料豆三钱(酒浸炒)，山茨菇二钱，天花粉二钱，赤苓三钱，熟军二钱，**皮硝**三钱，乌贼骨三钱，银花二钱，山豆根二钱，茯神二钱，木通八分，泽泻八

分，甘楝根皮三钱，衣鱼四分，蛇脱三分。服二剂。释：此为内外双解之剂，夫人而知之也，然必重用黑豆、元参以保少羽之气者，因水弱之年，恐为少阳所泄而难济耳。又换方。案：有湿火上蒸，意欲外托而兼内治，故前用蛇脱等药以两枝其兵，所谓间道而出者也，犹有外不尽托而内不尽治之处。今却用刚柔并济法滋润其阴，方好还原。今之二枝异于前之二枝也。龟板三钱(酒炙)，地骨皮三钱(鲜者)，桑皮二钱，菟丝子二钱(酒炒)，贝母三钱，青黛三钱，山茨菇二钱，白苏子二钱，冬青子三钱，钩藤三钱(蜜炒)，冬葵子三钱(杵)，**皮硝**二钱，败酱四钱，刘寄奴二钱，马鞭草一钱(如无，以虾蟆草代之)，甘草三钱。服二剂。释：前半多降火养阴之品，后半则兼解毒去湿，及外托散结之药矣。又换方。案：此时内毒渐清，剩外毒未除耳，当用淮阴四面吹散楚军之法。然亦须连络彭军以为犄角。何则？前盖开壁令其逸出，今则收烬欲自完缮耳。宜再服前方二次，后用截然二枝军，一枝埋伏，一枝战也。早服用：炙龟板四钱，白芍二钱，首乌三钱，枸杞子三钱(炒)，川芎二钱，当归身三钱，黄芩二钱，葛根粉二钱，贝母四钱，元参二钱。释：此为埋伏之军，所以备不虞也。晚服用：土茯苓五钱，白茯苓四钱，川芎八分，海藻二钱，贝母二钱，**皮硝**二钱，刘寄奴三钱，镑犀角八分，**硼砂**钱半，琥珀八分(研细)，苦菜根十个，**金银箔**廿张，陈小麦秆卅茎。以上二方俱用甘菊、银花煎汤代水。释：此为出战之卒，所以摧强敌也。前方服至二日，项间脓溃肿消，诸症悉退，但觉体虚。案：此症原系伤寒实症，然当权其先后施治之法，不可率尔驱除，务要收火入内，散邪出外。治之无其法，一内伏即不可解矣。故欲其聚于一处，如秦将之坑卒者然。此其中惟权为难耳。今已顺流而下，大事就矣，以下无大难处，所谓一将守之有余者也。象皮四钱，猬皮四钱，金狗脊三钱，大白芍五钱，白茯苓三钱(土炒)，丹参三钱，当归身二钱(土炒)，龟板五钱，橘核三钱，制首乌三钱。引用银花藤、摩萝藤、茶钱连茎一个、小麦秆三十茎，日服一剂，服五帖。释：此春分后十三日方也。木火气盛，金水气衰，故方以扶金滋水为主。用二皮凉血生肌，兼扶司天之金气也。橘核，《日华》以治膀胱气痛、腰下冷气，是禀太阳之气而散寒湿结核者也。茯苓属辛，橘核属丙，此丙辛合化之理也。余俱滋阴之品，而少阴为尤多。盖少阴君主既强，则少阳相臣自不能不退听耳。月峰问辛酉二月时令治法。

案：师曰去冬阳气早泄，故阴舍不固，而木气拳拘耳。子知前方用**铁落**、**生银**之意乎？以其早动，则静镇之。去冬雨泽连濡，亦见阳水虚涵、阴金浮泛之象，宜早用**铁落**、**铜青**、**石燕**等药，所谓以金从金之意。外加木香、辛夷、青蒿、紫苏、葛根、枳壳、款冬、忍冬、韭子、金石斛，或加细辛、肉果，盖助阳而收肺气之汗漫者耳。或用马齿苋、虎耳草、车前草、虾蟆草一二物为引，从湿以治湿也。外加土炒茯苓、川楝子、甘草节用为佐使，随症加减可也。至如细辛、**石燕**、**铜青**、肉果，皆非常用之药，须随症斟酌之。（《医学穷源集》）

【胁痛】

诊脉右弦，左小弱涩，病起积劳伤阳，操持索思，五志皆逆，而肝为将军之官，谋虑出焉，故先胁痛，晡暮阳不用事，其病渐剧，是内伤症，乃本气不足，日饵辛燥，气泄血耗。六味滋柔腻药，原非止痛之方，不过矫前药之谬而已。《内经》肝病三法，治虚亦主甘缓。盖病既久，必及阳明胃络，渐归及右，肝胃同病，人卧魂藏于肝，梦寐纷纭，伤及无形矣。议用甘药，少佐摄镇。人参、枣仁、茯神、炙草、柏子仁、当归、**龙骨**、**金箔**、桂圆肉，煮浓汁捣丸。（《叶氏医案》）

又　胁痛病自肝起，渐归及左，饮食少进，多梦纷纭，肝胃同病，勉拟甘缓和阳。人参三钱，炙草五分，枣仁（炒焦，研）二钱，当归一钱五分，**龙骨**三钱，茯神三钱，柏子仁二钱，**金箔**三片。（《扫叶庄医案》）

【遗精】

陈，二三，先患失血，复遭惊骇，平素有遗泄，独处呓语，是有形精血、无形神气交伤，漫言治痰治血，真粗工卑陋矣，补精宜填，安神宜静，然无形真气为要，与心脾二经主治。人参一钱半，当归一钱半，茯神三钱，枣仁三钱，远志七分，炙草三分，桂圆二钱，**龙齿**二钱，**金箔**五张（冲入）。（《临证指南医案》）

初以心动精泄，久则关键滑溜，食减至半，业已损及中焦。黄、地滋腻滞胃，下焦之阴，未得其益，中宫之阳，先受其累。至于黄柏味苦，苦更伤阴。当以妙香散加**金箔**之为稳。人参、**龙骨**、远志、茯神、**金箔**、益智、茯苓、**朱砂**、甘草。（《叶氏医案存真》）

山阴戴文训，少年患梦遗，服固精丸而愈。用狗头骨一个，煅存性，用籼米饭为丸，如梧桐子大，**朱砂**、**金箔**为衣，每服五六十丸。（《名医类案》）

汪正中　填固包举，遗精已缓，新正劳烦气泄，病后神耗精夺，当此升泄气候，以安神固摄法。桑螵蛸、金樱子粉、茯神、人参、**生龙骨**、当归身、**金箔**、龟板。（《叶氏医案存真》）

王，二六，过用心思，营气日滴，心悸眩晕，遗精，腰膝下部畏冷。阴阳造偏，心肾交损，议镇怯，佐以固摄温纳。桑螵蛸、人参、茯神、**青花龙骨**、**金箔**、锁阳，蜜丸。（《种福堂公选医案》）

程左，三十四。外感渐清，诸恙轻减，惟心肾两为不济，肝主相火，跃跃欲动，艰瘀稍平，仍关门不固，常常自遗。素有头眩耳鸣，皆属上盛下虚。脉见细弦，治以清养。洋参、元精、桑螵、半夏、莲须、木神、白芍、秫米、覆盆、**龙骨**、川斛、玳瑁、龙眼肉二枚（内包川连二分，外滚**金箔**半张）。（《陈莲舫医案》）

有梦遗精，治在心肾，乃二气不交所致。冬令牙宣，亦主藏纳浅鲜，用镇固宁神方。熟地、枣仁、茯神、**金箔**、人中白、女贞子、湘莲子、旱莲草、远志、**龙骨**，蜜丸。遗泄阴亏，疟热再伤阴分，声嘶，火升易怒，神躁。水不润木之征，何人饮佐以降阴火。制首乌、知母、天冬、人参、茯苓、麦冬。（《叶氏医案存真》）

俞左　疟后忽起遗泄，旋至多梦纷纭，体软力乏。夫心实则梦可惊可忧，心虚则纷纭多梦。今脉象浮滑，且进分清之剂，遗泄转减。此盖由脾湿有余，扰动精关，心胆气浮，故有似心虚见象也。炒党参二两，制半夏二两，海蛤粉三两，白蒺藜二两，甜冬术三两，川草薢一两五钱，茯苓三两，**辰砂**五分，泽泻一两五钱，粉丹皮一两五钱，生甘草四钱，远志肉六钱，生薏仁八钱，橘红一两，桑皮七钱，枳实一两，**金箔**三张。上药研细，用大淡菜三两，打糊为丸如桐子大，每日早晚各服二钱。（《张聿青医案》）

【血证】

潘观察夫人　吐血紫暗成饼，心震不寐，肝络之伤，法宜镇补。炒黑枣仁三钱，高丽参二钱，炙甘草一钱，白芍三钱，**青花龙骨**三钱，**金箔**廿张。再诊，夜稍能寐，惟形神交伤，络血焉能宁静？仍以甘以缓热，补以益虚，佐以安神镇怯以摄固之。高丽参三钱，焦归身三钱，炙甘草一钱，**真金箔**廿张，甘杞子三钱，桂圆肉二钱，**青龙骨**三钱，云茯神三钱，柏子霜二钱。（《雪雅堂

医案》）

钱，十八，冲年阴精走泄，阳无依倚。血随气升，色紫成块，此血出于肝络，法当镇补。人参、炒黑枣仁、炒白芍、炙草、**青花龙骨**、**金箔**吐血阴虚阳升。（《种福堂公选医案》）

半月前恰春分，阳气正升，因情志之动，厥阳上燔，致咳震动络中，遂令失血，虽得血止，诊右脉长大透寸部，食物不欲纳，寐中呻吟呓语，由至阴损及阳明，精气神不相交合矣，议敛摄神气法。人参、茯神、五味、炙草、枣仁、**龙骨**、**金箔**。（《叶氏医案》）

徐，二六，脉左垂右弦，阴精不足，胃纳亦少，初冬痰中见红，冬春寐有盗汗，难藏易泄，入夏当防病发，诸凡节劳安逸，经年可望安康。熟地、阿胶、五味、萸肉、秋石、山药、茯神、川斛、旱莲草、膏丸。又，脉左细数，肉消肌烁，气冲咳嗽，呕吐失血，是肝肾内损，下元不主纳气，厥阳上冒所致，非肺咳矣，当交夏气升血溢，姑以镇纳，望其血止。**青铅**、六味加牛膝、白芍。又，脉两手已和，惟烦动恍惚欲晕，议静药益阴和阳，三才汤加**金箔**。（《临证指南医案》）

【痰饮】

夏至节，两关脉弦长，五火燔燎，而肝阳胃阳尤甚，动怒抽掣为肝病，食辛香浓味，即病至，胃病使然，痰火根深，非顷刻可除，惟静养勿恚忿，薄味以清里，此病发之势必缓，由渐加功议药，乃近理治法。羚羊角、犀角、川连、郁金、山栀、北秦皮、牛黄、胆星、橘红、**生石膏**、**寒水石**、**金箔**，方诸水法丸，竹叶灯心汤送下。（《叶氏医案》）

丹溪治一室女，素强健，六月发烦闷，困惫不食，时欲入井，脉沉细数弱，口渐渴，医作暑病治不效。又加呕而瘦，手心热，喜在暗处，脉渐伏而妄语。凭脉作暑治亦不谬，但喜暗处云云，明属风痰。朱制《局方》妙香丸（妙香丸方：巴豆、冰片、麝、牛黄、**辰砂**、**腻粉**、**金箔**、黄蜡），蜜丸如芡实大，井水下一丸，半日大便，药已出矣，病不减。遂以麝香水洗药，以针穿三孔，凉水吞。半日，下稠痰数升，得睡渐愈。因记《金匮》云：昔肥而今瘦者，痰也。（《名医类案》）

【虚劳】

邵　精血伤，气不潜纳，阳浮扰神，则魂魄不宁，脏阴不安其位。人参、炙草、建莲、茯神、**龙骨**、**金箔**。（《临证指南医案》）

心营内亏，虚阳浮动，不时多汗烦躁，脉象浮弦不摄，此由积劳内伤所致。西潞党、陈阿胶、紫丹参、**紫石英**、远志、枣仁、炙龟板、炒归身、料豆皮、白茯神、**金箔**、龙眼。（《莳山草堂医案》）

詹（衢州），四十三岁，阅开列病原，肾精内损，心神不敛，脏阴不主内守，阳浮散漫不交。中年未老先衰，内伤脏真，心事情欲为多。问后嗣繁衍，绝欲保真，胜于日尝草木。九制大熟地、人参、**金箔**、石菖蒲、远志肉、茯神、**生白龙骨**、生益智，红枣蜜丸。（《叶天士晚年方案真本》）

【痉病】

陈　呕恶数日，止而发痉，每日必三五次。此肝逆犯胃，聚液成痰，内风阳气弛张，痰亦从之为患，拟以和胃息风。羚羊角、钩钩、半夏、陈皮、黑山栀、石决明、池菊花、元参、竹茹。复诊，痉厥日数发，口噤不能言，而心中了了，病不在心而在肝。夫心为君主，肝为将军，当其气火风相煽之际，一如将在外，君命有所不受，则君主虽明，安能遽禁其强暴哉！况胃为心子，胃家之痰与肝家之风相助为虐，舌红碎痛，一派炎炎之势莫遏，欲化胃痰，先清肝火。羚羊角、大生地、犀角、茯苓、生山栀、天竺黄、石决明、元参、钩钩、**金箔**、枣仁、川连(炒)、竹油(冲服)、姜汁(冲服)。（《王旭高临证医案》）

【妊娠恶阻】

一妇孕三月，吐痰水并饮食，每日寅卯作，作时觉小腹有气冲上，然后膈满而吐，面赤微躁，头眩，卧不能起，肢疼微渴。盖肝火挟冲脉之火冲上也，一日甚，二日轻，脉和，右手寸高，药不效者将二月余。偶用沉香磨水化抱龙丸。抱龙丸方：人参、天竺黄、琥珀、檀香、茯苓、甘草、枳壳、枳实、南星、**金箔**、山药、**辰砂**，一服膈宽，气不上冲，二三服，吐止眩减，食进而安。（《名医类案》）

【产后恶露】

陈　产后八朝全带恶露，三日即有寒热，五朝气从少腹上逆，且痛而厥，风痉咬牙，自汗淋漓，头晕耳鸣，心悸，脉洪数。病从惊恐而作，惊则气乱，而血郁于上，遂致痉厥；产后营虚，虚则肝气自动，与阳气相并，逆升使然。治当理气、降逆。因气为血帅也，须得厥止痉通为吉。交加散、失笑散加**紫石英**、怀牛膝、石决明、沉香片、乌药汁、制香附。又：前进镇厥通瘀，厥定，瘀下色淡。神志模糊，不省人事，时有奔走咬牙，肢肿，身热依然。此肝风上扰，阳升不得入于阴，阴阳二气不交，心神浮越，神魂不藏。法当交通阴阳，神识似可清楚。阿胶、归身、茯神、紫贝齿、石决明、首乌、**龙齿**、枣仁、鸡子黄、琥珀末。又：产后营虚，风阳上冒，痉厥之后，神志昏乱，人事不省，彻夜不寐，目不交睫。阴空阳浮，神不内守，法当镇摄神志，交阴和阳。**生铁落**、生地、**辰砂**、朱茯神、**龙齿**、枣仁、炙龟板、琥珀、夜交藤、石菖蒲、牛膝。又：产后败血冲心，肝风上扰，痉厥之下神志昏愦，彻夜不寐，昨议交阴和阳，镇摄神志，病情似乎略减。欲寐不寐，热解，脉缓虚。此阳气欲交于阴矣，佳境也。生地、**朱砂**、牡蛎、茯神、**龙齿**、丹参、夜交藤、鳖甲、琥珀、龟板、远志、枣仁、菖蒲。又：神志稍清，询其病情，耳鸣心宕，眩晕，脉象左寸细弱，左关虚弦。显然产后营虚，肝风上冒，神不守舍。生地、鳖甲、丹参、**辰砂**、远志、小麦、**金箔**、龟板、牡蛎、白薇、**龙齿**、枣仁、菖蒲、夜交藤。(《沈菊人医案》)

【痘】

葛东山，七岁，成浆必借热蒸湿气，痘前发惊，是痘毒由血脉而出，乃常有事，牛黄大苦大寒，直入心胞。若因时气未解，古人谓用之如油入面，反令内结，数月语言不灵，热气胶痰，蒙蔽膻中清气。远志、石菖蒲、天竺黄、**金箔**、胆星、川连、**银箔**、麝香、冰片，蜜丸，重五分。(《徐批叶天士晚年方案真本》)

【疮】

赵子固先生母刘氏，年近八十，左足面一疮，下连大指，上延外踝，以至臁骨，每岁辄数发，发必屡月，昏暮痒甚，爬搔移时，出血如泉，呻吟痛楚，殆不可忍，夜分即渐已，明日复然，每一更药则疮转大而剧，百试不验，如是二十余年。淳熙间，赵为大府丞，一夕母病大作，相对悲泣无计，困极就睡，梦四神僧默坐一室，旁有长榻，先生亦坐，因而发叹。一僧问其故，先生答之以实。僧云：可服牛黄金虎丹。又一僧云：**朱砂**亦可。既觉，颇惊异，试取药半粒强服之，良久腹大痛，举家且悔，俄而下礌磈物如铁石者数升，是夕疮但彻痒，不痛而无血，数日成痂，自此遂愈。**朱砂**之说，竟不复试。先生因图僧像如所梦者，而记其事。金虎丹方出《和剂》，本治中风痰涎壅塞，所用牛黄、龙胆、**腻粉**、**金箔**之

类，皆非老人所宜服，今乃服奇效，意此疾积热脏腑而发于皮肤，岁久根深，未易荡。(《名医类案》)

【梅毒】

程文彬治一人，杨梅结毒十余年，蜀中传一方云：轻粉毒，必须仍以轻粉引出其毒。**真轻粉**四分半，**朱砂**一分二厘，**雄黄**八厘，三味为细末，炼蜜为丸，**金箔**为衣，分作九丸。每日三丸，作三次服，三日服尽。一日鲜鱼汤送下，二日羊肉汤送下，三日鲜鸡汤送下。至四日，牙肿，遍身作胀，肚中作泻。至十日，其毒尽出，再服黄芪、肉桂、茯苓、甘草、当归、麦门冬、五味，数服，果获全愈，永不再发。(《名医类案》)

【急症】

治痧胀疗痛，霍乱转筋，厥冷脉伏神昏危急之证，及受温暑瘴疫秽恶阴晦诸邪，而眩晕痞胀，瞀乱昏狂，或卒倒身强，遗溺不语，身热瘈疭，宛如中风，或时证逆传，神迷狂谵，小儿惊痫，角弓反张，牙关紧闭诸证。**朱砂**(飞)二两，**明雄黄**(飞)、灯心灰各一两，人中白(漂)八钱，**明矾**、青黛(飞)各五钱，梅冰、麻黄(去节)各四钱，真珠、牙皂、当门子、**蓬砂**各三钱，西牛黄二钱，杜蟾酥、**火硝**各一钱五分，**飞真金**三百页。十六味各研极细，合研匀，瓷瓶紧收，毋令泄气，以少许吹鼻取嚏，重者再用凉开水调服一分，小儿减半。(《王氏医案绎注》)

银

【不寐】

"金"条下"不寐"案。(《先醒斋医学广笔记》)

【中风】

祝(崇明) 据述平素以筋脉牵引为舒畅，惟轻则适。肝之性曲直，喜条达也。过重则抽掣太甚，下之海底必微湿，湿少则稍安，多则周身不适，如有物为之遮蔽。又若抠进，必口中大气为之一嘘，方为之廓然，此风阳之鼓动，燥火升腾也。其在《经》曰：神在天为风，在地为木，在体为筋，在脏为肝，在变动为握。握，搐搦也。火盛水衰，风随火动，所谓火空则发也。海底之湿，肝火之盛，子盗母气也。昨小便失溺不禁，厥逆随至，危机已著。今搐搦不已，苟非大剂滋培镇摄，暴脱可虞。今据理立方，以

审察病机之所向。炒枯熟地七钱,生左牡蛎一两六钱,麦冬三钱,川石斛三钱,沉香汁三分,加**纹银**二两、炒黑枣仁三钱、大条人参一钱五分、九孔石决明一两、北五味七分、辰茯神三钱。复诊:神气渐安,即从前方损益。原方加天冬一钱五分、阿胶一钱(研调)、濂珠末五分。又:心中如云雾遮蔽,全是气火挟痰。加风米饮汤。又用远志、柏仁霜、水飞**辰砂**,猪心血丸,服一钱五分,煎药送下。(《松心医案》)

"金"条下"中风"案。(《续名医类案》)

【痫证】

"金"条下"痫证"案。(《冯氏锦囊秘录》)

【呃逆】

气冲则噎,气病自下焦来也。姑用镇逆法。炒熟地、山药、茯苓、**紫石英**、萸肉、丹皮、泽泻、五味子、杞子炭、**纹银**一件。(《松心医案》)

【泄泻】

"金"条下"泄泻"案。(《医学穷源集》)

【痘】

"金"条下"痘"案。(《徐批叶天士晚年方案真本》)

【杨梅疮】

一男子玉茎患此半年,阳物已损七八。遇一方士,以熏药照之,患上流血不止,人似鬼形。予曰:毒发已伤元气,再加熏火一逼,血得热而妄行,故去盆许,此有限之物也,恐其难保。先以四物汤兼黄连解毒汤合而服之,二剂其血乃止。更八珍汤加麦冬、五味子、黄柏、知母,十余服元气乃定。外以甘草汤浴洗患上,以**银粉**散搽之,如此月余,气血渐醒,红肉渐生,阳物复长大半,仍用前汤加土茯苓二两煎服,此不舍其根本,共约有四月之余,其疾乃愈。(《外科正宗》)

【音哑】

计　肝邪因饮挟气上逆,必助金以制之。蛤壳、鲫鱼胆、**浮石**、蝉衣、**纹银**、枇杷叶。复诊:原方加牡蛎、萎霜,去蛤壳。又:再从肝胃治。旋覆花、**代赭石**、半夏、茯苓、枇杷叶、萎霜。又:川贝母、地骨皮、萎霜、杏仁、桑白皮、茯苓、枇杷叶。又:熟地、茯苓、半夏、**紫石英**、当归、炙草、橘红、沉香汁。又:食噎不下,再思一法治之。旋覆花三钱,鸡谷袋一个(泥涂煨),白蜜三钱,**代赭石**三钱,蟾蜍喉管一个(泥涂煨),蜜蜂三个。(《松心医案》)

赤 铜 屑

【郁证】

一女子,年十五岁,忽笑怒骂,经巫婆治数日更甚。医用天麻、南星、半夏、防风、桂枝、**朱砂**、**赤金**等药,止而复发。诊得六脉沉细略数,望其目赤,唇红,问其二便有热。乃用逍遥散加山栀、丹皮同甘麦大枣汤。一剂证止,三剂全愈。盖思有所郁兼脏燥也。按:郁责在肝,目赤唇红为热,知有二便有热,想必有便干溲赤之证,故作郁热治。用丹栀逍遥散合甘麦大枣汤,是经时方合用之范例。(《王氏医存》)

【血证】

一人患脑衄,日夜有数升,诸药不效。余为针关元穴,入二寸留二十呼。问病患曰:针下觉热否？曰:热矣。乃令吸气出针,其血立止。一法治鼻衄与脑衄神方,用**赤金**打一戒指,带左手无名指上,如发作时,用右手将戒指捏紧,箍住则衄止矣。(《扁鹊心书》)

【骨折】

定州人崔务,坠马折足,医令取**铜末**和酒服之,遂痊。及亡后十余年改葬,视其胫骨折处,有铜末束之。(《名医类案》)

自 然 铜

【呕吐】

曹氏　廿五,从五月起,嗽痰,呕酸,饮食减少,泻利血水。脉浮弦。案:此肝木侮脾,又兼胆经火郁也。代赭石三钱,熊胆三钱,桑白皮二钱,萸肉二钱,海螵蛸三钱,郁金三钱,樗根皮二钱,香附三钱,杜仲二钱,焦白术二钱,芦根二钱,**纹银**二两。释:此甲寅年秋分前一日方也。月建酉金,天运少角,客气将交太阳,土齐木化之年,土胜则克水亦甚,水弱之人,遇火令而致病,迁延日久,少阳之火未得清理,又加少角之风木感之,是以金土均受其克。方用镇静肝胆、益金扶土,人所易知。而太阳之水,实为制火之源,重用海螵,佐以杜仲,用法之妙,不可方物。后四日换方。前方去樗皮、海螵、芦根,加木瓜一钱,麦冬三钱、金石斛二钱、北五味一钱、南星八分、鲜生地钱半。释:虽曰胆经有郁火,而胆经非真有余也。以水弱不足以相生相养耳。故前方有萸肉之酸,以助木火而固其气,今复加五味以固水而敛木也。客气虽换太阳，而前令之阳明尚未清理，故前用芦根以清大肠，此用麦冬、南星以清胃腑。至于壮水以滋太阳，舒木以理少角，犹其易晓者耳。后五日换方。**代赭石**二钱，熊胆三钱，天南星三钱，陈皮二钱，山萸肉二钱，杜仲二钱，广木香三钱，木瓜二钱，山茨菇二钱，蛤粉二钱，牡丹皮二钱，黄柏二钱（醋炒），北五味三钱，白芍二钱（醋炒）。服七剂。释：清酉金、壮阳水、敛木气，大致与前方相似。又换方。案：外象虽平，而腹痛下血未已，仍因土虚木浮之故。白苏子三钱，木瓜三钱，**赤石脂**钱半，半夏二钱，**自然铜**二钱，焦术二钱，嫩黄芪二钱，杜仲二钱，桑白皮三钱。服十剂。释：此霜降前五日方也。天运少角，客气太阳主事，太阳之气上合辛金，金气不降，水无从生，此重用苏子、桑皮、杜仲之意也。然木气犹浮，非石以压之，金以镇之，虽用木瓜不效。若徒视为散血止痢之用，犹浅之乎论医者矣。又换方。案：木气渐和，克制之中当寓生扶之意，不法另起炉灶也。香附米二钱（土炒），广木香一钱（土炒），建神曲二钱，桑螵蛸二钱，海螵蛸二钱，**自然铜**二钱，**炉甘石**三钱，天南星三钱，桑白皮二钱，赤茯苓二钱，**白石英**三钱，丝瓜瓤二钱（炙存性）。服十剂。释：此霜降后六日方也。用法同前，甘石从戊土以燥湿而平木，石英降金气以生壬水，桑螵固壬水以生乙木，海螵从太阳以和少角。一则以水弱之年，当乘太阳以滋水脏；一则以木衰之月，当用水气以养木根也。大凡治病至后半场，即宜瞻前顾后，使元气易复为要。按本年土齐木化，应见土气滞重等证，然中元甲子，木为统运，甲寅流年，八白主事，于统运为死气，故反觉木强土弱，即非土运太过诸岁比。吾师前后各证，俱无峻克中土之味，是真能审元运而立方者。沾沾于五运太过不及之说，犹为不善用经者也。（《医学穷源集》）

【积聚】

一人癖坚如石，得食则痛，形肉渐脱，求余诊脉，两关缓而结。问其病因，知是过饱之后又为忧郁所伤，结成癖积，先与厚朴丸利之，外贴消癖膏而愈。积块丸：治一应癥瘕积聚癖块，虫积胀满。三棱、莪术（各用醋煨）、**自然铜**、**蛇含石**（各烧红，醋淬七次以上）各二钱，**雄黄**、蜈蚣（全用，焙燥）各一钱二分，木香一钱五分，**铁华粉**（用糯米醋炒）一钱，**辰砂**、沉香各八分，冰片五分，芦荟、天竺黄、阿魏、全蝎（洗，全用，焙干）各四钱。共为极细末，用雄猪胆汁，或黑狗胆汁为丸，如梧子大，每服七八分，重者一钱，五更酒送下，块消虫下即止，不必尽服。（《东皋草堂医案》）

【痹证】

何，三十，述无病时形瘦，病发时形充。古称入水之物，无物不长。阴寒袭入右肢，肉筋惕而痛，指不屈伸，法当通痹塞，以逐留著。川乌一两（炮黑），全蝎一两（炙焦），蜂房五钱（炙焦），**自然铜**五钱，煅麝香五分。炒热大黑豆，淋酒汁为丸，每服一钱，陈酒下。（《种福堂公选医案》）

【肠痈】

韩，十七岁。病患说两年前初春，高处跳跃至地，入夜即有寒热，继而少腹形高（瘀留脉络）、两足屈曲。医谓腹痛肠痈，从无脓血便出，自病至今，筋纵着骨而胀，即起寒热，瘀留深入厥阴，在躯壳间，久则成疡。跳跃跌扑损伤，必有寒热，以动跃伤筋骨统引于厥阴肝，而肝为相火，所寄是动，则火必发而为热也。穿山甲、**自然铜**、川乌头、全蝎、半两钱、地鳖虫、生青鳖甲、粉丹皮、麝香、黑豆皮煎汤泛丸。（《徐批叶天士晚年方案真本》）

【跌仆】

孙文垣治一人，梅疮后，偶遭一跌，环跳脱出，不能复入科曰，疼痛殊甚，两足长短不齐。此盖瘀血流入科曰，占满故窍，致骨不得复入也。今但消去瘀血，以行气活血之药主之，佐以下行向导之剂，庶可撤消。用：陈年窖中砖瓦（洗净，煅过）四两，生地、杜牛膝、骨碎补、丹参、赤芍各一两五钱，**自然铜**三两，蒲黄、车前子、苏木各一两，鹿角二两，**元明粉**五钱，各为末，以茅草根一斤，红花四两，煎膏拌晒前药，炼蜜为丸梧子大，每空心及食前酒送下八九十丸。初足长出二寸余，服药后只差半寸。设再制久服，必能全愈。惜素畏药，中道而止。（《续名医类案》）

丹溪治一老人坠马，腰痛不可转侧，脉散大，重取则弦小而长。朱曰：恶血虽有，不可驱逐，且补接为先。用苏木、参、芪、芎、归、陈皮、甘草，服半月，脉散渐收，食进。以前药调下**自然铜**等药，一月愈。（《名医类案》）

李克斋家一鹤飞来，驯熟不去，以为祥瑞。未几鹤折其胫，私心殊不喜，因问有能接其胫骨者乎？一人对曰：家藏接骨秘方，想人禽一理，或可接也。急命其修制之，方用：土鳖（新瓦焙干）、半两钱（醋淬七次）、**自然铜**、乳香、没药、菜瓜子各等分，为细末，每服一分半，酒调灌之，鹤胫如故。但人上体伤，饭后服之；下体伤，空心

服之。李公乃以其方传于人。(《续名医类案》)

【产后腰痛】

黄淳之室，庚午秋，娩身后，腰胯痛，痛久，脊臀突出一骨，一二寸许，腹下季胁发一肿如拳大，每抽掣一痛，遍身如刀剐。不能行，不能转侧，每欲舒展则妇女七八人舁之，三吴医者莫不就诊，无效。辛未秋，延先生诊其脉，无他兼以饮食不废，先生曰：奇经八脉俱受病矣，幸十二正经无恙，中气不虚，可疗。淳之问其故，先生曰：脊梁突，督脉也。季胁壅肿，腹与胃痛，冲任也。两足筋急，不能屈伸，阳跷阴跷也。腰以下冷溶溶如坐水中，带之为病也。初进二仙膏二三两，煎剂以骨碎补、续断为君，佐以温经大养气血之剂，四服痛即缓。继以鹿茸、河车、**自然铜**、骨碎补等剂为丸，服一半即能下床行动。疗此症不过两月，亦神效矣，愈而妊更属意外。其季胁近胯之瘤为庸工决破而死，惜哉。(《冰壑老人医案》)

【骨折】

一折骨，先将骨凑合端正，用杉木皮夹之，绳缚住，紧用布扎，无令动摇。若因疼痛少松反害事。收拾停当，然后用药。苟皮破出血，尤须外治。然皮未伤，内外夹攻，亦佳。内治必活血去瘀，血不活则瘀不去，骨不能接。用续骨神丹：当归二两，大黄五钱，败龟板(为末)、生地、白芍一两，丹皮、续断三钱，牛膝、乳香末、没药末、红花二钱，桃仁三十个，羊踯躅一钱。四剂，去大黄，又四剂全愈。外治用全体神膏：当归、生地、红花二两，续断、地榆、茜草、小蓟、木瓜、人参、川芎、刘寄奴、芪、术一两，甘草五钱，杏仁(去皮)、柴胡、荆芥三钱，桑木枝四两，皂角二钱。用麻油三斤，熬数沸，麻布沥去渣，再熬至滴成珠，加**黄丹**末(水漂过)二斤四两。另收为膏，毋使太老。再用乳香、没药、**自然铜**(用醋淬七次)、**花蕊石**、海螵蛸三钱，麒麟竭五钱，白醋一两，为细末，乘未冷时投膏中，桑枝搅匀，瓦器盛。临用，火煨摊膏，重一两。用胜金丹：麝香、**花蕊石**、象皮三钱，血竭三两，**古石灰**、**紫石英**二两，海螵蛸、乳香末、没药末一两，樟脑、人参、儿茶、三七根末、木耳炭一两，冰片、**自然铜**(如前淬干)、地虱(干)、土鳖、琥珀一钱，土狗十个，生草末五钱。和匀，罐盛，贴之。三方绝奇异。倘未甚伤，只须膏药一个，不必掺药末。此内外同治，旦夕收功。(《辨证奇闻》)

铜　绿

【泄泻】

"金"条下"泄泻"案。(《医学穷源集》)

【虫证】

张路玉曰：近有女子咳逆腹痛，后忽喜呼叫，初是呀呷连声，渐至咿唔不已，变易不常，或如母鸡声，或如水蛙鸣，或如舟人打号，每作数十声，日发十余次，忍之则胸中闷闷不安。此为叫虫，即应声虫之类也。复有一人，忽发热痞满，后常兀兀欲吐，吐中必有虫数枚，状如虾形，跳跃不已，诸治不应。或令服**铜绿**涌之，不过二三度遂绝，不复见矣。(《医案类聚》)

【瘤】

予兄奇峰生两瘤，大如拳，僧传一方，用竹刺将瘤顶上，稍稍拨开油皮，勿令见血，细研**铜绿**少许，放于拨开处，以膏药贴之，数日即溃出粉而愈。(《续名医类案》)

【阴挺】

阴挺。**飞矾**六两，桃仁一两，五味子、**雄黄**各五钱，**铜绿**四钱，末之，炼蜜丸，每丸重四钱，即以方内**雄黄**为衣，坐入玉门即愈，甚者不过二次。(《续名医类案》)

陈右　绿葭浜。阴挺，溲时则痛，寒热脉弦，舌赤苔白，湿热蕴肝，清化为治。龙胆泻肝汤去柴胡，加黄柏、楝实。以**白矾**、桃仁、**铜绿**、五味子、**雄黄**为丸，纳玉门。(《慎五堂治验录》)

【走马牙疳】

丹溪治小儿走马牙疳，床一齐腐烂即死，用妇人尿桶中白垢，火煅一钱，入**铜绿**三分、麝香一分半，敷之立效。立斋治中气亏损，牙齿作病，用补中益气、归脾二汤，加酒炒黑黄柏。(《古今医彻》)

【疮】

一小儿，痘疮已愈，腿上数枚变疳蚀陷。用**雄黄**、**铜绿**等分为末敷搽，兼金银花散，数服而愈。若患遍身，用出蛾绵茧，将**白矾**为末，填茧内，烧矾，候汁干取出，为末，放地上，以碗盖良久，出火毒，敷之效。(《外科心法》)

【蛇头疔】

陆宣子，山东名医也，言京师李公子某，指甲中生肉管，赤色，倾刻长三尺余，垂至地能动，动则血眯欲死，诸医束手。公子乃取酒痛饮，引刀自断之，出血数斗，良久复生如初，自分死矣。有乞儿自言能治，召之，肩大蛇至，顾骂诸医者曰：公子蛇头疔也，其管通四肢百骸，绝则又出，若辈何能为？盖乞儿初饶于财，尝患此，破家求医不可得。遇一丐，命其妻纳大蛇裤中，穴裤出蛇首握之，与肉管相向，蛇以气吸之，不移时而消，蛇则红丝百道僵死矣。及如其法治之，公子亦愈。竟分其产之半与乞儿云。(蒋湘帆)治疔疮方：松香二十两，白蜡二两，乳香三两(去油，研细)，黄蜡十两，**铜绿**五两(研细)，麻油六两，没药三两(去油，研细)，百草霜五两(须山庄人家净烧草者佳)。先将麻油煎滚，次下松香，三下白蜡，四下黄蜡，五下乳香，六下没药，七下铜绿，八下百草霜。滚过数次，或倾砖地，或即在锅内冷透，搓成条子。用时以圆眼核大丸，呵软捏扁贴患处，是疔即粘，否则不粘。如粘片时，即可止痛，次日消肿，少出黄水即愈。忌荤腥生冷辛辣，每丸约重四分。又方：白菊花四两、甘草四钱，水煎服，不过二剂即消。一切消疔之药，皆不及此。盖菊花全身皆治，疔之圣药也。(《续名医类案》)

【霉疮】

江应宿治苍头患霉疮在下部，用**铜绿**、杏仁(去皮，焙熟，研如泥)，涂疮上，干加醋点。又一人用蛤蟆子，即蝌蚪，取入磁瓶内化为水，点效。一用杏仁、**胆矾**、**轻粉**，研如泥搽。三方俱效。(《名医类案》)

【喉疳】

冯楚瞻治何太学，咽喉口舌腐烂而不疼，胸膈胀闭，不寐不食。脉之，左寸关弦洪搏指，右寸关沉微欲脱。乃平时劳心恼怒，以致内伤身热。医误发散，乃见红点，认为麻疹，更用疏解清托，遂困倦益甚。颊内肿硬，疑为疹毒，更用清凉解毒，于是胀闷不堪，疼痛欲绝。盖劳伤发热，原系中气不足，误发散而荣气逆行，乃为斑点，复误清解，致阴火上浮，齿颊为肿。又谓疹毒，益进寒凉清解，脾胃愈虚，元气愈损，于是咽嗌腐溃成穴而不疼，如物失天日照临，易为腐坏，名为阴烂。非若阳火冲击，为肿为痛也。以熟地一两二钱，炒白术四钱，麦冬二钱，五味八分，制附子一钱五分，二剂胀减睡安。改用人参三钱，枣仁二钱，熟地四钱，当归一钱五分，牛膝、麦冬各二钱，五味六分，肉桂八分，姜、枣煎，二剂神爽思食，咽喉始痛。此阳和已转，如

冻解而水活，故知疼也。外用**铜青**三钱(煅)、人中白二钱、牛黄一分、冰片二分、麝香一分，研极细，少许吹之，涎痰涌出。再吹再流，不日而愈。(《续名医类案》)

【齿疾】

李小园患满口牙齿疼痛，溃烂动摇，饮食不下，乃牙疳也，诸医不效。忽遇道人传一方，用川椒(炒)一钱五分、**铜青**一钱、**硼砂**一钱，三味为末，每少许擦患处，流涎立瘥。(《续名医类案》)

铜器

【目疾】

兖州朱秀才，忽不见物，朝夕拜天，因梦神传方，用好**焰硝**一两，**铜器**熔化，入飞过**黄丹**二分、片脑二分，**铜匙**急抄入罐内收之，每点少许即愈。(《续名医类案》)

【染须】

上舍黄霞璧，传染须方，用五倍子一钱半(入锅内炒，黄烟出将尽，起清烟二阵就取起，以手捻试之紫色为度)，**铜落**四分(红铜清水淬末)，**食盐**、**生矾**各二分，俱为细末，用乌梅三四个，石榴皮少许，煎水调如稀糊，磁器盛之，重汤顿稠，先将肥皂洗须，拭干，乘热涂上，以薄绵纸贴上。明早用温水润透洗净，如皮肉黄色，将绢片染油擦去。(《名医类案》)

铅

【冬温】

冬温失藏，少阴水亏热伏，肾病传肝，内风挟热烁精，筋遂牵掣痿痹，阳上郁冒，神昏，语言难出。病名温邪，变成痉厥，在不治之条。素叨相好，勉拟镇肝滋肾熄风。生地、**青铅**、黄柏、乌梅、白芍、远志。(《叶天士曹仁伯何元长医案》)

【湿温】

湿温，湿化热，热伤阴。便血下注，阴伤也。冲为气海，冲气上逆，肝肾不和，根本伤也。肢冷气急。脉象细数，按之无根。皆属不治之症。且下血止而复作，一伤再伤，岂堪设想？空城遇敌，攻守两难，不得已勉拟交引阴阳法，以尽人力。高丽参一钱五分，东阿胶二钱(和入)，鸡子黄一枚，鹿毛角一钱五分，**青铅**三钱，**紫石英**一钱五分，黄芪皮五钱，西当归二钱。(《寿石轩医案》)

【咳嗽】

吴　肾虚气不收摄，动则气舞，咳逆，溲多，脉弦大。肝肾两亏，治以纳气归肾。棋子**青铅**、山萸肉、**浮石**、杞子、麦冬、炙草、大熟地(沉香末拌)、牡蛎、蛤蚧、淮麦、归身。(《沈菊人医案》)

一妇人患前症，属命门火虚，不能生脾土，用补中益气汤、八味地黄丸而痊。后复患，其喘益甚，用前药不应，遂用**黑锡**丹，二服喘止。仍用前二药，而诸症痊。凡属邪气有余者，其症易识，治效亦速。其属元气不足者，变症不一，效非可以旦夕期也。(《校注妇人良方》)

乐，二九，热病两三反复，真阴必伤，当戌亥时厥昏汗出者，乃虚阳上冒，肝肾根蒂不牢，冲脉震动，则诸脉俱逆，阳泄为汗耳，此咳嗽乃下焦阴不上承，非肺病也，急当收摄固纳。阅医苏子、钩藤，皆泄气锋芒之药，施于阴阳两损之体，最宜斟酌。都气加**青铅**。(《临证指南医案》)

邵　咳而有声无痰，肺受火烁之征，然进清润之剂无效意者，龙雷离其穴则游行无制，且时当阳气升腾，所以头面之虚阳转甚，法宜于清润中佐以静镇咸寒之品，以引归窟宅，方合润下之旨。东沙参四钱，**紫石英**五钱，生白芍二钱，寸麦冬三钱，净淡菜四钱，白茯神三钱，怀山药三钱，元武版四钱，天门冬二钱，**真青铅**四钱。再诊，少阴之脉循喉咙挟舌本，咽痛口干，由肾虚肝失所养，木火反侮肺金，幸脉虽数而尚不躁疾，咳逆平静，有阳退阴长之机，仍以滋水润肺，俾金水日渐相生。旧熟地三钱，鲜百合三钱，寸麦冬二钱，东沙参三钱，干杞子三钱，云茯苓二钱，**真青铅**三钱，元武版四钱，女贞子三钱。(《雪雅堂医案》)

徐　曾经寒热白，原属湿热熏蒸于肺，是时咳嗽，延及于今，久咳不已，肺不生水，水气不衡，肾气上冲，不能偃卧。痰咯颇艰，味咸。胸中窒塞，夜不安寐，便溏少纳，一派阴空气怯之象。肺、脾、肾三脏皆虚。肺主出而肾主纳，肾不纳气，元海无根。脉来疾而转指，全乏冲和之气，乃阴极阳亢之脉，太刚必折。按证论脉，不外乎导气归元，收摄填纳，气若不平，恐其喘汗而脱。人参(入橘红五分同煎冲)、**青铅**、麦门冬、**紫石英**、菟丝子、熟地(秋石水拌炒)、坎气、蛤蚧尾、怀牛膝、北五味。(《沈菊人医案》)

协君　咳呛喘逆已经有年，今则骤然气从痰升，周夜不能安卧，痰沫窒塞，胸臆甚至气不舒展，额汗黏腻频作，按脉沉细带弦，尺部细弱如丝。此由气郁伤肝，肝阳上逆所致，以致肺气失降，肾气上冲，中无砥柱所致。恐其上下之气不相维续，即防喘脱，鄙拟培中摄纳，柔肝理气。未识然否，即请主裁。老山参四分(另煎汁)，蛤蚧尾五分，真坎气一条(酒洗)，菟丝饼三钱，沙苑子三钱，怀牛膝三钱(盐水炒)，新会皮钱半(盐水炒)，杜苏子三钱(蜜水炙)，云茯苓四钱，加沉香汁三分(磨冲)，川郁金一钱，用淮小麦四钱，**泽青铅**一两二味煎汤代水，以水煎药。

又方：前拟培中益气、摄纳肾真之品，服之喘逆渐平，气促已止，咯痰未爽，卧难着枕，腑闭得宜，溲溺频数，显系中气大亏，脾不输津，蒸痰阻气，肺气失于清肃，肾气由此上浮。按脉沉细，左手带弦，尺部微弱。俾得中阳输运，方可转危为安。交节伊迩，尤宜谨慎，拟方仍候主裁。台人参六分(另煎，冲)，野於术钱半，云茯苓四钱，新会皮钱半(盐水炒)，仙半夏钱半，真川贝二钱(去心)，杜苏子三钱(蜜炙)，怀牛膝三钱(盐水炒)，**白石英**四钱(煅)，加凤凰衣八分、银杏肉三钱(打)，用秋梨皮一两、淮小麦四钱二味煎汤代水，以水煎药。加减方：加入旋覆花钱半(绢包)、白芥子钱半、冬瓜子三钱、枇杷叶(去毛)。减去台人参、银杏肉、怀牛膝、秋梨皮、淮小麦。

又方：前拟培中摄纳之法，服后气促渐平，咳呛、痰喘均减，舌液得回，汗泄已止，皆佳兆也。惟胃纳未充，寤不安寐，按脉濡细，尺部沉弱。此关中气当亏，脾不输津，浊痰阻气，肺气未室，冲气上逆。东垣谓：脾为生痰之源，肺为聚痰之群。以肺主出气，肾主纳气故耳。再拟和脾调中，参以摄纳肾气为治，勿使复剧为幸，拟方候主裁。台人参八分(另煎，冲)，生於术钱半，云茯神四钱，蛤蚧尾五分，菟丝饼三钱，怀牛膝三钱(盐水炒)，**白石英**四钱(煅)，东白芍三钱，杜苏子三钱，新会皮钱半(盐水炒)，真川贝半钱(去心)，甜杏仁三钱，加凤凰衣八分、银杏肉三钱，用太阴**元精石**五钱、左顾牡蛎五钱二味煎汤代水，以水煎药。又方：咳呛痰沫，行动气促，卧不着枕，左胁隐痛，呼吸皆碍，胃不思纳，按脉沉细，左手带弦，两尺微细，重按无神。此由中气大亏，脾不输津，气火交炽，炼津为痰，阻遏中路，肺气失降，肾气上浮，中无砥柱所致。恐其上下之气不相维续，即防虚脱，勉拟培中纳气之法，未识然否，以候裁。吉林参六分(另煎，冲)，真坎气一钱(洗)，蛤蚧尾六分，菟丝饼三钱,沙苑子三钱,怀牛膝三钱(盐水炒),绵杜仲三钱(盐水炒),云茯神四钱(**辰砂**拌),新会皮钱半,加紫衣胡桃肉三钱、凤凰衣一钱,另服金匮肾气丸二钱。加减方:加杜苏子三钱、甜杏仁三钱、川贝母二钱,减菟丝饼、沙苑子、凤凰衣。(《赖氏脉案》)

安昌娄　阴火上升,咳嗽气喘,着枕不耐,脉滑数,舌黄燥底赤。宜防变幻,候正。(二月七号,壬寅十九日)鲜生地六钱,栝蒌子三钱,**白石英**三钱,赖橘红八分,陈萸肉钱半,川贝二钱,天冬二钱,**海石**三钱,粉丹皮二钱,杜兜铃钱半,光杏仁三钱(引),**青铅**一三帖。(《邵兰荪医案》)

刘左　痰饮咳嗽,气急多年。迩来通体浮肿,气急更甚,脉象弦硬。此肺气不降,肾气不纳,痰饮水湿泛滥,无所不至,难治之症也。勉拟苓桂术甘和真武汤加减,以冀一幸。川桂枝八分,姜半夏三钱,炙款冬一钱半,光杏仁三钱,连皮苓四钱,陈广皮三钱,熟附块一钱半,旋覆花一钱半,於术三钱(土炒),炙远志肉三钱,炙白苏子二钱,**鹅管石**(煅)一钱,清炙甘草六分,**黑锡丹**一钱(吞服)。(《思补山房医案》)

刘左　屡经失血,今血虽止,而气不能下纳,为此不可偃卧。拟贞元饮治之。熟地一两,炙草五分,当归(醋炒)二钱,巴戟(炒)三钱,天冬三钱,**青铅**一两,**紫石英**二钱。如见血,加荆芥炭三钱、三七一钱五分,冲服。(《王乐亭指要》)

吴　失血后气逆,以都气丸纳之。熟地一两,萸肉二钱,怀药四钱,茯苓一钱五分,丹皮一钱五分,五味四分,怀膝(炒)一钱五分,**青铅**一两。(《王乐亭指要》)

【喘证】

黄公湘云,七旬有六。家富有,多子孙。体肥而康,善啖健步,少壮所不及。近年家遭不造,长次子相继云亡,大小孙又夭殇三四,未免襟怀悒郁,尝强酒自宽,以遣愁绪,由此而暗损元气,形体渐衰,咳嗽吐痰。1942年冬某夜猝发剧病,为势甚迫,家人见而惊惧,星夜迎诊。视其气涌上喘,痰声漉漉,息短声低,面色惨淡,倚枕不敢动,动则气高喘甚,汗出,下肢厥冷如冰,切脉细微。证为浊阴泛于上,真阳衰于下,乃上盛下虚之危候,固当以降浊扶阳为治。若祛痰顺气以治上,则足以伤正而损阳;若温阳补火以治下,则有痰结闭脱之可虞;是宜标本两者而

兼顾之,但重在本而轻在标也。拟用三子养亲汤,开上焦之痰气,并用人参以扶正,**黑锡**丹敛下焦之真阳,所谓两利之道,法甚周全。苏子、莱菔子各三钱,芥子二钱,人参四钱(蒸兑),冲生姜汁半匙,吞**黑锡**丹,每次三钱。当晚连服二帖,黎明痰降厥回,即可俯仰或稍得卧,神困不欲语,仍时咳喘,改进六君子汤加附子、苏子,兼吞肾气丸,大补脾肾。药服旬日,精神爽健,气平不喘,可卧可行,虽无昔日之健,而证状则已大减。复制嵩崖脾胃丸,早晚淡盐水送服各五钱,不另服汤剂,日以美食自调。儿孙又能彬彬有礼,孝养甚周,故健复迅速。后十年以中风猝然而归道山。(《治验回忆录》)

青浦徐星甫太守之母,年过七旬,乙酉十二月患似伤风证,咳嗽自汗,神倦懒语,动则气喘如吼,痰亦随壅。陆紫兰作伤风治,益剧。余诊脉细弱不应指,而尺部空弦,勉用吉参、**龙**、牡、杞、**铅**、膝等镇补纳气,一候而康。语云:愈病非难,识病为难;识病非难,决病为难。斯言信矣。此症王氏所谓"似伤风"而实非伤风也,设投表剂,危亡可计日而待也。大凡老年下虚之人,多有此症,若患咳嗽,每每震伤元海,上冲莫制,痰随气涌,喘促如吼,苟不急摄真元,不时即脱,我见实多。(《慎五堂治验录》)

郏　阴虚阳不潜藏,水火不得既济,所以痰泛气阻,喘嗽难安。若非镇纳浮阳,交通水火,焉能取效。川百合钱半,远志筒钱半,海南参二钱,仙制夏钱半,**代赭石**二钱,白茯神二钱,旋覆花二钱,炙甘草八分,酸枣仁二钱。上药送下**黑锡**丹五分、来复丹五分。(《阮氏医案》)

牙宣春发,继以喘促,乃肾虚不能纳气归元。戍亥阴火,寅卯阳动,其患更剧。阅古人书,急则用**黑锡**丹、养正丹之属,平时以温暖下元方法。人参、熟地、五味子、胡桃肉、熟附子、舶茴香。(《叶氏医案存真》)

素有痰饮,脾肺肾三经受伤已久,上则肺虚不能降气,中则脾虚不能运气,下则肾虚不能纳气,是以喘促不得卧,肢肿腹胀,虚急极矣,证候已属非轻,治上恐无济于事,宜急就中下图之,姑拟方列下。干地黄三钱,牛膝一钱,怀山药二钱,白茯苓二钱,五味子八分,沙苑蒺藜一钱,补骨脂一钱,麦门冬一钱(不去心),左牡蛎三钱(槌碎),胡桃肉二钱,**紫石英**一钱。上方同煎至八分服,早时另服**黑锡**丹一钱,盐汤送下。(《南雅堂医案》)

肝肾两亏，虚火烁金，用纳气法。熟地、牛膝、白芍、**青铅**、童便、山药。(《叶氏医案存真》)

本　久嗽气促，中夜必起坐，是亥子阳升，丹田不纳。今长夏每食必脐下气冲，涌吐无余。更由劳动阴火，扰胃劫痰，直上冲咽。先予降逆，苏子、橘红、枳壳、栝蒌、杏仁、降香、贝母，一啜吐止。议镇冲脉，**青铅**、坎气、牛膝、山药、五味、熟地炭、茯神，三服气定嗽减。(《类证治裁》)

西门内太平巷某媪年七十三，每值夜半子时，气逆喘促，起坐至天明其气稍平，汗出不止，微咳稍有痰，不得吐。诊脉细软，舌上少苔，其孙问先生曰：此何故耶？曰：子时者阴静阳动之时，高年阴分已亏，阴不敛阳，故气促汗出。仿高鼓峰用六味地黄丸一两五钱，坎气、**青铅**、小麦、白芍、牡蛎等，同煎服数剂而安。(《医验随笔》)

望八大年，因冬温内侵，遂至痰嗽暮甚，诊脉大而动搏，察色形枯汗泄，吸音颇促，似属痰阻，此乃元海根微，不司藏纳，神衰呓语，阳从汗出，最有昏脱之变。古人老年痰嗽喘症，都从脾肾主治，今温邪扰攘，上中二焦留热，虽无温之理，然摄固下真以治根本，所谓阳根于阴，岂可不为讲究。熟地炭、胡桃肉、牛膝炭、车前子、云茯苓、**青铅**。(《叶氏医案》)

堂弟　肺主出气，肾主纳气。今肾少摄纳，时交惊蛰，阳气大升，两关尺通滑兼弦，气由冲脉逆冲而上，子夜阳动，喘嗽汗泄，必起坐不能安卧，皆真元不纳之咎。屡用参芪保固，肺脾既属不济，即用知柏，名为滋肾，岂能骤安。仿叶氏镇摄法：**青铅**三钱，牡蛎(煅研)钱半，茯神三钱，五味八分，炮姜四分，远志(炒炭)钱半，补骨脂(盐水炒)一钱。三服气平喘止，饮食大进，弦脉顿减，后用峻补膏方得瘳。(《类证治裁》)

卢　肾司纳气，开窍于二阴。病发每因劳碌之余，先频转矢气，而后气升上逆，短促如喘，饮食二便如常。其病在少阴之枢，宜补而纳之。六味地黄合生脉散，加**青铅**。(《王旭高临证医案》)

张飞畴治韩顺溪内子，患喘症月余，服破气宽胸、豁痰清火等药不效，发表利水亦不应，其痰转急，稍动则喘，难以休息。诊之，六脉细数，而面赤戴阳，用大剂六味地黄丸作汤，加**青铅**两许，一服而缓，三服而安。(《续名医类案》)

邻人王氏妇之父王叟，仲秋患痰嗽不食，气喘不卧，囊缩便秘，心摇摇不能把握，势极可危。伊芳女浼家慈招孟英救之。曰：根蒂欲脱耳，非病也。以八味地黄汤去丹皮、泽泻，合生脉散加**青铅**、龙骨、牡蛎、**紫石英**、胡桃、楝实、苁蓉，为剂投之。大解行而诸恙减，乃减去苁蓉、麦冬，服旬日而瘳。(《王氏医案》)

倪左　眩晕有年，夜则盗汗，咳嗽气短，行走喘促更甚，脉左弦细，右虚数。此虚阳上冒，肝肾根蒂不固，冲脉震动，则诸脉俱逆。盖由下焦阴不上承，故致咳嗽，究非肝经自病也。阅前方叠进三子养亲等剂，皆泄气伤阴之药，施于阴阳两损之质，非徒无益，而又害之。大熟地四钱，炙白苏子三钱，茯神三钱，山药三钱，五味子四分，川贝二钱，甜光杏三钱，左牡蛎四钱，冬虫夏草二钱，**青铅**一两。(《丁甘仁医案》)

某　真阴不足，肾失司摄之权，气不归原，致咳喘数月，脾土大伤，饮食少进，营卫交虚，寒热更作，两脉细涩，渐有喘满之虞。《书》云：夫外感之喘治肺，内伤之喘治肾，以肾主纳气，妄拟《金匮》肾气煎，摄纳下元，以观动静。大熟地、制附子、上肉桂、北五味、山萸肉、远志肉、怀山药、怀牛膝、福泽泻、於术、车前子、甘枸杞、**青铅**、紫衣胡桃肉。(《临症经应录》)

宋　面目黧黑，气升莫制，举步则喘促，脉浮而数。按之豁然而空，此下元虚极也，症属损怯，岂可忽视。**青铅**、**海浮石**、旋覆花、人参、苏子、熟地、**代赭石**、五味子、坎气(即脐带之别名)。(《留香馆医话》)

陈　左脉六至无神，右手浮而兼数，色苍，咳久带血，举动似喘，夜卧无寐。病属心肝肺肾四经，此劳怯之症，亦为难治，问胃气稍可，勉议育阴和阳法，候为斟服。生地黄三钱，炒黑片膝二钱，麦冬(去心)二钱，清阿胶(化，冲服)二钱，云神二钱，生白芍三钱，**青铅**三钱，加童便一盅(冲服)。(《戴九思临证医案》)

胡(奉贤)　似哮非哮，而实肝肾下虚，气已早不归元。苟有所伤，则下气上逆，吸不归根而喘矣。速为静养，以免虚脱。金水六君、生脉、牛膝、牡蛎、胡桃肉、杏仁、《金匮》肾气丸、金水六君丸(二味和匀，清晨**青铅**一两、煎汤送下)。(《曹仁伯医案》)

【头痛】

头痛暴发，双目红赤，脑如破裂，是邪已入

脑,所谓真头痛是也。症系至险至危,法本不治,幸手足虽寒,尚未至节,速用三路解救法,冀可挽回于万一,急灸百会穴三壮,随吞**黑锡**丹三钱,再进汤药一剂,方列于后。川芎八钱,辛夷二钱五分,细辛八分,当归身八钱,蔓荆子二钱。服药后覆被安卧,得微汗乃吉。(《南雅堂医案》)

张树滋妹患头痛累月,诊之阳脉大,阴脉涩。曰:此阴衰于下,阳亢于上,上盛下虚之候也。法宜六味地黄丸加**青铅**五钱,俾清浊定位,斯不治痛而痛自止矣。所以然者,以阳气居上,体本虚也,而浊气干之则实;阴气居下,体本实也,而气反上逆则虚。头为清阳之位,而受浊阴之邪,阴阳混乱,天地否塞而成病矣。治之者不察其脉,概以头痛为风火,专行透解之剂,有不益虚其虚者乎。(《续名医类案》)

杨右　营阴内亏,肝邪化风,头痛频仍,右部为多,甚则满顶皆痛,脉息沉弦。并无感冒,证情皆由内发,久防目损。治以和养。西洋参、**元精石**、抱木神、法半夏、桑寄生、杭菊花、**苍龙齿**、白蒺藜、黑料豆、生白芍、双钩藤、新会皮、荷叶边;接方:冬桑叶、石决明、黑料豆、**元精石**、黑芝麻、煨天麻、双钩藤、白藁本、白蒺藜、潼蒺藜、生白芍、炒丹参、鲜荷叶边、**洋青铅**。(《陈莲舫医案》)

【中风】

某　阳气暴张,精绝,令人煎厥。细生地一两、阿胶三钱、**出山铅**(打薄)五钱,调珍珠末三钱,细生地、玄参、龟胶、阿胶、淡菜、蚌水。(《临证指南医案》)

宁乡刘某之父,年六十,先患痰嗽,医药屡更,已逾一月。一日忽手足麻痹,喘急痰涌,口不能言,身微热,汗如泉溢,星夜延诊。脉之沉微,舌苔白而湿滑,即令以姜汁兑开水送下**黑锡**丹三钱,奈入口不能下咽,乃设法扶令半坐,分三次徐徐灌下;并以吴茱萸研末,醋调炒热,敷两足心,拖住元气。逾一时,始稍苏醒,再灌三钱,痰不涌,喘汗顿减。次晨乃以通脉四逆重加茯苓,阅三日,疾大瘳。继进六君加姜、附,调理十余剂,平复如初。(《邈园医案》)

王左,十八,屡发,喉鸣痰响,项斜肢痉,脉见细弦,从中惊痰入络。急拟开降。**礞石**、双钩、木神、竹沥、夏杭菊、胆星、**龙齿**、白芍、细菖、珠母粉、丹参、会皮、**洋青铅**、炒竹茹。(《陈莲舫医案》)

瞿　阳升极而不降,阴沉郁而不附。面色油亮,汗泄津津,中风复发,牙关紧闭。脉左寸细、关劲,右尺空。少阴之虚,水不涵木。阳气浮越,阴不涵阳,阳不根阴,阴阳散失乖离之象。诘朝一候,喘汗可危。用药聊尽人心,绝症除非天佑矣。人参、熟地、龟板、牡蛎、**青铅**、白芍、附子、阿胶、鳖甲、**磁石**、菊花、鸡子黄。(《沈菊人医案》)

【类中风】

胡左　上重下轻,头蒙发眩,两足酸软,脉细而弦,最防类中。西洋参、抱木神、新会皮、炒丹参、**元精石**、**煅龙齿**、潼蒺藜、炒怀膝、东白芍、宋半夏、杭菊花、焙甘杞、**洋青铅**、炒竹茹。(《陈莲舫医案》)

【癫狂】

自患痫症,已历多年,尔来愈发愈甚,语言舛错,神思恍惚,由痫而转癫。根蒂过深,徒恃药饵无济也。姑拟一方以观进退。**辰砂**、老濂珠、**黑铅**、**水银**、**煅明雄黄**,共研,炼蜂蜜成丸,开水送下。(《清代名医医案精华》)

忠懿王之子有癫疾,忽遇一僧投抱胆丸,空心新汲井花水送下一丸。令卧定,使勿动觉,如发来,再进一丸,遂愈。其方:**水银**二钱,**黑铅**一钱五分,先将铅化开,次下**水银**炒成砂子,再下**朱砂**细末、乳香各一钱,柳木槌研为丸,如鸡头子大。(《名医类案》)

丁亥五月中旬,方仲仁所欲不遂,神识迷惑,郁久则五志之阳上熏,痰聚心包,蒙闭清窍,渐致神志恍惚,有似癫疯,其病不在一脏也。七情致损,非医药之所能愈已,若能遂其所欲,或者有可愈之机,未可知也。仿温胆汤法。半夏、枳实、竹茹、橘皮、茯苓、炙草、生姜、大枣。八月十六日,病因抑郁不遂,佗傺无聊而成,精神恍惚,言语错乱,夜不能寐,或笑或怒,或耳闻人语,目中时见鬼神,脉见乍大乍小,大有狂意,而狂甚则不避亲疏矣。仿猪心血丸。猪心血、**朱砂**、茯神、牛黄、真珠、琥珀、石菖蒲、远志,共研末,猪心血捣和为丸,每服二十丸。二十八日,《经》云:阳盛,则妄言骂詈,皆因气郁生涎,涎与气搏,则千奇万怪,无所不至矣。惟大便或四五日一行,痰吐清白不息。如痰火一平,则神清气爽,而寐亦能矣。仿甘遂丸以通大便,抱胆丸以定狂为法。甘遂末,以猪心血和匀,将猪心批作两片,入甘遂在内,再合扎紧,纸包湿,又文火煅熟,取药和**朱砂**研细,再和猪心血为丸,二钱,分作四丸,或分作六丸,日二服。抱胆丸,治一切癫痫风狂,如病大发,只服一丸、二丸,多则三丸即止。此方即**黑锡**、**水银**、**朱砂**、乳香四味也。昔忠懿王之子,得心疾,合此药,偶有一风犬,饲之即苏。因破犬腹视之,则其药抱大胆,故因名之。其病大发之时,只能服一丸,风定即止,焉能多服也。九月初十日,日服甘遂丸二粒,而大便润,痰吐亦少。早起服抱胆丸一粒,共服三丸而狂定,夜间安静,且能睡卧矣。十五日,目中不见鬼神,耳中不闻人语,痰吐亦少。早起必饮烧酒数两,且酒乃助热生痰之物,而日必饮之。况酒醉,亦能发疯动气。有此病者,酒不能戒,虽神仙无能为。仿镇心丹。镇心丹,治癫痫惊悸,一切痰火之疾。天南星、天竺黄、犀角尖、牛黄、真珠、琥珀、**雄黄**、**朱砂**(研末),蜜丸,每日午前服二十丸。郁矾丸,治此癫疾,由七情得之,痰涎包络心窍,此药能去郁痰。川郁金、**生明矾**、薄荷。两种丸药已完,停服丸药,缘痰火已不上升。而时有愤愤不平之意,此心病也。且时笑,时笑者伤魄,故易怒,怒后必歌唱不休,阴郁而阳动也。愤愤者其病在心,在心者不可治,徒劳无益也。十一月下旬,此病本起于思欲不遂,久则生热,痰随上僭,得治稍效,一不遂则复发,再不遂则再发。上工治未病,余深愧对其人也。姑仿九精丸一法,并录古贤法语二则于后。九精丸一名九物牛黄丸,治鬼魅欲死,所见惊怖,欲走时无休止,邪气不能自绝者。越人云:治风痰诸痫,狂言妄走,精神恍惚,思虑迷乱,乍歌乍笑,静坐如痴。牛黄(土精,一云火精)、**龙骨**(水精)、**空青**(火精)、**雄黄**(地精)、荆实(火精)、**曾青**(苍龙精)、玄参(玄武精)、**赤石脂**(朱雀精)、**玉屑**(白虎精),上九味,名九精,上通九天,下通九地。研末丸如桐子,服一丸。惜因价贵,不肯配服。朱丹溪曰:五志之火郁而成痰,为癫狂,以人事制之。如怒伤肝者,作悲胜之,以恐解之;喜伤心者,以恐之胜,以怒解之;思伤脾者,以怒胜之,以喜解之;忧伤肺者,以喜胜之,以怒解之;恐伤肾者,以思胜之,以忧解之;惊伤胆者,以忧胜之,以恐解之;悲伤心包者,以恐胜之,以怒解之。此法惟贤者能之。(《青霞医案》)

叶天士治嘉善米怀音,初患颠狂,医用清痰、清火药而愈。越三年复发,消痰清火不应,用天王补心丹而愈。越二年又发,进以前二法皆不应,用归脾汤而愈。越一年又发。发时口中哼哼叫号,手足牵掣搐掉,如线提傀儡,卧则跳起如鱼跃,或角弓反张,其喊声闻于屋外,而心却明白,但以颤掉之故,口欲语已将唇舌嚼坏,如此光景,半刻即止,止则神识昏瞀,语言谬妄,又半刻而发如前矣。吴某用人参、鹿茸、肉桂、熟地、**龙齿**、**青铅**、远、茯等药,服之甚相安,然匝月不见效。叶诊曰:渠用贵重之药,必自信为名医,但多费病家之财,与病毫无干涉,即庸医也。吾以轻淡药二十剂当减半,四十剂当全瘳矣。因叩其掣掉则心明,止则神昏之故。曰:操持太过,谋虑不决,肝阴胆汁两耗,阳跷阴跷,脉空风动,非虚寒也。用:白芍、黄肉各一钱五分、**白石英**、小麦、南枣肉各二钱,炙草五分。病人见其方,殊不信,旁人亦以药太轻淡,并两帖为一帖,服十日,病减半,二十日果全愈。后遂不发。(《古今医案按选》)

李某 戊年冬,醉饮夜归,为查段人员所吓,神志即以渐昏,治之罔效。至于不避亲疏,裸衣笑骂,力大无制,粪秽不知。己年夏延孟英视之。用:石菖蒲、远志、**龙齿**、龟板、犀角、羚羊角、元参、丹参、知母、黄柏、栀子、龙胆草、枳实、黄连、竺黄、竹沥、**石膏**、**赭石**、**黑铅**、**铁落**,出入为方,十余帖,吐泻胶痰甚多。继予**磁朱丸**,渐以向愈。(《王孟英医案》)

【痫证】

沈尧封治钱鹄云室,饮食起居无恙,一夜连厥数十次,发则目上窜,形如尸,次日又厥数十次,至晚一厥不醒,以火炭投醋中,近鼻熏之,不觉。切其脉,三部俱应,不数不迟,并无怪象。诊毕,其父问可治否?沈曰:可用**青铅**一斤,化烊,倾盆水内,捞起再烊,再倾三次,取水煎生地一两、天冬二钱、石斛三钱、甘草一钱、石菖蒲一钱,服之。是晚止厥六次,亦甚轻。照方再服,厥遂不发,后生一子。计其时乃受胎初月也,移治中年,非受胎者亦甚效。(《续名医类案》)

李儿春先,半岁时,曾患惊风,状甚险,经针灸服药获愈。居无何,发生痫证,卒然昏仆,手足搐搦,口吐涎沫,不半时而苏,人即如常,发无定时,迄今十年矣。上月至戚家,照例又发,时已较前为频,其父伴来就诊。诊毕谓曰:"本证为胆肝气逆,痰涎内壅,逆阻心包,故神昏而痫作,治以降痰镇心为主。患者体尚健,脉弦滑而数,为痰涎内闭之象,犹可攻逐,以谋速效,惟所用效方药性剧烈,反应极大,间有呕吐及腹痛,但刹那即停,殊无可虑。"彼以为然。即疏予效方:**皂矾**(煨红)一两,**鱼胶**(切断面炒)一两,**铅粉**一两(注意炒黄),**朱砂**(水飞用)三钱。共研细末,每早用陈酒浸服三钱,若现呕吐,亦可间日一服,半月可愈。当予成药末三两,嘱如上法服食,为十日量。据谓:"药后曾吐痰涎两次,期内痫未发。"复给药末两半继服,每次减量为钱半,以资根除。翌年秋邂逅儿父于途,谓病半年未发,身体转强,足证该药之效云。(《治验回忆录》)

后治奉天王氏妇,年近三旬,得痫疯证,医治年余不愈,浸至每日必发,且病势较重。其证甫发时作狂笑,继则肢体抽掣,昏不知人。脉象滑实,关前尤甚。知其痰火充盛,上并于心,神不守舍,故作狂笑;痰火上并不已,迫激脑筋,失其所司,故肢体抽掣,失其知觉也。先投以拙拟荡痰汤,间日一剂。三剂后,病势稍轻,遂改用丸药。**硫化铅**、**生赭石**、**芒硝**各二两,**朱砂**、青黛、**白矾**各一两,**黄丹**五钱,共为细末,复用生怀山药四两为细末,焙熟,调和诸药中,炼蜜为丸二钱重。当空心时,开水送服一丸,日两次。服至百丸全愈。奉天刘姓学生,素患痫疯。愚曾用羚羊角加清火、理痰、镇肝之药治愈。隔二年,证又反复,再投以原方不效。亦与以此丸,服尽六十丸全愈。沈阳县乡间童子,年七八岁,夜间睡时骚扰不安,似有抽掣之状,此亦痫疯也。亦治以此丸,服至四十丸全愈。此丸不但治痫疯,又善治神经之病。奉天陆军军官赵瑕斋,年五十许,数年头迷心乱,精神恍惚,不由自主,屡次医治不愈。亦治以此丸,惟方中**白矾**改为**硼砂**,仍用一两,亦服至百丸全愈。因此丸屡用皆效,遂名此丸为愈痫丸。而以**硼砂**易**白矾**者,名为息神丸。附:制**硫化铅**法。用**真黑铅**、**硫黄**细末各一斤。先将**铅**入铁锅中熔化,即将**硫黄**末四五两撒在**铅**上,黄即发焰,急用铁铲拌炒,所熔之**铅**即结成砂子。其有未尽者,又须将**硫黄**末接续撒其上,勿令火熄,仍不住拌熔化之**铅**,尽结成砂子为度。待晾冷,所结砂子色若**铅灰**,入药钵细研为粉。去其研之成饼者,所余之粉用**芒硝**半斤,分三次冲水,将其粉煮过三次,然后入药。(《医学衷中参西录》)

狄 诊脉,右关沉细兼滑,左浮而弦长。

此系湿困中阳,运化失司,饮食蕴结为痰,每随肝胆之气上逆,蒙闭清空,阻碍神机,故蓦然音哑,而不能言,致成昏厥之症。少刻,吐出痰水,而后复苏,倘不预治,恐成痫疾。拟用和中镇逆,兼降气消痰法。仙制夏三钱,**代赭石**三钱,淡吴萸八分,白胆星钱半,西党参三钱,炙甘草八分,紫沉香八分,**制礞石**钱半,旋覆花三钱,九节蒲八分,生姜汁一匙(冲服),大红枣三枚,**黑锡丹**六分(上药煎送)。(《阮氏医案》)

【神昏】

神昏如痫,牵掣如痉,脉细而弦劲,是水不涵木,肝木动摇,非比实症易治。元生地、丹皮、归身、怀山药、云苓、泽泻、钩钩、元参,加**青铅**八两,熔化,入水七次,取水煎药。(《沈俞医案合钞》)

【昏仆】

1934年冬,木工李××,素脾肾不健而犯房事,在劳动中昏仆。自汗肢厥,呕恶、面㿠白,苏醒后仍眩晕多汗,腰背痛楚。求治于先父,见寸关脉虚大,两尺微弱,舌淡苔少而小便短赤,少腹痛,为阳微阴衰,随时有虚脱之虑。故拟回阳救阴固脱,投七味回阳饮加味[红参10克,附片10克,炮姜3克,当归10克,炙草5克,茯苓10克,**黑锡丹**1瓶(吞)]。数剂晕平汗敛,渐可起坐,脉好转,惟舌红颧艳,咳嗽脘闷纳呆。遂以异功散加谷芽健脾理气,以肉苁蓉、巴戟、山萸肉、菟丝子、山药、泽泻、当归、白芍、枳壳等出入,温阳健脾而敛阴火,调治旬余痊愈。(《杏林医选》)

【郁证】

谢谱香素属阴亏,情志抑郁,因远行持重而患咳逆,左胁刺痛,寸步难移,杳不知饥,卧难着枕。孟英诊之,脉象弦细数,苔腻痰粘,便艰涩少。乃肾气不纳,肝气不舒,肺气不清,胃气不降(咳逆为肺气不清;左胁刺痛,寸步难移,为肝气不舒;杳不知饥,为胃气不降;脉弦细数,为肾虚肝郁;苔腻痰粘,便艰涩少,为肺胃不降)。投以沙参、枇叶、茹、贝、旋、栀、龟板、鳖甲、丝瓜络、冬瓜子、**青铅**、白前、金铃、藕肉,以熟地泡汤煎服,数剂而平。继渐滋镇向愈。北沙参四钱,姜枇叶(刷,包)三钱,姜竹茹三钱,川贝母(杵)四钱,旋覆(包,先)三钱,黑栀皮三钱,丝瓜络三钱,生冬瓜子四钱,白前一钱,熟地八钱,泡汤去渣。先煎血龟板(杵)三两、血鳖甲(杵)一两、

青铅二两、楝核(杵,先)四钱、藕肉(切)一两。至八句钟,再入前药。阴虚痰实之证,补阴潜阳,则痰自降,历试不爽。(《王氏医案绎注》)

寡居郁劳,系乎情志损伤,草木难以奏功。因近日火升下寒,暂进加味贞元饮,制龙相之陡起。熟地、白芍、**青铅**、牛膝炭、茯苓。(《眉寿堂方案选存》)

【吐酸】

杨大兄,三林塘。恙久脘痛,呕酸数年,积饮,气血大亏,脉形濡芤,舌色黄腻,中焦腹胀气满。此系水亏肝旺,症属棘手,恐防失血增剧之变,宜和肝化脾泄降主治。桂枝尖(炒)三分,姜半夏一钱五分,乌梅肉(面包,煨)一个,小青皮三钱,川楝子(炒)一钱五分,川郁金三钱,开口川椒(煅)三分,奎白芍一钱五分,玫瑰花三朵,加棋子**青铅**八钱、云苓三钱。(《临诊医案》)

【嘈杂】

嘈杂一证,属火嘈十居八九,若无火之嘈十难一二。始由木乘土位,久则火不生土,谷食不运,嘈杂嗳气频仍,延及二年之久,时作时止,脉象沉弦而细,较前稍平。此证缓图当可就绪,倘再反复,嘈杂即行,深虑愈作愈深,有反胃之患。果能破疑,见王道无功,多服自有效也。高丽参、益智仁、刀豆子、茯苓神、橘皮络、於术散、白蔻仁、**赭石**、半夏、**紫石英**、五谷虫、鸡内金、防己、**青铅**。(《江泽之医案》)

【呕吐】

江邑高方锡令郎,金水二脏俱亏,不能滋养肝木,木燥生火,自左胁至胸脘,气逆升腾,上泛欲吐,交秋冬更甚,秋为燥令,不能制木,反助木之燥也。今拟早用保肺和肝,晚服养阴纳气之法。北沙参、麦冬肉、旋覆花、杜苏子、沙蒺藜、牡蛎粉、川贝母、广橘红、白芍、**青铅**,晚服丸方,用六味加牛膝、白芍、**磁石**、沉香。(《龙砂八家医案》)

【疟疾】

苏姓　廿八,疟久不愈。脉左弦滑,右关迟软。案:药田子曰,此阴分有亏,脾经亦多滞气,而阳明转输无权也。服药四五帖,疟愈之后,仍宜服调荣之剂,方无后患。草果钱半(面煨),鳖甲二钱(醋炒),白当归三钱,天南星八分,白芍二钱,**枯矾**八分,女贞子钱半(炒),桑白皮二钱,龟板二钱半(醋煅),白芷八分(炒),泽泻三钱,原蚕沙二钱,车前子二钱(酒焙),**黑铅**一块。用

黑铅者,取其镇肾,不使上助肝力也。(自记)。

释:此癸亥年春分前一日方也。客气当少阴之末,而太阴已交,未至而至,来气有余也。又值脾湿生痰之症,少阴气弱,不能主之,而土气愈滞。方用养火之味为主,所以补少阴之不及也。少阴之火,必得少阴之水以相济。然水气愈滋,反足以助木而浸土,故方内既用利湿之味以祛邪水,而复用**黑铅**以镇压真水也。(《医学穷源集》)

一人疟后,先寒后热,医用清脾汤,又服截疟丹,遂发恶心,吐而复泻。次日鼻衄两三碗,但多烦热,求治。加以小柴胡加半夏、柴胡之类四服,解其荣中之热,次投铁煎散,以祛疟之邪。午前将末,理中汤,入**黄丹**,冷水调下,**黑锡**丹和中压痰镇下,疟即不来矣。此乃热因寒用,寒因热用之意。(《名医类案》)

【水肿】

光复门外王文魁年四十余,面色㿠白浮肿,少腹坚硬,气逆喘急,彻夜不寐,咳嗽痰多,两脉沉细,舌质淡白。始用旋覆、**代赭**、坎气及冬瓜皮、鸡金散等,而喘急如故。先生曰:此系肾阳不足,气不摄纳,脾不温运故也。因用:细辛四分,制附子五分,炒枣仁三钱,带皮苓五钱,炒苏子二钱,老桂木四分,**青铅**一两,制半夏三钱,甜杏仁(连皮)三钱,枇杷叶(去毛)三片,沉香三分。服后气喘大平,夜得安卧,面肿亦退,舌质转红,右脉似觉有力,惟咳嗽未止。前方去枣仁、枇杷叶、沉香,加巴戟肉三钱、姜皮七分、坎气一条,三剂喘平肿退。(《医验随笔》)

【阳缩】

病者裘君,年35岁,新建人,来省住龙须巷。病名:阴寒缩阳。原因:凤质文弱,阴阳两虚,适因有事晋省,迟误便船时间,步行三十余里,抵省倦甚;饭后浴罢临风睡熟,寒中阴分,五更无梦遗精一次;次日又食西瓜,是为最重之诱因。症候:半夜腹痛,渐及少腹,牵引阳物,睾丸抽上,阳物内缩。诊断:脉沉细欲绝,迟至三至,面白唇淡,舌苔滑白,是阴分中寒,缩阳危症。疗法:内服**黑锡**丹,化开凝结之阴寒,借以回阳固本;一面艾灸脐下三穴,灸至鼻尖见汗,或腹中之阴凝化开。(《全国名医验案类编》)

【鼻衄】

脉数,寸关尤甚,鼻衄溢流不止,面赤足冷至膝,病已三月,血去过多,心神摇荡。阴虚内热之体,厥阳化火上逆,扰动脉络,致血上干清道,由高灌注而下,非若咯吐者尚易止定,兹用

凉血滋降法,为急则治标计。黄连五分,犀角五分(磨冲),熟地五钱,炙龟板八钱,阿胶二钱(蛤粉炒成珠),**磁石**五钱(煅),怀牛膝一钱五分(盐水炒),女贞子一钱五分(炒),**青铅**一枚,旱莲草一钱,童便半碗(冲入)。水同煎服。(《南雅堂医案》)

【咳血】

春季痰嗽带血,交冬血大吐,头痛口糜,是阳不收藏,当填镇。熟地炭、萸肉炭、牛膝炭、五味、茯苓、**青铅**。(《扫叶庄一瓢老人医案》)

脉左数,五心烦热,知饥纳谷,由体气先虚,时序冷热不匀,烦劳阳升,咳呛震动,络血上溢,拟用育阴和阳法,方列后。生地三钱,白茯神三钱,天门冬一钱五分,麦门冬一钱五分,阿胶二钱(炒珠),川石斛二钱,怀牛膝一钱,**青铅**一钱,童便三盏。水同煎服。(《南雅堂医案》)

脉两寸溢上,右关短涩,咳血逆上,气急不止,此肺金郁热,招风之候也。肺居上焦,而主气化,其藏洁,其气肃,以治节一身。今郁久成火,火动风生,肺为娇藏,不任燔灼,故咳嗽不宁,失于解透,转郁转甚,气乱于中,血逆于上。治法补阴之内,兼行清降,斯为合度。生地、枇杷叶、川贝、秦艽、牛膝、茜草、炒山楂、童便,后以六味地黄汤加**青铅**。(《马氏医案并附祁案王案》)

肺金清肃之令下行,呛咳口干、咯血内热、苔黄耳鸣皆退。惟神昏发厥,肢节抽掣,肾阴久虚,水不涵木,肝阳化火,挟痰热上阻包络,神明无主,脉来弦滑。治宜益肾清肝,兼化痰热。北沙参四钱,大麦冬二钱,黑料豆三钱,甜川贝三钱,钩钩二钱,云茯神三钱,**花龙齿**二钱,川石斛二钱,鲜竹茹三钱,**青铅**一两,生枳壳三钱,炙僵蚕二钱,生牡蛎四钱,上沉香二分。(《费绳甫先生医案》)

两年来血证屡止屡发,始由寒饮咳嗽,继而化火动血,脉弦形瘦。饮邪内伏,阴血久已虚损,是以动则气升,静反咳甚。盖静则属阴,饮邪由阴而生也,动则属阳,气升由火动也,阴虚痰饮,为此病之根源,拟补肾阴以纳气,化胃痰以蠲饮,于法庶剂其平。炒生地三钱,姜制半夏二钱,怀山药三钱,白茯苓三钱,麦门冬一钱五分,牛膝一钱五分(盐水炒),**紫石英**二钱,丹皮一钱,蛤壳二钱,诃子一钱,枇杷叶三钱(炙去毛),**青铅**一钱,五味子八分。水同煎服。(《南雅堂医案》)

向患血证,发将匝月,医用血脱益气之法,未为不是。惟嫌脉数不静,肌肉咽干,呛咳莫能正偃,咳甚则血来,咳止血亦止。血去阴阳,阴不恋阳,水不制火,刻值金燥秉权,肺被火刑,金水不相施化。《医贯》云:不投甘寒以降火,骤用参以补阳,此非医误,不知先后着也。自述胸脘乍觉烦冤,即咳频血溢,按冲为血海,其经起于气街,挟脐上行至胸中,冲脉动则诸脉皆动,岂非下焦阴火上逆,血随火升之故耶。火在丹田以下曰少火,出丹田以上曰壮火,少火生气,壮火食气。欲止其血,须止其嗽。欲止其嗽,须熄其火。然非寻常清火止嗽之药所能奏功,务使下焦阴火敛藏,火不上逆,金不受刑,嗽止血自止矣。安波按:拟一阴煎,加**青铅**、山萸,收纳冲脉之逆。(《杏轩医案》)

木火刑金,气促咳血。粉参、白前、川贝、苏子、**紫石英**、旋覆、**洋青铅**、蛤粉、紫菀、杏仁、淡草、怀牛膝、**代赭**、枇杷叶。(《剑慧草堂医案》)

陈(崇明) 咳伤血络,络伤之后,咳久不除,咳之所以不除,都为络伤也显然。然积虚成损,积损成劳,无怪乎脉形细数,内热蒸蒸,神昏言微,不耐炎蒸,已露一斑矣。速速退归林下,扶过三伏再商。玉竹饮子加麦冬、丹皮、**青铅**、阿胶。(《曹仁伯医案》)

倪府前街,两胁不舒,劳则失血,又兼上升之气,无端而出之于口,或作咳而乘之于肺,甚则气行血亦行,气止血亦止。其为气也,至大至刚。似属古语云:上升之气,自肝而出,中挟相火。然则两胁属肝,初病在肝,而今亦未出乎肝。肝者,将军之官,其性本刚,刚则柔克。非柔不和一语,本为治肝而设,不能不宗之,以防其陡然上冒。大熟地五钱,**磁石**三钱,**青铅**一两(打),羚羊角一钱五分,苡仁一两,侧柏叶三钱,川贝一钱五分(去心),秋石三分,藕节炭三钱。又:血之冒势已平,而咳痰之中尚兼血色。气未降,血易升,势所必致,未便以小安为慰。天冬、熟地、旱莲草、**青铅**、龟板、**秋石**、川贝、沙参、侧柏炭、苡仁、**磁石**、藕节炭。(《曹仁伯医案》)

"金"条下"血证"案。(《临证指南医案》)

【吐血】

喻嘉言治一人,素有失血病。晨起陡暴一口,倾血一盆,喉间气壅。神思飘荡,壮热如蒸,颈筋粗贲。诊其脉尺中甚乱,曰此昨晚大犯房劳也。因出验血,色如太阳之红,再之寝所。谓曰:少阴之脉系舌本。少阴者肾也。今肾家之血,汹涌而出,舌本已硬,无法可救。不得已用丸药一服,镇安元气。若得气转丹田,尚可缓图。内浓煎人参汤,下**黑锡**丹三十粒。喉间有声,渐入少腹,顷之舌柔能言,但声不出。急用润下之剂以继前药,遂与阿胶一两溶化,分三次热服。半日服尽,身热渐退,颈筋渐消,进粥。与补肾药,多加秋石。服之遂愈。震按:参汤下**黑锡**丹以治吐血,可补古法所未备。然继以阿胶而大效,再继以秋石补肾药而全愈,恐未必。(《古今医案按》)

陈　胃虚,客气上逆为呃噫,痰带血星,咽中微痛,姑拟镇摄法。胃虚气逆,人参、熟地炭、五味、茯神、**青铅**。又,照前方去**青铅**,加麦冬、川斛、远志炭。(《临证指南医案》)

吐血,脉空大,最不为宜。恐其暴涌气脱耳。当静养为要。熟地、参、三七汁、**青铅**、鲜莲子、茯神、川金石斛、牛膝、鲜藕汁。(《未刻本叶氏医案》)

卢氏　沉着厚厚,肝肾之血。熟地炭、炒杞子、炒归身、牛膝炭、茯神、**青铅**、砂仁末。(《临证指南医案》)

陈　日来寒暄不匀,烦劳阳升,咳呛,震动络血上沸,诊脉左数,五心热,知饥纳谷,议育阴和阳方法。生地、清阿胶、天冬、麦冬、茯神、川斛、炒牛膝、**青铅**、童便。(《临证指南医案》)

叶　讲诵烦心,五志之阳皆燃,恰值芒种节,阴未来复,阳气升腾,络中血不宁静,随阳泄以外溢,午后上窍烦热,阴不恋阳之征,致头中微痛。主以和阳镇逆。生地、阿胶、牛膝炭、生白芍、茯神、**青铅**。(《临证指南医案》)

右脉弦而洪,左脉弦大而芤。水不养肝,肝不藏血,气逆血上,血不归络,冲犯阳明,致有狂吐之患。天下无逆流之水,水由乎风;人身无逆行之血,血由乎气。脉不安静,波涛不定,防其壅逆,慎之。犀角地黄汤加**青铅**、青麟丸、还魂草、赤芍、糖楂、茜草炭、牛膝、荆芥炭、柴胡、童便。(《王九峰医案》)

【痰饮】

顾仙槎年越古稀,仲冬偶患痰嗽,服表散药数帖,气喘如奔,欲卧而不能著枕,欲食而不能吸纳,痰欲出而气不能吐,便欲行而气不能送,日夜危坐,躁汗时形,其婿家请孟英视之。按脉虚洪豁大,而舌色干绛,溲赤点滴。证属阴亏,

忌投刚燥。与西洋参、熟地、苁蓉、枸杞、蒌仁、麦冬、牛膝、茯苓、白芍、冬虫夏草、**青铅**为大剂,以猪肉煮清汤煎服。果韧痰渐活,坚矢下行,眠食亦安,递以告愈。(《王孟英医学全书》)

【痉病】

安徽程柏甫之令弟,猝然神昏发厥,肢节抽掣,口眼牵动。余诊脉细弦,此肾失封藏,肝阳上越,扰乱神明,与痰厥迥别。用:大生地四钱,天冬三钱,麦冬三钱,牡蛎四钱,**龙齿**三钱,白芍钱半,石斛四钱,败龟板四钱,**青铅**二两。进一剂,厥止神清。照前方加西洋参钱半,连服十剂而愈。(《费绳甫先生医案》)

【虫证】

胃虚肝乘,纳谷则呕,甚则吐蛔,通补阳明,开泄厥阴。党参、吴萸、乌梅、半夏、茯苓、黄连(姜汁炒)、姜汁(冲入)。蛔厥作痛,呕泻俱出,皆缘平素劳郁,多怒伤肝,思虑伤脾,脾气日损,胃气日亏,饮食少进,遂致湿蒸热郁生虫。脉来弦数。乌梅汤加味。乌梅、半夏、细青皮、枳壳、白术、川楝子、茅术、川朴、楝树根、吴萸、煨姜,又甘草粉一两、**铅粉**(炒黄)五钱,白蜜汤调服。早服粉蜜汤,晚服乌梅汤。(《王九峰医案》)

【流注】

陆某某　男,50岁。初诊,1934年4月。左腿内侧结毒,延已三月有余,脓水淋漓,如翻花石榴,周围并有十余处结核,痛不可忍,坐卧难安,饮食减少。脉微无力,舌少津。此为阴毒积聚,延成化脓流注。处方:朱茯神三钱,乳香三钱,生黄芪三钱,土炒白术二钱,当归三钱,甘草八分,天花粉三钱,香白芷三钱,知柏八味丸四十粒(早晚分吞),吉林人参四钱(另煎,冲服)。三剂。外治方:用野菊花煎浓汤,洗净疮口。以黄连膏和**升药**摊油纸贴疮口,每天换二次。复诊:疮口腐烂如前,饮食稍可。前方去茯神,加鲜首乌三钱、牛膝三钱,四剂。外治同前。三诊:疮口腐化较减,脓水见少,坐卧略可,但饮食尚呆。再参前法,去牛膝,加金毛脊三钱、银花三钱,五剂。外治方:以黄连膏和**升药**与玉红膏调匀,摊油纸盖贴。四诊:疮口见小,脓水渐稀。处方:金石斛三钱,鲜首乌三钱,朱茯神三钱,天花粉三钱,黄芪三钱,甘草一钱,金毛脊三钱,土炒白术二钱,牛膝三钱,吉林参四钱(另煎,冲服),知柏八味丸四十粒(早晚分吞)。五剂。外治同前。五诊:疮口腐肉渐消,脓水已无多,饮

食亦已增加，且可下床移动。原方续服五剂。外治同前。六诊：连续治疗二十二天，疮口收小，已见新肉，饮食已复，且可举步略走。再宜培本法治之。处方：朱茯神三钱，当归三钱，大熟地四钱，天花粉三钱，生甘草一钱，黄芪四钱，鲜首乌三钱，土炒白术二钱，吉林参四钱（另煎，冲服），知柏八味丸四十粒（早晚分吞）。七剂。外治方：用黄连膏和玉红膏加生肌散调匀，摊油纸贴。不必再用菊花汤洗涤。按：此症为寒湿注于腿侧，由于气血两亏，不能宣散，凝而成毒，延久致溃。经用内托外治法，治疗匝月而告痊。附：黄连膏：黄连三两，黄芩三两，乳香三两，赤小豆三两，野菊花四两，山栀三两，赤芍三两，连翘三两，天花粉四两，甘草一两半，归尾三两，血竭三两，黄柏四两，生地四两，薄荷一两半，没药三两，银花四两，麻油十二两。用麻油浸药，热天浸三四天，冷天浸五六天，放入锅内，煎至焦色为度，去渣，用黄蜡收膏如糊状，即可离火，放在缸内，令火气尽，备用。如能埋入水缸底下，越陈越好。玉红膏：黄连二两，黄芩三两，黄柏三两，银花三两，甘草二两，乳香三两，天花粉四两，鲜生地四两，菊花四两，黄芪四两，当归四两，**石龙骨**六两，没药三两，连翘四两，山栀四两，鲜首乌四两。用真麻油先浸，热天三四天，冷天浸五六天，用文武火煎见焦色为度，加入黄蜡，收膏如糊浆，候过火性可用。生肌散：腐肉已尽，新肉迟生，掺上见效。水龙骨二钱，黄芪皮二钱，象皮钱半，冰片五分，乳香（去油）二钱，血竭二钱，**轻粉**二钱，儿茶一钱，**铅粉**一钱，没药（去油）二钱。共研细末。（《临床心得选集》）

【臁疮】

一妇人年二十四五岁，素患臁疮，自有秘方施治。辄愈一日，适逢酷暑，旧症复发，两胫骨里侧各患一疮，疮口浑似牛眼，揩之辄流鲜血，彻夜呼号；加以信水又来，更为剧烈。当即将其疮口用蜈蚣煎桐油灌洗，血仍不止。乃改用猪婆粪泡水洗之，血即不流，外上二妙散，麻油调摊作隔纸膏贴之。内服东地龙、川萆薢、黄柏、牛膝、六一散、细生地、连翘、炒丹皮等三剂，疼痛渐止，疮口比前大加倍蓰，盖坏肉已去，新肉渐生，仍服前方。外用：**轻粉**一钱，白芷钱五，**铅粉**钱五，**飞甘石**二钱，黄白占钱五，**东丹**一钱，梅片二分。上研细末，另买素烛一支去挺，将前药及黄白占等调和一处，加香油少许，隔汤炖烊，用纸摊作隔纸膏式，针戳数孔，贴疮口。初日一易，五日后间日一易，又五日后三日一易。统计前后不满一月收功，且愈后永不复发。（《外科

医镜》）

江应宿治金上舍患两臁焮赤痛痒，疮口无数，脓水淋漓，四畔小白黄水泡，如铺黍状，上至三里，下至胫，殊苦污浊沾裳袜，予得方生所验之方，用猪板油（熔化）一两，**铅粉**、黄蜡各五钱，收起，用时摊在油单纸上，少加**轻粉**扫面，先以花椒葱水洗净疮口，拭干贴之，外用绢包裹，旬日愈。（《名医类案》）

【外伤】

江少微治一商人被杖，皮破血流。以真麻油一斤，熬滴水成珠，入**黄丹**飞过，再熬，试软硬加入**铅粉**、黄蜡，收起摊膏药，贴患处，血止肿消，数日而愈。（《名医类案》）

【疽】

潘氏子肋下肿溃，窜孔甚巨，孔中作声，如婴儿啜泣。余曰：是名渊疽，法不得治。其母哀请曰：是子少孤，婚又未久，一脉之传，惟此而已。余闻之恻然，乃曰：但善调摄，更量力以行阴德，万分一得不死，专事医药，不足恃也。母子唯唯受教。余乃日夜属思，以谓证属大虚，固当补益，但疽孔作声，则内膜已破，气从旁出矣。非护其膜，补亦徒施！以人参、白术、乌梅炭、白及、白蜡、象牙屑、猪脊髓和为丸，令日三服，以固气；仍捣诸药，益以生肌之品，制若粘饼，塞疽口，丝绵裹**青铅**罨其外，大膏药盖之，阔布缠缚其体，三日一易；复用参麦六味加龙蛎等品，煎汁饮之。如是二十余日，其声渐除，三月余而口敛。余初经治，不望其果奏效也。（《归砚录》）

【结毒】

谭公亮患结毒，医用五宝丹饵之，三年不效。仲淳云：五宝丹非完方也。无**红铅**、灵柴不能奏功。时无**红铅**，姑以松脂、**铅粉**，麻油调敷，应手而减。公亮先用乔伯圭所赠乳香膏，止痛生肌甚捷，及用此二味，功效弥良。乃知方药中病，不在珍贵之剂也。（《先醒斋医学广笔记》）

【下疳】

李行甫患霉疮，误用**水银**、番硝等药搽五心，三日间，舌烂、齿脱，喉溃，秽气满室，吐出腐肉如猪肝色，汤水不入，腹胀，二便不通，医皆谢去，独用治喉药吹喉，痰壅愈甚，痛难忍，几死。仲淳按其腹不痛，虽胀满未坚，犹未及心，知水银毒入腹未深，法宜以铅收之。急用**黑铅**斤余，分作百余块，加大剂甘桔汤料，金银花、粉草各用四五两，水二三十碗，锅内煎浓，先取三四碗

入汤注中,徐灌之,任其自流。逾时舌渐转动,口亦漱净,即令恣饮数盏。另取渣再煎,连前浓汁,频灌手足。次日二便去黑水无算,始安。方用吹口药及败毒托里药,数剂而愈。(《古今医案按》)

【两胯滋水】

陆平庄舅兄次女,周岁,戊辰六月。两胯滋水淋漓,孔如蜂房。因痒自抓,滋水更甚。前用白牡丹散搽之,嫌痛多哭。今自制黄龙散予与搽之,却不多哭。方用伏龙肝、煅牡蛎为君,佐黄柏、**铅粉**、**密陀僧**合成一方,命名黄龙散。内用苡仁、茅术、银花、连翘、**滑石**、甘草煎服。外以金银花、甘草节各三钱,青葱十枝煎汤,候温淋洗,拭干,再敷黄龙散。孔深处以麻油调搽。三日后,两胯滋水十去其八,再次全愈。(《竹亭医案》)

【耳聋耳鸣】

王左 三十四。下疳受伤,肝肾之阴不足,耳为肾窍,肝阳上扰,头部鸣响,两耳渐为失聪,脉见弦滑,治以清养。洋参、料豆、木神、龟板、元精、女珍、贝齿、桑叶、白芍、菊花、新会、芝麻、**洋青铅**。(《陈莲舫医案》)

朱右 四十七,头痛多年,渐致耳鸣目花,颈项牵引。木旺者必侮土,有时脘痛纳呆。脉见沉弦,治以和降。元精、木神、杭菊、杜仲、白芍、**龙齿**、双钩、佛柑、半夏、寄生、白蒺藜、新会、荷边、丝瓜络、**青铅**。以上耳鸣响属虚者。(《陈莲舫医案》)

周 三十八岁,壮水之主以镇阳光。西洋参、牡蛎块、玄参、熟地黄、**青铅**、女贞子、蛤壳、生地黄。二剂之后,耳鸣已止,加减,去女贞、玄参、**青铅**,加丹皮、泽泻、茯苓等味,将本方研末蜜法为丸,每晨用盐开水吞服四钱,温补肝肾以利机关。(《引经证医》)

【喉痹】

江阴北门陆,咽喉肿胀,气塞眩冒,心烦汗泄,食减便溏,脉至细小涩数。此心脾之亏,由肝肾内损,致阴心亢逆,上凌少阴循经之地。归脾虽当,泥于心脾,于少阴肾藏有间矣。人参、茯神、归身、白术、**紫石英**、麦冬、枣仁、益智、**青铅**一两。(《龙砂八家医案》)

【咽喉肿痛】

苏州张 肾阴素亏,肝阳上升,喉间红肿作痛,名曰喉珠,证属延绵,最难速愈。**青铅**、北

沙参、稽豆衣、蔗汁、青橘叶、**洋硼砂**、川贝、瓜蒌霜、黑山栀。复方:自服药以来,胃气颇健,喉痛得减,惟痰涎频吐,总属肾阴亏,而痰涎上泛,当舍标治本,庶有愈期,不可作喉证医治。潼蒺藜、**洋青铅**、**真青盐**、川贝、瓜蒌霜、怀牛膝、稽豆皮、金石斛、烊化硼砂。评:此亦虚证,仍当以阴虚喉痹论,惟有肿痛,则比之不肿者稍轻,或尚可。(《古今医案平议》)

粉 锡

【痹证】

施笠泽治张侗初,患足胫痛三年矣。诊之,脉沉细而涩。曰:此下焦元气不足,不能荣养筋骨,当用滋补舒筋之剂。服后微效。因劳旋作,再诊之,脉兼浮数,元气愈耗矣。为制人参膏,及河车天乙丸间服,元气渐壮,独两胫作楚不能忍,因制万灵膏,去樟脑,加**韶粉**、苏合、麝香,以软帛紧系两胫,仍令饮甘草汤,不顷刻而痛若失。此膏良验,方载《本草纲目》。后用黄芪建中汤加参、归,调理全愈。(《王孟英医学全书》)

【虫证】

小儿口吐涎沫,或吐清水,面白,心腹痛有时者,虫痛也,与痫相似,但目不斜,手不搐也,安虫散主之。**胡粉**(炒黄)、槟榔、川楝子、鹤虱各三钱,**枯白矾**二钱五分。上为末,每服五六分,痛时米饮调下。(《续名医类案》)

许 肠有湿热生蜃虫,用苦寒引导小肠。苦楝皮、北秦皮、槐角子、**胡粉**、黄柏、牡蛎(生),研末,猪肚肠一条漂洁,煮丸。(《临证指南医案》)

【臁疮】

槟榔五钱,**龙骨**一分,干猪粪五钱(烧存性),**水银粉**少许。上三味为细末,入水银粉研匀。先以盐汤洗疮,熟绢裹干,以生油调药如膏,贴疮,三日一易,三五易定瘥。忌无鳞鱼、鲊、热面。凡胫内外疮,世谓之里外臁疮,最难愈。此方本建安一军人吴美,犯伪印坐死,司理参军王炳之怜其晓事,常加存恤。其人临刑,泣念曰:生平有方治疾如神,常卖以自给,可惜死而不传。遂以献炳之,屡用有验。予就炳之求,值其远官,数年始得之。许、孙二真人方用**定粉**,不用**水银粉**,夏子益方多地骨皮一味,并用地骨皮煎汤洗。(《医方丛话》)

【产后缺乳】

一妇人,产次子而无乳,服下乳药,但作胀。予谓人乳皆气血所化,今胀而无乳,是血气竭而津液亡也,当补其气血,自然有乳矣。乃与八珍汤,倍加参、术,少加肉桂,二十余服,乳遂生,后因劳役复竭。夫其初产有乳,再产而无,其气血只给一产耳,其衰可知。间有产后乳出不止,亦为气虚,宜补药止之。其或断乳,儿不吮亦能作胀,则用麦蘖炒为末,白汤调服以散之。若儿吮破乳头成疮,则用蒲公英末,或黄连**胡粉**散掺之。若乳头裂破,以丁香末,或蛤粉、胭脂敷之,并效。(《医案类聚》)

【胎毒】

一半岁或一二岁,忽生大疮,此父母或感杨梅,或受胎后感淫毒,贻害小儿。用:银花二两,生草、黄药、锦地罗三钱,人参、花粉二钱。二剂。倘外口不愈,另用:蜗牛、生草、儿茶、樟脑、**黄丹**、**水粉**、枯矾三钱,冰片、**轻粉**一钱,麝香三分,地龙粪五钱。为细末,麻油调,敷疮口上,数日敛。轻者,不必外治。切勿自秘,以受天谴。(《辨证奇闻》)

【梅毒】

濮院沈维德患下疳,前阴连根烂尽,溺从骨缝中出,沥灌肾囊中,哀号痛楚,肛门亦复烂深半寸,载至余家,止求得生为幸。余亦从未见此病,姑勉为治之。内服不过解毒养血之剂,而敷药则每用必痛,屡易其方,至不痛而后已。两月后结痂能行,惟阴茎仅留根耳。余偶阅秘本,有再长灵根一方,内用胎狗一个,适余家狗生三子,取其一,泥裹煨燥,合药付之。逾二年,忽生一子,举族大哗,谓人道已无,焉能生子?盖维德颇有家资,应继者怀觊觎之心也。其岳徐君密询之,沈曰:我服药后阳道已长,生子何疑?徐君乃集其族人共验之,阳道果全,但累生如有节而无总皮。再期又生一子,众始寂然。远近传之,以为奇事,今犹有述之以为异闻者。附再长灵根方,五十日复生效。**煅乳石**三钱五分,琥珀七分,**朱砂**六分,人参一钱,真珠七分,牛黄四分,**真水粉**五分,胎狗一个,**雄黄**六分。用灵仙、首乌、大力子、蓼草汁煮一昼夜,炒如银色。上为末,每服三厘,日进四服,卧又一服,俱以土茯苓半斤,阴阳水十二碗,煎五碗,连送五服,七日验。雄按:煮一昼夜而炒如银色之药品,即上文**煅乳石**等九味也。详玩文义,似宜移上字于用字之上方顺。第胎狗煨燥必黑,全狗分两,又必数倍于诸药,同煮同炒,不知何以能如银色,是必煨时不令黑也。(《医案类聚》)

陈萤窗患霉漏,用**炉甘**(煅,以黄连水淬七日)三钱,**水银**三钱。大枫子油三钱(肉须用六钱),蓖麻子油二钱(肉三钱),二物各研如泥,用白柏油四两入铜锅熬化。先入**炉甘石**、**水银**,煎数沸,再大枫、蓖麻煎数沸,以**真韶粉**六钱收之,油纸摊帖患处,先以葱椒水洗净,帖药,再不可洗,任其臭秽,三日一换,以好为度。(《名医类案》)

【下疳】

仲淳治数友下疳,用黄柏、**官粉**、**腻粉**、杏仁、珠末、冰片敷之,无不愈者。后去**腻粉**、杏仁,加黄芩,更以小大蓟、地骨皮汤洗净敷之,效更良。(《先醒斋医学广笔记》)

铅 丹

【暑邪内伏】

幼,巧月初十一日,暑邪内伏,发烧不退,面青神呆,口张舌光,恶逆肢搦。已属暑风肝厥之险候,拟香薷加味,以望应转则吉。香薷四分,甘草五分,竹叶心八分,焦麦芽八分,青蒿八分,**铅丹**一钱五分,大麦冬八分,川厚朴五分,葛根八分,茯神一钱五分,制夏八分,川古勇连三分,鲜竹茹一钱五分(姜汁炒),鲜西菖蒲根八分。

【暑滞发烧】

幼,荷月廿九日,暑滞发烧,腹膨舌白。疏解防惊。羌活六分,葛根八分,广皮八分,连翘八分,独活一钱,桂枝三分,川朴五分,焦楂一钱,**铅丹**一钱五分,甘草四分,建曲一钱五分,枳壳六分,姜一分,荷蒂一枚。

【暑犯少阴】

幼,闰月二十日,暑犯少阴,壮烧动搐,舌黄神呆。清宣导滞,以杜厥变。羌活六分,茯神一钱五分,建曲一钱五分,真羚角花五分(先煎三炷香),独活一钱五分,甘草五分,麦冬八分(辰砂拌),薄荷八分,**铅丹**一钱五分,广皮八分,焦楂一钱五分,蝉蜕衣八分,七叶黄荆汁三匙(火焙汁冲),桑枝。

【心悸】

心气不足,痰火素盛,一下而阳邪内陷,神怯、烦、惊,直犯少阳之腑,故立方以镇胆为主。柴胡、参、半,温存胆气;**铅丹**、龙、牡,重镇胆怯;

桂、苓通太阳之阳；大黄调阳明之阴，共襄清肃胆府之功也。（《瘦吟医赘》）

胸满心烦善惊，时作谵语，小便不利，一身沉重，不得转折，是正气已虚，邪入于里，而复外扰三阳，致有种种见症，拟用柴胡加龙骨牡蛎汤。柴胡一钱五分，人参一钱五分，黄芩一钱五分，法半夏一钱五分，牡蛎一钱五分，**龙骨**一钱五分，白茯苓一钱五分，桂枝一钱五分，**铅丹**一钱五分，生姜一钱五分，大枣二枚。（《南雅堂医案》）

【胸痹】

一心痛，五月五日午时。取独蒜五个，捣如泥，入**黄丹**三两为丸，鸡头子大，晒干，醋磨一丸服之。（《寿世保元》）

【健忘】

健忘恍惚，自觉心无把握，不能应事。脉象小数而糊。病历一载，卧食不安，时觉耳鸣头晕。此木火挟痰涎乘惊恐之气，上蒙灵窍。拟方《千金》定志丸，增入清肝豁痰之品。洋参、茯神、枣仁（川连煎汁炒）、远志（甘草汤泡）、郁金、**明矾**、羚羊角（磨）、**黄丹**（水飞）、胆星、天麻、蒺藜、菖蒲（打冲）、沉香（磨）、竹沥、姜汁泛丸，**辰砂**为衣。（《柳宝诒医案》）

【痫证】

天津陈德三，年三十八岁，得痫风兼脑充血证。病因：肝火素盛，又在校中任讲英文，每日登堂演说，时间过长，劳心劳力皆过度，遂得斯证。证候：其来社求诊时，但言患痫风，或数日一发，或旬余一发，其发必以夜，亦不自觉，惟睡醒后其舌边觉疼，有咬破之处，即知其睡时已发痫风，其日必精神昏愦，身体酸懒。诊其脉左右皆弦硬异常，因问其脑中发热或作疼，或兼有眩晕之时乎？答曰：此三种病脑中皆有，余以为系痫风之连带病，故未言及耳。愚曰：非也，是子患痫风兼患脑充血也。诊断：按痫风之证，皆因脑髓神经失其所司，而有非常之变动，其脑部若充血过甚者，恒至排挤脑髓神经，使失其常司也。此证既患痫风，又兼脑部充血，则治之者自当以先治其脑部充血为急务。处方：治以拙拟镇肝熄风汤，为其兼患痫风，加全蜈蚣（大者）三条。盖镇肝熄风汤原为拙拟治脑充血之主方，而蜈蚣又善治痫风之要药也。复诊：前方连服十剂，脑部热疼眩晕皆除。惟脉仍有力，即原方略为加减，又服十剂，则脉象和平如常矣。

继再治其痫风。处方：治以拙拟愈痫丹 编者注：**硫化铅**、**生赭石**、**芒硝**各二两，**朱砂**、**青黛**、**白矾**各一两，**黄丹**五钱，共为细末，复用生怀山药四两为细末，焙熟，调和诸药中，炼蜜为丸二钱重，日服两次，每次用生怀山药五钱，煎汤送下。效果：服药逾两月，旧病未发，遂停药勿服，痫风从此愈矣。（《医学衷中参西录》）

"铅"条下"痫证"案。（《医学衷中参西录》）

【郁证】

兴国初，有任氏，有美色。聘进士王公甫，谓甫不遂寸禄，愁郁不乐，面色渐黑。自惭而归母家求治，一道人曰：是可疗也，以女真散，酒下二钱，日两服，数日间，面变微白，一岁如旧。赂得其方，用**黄丹**、紫菀，俱等分为末尔。（《名医类案》）

【胃痈】

钱国宾治王元直父，腹左一痈，形如镜大，视之乃镜痈也，生于皮内肉上，可治以三品膏。巴豆、蓖麻子肉各四两，杏仁一两，**黄丹**八两，香油一斤二两。熬膏药，贴二十日，一日一换，出脓一二碗。内服参托里，月余收口而愈。（《续名医类案》）

【泄泻】

刘妇 卅七，胸腹疼痛则吐泻不止，气闷欲绝。脉象沉结。（案）云图李子曰：此乃金土不清之疾，只以和解为宜。花粉二钱，陈佛手八分，陈笋衣三钱，楂肉钱半，丹参钱半，山茨菇八分，黑山栀钱半，茯神钱半，**东丹**三钱，陈仓米三钱，伏龙肝一块，甘草八分，陈莱菔二钱半。释：此丙寅年冬至后一日方也。是年客运终于太商，太商属阳金，故有金土不清之疾。方用清理金土固已，而扶助火土以制中运之强水，镇靖风木以平客气之厥阴，固亦未尝或疏焉。又换方。（案）夕山张子曰：气交之分，水气转动，故每为君火之患。盖火不下降，则不能生土而反上逆耳。寒食面二钱，丹参二钱，**东丹**三钱，鸡内金三钱，五加皮三钱，茯神二钱，郁金三钱，**云母**粉三钱，忍冬藤二钱（酒炒），甘松三钱。释：此小寒前四日方也。气交之说，经有二义，在运气为三气、四气之交，在人身为天枢之交。证本脾胃之疾，故原案气交之分，亦主脾胃而言之也。安气交之位，而降君火以生土，用方之大意尽矣。又换方。（案）云图子曰：火不生土，土不胜湿之疾，非真实证也。然有难于补泻偏重者，宜且用煎剂，相势而治之。即有癥瘕，亦俟另日定丸可也。藿香二钱，当归二钱,荔枝核三钱,化橘红三钱,橘核三钱,枳壳三钱,石菖蒲三钱,白蒺藜三钱,木通三钱,降香三钱,**梁上尘**三钱,百草霜三钱,南星八分,陈仓米三钱。释:此小寒后六日方也。节近大寒,将交次年主气之厥阴,客气之太阴,而本年之中运犹未退令,故仍以扶火生土为主。至方中参入荔枝、橘核,何尝不兼治癥瘕哉。又换方。(案)云图子曰:今再用扶土开郁之剂,待将痊而作丸可也。广藿香钱半,白云苓钱半,独活三钱,芸香八分,扁豆皮一钱(炒),**明雄黄**八分,当归钱半,红曲钱半,荔枝核钱半,诸葛菜二钱,川椒六分,猬皮钱半(炙焦),栗子一枚(烧存性)。释:此大寒后一日方也。方仍前意,但初气之太阴既交,则醒脾之味较多耳。又换方。莪术四钱(猪膜包,煨),苍术八钱,於白术八钱,首乌一两,三棱三钱(面煨,存性),黄精八钱(炙焦),夜明砂六钱,芸香八钱,焦楂肉一两,陈皮一两,天目笋一两,砂仁一两,郁金五钱。紫菜煎汤泛丸。释:此大寒后五日方也。此时丙年中运已退,而次年客运少角、主气厥阴、客气太阴俱已交到,故用药多土木二脏之味。盖次年丁卯,系金兼木化,虽主气天运暂相扶持,究难免于木弱之病,故以培养木气为主。首乌所以滋木之母,苍术所以达木之气,楂肉所以益木之力也。用紫菜作汤泛丸者,不但咸能软坚,抑亦水能生木之意。至三棱、莪术以去瘀而破癥,白术、黄精以补气而行血,犹其浅而见耳。(按:丙年水齐化,而下元甲子七赤统运,流年五黄生统运为失气,故土脏之病最多,以前各方扶火培土确有至理,学者当合运气、元运而通观之也)(《医学穷源集》)

【腹痛】

郑仲本,年二十七,因吃热补药,又妄自学吐纳,以致气乱血热,嗽血消瘦,遂与行倒仓法。今嗽血消瘦已除,因吃炒豆米,膈间有一点气梗痛,似有一条丝垂映在腰,小腹亦痛,大率偏在左边,此肝部有恶血行未尽也。**滑石**、枳壳一两,柴胡、黄连五分,桃仁二两,**黄丹**三钱,生甘草二钱,红花一钱。服法同前。(《续名医类案》)

【疟疾】

再诊:疟发间日,但寒而不热,口腻多涎,乃寒痰郁于心下,阳气不得宣越故也。蜀漆、桂枝、半夏、陈皮、茯苓、羌活、石菖蒲,另用独头蒜一个,**黄丹**一钱、**雄黄**五分,共捣丸,朝向东方服。(《柳选四家医案》)

"铅"条下"疟疾"案。(《名医类案》)

【腰痛】

茅姓,廿五,从童时伤力吐血,医治未得全愈。每逢举发则干咳,腰疼筋骨疼,面赤身热。脉象虚大。(案)台山何子曰:此阳衰而真水不能生木也。肉苁蓉三钱,黑豆皮二钱,甘草三钱,钩藤二钱,女贞子三钱,水红子三钱,红曲钱半(炒黑),当归三钱,黑山栀三钱,韭菜根三钱。释:此丙寅年大雪日方也。中运水强之岁,又值寒水主令之月,宜乎水弱者可以无恙。岂知水为阴邪,非真阳充实者不足以御之,真阳不充则水气愈寒,而乏煦妪滋生之趣矣。方用滋水培阳之味,使厥阴在泉之气得所滋养,而木自畅茂也。又换方。桔梗三钱,丹皮钱半,白僵蚕三钱,甜杏仁二钱半,丹参钱半,鳖甲三钱(酒炙),焦楂肉二钱,石决明钱半,**东丹**三钱,青黛八分,小蓟根钱二,忍冬藤二钱。释:此冬至前五日方也。此则厥阴风木之味为多。前方用肉苁蓉,此方用焦楂,同一潜阳之意也。大凡外象虚热之症,总要引火归源,上抑之而下摄之,则用力少而成功多矣。吾师诸徒用药之法,何尝不从古方中脱化而出,但适乎时宜,称乎病势,周密圆到,为足贵耳。(《医学穷源集》)

【乳岩】

坎气洗净切薄,焙燥研末,日吃一条,酒下,约二十条效。缪德仁治验,半年以内者效。又狗粪、**东丹**、独囊蒜,三味捣匀摊布上,勿用膏药令粘,贴上微痛,数日可愈。(《王孟英医学全书》)

【痔】

临安曹五方,黄院荐引为高宗取痔得效,后封曹,官至察使。用:好**信石**(色黄明者)三钱(打如豆大),**明矾**一两(为末),好**黄丹**(水飞,炒紫色)五钱,蝎梢七个(净水,瓦上焙干,研末),草乌(紧实光滑者,去皮,生研末)一钱。又用紫泥罐,先将炭火放冷拭净,先下明矾烧令沸,次下信,入矾内拌匀,文武火,候沸再搅匀,看罐通红,烟起为度。将罐掇下待冷,取研末,方入草乌、黄丹、蝎梢三味,再同研极细末,瓷罐内收贮。如欲敷药,先以甘草煎汤,或葱椒煎汤,洗净患处,然后用生麻油调前药,以鹅毛扫药痔上,每日敷药三次,必去黄水如胶汁然,痔头渐消。看痔病年深浅,年远者,不出十日可取尽;日近者,俱化黄水,连根去尽,更搽生好肉药。(《续名医类案》)

【臁疮】

"铅"条下"臁疮"案。(《外科医镜》)

【外伤】

"铅"条下"外伤"案。(《名医类案》)

【胎毒】

马元奎子初生胎毒,腿胯浸淫,湿烂治验。马元奎子,产未一月,腿胯浸淫,湿烂皮损,波及阴囊,此胎毒也。当用**熟石膏**、**黄丹**研粉,以新绵蘸搽患处。内用生甘草、银花、绿豆皮三味煎汤,用新绵裹如奶头式,蘸药汤与吮,日四五度。据述如法服之,并搽药后,腿胯湿烂顿平,且一夜安宁。次日仍如前方煎服,搽亦同前,两日而痊。[《中医古籍珍稀抄本精选(九)》]

"粉锡"条下"胎毒"案。(《辨证奇闻》)

【走马牙疳】

一小儿痘后,患走马牙疳。用枣灰散:**朱砂**一分半,**轻粉**一分,麝香三厘,冰片五厘,**胆矾**二分,**雄黄**五分,**黄丹**三分,白芷五分,**枯矾**二分,儿茶一钱,北枣一钱五分(煅存性),龙骨一分,为细末。先用荆芥汤洗,一日搽二三次,效。(《名医类案》)

【疔】

罗谦甫云:丙午岁予居藁城,人多患疔疮。县尹董公谓予曰,今岁患疔疮者极多,贫民无力医治,近于史侯处得数方,用之者无不效,官给药钱,君当舍手治之。遂诺其语,董公榜示通衢,命予施药,如此一年,全活甚众。其用保生锭子、《千金》托里散、神圣膏药、破棺丹,凡四方。保生锭:金脚信二钱,**雄黄**三钱,**轻粉**二钱,**硇砂**三钱,麝香钱半,巴豆四十九粒,蟾酥一钱。为细末,用黄蜡五钱溶开,将药和成锭子,冷水浸少时,取出捏作饼子如钱眼大。将疮头拨开,每用一饼,次用神圣膏,后用托里散。若疮气入腹危者,服破棺丹。(世传疔疮必有一条红线,可针红线所至之处出毒血,乃敷药)。神圣膏药:当归、藁本各半两,乳香、没药各二钱,白及、琥珀各二钱半,**黄丹**二两,白胶香三两,黄蜡二两,**粉霜**一钱,木鳖子五十个(去皮),巴豆十五粒(去油),清油槐柳枝各百廿枝,**胆矾**一钱。先将槐柳枝下在油内熬焦取出,复下余药熬勿至焦滤出。待油澄清,下黄丹再熬成膏,用绯帛摊之(立有神效)。托里散一两五钱,芪、朴、芎、防各二两,桔、芷、翘各二两二钱,芍、桂、草、参各一两,归、术、香、乳香、没药各半两。细末,每服三钱,酒一大盏,煎二三沸,和渣温服。破棺丹:大黄二两(半生半熟),甘草、**芒硝**各一两。细末,蜜丸弹子大。每服半丸,食后温酒化下,或童便半盏研化之,忌冷水。(《续名医类案》)

【背痈疽疮】

房州虞侯张进,本北方人,因送郡守还,逢道人饮之酒,得其治痈疽方。文录曹子病背疮,医不能疗。闻进有此方,索之。进元无手诀,但以成药敷之,旬日而愈。一儿五岁,鬓边生疮,继而发于脑后,症候可忧。亦以敷进,凡所用皆一种,不过三夕,二患皆平。其方但择阿胶透彻者一两,水半升,煎令消,然后入**虢丹**一两,慢火再熬,数数搅匀,俟三五沸乃取出,摊令极冷,储磁瓶中。用时以毛扫布疮四面,而露其口,如疮未成,则遍涂肿处,良久自消。切勿犯手,更无他法。一切恶疮皆可敷,不特痈疽也。(《名医类案》)

山阴余南桥治上虞葛通义公,年九十余,患背疽。初进仙方活命饮,穿山甲(蛤粉炒黄)、甘草节、防风、真没药、赤芍、白芷各六分,当归尾、乳香各一钱,贝母、花粉、皂刺各八分,金银花、陈皮各三钱,作一服,酒煎服;继服腊矾丸,黄蜡熔化入细矾末,等分为丸,百沸汤下八十丸;次服忍冬、金银花晒干一斤,同粉草二两共为细末,无灰酒打糊为丸,酒下八九十丸,日三服。若以金银花趁湿捣烂,水酒各半熬成膏,丸前末尤效。毒未溃,以麦饭石膏围之。**白麦饭石**二两(火煅,米醋淬十二次,水洗),白蔹二两、鹿角灰四两(二味各研极细末),用经年米醋,入砂锅内调匀如稀酱,文武火熬,以槐枝不住手搅起鱼眼泡,取出,入大磁瓶封固,勿使尘垢,顿井水中一昼夜。先将猪蹄(汤洗净,雄猪后蹄)约二斤半,不用盐井花水,瓦罐煨烂其肉,取出,着盐少许,与病者下饭,其汤吹去油,以鹅翎蘸汤洗患处,以抿子涂麦饭石膏,但有红晕处尽涂遍,毒即尽,以神异膏贴之。玄参五钱(不见铁),黄芪三两,杏仁一两(去皮尖),全蛇脱五钱(盐水洗,焙干),男乱发五钱(洗净,焙干),露蜂房一两(有蜂多者),**黄丹**五六两(水飞,罗细)。真麻油一斤,同乱发入铜铫中,文武火熬,候发熔尽,以杏仁投入,候黑色,用布滤去渣,再后入玄参、黄芪,慢火熬一二时,取出稍冷,旋入露蜂房、蛇脱,将槐枝急搅,却移火上,慢火熬至紫黄色,用布滤去,复入铫,乘冷投**黄丹**,急搅片时,又移火上熬,候油变色,滴水成珠,再熬少时,候将冷,倾入水中三日,退其火毒,取出置器内封收待用。前药品皆临时制备,效亦随手而应,脓干肉长,百日奏功。其孙太守葛焜刻而传布,名曰《广仁编》。(此法《千金方》亦有,《本草纲目》言之甚详。有中流一壶钞本,竟挟前人之美为己有秘本,岂非欺人)(《名医类案》)

南丰陈姓子,两足生疮,肿如瓜瓠,皮白晕红,溃流黄水,发热则痒,搔破则痛。外科医治,洗敷之药,总是凉皮散血,所服之方,无非解毒滋阴。蔓延数载,体气日薄。延余诊之,六脉迟弱。余曰:此因寒湿浸淫,如木淹泥水之中,渐次腐烂。《经》所谓湿淫足疾,此疮是也。法宜升阳除湿,阳旺湿去,疮自结痂。若用寒凉泻火,是犹恶湿居下,必致溃烂不已。依方调治,一月而痊。服方:黄芪(酒炒)三钱,党参(米炒)二钱,白术(土炒)二钱,茯苓二钱,米仁(炒)二钱,小茴(炒)一钱五分,桔梗一钱,蔓荆子一钱,五加皮二钱,白芷八分,破故纸二钱,陈皮六分;寒加附子、肉桂,湿加苍术、煨姜、红枣,煎服。洗方:紫苏叶五钱,白芷五钱,苍术五钱,蛇床子五钱,川椒一钱,艾叶一两,连根葱一握;共煎汤,乘热洗之,拭干掩药。掩皂药:**黄丹**(灰炒)一钱,**石硫黄**四钱,樟脑二钱,白芷一钱,**炉甘石**(制)二钱,**龙骨**(煅)一钱,枯矾八分(此味研末另包,掩时斟酌,痒则加大,痛则减去),共研细末掩之。(《尚友堂医案》)

【黄水疮】

一小儿,头面生疮数枚,作痒,疮痂积累,名曰粘疮也。以**枯白矾**、**黄丹**末等分,麻油调搽,更饮败毒散而愈。(《外科心法》)

【斑疹】

汪子　四岁,时疫发斑,昏晕,多汗,数日不解。(案)莲峰李子曰:中运水气过强,遂有上凌丁火之势,此时丁火主月,未免相持不下而相争不已。汗为心液,汗多而昏者,心气不胜也。此等移步换形之证,又不可拘定成局。亦或有郁久发暴,子复母雠之变,治之者须临时详察,善为转换,方无胶柱之失。今只解其相争之势,使丁火差堪自主耳。石菖蒲三钱,柴胡八分,青皮七分,大青根二钱,蔓菁子钱二,丹皮三钱,桔梗三钱,人中黄钱二,百草霜三钱,通草五分,竹沥五匙,**东丹**三钱,灯心、竹叶为引。释:此丙寅年夏至后三日也。客气逆行少阴,又兼月建并合,似乎丁火不致少力。奈中运水气过强,与丁火两不相下,故见证如此。方用**东丹**以镇压水气,更加通草以清利之,则水气平而纷争可解矣。然主气之少阳,又为病标之所在,亦不可以不理也,故用柴胡、大青、蔓菁、青皮以清降之而已。(《医学穷源集》)

【骨折】

"自然铜"条下"骨折"案。(《辨证奇闻》)

【脓耳】

一人耳中出脓者,二年余矣,偶检一方,治之愈,后屡试屡验。附刊于下:**枯矾**、**龙骨**(研)、海螵蛸、**黄丹**(飞)、干胭脂(烧灰)各一钱,麝香少许。共为末,先用绵条拭去脓,然后用鹅毛管吹药。(《东皋草堂医案》)

【鼻生赤赘】

赵君猷抚干所传云:有贰卿赵再可知湖州时,与一诗僧相厚,而僧患酒齇,鼻端生赤赘数枚,大者如橘,小者如梅李,下垂过口,饮食言语,皆所妨废,良自厌苦之。郡有一小兵事刀镊,人但闻其善取靥痣,不知其能治酒齇也。一旦自言于僧,请医此疾,即以药傅之,凡半月余,每日取恶物如脓血,自皮肤出者甚多,其赘后悉成痂落去,皮面莹然。遂以十千为谢,且语贰卿俾直斋阁,而求得其方,以传秀邦,治人良验。用:**黄丹**五文,饼药五十文(着大罐子盛),**硇砂**三十文(研极细用),巴豆十个(去壳膜,纸裹,压去其油)。上件同入饼药罐子中,慢火熬三两沸取下,续入研细**生矿灰**三钱。酒齇鼻,用鹅毛扫在红处,一日一次,上药以追出毒物,病退即止。雀子斑,用小竹捧儿挑药点患处,才觉微肿,即便洗去,恐力太猛。(《续名医类案》)

【目疾】

"铜器"条下"目疾"案。(《续名医类案》)

密陀僧

【泄泻】

"金"条下"泄泻"案。(《医学穷源集》)

【腋下体气】

有人腋下体气,五更时用精肉二片,以甘遂末一两拌之,挟腋下至天明,以生甘草一两煎汤饮之。良久,泻出秽物,须在荒野之处,恐传他人。依法三五次即愈。虚弱者间为之。外用搽药:**枯矾**一两二钱,**轻粉**五钱,麝香一钱,**密陀僧**二两(童便一碗浸煅,便尽为度),各为细末,津

液调敷两腋下。无**轻粉**,以海螵蛸代。(《名医类案》)

【两胯滋水】

"铅"条下"两胯滋水"案。(《竹亭医案》)

【多骨】

陆左 凡有多骨,无论上下,总属寒湿深入肾经,久之,渐渐化热而作痛作胀者,将欲溃也。虽无大害,甚属缠绵。煎剂轻而上浮,不合于用,拟六味加温通利湿之品,作丸常服,或能应效。然须保养,勿使肾关有泄。不遵守戒,服药无功。大生地八两,熟附八钱(含盐二钱,煎汤拌蒸九次),丹皮三钱,牛膝四两,茯苓三两,泽泻三两,萸肉四两,杜仲三两,当归三两,骨碎补(去毛,炙)三两,羊筋骨(炙)四两,制首乌四两,龟背壳(炙)三两,猪膝盖骨(炒)廿个,核桃(盐泥包好,煨成炭)廿个。上药炼蜜丸,盐化汤送下。敷药:**密陀僧**为末,桐油调厚,敷患处,用布扎好。(《疡科指南医案》)

【失音】

一人惊气入心络,喑不能言。以**密陀僧**研细一匙许,茶调服,遂愈。有人因伐木山中,为狼所逐得是疾,或授以此方,亦愈。盖心开窍于舌,故湿气入心,惊气入心,皆使舌喑也。按:言为心声,心气虚而为湿气所虚乘,故声不能出。孙氏先补其心气,后疏散其喑,湿散则声出。其断病结合环境找出病因,是其高明之处。后二案惊气入心而喑者,皆用**密陀僧**治愈。**密陀僧**涤痰镇惊,其理或在于此。(《中医医案八十例》)

【牙疳】

萨嘉乐太史夫人患牙疳,肿疼异常,已落一齿几于穿鼻透腮。延余诊视,脉洪有力,知为热毒。内服金银花散加减,外用硼砂、冰片、红枣(烧灰)、儿茶、人中白、**陀僧**、**青盐**、枯矾研细末敷,继用犀黄散加**轻粉**、麝敷之。旬日,遂愈。庚寅张季端殿撰夫人体虚难眠,延余诊视,脉沉细,用温补药数服而愈。嗣后感冒风寒,渠以为旧症,用参等药服之以致沉重,复延诊视,脉紧无力,知为虚人外感,治以再造散加减,解邪和中之剂,服之寒战,似药不合,渠言奈何?余复诊之脉动,言时发汗以姜白糖水饮之助气。夫人胞叔杨子琛明府知医,信余力言不错,药邪相争,故寒战耳。张留余俟之至十点钟时,果汗而愈矣。(《许氏医案》)

锡

【产难子死腹中】

又方,用**锡粉**、**水银**各一钱,枣肉丸大豆许,水吞下,立出。(《校注妇人良方》)

古 文 钱

【虚劳】

程右,廿八,咳呛绵延,连次失血,一伤于产乳,再伤于殴打,以致头眩,艰寐,潮热形寒,胸胁肩背皆为引痛,脉见芤弦,治以和养。北沙参、桑寄生、抱木神、夜交藤、冬虫草、炒当归、炒丹参、东白芍、鹿衔草、仙鹤草、炒怀膝、血燕根、丝瓜络、**古文钱**一枚。(《陈莲舫医案》)

【跌仆】

濠梁灵泉寺僧传治打扑伤损,用半两**古文钱**,不拘多少,以铁贯之,用铁匣盛,以炭火通红,碗盛好酒、米醋各半升,铁钳开匣取钱,于酒醋中淬,再煅再淬,候苏落尽。如酒醋少,再添,候钱淬尽,澄去酒醋,以温水淘洗,如此三次,淘洗数多尤妙。火毒不尽,令人患哑。既净焙干研极细,入乳香、没药、水蛭等分,同为细末。每服半字,或一字,生姜自然汁先调药,次用温酒浸。平服若不伤折,实时呕出。若伤折则药径下,缠缴如金丝,如弓上之筋,神验,初服忌酒三日。刘谅县传王丞相在东府时,施一接骨药云,用**半两钱**,极有效验,恐即是此方也。(《续名医类案》)

【骨折】

交河黄后生言:折伤骨者,以**开通元宝钱**(此钱唐初铸,欧阳询所书,其旁微有偃月形,乃进蜡样时,文德皇后误掐一痕,因而未改也。其字当回环读之,俗读为"开元通宝",以为元宗之钱,误之甚矣)烧而醋淬,研为末,以酒服下,则**铜末**自结而为圈,周束折处。曾以一折足鸡试之,果接续如故,及烹此鸡,验其骨铜束宛然。此理之不可解者,铜末不过入肠胃,何以能透膜自到筋骨间也?惟仓卒间此钱不易得。后见张鷟《朝野金载》曰:定州人崔务,堕马折足,医令取铜末酒服之,遂瘥平。及亡后十余年,改葬,视其胫骨折处,铜末束之。然则此本古方,但云铜末,非定用**开通元宝钱**也。(《医方丛话》)

铁

【喘证】

上洋马头渡李云甫媳，二十岁，于二月十四日，患胁痛气喘不得卧，数日，诸医皆以风寒发散，或用降气等药，不能取效。平希于以为肺胀，法在不治。余适往外家，经过门首，邀余诊视，见其面青气喘，两胁作痛，不能合眼而卧，其母其姑，俱备后事，在患者之旁，患者见之泪下。诊其脉，两手弦急，无痰声，鼻不煽，无汗出，即示未为绝症，后事且缓，病者安心，心安则能安枕，此亦法也。此症当春令肝木旺之时，木火垂金，因拟一方，用白芍、甘草、瓜蒌、川贝、黄连、**石膏**、广皮、钩藤、苏子，用**生铁**二两，煎汤煎药，一剂后即能安卧。希于至，见其安卧，问余用何宗汤药。此症木旺，故用钩藤、**生铁**助金以平肝，黄连清心火，**石膏**清肺平肝，苏子降气，贝母、橘皮、瓜蒌降痰润肺，白芍、甘草缓肝，彼亦心服。后皆希于调治而安。（《沈氏医案》）

【心悸】

一人因事恐怖，心常惕惕，如畏人捕之状。诊其脉，豁豁然虚大而浮，体热多汗。曰：凡病得之从高坠下，惊仆击搏，恶血留滞，皆从中风论，终归厥阴，此海藏之说也。盖厥阴多血，其化风木故也。有形当从血论，无形当从风论。今疾是走无形也，从风家治之，兼化痰散结，佐以**铁粉朱砂**丸愈。（《名医类案》）

【类中风】

《经》以暴病暴死，皆属于火，火性疾速故也。卒然昏聩无知，脉象洪空，劲直口开，手撒遗溲，自汗，痰鸣，气促。真阴枯涸，心主自焚。五绝之中，兹见三证，虽司命不可为也。所议人参、竹沥、苏合香丸极是，愚见更益以镇固之法，以副或免之望。老山参三钱、淡竹沥三钱、苏合香丸一粒，外以**生铁**约重八两，烧红，江醋沃之，近病人口鼻，使气熏入。（《王九峰医案》）

【癫狂】

许叔微《本事方》云：军中有一人犯法，褫衣将受刀，得释，神失如痴，与惊气丸一粒，服讫而寝，及觉，病已失矣。江东张提辖妻，因避寇，失心已数年，授以方随愈。又，黄山沃巡检妻，狂厥逾年，更十余医不愈。亦授其方，去附子，加**铁粉**，不终剂而愈。铁粉非但化痰镇守，至于推抑肝邪特异。若多患怒，肝邪太盛，**铁粉**能制之。《素问》言阳厥狂怒，治以**铁落**，金制木之意也。（《名医类案》）

仇景莫子仪病伤寒七八日，脉微而沉，身黄发狂，小腹胀满，脐下如冰，小便反利。医见发狂，以为热毒蓄伏心经，以**铁粉**、牛黄等药，欲止其狂躁。予诊之曰：非其治也，此瘀血证尔。仲景云："阳病身黄，脉沉结，小腹硬，小便不利，为无血，小便自利，其人如狂者，血证也，可用抵当汤。"再投，而下血几数升，狂止，得汗而解。经云：血在下则狂，在上则忘，太阳膀胱经也。随经而蓄于膀胱，故脐下胀。自阑门会渗入大肠，若大便黑者，此其验也。（《伤寒九十论》）

张氏恍惚狂妄，视夫若仇，持械弃衣，莫之敢近，脉滑而弦。用独圣散吐之，去粘涎宿沫颇多，捶胸言痛，诊脉稍平，然常独言独笑。知其痰沫去而心舍虚，神魂未复也。用栝蒌仁、贝母、橘红、胆星、菖蒲汁、郁金汁、姜汁、枳壳、茯苓，一剂胸痛定。乃仿龙齿清魂散，用**煅龙齿**、茯神、**铁粉**、牡蛎、乳香、远志、枣仁、当归，二服如常。按：上案涤痰火，汤丸一法；本案吐痰涎，而后养心镇潜。（《清代名医医话精华》）

族叔晓堂，向在吴地贸易，情志不舒，抑郁成病，神迷谵妄，诸医无效。同人虑有不测，送回里中，诊脉弦急搏指，知其因郁生火，因火生痰，痰火扰其神明，蒙其心窍，是以语言不正，举动异常，与阳明胃实狂乱之候不同，故前医用下药不应。病久正气固虚，补之又恐助其痰火。爰仿服蛮煎加**梨尖铁**、琥珀、**辰砂**为引。初服谵妄稍定，再剂寝食渐安，共服十二剂，神清语正，举止如常。盖此方能清心肝之热，而通神明，故效速如此。（《杏轩医案》）

【厥证】

"金"条下"厥证"案。（《龙砂八家医案》）

【呕吐】

万密斋治一儿，初生即吐。或欲用钱氏木瓜丸，曰：不可，小儿初生，胃气甚微，或有乳多过饱而吐者，当缓缓与之。或因浴时客寒犯胃而吐者，当用乳汁一杯，用姜葱同煎，少与服之。或因恶露泄水，停在腹中而吐者，宜以炙草煎汤而吐去之。奈何用木瓜丸，以**铁粉**、槟榔之重剂，犯其胃中初生中和之气耶？故常语人曰：

钱氏小儿方,非先生亲笔,乃门人附会之说也。（《续名医类案》）

【呃逆】

一人呃逆连声,脉来有力。正邪相争,肝木受邪。自思金能克木,用**铁**二斤,烧红水淬饮之即愈。（《续名医类案》）

【腹胀】

万历壬子秋,沈振宇患阴症似阳,垂危,延杨复元及杨澹如与予,用温经益元汤而愈。调摄未几,食馒头、羊肉等物,以致胸腹胀满,痞塞不通,服药旬日,竟不获效。振宇之亲家叶寰中对予曰:振宇病后不善调养,内伤饮食,胸腹胀痛,口渴烦躁,晡时更甚,大便闭结。贵道中如硝、黄、山楂、枳实、厚朴、红花、麻仁、青皮、槟榔、当归、地黄、黄芩、黄连,色色用过,只是不通,此为何故?予曰:大病须以大方治之,若拘拘于一二钱,力量轻薄,焉能奏捷?如**玄明粉**、槟榔必用五钱,枳实、生地、当归、黄芩必用一两,红花必用三钱,另以山楂四五两先煎汁当水,以煎前药,临服必加**铁锈水**半酒杯,其垢自行矣。议毕,寰中大喜,求药,予付一剂。寰中曰:老兄年少,说兄药,未必肯服,权借杨复元名色何如?曰:何害?服后,果腹中运动,响声不绝,两时许,下宿垢半桶,顿觉爽快,令人飞接复元。寰中曰:非复元,乃陆祖愚之药。自此帖服,邀予调理而痊。（《陆氏三世医验》）

【鼓胀】

潘莘庄三女,年十四岁。天癸未通,素喜饮冷食酸,以致大腹膨胀,痛块攻冲,状如笔管,起于右而行于左。病经数月,近来甚至食入即痛,体瘦食减,医治罔效。于戊辰六月二十三日乃延余诊,方案附下:食入即痛,气滞不舒也。痛而复胀,脾阳不运也。此右关之所以沉而且迟者,不为无自,宜以附子理中汤加味治之。西党参三钱,於白术二钱(土炒),熟附子八分,干姜七分(炒),炙甘草八分,元胡索一钱半(醋炙),加旧**铁器**两许,煅红,药汤内淬服。服一剂,痛胀减半,再剂全愈。据述自起病至今口无痰吐,服此药后常吐冷痰,自觉脘腹松爽,足征脾阳之不运。由于寒痰之中停,温中诚为对症之剂。而其中痛块攻冲,又不无暗受肝木之侵欺,以故佐醋炙之元胡,入肝而疏血中之气滞;以煅红之铁假金气而平木,则土不受木侮而脾土愈得其令矣,即《内经》亢制之义。故一剂知,二剂已也。

仍以前方,内姜、附各减去二分。再二剂,不第冷痰全无,且素有之块如笔管者亦自不觉其有矣。论药附后:立方时,莘庄谓予曰:"如此热天,用此热药,可无妨乎?"予曰:"有是症,用是药。经云舍时从症,何足虑焉!"及服后奏绩,又曰:"冷痰尚多,姜、附索性重用为妙。"予曰:"减之则可,增之则不可。盖药以治病,中病即已,过则误人。"莘庄深服。（《竹亭医案》）

【痰饮】

吴茭山治一男子瘦弱,因卧卑湿之地,适得溢饮之证,头目眩晕,羞日光,寒热时作(痰能作寒热,信然),四肢历节疼痛(四肢历节疼痛,乃湿饮流注关节,合罗案四肢病看之方妙,处以大羌活汤)。大羌活汤方:羌活、独活、升麻、灵仙、防风、苍术、当归、甘草、泽泻、茯苓)。医作风治,或作虚治,将及半年,俱不效。吴诊脉曰:寸口脉沉而滑,两尺弦,此溢饮,湿痰也。但汗吐之,诸医以病者虚羸。当用补法,谓汗吐必死。吴曰:此溢饮,当发其汗,遂以控涎丸一服(控涎丸方:川乌、制半夏、僵蚕、全蝎、甘遂、**铁粉**,生姜汁打糊为丸,**朱砂**为衣,姜汤下)。却用爆干绵子一斗燃之,以被围之,忽令气泄,令患人坐熏良久,倏然吐出黑痰升许,大汗如雨,痛止身轻,其病遂愈。（《名医类案》）

【产后发热】

予昔治一女人,难产后,即发热不止,汗甚多而语甚错,六脉洪大而虚,且又坐卧靡宁,五六昼夜,曾不经一合眼,此身不啻飘飘浮云中,则明是一个气血大亏,以致虚阳亢上的证候。夫何以参、术、归、芪、丹皮、童便及炒黑干姜之类,屡进而屡不验,且不止不验,反增头眩、耳鸣、恶心、嘈杂、欲呕不得呕数证,则知其非气血之大亏,乃痰涎之壅盛矣。遂更一方:半夏三钱,天麻二钱,**铁锈水**煎服。不二剂,而气爽神清,身凉脉静矣。继以人参大补脾丸,日进二服,以培胃中元气,数日后,渐觉饮啖加餐,月余全愈。然则予之所以误认为气血之亏者,执产后之成见于胸中耳,须知学者不可不虚其心而广其识也。（《裴子言医》）

针　砂

【心悸】

又　脉弦数,手足畏冷,心中兀兀,中气已

虚,且服小**针砂**丸,每服八十粒,开水送,二服,以后药压之。生於术、云茯苓、广皮,煎汤一小杯,后服。(《临证指南医案》)

徐男　初诊,心脏扩大,血压骤升,脉殊硬,舌有纹。又重复时多汗,今秋凉多小便,能俯不能仰,苦腰酸,验小便有蛋白。云苓 12 克,**针砂** 15 克,煅牡蛎 30 克,生白术 9 克,楮实 9 克,化橘红 45 克,干姜 24 克,姜夏 12 克,炒故纸 9 克。五诊,前方服后,不见兴奋,睡眠颇安,脉虽较前和软仍较硬,舌白多纹。太子参 12 克,生白术 9 克,赤苓 12 克,芪皮 9 克,炙甘草 3 克,桂枝 45 克,楮实 9 克,怀牛膝 24 克,望江南 9 克,**针砂** 15 克,黄附片 15 克,**磁石** 30 克,煅牡蛎 30 克。(《陆渊雷医案》)

"金"条下"惊悸"案。(《丹溪治法心要》)

【不寐】

宁先生　初诊,病将半年,自觉证最苦闷失眠,次则不思食而力少。西医诊断:心脏肥大。而心动如常,血压至二百度以上。今稍稍进食,稍稍能寐,而胸闷不除。脉颇濡,舌尚平。云苓 15 克,小朴 3 克,柴胡 45 克,煅牡蛎 21 克(先煎),桂心 18 克(丸吞),**真铁砂** 9 克(先煎),冬术 6 克,怀膝 30 克,炙草 3 克。按:此例患者失眠半年,且食欲减退,人倦怠无力,西医诊断有高血压、心脏肥大等病。中医辨证当属心脾两虚型不寐。陆氏以**真铁砂**、煅牡蛎潜镇止惊安神;茯苓、厚朴、苍术、炙甘草等药健脾化痰安神;桂心、怀牛膝交通心肾安神;柴胡解郁安神。诸药合奏潜阳化痰,健脾安神的效果。(《陆渊雷医案》)

【腹胀】

舜田臧公,吴车驾涌澜公岳也。年将六旬,为人多怒多欲,胸膈痞胀,饮食少,时医治以平胃散、枳术丸、香砂丸,不效,复以槟榔、三棱、莪术之类日消之,而大便溏泻,两足跟踝皆浮肿,渐及两手背。医又以其手足浮肿而认为黄胖者,以**针砂**丸与之,肿益加,面色黄且黑。自二月医至八月,身重不能动止,又有以水肿治者。车驾公雅善予,因延诊之。脉沉而濡弱,予曰:此气虚中满症也,法当温补兼升提。庶清阳升,则大便可实;浊阴降,则膈胸自宽。以人参、白术各三钱,炮姜、回阳、陈皮各一钱,茯苓、黄芪各二钱,泽泻、升麻、肉桂、苍术、防风各七分,三十帖而安。客有疑而诘予曰:此症,诸家非消导则淡渗,而先生独以温补收功,腹中积而

为满为肿者,从何道而去也?予曰:胀满非肿满比也,故治不同。肿满由脾虚不能摄水,水渗皮肤,遍身光肿。今胀满者,先因中虚,以致皮胀,外坚中空,腹皮胀紧象鼓,故俗名鼓胀。盖由气虚以成中满,若气不虚,何中满之有?气虚为本,中满为标,是以治先温补,使脾气健运,则清浊始分,清浊分而胀斯愈也。(《孙文垣医案》)

杨,四十,肝郁乘胃为胀,经年内结有形,用缓消一法。生茅术、鸡肫皮、川连、生厚朴、淡姜渣、**针砂**(制)、椒目,汤法丸。(《临证指南医案》)

【泄泻】

张　脉缓涩,腹满,痛泻不爽。气郁滞久,湿凝在肠,用丹溪小温中丸。**针砂**、小川连、苍术、白术、香附、半夏、广皮、青皮,神曲浆丸。(《临证指南医案》)

邹妪　湿伤泄泻,小便全少,腹满欲胀,舌白不饥,病在足太阴脾,宜温中佐以分利。生茅术、厚朴、草果、广皮、茯苓、猪苓、泽泻、炒砂仁。又,早服真武丸,姜汤送二钱五分。一两。夜服**针砂**丸,开水送一钱五分。六钱。又,人参、附子、枳实、茯苓、干姜、生白芍。(《临证指南医案》)

湿热阻聚中焦,气机窒滞,致腹满作泻,脉象缓涩,拟用小温中丸一法。小川连二钱,制苍术三钱,炒白术三钱,陈皮一钱,青皮一钱五分,香附一钱五分,制半夏二钱,**针砂**五分。上药八味,改钱为两,以神曲糊丸如梧桐子大,每服二钱,开水下。(《南雅堂医案》)

【痢疾】

陈　大雨潮湿,下痢,都是阴寒,服黄连阳伤䐜胀,继虽用温,又是守中。今二便不爽,胀必兼痛。脐为阳,阳宜通,通则浊阴不聚,痛胀自减。大**针砂**丸每服一钱二分。(《种福堂公选医案》)

【黄疸】

石某阳黄,乃湿从热化,瘀热在里,蒸动胆液,泄而为黄,明如橘子。今目黄,面色亮,头眩,胸痞,不渴,肢倦少力,手足心热,大肠结,遇劳则甚,脉右大、左虚濡,虽系湿甚生热,然平人脉大为劳,且疸久不愈,乃劳力伤气之候。用补中参渗湿法:潞参、薏米、茯苓、於术各钱半,鸡内金、茵陈、**针砂**各二钱,山栀、甘菊、丹皮各一钱,炙草五分。数服眩痞除,食颇加,去甘菊、山

栀,加黄芪、白芍、莲子,又数服,黄渐退。按:色黄明亮为阳黄,然脉大病久为虚,故以扶中为主,祛湿兼之。(《清代名医医话精华》)

一童子饮食无度,饱则嗜卧,手心灼热,口唇白色,小便短赤,腹胀发黄。余用退黄丸治之,不应,特检大温中丸修服,未及四两而愈。香附(童便浸,炒透)一斤,甘草二两,**针砂**(炒红,醋淬三次)一斤,苦参二两,厚朴(姜制炒黑)五两,芍药五两,陈皮三两,山楂五两,苍术五两(米泔浸),青皮六两,白术、茯苓各三两。为细末,醋糊丸如桐子,米饮下五六十丸。(《东皋草堂医案》)

卫左 饥饱劳役,脾胃两伤,湿自内生,蕴于募原,遂致肌肤色黄,目黄溲赤,肢倦乏力,纳谷衰少,脉濡,舌苔黄。谚谓脱力黄病,即此类也。已延两载,难许速效,仿补力丸意,缓缓图之。炒全当归一两,云茯苓一两四钱,炒西秦艽一两,大砂仁(后下)五钱,紫丹参一两,盐水炒怀牛膝一两,炒六神曲一两四钱,炒赤芍一两(米泔水,浸炒),制苍术八钱,盐水炒厚杜仲一两,炒苡仁二两,生晒西茵陈二两,土炒白术一两,**煅皂矾**五钱,炒陈广皮七钱,炒福泽泻八钱。上药各研为细末,用大黑枣六两,煮熟去皮核,同药末捣烂为丸,晒干。每早服三钱,开水送下。按:本例所谓"脱力黄病",其病机为脾胃虚弱,气血不足,湿浊内生,蕴于募原,迁延不愈,病久及肾。故仿黄胖丸(**皂矾、针砂**、苍术、厚朴、蜜糖)合茵陈四苓散,加当归、丹参、黑枣养血;怀牛膝、杜仲补肾;秦艽退黄;苡仁、神曲健脾等,共图补养气血、调理脾胃、益肾清热、利湿退黄之功。制成丸剂服,以之渐滋慢补,使脾胃得健,气血得复,即所谓"丸者缓也"之意。(《丁甘仁临证医集》)

【癥瘕】

血结为癥,气聚为瘕,病在络为胀,形寒鼓栗,已是阳微,夏季腹膨溺少。议暖水脏。**大针砂丸**,滚水送下。(《扫叶庄一瓢老人医案》)

瘕结在左,腹形长大,必大便得通,胀满可减。年前询病,因嗔怒,且久寡多郁,以泄木调气得效。今冬又发,用大**针砂**丸十日,白昼颇减,入夜大胀,议通阳泄浊方法。肉桂、麝香、阿魏、青皮、当归须、郁李仁、川楝子,蜜丸。(《叶氏医案存真》)

少腹宿瘕,悲哀痛厥,继而腹胀大满,直至心下,经来淋漓,过月乃止,其胀不减,便泻溺少,肢冷内热,是气血皆病。议温水脏法。大**针砂丸**,滚水送下。(《扫叶庄一瓢老人医案》)

此气血不和,脉络不通为胀,用大**针砂丸**胀减。其经水仍阻左胁,宿瘕久聚,此病根未去。桃仁(炒熟)、生牡蛎、小茴香(炒黑)、炒延胡索、粗桂木、生香附。(《扫叶庄一瓢老人医案》)

姚 经闭一年,腹渐大,恐延血蛊沉疴,况聚瘕日久,形寒跗肿,议用大**针砂丸**,每服一钱二分,六服。(《临证指南医案》)

【鼓胀】

韩海州 四十五岁,单单腹大,脉得右弦空,左渐弱,乃积劳阳伤之胀,久病之变,难望其愈。大**针砂丸**三钱。(《叶天士晚年方案真本》)

李宅夫人 脉沉郁滞,肝脾两伤,脘胀肠鸣,入暮鼓胀更甚,显见气虚肝郁,治宜缓调。防党参一两,郁金子一钱,益智仁一钱,旧陈皮一钱,鸡内金六钱,白蔻仁八分,茯苓皮三钱,大腹皮二钱,制香附一钱,**真针砂**三钱,炒大麦仁三钱,枳术丸(饭后服)三钱。后以沉香、乌药、香橼、青皮、苏梗、术、芍、归、地出入,十余剂而痊。(《雪雅堂医案》)

【疟疾】

舌白不渴,脉沉腹满,不饥不食,二便不通。是暑湿发疟后中气不复,骤食大荤,亦气结成胀。大**针砂丸**一钱二分,十服。(《扫叶庄一瓢老人医案》)

【水肿】

应先生 初诊,九月五日,常眩晕,服苓术剂则瘥,又时时脚肿,用利水及鸡鸣散,皆不应。脉滑带劲,心跳,纯浊音达左乳线,疑是心脏瓣膜病。云苓15克,冬术6克,煅牡蛎30克(先煎),黑附块9克,桂枝45克,炙草3克,**真铁砂**15克(先煎),蒌根9克。二诊,作心脏瓣膜病治,服药三剂,寒已食增,而脚肿不除。晨起退,退则腹重;起则脚肿,肿则腹轻。似水随体位流动所致。又小便甚少,大便初头甚硬,脉则较前缓软甚多。云苓15克,桂枝6克(后下),**真铁砂**9克(先煎),黑附块6克,泽泻12克,**玄明粉**9克(冲),生白术9克,防己9克,煅牡蛎24克,炙草3克。案评:应君服务于华成烟草公司,病情极错杂,年必一发。去夏经多医不愈,惟服渊师药颇效,故今年仍就渊师诊治也。(《陆渊雷医案》)

吴,二四,单胀溺少,温通颇适,当用大**针砂**丸一钱二分,八服。(《临证指南医案》)

黄,三八,停滞单胀,并不渴饮,昼则便利不

爽,夜则小溲略通,此由气分郁痹,致中焦不运,先用大针砂丸,每服一钱五分,暖其水脏以泄浊。(《临证指南医案》)

【崩漏】

欧阳夫人　初诊:经水月辄两行,初少后多,淋沥不止。初服通破稍效,继服补涩药反愈多,仍服通破又不效。脉舌腹候,皆无异征。乌贼骨12克(炒),桂枝3克,煅牡蛎24克(先煎),丹皮6克,赤白芍各6克,蘆茹45克,生白术6克,**铁砂**9克(先煎),当归6克,云苓15克,炙草3克,桃仁9克,川芎6克。二诊:淋沥已止,脉甚柔和,舌光无苔,不能食。行楼梯则心悸,有心脏肥大之疑,今予开胃防护心脏。生白术9克,良姜3克,云苓12克,煅牡蛎24克(先煎),茜根9克,小朴3克,谷芽12克,桂枝3克(后下),乌贼骨9克(炒),陈皮6克,白豆蔻3克(后下),炙草3克,**真铁砂**9克。案评:蘆茹即茜草根,与乌贼骨同用,乃《素问》“四乌贼骨一蘆茹丸”法也。病者淋血久,迭进补破无效,服此方而止,殆二药善于止涩也。(《陆渊雷医案》)

铁　落

【心悸】

“金”条下“惊悸”案。(《雪雅堂医案》)

【胸痹】

董妪　年四十余,患胸痛呕逆,喉痹带下,头痛,病非一端,诊其脉沉细而涩。余曰:脉法云,下手脉沉,便知是气。病由情怀不畅,郁怒伤肝,木邪犯土,心脾气结,法当疏气平肝。先用归、芍、香附、橘红、郁金、蔻仁、柴胡、丹皮、鲜橘叶、佛手花、瓦楞子、牡蛎等,以水先煮**生铁落**,然后煎药服三剂,诸症俱减八九,后以逍遥散加丹、栀、香附、海螵蛸、牡蛎,服二十余剂而愈。(《一得集》)

【眩晕】

脉大洪弦,内风暗动,头掉耳鸣,左耳后复有酸痛。此厥阴、少阳、阳明交会之所,络虚风窜,故头牵左侧有声,夜静昼动。治宜养阴息风,参以抑阳入阴之法,因其势而折之。元生地六钱,阿胶珠三钱,白芍三钱,生牡蛎八钱,羚羊角三钱,酥龟板六钱,茯神三钱,**灵磁石**五钱,生石决一两,川石斛五钱。又方:**生磁石**五钱,酥龟板八钱,蝉衣一钱五分,羚羊角二钱,**生铁落**五钱,原生地五钱,茯神五钱,白蒺藜三钱,生牡蛎五钱,生石决一两。(《雪雅堂医案》)

“金”条下“眩晕”案。(《吴门治验录》)

【癫狂】

戴琪圃室人,小产后业已越月,忽然浑身战栗,卒倒无知,目瞪手散,半响略醒,旋发强言,或骂或笑,或歌或哭,一日两发。祛风养血之药,投之无算,而病不少衰。延余视之,见其产后久病,犹气旺神充,因笑曰:病之情由,吾深得之。戴曰:何谓也?余曰:令正之禀,必素多肝火,前之小产,必因多进补剂,以致血得热则沸腾而下。产后身中之火未息,冲任之血未安,胞宫之秽未尽,则污瘀之血,势必从火势而冲心胞,以致神魂狂乱,稍顷火降而人事清,移时火升而神机似乱矣。故病发时浑身战栗者,正《内经》所谓“诸禁鼓栗,如丧神守,皆属于火”。病经两旬,若谓血虚风动,安得久病而神不衰耶?用**铁落**饮合当归龙荟丸,加漆渣、桃仁、**花乳石**,下污血一片,而神清病愈。世知药能治病,抑知药能治鬼乎。近时通弊,尤属可笑,故记之。(《得心集医案》)

抑郁顿挫,佗傺无聊,心乃偏倚,十二官皆无主,则阴气并于阳也,投以重镇之剂。**生铁落**、郁金、半夏、苦参、橘红、块苓。(《三家医案合刻》)

重阳者狂,狂荒猖獗,妄言骂詈,不避亲疏。乃痰火重叠在阳明所致。**生石膏**、白知母、生甘草、粳米、淡竹沥、**生铁落**,早服灵犀通圣丸三钱。重阴者癫,癫沛留连,沉迷渊默,如痴如醉。乃痰火重叠在太阴所致。川黄连、制半夏、制南星、瓜蒌仁、琥珀、黄郁金、**白枯矾**、**生铁落**,早服灵犀通圣丸三钱。(《问斋医案》)

张妇　狂病。龟板八钱,胆草一钱,远志一钱,**生铁落**八钱,天竺黄三钱,元参四钱,羚羊三钱,丹参三钱,川黄连一钱,石菖蒲钱半,鲜竹沥三钱,沉香末八分。(《雪雅堂医案》)

岳(无锡)　脉沉细而涩,症由郁怒伤肝,风痰上郁于心包,发为颠厥,状类风痫,或日发三四次,或十数日不发。必须疏气豁痰,使郁火不致久积,可望就痊。羚羊角三钱,茯神三钱(朱拌),川郁金五分(磨汁),老苏梗二钱,石菖蒲五分,天竺黄一钱五分,山茨菇一钱五分,陈胆星五分,**生铁落**五钱。又照前方加北沙参五钱、沉香汁五分。又照前方去**生铁落**,加原生地五钱、川石斛五钱。噙化丸方：川贝母一两，细生地一两，朱拌茯神五钱，川石斛五钱，川郁金二钱，石菖蒲一钱，**煅礞石**一两，生大黄五钱，淡黄芩五钱，沉香二钱（剉[1]），羚羊角五钱。上药治末，用姜汁一两、竹沥四两，泛丸如弹子大，每觉火升面红，即开水送一丸，或口中噙化更妙。（《吴门治验录》）

黄太太　肝厥，狂叫哭笑，手足瘛疭，气逆胸闷，脉沉弦实大。养阴清火豁痰立局。生白芍五钱，**生铁落**六钱，南星二钱，元参三钱，羚羊角二钱，龙胆草钱半，生地三钱，丹参三钱，竺黄三钱，沉香一钱，菖蒲二钱。（《雪雅堂医案》）

迨季冬，因猝惊发狂，笑骂不避亲疏。孟英察脉，弦滑而数。与犀角、羚羊角、元参、丹皮、丹参、栀子、菖蒲、竹叶、鳖甲、竹沥，吞服当归龙荟丸，熄风阳以涤痰热，果数剂而安。然平时喜服补药，或有眩晕，不知为风痰内动，益疑为元气大虚。孟英尝谏阻之，而彼不能从。至次年春季，因伤感，而狂证陡发，毁器登高，更甚于昔。孟英视之，苔黑大渴。与前方，加珍珠、牛黄服之，苔色转黄，弦滑之脉略减，而狂莫可治。改以**石膏**、**朱砂**、**铁落**、菖蒲、青黛、知母、胆星、鳖甲、金铃、旋覆、元参、竹沥，为大剂，送服**礞石**滚痰丸，四服而平。（《王孟英医案》）

某女　33岁，出外奔跑，狂言妄语，不避亲疏，不知羞耻。因其手臂大力紧缩，无法察脉。仅从其身强力大，跑跳乱言，知为实证。其笑貌中，现出愁眉怒目，料其必有隐曲，未得如愿，激成肝火上炎，致令心阳亢盛，精神错乱。摸其身，有热怯手。先以逍遥散加天竺黄二钱、琥珀屑钱半、**铁落**一撮煎服。服两剂，接续以郁金二两、**白矾**一两，水打丸，如胡椒大，每日开水吞服二十粒，吃完为度。自此病势日减，已不骂人，不热，但自言自语，发笑，不吃饭，索冷食，叫要回河南。十日后，仍喃喃自语，大便不畅，尚能外出。嘱服天王补心丹，每日开水吞服五钱。另用大红缎一尺，分两次炖猪肚吃，从此而安。（《熊惠生医案》）

陀　五十九岁，病由情志而伤，中年下焦精气不固，上年露痹中之萌，近因情志重伤，又在相火主令，君火司天，君火客气，内与本身君

火相火相应，以致肝风鸱张，初起如狂。医者仍然攻风劫痰，大用辛温刚燥，复以苦寒直下，是助贼为虐也。现下左脉实大坚牢，大非吉兆，勉以紫雪定瘛疭肢厥，而泄有余之客热，再以定风珠济不足之真阴，而息内风之震动。如果病有回机，神色稍清，再拟后法。紫雪丹二两（每服二钱，二时许一服，以神清为度。牙关紧闭用乌梅蘸醋擦牙根，其牙即开），大生地一两，生白芍一两，生鳖甲一两，炙甘草六钱，真阿胶四钱，麻仁四钱，麦冬八钱（连心），左牡蛎八钱，蚌水半酒杯（冷开水冲入），鸡子黄二枚（药煮成，去渣和入）。上火三沸，煮成三碗，渣再煮两碗，共四碗，四刻服半碗。尽剂再作服。二十日，左脉仍然牢固，较昨日诸证俱减，舌苔黄黑，尺肤热，阳明络现。昨谓不止本身虚热，且有客气加临，非虚语也，汤药仍照前方，再以清宫汤，化牛黄、紫雪辈，二时一次。连翘三钱（连心），元参心五钱，麦冬五钱（连心），莲子心钱半，鲜竹叶三钱（卷心）。服牛黄丸、紫雪丹，即以此汤化服。二十一日，瘛疭肢厥虽止，其狂如故，会厌不利，脉仍牢固数大。按：阳盛并于上则狂，的系阳火有余，非极苦之药，直折其上盛之威，其势未必得减。况小肠火腑，非苦不降，痰亦因之而降，其会厌庶可得利矣。洋芦荟三钱，真雅连三钱，龙胆草三钱，生白芍六钱，知母六钱，细生地六钱，丹皮八钱，麦冬八钱，元参五钱，犀角八钱（先煎代水）。头煎三碗，今日服，二煎两碗，明早服，二帖半。二十四日，脉气大减，但阳升阴络，机不灵，拟兼清会厌胆络之热。羚羊角三钱，龙胆草钱半，知母三钱，钩藤二钱，连翘钱半，桑叶钱半，洋芦荟钱半，大生地三钱，麦冬三钱（连心），米醋三杯（每药一茶杯，冲入半酒杯）。今晚一帖，明早一帖。二十五日，于前方内加**石膏**二两。二十六日，稍进糜粥，觉勇力倍常，舌红黑，脉亦较昨日实大，犹为阳火有余。芦荟四钱，龙胆草三钱，雅连四钱，犀角六钱，丹皮五钱，细生地四钱，麦冬五钱，知母五钱，米醋（每一杯药，和入半杯冲）。浓煎三杯，分三次服，渣再煮二杯，明早服。二十七日，于前方内加**铁落**一两代水。初二日，诸证与脉俱减，然未以净，苦药犹不能除也，颊肿系客气，拟加辛凉。芦荟三钱，龙胆草三钱，真犀角五

1　剉：在古汉语中，"剉"有刀斫、刀切之义，如《康熙字典》所载"剉……《玉篇》去芒角也。斫也。《六书故》斩截也"。依据当前第7版《现代汉语词典》，"剉"为"挫""锉"的异体字，但"挫""锉"均无刀斫、刀切之义。故遵从古汉语。下同。

钱,丹皮五钱,麦冬六钱(连心),雅连三钱,知母三钱,羚羊角三钱,连翘三钱,钩藤三钱,银花三钱。**铁落**水煎,头煎三杯,二煎三杯,六次服,明日午令尽,间服牛黄、紫雪辈,日三次。初三日,于前方内加生地八钱。(《吴鞠通医案》)

齐,四十二岁,己巳二月初二日,脉弦数而劲,初因肝郁,久升无降,以致阳并于上则狂。心体之虚,以用胜而更虚;心用之强,因体虚而更强。间日举发,气伏最深,已难调治。况现下卯中乙木盛时,今岁又系风木司天,有木火相煽之象,勉与补心体、泻心用两法。洋参三钱,大生地一两,莲子心三钱,黄柏三钱,白芍六钱,丹皮四钱,麦冬六钱(连心),生龟板一两,丹参三钱,真山连三钱。外用紫雪丹六钱,每次一钱,与此方间服。初六日,操持太过,致伤心气之狂疾,前用补心体,泻心用,摄心神,已见大效,脉势亦减,经谓脉小则病退是也。洋参三钱,白芍六钱,丹皮五钱,真山连二钱,生龟板一两,黄柏炭二钱,麦冬三钱,女贞子四钱,莲子五钱,龙胆草二钱,米醋一酒杯(冲)。**铁落**水煎。(《吴鞠通医案》)

沈海如之妇,夏季受凉,延周陶诸医杂治,初起时伤暑发热,不知用香薷饮以疏泄,旬余后,月事忽来,热入血室而发癫,又不知用犀角地黄法以凉血,遂致妄言谵语,曾兼白㾦,诸医仍但彻外邪,不除脏病,于是狂病大作,妄言秽亵,不避亲疏,丑态百出,如是又医两月余,痴妇之名大著矣。忽眷属中有怜其苦况,发愤欲为治愈者,专人来邀曰:素知君喜用重剂,故初起未敢相烦,今则非君不能治,务求拯救,惟痴妇难免有开罪处,总乞包涵。余允诺。迨病者见余,果狂言大作,诟詈不休,余置诸不理,但使众女客遮蔽其体,强执其手而诊之,觉脉小急,而左寸关弦甚,询知食甚多而寐甚少,终日狂言狂态。阅其前所服诸方,皆系安神清心药。余曰:药虽无误,尚未当也。乃为书桃仁承气汤,重用胆星、干桃花、**生铁落**为剂投之。次日狂言略减。照前方又投一剂。第三日狂定而言尚乱,乃以前方去**铁落**,加石菖蒲及辰茯神,减芒硝,加枳实为剂。第四日,大便下数次,两脉不弦急,狂态止而知羞耻。遂尽除前药,改用养阴理痰、安神益胃等法。第五日再诊,病者已神清气爽,向余请罪,遂即止药,不复再狂。夫可治之症,因前医不谙治法,而使此妇无端出丑,岂不冤哉!(《医案摘奇》)

王　因郁发狂,笑詈善怒,面赤目红,脉洪大。此阳气暴折,因怒触发,木火失制,热痰上乘心包,病名阳厥。用**生铁落**饮去芄、防,加山栀、连翘、羚羊角、竹沥、石菖蒲、丹皮,数剂而狂定。(《类证治裁》)

心违至愿,志结幽怀,动作云为,异乎平素。当归身、龙胆草、**龙齿**、芦荟、犀角、羚羊、黄郁金、**白枯矾**、红桃花、淡竹沥、生姜汁、**生铁落**,早服灵犀通圣丸三钱。(《问斋医案》)

汪良翁,年七十七,患下体沉重,酸痛不能行。己丑十月,召余诊之。其脉六部皆大而空,余谓此乃阳寒湿相乘之症,治当固本理虚,不得过于渗利其湿。乃用参、苓、术、草、归、芍、牛膝、木瓜、薏苡、防己等。服数剂,病无进退。一医谓当发汗,投以麻黄、羌活、川芎等,汗大出如雨,其夜合眼即惊,觉心中空空,如无物然。次日又觉身轻,如两腋生翼,欲飞翔状,且常欲跳跃高处,其家惊惶,不知所为,医亦如之,复召余诊。手足乱舞,力大甚有逾垣上屋之势,须两三人掖之始可。诊脉寸关二部俱浮数侵上,两尺尤躁动。余曰:此误汗阳并于上,不急固补,必发癫狂,元气亦因之而即脱。方用人参、附子、炙甘草各三钱,五味子一钱,生白芍、麦冬各八钱,熟地四两,**生铁落**二两(煎汤代水煎药)。服后睡三四时之久,及醒,脉敛神清,而下体仍重痛。余曰:此病难以痊好,但可望迁延岁月耳。昔徐洄溪以病不愈不死,愈则必死,即此类也。乃检其医论示之,彼方信从。后与调养气血,胃气渐旺,脉亦安和,而下体之病,终不能瘳。(《一得集》)

沈虎　丙戌三月八日,洋征泾。头痛,凛寒后神识不清,语无次序,自欲起卧,面赤脉洪。痰夹风阳上冒,重阳者狂也。急拟重以镇之。**生铁落**一两半,天竺黄一钱半,**龙齿**三钱,白薇三钱,石菖蒲五分,陈胆星四分,牡蛎五钱,天麻二钱半,鲜桃花二十四朵,鲜竹叶三十片,竹茹三钱。(《慎五堂治验录》)

七情不适,气失冲和,举动不经,言语错乱。自服景岳服蛮煎不效,非癫可知。木性条达,不扬则抑,肝主谋虑,胆主决断,谋决不遂,屈无所伸,莫能自主,故动作行为,异乎平昔,病名阳厥。拟清镇法主之。熟地、归身、茯神、蒌仁、姜夏、南星、川连、青黛、**龙齿**、**朱砂**、姜汁、竹沥、**铁落**(煎汤代水)。服四剂后,以十剂为末,**生铁落**

煎水,入竹沥、姜汁泛丸。(《王九峰医案》)

思为脾志,肝主谋虑。曲运神思,谋虑不遂,思则气结,谋深木屈,木郁生火,土郁生痰。痰火扰乱神魂,故动作不经,语言无次,阴不胜阳,脉来搏疾。法当寻火寻痰,加以清镇之品。每朝服牛黄丸一钱。川连、制半夏、蒌仁、归身、**龙齿**、南星、竹沥、龙胆草、枯芩、青黛、**铁落**、姜汁。(《王九峰医案》)

《经》以诸躁狂越,皆属于火。火体外清内浊,动乱参差。故为病乖越礼法,失其常度,脉流薄疾,定志安神为主。大生地、白茯神、酸枣仁、远志肉、元参、琥珀、犀角、羚羊、**生铁落**,每早服灵犀通圣丸三钱。(《问斋医案》)

"金"条下"癫狂"案。(《王九峰医案》)

"金"条下"癫狂"案。(《慎五堂治验录》)

"金"条下"癫狂"案。(《张聿青医案》)

"金"条下"癫狂"案。(《吴门治验录》)

"铅"条下"癫狂"案。(《王孟英医案》)

【神昏】

张路玉治顾允祥之内,暴怒伤食,喘胀逆满。医者误认风邪而与表药,遂昏愦,目瞪不语,呼之不省。诊之,其脉六部涩伏,知为痰因气闭所致,本当因势利导,探吐以通其窍。缘病家畏其吐剧,遂与导痰汤加菖蒲、远志,一啜便能言语。更与前药加槟榔、**铁落**,得下而安。(《续名医类案》)

伯母 肝阳亢厥,风火鼓动,痰气扰乱神明,语言妄错,手足强直有力,脉来弦滑鼓指,应进静镇之剂以平其逆。羚羊角三钱,飞青黛二钱,钩藤钩三钱,大当归二钱,大胆星二钱,真芦荟三钱,石菖蒲二钱,全蝎梢八分,茯神木三钱,**生铁落**八钱。(《雪雅堂医案》)

【郁证】

抑郁顿挫,侘傺无聊,久久不悟,心乃偏倚。心主偏,则十二官皆偏。相傅之官失治节,仓廪之官失五味,将军之官失谋虑,中正之官失决断,诸官不司其职,神魂志意如飓发波锹,不可止遏。遂而纳不知味,窒不交捷,言语无序,哭笑无常,或时高歌浩叹,或时擦掌握拳,此即《内经》所谓阴并于阳、阳并于阴之癫狂症也。即用轩帝生铁落饮以治之,取重以镇怯,安神定魂之意。**铁落**、半夏、茯神、琥珀、郁金、菖蒲、广皮、竹茹。(《丁授堂先生医案》)

【痛证】

某 小产不及一月,忽有厥逆痰潮,此阴

分既虚,厥阳上冒,今二便已通,神志似属愦散,病虽已成癫痫,却非痰火有余,肝肾位远,治宜镇补,拟陈无择琥珀散。人参、白芍、**铁落**、**辰砂**、**磁石**、远志、菖蒲、牛黄、琥珀。(《临证指南医案》)

【泄泻】

"金"条下"泄泻"案。(《医学穷源集》)

【月经量少】

血虚经少。月事或前或后,血少而淡。脉虚细,此为血虚,当补之。**铁屑**四两,红枣二两。上二味,以水一大罐,煎至半罐,去滓,入后药:生熟地各一两,全当归三钱,大川芎一钱,生白芍二钱,阿胶五钱,陈皮二钱。此方令服三剂。未知效否,无从探悉,但立方意义极妙,故录之。(《曹颖甫医案》)

【产后恶露】

"金"条下"产后恶露"案。(《沈菊人医案》)

【急惊风】

包右 十四岁。八月初六:二十七日闻雷惊仆,初尚相安,至初二午后天阴又生恐畏,乃蒙被蜷卧,惊怯异常,竟至毫不识人。按脉六部滑大,重按相等,左手较为有力。症情不可谓不奇,总是因惊气乱,气血上涌,亦脑经之一病耳。面赤唇红,舌色亦鲜红无苔且润,大腑四五未行,姑先镇坠纳开痰以通大腑,冀地道一通,下行为顺,庶有瘳乎。**龙齿**三钱,石决明一两,竺黄一钱五分,菖蒲八分,牡蛎一两,大贝母三钱,胆星一钱五分,茯神二钱,郁金二钱,柏子仁二钱,**玄精石**三钱,连翘心一钱五分,当归龙荟丸四钱(包煎),**生铁落**二两(先煎代水)。(《张山雷医案》)

【目痛】

唐家妇年五十余,先曾患崩漏十年,愈后虚火上冲,头痛连两目,至不成寐,羞明怕火,甚至头颅肿胀,自觉如火灼,他人按之,则不甚热也。脉沉弦,尺肤紧涩。此阴虚火炎,火甚生风,风火上入颠顶,肝开窍于目,故眼珠先痛。立方以滋阴、潜阳、熄风火、平肝为治。用大生地、龟板、沙苑蒺藜、草决明、蝎尾、乌梅、川连、胆星、**磁石**、石决明、滁菊、羚羊角,加**生铁落**,一服即止。愈后间一年又发,但目珠痛胀羞明,头不肿痛,而心胸烦躁异常,脉弦寸数。余用前方去蝎尾、乌梅、羚角、**铁落**,加濂珠三分、西黄一

分,而目痛即定。(《医案摘奇》)

铁 精

【厥证】

郑左,十四,厥不平,轻发神志模糊,重发手足颤动,一日数十次,甚至身热胃呆。脉息弦细,治以镇养。羚羊、木神、玳瑁、洋参、石决、珠母、**龙齿**、会皮、杭菊、桑叶、胆星、细菖、白蒺藜、双钩、白芍、竹茹、**铁花**。又末服方:珠粉一分,犀黄五厘,琥珀二分,**辰砂**一分,川贝四分,天竺黄二分。上味共研细末,每服二分,竹沥下一两,再加开水冲服。(《陈莲舫医案》)

铁 华 粉

【痫证】

万婿李中庵,九岁时得痫病,尝昏仆,口眼俱合,手足不动,喉无痰声,但僵卧如醉人,知其为心病也。乃用东垣安神丸去地黄,加茯神、远志、石菖蒲以通其心窍,南星、珍珠末、**铁华粉**以坠其痰。汤浸蒸饼,丸如黍米大(凡用镇坠药及治上焦病者,丸皆宜细),灯心汤下,调治一年而愈。(《续名医类案》)

【积聚】

"自然铜"条下"积聚"案。(《东皋草堂医案》)

【痿证】

孙文垣治一文学,两足不酸不痛,每行动或扭于左而又坠于右,或扭于右而又坠于左,持杖而行,不能正步,此由筋软不能束骨所致。夫筋者,肝之所主,肝属木,木纵不收,宜益金以制之,用人参、黄芪、白芍以补肺金,薏仁、虎骨、龟板、杜仲以壮筋骨,以**铁华粉**专制肝木,蜜丸早晚服之,竟愈。(《续名医类案》)

铁 线 粉

【春温】

春温夹湿,寒热不清,入暮尤剧。脉滑,苔腻微黄。大便泄泻。虑其阳陷于下,热化于中,致生呃逆之变。春柴胡五分,川朴五分,粉甘草五分,制半夏一钱五分,枳实汁五分,云茯苓三钱,淡黄芩五分,淡干姜五分,福橘皮一钱五分,粉葛根三钱,川雅连五分,白蔻衣五分,生姜汁一茶匙,**铁锈水**二茶匙,甘露散二钱(布包)。(《寿石轩医案》)

【伏暑】

伏邪,身热,结胸自利,已延十二日。脉象弦数。虑其化热增剧。粉葛根二钱,赤茯苓三钱,新会皮八分(盐炒),制半夏三钱,雅连头五分(姜炒),黄郁金一钱五分,川朴头八分(姜炒),淡干姜五分(炒),方通草三分,六和曲三钱(炒),生姜汁二小茶匙(冲服),**铁锈水**五小茶匙(冲服)。服前方,身热稍退,脉象较平。拟方力图进步。苦杏仁二钱(去皮尖),云茯苓三钱,新会皮六分(盐炒),白蔻仁五分(吞下),黄郁金一钱五分,六和曲一钱五分(炒),粉甘葛八分,大贝母三钱(去心),川朴花四分(姜炒),制半夏二钱,鲜枇杷叶三片(去毛)。(《寿石轩医案》)

【中风】

神门外松下街,米客某妻,年二十岁。怀孕以来壮健胜于平日,而逾临月之四日,俄然发战栗,直视口噤,喉间喘鸣,鼻流清涕,两手搐搦如拽锯,背脊反张类痉病,气上冲心下,不省人事,命如风前灯。已延医氏二人治之,以其口噤不开,不能灌药,因灸隐白、涌泉等并不效,各束手辞谢,遂迓余乞治。余到则先福井主一在坐,乃曰,我在京日,闻足下之精于医术尚矣,今孕妇疾势危急甚,请为治疗。余便行至后堂,则妇跪坐于褥上,众人抱持之,举大声呼其名,父母在屏外痛怛号泣。余先命坐婆令紧按其心下扶容穴,乃诊脉缓而有神气,窃以为可治。即以单兵散、延命散各一钱许,白汤搅匀,自含之以曲头管自齿龈极处入管头吹送药。乃以左手捻其鼻,则咽然有声药落咽。而忽诸症颇稳,乃作大黄黄连泻心汤加**铁锈**交用之,过二三时而始醒索食。其夜人定,力息频来,娩死胎而母无恙。但血枕痛颇来,与山楂子、丹皮二味,六七日,恶露快下,而康安如常日。(《产科发蒙》)

谢君 六十四岁,建筑工头。包修房屋失利,心中懊侬非常。旬日前即觉头疼,不以为意。一日晨起至工所,忽仆于地,状若昏厥。移时复苏,其左手足遂不能动,且觉头疼甚剧。医者投以清火通络之剂,兼法王勋臣补阳还五汤之意,加生黄芪数钱,服后更甚。证候:脑中疼如刀刺,须臾难忍,心中甚热。脉左部弦长,右洪长,皆重按有力。其素性嗜酒,近因心中懊侬,益以酒浇愁，饥时恒以烧酒当饭。此症乃脑充血之剧者，其左脉之弦长，懊恼所生之热也，右脉之洪长，积酒所生之热也，二热相并，挟脏腑气血上冲脑部。脑中之血管若因其冲激过甚而破裂，其人即昏厥不复苏醒。今幸昏厥片时而苏醒，其血管当不至破裂，或其管中之血隔血管渗出，或其血管少有罅隙，出血少许而复自止。其所出之血著于司知觉神经则神昏，著于司运动神经则萎废。此症左身偏枯，当系脑中血管所出之血伤其司左边运动之神经也。医者不知致病之由，竟投以治气虚偏枯之药，而此症此脉，岂能受黄芪之升补乎？所以服药后而头疼加剧也。降血平脑，以牛膝善引上部之血下行，为治脑充血症无上之妙品。屡经实验，故以为君，佐以龙、牡、二石、楝、芍、玄参、胆草、炙甘、**铁锈水**等，潜镇清熄。怀牛膝一两、**生龙骨**六钱（打），生牡蛎六钱（打），川楝子四钱，生杭芍六钱，生甘草二钱，**代赭石**六钱（生打），乌玄参四钱，龙胆草三钱，**生石膏**一两（研细）。服两剂，头疼全愈，脉亦和平，左手足已能自动。遂改用全当归、生杭芍、玄参、天冬各五钱，生黄芪、乳香、没药各三钱，红花一钱。连服数剂，即扶杖能行走矣。方中用红花者，欲以化脑中之瘀血也，为此脉已和平，头已不疼，可受黄芪之温补，故方中少用三钱，以补助其正气，即借以助归、芍、乳、没以流通血脉，更可调玄参，天冬之寒凉也。按：此即张氏镇肝熄风汤，用于高血压中风先兆甚效。（《医学衷中参西录》）

【厥证】

余一日初秋冒暑，饮食未化，即便吐逆。少顷气上壅，四肢渐冷，语言难布。及按脉则细微。自思吐之太甚，故气逆不下。当晚以**铁锈水**磨下，觉少平。次日又出外不避暑，逾日复作。一友教以沉香磨服，气不下，若见日光与火，便觉厌极，且终夜危坐，不能安寝。余乃思曰：此火逆冲上，四肢故冷，是热厥也。命取黑山栀三钱，冷水调下，当饮便安。（《古今医彻》）

鲍渌饮妹病厥，昏不知人，目闭鼻煽，年寿环口皆青，手足时时抽掣，自夜分至巳牌，汤水不入。脉之，大小参伍无伦次，谓此肺金大虚、肝火上逆、火极似风之候，唯独参汤可愈，他药必不受也。参已煎，或沮之，遂不敢与。一医用菖蒲、远志以开心气，茯神、枣仁以安神，麦冬、贝母以清痰，**辰砂**、**铁锈水**以镇坠。奈药从左灌

入，即从右流出，绝不下咽，群视束手。时已过晡，再视之，则面额间渐变黑色，令急灌参汤犹可活。乃以茶匙注之，至六七匙，喉间汨然有声，已下咽矣。察其牙关渐开，再以米饮一盏和参汤灌下，遂目开身动，面额青黑之气豁然消去。徐饮薄粥一瓯，起坐而愈。后尝复厥，但不甚，唯与地黄、沙参、麦冬、杞子即瘥。（《续名医类案》）

天津骆义波，年四十九岁，得脑充血兼痰厥证。病因：平素常患头晕，间有疼时，久则精神渐似短少，言语渐形謇涩，一日外出会友，饮食过度，归家因事有拂意，怒动肝火，陡然昏厥。证候：闭目昏昏，呼之不应，喉间痰涎杜塞，气息微通。诊其脉左右皆弦硬而长，重按有力，知其证不但痰厥，实素有脑充血病也。诊断：其平素头晕作疼，即脑充血之现证也。其司知觉之神经为脑充血所伤，是以精神短少。其司运动之神经为脑充血所伤，是以言语謇涩。又凡脑充血之人，其脏腑之气多上逆，胃气逆则饮食停积不能下行，肝气逆则痰火相并易于上干，此所以因饱食动怒而陡成痰厥也。此其危险即在目前，取药无及，当先以手术治之。手术：治痰厥之手术，当以手指点其天突穴处（详见"治痰点天突穴法"），近八分钟许，即咳嗽呕吐。约吐出痰涎饮食三碗许，豁然顿醒，自言心中发热，头目胀疼，此当继治其脑部充血以求全愈。拟用建瓴汤方治之，因病脉之所宜而略为加减。处方：**生赭石**一两（轧细），怀牛膝一两，生怀地黄一两，天花粉六钱，生杭芍六钱，**生龙骨**五钱（捣碎），生牡蛎五钱（捣碎），生麦芽三钱，茵陈钱半，甘草钱半。磨取**生铁锈**浓水，以之煎药，煎汤一盅，温服下。复诊：将药服三剂，心中已不发热，头疼目胀皆愈，惟步履之时觉头重足轻，脚底如踏棉絮。其脉象较前和缓，似有上盛下虚之象，爰即原方略为加减，再添滋补之品。处方：**生赭石**一两（轧细），怀牛膝一两，生怀地黄一两，大甘枸杞八钱，生杭芍六钱，净萸肉六钱，**生龙骨**五钱（捣碎），生牡蛎五钱（捣碎），柏子仁五钱（炒捣），茵陈钱半，甘草钱半。磨取**生铁锈**浓水，以之煎药，煎汤一大盅，温服。效果：将药连服五剂，病遂脱然全愈。将**赭石**、牛膝、地黄皆改用八钱，俾多服数剂以善其后。（《医学衷中参西录》）

详观所述病案，谓脉象滑动，且得之服六

味地黄丸之余,其为热痰郁于中焦,以致胃气上逆,冲气上冲,浸成上盛下虚之症无疑。为其上盛下虚,所以时时有荡漾之病也。法当利痰、清火、降胃、敛冲,处一小剂,久久服之,气化归根,荡漾自愈。拟方于下:清半夏三钱,柏子仁三钱,**生赭石**三钱(轧末),生杭芍三钱,生芡实一两,生姜三片。磨**生铁锈**浓水煎药。方中之意,用半夏、赭石以利痰坠痰,即以降胃安冲。用芡实以固下焦气化,使药之降者、坠者,有所底止,且以收敛冲气,而不使再上冲也。用芍药以清肝火、利小便,即以开痰之去路。用柏子仁以养肝血、滋肾水,即以调半夏之辛燥。用生姜以透窍络,通神明,即以为治痰药之佐使。至用**铁锈水**煎药者,诚以诸风眩晕,皆属于肝,荡漾即眩晕也。此中必有肝风萌动,以助胃气冲气之上升不已,律以金能制木之理,可借**铁锈**之金气以镇肝木,更推以**铁能重坠**,引肝中所寄龙雷之火下降也。况**铁锈**为铁与氧气化合而成,最善补养人之血分、强健人之精神,即久久服之,于脏腑亦无不宜也。(《医学衷中参西录》)

徐小园子,新婚多痰,脾已受伤,又加外感,遂往来寒热,项强背痛,头疼,表里具在。或谓疟疾,遽用截药,因而口渴,多食生冷,变为吐泻,与柴苓汤不效。诊之,四肢厥逆,不省人事,面色青黄,脉左三部与右尺隐欲脱,右关滑而有力,乃用参附理中加枳实、厚朴、山楂等,三剂脉起。而内伤之症才现,身大热,舌焦芒刺,脐上下手不可按,四肢濈然汗出,下症悉具,第用枳、朴、熟黄少许,加**铁锈水**导之,去燥矢三四块。势未减,又与枳、朴、楂、连,小柴胡加人参少许,间四五日进润字丸五分,大便去一次。如是八十余日,里症去,六脉有神。(《续名医类案》)

【呕吐】

七元泾陶世揆九月吐酸,呕吐酸水,连饮食俱出酸味,觉刺心而痛,系好饮酒之人,服四帖愈。茯苓三钱,桂枝木一钱,泽泻一钱,黑山栀二钱(姜汁炒),橘红二钱,苍术钱半,楂肉二钱,砂仁一钱,甘草五分,半夏二钱,姜汁二匙,**铁锈水**三匙。(《龙砂八家医案》)

【腹胀】

沈振宇患阴症似阳,用温经益元汤而愈。乃病愈未几,因食馒头、羊肉等物,遂胸腹胀满,痞塞不通,服药旬余不效。口渴烦躁,晡时更甚,大便闭结,凡硝、黄、枳、朴、槟、楂、麻仁、青皮、红花、归、地、芩、连,遍服而大便不通。陆曰:大病须以大方治之,若拘拘一二钱,力量轻薄,安能奏捷?如**元明粉**、槟榔必用五钱,枳实、生地、当归、黄芩必用一两,红花必用三钱,另以山楂四五两煎汤,代水煎药。临服必加**铁锈水**半酒杯,其垢自行矣。如言,一剂果腹中运动,响声不绝。两时许,下宿垢半桶,顿觉爽利,调理而痊。(《续名医类案》)

【胁痛】

邻村李姓妇,年近四旬,得胁下疼证。病因:平素肝气不舒,继因暴怒,胁下陡然作疼。证候:两胁下掀疼甚剧,呻吟不止,其左胁之疼尤甚,倩人以手按之则其疼稍愈,心中时觉发热,恶心欲作呕吐,脉左右两部皆弦硬。诊断:此肝气胆火相助横恣,欲上升而不能透膈,郁于胁下而作疼也。当平其肝气、泻其胆火,其疼自愈。处方:生杭芍四钱,生明没药四钱,生麦芽三钱,三棱三钱,莪术三钱,茵陈二钱,连翘三钱,龙胆草二钱,川楝子八钱。捣碎、磨取**生铁锈**浓水,煎药取汤一大盅,温服。方解:方中川楝、芍药、龙胆,引气火下降者也;茵陈、生麦芽,引气上散者也;三棱、莪术,开气火之凝结;连翘、没药,消气火之弥漫;用**铁锈水**煎药者,借金之余气,以镇肝胆之木也。效果:煎服一剂后其疼顿止,而仍觉气分不舒。遂将川楝、三棱、莪术各减半,再加柴胡二钱,一剂全愈。(《医学衷中参西录》)

【鼓胀】

唐女 气臌三年,近日跌仆呕吐,因惊气火更逆,胸臆填塞胀满,二便皆通,自非质滞,喜凉饮,面起㾦瘰,从《病能篇》骤胀属热。川连、淡黄芩、半夏、枳实、干姜、生白芍、**铁锈针**。(《临证指南医案》)

【疟疾】

吴抑之少年禀弱,多烦劳,患疟,间一日一作。医以参、术大补,家人又以参粥良之,遂痞闷发狂,烦躁不寐。脉之,左三部弦细而数,右寸关浮弦,按之有力,右尺似有似无。其气血固虚,而风寒积滞则实也。用柴胡、干葛、黄芩、山楂、厚朴、青皮、陈皮、半夏。一剂,胸膈略舒。数剂,谵妄烦躁悉除。疟发于阳分矣,其鼻干唇裂不眠,腹中梗块作痛,皆阳明大腑未清也。改用枳实、熟大黄、山楂、甘草,加**铁锈水**,一服,即下宿垢十余枚,诸症顿减。但真元衰弱,疟犹

未已,以当归、白芍、人参、白术、茯苓、甘草、柴、芩、麦冬、二母,数剂而愈。(《续名医类案》)

【吐血】

陆祖愚治俞姓人,素性躁急善怒,一日忽吐血七八碗,身热气喘,腹胀满,终夜不寐,饮食不进,自用滋阴止血药而愈甚。脉之,六部俱如弹石,将及七至,右关更劲。腹上一搽,血即喷出。此有余之症也,乃与小陷胸汤二剂,加**铁锈水**,明日减半。大便第七八日不行,必下之方愈,以润字丸加桃仁合丸之,书其帖曰止血丸。服之,夜下瘀血宿垢半桶,而吐血顿止矣。(《续名医类案》)

【脱肛】

吴门某绅子,患脱肛载余,出二寸,不能收,痛苦万状,百药不效。就诊华墅姜姓医,将**锈铁**三斤,浓煎沸汤,置便桶内熏洗之,再将活**吸铁石**二两煎浓汁饮之,其肛渐渐吸之而上。再服升提补托之品,调理月愈而痊。所以为医者,读书之余,又须广其见闻,此法可为巧夺天工矣。(《余听鸿医案》)

【外疝】

无锡詹广文之仆,患在小腹下结核而长,寒热往来,痛难举步,持詹片求治。余曰:此名横痃,又曰外疝。是症得之于奔走劳役,湿热下注者少,得之于忍精不泄,淫毒内攻者多,当用:金银花五两,归尾一两,皂角刺五钱,甘草(生)八钱,大黄(生)三钱,芙蓉叶七片。酒水各半煎服,盖被出汗,如不饮酒者,冲水亦可,另用**生矾**五钱,敲块如黄豆大,用酒送下,欲吐忍之吃尽为度。外用**食盐**、**生矾**各等分,同放石上,以**铁锈斧**捣至千余下,照证稍大贴患处,上盖膏药,隔一宿,**盐矾**坚硬,如未愈,再照法治之,两次全愈。(《过氏医案》)

【蓐劳】

裴兆期治一妇,难产后发热不止,汗多语错,六脉洪大而虚,六昼夜不合眼,一合眼则飘飘如入云中,投以参、芪、归、术、丹皮、童便及炒黑干姜之类不验,反增头眩耳鸣,恶心嘈杂,欲呕不呕。裴幡然曰:此非气血大亏,乃痰涎壅盛也。更方用:半夏三钱,天麻二钱,茯苓、橘红、白蔻仁、厚朴、黄连、枳实各一钱,竹茹三钱。**铁锈水**煎服。二剂气爽神清,身凉脉静。继以人参大补脾丸,日进二服,以培胃中元气,月余全愈。(《续名医类案》)

【疮疖】

张生患漆疮作呕,由中气弱,漆毒侵之。以六君子汤加砂仁、藿香、酒芍治之。彼不信,另服连翘消毒散,呕果盛。复求治,仍以前药,外以麻油调**铁锈末**涂之而愈。(《续名医类案》)

铁　浆

【谵语】

石顽治陈仲吾劳力感寒,其人年齿虽高,而形体丰盛,饮啖兼人,湿热素盛。初冬患发热胸腹胀满,甫四日而舌苔焦黑芒刺,痰喘声嘶,谵语喃喃不休,手足动掷不宁,时发呃一二声,二便秘涩,脉洪滑搏指,右倍于左。此湿热挟邪郁发,下证之最急者,遂疏大承气入**铁浆**、竹沥、姜汁与之。诸医咸谓日数未久,不可便下,殊不知湿热上逆,势若洪水泛滥,稍迟则胀透膈膜,神丹莫济矣。彼至戚中有善医者,深以余言为然,急令煎服,连下粘垢二次,热与谵语稍止,更服小陷胸至四五剂,神识始清,糜粥倍进。半月后频索醇酒,恣啖新橘,致痰湿复聚,仍痞闷谵妄发热,或欲再进前方,取决于余。诊之则人迎小弱而气口虚大,按之即无,安有复下之理,况仲景谵语例中,亡阳火逆,皆为虚证,此属少阳生气衰微,痰涎沃胆之候,遂与柴胡**龙骨**牡蛎汤,一剂而安。继询善后之策,惟香砂六君理脾运痰为第一义,惜乎庞见杂出,终亏一篑之功耳。(《张璐医学全书》)

铁秤锤

【胞衣不下】

一妇产后面赤,五心烦热,败血入胞衣,胞衣不下,热有冷汗。思但去其败血,其衣自下。遂用乌豆二合炒透,然后烧红**铁秤锤**,同豆淬其酒,将豆淋酒,化下益母丹二丸,胞衣从血而出,余症尽平。(《名医类案》)

一产妇胎衣不出,腹中胀痛,手按之痛稍缓,此是气虚而不能送出,用无忧散而下。震按:胞衣不下,因败血入胞者居多。立斋又有一案,用黑豆二合炒透,**铁秤锤**一个烧红,同以酒淬之,将酒化下益母丹二丸,胞衣从血而出。又方,**芒硝**三钱,童便冲服,立下。或以牛膝二两、**芒硝**三钱,煎,冲童便饮。及阅《慎斋全书》,载一妇胞衣不下,用人参汤送下砂仁末钱许,一日二三次,

三四日胞衣烂出，其妇无恙，奇矣，然不知脉证之何如也。继之者有黎姓一案，亦录于左，以助参酌。(《古今医案按》)

铁 斧

【胎动不安】

张路玉治一妇，怀孕六月，因丧子悲哭动胎，医用芩、术安胎药二服，不应。改用枳壳、香附、紫苏、砂仁理气，一服，胎遂上逼心下，胀闷喘急，口鼻出血。第三日薄暮诊之，其脉急疾如狂风骤雨，十余至则不至，顷之复至如前。因论之曰：此孕本非好胎，安之无益，不若去之以存母命。因思此胎必感震气所结，震属木，惟金可制，令以**铁斧**，烈火烧红醋淬，乘热调**芒硝**末一两灌之，夜半，果下异胎。下后脉息微和，神思恍惚，所去恶露甚多。又与安神调血之剂，数服而安。(《张氏医通》)

钥 匙

【腹痛】

一妇腹疼月余，转成腹胀气促痰鸣，汤药入口即吐，用**铜铁钥匙**廿四把煎饮，至夜半泻水甚多，胀消能纳饮食。(《医门补要》)

玉 屑

【癫狂】

"铅"条下"癫狂"案。(《青霞医案》)

青琅玕

【神昏】

强左　面垢唇红，舌将化燥，有汗而热不退，脉数无力，语声不扬。气虚阴伤极矣，而温邪内恋，转为神昏，便棘手矣。洋参五钱，生地一两，川贝三钱，知母二钱，广皮一钱，扁豆(炒)三钱，葛根一钱，楂炭二钱，芦根一两二钱，竹心一钱。又，连投大剂，诸恙虽减而脉神未得，未可恃也。洋参一两二钱，生地三两，丹皮三钱，麦冬一钱五分，山栀一钱五分，茯神二钱，连翘心一钱，枣仁(炒)三钱，志肉五分，扁豆(炒)三钱，豆卷三钱，广皮一钱五分，车前(盐水炒)二

钱，银花二钱，竹黄一钱，川连一分，菖蒲五分，**朱砂**(冲服)一钱，灯心一丈，竹心一钱。又，吸吸短气，乃元海无根，虚烦似狂，乃神不自主，尽是阴尽阳尽之兆，症属危险。温邪而致液涸津枯，总不外乎生脉、六味两方。吴又可《瘟疫论》中惯用此法，能日夜醋饮，往往有得生者。又考之如狂，似白虎汤症而用当归补血汤，此症近似，亦兼用之。不识以为然否，兹采取三方之意合成一方。洋参一两五钱，麦冬五钱，五味二钱，生地三两，丹皮三钱，怀药四钱，扁豆三钱，元参三钱，花粉二钱，当归三钱，**青朱**五分，**辰砂**五分，菖蒲五分，竹心一钱，竹油半杯，竹茹一钱，灯心一丈，莲子心五分。此方，日夜醋饮。(《王乐亭指要》)

玛 瑙

【虫兽咬伤】

锡差李某妹，被蛇咬背右，霎时遍身发红点，面转紫色，目暗胸闷，手足发痉。余问其母曰：曾见是蛇否？其母曰：是蛇，红色，长仅数寸，其行甚速。余曰：地鞭土虺等蛇虽毒，无如此之甚，是殆红蝮蛇乎？稍缓则难救矣。当令其服护心散三钱，饮陈菜油两碗，再用己戍丹点大眼角(有细窍名委精穴，上通百会，下达心窍)三次，以麻油调二味拔毒散，敷周身，即少瘥，再用大剂以解其毒。白芷、夏枯草、蒲公英、紫地丁、半枝莲各二两，草河车、生甘草各五钱，金银花一两，**白矾**三钱。水煎服，连服三剂，毒从大小便出而愈。己戍丹：治毒蛇、疯狗咬。**硇砂**七厘半，梅片、麝香各一分五厘，**明雄**一钱，**玛瑙**七分(高粱酒煅三次)，**火硝**钱半。清水煎干三次，研如尘，固藏。咬后先将米泔水洗净患处，即用生干面涂上，皮纸封口，以牙筷蘸药，点大眼角数次。二味拔毒散：治各虫咬。**明雄黄**四钱、**明矾**六钱，研末，麻油调敷。(《医案类聚》)

水 精

【痰饮】

邹恒豫君，久年痰喘，气满难舒，舌上常有黄黑厚苔，数载未脱，近来精气神之衰惫，动步之维艰，更日甚一日。左手脉象弦硬无情，右则细涩而数。肝郁之极，精血之伤胡甚也。论症

象,痰饮素积于中,阴火常烘于下,数年舌苔黄黑而厚者以此。缘痰为水液结成,以下之阴火不断熏蒸,液气上腾于舌而为苔垢。症结所在,已非一朝一夕之故,病情胶固难除可知也。仿王孟英治法,与洋参、寸冬、**石英**、虫草、牡蛎、建菖、竹茹、苁蓉、归身、远志为方。服二帖,苔垢已薄,步武稍舒,便可散步市中而不觉其苦矣。嘱再进以断根株,俟阴火净尽,再吃温补、健运、蠲痰,方无耗阴之患。(《邹亦仲医案新编》)

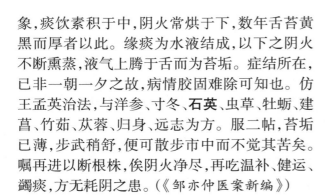

云 母

【腹痛】

连姓,十八,少腹时疼,医以温中逐寒导气药治之不效。案:其症系脾寒之疾。脾主少腹之里,而司流布精液之气,精气为寒所抑,往往有此。其致此者,总由受寒后未曾服药以条达之耳。今用煎剂治之,十服可渐愈。神曲四钱,黄柏一钱(酒炒),苍耳子钱半,广郁金二钱,干姜八分,甘松八分,当归尾二钱半,原蚕沙二钱,丹参二钱,**云母片**五分,莲房二钱,藕节二钱。用黄柏者,其味入少腹下焦,其性滋润,故用为从治之引也。所谓寒因寒用者也。释:此癸亥年小满后一日方也。脾寒之疾,似以理脾为安,然厥阴司天,已火临月,运临太宫,不能兼顾。即药克对证,效于何有?此方以戊土乘令,则用神曲、郁金以理之。丙火当月,则用黄柏、**云母**以清之。气行厥阴,则用莲房、蚕沙、苍耳以制之。又以水兼火化之年,务以滋养心火为要,则用归尾、丹参、藕节以助之。左顾右盼,变化因心。至于干姜、甘松,不过为脾经治标之使耳。夫岂沾沾于理中汤讨生活哉!又换方。案:少腹乃脾之分也,凡有积寒在少腹者,恒难猝已。土性缓,且善藏故也。今虽小愈,宜仍用丸料调之。石菖蒲两半(土炒),归尾三两,丹皮一两,黑芝麻二两,夜明砂两半,莲房两半,煨砂仁一两,干姜一两,甘松一两,红花八钱,海螵蛸六钱,甘草节一两。用桑汁及煨姜汁和蜜为丸,每服四钱,甘草节煎汤下。汤批:"本年水兼火化水盛,考司天气旺,其不能生火者,火运不及故也。"释:此芒种后十日方也。少腹积寒之症,水兼火化之年,幸值月建丁火,自当借以为扶助火脏之用,此重用菖蒲、归尾之意也。但气行厥阴司天之令,不可不兼清包络,此用丹皮、莲房之意也。天运换交少商,不可不兼理辛金,此用鼠砂、桑汁之意也。足厥阴属乙木,与手厥阴属丁火,气同而脏异,不可不滋而养之,此用红花、黑芝麻、海

螵蛸之意也。脾土虽不乘时,乃司天之妻而月建之子也,故用标药数味为使,干姜、甘松、砂仁是也。(《医学穷源集》)

郑氏,廿二,痞结,少腹绕脐切痛,白带时下,月候不调。脉两关紧细而实,两寸长滑而小,右尺涩而微,左尺数而革。案:此任脉不行之疾也。**云母石**二两,**阳起石**二两,杜仲一两,龟板三两,菟丝子一两,大腹皮二两,木香一两,黄柏两半,女贞子二两,益母膏二两,知母二两,丹皮三两,泽泻两半,桔梗二两,萱草根(煎汁)四两,和蜜为丸。每服三钱半,随意下。汤批:"少阳主气之时,恰值少阴司天之令。以主客言,则为客胜主;以君臣言,则为君位臣。方用扶阳配阴之法。若不甚配乎者以其理未顺耳。"释:此戊午年芒种后三日方也。此章气运与前章同,而用药迥不相侔者,前症属阳火之郁,故用降火滋阳以解其郁,此症属阴火之滞,似宜滋阴益血以行其滞。然而有难焉者,右尺之真火不旺,则滞者不得而通。奈天符火盛之年,阳火一起,恐阴火挟其势而为灾,此丹皮、龟板、菟丝所以监**阳起石**、**云母**而用之也。左尺之真火不旺,则阴血不能滋长,少阴之君火无制。奈少宫之湿土未退,而太商之燥金将行,湿热不清,恐土郁而金气不滋,土郁则火不下济而上炎,金不滋则火反食气而内灼,此泽泻、黄柏、腹皮所以辅杜仲、知母、女贞而用之也。至于萱草、益母调经滋血,不过用为治标之药耳,本方枢要反不在此。(《医学穷源集》)

【泄泻】

"铅丹"条下"泄泻"案。(《医学穷源集》)

【疟疾】

疟发二旬不解,寒多热少,是为牝疟。进牡蛎散。**龙骨**、蜀漆、白芍、大枣、牡蛎、**云母**、肉桂、炙草。(《叶天士曹仁伯何元长医案》)

吴女,十六,疟疾间发,头重体倦,身热无寒,不能余食。脉虚大而濡。(案)灵山王子曰:此少阴之火不能生土,以致输转不灵,而少阳起而夺之也。面神曲三钱,夏枯草二钱,白芍三钱,甘草钱半,天南星八分,陈枳壳三钱,黄柏钱半(盐水炒),阿魏三钱,大麦冬三钱(**朱砂**同杵),青蒿二钱,稻叶三钱,荷叶三钱。释:此丙寅年芒种后一日方也。客气逆行少阴,而主气复属少阳。火气既盛,宜乎能生土矣,奈水齐土化之年,一遇阳火熏蒸,遂成湿热。况少阳并入司天之气,而间气之少阴不足以胜之,此少阴所以不能施其生化之用,以致湿土滞不灵也。方用神曲为君,加以麦冬、**朱砂**以助离火中虚之气,佐以清理少阳、降火除湿之品,更兼夏枯、白芍以和之,阿魏、枳壳以

通之，度几甲己合而土化可成焉。又换方。茶石斛三钱，砂仁钱二(土炒)，苍术钱半，黄柏一钱五分，夏枯草二钱，楂肉钱半，丹参钱半，牡丹皮三钱，侧柏叶三钱，藿香钱半，南星六分，白茯苓三钱，百草霜三钱，香附三钱，天冬二钱，面神曲三钱，木香三钱，稻叶三钱。释：前方用青蒿、荷叶，借甲木之气以化土而克水，此方用石斛为君，佐以天冬、黄柏、丹皮、柏叶，借金水之气以平水火。或借主气治中运，或借中运治主气，无非因时之妙用而已。后二日换方。桑白皮二钱，香附二钱(酒炒)，郁金钱半(酒炒)，山楂肉二钱，青木香钱半，**云母**三钱，薤白三钱，香薷钱半(酒炒)，益母草二钱，厚朴八分，芸香钱二，淡竹叶三钱，没药八分，鲜蔓菁子二钱。释：土化既成，则水气平而致湿之源清。少阳既顺，则相火解而蒸热之焰熄。而下流壅滞尚未全通，斯不得不责之输转之官矣，故此方多主戊土以为治标之法。(《医学穷源集》)

【虚劳】

大西庄马，病损成劳，呛咳，形寒盗汗，曾经失血，脉小数，舌黄。肺气受戕，非轻藐之症。北沙参三钱，**云母石**三钱，紫菀钱半，光杏仁三钱，生牡蛎四钱，茯神四钱，川贝二钱，橘络钱半，清炙皮八分，五味子十粒，冬虫夏草钱半，加红枣三枚，四帖。(《邵兰荪医案》)

【足趾脱落】

薛女，十二，平时小便不禁，两足小指忽然肿痛，渐觉臭烂，十余日后脱落一节，渐次至无名指及中指，皆肿痛脱落一节，而小指二节又脱落，肿至足跗，势犹未止。请医诊视，俱云不治。脉极沉微。(案)此症感厥阴之气而克土，湿土又因阳明之燥气而湿反下注。盖釜气不上蒸，则流于釜底，而薪为之蕴热也。流注久则浸润为害矣。且筋为木支，骨为水支，肉为土垣，三者俱伤而后有此。依经施治，惟宜补水脏而用壮阳之味。极阴之地不得日光，则草木无生气矣。书此大意，以后可令吾徒顾生及从游李生兼治之。**石硫黄**二钱(甘草水煮二次)，益智仁二钱(胡桃肉拌研炒)，鹿角胶三钱，於术三钱，骨碎补钱半，破故纸钱二，川芎三钱，升麻八分，芙蓉叶三钱，木香钱半(面煨)，**龙骨**六分，乳香三钱，**枯矾**六分。此症要用牛黄、鹿茸方好，以难得真者，权且服此，只难猝效耳。释：此癸亥年春分前五日方也。厥阴司天之岁，水兼火化之年，月建卯木，乙癸之气过旺，司天先期用事，故有风木克土之症。厥阴不从标本，从乎中气，少阳火气

素弱之人，从化不能，而木亦败矣。且阳明初气用事已久，土脏衰弱，湿为燥逼，以致湿气下注，更感初运少微之气蕴而为热，如积薪然，蕴热已久，朽腐随之，总由日光不照之故。所以全方俱重壮阳，而惟用芙蓉叶之凉血止痛、散热消肿为使也。三日后换方。(案)药田子曰：大凡足三阴之脉，俱络踝而包指。指既难包，未知踝能络否！今仍用壮阳以摄阴之法。参三七二钱，於术三钱(炒)，桂心钱半，血余炭三钱，黄芪二钱，当归四钱(酒炒)，川楝子二钱(炒)，补骨脂钱半，牛膝二钱，续断二钱半，风子肉钱半，芙蓉叶钱半，枳实钱二，人中白二钱，人中黄二钱，泽泻钱半，女贞子二钱，熟地三钱，制附子八分，苏木八分。引用鼠妇八个、白花商陆根钱半，仍服四剂。释：此春分前二日方也。此与前方理法相同，但用阴湿有毒之味为引，欲其以类相从，而至于极阴之地也。此时二气之太阳将交，初气之阳明尚留，因其留而推之，枳实不为猛也。因其来而迎之，泽泻、商陆不为泄也。盖寒水将至，正可惜其气以清热，但虑其过盛而助虐耳。方内用药二十余味，攻补兼施，阴阳歧出，而条分缕晰，脉络贯通，非才大心细者不能办此。又换方。(案)云图李子曰：此时当兼用以土制水之法。肉果一钱(面煨)，砂仁二钱(面煨)，丹参四钱，白扁豆五钱(炒焦杵)，黑豆五钱(炒杵)，秦皮二钱，土茯苓四钱，风子肉二钱，牛膝三钱，熟地四钱(炒杵)，元胡索钱半，制附子三钱，合欢皮钱半，火麻根钱二，白马溺一大盅。释：此春分后一日方也。二气太阳已交，寒水之气复加于下，非重用土味以制之不可，故此方大局皆主此意。又重用丹参者，借少微之运以生土也。前此非无芪、术，而不能专主克水者，以太阳未交故也。又换方。(案)药田子曰：风木司天之岁，寒水主令之时，其象为涣。大约由阴屈于下，而不能上腾。此又群龙无首之义。对参易数也，履霜坚冰，其所由来者渐矣。**龙骨**二钱，**龙齿**三钱，五倍子三钱，五味子三钱(面煨)，牡蛎粉三钱，川楝子二钱，党参四钱，泽泻二钱，赤苓二钱，红花八分，肥牛膝二钱，黄芪四钱，黄精钱二，益智仁三钱(胡桃肉对拌蒸)，夜合子三钱，大栗子四枚(用猪肾一个同煮一炷香，分三剂)。夜合子乃肾经温敛之味，疝气方多用之。汤批："厥阴为东方青龙，龙喜水而恶寒，寒水气盛，故有盘蛰不安之象。方内两用龙品，皆所以安厥阴也。其用温补脾气、敛水暖肾之品者，土气实则水不溢，肾气暖则寒自解矣。"释：此春分后六日方也。用太阳寒水之味固宜，而复多取少阴之味者，

所以配太阳而滋其源也。此后七日当交太宫，故重用参、芪、黄精，以迎接金土之气。更叠用固涩之品，使水气不致外散，将来可垒土以防之也。又换方。（案）云图子曰：今堤岸有基矣。却用治标之物，随手拈来。猪蹄筋八钱，猪脊髓一条，豆腐锅巴一两，猪胰一块，火麻根五钱，瓦楞子五钱，瓦松一两，骨碎补二钱，见肿消三钱，狗脊二钱，熟地五钱，菟丝子三钱，肉苁蓉三钱，益母膏二钱。释：此清明前四日方也。运交太宫，气属太阳，月建将近辰土。虽曰治标，大抵不离水土二脏者近是。又换方。释：药田子曰，前方用法甚好，今用其意，少加和血之味耳。金狗脊二钱，猪蹄尖一对，牛膝三钱，川椒钱半，川楝子三钱，风子肉三钱，洋参钱二，当归四钱，制首乌四钱，白蒺藜二钱，熟地四钱，砂仁钱半（土炒），小茴香钱半，香草二钱，芙蓉叶三钱，**龙骨**五钱，血余炭二钱。释：此清明后四日方也。月建换交辰土，合于天运之太宫，故方内多兼燥土之味，乘运之旺，以补人之不足也。余用少阴之味，以配客气之太阳者，欲其水火不相射，乃和解之要法，师长之心传也。"按：刺蒺藜色灰白而多刺，乃阳明金土之药，按《本经》主治之文可见。近世以为肾、肺、肝三经药者，误矣！别有沙苑蒺藜，形似羊肾，则兼滋益肾脏之用耳。又香草一名省头草，芳香开胃，醒脾和血，乃古之泽兰。今肆中所谓泽兰者，不知何物，全无香气，医者习用不察，殊觉可笑。王灵山记。"又换方。（案）云图子曰：诊之，觉督脉稍贯，此时正好滋养。但肾气未复，而木气泄精过甚，宜用壮肝肾二经之法。雄乌骨鸡一只（骨熏杵，肉另炙、杵碎），川乌七钱二分，川楝子一两八钱，刘寄奴二两，蟹壳六十个，藕节二两五钱，蚌壳二两（磨去粗皮），**云母粉**二两四钱，红花五钱，当归二两，金狗脊二两，乳香三两六钱，鹿角胶一两二钱，火麻根六两，瓦松六两，桃胶一两二钱。上药一料，分六次煎服。释：此谷雨前五日方也。金土有基，则水木之气易愈，右实则左虚也，故方以壮水生木为主。取血肉有情之物者，味厚而力足也。鸡属巽，乌骨属坎，一物而兼水木之精，功用最盛。佐以川乌温养脏腑，而附骨之风寒湿痹可除矣。其余如寄奴、蟹壳之续筋而散血，皆治标之味，而兼应月建之气与司天之令者也。又换方。（案）药田子曰：余生平医此脱骨之症，迄少成功。大抵其人自虑不起，而忧惧悲愤之心煎熬增剧耳。此子幸喜年幼，未雕其天，但流濡其地耳。予意欲用胎羊骨最好，但难于猝办，今且半用敛摄之味治之。象皮五钱，猬皮五钱，黄明胶三钱，驴皮胶四钱，乌梅肉四钱，白槿皮五钱（连

根），牛膝三钱，黄芪四钱（蜜炒），文蛤三钱，北五味三钱，原熟地五钱，归身四钱，土茯苓三钱，刘寄奴三钱，蝉脱、蛇脱为引。汤批："证本湿因燥逼，今仍用阳明敛摄之品者，前则脾气过陷，燥逼则下注，今则脾气稍复，燥敛则湿退也。若谓借其气以制风水，则误矣。"释：此谷雨后一日方也。辰土者，良土也，阳明之金土也。前方用蟹壳，而此方用象皮、猬皮，皆有戟刺之形，阳明之象也。阳明主周身之大络，阳明之气疏通而下行，阴湿自消除，而流注之患无矣。其余多收摄长养之味大阵收场。有此巨观，开后人无限法门。又换方。（案）药田子曰：此症观成可望矣。语云：病加于小愈。戒之哉！熟地五钱，益智仁三钱（煨），白附子一钱（炒），甘松三钱，狗脊二钱，象皮二钱，乌梅肉三钱，制首乌二钱，桑螵蛸三钱，黑豆皮二钱，**龙骨**二钱，炮甲二分，臭桐根二钱，猪蹄甲一对。释：此立夏前五日方也。用固敛温补之法，以壮水而坚肾。必用炮甲、蹄甲为引，方无浮泛之弊。又换方。（案）药田子曰：凡一切大症成功，总须调养百日。盖十十者，地数之终，而天道小变之期也。至于用药，不过乘时以盗天地之机耳。种术三两，桑螵蛸四两，黄芪四两（蜜炒），菟丝子三两（土炒），补骨脂二两，骨碎补二两，狗脊二两（酒炒），当归二两（土炒），五倍子两半，砂仁二两（炒），甘草三两（炙），陈香橼一两，黄鱼鳔十两（煎浓杵胶）。上为丸，加童便十杯、原醋十杯和入，早晚服，每服四五钱。释：此立夏后五日方也。运气同前，而月建改属巳火。方内桑螵蛸、补骨脂、黄鱼鳔滋太阳之气，更加童便以引之，所以应月令之丙火也。盖太阳本寒而标热，足太阳属水，手太阳属火。又换方。（案）顾生为予言：本三阴败坏之症，筋断脉绝，故费手至今。今加意调之，并可不致残废。宜乘此火令以续三阴之败气，且微参外治之药。不然，恐日久更发也。金狗脊三钱，良姜三钱，荜澄茄钱二，乳香三钱，焦楂肉二钱，没药二钱，续断三钱，种白术三钱（土炒），洋参一钱（酒炒），砂仁壳三钱，炙甘草二钱，白芍钱半（酒炒），肥牛膝三钱，菟丝子三钱，象皮六钱，秦艽钱半，牡蛎粉六钱。服十剂，可以住药。即十倍为丸，与前丸间服亦可。释：此小满后一日方也。太宫之运未退，而厥阴司天之气又至，当此水兼火化之年，得不虑木湿而腐，土湿而泥乎？非乘此丙火之月建温养火气，将何以燥土之湿，而令水气得所长养哉。"按：前方用药颇重，因其病在极下之地耳。惟此轻重相间，调理善后之方，固不专于治下也。王灵山记。"（《医学穷源集》）

【肠痈】

一男子患肠痈,脓已成。用**云母膏**一服,下脓升许,更以排脓托里药而愈。后因不守禁忌,以致不救。(《续名医类案》)

儒医李生治一富家妇有疾,诊之曰:肠胃间有所苦耶? 妇曰:肠中痛不可忍,而大便从小便出_{琇按:交肠症亦如此,医皆谓古无此症,不可治。}李曰:试为筹之,若服我之药,三日当瘥。下小丸子数十粒,煎黄芪汤下之。下脓血数升而愈。其家喜问治法,李曰:始切脉时,觉芤见于肠部,《脉诀》云:寸芤积血在胸中,关内逢芤肠里痈。此痈在内,所以致然,所服者乃**云母膏**为丸耳。切脉至此可以言医矣。(《名医类案》)

【子痫】

余之同街,采缎铺勘介妻,年十七,怀孕数月,无有他故。其父母以为夫妇青年家无严君,婢妾亦不有惯产者,已至九月,招膝下保护矣。其家在本所东江精舍北里许,距本银街六里有奇,而弥月初二日,辰巳间,澡浴后,忽然晕厥,目作上视,裸裎不暇羞耻,痰涎涌盛,角弓反张,烦扰闷躁,手足瘛疭,昏愦不知人事,看守者抱时,则或捶或咋,急走使迓余。余会应靖江侯招往三田邸,是以延医氏三四辈,累经治疗不见减瘥,更呕血盈盆,至此病势转凶,众工无药术,频令人急予,病家甘分必死,唯延领待余到。余黄昏归家,其家所来轿夫数人俟者多时。余便往诊视,前证依然,喜脉缓而有神。余谓其亲曰:凡子痫症,以子死于腹中,与癥疝击搏而发焉,长女疾患,稍醒则必当子向产门,若向门则我术以令娩,娩必性命无恙矣。一医在傍曰:子在高而腰腹不痛,今夜安能向产门。余为不闻,命弟子策将胆星一二钱,白汤化开,以曲头管灌之,仍捻其鼻使落喉,须臾反张稍定;继以三黄熟艾汤,加**朱砂**二钱,自亥至丑服五贴尽,烦躁有间,乃大声呼其名才答,试不用管饮药,则自能饮,便探其产户,儿头既已向门,乃用**云母**散三钱,续与稀粥,助母气以催生,已至黎明犹未分娩,时时目瞪切齿,烦躁闷乱,于是以回生术得娩死胎,即以加味芎归汤,兼用震灵散二日,尚神气未醒,三日而稍辨亲疏,四日而忽开两目,问其母曰:我缘何至此? 母曰:你发子痫几死,数日不省,得鹤陵先生治之乃活。妇闻之始知已产矣,唯恶露不下,小腹硬满,用行瘀煎三日,血蒇快下,而小腹软,与加味八珍汤,调燮数日而平

复。嗟呼! 余狐疑不决而不施术,失时姑息,恐不分娩而毙也,故医之临疾患,在权时宜而已。(《产科发蒙》)

【暴聋】

孔姓,卅四,耳暴聋。案:此盖窍于肾而系于肝者也。宗气不能随卫气以转输,故有此疾。虽非要紧关头,却由水脏卑下之地,速济为难耳。可用丸治之。巨胜子二两,马兜铃一两,金狗脊一两,乳香一两,骨碎补二两,**云母粉**二两,橘红一两,砂仁二两,秦艽二两(酒炒),菟丝子两半,枸杞子两半。用青荷梗蒂十两煎汤,和蜜炼为丸,更加雷丸七钱,盖取其得雷鸣发动之气而生者也。平时服藕最妙,盖水之精而通窍于上者也。释:此辛酉年大暑后四日方也。土兼水化之年,客气太阳为土所阻,此所以天地否塞而关窍不通也。方用**云母**、雷丸所以升地气,兜铃、枸杞以降天气。而又用秦艽之纹理旋转,以为阴阳出入之枢机。盖天气左旋而右转,地气右旋而左转,左右者,阴阳之道路。秦艽禀天地运行之气,更用酒炒以引入心经。复佐以菟丝、荷蒂,借少微之运以通心窍,使水火济而地天泰耳。至于用滋肾之味以助水运之不及,则理之易晓者矣。(《医学穷源集》)

白 石 英

【咳嗽】

陈峰师昨拟和中理肺、降气涤痰之法,服之咳呛、喘逆较前均减,按脉沉细,中气尚亏,脾不输津,浊痰阻气,肺气上逆所致。再以和中降气,以冀血症不发为幸。北沙参三钱,旋覆花钱半(包),**煅代赭**四钱,杜苏子三钱,白杏仁三钱,真川贝钱半,云茯苓四钱,**白石英**三钱,东白芍三钱,加凤凰衣八分、白果肉三钱(打)。(《赖氏脉案》)

巫左 咳呛痰黏,气机不舒,按脉沉弦。肝阳上逆,肺失下降,姑以和中理肺为法。北沙参三钱(米炒),杜苏子三钱,新会皮钱半,白杏仁三钱(打),川贝母钱半,冬瓜子三钱,云茯苓四钱,怀牛膝三钱(炒),**白石英**三钱(煅),加砂仁元四分、荷边两圈。(《赖氏脉案》)

陈左 盗汗渐减,惟咳嗽痰多,气急心悸,四肢无力,惊惕肉瞤,按脉濡细。正气尚亏,再以和中理肺为法。炒潞党钱半,旋覆花钱半(包),杜苏子三钱,粉橘络钱半,辰茯神四钱,甜杏仁三钱,真川贝钱半,东白芍三钱,**白石英**三钱,加

冬瓜子三钱、凤凰衣八分。(《赖氏脉案》)

咳嗽属肺,肺令不行,则外风上受,夹痰为患,疏降为法。金沸草、**白石英**、枳实、牛蒡、钩钩、橘红、羚羊角粉、前胡、光杏、竹黄、薄荷。(《汪艺香先生医案》)

木火刑金,气粗咳逆,痰出薄白,脉左弦。以平木清金。粉沙参、白前、桑叶、稽豆衣、茯苓、淡草、黛蛤散、紫菀、川贝、炒杏仁、泽泻、竹茹、枇杷叶。复方:肺阴延虚,木火偏旺,入夜身热尤甚,是不耐炎暑蒸逼,脉小弦,痨损之渐。桑叶、杏仁粉、沙参、白前、川贝、茯苓、**白石英**、**石膏**(冰糖煅)、生草、黛蛤散、紫菀、橘红、竹茹、枇杷叶。(《剑慧草堂医案》)

陈　温邪两候无汗,咳嗽痰稠,口糜牙疳,午后火升气逆,此阴气空虚,肺失清肃,夜则呓语,脉沉弦数。邪火逼烁阴津,慎防喘脱。生地、川连、川贝、瓜蒌、**白石英**、怀膝、洋参、甘草、玉竹、桑皮、人中白、知母。(《沈菊人医案》)

高隽生孝廉令堂患痰嗽,服伤风药而喘汗欲脱。孟英予人参、茯苓、半夏、甘草、桂枝、**白石英**、牡蛎、胡桃仁、冬虫夏草而瘳。以其年近五旬,冲任不足,虽素有饮邪,而悲哀劳瘁之余,经事忽行,一投表散,气即随而上逆,故用药如此。(《王氏医案三编》)

姜　阴虚不能涵木,木火升动,肺金受克,咳呛气逆,左胁板痛,悉由乎此。四肢不温,乃阳气内厥,阴气不承;阳气愈亢,则四肢愈清。脉象细数不静,亦属阳气不藏,营阴被烁之象。前方熄肝和络,五大剂后,偏卧咳呛略减,余证仍然。兹拟滋养营阴,镇摄阳光。虽不专治肺肝,而阴气充则肝自柔,阳气藏则肺受荫,所谓治病必求其本也。录方拟与三才固本法,相间服之。大生地、东白芍、**白石英**、左牡蛎、刺蒺藜、马料豆、炒丹皮、长牛膝、**秋石**(化水拌收)、淡天冬、清阿胶(黛蛤散拌炒)、功劳子、元武板、鲜藕(煎汤代水)。(《柳宝诒医案》)

安昌施　咳嗽未除,脉小数,仍属汗出,微热已退,姑宜清肺敛液(五月一号甲辰十五日)。北沙参三钱,紫菀二钱,白薇三钱,**白石英**三钱,茯神四钱,川贝钱半,炒白芍钱半,炙橘红一钱,生牡蛎四钱,甜杏仁三钱,炒枣仁三钱。清煎四帖。介按:心在天为热,其液为汗,兹以心火不宁,刑肺咳嗽,气泄而身热汗出,故以补益心神,敛液清肺为治。(《邵兰荪医案》)

陡鼍王妇　肝气作痛,脉弦,经闭,咳痰带红,损怯已成,非轻藐之症(六月初九日)。紫菀钱半,广橘红钱半,左金丸八分,**白石英**三钱,光杏仁三钱,川贝三钱,降香七分,绿萼梅钱半,生牡蛎四钱,茜草钱半,泽兰钱半,藕节三个。四帖。介按:左升属肝,右降属肺,兹以胃愈而肝阳横逆无制,肺失下降之权,以致咳血经闭,此方是泄肝降气,和血通络之意。(《邵兰荪医案》)

右　咳嗽咽痒,血后患此,理之不易。蜜炙紫菀一钱,黛蛤散一两(绢包),生草四分,枇杷露一两(温服),川贝三钱(去心),**白石英**五钱(先煎),桑白皮三钱,玉蝴蝶三分,冬瓜子一两,茯苓五钱,地骨皮三钱,鲜芦根一两(去节)。(《曹沧洲医案》)

朱左　痰饮由脾传肺,肺病作咳,累及于肾,渐增气急,吐痰厚薄不定,小溲赤,脉濡弦。大便溏,腿足肿,舌垢,口渴不多饮。气不至故燥,中无阳,故不渴,胃纳不开,渐至脏真日竭,最虑腹满增喘。金水六君丸五钱(绢包),淡芩炭三钱五分,款冬花三钱,紫衣胡桃肉三枚,**白石英**五钱(煅,先煎),川贝三钱(去心),冬瓜子七钱,竹茹三钱,盐半夏三钱五分,海蛤粉七钱(绢包),茯苓四钱,玉蝴蝶三分,通天草一钱,生谷芽五钱。(《曹沧洲医案》)

左　脾不健运则生痰,痰贮于肺,肺失肃降,咳逆气急,痰白,脉左细弦、右软,舌垢,胃呆,午后心中作躁。病深药浅,不易见功。桑白皮(蜜炙)三钱,象贝(去心)四钱,生蛤壳一两(先煎),茯苓四钱,款冬花(炙)四钱,陈皮一钱,冬瓜子一两,**白石英**四钱(先煎),白杏仁(去尖)四钱,宋半夏三钱五分,生甘草三分,玉蝴蝶三分,苏子三钱五分(盐水炒)。(《曹沧洲医案》)

左　失血后转为咳嗽,肺阴早经所困,咳增音闪,咳痰厚薄不一,知饥不能食,脉软弦。病深矣! 不易治。鲜沙参五钱,黛蛤散一两(绢包),**白石英**四钱(煅,先煎),墨旱莲三钱,白杏仁四钱(去尖),元参三钱,冬瓜子七钱,熟女贞三钱,川贝三钱(去心),知母五钱,生甘草三分,丝瓜络三钱(带子),加藕节五钱、生谷芽五钱(绢包)。(《曹沧洲医案》)

左　咳嗽音散,失血,脉软弦数。满咽红,着枕即咳,防成虚损喉痹。鲜沙参四钱,桑白皮三钱五分,黛蛤散(绢包)七钱,扁豆衣三钱,川贝(去心)三钱,地骨皮三钱五分,冬瓜子一两,丝瓜络三钱五分,甜杏仁(去尖)三钱,甘草四分,茯苓四钱,竹茹三钱五分,加玉蝴蝶三分、**白石英**四钱。(《曹沧洲医案》)

王同庆母,丁亥冬季,南码头。诊脉尺部细弱,两寸洪滑上溢,足冷面红,心痛时发,甚至昏厥,咳嗽频频。下元阴伤,风阳上僭,先拟养阴潜阳之剂,继进膏方培本可也。细生地五钱,生牡蛎五钱,旋覆花一钱半,淡苏蓉一钱半,生龟甲三钱,甜杏仁廿粒,**白石英**四钱,川贝母三钱,毛燕窝三钱,枇杷叶五张,淡海蜇三钱。膏方:养阴潜阳,诸恙如前,惟咳嗽大减。固柳洲所谓肝肾之气上浮,宛如痰在膈间也。滋肾阴,缓肝急,潜阳纳气为治。交初之气,不生枝节是福。平日宜省烦劳,谨动怒,慎起居,节饮食,鸡虾海鲜永戒为要。细生地五两,紫檀屑三钱(同打),生牡蛎五两,甜杏仁三两,东白芍三两,**白石英**四两,百合三两,甘草一两,川楝子三钱(同打),龟板三两,旋覆花一两半,南沙参三两,淡苏蓉一两半,紫菀三两,燕窝三两,杜仲一两半,枇杷叶四两,淡海蜇五两,阿胶三两。井水煎服一候,病已愈矣。(《慎五堂治验录》)

右　向有红症,咳嗽经久不止,舌少苔,口干,乍寒乍热,带动肝气,便泄不止。亏损已甚,理之不易。冬桑叶三钱,茯苓四钱,川石斛四钱,朱茯神四钱,象贝四钱(去心),扁豆衣三钱,炒墨旱莲三钱,**白石英**四钱,甜杏仁四钱(去尖),怀山药三钱,炒藕节炭五钱,玉蝴蝶三分。(《曹沧洲医案》)

庄右　呛咳气逆,月事先期,甚则逆行,呕恶吐红,按脉弦数。此由肝阳上逆,肺失下降所致,姑以疏中降气为法。杜苏子三钱,炙桑皮三钱,地骨皮三钱,肥知母三钱,白杏仁三钱,真川贝一钱五分,茜草根(炒)三钱,怀膝炭三钱,**白石英**(煅)三钱,加凤凰衣一钱、藕节炭四钱。吐红得止,咳呛气逆、呕恶均减,中脘隐痛时甚时轻,按脉沉弦。先宜疏肝和胃、理肺降气为治。沉香片四分,金铃子三钱,元胡索二钱,制香附三钱,新会皮一钱五分,制半夏一钱五分,焦枳壳一钱五分,白杏仁四钱,真川贝一钱五分,加川郁金一钱、玫瑰花三朵。咳呛气逆、吐红复发,按脉沉数。木火刑金,金肺失清肃,再以和中理肺为法。南沙参三钱,桑白皮二钱,白杏仁三钱,真川贝一钱五分,**海浮石**三钱,肥知母三钱,生蛤壳四钱,生米仁四钱,粉甘草三钱,加活

芦根一两、参三七六分。(《赖氏脉案》)

蒋左　向有滑精,今兼咳呛,痰黏不爽,里热脉数。阴虚火旺,肺金受烁,清肃失司,姑以和阴清火为法。南沙参三钱,川石斛三钱,辰茯神三钱,粉橘络钱半,白杏仁三钱,真川贝钱半,冬瓜子三钱,**海浮石**三钱,**白石英**二钱,加凤凰衣八分、银杏肉三钱。(《赖氏脉案》)

前投调气生金之品,服后气急稍平,呕吐渐止,自汗略减,唯咳呛仍然,痰沫甚多,左脉仍弦,促势较优,右滑不利而虚数,两尺细软无神,舌薄根底花剥。此久咳肺痿将成,肝木强横侮及脾土,症非浅视,防其血溢失音之变,再守前法,仍候采择。南沙参三钱,鸭血拌炒紫丹参二钱,金石斛三钱,鳖血炒银柴胡五分,稻根须四钱,全福花二钱(盐水炒),橘红络各一钱,**海浮石**三钱,淮小麦二钱,云茯苓神各三钱,**白石英**三钱,炒黄川贝二钱,蜜炙杜苏子三钱,生香附(童便制)三钱。(《临诊医案》)

夏　肺有宿饮,遇寒即发,咳逆气冲,痰中带血,脉弦不得卧,此肺肾为病。肺肾子母之脏,肺主出气,肾主纳气,气不收摄,由是而气冲也。治当清上,先治其标,次当培本。苏子、**白石英**、**海浮石**、白及、茯苓、桑叶、款冬花、银杏肉、橘红、象贝。(《沈菊人医案》)

左　大失血之后咳呛气急,脉细数。肺肾交困,殊不可忽。生地炭五钱,黛蛤散一两(绢包),**白石英**五钱,**煅海浮石**四钱,南沙参三钱,冬瓜子一两,牛膝炭三钱五分,竹茹二钱,川贝三钱(去心),生草五分,朱茯苓五钱,玉蝴蝶三分。(《曹沧洲医案》)

左　积痰积湿,肺脾受病。气急咳逆,吐痰不爽利,脉弦。宜泄肺下气,以防作喘。栝楼实四钱(淡姜水炒,切),苏子三钱五分(盐水炒),旋覆花三钱五分(绢包),冬瓜子四钱,薤白头三钱五分(去苗,酒浸),白芥子一钱,**代赭石**四钱(煅,先煎),茯苓四钱,盐半夏三钱五分,**海浮石**四钱,**白石英**四钱,玉蝴蝶二分,冬虫夏草一钱,甘草炭四分。(《曹沧洲医案》)

"铅"条下"咳嗽"案。(《赖氏脉案》)

"铅"条下"咳嗽"案。(《邵兰荪医案》)

【喘证】

左　哮咳五年未发,近又喘急不已,痰沫,卧醒后痰浊较浓,舌薄白,脉弦数。防喘塞生波。苏子三钱(盐水炒),归身三钱五分,海蛤壳

一两(杵,先煎),茯苓四钱,款冬花三钱,炙象贝四钱(去心),冬瓜子一两,生米仁四钱,白杏仁四钱(去尖),盐半夏三钱,**白石英**四钱(煅,先煎),玉蝴蝶三分,加保金丸一钱(绢包)。(《曹沧洲医案》)

壬子春,沈峻扬年五十七岁,素患痰嗽,年前顾某与小青龙汤一剂,喘逆渐甚。汪某进肾气汤一服,势更濒危。医云治实治虚,不能舍此二法而皆不应,病真药假,不可为矣。王月錩嘱迎孟英图之。脉来虚弦软滑,尺中小数,颧红微汗,吸气不能至腹,小便短数,大解甚艰,舌红微有黄苔,而渴不多饮,胸中痞闷不舒。曰:"根蒂虚于下,痰热阻于上。小青龙治风寒挟饮之实喘,肾气汤治下部水泛之虚喘,皆为仲景圣法。用之得当,如鼓应桴,用失其宜,亦同操刃。所以读书须具只眼,辨证尤要具只眼也。此证下虽虚而肺不清肃,温补反助其壅塞,上虽实而非寒饮,温散徒耗其气液。耗之于先,则虚气益奔;壅之于后,则热亦愈涸,其加病也,不亦宜乎!"爰以杏仁、苇茎、紫菀、白前、蒌仁、竹沥开气行痰,以治上实;而佐苁蓉、胡桃仁,以摄下焦之虚阳。一剂知,再剂平。旋去紫菀、白前,加枸杞、麦冬、**白石英**,服一剂而便畅溺长,即能安谷。再去杏仁、竹沥、苇茎,加熟地、当归、薏苡、巴戟天,填补而瘥。(《王氏医案三编》)

徽歙汪吉士,喘症危候,年逾四旬,于道光二年三月二十三日诊。素有喘症,举发无时,向延他医治,屡发屡平。迩来发之甚剧,于是月二十二午后,因登圊陡然汗出如雨,舌根强,不克多言,气急神呆。医以生脉饮,重加熟地八钱、牡蛎一两、熟附子六分。煎服后,渐自汗少气缓,而痰咳甚艰,自云要从脐下咳出凡咳从脐下逆上,皆属肾气不固也。咳时必有汗出气急之状,小溲热而赤,其痰纯是白沫,日咳数盂。两月来头不着枕,喘不能卧,惟以被褥厚壅其背而倚卧之。据述每咳有浓厚之黄痰出,始能安卧。刻下五六日一发,神疲难支,精力日败,特求救于余。余诊其脉,右三部细软如绵,左脉寸小、关弦、尺濡。知其肾水素亏,相火易升,又值断弦纳妾之际,阴分更亏无疑。然喘而不能卧如平人者,此又关于肺气之虚。盖人卧则金气藏于肾宫,今肺气畏火刑金,则母不能隐于子胎,其为气虚者又可知。历阅前方皆以养阴为主,地黄亦用之无算,而喘症终屡发无休,深虑陡然一

脱。既然望治情殷,必需亟固肺气,兼理脾胃,俾肺金得令,相火下降,脾土一健而胃中之水湿不停,则肺中之浊痰亦清。要之,调脾肺尤甚于养阴则可,专于滋阴而不补脾肺则不可。况地黄辈群阴之药,惟能腻膈滞脾,更无所取。及今加意亟固,犹恐上脱,岂可慢用滋腻之品而日伐肺脾之生气耶。今拟益气定喘之法,以冀转机。人参八分(另煎,冲),怀山药三钱(炒),蛤粉炒阿胶三钱,茯苓一钱半,炙草六分,叭哒杏三钱(去皮尖),左牡蛎一两(煅块),北五味子五分(研),加紫衣胡桃肉一枚(连隔板用)。服一帖,气渐平,神渐安。痰沫虽多,咳时气急汗出却减。小便带赤,出时不热,腹中知饥。因药合宜,二十四日仍将原方去人参,私加党参四钱,照方服之亦甚妥。复诊(三月二十五日):西党参五钱,焦冬术一钱半,扁豆三钱(炒),苡仁五钱(炒),陈阿胶三钱(蛤粉炒),制首乌四钱,茯苓二钱,炙草八分,叭哒杏三钱(去皮尖),五味子六分(研),加紫衣胡桃肉一枚(连隔板)、大南枣三枚(去核)。服两帖,气喘之势又减,痰沫咳出如前,日间稍厚,夜间仍有盈盂之白沫痰。向日用被五条加两枕倚靠而睡,今可去枕而卧。食饮稍增,小便不赤,舌胎腻黄亦减。复诊(廿七日):西党参五钱,山药三钱(炒),白扁豆三钱(炒),款冬花三钱,制首乌三钱,百合四钱,女贞子三钱,五味子六分(研),陈阿胶三钱(蛤粉炒),茯苓一钱半,炙甘草八分,**白石英**三钱(煅),加银杏十四粒(去心衣)、大南枣三枚(去核)。临服入生姜汁和胃化痰极炒六分冲服。服两帖,喘势大缓,白沫痰竟减其半,食饮日增。惟夜半尚咳呛几声,而痰肯出且稍厚。大便日解,不溏不结。安妥之至,足征药之效也。二十九日,原方再两剂,夜睡可用一被一枕而倚卧之,且夜间咳痰不过数口,较前大相远矣。(《竹亭医案》)

【肺痹】

金 病起秋初,肺先受病。先咳痰,继烦满喘促而呕。《内经》所谓肺痹是也。拟清燥救肺汤益损之。鲜南沙参、麦冬肉、广陈皮、茯苓块、栝蒌皮、五味炭、绵芪皮、**白石英**、前胡、甘蔗皮、霜桑叶、银杏肉、芦根。(《柳宝诒医案》)

【惊悸】

"金"条下"惊悸"案。(《王九峰医案》)

【头痛】

右 导火下行。寐得略安,而头痛仍盛,

呕吐咳逆。脉细涩,左部带弦,无非阳气未能下潜。再反佐以进。羚羊片一钱(先煎),广橘红一钱,**白石英**三钱,陈胆星五分,左牡蛎(盐水炒)八钱,茯苓神各三钱,炒栝蒌皮三钱,石决明五钱,竹沥一两,姜汁少许。(《张聿青医案》)

【眩晕】

肝风夹痰,头晕舌黄,时觉烘灼,脉来弦滑。宜从肝胃并治。制乌药、归身、白芍、潼白蒺藜、茯苓神、桑枝、陈阿胶、天麻、牛膝、**白石英**、石决明。(《汪艺香先生医案》)

【癫狂】

黄　惊气入心,痰涎内结,肝木郁而化火,移热于肾。始则悸忡震动,继则如狂如癫。今则神志糊惑,吐涎不已。肾气上泛,廉泉不收。当用清心熄肝,摄肾化痰之法。**白石英、代赭石、灵磁石、青龙齿**、左牡蛎、川连、茯神、远志、半夏、橘红、甘草。另:**雄黄、明矾**、郁金等分,**辰砂**为丸。每服五分,灯心汤送下。(《柳宝诒医案》)

"铅"条下"癫狂"案。(《古今医案按选》)

【呕吐】

便虽数行,呕未全止,乃胃气已逆行,欲降无权也。**钉头赭石、生石膏**、藿梗、茯苓、雅连、左金丸五分、**白石英**、法半夏、竹茹、橘皮、枳实。(《汪艺香先生医案》)

"自然铜"条下"呕吐"案。(《医学穷源集》)

【噎膈】

左　噎膈重症,且吐血,脉右细左弦。不易奏效。旋覆花三钱五分(绢包),橘白一钱,藕节炭五钱,煅瓦楞粉一两(绢包),**白石英**五钱,**青盐**半夏三钱五分,沉香片三分,茯苓四钱,川通草一钱,生谷芽五钱(绢包)。(《曹沧洲医案》)

【阳痿】

朱　五十二岁。此操持太过,肝血胆汁内耗,致阳气上冒入巅,外泄汗淋,阳不入阴,阳跷穴空不寐,茎痿不举。非寒,皆肝液无有,有暴仆暴厥之危。小麦、黄肉、南枣、白芍、炙草、**白石英**。(《叶天士晚年方案真本》)

【血证】

左　脉虚弦,咳嗽失血,音闪。阴损已甚,须加意慎养,不可忽视。南沙参四钱,生蛤壳一两(先煎),丝瓜络三钱,**白石英**四钱(煅,先煎),甜杏仁四钱(去尖),冬瓜子七钱,茯苓四钱,怀山药三钱,川贝母三钱(去心),生甘草四分,墨

旱莲三钱。(《曹沧洲医案》)

张小轩　南码头。初起伤风鼻塞,咳嗽有血点在痰中而色紫,投和木肃金,咳血未止,脉仍洪弦。拟平肝降逆。石决明五钱,旋覆花三钱,杏仁三钱,白前二钱,**代赭石**三钱,**白石英**三钱,新绛五分,炒桑叶一钱半,冬瓜子五钱,丝瓜络三钱,甘草五分,欢皮三钱。咳血渐见鲜红,脉平溲淡。侧柏叶炭三钱,竹茹三钱,谷芽五钱,藕节五枚,蛤粉阿胶二钱,**赭石**三钱,川石斛三钱,野田三七七分,芩炭一钱,冬瓜子三钱。血止,晨呛未除,纳谷稍安,胃虚火逆,宜麦门冬汤止逆下气。麦冬一钱半,生甘草五分,金石斛三钱,茯神三钱,沙参三钱,冬瓜子三钱,宋半夏五分,白米一合,甜杏仁三钱,牛蒡子三钱。咳呛止,去南沙参,加西洋参。(《慎五堂治验录》)

施　新开河　肺为娇嫩,水之上源。因膹郁而肺络迸裂,血乃外溢,血后肺燥,阴不上承,咳嗽不休,晶沫中带有血星、血筋。近复骨蒸盗汗,声音嘶败,脉细弦数,有水竭金枯之虑。惟肺系声音之路,苟阴精不复,液难荣溉,喉痛声嘶不瘥,即难疗治。海蛤粉四钱,南沙参三钱,生地黄四钱,甜百合三钱,金石斛三钱,黑元参二钱,**白石英**三钱,阿胶珠三钱,百药煎二钱,炙甘草一钱二分,淡天冬二钱,干苇茎三钱。(《王仲奇医案》)

刘　血行清道而为衄血。其故由乎肝火不平,蒸灼营阴,以致血络沸腾,屡发不已。阴血日耗,肝失血养,木火愈盛,驯至逆行肺金,喘逆鼻煽,神色枯瘁。上损之候已深,而纳少跗肿便溏,中气亦坏。脉象细数如喘,右尺躁动浮数。所伏之肝火,不特上克肺金,抑且下吸肾阴,肝肾不主摄纳,病见于上,而根属于下,在损症为最深之候。姑与清肝肃肺,培土纳肾之法。气阴两顾,扶过炎夏伤金之令,方可从长议治。台参须、白芍、丹皮、归身、川百合、淡天冬、怀山药、女贞子,用墨汁旱莲同米汤拌,蒸晒三次,大生地、牛膝、**青盐**(化水拌烘牡蛎)、五味子(蜜炙)、**紫白石英**(各)、毛燕窝(绢包)、竹茹。(《柳宝诒医案》)

【痰饮】

左　痰饮着凉即发,此肺脾病也。累年纠缠,最恐激动根株,殊不可忽。六君子丸四钱(包),白杏仁四钱(去尖),**白石英**四钱(煅,先煎),冬虫夏草一钱,炙归身二钱,生蛤壳一两五

钱(先煎),紫衣胡桃肉二枚,玉蝴蝶二分,款冬花三钱,炙冬瓜子五钱,茯苓四钱,炒谷芽五钱(包)。(《曹沧洲医案》)

脾肺气虚,痰饮偏胜。近复下气上逆,动辄气促,脉沉弦。以《金匮》方。蜜炙桂枝、云苓、**紫石英**、**海石**、牛膝、化橘红、桑叶、蒸冬术、淡草、**灵磁石**、**代赭**、蛤壳、宋半夏、牡蛎、枇杷叶。二诊:下气上逆,痰饮偏胜。自汗盗汗,胃钝纳,力懈,脉沉弦。仍宗原议。旋覆、淡草、云苓、川贝、牛膝、蜜炙桂枝、海石、代赭、橘红、半夏、牡蛎、小麦、蒸冬术、竹茹(姜汁炒)、枇杷叶。三诊:中阳不足,湿邪挟饮为患,哮嗽气促,脉沉弦。以《金匮》方,蜜炙桂枝、云苓(连皮)、橘红、蛤壳、旋覆(**代赭**拌)、牛膝、枇杷叶、蒸冬术、淡草、半夏、川贝、**海石**、**白石英**、姜汁、竹茹。(《剑慧草堂医案》)

【虚劳】

安昌范　盗汗未除,六脉虚细,舌白少津,咳嗽气促,脘痛。宜防血溢。(二月十九日)北沙参三钱,炒驴胶钱半,左金丸八分,白前钱半,茯神四钱,川贝钱半,橘红钱半,绿萼梅钱半,生白芍钱半,生牡蛎四钱,**白石英**三钱。清煎四帖。(《邵兰荪医案》)

蜀阜马妇　劳嗽潮热,脉涩,左细数,舌白,中心红。经阻形怯,非轻藐之症。生玉竹钱半,紫菀钱半,丹参三钱,黄芪三钱,川贝钱半,橘红一钱,**白石英**三钱,省头草钱半,地骨皮三钱,白前钱半,谷芽四钱,枇杷叶三片(去毛)。四帖。(《邵兰荪医案》)

阴虚生热,肺胃升降失调,脉右数。治以清泄。玄参、**石膏**(冰糖煅)、桑叶、山栀、女贞、龟板、茯苓神、知母、生草、丹皮、生地、旱莲、泽泻、车前子。诊木火内燔,凌心扰肺,时或咳逆,时或舌疼,脉小弦数。还须怡养。西洋参、元参、黛蛤散、桑叶、山栀、川连、炒杏仁、连心、麦冬、生草、**白石英**、丹皮、知母、竹茹、枇杷叶。(《剑慧草堂医案》)

血后阴伤木旺,金被火刑,脉虚弦。已经延入损途。粉参、黛蛤散、桑叶、川贝、苏子、炙橘红、藕节、白前、**白石英**、**秋石**二钱五分、炒杏仁、桃仁、淡草、枇杷叶。(《剑慧草堂医案》)

【子痫】

钱梧生夫人怀麟弥月,肝肾阴虚,不涵木焰,气升痰壅,阻遏清灵,入夜昏瞀,欲言难出,

必危坐达旦,始觉神志渐清,渴饮,脉弦,舌苔红绛。肝阳灼液,显有明征。是宜镇纳柔肝,泄痰养液。生厚牡蛎八钱,**紫白石英**各三钱,海蛤壳一两,原金钗斛三钱(各生杵,皆先煎),大天冬、川楝子肉、玄参、桑寄生各三钱,旋覆花、鲜竹茹、橘络各一钱五分,石菖蒲八分,白苏子(研)四分,枇杷叶三片(去毛、包)。(《古今医案平议》)

【产后喑哑】

胎前咳呛,继以产后,肺元自虚,音嘶面浮,脉弦小数。是木火刑金,以西昌法。粉沙参、白前、知母、杏仁、葶苈、**石膏**(冰糖煅)、**白石英**、黛蛤散、紫菀、川贝、淡草、云苓、蝉啼壳、枇杷叶、西藏果八分。(《剑慧草堂医案》)

【不育】

方长浜,三十岁,络脉少血,气聚形象,升降而动。起居如惊,趼踵乏力登高。久已未育,乃下焦肝肾虚损,累及八脉。**紫石英**、巴戟肉、归身、鹿角胶、**白石英**、淡苁蓉、枸杞子、杜仲、羊内肾丸。(《叶天士晚年方案真本》)

【痈疡】

韩德清,咳呛久延,左偏胁肋高肿,色紫作痛。系咳伤肝肺两络,遂发痈疡。此症最忌内溃穿膜,难以图治。切勿轻视。枇杷叶、杏仁、川贝母、苏子、天竺黄、瓜蒌仁、桔梗、桑叶、芦根、冬瓜仁。又复诊,胁疮破后,旦夕流脓,无息抑且腥,此元气衰也,如呛咳不减、胃气困顿,甚非佳兆,当另图谋。党参、**白石英**、生谷芽、冬桑叶、五味子、生黄芪、陈淮麦、北沙参、橘白。(《曹沧洲医案》)

【紫云风】

陆右,廿四。咳痰稍减,紫云风尚未见除。治以清养。炒当归、白茯苓、川贝母、桑寄生、宣木瓜、粉蛤壳、左秦艽、全福花、冬瓜子、生白芍、**白石英**、新会皮、炒侧柏、枇杷叶。(《陈莲舫医案》)

【牙痛】

刘杏翁　目乃肝之窍,肝胆之阳上僭,目为之昏,耳为之痒,加以牙龈肿胀,皆虚火上浮之症。中阳本衰,气机小有不顺,虚体阳浮,不可苦寒直折,须加和阳益气,参之镇僭,方为正治。**磁石**三钱,**白石英**三钱,高丽参六分(米炒),淡天冬二钱,竹茹三钱,花粉三钱,炒枣仁三钱,茯苓神各三钱,牡蛎五钱,旋覆二钱,炒知母一钱,

淡秋石八分(光汤拌炒,另煎分冲)。张山雷评:此高年虚阳,不可苦寒直折,议论极是。其舌质必红滑带燥,所以选药如是。咸寒清降,介类潜阳,乃治虚火之一大要诀。按:张评云"舌质必红滑带燥",此说不妥。盖滑与燥不可兼见。愚意其舌质当萎而不泽。(《古今医案平议》)

紫 石 英

【温病】

黄纯光,七十八岁,患湿温至旬余,脉形歇代,呃忒连朝。孟英诊曰:脉虽歇而弦搏有根,是得乎天者厚,虽属高年,犹为实证,参以病深声哕,原非小故,而二便窒涩,苔腻而灰,似腑气未宣,痰湿热阻其气化流行之道也,清宣展布,尚可图焉。以旋、茹、栀、楝、杷、杏、黄、连、菀、蒌、雪羹为剂,方通草一两煎汤煮药,投匕即减,数服而大吐胶痰,连次更衣,遂安粥食。惟动则嗽逆,渐露下虚之象,予西洋参、龟板、牡蛎、苁蓉、石斛、牛膝、冬虫夏草、**石英**、茯苓、当归等药,各羔递安,继加砂仁炒熟地而起。(《王氏医案绎注》)

许少卿妻,夏初患感,何某十进清解,病不略减,邀诊孟英,脉至弦洪豁大,左手为尤,大渴大汗,能食妄言,面赤足冷,彻夜不瞑。孟英曰:证虽属温,而真阴素亏,久伤思虑,心阳外越,内风鸱张,幸未投温散,尚可无恐。予龙、牡、犀珠、龟板、鳖甲、贝母、竹沥、竹叶、**辰砂**、小麦、元参、丹参、生地、麦冬为大剂投之。十进清解,下虚而治其上,故病不略减,弦洪豁大,左手为尤,血分之阴虚也,大渴为热灼肺阴,大汗为阴虚阳越,能食为风消,妄言为肝热侵营,足冷为热邪伤肺,气不下行,彻夜不瞑,则尤为风升阳浮确据。煎**龙骨**(杵)一两、牡蛎(杵)六两、镑犀角四钱、血龟板(杵)四两、血鳖甲(杵)二两、**整辰砂**(杵)一两二钱,六味先炭煨八钟,取汤代水煎药,川贝母(杵)四钱、姜竹沥一大酒杯(冲)、竹叶(次入)二钱、北小麦四钱、紫丹参三钱、元参片一两、大生地八钱、花麦冬五钱,开水泡冲去渣,外以烧铁淬醋令吸其气,蛎粉扑止其汗,生附子捣贴涌泉穴(引纳浮阳)。渐以向愈,而阴不易复,频灌甘柔滋镇,月余始能起榻,季夏汛行,惟情志不怡,易生惊恐。予麦、参、熟地、**石英**、茯神、龙眼、甘麦、大枣、三甲等药善其后。

牡蛎(杵)六两、血鳖甲(杵)四两、血龟板(杵)二两、**紫石英**(杵)三钱,四味先煨六钟,取汤代水煎药,花麦冬四钱、北沙参五钱、大熟地八钱、云茯神三钱、桂圆肉一钱半、生粉草三钱、北小麦四钱。秋杪归宁,微吸客邪,孟英投以清解,已得向安。清解方:酒炒知母四钱,黑栀皮三钱,炒豆豉一钱半,鲜枇叶(刷,包)三钱,鲜芦根一两,**西滑石**(先煎)四钱,枯茅杆三钱,石斛(先煎)八钱,淡海蜇(先煎)八钱,苦杏泥(次入)一钱半。(《王氏医案绎注》)

"铅"条下"湿温"案。(《寿石轩医案》)

【伏暑】

冯,年逾七旬,伏暑挟湿,湿能生热。病起微寒微热,咳嗽痰稠,曾经吐血。今血虽止而咳仍然,脉涩而数,舌苔灰白而渴,乃湿热痰浊恋于肺胃。病将匝月,元气大伤。脾胃不醒,谷食少进。初起大便坚,今则软而带溏矣。病在肺脾胃三经,治主化痰、降气、和中。甜杏仁、茯苓、款冬花、蛤壳、沙参、紫菀、川贝母、苡仁、陈皮、雪羹。另用人参、珠子、血珀、沉香、**礞石**,研细末,匀和一处,再研极细。分四服,日一服。又,夫咳嗽痰喘之病,浅则在肺胃,深则属肝肾。凡用方之法,由浅而深。按脉察色,知其虚中挟实。实者,痰浊也,故先以化痰、降气、和中为法。两剂,咳嗽稍平,惟气之喘而短者有出多纳少之意,则其本虚矣。左脉细微,肝肾之虚大着。虽舌苔黄浊不化,亦当以摄纳为要。且额上汗冷,胃泛不纳,将有虚脱之虑。人参一钱五分,五味子八分,麦冬钱半(元米炒),山萸肉二钱,泽泻三钱,大熟地六钱,附子三分(煎汁,浸片时,炒成炭),怀山药五钱(炒),茯苓二钱,**紫石英**三钱,怀牛膝三钱,紫衣胡桃肉(不去皮)二个。另用好肉桂三分、上沉香三分、坎炁二条,上三味,各研末,和一处,再研细,分作二服。今晚一服,燕窝汤调下。明日再进一服。若得额汗收敛,左脉稍起,犹有生机可理。若不应手,难为力矣。(《王旭高临证医案》)

【感冒】

马某,年三十余,素用力,患发热恶寒,肢振自汗,少腹气上冲胸,头疼口渴。孟英诊曰:卫虚风袭,而络脉久伤,肝风内动。予建中去饧,加**龙**、牡、**石英**、苁蓉、楝实、桑枝,数帖而痊。劳力伤阳,此证卫虚,必另有脉情可据,至论证则以恶寒为卫虚,肢振自汗三句,皆阴虚肝风内动之象。生芪三钱,大生地八钱,酒炒白芍一钱五分,花麦冬四钱、**龙骨**(杵)一两、牡蛎(杵)四两、**紫石英**(杵)五钱(三味先炭煨八句钟),淡苁蓉三钱,三棵核(杵先)四钱,酒炒桑枝(次入)三钱。黄芪治卫虚,冬地治液虚口渴,龙牡石英医法重以镇怯,治自汗气逆头疼,酒炒白芍上行止汗,酒炒桑枝入肢治肢振之标。(《王氏医案绎注》)

【咳嗽】

久嗽络伤,血溢,气喘,足冷。厥脱堪虞,勉拟景岳镇阴煎意。熟地炭、麦冬、**紫石英**、苏子、制川附、炙甘草、当归、牛膝、苡仁。(《徐养恬方案》)

左　脉软,咳嗽气急,气逆,腰腿酸软。积虚已甚,治宜求本。潞党参三钱五分,归身三钱五分(土炒),橘白一钱,川断三钱(盐水炒),制於术三钱五分,甘草炭五分,盐半夏三钱五分,甜杏仁三钱,茯苓五钱,款冬花二钱(炙),**紫石英**五钱(煅,先煎),肚坎脐一条,加熟谷芽五钱(绢包)。(《曹沧洲医案》)

王　八月　脾肺气虚,中焦留伏痰饮,加以操劳动肝,肝气横逆,挟痰饮上犯于肺,气逆脘闷,咳嗽痰稠,脉左弦右滑,治宜降气豁痰。粉沙参、新会皮、**紫石英**、赤苓、炒苏子、宋半夏、炒白蒺、八月札、杏仁、旋覆花、玫瑰花、姜汁炒竹茹。(《凌临灵方》)

朱左　年五十余,菱湖　吸烟之体,脾肺自虚,中焦留伏痰饮,加以肝气扰动,痰阻肺气,咳逆痰稠,潮热腹胀,纠缠不已,脉右滑左小数而弦,治宜调理。东洋参、麸枳壳、赤苓、戈半夏五分、生於术、真紫沉水香三分(刮片另炖,分冲)、新会皮、旋覆花、炒白蒺、玫瑰花、**紫石英**、东白芍、姜汁炒竹茹。(《凌临灵方》)

李官官　三岁,三月　胃咳则虫动,虫动则呕,非比痰阻肺气为咳,读《内经·咳论》自知也,脉右弦滑而浮,治宜降气平肝理胃。炙桑皮、新会皮、旋覆花、乌梅肉、姜汁炒竹茹、地骨皮、宋半夏、**紫石英**、焦麦芽、杏仁、赤苓、炒苏子、左金丸。(《凌临灵方》)

马　三八　面色痿黄,形寒咳嗽,询产后下虚,理宜温养。鹿角霜三钱,鹿角胶三钱,杞子一钱五分,当归一钱五分,补骨脂三钱,熟地炭三钱,**紫石英**三钱,炒小茴四分。(《也是山人医案》)

屠之五子患痰嗽数年,近因悲哀病作,误投参术,病益甚。孟英诊曰:此阴虚劳嗽,嗽久而冲气不纳则呕吐,非胃寒也。经言劳者温之,亦温养之谓,非可以温补也。方用西洋参、熟地、苁蓉、二冬、茯苓、龟板、牡蛎、**紫石英**、玉竹、枇叶、橘皮,服之果安。投参术病益甚,病非阳虚明甚。孟英诊断阴虚,必有脉情可据。冲脉系于肝,肝病则冲逆。劳者温之,言阴虚者阴中之阳亦虚,不可用甘寒偏剂,必于甘寒中参以温药,至冲气不纳,宜潜阳中稍参重镇。西洋参三钱、炒熟地八钱、明天冬六钱(切)、整麦冬三钱、云苓片三钱、炙龟板八钱、牡蛎三两、**紫石英**五钱(三味同杵,先炭煨六句钟)、肥玉竹三钱、蜜炙枇叶(刷包)三钱、淡苁蓉三钱、盐水炒橘红一钱五分。(《王氏医案绎注》)

久咳金伤,络伤血溢,寒热往来,脾阳不振,大便不实。脉象细数。损怯已著,拟方以尽人力。野於术一钱五分,云茯苓三钱,炙甘草五分,**紫石英**三钱,扁豆子三钱,参贝陈皮八分,薯蓣子三钱,紫菀茸三钱(蜜炙),冬瓜仁四钱,太子参三钱,白粳米三钱(布包)。复诊:减**紫石英**一味,加苦桔梗一钱五分、川贝母三钱(去心)、银蝴蝶一钱、枇杷花一钱五分(蜜炙)。(《寿石轩医案》)

王右　久患痰嗽,食减形消,夜不能眠,寝汗舌绛,广服补剂,病日以增。孟英视之曰:固虚证之当补者,想未分经辨证,而囫囵颠顶,翻与证悖,是以无功。投以熟地、苁蓉、坎板、胡桃、百合、**石英**、茯苓、冬虫夏草等药,一剂知,旬日愈。以其左脉弦细而虚,右尺寸皆数,为阴亏气不潜纳之候,及阅前服方,果杂用芪术以助气,二陈、故纸、附、桂等以劫阴也,宜乎愈补而愈剧矣。夜不能眠二句,合之脉弦细而虚,为肾脏阴亏;右尺寸皆数,为阴亏气不潜纳;多食而肥,皆气为之,气不潜纳则食减形消矣。大熟地八钱、淡苁蓉一钱半、血龟板(杵)四两(先煨八钟)、连皮胡桃肉三钱、百合花三钱、**紫石英**三钱(杵,先)、云苓三钱、冬虫夏草二钱。(《王氏医案绎注》)

董哲卿妻胎前患嗽,娩后不痊,渐至寝汗减餐,头疼口燥,奄奄而卧,略难起坐。孟英诊脉虚弦软数,视舌光赤无苔,曰:此头疼口燥,乃阳升无液使然,岂当从作感治,是冲经上逆之嗽,初非伤风之证也。予苁蓉、**石英**、龟板、茯苓、冬虫夏草、牡蛎、豆衣、甘草、小麦、红枣、藕数帖,嗽减餐加,头疼不作,加以熟地,服之遂愈。冲脉系于肝,此头疼口燥,为肝阳逆升,惟脉为阴中之阳亦虚。苁蓉、**石英**、茯苓、红枣,针治脉软。淡苁蓉一钱半、**紫石英**(杵,先)三钱、血龟板二两、牡蛎四两(三味先炭煨六句钟,取汤代水煎药),云茯苓三钱,冬虫夏草二钱,豆衣四钱,生粉草三钱,北小麦四钱,红枣肉三钱,连皮肥藕(切)一两。(《王氏医案绎注》)

兰芝庭　呛咳痰吐不畅,音哑而咳声清越。杂治半月余,症益重,问治于予。按六脉皆弦,右关尤大,乃湿郁已土,不能培木。木邪挟风火,上触肺胃,肺胃被灼化燥,不能遂其清肃下降之令。亟宜清降肺胃,两和土木。音哑久延,防金破土崩,酿成痨嗽不治,立方三服竟瘥。肥玉竹三钱,炒贝母二钱,苦杏仁三钱,盐水炒陈皮一钱五分,茯苓三钱,蛤粉炒阿胶二钱,生芪皮一钱五分。甚恐怖,究属心胆阳虚,非真阳明狂证不避亲疏可比,宜稍加振心阳为治。一剂知,二剂已。**紫石英**二钱,**煅龙齿**四钱,朱茯神五钱,玄参心三钱,莲心八分。(《治验论案》)

梅,陡患干嗽,无一息之停,目不交睫,服药无功。孟英诊焉,两脉上溢,左兼弦细,口渴无苔,乃真阴久虚,风阳上僭,冲嗽不已,厥脱堪虞。授牡蛎、龟板、鳖甲、**石英**、苁蓉、茯苓、熟地、归身、牛膝、冬虫夏草、胡桃肉之方。药甫煎,果欲厥,亟灌之即寐。次日黄昏犹发寒痉,仍灌前药,至第三夜仅有寝汗而已,四剂后诸恙不作,眠食就安。设此等潜阳镇逆之方,迟投一二日,变恐不可知矣,况作郁治而再用开泄之品耶,故辨证为医家第一要务。冲脉系于肝,冲嗽即肝阳贼肺之嗽。大熟地一两泡汤去渣,用汤先煎牡蛎(杵)六两、血鳖甲(杵)四两、血龟板(杵)一两、**紫石英**三钱(四味先煨六句钟),取汤煎淡苁蓉一钱半、云苓三钱、当归身二钱、制牛膝五分、虫草一钱五分、连衣胡桃肉(研)三钱。(《王氏医案绎注》)

吴氏妇陡患咳嗽,痰不甚多。不能着枕者旬日矣,神极委顿。孟英察脉虚数,授枸杞、苁蓉、归身、**石英**、龟板、牡蛎、冬虫夏草、麦冬、牛膝、胡桃肉之剂,覆杯而病若失。(《王氏医案三编》)

某　久咳,损及中州,脾失输化,食减神倦,肺无所资,至咳不已,诊得两手脉弦细数,精气内损,非泛常治咳消痰所可投。熟地、阿胶、燕窝、海参、天冬、茯苓、**紫石英**、紫衣胡桃肉。(《临证指南医案》)

顾　南京,三十二岁　频年发失血症,嗽甚痰多,必有呕哕,日晡寒热,夜深汗泄。据述见血,医投郁金、姜黄、韭汁、制大黄,逐瘀下走,希图血止为效,此有余治法。往素病机不论内伤外感,

总是气顺则治,气逆则病。极平常语,切须记忆。凡人禀阴阳,造遍致损,由内损伤,即是不足。脉左动数,尺不附骨,明明肾精肝血内夺,弱阴无能交恋其阳,冲阳上逆,吸气不入,咳嗽气并失旋,必呕哕浊涎粘沫。咳嗽气并失旋四字内景如绘几经烹炼。盖胸中真气呼吸出入往来,转旋如辘轳,咳则气逆,有升无降,故必呕哕矣。《内经》谓五脏六腑,皆令人咳。奈今医以咳治肺,见痰降气清热,损者更损,殆不能复。不知脏腑阴阳消长之机,杂药徒伐胃口,经年累月,已非暴病,填实下隙,须借有形之属。人参、紫衣胡桃肉、**紫石英**、茯神、五味子、萸肉、河车胶三钱、**秋石**二分。(《徐批叶天士晚年方案真本》)

周母年逾七旬,丧子光远惨痛,渐生咳嗽,气逆痰咸,夜多旋溺,口苦不饥。孟英曰:根蒂虚而兼怫郁也。予沙参、甘草、麦冬、熟地、龟板、石斛、贝母、蛤壳、小麦、大枣而安。迨夏间吸暑而患腹痛滞下,小溲热涩,其嗽复作,脉仍虚弦,略加数,但于前方增**滑石**,吞香连丸而瘳。因平昔畏药,既愈即停,至仲秋嗽又作,惟口不苦而能食,因于前方去沙参,加高丽参、五味、**石英**、牛膝熬膏,频服而痊。十月下旬,天气骤冷,陡患吐泻腹痛,肢冷音嘶。孟英视之,脉微为寒邪直中,亟予大剂理中,加吴萸、橘皮、杜仲、故纸、**石脂**、**余粮**而瘥。周光远妻亦因悲郁而患崩漏,面黄腹胀,寝食皆废;孟英用龟板、海螵蛸、女贞、旱莲、贝母、柏叶、青蒿、白薇、小麦、茯苓、藕肉、莲子心而康。次年夏,其母患温邪痰嗽,脘闷汗多;孟英投**石膏**、竹茹、知母、花粉、旋覆、贝母、蒌仁、紫菀等药三十剂而愈。(《王氏医案绎注》)

肺虚火盛,咳呛气促,胁肋引痛,胃纳式微,便结溲涩,脉小数。法当降肺气以清痰火。**紫石英**、**海石**、粉沙参、白前、知母、淡草、枇杷叶、茯苓、**灵磁石**、**代赭**(旋覆拌)、黛蛤散、紫菀、**石膏**(冰糖煅)、牛膝、丝瓜络。(《剑慧草堂医案》)

平木清金,降气化痰。**紫石英**、**海石**、川贝、苏子、粉沙参、仙鹤草、旋覆、**灵磁石**、**代赭**、杏仁、鼠粘、黛蛤散、枇杷叶、淡草、牛膝。前方先录自投通络导痰,疏泄厥阴,如合符节,脉沉濡弦。再从原议出入。白芥子、苏子、川郁金、川楝、生栀皮、通草、扁斛、橘红络、莱菔、川朴花、茵陈、川柏皮、**滑石**、车前。(《剑慧草堂医案》)

李　久咳,肺肾阴亏,咳呛气逆,肾阴虚不

能上交心阳，心神恍惚，语言呆钝，似乎健忘，脉细虚弦。治从肺心肾，盖五脏六腑皆能令人咳也。砂仁末（拌熟地）、**海浮石**、炙草、茯苓、沉香汁、橘红、炒当归身、**紫石英**、牡蛎、半夏、炒远志、银杏。（《沈菊人医案》）

"铅"条下"咳嗽"案。（《雪雅堂医案》）

"铅"条下"咳嗽"案。（《沈菊人医案》）

"铅"条下"咳嗽"案。（《王乐亭指要》）

【喘证】

汗出减半，气尚短喘。今当大剂滋阴，再参重以镇怯。人参固本丸、龟胶、**磁石**、**紫石英**、白芍、五味子、胡桃肉。（《王旭高临证医案》）

中虚喘逆，挟湿浮肿，六脉细弱无力，可见下焦真火衰微，甚属棘手。炒党参、上肉桂、川附子、於术、山药、**紫石英**、炒白芍、白茯苓、沉香末（冲）。复诊：去沉香，加五味、胡桃肉。（《重古三何医案》）

孙　南仓桥　廿四岁　精损于下，阴中龙雷燃烁莫制，失血后肛疡脓漏，即阴火下坠所致。行走喘促，涎沫盈碗上涌。肾不摄纳真气，五液化沫涌逆，无消痰治嗽之理，扶胃口，摄肾真，此时之要务。人参、坎气、胡黄连、**紫石英**、茯苓、五味子、芡实、山药。（《叶天士晚年方案真本》）

脉细数促，是肝肾精血内耗，咳嗽必吐呕清涎浊沫。此冲脉气逆，自下及上，气不收纳，喘而汗出，根本先拔，药难奏功。医若见血为热，见嗽治肺，是速其凶矣。人参（秋石制）、熟地、五味子、紫衣胡桃。诒按：此难治之证，在咳嗽门中，亦别是一种也。邓评：切要之言。此下虚上实之候，斯时喘汗为急，急者先治，故立方如是。若待其脱象已定，仍需兼平痰火。孙评：坎气、**紫石英**，亦宜增入。惟叶氏开此法门，或可挽回。（《增补评注柳选医案》）

严左　七十二岁，八月　喘逆未平，咯痰欠顺。丹溪谓：上升之气，自肝而出。操劳动肝，肝气横逆扰动痰饮为患，年高病者是非宜也，脉濡滑近弦，舌苔黄腻。治拟平肝降逆，理气豁痰，附方是否，以候高明酌政。姜制西洋参一钱五分，真川贝二钱，覆花一钱五分，真紫沉水香三分，蛤蚧尾一对（酒洗，去鳞，焙研极细，分冲），化陈皮一钱五分（盐水炒软），**紫石英**三钱（生打），丝瓜络三钱，白杏仁三钱，戈制半夏一钱五分，炒白薇三钱，竹沥一两（淡姜汁一滴和匀，分冲）。（《凌临灵方》）

吴　喘咳多年，近加咳呛，形消肉瘦，正阴

大亏。虽有痰浊，法当补纳。大熟地、党参、半夏、陈皮、牛膝、款冬花、麦冬、茯苓、**紫石英**、五味子、胡桃肉。（《王旭高临证医案》）

某　汗出不休，气短而喘，是气血阴阳并弱也。足常冷为阳虚，手心热为阴虚。营不安则汗出，气不纳则喘乏。法当兼顾。大熟地（附子三分，拌炒）、麻黄（防风一钱，拌炒）、归身、白芍、五味子、**紫石英**、茯苓、党参、冬术、浮麦、红枣。渊按：此劳损虚喘也。金受火刑，经所谓耐冬不耐夏。夏令见之，都属不治。麻黄为汗多而设，若喘而无汗，即不相宜。（《王旭高临证医案》）

肺脾肾交虚，遂致咳喘并见，甚至形动气喘，肾气不纳可知。东洋参一钱五分，野於术一钱五分，怀山药三钱，粉甘草五分，法半夏一钱五分，**紫石英**一钱五分，大蛤蚧三钱（去头足，蜜炙），云茯苓三钱，福橘红一钱，菟丝子一钱五分，胡桃肉一钱五分。复诊：加扁豆衣三钱，兼服**黑锡**丹八分。（《寿石轩医案》）

动则气喘，属肾虚；烟气亦咳喘，属肺分气冲；脉弦细是肝冲。大抵肝肾之气冲肺，而肺气亦虚。文元党四钱，焦冬术三钱，矾半夏三钱，陈皮八分，酒炒熟地六钱，**紫石英**三钱，当归三钱，牡蛎四钱，炮姜八分，北五味一钱（捣碎）。（《张畹香医案》）

常山陈姓妇人，年三十五岁，六年前产后子殇，经事久断，屡发喘吼，遇寒尤甚，来衢求治。初拟入医院，西医语以一月为期，然无必愈望，乃就余诊之。其脉甚沉，谓每值喘吼发作之日，觉脐下有冷气上逆，即思倦卧。余断之曰：子脏有寒，逆于胞脉，而心肺之气，为之不利也，半月当见大效。拟仙灵脾、锁阳、益母草、**紫石英**一两、补骨脂、胡桃肉等，三服吼平。复诊时，喜形于色，仍以原法增减，气顺纳增。后因饱餐面食，喘吼复发。夤夜叩门，苔甚垢腻，为拟**紫石英**、丹参、半夏、炙内金、麦芽、神曲、枳实、蒌仁等。翌晨胸宽吼平，处方依前法。十日而归。兹录其最后之丸剂药品于下：全当归、紫丹参、益母草、炒白芍、沉香片、**紫石英**、**代赭石**、仙灵脾、仙半夏、橘红络、桃仁泥、怀牛膝、五灵脂、焦楂炭、炒延胡、川断肉、熟地、艾叶、云苓。以旋覆花（包）煎汁泛丸。春间有常山病人来，谓由陈妇作介者，询知喘吼经冬历春，皆未复发，且怀孕矣。（《三衢治验录》）

桐乡冯诒斋广文，年二十七岁。自上年患

病，至今已十余枚，皆破而不敛，肌肉渐削，迨季夏渐形发热，而纳食阻膈，溲短便溏，气逆嗽痰，咽喉疼肿。诸医束手，秀水庄丈芝阶荐余诊之。脉数而左寸关兼弦大，是病由过扰心阳，兼伤谋虑，从前但从呆补，已成不治之证，近则吸受暑邪，犹日服滋填之剂，是以药造病也。而诒斋一见倾心，坚留数日。因谓其令兄静岩赞府曰：余仅许愈其新病也。以沙参、苡、斛、橘、半、蒿、薇、蛤壳、**浮石**、茯苓，煎吞香连丸。二剂而痛泻渐止，去香连，加鳖甲。又二剂而热退，改用参、苓、橘、半、苡、蛎、**石英**、首乌、象牙屑、冬虫草等出入为方，卧时另制噙化丸，以肃上焦痰滞。服四帖已能起榻，眠食皆安，余遂归。（《归砚录》）

"铅"条下"喘证"案。（《南雅堂医案》）

"铅"条下"喘证"案。（《王氏医案》）

【肺痿】

血止三日，痰吐如污泥且臭，是胃气大伤，肺气败坏而成肺痿。痿者，萎也。如草木萎而不振，终属劳损沉。《外台》引用炙甘草汤，取其益气生津，以救肺之枯萎。后人用其方，恒去姜、桂之辛热，此症面青不渴，正宜温以扶阳。但大便溏薄，除去麻仁可耳。人参、炙甘草、麦冬、阿胶、大生地、炮姜、五味子、肉桂、**紫石英**。（《王旭高临证医案》）

【心悸】

陆竹琴妻陡患心悸，肢冷如冰。孟英察其脉，浮弦而数，视其舌，尖赤无苔，乃阴虚阳越，煎厥根萌。予元参、二至、三甲、**龙齿**、**石英**、生地、牛膝、茯神、莲子心而愈。悸分寒热，水凌心下为寒，肝阳勃升为热。脉浮弦数，舌尖浮赤，悸为煎厥根萌。煎厥者，阴虚阳越，热似煎熬而四肢冷厥也。牡蛎（杵）六两、血龟板（杵）四两、血鳖甲（杵）二两、**龙齿**（杵）一两、**紫石英**四钱（五味先炭煨六句钟，取汤煎药），元参片一两、女贞子（杵）五钱、旱莲草四钱、酒炒牛膝七分、云茯神三钱、莲子心一钱。（《王氏医案绎注》）

冬月无明冲悸失血，心中惶惶无主，精血暗损，浮阳内震，法以镇固。**紫石英**、杞子、黄肉枣仁、**龙骨**、五味子。（《扫叶庄一瓢老人医案》）

舌有黑斑，中有红槽，忧心忡忡，虚里穴动。大生地、粉丹皮、赤茯苓、川黄连、黄芩、川黄柏、酸枣仁、柏子仁、**紫石英**。（《问斋医案》）

章左　思虑太过，心神不安，时而震动，譬之鱼失水即跃。心无血养，焉得宁静，此即怔忡惊悸之渐也。桂圆制洋参三钱，枣仁（炒）八钱，

茯神（辰砂拌）三钱，丹参二钱，柏子仁（去油）一钱，**紫石英**三钱，红枣五个，淮小麦一撮，猪心一个（煮烂，一碗去油煎药）。（《王乐亭指要》）

强右　心生血，肝藏血。心少血养则怔忡。肝血不足，则视物不明。至于饮食减少，大小便不爽，无非虚象。柏子仁六分，枣仁二钱，茯神三钱，怀药（炒）五钱，当归一钱五分，杞子二钱，远志五分，熟地四钱，石决明四钱，**紫石英**二钱，黑脂麻二钱，桑叶一片，红枣三枚。（《王乐亭指要》）

素体心怯，近得惑疾，凡遇声响人众则惕然而惊，心声疑惧，不知所从，饮食渐减，四肢萎软，投剂似合病机，依原进步可也。制半夏三钱，**龙骨**三钱，**紫石英**三钱，桃枝五枝，北秫米三钱，牡蛎五钱，生香附一钱半，历日一部（烧灰），炒枣仁三钱，雷丸七分，白茯神三钱。又，得效，用十四友丸合龙虎镇心丹、敛神散为丸，一料痊愈。（《慎五堂治验录》）

钟左　用心过度，动辄疑惧，久之在在恐怖，一入室必四处环视，然后敢居，一投宿必烛照床之四维，方敢登卧，诊其脉左沉而右浮，肝不足而肺有余，且有痰郁在内，所服养心镇魄之剂，皆不应，拟温胆汤加味。盖肝胆相为表里，温胆即所以益肝，行水即所以疗肺也。半夏曲、广陈皮、茯苓、甘草、枳实、竹茹、石决明、**紫石英**、**辰砂**、橄榄核、泽泻。（《淞滨实验录》）

"金"条下"惊悸"案。（《斡山草堂医案》）

"金"条下"惊悸"案。（《清代名医医案精华》）

"金"条下"惊悸"案。（《松心医案》）

【奔豚】

方梅溪　戊寅，古塘行。小腹聚气，攻冲直贯心坎，汗多大痛，小溲少，口不渴，脉弦苔糙。肾气上冲，奔豚症也。宗仲景法主之。李根白皮五分，甘草三分，**紫石英**四钱，橘络一钱，油足肉桂三分（冲入），茯神三钱，川楝子三钱，西赤芍药一钱半，半夏一钱半，左金丸三分。奔豚症平，仍宗前方出入：李根白皮三钱，紫油肉桂二分，鲜石菖蒲一钱，朱茯神三钱，**磁石**三钱，**紫石英**三钱，远志一钱半，左金丸二分，楝实二钱，制半夏二钱，香附三钱。见届主气太商，客气太角，木金相克则肾水泛滥而作奔豚，投助心火为助解之法，既得效矣。今思其次当补中州，俾土能堤水则肾寒亦不上泛也已。潞党参三钱，半夏二钱，远志一钱，左金丸三分，白茯苓三钱，香

附三钱，**磁石**三钱，金铃子一钱，**紫石英**三钱，秫米三钱，砂仁一钱。(《慎五堂治验录》)

【胸痹】

气升不降，胸中热而辣痛，痰色黑，此肝肾病也，非滋降不可。炒熟地、当归、沉香汁、法半夏、**紫石英**、炙草、茯苓、橘红。(《三家医案合刻》)

【不寐】

华　魄气盛，魂不归，肝不得寐。泻白散加淮麦、红枣。朱脉软弱，不寐目涩，责在营不足。贞元饮加杞子、茯神、柏子仁、黄菊、远志、枣仁。凌阳不交阴，寤不成寐，嘈杂悸动。与育阴潜阳。熟地、阿胶、远志、枣仁、淮麦、茯神、**紫石英**、鸡子黄、柏子仁、南枣。(《松心医案》)

朱　肝肾下虚，神魂失守，悸动少寐，多梦纷纭，耳鸣嘈杂，气或升逆，自肝而出也。症自春升至此，此水火失交，恐多变幻。熟地、鸡子清、远志肉、沉香汁、牡蛎、**龙齿**、阿胶、茯神、**紫石英**。(《松心医案》)

王左　阳旺不眠，心烦，便难，绵延数月，非从根本治之，不能扼要，盖纯为足厥阴证也。甘寒为主，且宜滋金弥其克肝，证状固属龙雷之火，两脉虽急，尚有根原，当平右益左，兼滋化源，木不扶摇，诸疾自平矣。鲜石斛、**紫石英**(醋淬)、火麻仁、白蒺藜、**青龙骨**、生白芍、天麦冬、丝瓜络。复诊：服方得眠，阳光渐抑，脉亦趋平，前方加山萸肉、茯苓神、干地黄、北五味、伏龙肝，赶进勿懈，以冀渐次充复，大功告成。(《淞滨实验录》)

乌，四八，病伤未复，面无华泽，左脉涩弱，寤而少寐，冲脉隶于肝肾，肝肾衰则冲脉动，心下漾漾，涎沫上溢于口，此属肾气少纳，中无砥柱，与肝胃症似是而非，拟甘酸摄阴，方亦塞因塞用之一法也。熟地炭四钱，炒黑栀子一钱五分，酸枣仁三钱，五味子三分，远志炭四分，茯神二钱，淡苁蓉三钱，**紫石英**一两(煎汤代水)。(《也是山人医案》)

吴某乡试后患恙，孟英切脉甚数，溲赤苔黄，口渴燥呛，病由暑湿，而体极阴亏，已从热化，不可以便泄，而稍犯温燥之药，先予轻清肃解，继用甘凉撤热，渐能安谷，半月后热始退尽，而寝汗不眠，投以大剂滋填潜摄之药，兼吞五味子**磁朱丸**，数十帖乃得康复。轻清肃解方：北沙参八钱，元参片(泡冲，去渣)一两，南花粉五钱，鲜芦根二两，鲜枇叶(刷，包)三钱，鲜竹叶二钱，酒炒知母四钱，淡海蜇(先煎)二两，冬瓜皮四钱。甘凉撤热方：蜜水拌芦根二两，蜜水炒枇叶(刷，包)三钱，鲜茅根五钱，济银花一两，鲜竹叶二钱，整荸荠(打)一两，酒炒知母三钱，青果(连核，杵，先)一个。大剂滋填潜摄方：大熟地八钱，大生地一两，明天冬(切)六钱，花麦冬四钱，青果(杵，先)三钱，柿饼肉(去霜)五钱，山萸肉一钱半，牡蛎六两，**龙骨**(杵)一两、血鳖甲(杵)三两，**紫石英**五钱(四味先煨八句钟，取汤代水煎药)，药送五味子三分，**磁朱丸**二钱。(《王氏医案绎注》)

【头痛】

肝风头痛而起，渐至巅顶而痛，痛久不愈，木乘土位而面浮腹膨，中满拒谷矣。腑以通为用，肝以泄为主，拟方通与疏补兼进，得效。再诊：制首乌、郁李仁、苁蓉、**紫石英**、归尾、大麻仁、牛膝、藕汁。(《上池医案》)

咸丰纪元冬十月，荆人忽患头痛，偏左为甚，医治日剧。延半月，痛及颈项颊车，始艰于步，继艰于食，驯致舌强语謇，目闭神蒙，呼之弗应，日夜沉睡如木偶焉。医者察其舌黑，灌犀角、牛黄、紫雪之类，并无小效。扶乩求仙，药亦类是。乃兄周雨禾云：此证非孟英先生不能救，吾当踵其门而求之。及先生来视，曰：苔虽黑而边犹白润，唇虽焦而齿色尚津，非热证也。投药如匙开锁，数日霍然。缘识数语，并录方案如下，用表再生之大德，而垂为后学之津梁云。仁和蒋寅谨识。真阴素亏，两番半产，兼以劳瘵，内风陡升。病起头疼，左偏筋掣，旬日不语，二便不行，不食唇焦，苔黑边白，胸腹柔软，神气不昏，脉至弦缓，并不洪数。此非热邪内陷，乃阴虚痰滞机缄，宜予清宣，勿投寒腻，转其关键，可许渐瘳。十月二十五日初诊：石菖蒲、麸炒枳实、仙制半夏、盐水泡橘红各一钱，鲜竹茹四钱，旋覆花、茯苓、当归各三钱，陈胆星八分，钩藤五钱(后下)，竹沥一杯，生姜汁三小匙(和服)。苏合香丸涂于心下，以舒气郁。舌稍出齿，未能全伸，苔稍转黄，小溲较畅，羞明头痛，显属风升，咽膈不舒，痰凝气阻，本虚标实，脉软且弦，不可峻攻，法先开泄。二十六日再诊：前方去胆星、半夏、茯苓，加枸杞三钱、淡苁蓉一钱、蒌仁五钱。舌能出齿，小溲渐行，神识稍清，苔犹灰滞，头疼似减，语未出声，脉至虚弦，右兼微弱，本虚标实,难受峻攻,开养兼参,庶无他变。二十七日三诊:前方去枳实、旋覆、钩藤、竹沥、姜汁,加参须一钱、麦冬三钱、远志七分、老蝉一对、淡海蜇一两、凫茈三个。稍能出语,尚未有声,舌色淡红,苔犹灰腻,毫不作渴,非热可知,脉软以迟,不食不便,宜参温煦,以豁凝痰。二十八日四诊:前方去雪羹,加酒炒黄连、肉桂心各五分。苔渐化而舌渐出,语稍吐而尚无音,头痛未蠲,略思粥食,胃气渐动,肝火未平,久不更衣,脉仍弦软,徐为疏瀹,法主温通。二十九日五诊:前方去麦冬,加麻仁四钱,野蔷薇露二两(和服)。连投温养,神气渐清,语亦有声,头犹左痛,苔退未净,大解不行,左脉微迟,法当补血,血充风息,府气自行。十一月初一日六诊:前方去远志、菖蒲、老蝉,加天麻一钱、白芍二钱、桑甚三钱。脉已渐起,尚未更衣,浊未下行,语犹错乱,时或头痛,寐则梦多,濡导下行,且为先授。初二日七诊:前方去天麻、桑葚,加牛膝三钱、生首乌四钱、柏子仁二钱。虽已知饥,未得大解,肝无宣泄,时欲上冲,阴分久亏,岂容妄下,素伤思虑,肝郁神虚,脉软而迟,语言错乱,法当养正,通镇相参。初三日八诊:前方去白芍、首乌,加**紫石英**四钱、砂仁末炒熟地六钱、远志七分、菖蒲五分。大解已行,并不黑燥,肝犹未戢,乘胃脘疼,幸已加餐,可从镇息。初四日九诊:参须、仙半夏各一钱,砂仁末炒熟地八钱,牡蛎六钱,**紫石英**四钱,归身三钱,枸杞二钱,淡苁蓉一钱五分,川楝肉一钱,酒炒黄连三分,桂心五分(研调)。三帖,复得大解,苔退餐加,肝血久亏,筋无所养,头疼脘痛,掣悸不安,柔养滋潜,内风自息。初七日十诊:前方去半夏、连、楝,加炙草、橘饼各一钱,乌梅肉八分。四帖。神气渐振,安谷耳鸣,脉弱口干,面无华色,积虚未复,平补是投。十一日十一诊:前方去桂心、橘饼、乌梅,加龟板六钱,麦冬、蒲桃干各三钱。十帖后汛至,体康而愈矣。(《王氏医案三编》)

【眩晕】

某 两寸脉浮大,气火上升,头眩,其则欲呕吐,厥阴上干,久则阳明失降,土被木克,脾胃俱伤,先当镇肝阳。制首乌、稽豆皮、炒杞子、柏子仁、**紫石英**、茯神、天冬、南枣。(《临证指南医案》)

头旋心悸。带多。熟地、**紫石英**、牡蛎、茯神、萸肉炭、川斛。(《未刻本叶氏医案》)

咽喉如梗,脊热头旋,形神羸,脉来微细,经事如期。此属督脉空虚之候也。法宜温养。鹿角霜、**紫石英**、白薇、川石斛、枸杞子、茯神、杜仲、桑葚子。(《未刻本叶氏医案》)

阮 奇脉内损,冲阳上逆,每致心下触动,或上攻头角抽掣眩晕。兼之经期错乱,腰酸腹痛,营卫不和,寒热往来。拟用调经和解,佐以镇逆平肝。**紫石英**三钱,杭菊花一钱,春砂仁八分,苏薄荷六分,全当归二钱,白芍药二钱,玫瑰花六朵,西琥珀六分,明天麻一钱,白茯神二钱,软柴胡八分,炙甘草六分。(《阮氏医案》)

朱素云室人,痉厥抽搐,眩晕痰逆。血虚水不养木,风阳陡动,滋养佐以镇潜为治。炒白芍三钱,熟地三钱,甜苁蓉三钱,西洋参三钱,**紫石英**五钱,龟板六钱,广陈皮一钱,云茯苓三钱,**生磁石**四钱,阿胶三钱,大桑枝五钱。(《雪雅堂医案》)

右 头晕,时无夜寐,均稍好,尚有烦躁。营夺肝亢,仍防波澜骤起。西洋参三钱五分(生切),鳖甲心五钱(先煎),桑麻丸三钱(绢包),朱茯神四钱,原生地四钱,龟腹版四钱(先煎),甘菊瓣三钱五分,首乌藤五钱,煅牡蛎七钱(先煎),**灵磁石**三钱(生,先煎),钩勾三钱,川石斛三钱,**紫石英**四钱(先煎),苦丁茶一钱。(《曹沧洲医案》)

【中风】

郭 悸动健忘,汗易泄,手振少寐,症由烦劳过度,心血渐衰,类中可虑。宜防患于未萌。党参、黄芪、当归、麦冬、**紫石英**、枣仁、茯神、柏仁、五味、淮麦、南枣,另服天王补心丹。(《松心医案》)

陈 痱风有年,秋分节,风阳复动,面色赤而目左顾,汗易泄,舌色绛,时形搐搦振掉。总属水亏,木失滋涵,变端有不可测者。幸脾胃尚佳,冀其资生之药饵草木,非所恃也。拟方商正。人参、麦冬、五味、枣仁、燕窝粥、石决、川斛、茯神、柏仁,雪羹汤代水。陈陡然寒栗龄齿,逾时康复,此亦痱风变幻。考《金匮》云:心中虚,恶寒不足者。与此适符。仲景用侯氏黑散填塞空窍之法,然用古而不必泥于古也。当祖其意而通之。人参、牡蛎、石决明、枣仁、五味、茯神、**龙齿**、**紫石英**、麦冬、**矾**,澄流水煎。(《松心医案》)

仁和胡次瑶孝廉,北上未归,其令正于仲夏

陡患肢麻昏晕,速余往视。面微红,音低神惫,睛微赤,舌苔微黄,足微冷,身微汗,胸微闷,脉微弦。乃本元素薄,谋虑萦思,心火上炎,内风随以上僭也。不可误以为痧闭,而妄投香燥辛散之品。以人参、**龙**、蛎、菖、连、**石英**、麦冬、小麦、竹叶、莲子心为方,两啜而愈,寻与平补善其后。(《归砚录》)

胡次瑶妇,陡患肢麻昏眩,以为"急痧"。孟英视之,面微红,音低神惫。睛微赤,舌色微黄,足微冷,身微热,胸微闷,脉微弦。曰:乃本元素弱,谋虑萦思,心火上炎,内风随以上僭,岂可误作痧闭,妄投香散之药哉?以人参、**龙骨**、牡蛎、菖蒲、黄连、**石英**、麦冬、小麦、竹叶、莲子心为方,两啜而瘥。寻与平补善其后。(《王氏医案》)

顾海观,己丑七月二十日。贼风中于督脉,脊强反折,形如角弓,牙关紧闭,下部强直不能移趋,四肢逆冷,脉形弦数,左尺空弦若革。前诊大投驱风之剂未效,勉思督脉丽于肾肝,肾气不能收摄,外风勾引内风,所以督脉循行之部皆病矣。用《千金》大豆紫阳汤应之。川羌活二钱,鲜桑枝五钱,温钩藤五钱,黑大豆七钱,枸杞子五钱,威灵仙五分,杭菊花三钱,**活磁石**四钱,全蝎梢五分,旋覆花二钱。据述昨服《千金》法,汗虽出,未见效象,勉再拟资寿法,希有效焉。川桂枝尖五分,大白芍二钱,生牡蛎四钱,真羚羊角二钱,明天麻一钱半,生天虫四钱,生酸枣仁三钱,温钩钩五钱,宣木瓜五分(酒炒),鲜竹沥一杯。昨进资寿法,牙关稍能开合,脊强反张略缓,知饥思食,革脉已平,余惟细数,舌苔黄腻。中土内亏,肝木横肆,火盛水衰,风自内起,招入外风,走窜经络。《经》言:诸暴强直,皆属于风。风性急速,善行数变,故其病亦急也。再拟《金匮》法,希图扭转机关。炙甘草梢一钱,东白芍三钱,川桂枝三分,大红枣子十二枚(略去肉),**紫石英**五钱,羚羊角一钱半,真淮小麦五钱,生牡蛎五钱,宣木瓜五分,炒菊花瓣五钱,扁金斛一钱半,鲜竹沥一杯。二十三日,改加阿胶一钱半。角弓反张已止,背部犹觉强直,稍一言动,自然气闷紧塞,牙紧即甚,乃水亏风动也。大白芍三钱,生牡蛎五钱,桂枝尖三分,竹茹一钱半,生甘草一钱,黑豆皮三钱,羚羊角一钱,苏梗五分,淮小麦三钱,红枣子十二枚,生枣仁三钱,温钩藤五钱,归身一钱半,东行李

根皮四钱。缓肝熄风佐以摄下,各恙渐减,且移于下。风属阳邪,腰下属阴,阴血亏者阳必乘之。《经》曰:邪之所凑,其气必虚。今也邪当祛矣,虚当补矣,塞其空窍,风波自息。侯氏黑散固属正治,今仿其意,俾风邪寂静,可希全效。水炙甘草一钱,川桂枝三分,钩钩五钱,松针五钱,东白芍药四钱,宣木瓜五分,莲子十二粒,苏梗汁净川归身二钱,丹参四钱,红枣十二枚。腰部渐退,移于胯胲。前方加制首乌三钱。诸方不收全效,后重用怀牛膝而愈。(《慎五堂治验录》)

白鹿张右,水不涵木,肝阳挟火上冒,状如中气从少腹上冲胸脘,上犯清空,猝然昏晕,不省人事。病由情志拂郁而来,日后有类中之弊。制首乌四钱,天麻一钱五分,酒炒白芍一钱五分,**紫石英**五钱,广郁金一钱五分,**灵磁石**四钱,橘红一钱,酒炒归身一钱五分,炒枳实一钱,云茯神三钱,半夏曲一钱(炒),红枣二个,姜汁炒竹茹一钱。(《养性轩临证医案》)

村妇王氏,年近三旬,病痫,寻愈有年。一日午后,擗衣觉不爽,就卧至夕,人事不省,痰鸣如曳锯,其夫奔告求治,诊得睛露,口张,肚热,微汗浸浸,面赤如妆,微喘,状甚烦难,脉寸关洪大,重按无力,尺脉全无。先有医谓中风用疏风祛痰大剂,煎予,曰:此脱候也。此药入口立败,其夫骤起,将药倾去,叩求立方,勉用固阳填镇息风法,服后两时汗敛,神情能言。次早延往,云偏身痛,心烦难极,取前两方加减,一服愈,竟能操作如常。当初立方就其夫持市药,有数医在肆观方骇怪,药肆亦讶姜附太重,幸其夫深信不疑,遂致妙手回春甚矣,此事难知,然不料取效神速若斯也。初方:炮附子三钱,干姜二钱,炙黄芪三钱,炙蚕二钱,钩藤三钱,防风二钱,**磁石**三钱,酒炒白芍三钱,炙草一钱五分。次方:桂心一钱,白芍三钱,炙草二钱,当归三钱,防风二钱,杏仁二钱,炙芪三钱,**紫石英**二钱,炮附子二钱,炙蚕二钱。(《治验论案》)

厥阴风木与少阳相火同居,火热生风,风生必挟木势而害土,土病则津液凝聚而成痰,流注四成,而瘫痪成焉,宗《金匮》风引汤法治之。大黄、干姜、**花龙骨**、桂枝、甘草、牡蛎、**寒水石**、**赤石脂**、**白石脂**、**石膏**、**滑石**、**紫石英**。(《南雅堂医案》)

【癫狂】

刘洞庭 右脉之滑较甚于左,酒湿动之

也。熟地、苍术(二味同炒存性),杞炭、**紫石英**、当归、淡菜、川贝、百解药、桑沥、半夏、鸭血炙丝瓜络。复诊:阳气易动多升,当用介类以潜阳。熟地三钱、苍术一钱(二味同炒黑存性),龟板三钱,石决明七钱,生牡蛎四钱,大蚌壳五钱,杞子炭三钱,当归一钱五分,川贝五钱五分,黑芝麻三钱,白蒺藜一钱五分,**磁石**三钱,鸭血炙丝瓜络三钱,桑沥半杯。(《松心医案》)

【痫证】

五脏有五痫,惟羊痫属肺金,乃由金虚不能制木,木旺而反刑金,故成羊癫。发时右边为甚。延及四年之久,根蒂已深,今非煅炼诸方,不克却病。生羊齿、**青礞石**、南星、风引散、生羊头骨、**青龙齿**、**紫石英**、**磁石**、鸡心包、制白附子、灯心炭、**风化硝**、牛黄、鲤鱼胆。另服五痫丸,用薄荷汤送下。(《清代名医医案精华》)

【郁证】

许康侯令堂,初夏患坐卧不安,饥不能食,食则滞膈,欲噫不宣,善恐畏烦,少眠形瘦,便艰溲短,多药莫瘳。孟英按脉弦细而滑,乃七情怫郁,五火烁痰,误认为虚,妄投补药,气机窒塞,升降失常,面赤苔黄,宜先清展。方用旋覆、菖蒲、紫菀、白前、竹茹、茯苓、黄连、半夏、枇杷叶、兰叶。不旬而眠食皆安,为去前四味,加沙参、归身、**紫石英**、麦冬,调养而痊。(《王氏医案三编》)

【厥证】

恬庄杨　情志拂郁,肝木自甚,久则上化火而下侵脾气,结火痹痰郁。不时气厥昏晕,状若尸厥,手足麻痹,纳谷即胀,竟似格证一般。理宜怡悦情志,亦是却病之一就耳。北沙参、盐水炒丹参、**紫石英**、制半夏、陈皮、朱茯神、吴萸、炒川连、拣枣仁、羚羊片、玉竹、远志炭、**苍龙齿**、合欢花、檀香汁炒麦芽。另服安胃丸二钱,五服。(《养性轩临证医案》)

王妇,年五十余,初患左目赤,渐至发热,医投温散,便泄而厥,进以补剂,少腹宿瘕攻痛,势极危殆。孟英诊之,脉甚弦,舌绛而渴。予苁蓉、橘核、当归、元胡、龟板、**石英**、螵蛸、茯苓、栀、楝、萸、连,数服而安。此病肝风内动,故厥。肝风一动,则周身之气逆上,故少腹宿瘕攻痛。脉弦为阴虚肝热,脉为阴中之阳虚,重用龟板、**石英**以潜镇。血龟板(杵)四两、**紫石英**(杵)五钱、醋炙海螵蛸(杵)四钱(三味先煨八钟),淡苁蓉三钱,橘核(杵,次入)一钱,箱归身二钱、

元胡索一钱半,云苓三钱,黑栀皮三钱,楝核(杵,先)三钱,淡吴萸六分,酒炒川连八分。(《王氏医案绎注》)

章　先痉厥半日而后产,产后厥仍不醒,痉仍不止,恶露稀少,汤水不能纳,纳则仍复吐出,面赤身温,脉洪而荒。肝风炽张,营虚气耗,虚阳外越,冷汗遂出,恐其厥而不返,奈何奈何!姑拟一方,希冀万一。肉桂五分、当归三钱煎汤冲童便一杯,化下回生丹一丸。渊按:脉荒者,乱也。究属杜撰。虚风挟痰上逆,化痰降火,冲入童便最妙。又,前方勉灌三分之一,恶露稍多,面赤稍退,脉大稍软,而厥仍不醒,舌色灰黄,时沃涎沫,两日饮食不进。营虚气滞,胃虚浊泛。必得温通化浊,以冀阳回厥醒为妙。肉桂、炮姜、半夏、全当归、丹参、山楂肉、陈皮、茯苓、**紫石英**、童便(冲入)。又,厥醒进粥半盏,诸无所苦,惟周身疼痛,不能转侧。舌苔白,口不渴。拟温养气血,兼和胃气。肉桂、炮姜、黄芪、半夏、当归、丹参、茯苓、陈皮、桑枝。(《王旭高临证医案》)

吴　寒热已微,似病渐愈,但据证则指头寒,脉微欲绝,神气倦怠。仲圣所谓少阴病也。危机已兆,恐地水火风,猝来莫御,将若之何?姑拟一方。淡附子三钱,葱白三寸,干姜二分,**紫石英**八钱,茯神三钱,淮麦三钱,熟地四钱,麦冬二钱,泡汤煎药。俟汤泡转黄,即用煎成药汁再冲入热童便大半酒杯、猪胆汁一小匙。转方:服药后两手已温,脉微已现,阴分转阳,属吉兆。但胃腑未通,津液未复,邪热劫阴,正赖调理,危然后安,谈何容易。今姑拟益阴通腑方。川郁金三分,生香附汁四分,沉香汁三分,枳实汁四分,玫瑰花露磨熟地四两,麦冬二钱,泡汤和入四磨汁内,饮之。(《松心医案》)

孙文垣治程道吾令眷,夜为梦魇所惊,时常晕厥,精神恍惚,一日三五发,咳嗽面色青,不思谷食,日惟啖牛肉脯数块而已。时师屡治无功,吴渤海认为寒痰作厥,投以桂、附而厥尤甚。孙诊之左脉弦,右脉滑,两寸稍短。道吾先令眷二皆卒于瘵,知其为传尸瘵证也,不易治之。乃权以壮神补养之剂消息调理,俟饮食进,胃气转,始可用正治之法。姑用参、苓、柏子仁、石菖蒲、远志、丹参、当归、石斛以补养神气,加陈皮、贝母、甘草、紫菀化痰治嗽。服半月而无进退,乃制太上混元丹,用紫河车一具,**辰砂**、犀角、鳖甲各一两,鹿角胶、**紫石英**、石斛各八钱,沉香、乳香、安息香、茯苓、紫菀、牛膝、人参各五钱,麝

香五分,蜜丸赤豆大,每早晚盐汤或酒下三十六丸。又制霹雳出猎丹,用牛黄、狗宝、阿魏、安息香各一钱,虎头骨五钱,鹫(俗名啄木鸟)一只,獭爪一枚,败鼓心破皮三钱,麝香五分,天灵盖一个(醋炙),炼蜜丸,**雄黄**三钱为衣,每五更空心葱白汤送下五分,三五日服一次。与太上浑元丹相兼服,才服半月,精神顿异,不似前之恍惚矣。但小腹左边一点疼,前煎药中加白芍一钱,服之一月,精神大好,晕厥再不发矣。次年生一女,其宅瘵疾亦不再传。俞按:此较袁州道士所授方更奇更好,盖彼则专于杀虫,此则杀虫而兼穿经透络,搜邪补虚也。喻氏治杨季登次女案。又治熊仲纾幼男案。俞按:前案笺方释证,直造轩岐之堂;后案酌古斟今,足分和缓之座。(《古今医案按选》)

"金"条下"厥证"案。(《南雅堂医案》)

【嘈杂】

"铅"条下"嘈杂"案。(《江泽之医案》)

【呕吐】

肝逆攻冲作痛,呕恶欲厥,脉弦滞经阻,症属重极,宜厥阴阳明同治,候正。干姜二分,川楝子三钱,草蔻一钱,炒谷芽四钱,川连七分(吴萸四分拌炒),延胡一钱五分,**紫石英**三钱,仙半夏二钱,炒川椒廿粒,佩兰一钱五分,玫瑰花五朵。三帖。(《邵氏医案》)

某 呕黑绿苦水,显属下焦浊邪犯胃。人参、川椒、乌梅、茯苓、**紫石英**、桑螵蛸。(《临证指南医案》)

吴馥斋室,新产后,呕吐不止,汤水不能下咽,头痛痰多,苔色白滑。孟英用:苏梗、橘皮、半夏、吴萸、茯苓、旋覆、姜皮、柿蒂、**紫石英**、竹茹。一剂知,二剂已。(《王氏医案》)

【呃逆】

苏城蒋左,两脉虚细少力,为中阳气虚之征,自呃忒之余,中气未旺,头晕目眩,手足麻痹,所由来也。人参二钱,茯苓三钱,归身二钱,酒炒白芍一钱五分,麦冬三钱,陈皮二钱,炙草四钱,丹参一钱五分,天麻一钱五分,吴萸炒川连五分,**紫石英**四钱,红枣(煨)二枚。(《养性轩临证医案》)

陈氏女科,暑湿热三气迷漫三焦,与时邪夹发,肝横胃逆,呃忒七日不止,音低,冲气上升,中无抵柱。舌苔薄白微黄,脉大兼弦,肝阳化风内动,头痛微热,痉厥可虑,症机错杂,难以治疗,姑拟安胃法。洋参、干姜、枳实、**紫石英**、

石决明、益元散、川连、乌梅、麦冬、荷叶、竹茹。另,附子和干面作饼,贴足心。(《养性轩临证医案》)

气升呕逆,此属下焦根本不固,急宜填补。贞元饮加**紫石英**、肉桂、杞子、炒焦菀饼、淡吴萸、牛膝。(《松心医案》)

潘 中虚呃逆。东洋参、柿蒂、旋覆花、建莲肉、公丁香、生姜、**紫石英**、大红枣,每日晨服胡桃,同杏仁雪冰糖研冲服。(《凌临灵方》)

沈 新市六塔里左,年五十岁 真阴不足,肝肾阴火挟同冲脉上逆,呃逆频频,无休息时,觉气自少腹而上,谓之下呃,久延恐成呃忒之变,脉小弦数。治拟都气饮,佐以摄纳法。东洋参、怀山药、朱茯神、**紫石英**、真紫沉水香、大熟地(缩砂末四分拌)、丹皮、北五味、刀豆子、核桃肉、陈萸肉、泽泻、旋覆花、紫油安桂心。(《凌临灵方》)

左 痰气不调,嗳呃久不止,兹百节酸痛,头晕如咳。肝、肺、肾悉亏,须由渐调理。**紫石英**四钱(煅,先煎),川贝母三钱(去心),金毛脊三钱(炙,去毛),丝瓜络三钱五分,制首乌五钱,生蛤壳一两(先煎),川断三钱(盐水炒),玉蝴蝶七分,北沙参三钱,生草四分,杜仲三钱(盐水炒),桑枝一两(切)。(《曹沧洲医案》)

李 老妇素患白带,下元不足,每致冲阳上逆,噫嗳不止,拟以温补镇逆法。白茯苓二钱,炒於术三钱,东洋参钱半,**紫石英**三钱,川桂枝钱半,炙甘草一钱,**代赭石**三钱,淡吴萸钱半,川椒肉钱半(炒),旋覆花三钱(包煎),酒白芍三钱,姜三片,枣三枚。(《阮氏医案》)

"银"条下"呃逆"案。(《松心医案》)

【腹痛】

下午绕脐腹痛,上逆嗳气,木侮土位也,莫作轻恙。熟地、附子、半夏、於术、炮姜、陈皮、郁金、**紫石英**、白芍。(《叶天士曹仁伯何元长医案》)

脘痛发,不能纳谷,肝气犯胃也,平肝为主,养血理气。归身、白芍、金铃子、延胡、香附、**紫石英**、砂仁。(《上池医案》)

钦 疝瘕,少腹痛。当归、生姜、羊肉、桂枝、小茴、茯苓。又,瘕痛已止。当和营理虚。归身、**紫石英**、白芍(酒炒)、小茴、淡苁蓉、肉桂。丸方用养营去术、桂,合杞圆膏。(《临证指南医案》)

仇右　宿有肝疾，因食滞牵动，痛在胃脘，嗳气不通，呕恶，脉象两关弦，吴萸芍甘汤加减。吴茱萸、藿梗、赤茯苓、金白芍、枳壳、荷蒂、生熟麦芽、连翘、炒神曲、天仙藤。复诊：食滞已减，肝疾作而心烦，两脉渐平，惟左关弦象如故，宜养肝和气。**紫石英**、石决明、鲜荷梗、紫丹参、木瓜、酒芍、延胡索、於术、车前子、白方通、枳壳、夜交藤。（《淞滨实验录》）

倪姓　久患胃脘寒痛，呕恶吐食，从胃中泛出，木旺乘脾，胃经无火，脉来迟涩，舌色滑腻。此系木旺土衰，肝阳犯胃，宜平肝温胃。桂枝尖三钱，淡干姜（炒）四分，川椒（开口去杆）二分，小青皮三钱，公丁香三分，纯钩钩（后下）四钱，赤茯苓三钱，姜半夏一钱五分，乌梅（面包，煨）一个，加姜炒竹茹二钱、伏龙肝四钱。前进平肝温胃、疏风止呕剂，呕吐已定，胃减稍纳，脘中仍痛。仍宜照前法，加**紫石英**二钱、制香附二钱、**代赭石**（煅）二钱。（《临诊医案》）

【腹胀】

腹鸣作胀，脉来弦软，脾阳衰也。法当温补。炒黄党参二钱，制毛术一钱半，上肉桂三分，姜制半夏一钱半，新会皮三钱（蜜），水炒於术一钱半，槐云苓三钱，益智仁一钱半（醋炒），**紫石英**二钱，磨冲郁金汁一匙。（《孤鹤医案》）

吴酝香媳，时患腹胀减餐，牙龃腿痛，久治不效，肌肉渐消，孟英诊脉，弦细而数，肝气虽滞，而阴虚营热，岂辛通温运之可投耶？以乌梅、黄连、楝、芍、栀子、木瓜、首乌、鳖甲、茹、贝服之，果愈。脉弦数为阴虚挟热，细为阴虚中兼挟阳虚，腹胀减餐为肝阳侮胃，牙龃腿痛为肝胃热结，肌肉渐消为肝风消烁。方义以酸苦泄肝治其标，以首乌、鳖甲潜阳益肝治其本。乌梅肉（杵）三钱，酒炒川连一钱，酒炒楝核（先）三钱，整大白芍（杵，先）一两，黑栀皮三钱，陈木瓜一钱半，制首乌一钱半，血鳖甲（杵，先煨八钟）二两，姜竹茹（次入）三钱，川贝母（杵）四钱。甘润滋镇方：大生地八钱，柿饼肉五钱，生粉草三钱，肥玉竹三钱，乌梅肉一钱半，楝核（杵，先）四钱，青果（杵，先）二钱，生冬瓜子四钱，生苡仁（杵）八钱，山萸肉一钱半，血鳖甲二两（杵），**赭石**八钱、**紫石英**三钱（同先煨八钟）。肌充胃旺，汛准脉和，积岁沉疴若失。（《王氏医案绎注》）

宿痞作胀，肝郁气滞所致，久必腹满，当从肝肾调治。炙鳖甲、菟丝子、制於术、川郁金、新会皮、炒白芍、枸杞子、缩砂仁、制香附、**紫石英**。（《斠山草堂医案》）

【泄泻】

王同里，廿七岁，向成婚太早，精未充先泄。上年起于泄泻，继加痰嗽，食纳较多，形肌日瘦，深秋喉痛，是肾精内乏，当冬令潜降，阴中龙雷闪烁，无收藏职司，谷雨万花开遍，此病必加反复。秋石拌人参、紫衣胡桃肉、茯神、**紫石英**、女贞子、北五味子。（《叶天士晚年方案真本》）

谢，三十，能食不运，瘕泄，经事愆期，少腹中干涸而痛，下焦麻痹，冲心呕逆，腹鸣心辣，八脉奇经交病。人参、茯苓、艾叶、制香附、淡苁蓉、淡骨脂、肉桂、当归、鹿角霜、小茴香、**紫石英**，益母膏丸。（《临证指南医案》）

倪怀周妻，夏产数日，泄泻自汗，呕吐不纳，专科谓犯三禁，不敢肩任，孟英诊脉虚微欲绝，证极可虞，宜急补之，迟不及矣。用东洋参、术、龙、牡、酒炒白芍、桑枝、木瓜、扁豆、茯神、橘皮、**紫石英**、黑大豆投之，四剂渐以向安。（《王氏医案绎注》）

康侯妻泄泻频年，纳食甚少，稍投燥烈，咽喉即痛，多医不效。孟英诊曰：脾虚饮滞，肝盛风生之候也，用参、术、橘、半、桂、苓、楝、芍、木瓜、蒺藜，投之渐愈。泄泻频年，纳食甚少，脾元虚寒可知。若脾热泄泻，则泄去一分热邪，即能进一分食品。稍投燥烈，咽喉即痛者，咽喉部位最高，肝风逆上，戕贼肺阴，燥烈入咽喉先受之，故觉痛。肝盛生风之因，起于脾虚饮滞，脾所融化之津液，先已变成痰饮，更何能阴庇肝肾，靖息风阳，故治脾虚饮滞宜偏重。潞党参三钱，炒白术二钱，制半夏米八钱，赖橘红一钱五分，白茯苓三钱，粗桂木（次入）三分，川楝核（杵，先）三钱，整大白芍（杵，先）四钱，陈木瓜二钱，生白蒺（去刺，次入）八分。今冬又患眩晕头汗，面热肢冷，心头似绞，呻吟欲绝此证全是肝盛生风。孟英以**石英**、苁蓉、牡蛎、梅、苓、蒺、楝、芍、旋覆为方，竟剂即康。**紫石英**（杵，先）五钱，淡苁蓉三钱，牡蛎（杵，先）六两，绿萼梅（次入）二钱，生白蒺（次入）三钱，白茯苓三钱，川楝核（杵，先）四钱，整大白芍（杵，先）一两，旋覆（包）三钱。（《王氏医案绎注》）

食滞不化，消导过度，脾胃受戕，便泻腹痛。刻下虽便泻已止，脾胃生气未醒，脉小弦。高年切宜调养。藿香、陈皮、白芍、白术（土炒）、川贝、**海石**、炒香红枣、枳壳、半夏、扁豆、云苓、谷芽、牛膝、姜汁竹茹。复方，泻后转为便结，浊饮泛滥，气促咳痰不爽，夜寐欠安，舌白腻，脉弦滑数。治以降气涤痰。**紫石英**、牛膝、**海石**、旋覆、葶苈、生草、橘红络、云茯神、知母、**代赭**、川贝、杏仁、竹茹、丝瓜络。前方先录，自投理中汤合生化、失笑之属，恶露已通，呕逆得止，腹痛便泻依然，脉虚弦。局势非轻。於术（土炒）、炮姜炭、焦芍、扁豆、香附炭、砂仁、石莲、炙草、茯苓神、陈皮、肉果、归身炭、原斛、谷芽、茺蔚子。复方，产后泄泻，自胎前得来，已经月余，腹痛已缓，夜寐不安，交阴身热口渴，舌光绛苔剥，脉来弦滑而数。当顾脾胃。於术（土炒）、茯苓神、焦芍、桑叶、原斛、谷芽、丹皮炭、炙草、炮姜炭、陈皮、半夏、石莲、枳壳、炒香红枣、竹茹（水炙）。背拟方，据述种种病情，腹泻已经两月，是脾伤及肾，胃阴受伤，厥阴疏泄失司。年高体弱，得之调治不易，悬拟易谬，还希裁酌。於术（土炒）、茯苓、焦芍、扁豆、诃子、原斛、谷芽、炮姜炭、炙草、陈皮、肉果、川贝（炒黄）、石莲、芸曲、炒香红枣。（《剑慧草堂医案》）

【便秘】

大便闭结，脉来沉迟，下焦阳气失运化也。治以温润。熟地六钱，枸杞二钱，生归身二钱，**紫石英**三钱，广皮二钱，香附三钱，苁蓉二钱，郁李仁二钱，炒怀膝一钱半，松子肉二钱。（《孤鹤医案》）

脏液干枯，大便燥结。仿东垣通幽法。原生地五钱，郁李仁二钱，苁蓉一钱半，柏子仁一钱半，原红花五分，黑芝麻三钱，炙升麻四分，生归身二钱，**紫石英**三钱。（《孤鹤医案》）

【胁痛】

右　肝营不足，肾气不摄，胁下撑胀无定，每易胀入腰背，上逆作咳，脉软弦，积深根远，未易速效。归身三钱五分，旋覆花三钱五分（绢包），杜仲三钱（盐水炒），金铃子三钱五分（炒），白芍三钱五分，煅瓦楞壳一两（先煎），陈香橼七分，延胡索三钱五分（炒），朱茯神四钱，**紫石英**五钱（煅，先煎），九香虫七分（焙），广郁金一钱。（《曹沧洲医案》）

张　血海空虚，冲阳上逆，每致右胁刺痛，或牵引心胸，以及左胁间亦痛而难堪。当从养血降气主治。全当归三钱，炙甘草八分，淡吴萸八分，紫丹参三钱，酒白芍三钱，紫沉香八分，广郁金钱半，**紫石英**三钱，紫瑶桂八分，川椒肉八

分（炒）。（《阮氏医案》）

【积聚】

丁　血虚木横，两胁气撑痛，腹中有块，心荡而寒热。病根日久，损及奇经。经云：冲脉为病，逆气里急，任脉为病，男疝女瘕。阳维为病苦寒热，阴维为病苦心痛。合而参之，谓非奇经之病乎？调之不易。党参、茯神、白薇、枸杞子、沙苑子、白芍、当归、陈皮、香附、**紫石英**。又，和营卫而调摄奇经，病势皆减。惟腹中之块未平。仍从前法增损。前方去枸杞子，加砂仁、冬术。（《王旭高临证医案》）

【癥瘕】

癸水阻滞，瘕癖攻冲，奇经八脉病也。难于消退。上肉桂、炒艾绒、全当归、茺蔚子、酒炒香附、炒阿胶、炒白芍、紫丹参、**紫石英**、川芎。（《鞣山草堂医案》）

又　瘕痛已止，当和营理虚。归身、**紫石英**、白芍（酒炒）、小茴、淡苁蓉、肉桂。丸方用养营去芪、术、桂，合杞圆膏。（《临证指南医案》）

丁　因疟小产，瘀凝未尽，冲任受伤，少腹结瘕，上攻疼痛，大便常溏，内热不已，迄今半载。不渴不嗽，病在下焦。通补冲任、和营化瘀，不越产后治例，与阴亏劳损有歧。当归（小茴香炒）、川楝子、延胡、香附、肉桂心（研，冲）、白芍（吴萸炒）、**紫石英**、砂仁、茺蔚子、玫瑰花。渊按：从疟而起，脾气先伤，大便常溏，即其征据，徒治下焦血分无益。又，产后蓐劳，已经八月。内热瘕痛，病在冲任。当归（酒炒）、白芍（桂枝三分炒）、桃仁泥、丹参、党参、炒丹皮、豆衣、广皮、玫瑰花。（《王旭高临证医案》）

郁　江阴　寒热两月有余而愈，然热尚独留而不能退清者久矣，加之以腹大，重之以癥结，攻痛夜剧，月事不来，饮食递减，大便或溏或结，脉象弦而带涩，带下绵绵，肌肉瘦削，口舌干苦。寒凝血滞，八脉皆虚，棘手之候也。奈何！**紫石英**三钱，龟板三钱，鹿角霜三钱，当归三钱，白薇三钱，白马尿三酒杯，香附三钱，制蚕三钱，童便一酒杯。又，癥结渐消，攻痛自除，腹之大者，亦从此渐和，大快事也。然口舌之干苦仍然，身体之留热加剧，带下虽少，月事未来，饮食递减，大便带黑，脉形弦细。八脉交虚，余邪未尽，形神俱夺者如此，容易反复，慎之慎之。当归、白芍、川芎、大生地、骨皮、丹皮、鹿角霜、龟板、白薇、**紫石英**、香附、制蚕、童便。（《曹仁伯医案》）

孙　物有不可化者,有化则俱化者。历治勿效,可化乎,不可化乎!当从其难化处参之。苍术一钱(米泔浸),枸杞子二钱,**紫石英**七钱、沉香汁三分、熟地三钱(三味同炒),地栗三个,海蛇五钱。(《松心医案》)

凡当脐动气,脐腹结瘕,肌肉濡动,眩晕羞明,昔贤都主下焦精血之损。二气不得摄纳,则变乱火风,如混蒙之象,泄气温燥攻病,是虚其虚也。温养有情之属为宜。紫河车、肉苁蓉、当归、**青盐**、茯苓、胡桃、黄柏、小茴香、柏子仁、**紫石英**。(《三家医案合刻》)

【疟疾】

乔有南,年三十九岁,患牝疟二旬,医治罔效。孟英往诊,脉微无神,倦卧奄奄,便秘半月,溺赤不饥,痰多口甘,稍呷米饮,必揉胸捶背而始下,苔色黑腻,而有蒙茸之象。乃曰:此精气神三者交虚之证,不可与时行伏暑晚发同年而语也,幸前手之药,法主运中,尚无大害。予参、术、桂、附(沉香拌炒)、熟地、鹿角、**石英**、苁、杞、归、茯、杜仲、枣仁、菟丝、山萸、橘皮、霞天曲、胡桃肉等出入为大剂。投十余剂寒后始有热,而苔色乃退,口不作渴,甘痰亦日少,粥食渐加,即裁桂、附、白术,加石斛,又服七剂,解黑燥大便甚多,凡不更衣者四旬二日,寒热亦断,安谷溲澄而竟愈。孟英曰:温补亦治病之一法,何可废也,第用较少耳。(《王氏医案绎注》)

张　十年前三疟之后,盗汗常出,阴津大伤。去秋咳嗽气升,痰中带血。至今行动气喘,内热多汗,食少无力,脉虚细数,劳损根深。四君子汤加五味子、熟地、焦六曲、粟壳、**紫石英**、熟附子、黄芪、白芍、麦冬。又,肺主出气,肾主纳气。肾虚不能纳气,气反上逆而喘。痰饮留中,加以汗出阳虚,咳血阴虚,内热食少,肺肾虚劳之候。四君子汤加麦冬、**紫石英**、熟附子、丹皮、大熟地、半夏、白芍、沉香、五味子、粟壳、乌梅。渊按:夺血毋汗,夺汗毋血。血,阴也;汗,亦阴也。何以言阴阳俱虚?盖汗出为阳气失卫,咳血为阴火所迫,故有阴阳之分。又,盗汗气喘,咳嗽脉细。精气两虚,舍补摄肺肾之外,更将何法以治!景岳云:大虚之症即微补尚难见效,而况于不补乎?前方加归身、牡蛎、**龙骨**、黄芪。(《王旭高临证医案》)

【癃闭】

滑伯仁治一妇病,难于小溲,中满喘渴,一医投以瞿麦、栀、苓诸滑利药,而秘益甚。诊其脉,三部皆弦而涩。曰:《经》云膀胱者,州都之官,津液藏焉,气化则能出矣。谓水出高源者也,膻中之气不化,则水液不行,病因于气,徒行水无益也。法当治上焦。乃制朱雀汤朱雀汤:雄雀肉一只,赤小豆一合,人参一两,赤茯苓一两,大枣肉一两,小麦一两,**紫石英**一两,紫菀五钱,远志五钱,丹参五钱,甘草三钱。和匀为粗末,每服三钱,水煎,食远温服。河间朱雀丸:茯神二两,沉香五钱,**朱砂**五钱,参汤下,倍以枳、桔,煎用长流水,一饮而溲,再饮气平,数服病已。东垣案渴,此案不渴,分在气在血。合前东垣案看之,方知其妙。(《名医类案》)

【遗精】

华,十九岁,脐左动气筑筑,盗汗梦遗,皆肝肾下虚使然。熟地、牡蛎、沙苑、杜仲、川斛、湘莲、**紫石英**、柏子仁、茯神、砂仁。(《松心医案》)

程芷香　今春病温,而精关不固,旬日后陡然茎缩寒颤,自问不支,医疑虚疟,欲投参、附。孟英曰:非疟也,平日体丰多湿,厚味酿痰,是以苔腻不渴,善噫易吐,而吸受风温,即以痰湿为窠巢,乘其阴亏阳扰,流入厥阴甚易,岂容再投温补,以劫液锢邪而速其痉厥耶。温邪阑入肝肾之阴,是以精关不固。茎缩者,肝热则玉茎易缩,长幼皆然。寒颤者,真热假寒,热深厥亦深,厚衣被而寒颤如故。午后进整肃肺胃方,以解客邪蠲痰湿而斡枢机。方用:酒炒川连八分,酒炒枯苓三钱,黑栀皮一钱五分,炒香豉三钱,活水芦根一两,生苡仁(杵)八钱,生冬瓜子四钱,姜竹茹三钱,川贝母(杵)四钱,旋覆花三钱,赖橘红一钱。早晨投凉肾舒肝法,以靖浮越、搜隧络而守关键。酒炒知母一钱五分,酒炒川黄柏三钱,生白蒺(去刺)三钱,鲜青果(连核,杵,先)两个,姜竹沥一大酒杯(冲服),济银花一两,鲜荷梗五钱,**青铅炭**(先煨八句钟)三两。病果降序,奈善生嗔怒,易招外感,不甘淡泊,反复多次,每复必茎缩寒颤,甚至齿缝见紫血瓣,指甲有微红色,溺短而浑黑极臭。孟英曰:幸上焦已清,中枢已运,亟宜填肾阴,清肝热,以西洋参、二冬、二地、苁蓉、花粉、知、柏、连、楝、斛、芍、**石英**、牡蛎、龟板、鳖甲、阿胶、鸡子黄之类相迭为方,大剂连服二十余帖,各恙渐退。西洋参三钱,花麦冬四钱,钗石斛(杵,先)一两,酒炒知母三钱,酒炒雅连一钱,南花粉四钱,整白芍(杵,先)二两,**紫石英**五钱,牡蛎八两。芍、斛、**石英**、牡蛎四味先炭煨八句钟,取汤代水煎药。更方去洋参、麦冬、知、连、花粉,加大熟地一两、大生地八钱、明天冬(切)六钱、淡苁蓉三钱、血鳖甲四两(同**石英**、牡蛎先炭煨八句钟,取汤代水煎药)、酒炒黄柏一钱五分、川楝核三钱(杵,先)。再更方,去斛、芍、牡蛎,加血龟板二两(同**石英**、鳖甲先炭煨八句钟,取汤代水煎药)、清阿胶二钱(炖和服)、鸡子黄(沥去清)一个(入药先煎)。继以此药熬膏晨服,午用缪氏资生丸,各品不炒,皆生晒研末,竹沥为丸,枇叶汤送下,入秋始康。孟英曰:古人丸皆用蜜,最属无谓,宜各因其证而变通之,此其一法也。(《王氏医案绎注》)

邵左 久患遗精,脉数,夜眠不靖,形瘦,心烦,拟填固兼滋化源为稳。山萸肉、芡实子、菟丝子、**青龙齿**、北五味、**紫石英**(醋淬)、炒枣仁、蜜志肉、吉林参须、茯苓神。(《淞滨实验录》)

【鼻衄】

吴酝香仆,患感鼻衄数升,苔黄大渴,脉滑而洪,孟英投白虎汤二剂而安;遽食肥甘,复发壮热,脘闷昏倦,孟英以枳实栀豉汤而瘥;数日后,又昏沉欲寐,发热自汗,舌绛溺涩,孟英诊之,左尺细数而芤,右尺洪大,是女劳复也,细诘之,果然,予大剂滋阴清热药吞鼠矢而愈。羚次尖四钱(先煎),**生石膏**(先煎)一两六钱,酒炒知母四钱,石斛(先煎)一两,西洋参三钱,济银花一两五钱,川贝母(杵)四钱,南花粉五钱,晚蚕沙五钱,建兰叶三钱,鲜芦根二两。枳实栀豉汤加味:炒枳实二钱,黑栀皮三钱,炒豆豉三钱,酒炒枯芩三钱,丝瓜络三钱,生冬瓜子八钱,连翘壳三钱,鲜薤白(打)一钱半,焦楂肉(杵)一钱半,整荸荠(打入煎)一两。女劳复方:元参片一两,大生地八钱,明天冬(切)六钱,女贞子(杵)五钱,淡苁蓉一钱半,山萸肉一钱半,石斛(先煎)一两,酒炒知母四钱,血龟板(杵)四两,血鳖甲(杵)二两,**紫石英**五钱(同先煨六句钟),药送鼠矢二钱。(《王氏医案绎注》)

张 产后过食辛味燥热,发动亢阳,血随清道而上溢,故有鼻衄之症。治宜凉血镇逆为主。细生地四钱,生白芍二钱,川牛膝三钱,白茯神三钱,黑元参三钱,紫丹参三钱,川藕节三钱,**紫石英**三钱,湖丹皮钱半,广郁金钱半,山栀炭三钱,降真香八分。(《阮氏医案》)

【咳血】

久热伤络,络破血溢,咳呛气促,脉芤弦。法当和络清金。降香、**紫石英**、生地、茜根、仙鹤草、**海石**、桑叶、橘红络、牛膝、**灵磁石**、丹皮、茯神、旱莲、**代赭**、藕节。(《剑慧草堂医案》)

久咳伤络,络破血溢,血随气载,咯血盈盏,身热气粗,脉芤弦。劳损之基。紫降香、三七、

生地、桑叶、茯神、**海石**、**紫石英**、怀牛膝、茜根、丹皮、仙鹤草、川贝、**代赭**、**灵磁石**、藕节。二诊:失血咳呛,肺胃火炽,脉芤弦。以喻氏法。桑叶、粉沙参、旱莲、茯神、白前、云苓、黛蛤散、**石膏**(冰糖煅)、淡甘草、仙鹤草、丹皮、紫菀、藕节、枇杷叶。(《剑慧草堂医案》)

血随气载,咯血盈盏,脉芤弦,切宜怡养。**紫石英**、**海石**、桑叶、橘红络、丹皮、牛膝、藕节、**灵磁石**、**代赭**、生地、仙鹤草、茜根、云苓、荷叶、枇杷叶。(《剑慧草堂医案》)

热灼阳络,血从上溢。降香、茜根、丹皮、**紫石英**、仙鹤草、知母、旋覆(**代赭石**拌)、牛膝、生地、山栀、**灵磁石**、旱莲、川贝、**海石**、桑叶。(《剑慧草堂医案》)

湿热伤络,络血上溢,咳血屡发,脉芤弦。劳损之基。**紫石英**、**海石**、生地、旱莲、橘络、黛蛤散、茜根、**灵磁石**、**代赭**、丹皮、仙鹤草、牛膝、抱茯神、藕节。(《剑慧草堂医案》)

久咳不已,阳络震伤,失血气促,脉芤弦。切宜怡养。**紫石英**、**海石**、桑叶、仙鹤草、川贝、旋覆、橘红络、**灵磁石**、**代赭**、旱莲、淡甘草、云苓、牛膝、枇杷叶。(《剑慧草堂医案》)

木火刑金烁络,络破血溢,咳呛痰红,形寒身热,脉弦滑数,舌尖绛苔糙。以喻氏西昌法。桑叶、**煅石膏**、粉沙参、白前、生地、葶苈、猪牙皂、知母、淡草、黛蛤散、丹皮、远志、炒杏仁(研)、枇杷叶、丝瓜络。复方投喻氏法,咳呛依然,热炽于里,形瘦气促,脉芤弦而数,舌黄中剥。似属劳损之基,切宜怡养。**紫石英**、**海石**、粉沙参、白前、牛膝、川贝、葶苈、枇杷叶、**灵磁石**、**代赭**(旋覆拌)、黛蛤散、紫菀、**石膏**(冰糖煅)、炒杏仁、淡草。(《剑慧草堂医案》)

木叩金鸣,络伤血溢,咳逆气喘,脉弦细而滑。拟方徐图。**活磁石**、葜霜、制半夏、广橘皮络、苦桔梗、甘草、云茯苓神、苏茎子、郁金、**紫石英**、川贝母、**海浮石**、**代赭石**、白茅花、藕节。(《旌孝堂医案》)

"铅"条下"咳血"案。(《南雅堂医案》)

"铅"条下"咳血"案。(《剑慧草堂医案》)

【吐血】

失血过多,营络空虚。胁肋跳动,行走喘促。从肝肾引阳下纳,希图寸效。党参、阿胶、牡蛎、熟地、白芍、**紫石英**、胡桃肉、枣仁、牛膝。

（《叶天士曹仁伯何元长医案》）

气冲络伤，失血咳呛。治以清上纳下，勿使延入怯门。熟地、杞子、枣仁、沙参、阿胶、茯神、麦冬、橘红、**紫石英**、枇杷叶。（《叶天士曹仁伯何元长医案》）

自正月间吐血，至今形瘦气短，身动尤甚，饮食仍用，大便溏，着枕卧息不安，欲得坐起。此下焦冲脉之气冲上，遂令喘咳不已，痰系脂液所化，吐咯永不清爽，下损劳怯症，最不易治。人参、**紫石英**、五味子、坎炁、石壳湖莲、琐阳、茯苓，山药粉糊为丸。（《扫叶庄一瓢老人医案》）

朱左　阳明为多血之府，太冲应亏，冲脉主一身之血，脾胃中虚，气不能摄，血从外溢，连吐不止，微有咳呛，左胁以下牵动即至，脉大而弦，少冲和之象。恐其气逆狂吐，骤见虚脱。血脱者补其气，与寻常阴亏火旺、血不归经者有别，不可过服纯阴及通络之剂。拟方慎补，更须静养为要。牡蛎炒熟地六钱，炙芪二钱，枣仁三钱，茯神三钱，归身二钱，**紫石英**三钱，炒党参三钱，怀膝一钱半，杜仲二钱，沉香三分，橘红三钱，新绛屑五分，安南桂三分（饭丸服）。如服肉桂，前方加泽泻一钱。（《孤鹤医案》）

范庆簪　年逾五十，素患痰嗽。乙酉秋，在婆骤然吐血，势颇可危。孟英诊曰：气虚而血无统摄也，虽向来咳嗽阴亏，阴药切不可服。然非格阳吐血，附、桂更为禁剂。乃以潞参、芪、术、苓、草、山药、扁豆、橘皮、木瓜、酒炒芍药为方，五帖而安。继去甘草、木瓜，加熟地黄、黑驴皮胶、**紫石英**、麦冬、五味子、**龙骨**、牡蛎，熬膏，服之全愈，亦不复发。后范旋里数年，以他疾终。（《回春录》）

"白石英"条下"血证"案。（《柳宝诒医案》）

【便血】

陈氏，脉小，泻血有二十年。经云：阴络伤，血内溢。自病起十六载，不得孕育。述心中痛坠，血下不论粪前粪后，问脊椎腰尻酸楚而经水仍至，跗膝常冷而骨髓热灼。由阴液损伤，伤及阳不固密。阅频年服药，归、芪杂入凉肝，焉是遵古治病？议从奇经升固一法。（奇脉伤）鹿茸、鹿角霜、枸杞子、归身、**紫石英**、沙苑、生杜仲、炒大茴、补骨脂、**禹余粮石**，蒸饼浆丸。（《临证指南医案》）

俞左　失血之后，痰嗽不除，便中偶见赤白垢秽而不痛，皆因气血痰热未清，脉滑疾，宜先清标疏络。鲜芦根、木槿花、霜桑叶、白茅根、白

方通、赤白芍、苦桔梗、广郁金、象贝母、紫丹参、长灯心。复诊：前方进后，气体见爽，而便后仍见血，左脉较大，阴血不靖，夹有邪热，宜清润宣肺。山萸肉、侧柏叶、白茅根、桑叶、**紫石英**（醋淬）、穞豆皮、桑葚子、荷叶蒂、象贝母、茯苓神、银花炭。三诊：便血见少，疾仍未除，幸脉象左部大退，趋于平缓，右脉更平，当滋余燥以益荣卫。霜桑叶、山萸肉、侧柏叶炭、蜜冬花、**紫石英**、藕节、象贝母、紫丹参、茺蔚子、菟丝子、鲜芦根、益母炭。（《淞滨实验录》）

【痰饮】

积湿成痰，积痰成饮，痰饮射肺，咳逆气喘，脉象弦滑。拟方获效乃吉。太子参、冬术、云茯苓、甘草、**紫石英**、紫菀茸、五味子、冬瓜仁、苏茎、灯心炭。（《旌孝堂医案》）

痰饮射肺，咳逆气喘，阳络受伤，曾经失血，脾阳不振，大便不实。肺气久虚，声音不扬，刻下吸受外邪，肝气入络，寒热不清，膺胸串痛，脉虚细而数。当先治其标，节劳静养为要。柴胡、制半夏、广橘皮络、云茯苓、旋覆花、川郁金、桔梗、甘草、紫苏茎、**紫石英**、甜瓜瓣、荷蒂、降香屑。外邪已解，拟方以图进步。百药煎、**紫石英**、广橘皮络、制半夏、云茯苓、野於术、冬瓜仁、苏茎、川郁金、笋衣、糯稻根须。丸方：野於术一两，云茯苓一两五钱，广橘皮络各八钱，制半夏一两，通络散三钱，川朴花一两，附片一两，白蔻衣一两五钱，冬瓜仁一两五钱，蟾蜍皮五钱，五加皮一两五钱，鸡谷袋二十五具，佩兰叶一两，乌饭子八钱。上为末，用淡姜渣八钱、冬瓜皮四两，煎汤泛丸，每早三钱，开水下。（《旌孝堂医案》）

痰饮二载，肺脾肾交亏，咳逆哕吐，动辄气短，脉象弦滑。拟方改重就轻可也。太子参、野於术、云茯苓、广橘皮络、制半夏、**紫石英**、大蛤蚧、五味子、冬瓜仁、淡干姜、紫菀茸、甘草、紫衣胡桃肉。（《旌孝堂医案》）

痰饮射肺，络伤失血，咳逆气促，声音不扬，再延防成虚劳。百药煎、紫菀茸、五味子、干姜、广橘皮络、桔梗、炙甘草、**紫石英**、制半夏、冬瓜仁、云茯苓、枇杷叶。案载前方，仍防成损。原方加川贝母。（《旌孝堂医案》）

金　痰气声嘶，面仰项折，久而不已，防有鸡胸、龟背之变。盖肺气上而不下，痰涎升而不降，上盛则下虚，故病象若此。宜清肺以降

逆,化痰而理气。**生石膏、紫石英**、半夏、茯苓、橘红、石决明、川贝母、蛤壳、紫菀、杏仁、竹油、姜汁。另:不蛀皂荚三枚,去皮弦子,煎浓汤一饭碗,用大枣三十枚,将汤煮烂,晒干,将汁再浸,再晒干。每日食枣五六枚。(《王旭高临证医案》)

左　肺虚久喘动肾,胃家痰热上亢,气急痰嘶,神识迷蒙。舌糙燥无津。气不至口燥,中无阳故不渴。脉至数不匀。肢振病深药浅,不易立方。鲜霍斛、左牡蛎、元参、**海浮石**、西洋参、**紫石英**、川贝、竺黄片、生地炭、河车根、盐半夏、茯苓。(《曹沧洲医案》)

宿饮哮喘,挟感秒痧,痰饮泛滥,喘促不相接续,吐泻腹痛未已,肢厥汗出,脉沉弦。喘脱堪虞。炙桂枝、木瓜三钱、霍梗、化橘红、云苓、旋覆(**代赭石**拌)、白术(土炒)、**紫石英**、焦白芍、蚕沙三钱、制朴、宋半夏、**海石、磁石**、竹茹(姜汁炒)、益元散。改方:橘红、半夏、**海石**、蛤壳、**紫石英**、苏子叶、**代赭**(旋覆拌)、云苓、川贝、牛膝、藿香、**灵磁石**、芥子、荷叶。(《剑慧草堂医案》)

欧阳(二十八岁,扬州)　痰之起伏,根乎火之升降,治法即从此推详。淡菜四钱(漂)、生蛤壳五钱(打小块)、茯苓三钱(块)、**海浮石**三钱、橘红三钱、杞子炭二钱、韭根三钱、**紫石英**五钱、沉香汁三分(磨汁)、元武头三钱(炙)。又:加猪尾骨一两、**秋石**、青蒿根三钱,煎汤去油净。(《松心医案》)

"白石英"条下"痰饮"案。(《剑慧草堂医案》)

【虚劳】

章右　荣卫两伤,虚而夹热,日常心烦内燥,良由本体过弱,兼之操劳太甚,脉象滑数,宜先治脉定烦。柴丹参、象贝母、赤白芍、菟丝子、茯苓神、蜜志肉、延胡索、夜交藤、皂角刺(布包)。复诊:肺虚有热,痰嗽不止,前方原为治本,今脉象数体已杀而滑如故,仍主定烦生津复脉。海藻、菟丝子、夜交藤、石决明、山萸肉、蜜前胡、昆布、延胡索、紫丹参、桂木、朱茯神、象贝母。三诊:生金益荣之品连进,脉象趋缓,数意已减十分之七,是大可度,再辅以扶卫方法,必不日起有功。吉林参须、柏叶、桑葚子、紫丹参、菟丝子、蜜冬花、北五味(炒研)、延胡索、桂木、山萸肉、夜交藤、蜜志肉、蜜僵蚕。四诊:脉象更缓,左关微弦,气体日见平适,但不胜劳累,是因

本质不疆,一面静养,一面以方药扶之。**紫石英**(醋淬)、菟丝子、桑葚子、石决明、海藻、山萸肉、紫丹参、桂木、北五味、云茯神、夜交藤、象贝母。(《淞滨实验录》)

多言耗气,劳倦伤形,吸气不利,痛起足跟,继贯胁肋奇经,虽非一肝肾所该,为多不入奇经之方不效也。当归、枸杞子、**紫石英**、生精羊肉、沙苑蒺藜。(《扫叶庄一瓢老人医案》)

连次小产,初伤冲任,久而督带跷维皆伤,八脉不匀约束,阴不下固,阳乃上浮。如经后期淋带晨泄,上热下冷浮肿,脊酸腰垂,耳鸣不寐等症,久损不复,必以从阴引阳,通固兼用。若非积累工夫,未得旦晚得效。人参(炒焦)、当归、补骨脂、茯苓、**青盐、紫石英**、鹿茸、炒黑小茴香、生蕲艾,蒸饼丸,服三四钱。(《扫叶庄一瓢老人医案》)

姚　虚损,百节尽痛,气急,夜卧如喘,胃呆不欲食,脉细。根本槁极,恐非草木可以为力者。都气丸(包)、**紫石英**(先煎)、川断、丝瓜络、北沙参、白芍、沙苑子、川贝母、甘草炭、**海浮石**。(《曹沧洲医案》)

"金"条下"虚劳"案。(《鞸山草堂医案》)

【痉病】

城中刘声远夫人,右脉微弱,左弦细,木燥血枯,肾阴虚损,肝风内动,火灼津液,气壅生痰,阻塞隧道,机关不利,项强肢挛,筋脉不营,神倦流涎,语言艰涩。《内经》诸风掉眩,皆属肝木。木失水滋,母病而累及乎子也。顾质弱病延,大伤神气。治本则痰水未清,治表则本元耗散,风淫所胜,治以甘寒,中土不伤,标本兼施矣。玉竹、钩钩、茯神、天麻、当归、白芍、牡蛎、炙草。又,神脉稍清,语言略爽,痰涎挛痛,仍复如前。《经》云:肝痹善痛,大筋软短,小筋弛张;肾痹善胀,尻以代踵,脊以代头。肝肾血痹,筋骨焉能流利。仍从前法加减。缓调多服为宜。早服人参、玉竹、茯神、远志、牡蛎、钩钩、天麻、**紫石英**。晚服人乳、竹沥、姜汁、梨汁、桑枝嫩尖汁,各一小杯。煎膏调入血珀末二钱、羚羊角末二钱、胆星末二钱,同炼蜜二两,熬收厚,不拘时,开水冲服。(《龙砂八家医案》)

【腰痛】

腰背作痛,少腹结瘕,下焦阳气不运也。法当温补,佐以宣通。熟地六钱、杞子二钱、归身二钱、**紫石英**三钱、小茴香三钱、於术一钱半,

熟附六分,苁蓉一钱半,金狗脊三钱。(《孤鹤医案》)

奇经暗伤,腰痛恶心。熟地黄、茯苓、杞子、**紫石英**、白薇、沙苑。(《未刻本叶氏医案》)

【月经不调】

沈辛甫妻体素弱而勤于操作,年逾四秩,汛事过多,兼以便溏,冷汗气逆,参屡进,病日以危。孟英诊曰:心脾之脉尚有根,犹可望也。予**龙骨**、牡蛎、龟板、鳖甲、海螵蛸、**石英**、**石脂**、**余粮**、熟地、茯苓为方,一剂转机,渐以向愈。汛事过多,血虚则肝风暗动,冷汗气逆,为肝阳逆厥之征,至便溏为热寻出路。参屡进,则肝风愈炽矣,故用介属重镇。**龙骨**(杵)一两,牡蛎(杵)四两,血龟板(杵)二两,血鳖甲(杵)二两,炙海螵蛸四钱,**紫石英**五钱,**赤石脂**三钱,**禹余粮**三钱,大熟地八钱(泡汤去渣,前八味先煎八钟),云苓(次入)三钱。(《王氏医案绎注》)

曹　太湖上　经期落后,带下绵绵,牙龈肿腐,心悸且嘈,两耳时鸣,口中干燥。血虚生热,湿郁为热,二者皆伤八脉也。当从八脉立方。椿皮丸:四物汤去芎,加鹿角霜、龟板胶、茯神、**紫石英**、沙参。(《曹仁伯医案》)

陈右　汛期渐后,来时腹痛腰楚,耳鸣眩晕,尺脉细软。肾阴不足,奇经亦病矣。熟地四钱,苁蓉三钱,黑豆衣三钱,杜仲三钱,归身一钱半,丹参三钱,**紫石英**五钱,香附、茯苓各三钱。经来甚适,去黑豆、茯苓,加龟胶、鹿胶、月季花。(《慎五堂治验录》)

王炳华之熄,屡次堕胎,人渐尪羸,月事乱行,其色甚淡。医谓虚也,大投补剂,其痰日甚,食少带多,遂加桂、附,五心如烙,面浮咳逆,痰壅碍眠,大渴善嚏,医皆束手,始请孟英脉之。两尺虚软,左寸关弦数,右兼浮滑,乃阴虚火炎也。然下焦之阴虽虚,而痰火实于上焦,古人治内伤于虚处求实,治外感于实处求虚,乃用药之矩矱也。爰以沙参、竹茹、冬瓜子、芦笋、枇杷叶、冬虫夏草、**石英**、紫菀、苁蓉、旋覆为方。两剂即能寐,五六剂嗽止餐加。乃去紫菀、旋覆、沙参,加西洋参、归身、黄柏,服五剂,热减带稀,口和能食,再去芦笋、冬瓜子、枇杷叶,加熟地、枸杞、乌鲗骨,服之而愈。(《王氏医案三编》)

向来经水不调,冲任脉病,医未明奇经脉络,久治无功。后患阴疟延虚,经来色淡淋滴,少腹攻触疼痛,晨必瘕泄。当通阳摄阴,非破泄真气,偏寒偏热之治。鹿角霜、补骨脂、炒当归、小茴香(炒黑)、白茯苓、炒川椒、**紫石英**、淡肉苁蓉。(《叶氏医案存真》)

年近天命,经事未停,甚则两旬一至,此度百日而行,不但经行如注,且有隐紫结块,良由气生火,火势动彻,血海不固也,再延防变。炙龟板、於术、淡芩、黄柏、藕节、血余炭、陈阿胶、白芍、蒲黄、丹皮、樗皮、十灰丸。二诊:经漏渐止,脉常带数,数则为热,热从火生,正所谓血之动由乎火也。再拟清养之中佐以益气,气足而脾可固摄矣。西洋参、玄武板、茯苓、**磁石**、淡芩、石榴皮、陈阿胶、野於术、白芍、牡蛎、莲须、柏子仁。三诊:经漏后甚,脘痞气逆,脉形左大于右,舌苔淡黄而腻,的系浊阻胃中,升多降少,肝气肆横,脾乏统摄也。制半夏、陈皮、茯苓、猪苓、姜皮、砂仁、佩叶、大腹皮、白芍、乌药、龟板、藕节、檀香。四诊:漏红虽止,脉见滑数,数有热,滑有湿浊,显系所蕴之湿浊尚未尽化,虚则肌表失护,未免辐辏新邪也。南沙参、天麻、**紫石英**、龟板、干佩叶、桑叶、石决明、茯神、制茅术、**磁石**、白蒺藜、钩钩。五诊:脉症稍佳,立方似合,再从前意出入。制茅术、於术、大腹皮、**滑石**、白檀香、半夏、桑枝、炙龟板、陈皮、干佩叶、藕节、香谷芽、**磁石**。(《汪艺香先生医案》)

【崩漏】

经停两月,恰值嗔怒,阳气升降失和,血随气行,冲任脉络不固,遂为崩漏。且血凝成大块,非血热宜凉。从来血脱必须益气,但冲任奇经在下焦,又非东垣归、芪、升、柴升举诸法所宜,须固摄奇脉之药,乃能按经循络耳。人参、茯苓、乌贼骨、鲍鱼、茜草、震灵丹(冲服)。再诊:昨拟震灵丹通摄,咸苦入阴,加人参见效。但头痛身热,是血大去,阴气不主内守,阳孤失偶泛越。景岳云:阳因阴而离散,宜从阴以收散亡之阳。两仪煎加龟甲、**秋石**主之,谅中病机。人参、熟地、茯神、龟板、**紫石英**、桑螵蛸、当归、**秋石**。(《清代三家医案合编》)

顾　髓虚,崩淋不止,筋掣痛,不能行髓虚筋痛。苁蓉、枸杞、柏子仁、茯神、川斛、**紫石英**、羊内肾、**青盐**。(《临证指南医案》)

室女经初至,必然畏热,因热求凉,致伤冲任,经漏不已,血色渐紫,腹中痛,得按略缓,是从前经至失调之故。和血脉之中,必佐通阴中之阳。杞子、沙苑、鹿角霜、人参、当归、小茴、**紫石英**、桂心。(《眉寿堂方案选存》)

漏久仍防暴行，八脉无权，虑难调治，再拟益气摄阴之剂，得效乃吉。东洋参、熟地、元武板、沙苑子、**紫石英**、**赤石脂**、白芍、桑螵蛸、山萸肉、杜阿胶、朱茯神。(《江泽之医案》)

成　冲任二脉损伤，经漏经年不瘥，形瘦肤干畏冷，由阴气走乎阳位，益气以培生阳，温摄以固下真。冲任阳虚。人参、鹿角霜、归身、蕲艾炭、茯神、炮姜、**紫石英**、桂心。(《临证指南医案》)

罗，二四，病属下焦，肝肾内损，延及冲任奇脉，遂至经漏淋漓，腰脊痿弱，脉络交空，有终身不得孕育之事。肝肾冲任虚寒。制熟地(砂仁制)、河车胶、当归、白芍、人参、茯苓、於术、炙草、蕲艾炭、香附、小茴、**紫石英**。(《临证指南医案》)

年逾五旬，经漏不止，崩证间作，兼有带下，显系肝肾八脉俱亏。皆多劳多郁所积而来，不易全愈。大熟地、枸杞子、炙甘草、山药、远志肉、炒归身、鹿角霜、**紫石英**、茯神、棕榈灰、杜仲、乌贼骨、桑螵蛸。(《辇山草堂医案》)

经漏久而不愈，肌瘦肤燥，畏冷。冲任二脉俱伤，阴气走入阳位，宜温摄以固下元，益气以培生阳。鹿角霜五分，人参二钱，白茯神三钱，炮姜八分，桂心八分，**紫石英**三钱，当归身一钱，蕲艾八分(焙，存性)。(《南雅堂医案》)

邵氏女，年逾三旬，嘉庆戊寅十二月廿七日。血崩逾月，脉虚无力，左脉虚芤。血去过多，阴亏阳弱，荣阴不守，卫阳不固。此寒热而兼厥也，深虑骤变。为此时计，亟宜扶阳济阴，俾崩止厥回，庶无他虞。人参七分(冲)，於白术一钱(土炒)，大熟地五钱，炮姜二分，伏龙肝三钱，**紫石英**三钱(煅红，醋淬三次)，旱莲草三钱，炙草八分，加炒黑荷叶一钱、血余五分(研细，冲)。服一剂，崩血大减，厥止。再剂崩停神健而寒热顿退矣。(《中医古籍珍稀抄本》)

【闭经】

陈　枫桥　月事不来者，胞脉闭也。任主胞胎，任脉为病，女子得之，往往带下瘕聚。此间带下赤色，瘕聚攻痛，如是者久矣，已属重候。加之以内热口干，咳嗽音烁，痰曾带血，少纳肉削，右脉涩，左关弦数，自下而损及于上，何从下药乎！况因病而用药物，因药物而反增其病，变作真寒假热之体，自古以来，本无治法，作法治之，难又难矣。椿根皮丸、鹿角霜、**紫石英**、归

身、北沙参、龟板、麦冬、川贝、茯苓、陈皮、西黄、烟灰。(《曹仁伯医案》)

咳呛，经停，同时发现，绵延转辗，已将一年，饮食日少，痰浊日多，气血由此亏损，形容为之消瘦，于血痨瘵，已可概见。肝脾有相侮之势，脘或痛，腹或胀；金土无相生之机，咳时作，气时逆。头有晕，互有鸣。左脉弦大，右脉弦细。损自下而至中上，疫蓄脾而贮于肺，三焦俱见受损，延为难治之症。壮水制火，令金脏得清化之权；养金柔木，使土宫无戕贼之害。海螵蛸、左牡蛎、播红白芍、怀山药、**紫石英**、茯苓、北沙参、白杏仁、半夏曲、生膝、玉蝴蝶。(《和缓遗风》)

【带下病】

由　去岁产育，赤白带下不止，腰脊酸楚，下焦八脉已伤，虑成损怯。西洋参、芡实、**紫石英**、杜仲、牡蛎、沙苑子、熟地、**赤石脂**、茯苓、当归、桑螵蛸、白芍。(《江泽之医案》)

赵　蓐损八脉，经水不来，带下频频颇多。产后下焦先虚，继及中宫，乃血液脂膏之涸，桂、附热燥，更助劫烁，此温药是温养之义，非温热之谓。人参、河车、麋茸、鹿角霜、归身、茯苓、**紫石英**。(《临证指南医案》)

脉细，淋带，小腹空痛，按之则缓，八脉空虚，温养奇经，以固摄之。黑当归、乌贼骨、厚杜仲、鹿角霜、白茯神、桑螵蛸、炒杞子、**紫石英**、潼沙苑。(《雪雅堂医案》)

背痛形凛，经阻带多，法宜温养奇经。鹿角霜、沙苑、**紫石英**、当归、小茴香、茯苓、生杜仲、羊肉。(《未刻本叶氏医案》)

此冲任病也。带多，血液下渗，厥气无涵。是以不时气逆，经事不至，即有干血之患。枸杞、白茯神、当归、沙苑、**紫石英**、小茴香。(《未刻本叶氏医案》)

蒋振辉乃室，向有腹痛带下之疾，用通经去甄之药获效，医者病家，辄称用药之妙。讵痛虽暂止，而经水自此失常，迨至旬日一下，又旬日点滴不断，累延半载，腹痛仍作，痛时少腹有块，触之则痛愈增，痛缓则泯然无迹。旧医犹引旧例，更指拒按为实之条，用尽通甄之药，以为通则不痛，而有形无形，置之弗论。自此胀痛愈增，无有缓时，及加呕逆不止，大便不通，医复于桃仁、灵脂药中，更加大黄、枳实。服下腹中窒塞，气急上冲咽嗌，四肢冷汗时出，迫切之顷，夤夜邀视，病家绝不怪前药之误，尚问巴霜丸，犹

可及否？余曰：补之不暇，尚可通乎？况腹中真气悖乱，愈攻愈散，于是以丁、蔻、附、桂、小茴、川楝，猛进二剂，所幸少年形体尚旺，俾浊阴迷漫之逆，借以潜消。后加**紫石英**、枸杞、当归、苁蓉呕进，间以归脾汤吞滋肾丸，一月方健。缘此症多由房劳过度，冲任损伤所致，医者不知端固奇经，反行破气耗血，致有此逆。最可恨者，医与病家，不知定乱反正之功，谓余为偶然之中。且议少年妇女，服此补剂，必难怀孕，嗣后每一临月，辄用通行之药，致令果不怀孕，可胜慨哉！（《得心集医案》）

冲任内隙，脉细微，腰腹痛，带下，心惕，癸涩迟滞，气滞中满，治在奇经。当归二钱（小茴五分拌炒），生牡蛎四钱，覆盆子三钱，杜仲三钱，乌药二钱，**紫石英**三钱，炒枣仁三钱，川断三钱，**化龙骨**三钱，炒白芍一钱五分，绿萼梅一钱五分。五帖。（《邵氏医案》）

【子痫】

"白石英"条下"子痫"案。（《古今医案平议》）

【产后发热】

产后五十日，暮热汗出，身动气喘，带下绵绵不断，腰脊酸软牵痛，此肝肾液亏，冲任空乏，法当通补下焦，久延怕成蓐劳。淡苁蓉、炒杞子、当归身、**紫石英**、白茯苓、生杜仲、炒白芍、五味子。（《眉寿堂方案选存》）

沈　新市，三十四岁　产后不复元，血去阴伤，骨热。大凡实火可用清凉，虚热宜以温补。药取味甘气温，温养气血，令其复元至当不易之论。但产伤之损，蓐劳病根，全在肝肾，延及奇经八脉，非缕杂治所宜肝肾与奇脉原属一家，然伤必由肝肾而及奇脉，更深一层矣。人参、鲜河车、枸杞、**紫石英**、茯神、紫衣胡桃、归身、淡肉苁蓉。（《徐批叶天士晚年方案真本》）

【产后腹痛】

陈，四一，产后四月，腰痛牵引少腹，冷汗不食营络虚寒腰腹痛。当归、羊肉、小茴、桂枝木、茯苓、**紫石英**。（《临证指南医案》）

产后结瘕，少腹胀痛。此属肝胃络虚，非有形所阻。况自汗屡泄，六脉无力，岂可投以攻剂？理宜温通为要。党参、香附、**紫石英**、肉桂、归身、艾绒、制川附、小茴、陈皮。（《叶天士曹仁伯何元长医案》）

【产后郁冒】

吴　新产阴气下泄，阳气上冒，日晡至戌亥，阳明胃衰，厥阴肝横，肝血无藏，气冲扰膈，致心下格拒，气干膻中，神乱昏谵。若恶露冲心则死矣，焉有天明再醒之理。回生丹酸苦直达下焦血分，用过不应。谅非瘀痹，想初由汗淋发热。凡外感风邪，邪滞汗解，此热昏乱，即仲景之新产郁冒也。倘失治，必四肢牵掣，如惊似风痫则危，议从亡阳汗出谵语例，用救逆法。**生龙骨**三钱，生牡蛎三钱，桂枝五分，淮小麦百粒，炙甘草三分，南枣二钱。又，气从涌泉小腹中直冲胸臆，而心下痛，巅晕神迷。此肝肾内怯，无以收纳自固。每假寐必魂魄飞越，惊恐畏惧，非止一端，救逆法镇阳颇应，但少补虚宁神，益之固之耳。人参二钱，**龙齿**三钱（捣），枣仁三钱，茯神三钱，炒黑杞子二钱，黑壳建莲肉五钱，**紫石英**一两（捣碎，用水三盏，煎减半，用以煎药）。（《临证指南医案》）

陈书伯太史令弟妇，娩后三日，发热汗多，苔黄眩悸。孟英切脉，弦细虚数。乃营阴素亏，酷热外烁，风阳浮动，痉厥之萌也。与元参、白薇、青蒿、生地、小麦、豆衣、石斛、鳖甲、竹叶，两剂，热退知饥，悸汗不止。去青蒿、白薇，加**龙骨**、牡蛎、莲心、龟板、**紫石英**而安。继又因暑风外袭，壮热如焚、渴饮不饥、睹物尽赤，改授白虎汤加西洋参、竹叶、莲杆，一啜而瘳。仍与镇摄滋潜善其后而愈。（《王氏医案》）

【产后虚损】

女　产后月余，下血如崩，营伤脾弱，肢体肿胀，气急便溏，咳呛舌白，脉形濡细。脾肺肾三焦皆病，防喘塞虚波，病机险重之症。怀山药、广陈皮、川贝母、姜皮、大腹绒、加皮、**紫石英**、红枣、茯苓、米仁、沉香屑、归身炭。（《顾氏医案》）

女　产后去血过多，营伤脾弱，肢体浮肿，咳嗽气喘，食少便溏，舌白脉细。三焦皆病，喘塞可虞，不可忽视。甘枸杞、炙甘草、**紫石英**、茯苓、生姜皮、加皮、陈皮、红枣、归身炭、川贝母、怀山药、大腹皮、沉香屑。（《顾氏医案》）

某　产后血去过多，下焦冲任空虚，跗肿腹膨，形寒面黄，脉濡，当用温养。鹿角霜三钱，补骨脂一钱，**紫石英**三钱，茯苓三钱，桂心四分，炒黑小茴七分。（《临证指南医案》）

产后下损，八脉交虚，形寒内热，骨痛耳鸣，血液日耗，生气不充，冬季不得复元，春深发泄司令，延为劳瘵矣。杞子、归身、**紫石英**、沙蒺

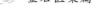

藜、茯神、莲肉。(《叶氏医案存真》)

郭,二四,产后下元阴分先伤,而奇经八脉皆丽于下,肝肾怯不固,八脉咸失职司。经旨谓:阳维脉病苦寒热,阴维脉病苦心痛。下损及胃,食物日减。然产伤先伤真阴,忌用桂附之刚。温煦阴中之阳,能入奇经者宜之下损及胃,奇脉虚。人参、鹿茸、**紫石英**、当归、补骨脂、茯苓。(《临证指南医案》)

周右 娩后失调,症见荣卫两虚,血尤不足,两脉细弱,声低息短,肢怠神疲,应首从养血益气兼调达之品治之,以冀根本充复。首乌、赤白芍、火麻仁、当归身、大秦艽、石决明、川芎、郁李仁、白芥子、盐炒棉芪、桂圆肉、**紫石英**、僵蚕、菟丝子、蜜志肉。(《淞滨实验录》)

产育颇多,冲任先伤,其咳嗽失血,呕吐涎沫,都是下元不摄,冲气上逆所致。况晨刻必泻纳下元散失之真,固之摄之,尤虑弗及。若见血见嗽,用滋清沉降,非内热肺咳,奚益于病。徒使迁延胃败,遂至废食,岂不危哉?盐水炒补骨脂、石壳莲肉、熟地炭、炒黄山药、覆盆子、五味子、芡实。再诊:前方服二剂泻止,今去补骨脂、覆盆子,加**青花龙骨**。三诊:自前方固摄之后,五六日精神颇觉向安,但寒在四肢背部,热在心前腹中,即《内经》阳虚外寒、阴虚内热之旨。然产后气虚,必自阴分伤及阳位。张景岳云:气因精而虚者,当补精以化气。况产后八脉空虚,填补方中,必佐以收拾奇经之散亡也。熟地炭、**龙骨**、湘莲、**紫石英**、五味子、人参、芡实、茯神。丸方:砂仁拌炒熟地、芡实、桑螵蛸、五味子、紫河车、茯苓、人参、远志、沙苑蒺藜,山药浆丸。(《三家医案合刻》)

产育致虚,病情多歧,不能缕分。思产后八脉皆空,损伤非在一脏一腑,所以诸恙并起,稍涉情志不适,药饵便少功效。沉痼宿恙,骤难奏功,阅病原,再诊脉,知内因虚损,小效病复,实由于此。姑拟迩日再急,在腹胀洞泄,胁腹痛,冀得少缓一二,为进商之步。人参、鹿茸、茯苓、舶茴香、**紫石英**、补骨脂。另用**禹余粮、赤石脂**等分,糯米煮糊为丸,煎前方送廿丸。(《三家医案合刻》)

张 怀妊七月,提瓮出汲,用力动胎,腹

痛血下,恶心唇青,偏产不免。阿胶、熟地、归身、莲子、糯米、蕲艾、杜仲、川断、炙草。又,卒然偏产后汗泄,瘀下如崩,去血过多,血晕不省人事,口噤风痉,脉亦散乱,频频昏厥,汗脱可危。回生丹一丸,益母草汤化服,外用醋炭熏鼻。又,血晕稍定,恶露瘀块如崩,气逆上升,厥逆若痉,神志模糊,牙关不利,脉数尺弱。产后暴虚,风阳上冒,下虚少收摄之权,深虑厥汗而脱,宗黑龙丹意。琥珀、丹参、**紫石英**、炮姜、熟地、茯苓、炒归身、炙草、益母草,煎汤代水。又,昨进镇摄之品,神清厥止,瘀下亦少。营阴大夺,风阳煽动逆升,头痛,眩晕,心悸,耳鸣,脉数,皆属虚象。摄下和营,与清魂散意。人参、茯神、熟地、丹参、石决明、泽兰、归身、料衣、炮姜、益母草,煎汤代水。(《沈菊人医案》)

夏间,牙行倪怀周室,新产数日,泄泻自汗,呕吐不纳,专科谓犯"三禁",不敢肩任。孟英诊,脉虚微欲绝,证甚可虞;宜急补之,迟不及矣。用东洋参(炙)、白术、**龙骨**、牡蛎、酒炒白芍、**紫石英**、桑枝、木瓜、扁豆、茯神、黑大豆、橘皮,投之,四剂渐已向安。余谓新产后用参大补而又当盛夏之时,非有真知灼见者,不能也。诚以天下之病,千变万化,原无一定之治,奈耳食之徒,唯知执死方以治活病,岂非造孽无穷?亦何苦人人皆欲为医而自取罪戾耶?(《王氏医案》)

【不孕】

少年怀妊恶阻,误药殒胎,十余年后不孕育,每经来周身经络暨痛,少腹瘕触寒热皆至,乃八脉交损。八脉之治,非转展不效。紫河车、归身、阿胶、**紫石英**、小茴香、蕲艾、茯苓、鹿角霜、枯黄芩,益母草膏丸。(《扫叶庄一瓢老人医案》)

【不育】

"白石英"条下"不育"案。(《叶天士晚年方案真本》)

【乳泣】

舒 乳房属胃,乳汁血之所化。无孩子而乳房膨胀,亦下乳汁,非血之有余,乃不循其道为月水,反随肝气上入乳房,变为乳汁,非细故矣。夫血犹水也,气犹风也,血随气行,如水得风而作波澜也。然则顺其气而使下行,如风回波转,不必参堵截之法,涩其源而止其流,此可与知者道也。**元精石**、**赤石脂**、**紫石英**、牡蛎、乌药、**寒水石**、郁李仁、大生地、白芍、茯神、归身、焦麦芽。(《王旭高临证医案》)

【骨折】

"自然铜"条下"骨折"案。(《辨证奇闻》)

【喉痹】

毕　洞桥圩　一阴一阳结,谓之喉痹,所痹所结,仍不离乎一阴一阳之界,然其所以致此,实系乎阳明湿热熏蒸于上,是以久而久之,地道渐形其闭,饮食难以下咽,甚至邪传奇经,带下赤白,气怯神倦,脉软头晕且眩,不克支持也,防脱。大熟地、西党参、淡天冬、牛膝、**紫石英**、川贝、当归身、鹿角霜、龟板胶、竹沥、生甘草、椿根皮。又,进前方一剂,饮食之下咽者稍易,夜来得寐,晨起畅吐浊痰。想是冲脉隶于阳明,阳明之湿热渐化,冲脉之逆气亦能稍和。然须日有起色,庶免喘脱。(《曹仁伯医案》)

鲍　素有漏疡未瘥,精液暗伤,阴虚肝火易亢,上烁肺阴,咳嗽音哑,咽痛色紫。金破不鸣之象,喉痹重症。生地、沙参、白芍、决明、牛膝、贝母、北味、**紫石英**。(《谦益斋外科医案》)

"铅"条下"喉痹"案。(《龙砂八家医案》)

【音哑】

"银"条下"音哑"案。(《松心医案》)

朱　砂

【伤寒】

有老妓金姓者,其嫂三月患头痛身热,口渴,水泻不止,身重不能反侧,日渐昏沉,耳聋眼合,梦多乱语。嘉秀医者历试,视为必死。予适吴江归,便道过檇李。访南溪吉泉二兄,吉泉兄以是证见询。且言诸医,有以补中益气汤进者,有以附子理中汤进者,二药已煎成未服,幸弟至。乞为诊之,六脉洪大,观其色内红外黑,口唇干燥,舌心黑胎,不知人事。予曰:此疫证也,法宜清解,急以小白汤进之,犹可生也。若附子理中汤,杀之耳,安可用。南溪兄问:小白何汤也。予曰:小柴胡**白虎汤**,合而一之,是也。南溪兄谓:泄泻昏沉如此,恐**石膏**不可用也。予曰:此挟热下利,但使清阳上升,则泻止热退,而神气自清。服讫,夜半神气苏醒,惟小水不利,热渴不退。予思仲景法,谓渴而身热不退,

小水不利者,当利其小水,乃以**辰砂**六一散一两,灯心汤调服之,两帖而瘳。南溪兄曰:死生信乎命也,弟顷刻不至,必服理中汤,此妇不为泉下人哉!(《伤寒广要》)

【温病】

病者卢姓,盐山人。病因:孟秋天气犹热,开窗夜寝受风,初似觉凉,翌日即大热成温病。病候:初次延医服药,竟投以麻、桂、干姜、细辛大热之剂。服后心如火焚,知误服药,以箸探喉,不能吐。热极在床上乱滚,症甚危急。急来迎愚,及至,言才饮凉水若干,病热稍愈。然犹呻吟连声,不能安卧。诊其脉近七至,洪大无伦,右部尤甚。舌苔黄厚,大便三日未行。诊断:此乃阳明胃府之热已实,又误服大热之剂,何异火上添油,若不急用药解救,有危在目前之虞。幸所携药囊中有自制离中丹(系用**生石膏**一两、**朱砂**二分制成),先与以五钱,俾用温开水送下,过半点钟,心中之热少解,可以安卧。俾再用五钱送服,须臾呻吟亦止。再诊其脉,较前和平。此时可容取药,宜再治以汤剂以期全愈。处方:**生石膏**三两,知母一两,生山药六钱,玄参一两,甘草三钱。煎汤三盅,分三次温饮下。效果:当日将药服完,翌日则脉静身凉,大便亦通下矣。(《医学衷中参西录》)

天津刘秀岩,年三十二岁,于季夏得温热病,兼呕吐不受饮食。病因:在校中宿卧,一日因校中无人,其衾褥被人窃去,追之不及,因努力奔跑,周身出汗,乘凉歇息,遂得斯病。证候:心中烦热,周身时时汗出,自第二日,呕吐不受饮食,今已四日,屡次服药亦皆吐出,即渴时饮水亦恒吐出。舌苔白厚,大便四日未行。其脉左部弦硬,右部弦长有力,一息五至。诊断:其脉左部弦硬者,肝胆之火炽盛也;右部弦长者,冲气挟胃气上冲也;弦长而兼有力者,外感之热已入阳明之府也。此证因被盗怒动肝气,肝火上冲,并激动冲气挟胃气亦上冲,而外感之热又复炽盛于胃中以相助为虐,是以烦热汗出不受饮食而吐药吐水也。此当投以清热镇逆之剂。处方:**生石膏**二两(细末),**生赭石**六钱(细末),**镜面朱砂**五钱(细末)。和匀分作五包,先送服一包,过两点钟再送服一包,病愈即停服,不必尽剂。方用散剂不用汤剂者,止呕吐之药丸散优于汤剂也。效果:服至两包,呕吐已愈,心中犹觉烦热。服至四包,烦热全愈,大便亦通

下矣。**石膏**为石质之药，本重坠且又寒凉，是以白虎汤中以**石膏**为主，而以甘草缓之，以粳米和之，欲其服后留恋于胃中，不至速于下行。故用**石膏**者，忌再与重坠之药并用，恐其寒凉侵下焦也，并不可与开破之药同用，因开破之药力原下行也。乃今因肝气、胆火相并上冲，更激动冲气挟胃气上冲，且更有外感之热助之上冲，因致脏腑之气化有升无降，是以饮食与药至胃中皆不能存留，此但恃**石膏**之寒凉重坠原不能胜任，故特用**赭石**之最有压力者以辅之。此所以旋转脏腑中之气化，而使之归于常也。设非遇此等证脉，则**石膏**原不可与**赭石**并用也。（《医学衷中参西录》）

"紫石英"条下"温病"案。（《王氏医案绎注》）

【湿温】

左　湿温病十二日，化火伤阴，舌焦干灰黄，脉数。无汗，糊语，便闭，防厥陷。鲜生地一两、鲜霍斛五钱、淡豆豉三钱（三味同打如泥），花粉三钱，鲜竹沥一两（另冲服），**元明粉**三钱五分（开水磨冲），枳实一钱（三味同服），紫贝齿（生杵，先煎）一两，杏仁泥四钱，知母三钱，朱茯神五钱，连翘三钱（**朱砂拌**），鲜芦根二两（去节）。（《曹沧洲医案》）

【瘟疫】

汉建宁二年，太岁在酉，疫气流行，死者极众。即有书生丁季回从蜀青城山来，东过南阳，从西市门入，见患疫疠者颇多，遂于囊中出药，人各惠之一丸。灵药沾唇，疾无不瘥。市中疫鬼数百千余，见书生施药，悉皆惊怖而走。乃有鬼王见书生，谓有道法，兼自施药，感众鬼等奔走若是。遂诣书生，欲求受其道法。书生曰：吾无道法，乃囊中之药。呈于鬼王，鬼王睹药，惊惶叩头，乞命而走。此方药带之入山，能辟虎狼虫蛇，入水能除水怪蛟螭。雄黄丸方：**雄黄、雌黄**、曾青、鬼臼、真珠、**丹砂**、虎头骨、桔梗、白术、女青、芎䓖、白芷、鬼督邮、芜荑、鬼箭羽、藜芦、菖蒲、皂荚各一两。上十八味，末之，蜜丸如弹子大。绢袋盛，男左女右戴之。卒中恶及时疫，吞如梧子一丸，烧一弹丸户内。（《备急千金要方》）

【心悸】

王六息乃正，产后惊悸，闻声辄死，非用力抱持，则虚烦欲死，如是累月。仲淳曰：此心脾肝三经俱虚也。用人参、酸枣仁、茯神、远志、芍药、石斛、甘草、麦门冬、五味、**丹砂**为丸，以龙眼汤吞。弥月而愈。（《先醒斋医学广笔记》）

胃弱脾虚，湿痰中蕴，上迷心窍，惊悸不安。温胆汤加冬术、制南星、沉香、**飞丹砂**。（《王九峰医案》）

某　大病之后，元气未复。兹以惊动肝胆，心悸少寐。脉细左弦。宜宁神以潜阳气。人参须（另煎，冲）一钱，於术炭一钱五分，炒枣仁二钱，茯苓（重**辰砂**拌）三钱，白归身二钱，**龙齿**三钱，川断肉三钱，炒牛膝三钱，厚杜仲三钱，炒白芍一钱五分，橘皮络各一钱。（《张聿青医案》）

惊则气乱，神出舍空，痰涎袭入，此心悸形呆，善忘不语所由来也。至月事不至，血从内并，用药亦须兼及。茯苓、香附、沉香、半夏、橘红、远志、胆星、牛膝。另，惊气丸：白花蛇、蝎、蚕、脑、麝、**辰砂**、白附、麻黄、天麻、橘红、南星、苏子。怡按：拟加丹参、琥珀、归须等，兼顾血分，乃与案语相合。邓评：心火亦宜兼清，清其火调其气，即所以行其血而通其经也。柳师所加亦妥。孙评：细察案意，由血瘀于内，夹痰热上冲致病，柳加甚合法，宜宗之。（《增补评注柳选医案》）

右　胆胃痰热不平，甚致心无所依，神无所归，虑无所定，头胀蒙，惊惕，脉滑数。宜镇肝涤邪及痰。**朱砂**安神丸四钱（包煎），连翘三钱，白金丸一钱（吞服），盐半夏三钱五分，竹茹三钱，生石决明一两（先煎），黑山栀三钱，**煅青礞石**三钱五分（先煎），**生灵磁石**三钱（先煎），竺黄片三钱，赤芍三钱五分，鲜竹沥一两。（《曹沧洲医案》）

左　肝胆痰热上亢，神机虚，语言易顿，夜少熟睡，惊惕，脉弦数。宜镇肝涤痰为法。**朱砂**安神丸四钱（绢包），连翘三钱，白金丸一钱（吞服），陈胆星七分，竹茹三钱，生石决明一两（先煎），盐半夏三钱，**煅礞石**一钱（绢包，先煎），抱木茯神四钱（**朱砂拌**），竺黄片三钱，黑山栀三钱。（《曹沧洲医案》）

心脾气血素虚，因惊恐致伤神志，胸中震动不安，时多恐畏，甚则心烦意乱，不知所从。《经》曰：胃之大络，名曰虚里，出于左乳之下，其动应衣，宗气泄也。心藏神，肾藏志，肾虚心脾失养，神不安舍，宗气无根，心肾乖离，危症也。熟地、洋参、冬术、归身、枣仁、远志、九节菖、怀药、**磁石**、**丹砂**、炙草。（《王九峰医案》）

心怯神伤，兼有痰火，恐惧不安。东洋参、茯神、冬术、麦冬、九节菖、远志、**磁石**、**丹砂**。（《王九峰医案》）

心烦不寐，惊悸神呆，由肝郁生风所致。小川连五分，法半夏一钱半，**辰拌**麦冬二钱，郁金一钱半，茯神二钱，**煅龙齿**四钱，柏子霜一钱半，净枣仁三钱，丹皮一钱半，加橘叶二张、竹茹四分。复：制洋参一钱半，净枣仁三钱，**煅灵磁石**三钱，龙胆草一钱，黑山栀一钱半，**辰砂拌**麦冬二钱，茯神三钱，法半夏一钱半，新会皮一钱。丸方：桂圆制西洋参一两五钱，元生地四两，龙胆草一两，茯神二两，**辰砂拌**麦冬三两，半夏曲一两五钱，黑山栀一两五钱，沉香末五钱，炒枣仁二两，橘叶五钱，瓜蒌仁二两，细菖蒲一两，为末，煎钩藤汤泛丸，每服四钱。（《孤鹤医案》）

"金"条下"惊悸"案。（《王九峰医案》）

"金"条下"惊悸"案。（《沈俞医案合钞》）

"金"条下"惊悸"案。（《丹溪治法心要》）

"金"条下"惊悸"案。（《松心医案》）

"铁"条下"心悸"案。（《名医类案》）

"紫石英"条下"心悸"案。（《淞滨实验录》）

【胸痹】

文学顾六吉 胸中有奇痛，不吐则不安者，已历两载。偶为怒触，四十日不进浆粥，三十日不下溲便，面赤如绯，神昏如醉。终事毕备，以为旦夕死矣。余视其脉，举之则濡，接之则滑，是胃中有火，膈上有痰，浸淫不已，侵犯膻中，壅遏心窍，故迷昧乃尔。以沉香、**海石**、胆星、瓦楞子、牛黄、**雄黄**、天竺黄、**朱砂**、冰、麝为细末，姜汁、竹沥和沸汤调送。初进犹吐其半，继进乃全纳矣。随服六君子加星、香、姜、沥，两日而溲便通，三日而糜饮进。调摄百余日，遂复其常。（《里中医案》）

【不寐】

大产后气血交亏，心脾并损，素多痰火，乘虚内扰心神，不安不寐。温胆汤加东洋参、熟地、枣仁、远志、**丹砂**、粟米。（《王九峰医案》）

陆 多病者必须药物，前病既多，服药不少，姑置勿论。就夜来不寐言之，是阳跷脉满也，然满则固然不寐，而夜间仍有寐时，即得寐时容易惊惕而醒，又属肝经伏热，不能藏魂所致。且先藏之。真珠母丸：真珠母、熟地、当归、人参、枣仁、柏子仁、茯神、犀角、**龙齿**、沉香。又

肝已藏魂，夜能自寐。然肝之火，相火也；心之火，君火也。君火一动，相火无不随之而动，养化肝经固佳，清补心经更妙。真珠母丸、银花、**朱砂**安神丸，米饮汤送下。（《曹仁伯医案》）

夜不得寐。《济生》归脾汤加川连、**龙齿**、**辰砂**。（《三家医案合刻》）

心阳过耗，肝胆之火，翕然从之，以致神气浮越不寐，汗多。治宜收摄心阴，以寂神志。**朱砂**拌茯神、枣仁、牡蛎、五味、炙黑甘草、淮小麦、麦冬、南枣。（《三家医案合刻》）

又 神识略安，夜不得寐，胸脐间时时闪烁欲动，乃内风不熄也。进补心法。生地、丹参、元参、茯神、枣仁、远志、菖蒲、天冬、麦冬、桔梗、**朱砂**。（《临证指南医案》）

表兄赵文林之妻，年近三旬，得不寐证，兼心中恒惊悸。病因：因家中诸事皆其自理，劳心过度，因得不寐兼惊悸病。证候：初苦不寐时，不过数日偶然，其过半夜犹能睡，继则常常如此，又继则彻夜不寐。一连七八日困顿已极，仿佛若睡，陡觉心中怦怦而动，即暮然惊醒，醒后心犹怔忡，移时始定。心常发热，呼吸似觉短气，懒于饮食，大便燥结，四五日始一行。其脉左部弦硬，右部近滑，重诊不实，一息数近六至。诊断：此因用心过度，心热耗血，更因热生痰之证也。为其血液因热暗耗，阴虚不能潜阳，是以不寐；痰停心下，火畏水刑，是以惊悸。其呼吸觉短气者，上焦凝滞之痰碍气之升降也。其大便燥结者，火盛血虚，肠中津液短也。此宜治以利痰、滋阴、降胃、柔肝之剂，再以养心安神之品辅之。处方：**生赭石**八钱（轧细），大甘枸杞八钱，生怀地黄八钱，生怀山药六钱，栝蒌仁六钱（炒捣），天冬六钱，生杭芍五钱，清半夏四钱，枣仁四钱（炒捣），生远志二钱，茵陈钱半，甘草钱半，**朱砂**二分（研细）。药共十三味，将前十二味煎汤一大盅，送服**朱砂**末。复诊：将药连服四剂，心中已不觉热，夜间可睡两点钟，惊悸已愈十之七八，气息亦较前调顺，大便之燥结亦见愈，脉象左部稍见柔和，右部仍有滑象，至数稍缓，遂即原方略为加减，俾再服之。处方：**生赭石**八钱（轧细），大甘枸杞八钱，生怀地黄八钱，生怀山药六钱，龙眼肉五钱，栝蒌仁五钱（炒捣），玄参五钱，生杭芍五钱，枣仁四钱（炒捣），生远志二钱，甘草二钱。共煎汤一大盅，温服。效果：将药连服六剂，彻夜安睡，诸病皆愈。（《医

学衷中参西录》）

费伯元患烦躁不眠，医见苔白，投以温药，因而狂妄瘛疭，多方不应。孟英视之，左脉弦细而数，右滑，乃阴虚之体，心火炽、肝风动而痰盛于中也。先以犀、羚、桑、菊息其风，元参、丹皮、莲心、童溲清其火，茹、贝、雪羹化其痰。左细数为血分阴虚，左弦细合狂妄瘛疭为阴虚而心火炽、肝风动，右滑为痰盛于中。镑犀角、羚次尖（同先煨八钟）各四钱，冬桑叶四钱，杭白菊三钱，元参片（泡冲，去渣）一两，粉丹皮二钱，莲子心一钱，姜竹茹四钱，川贝母（杵）八钱，整荸荠一两，淡海蜇二两（先煎）。随与三甲、二至、磁、朱潜其阳，甘麦、大枣缓其急，地黄、麦冬养其阴，渐次康复。续方去犀、羚、桑叶，加牡蛎（杵）四两、血鳖甲（杵）二两、血龟板一两、女贞（杵）五钱、旱莲草四钱、**灵磁石**一两、大**辰砂**八钱，三甲、磁、朱先煨八钟，取汤代水煎药；更方去丹皮、竹茹，加生粉草三钱、北小麦四钱、大枣（擘，先）一枚；再更方去童溲、贝母，加大生地八钱、花麦冬四钱。（《王氏医案绎注》）

郭　人身魂藏于肝，肝有伏热，则魂气不得安其舍，而浮越于上。凡惊魇不寐、忡悸诸病，由于此者诚多。贵体木火本旺，偶因五志烦扰，心肝两脏，失其静守之常，则魂魄不能相抱，每于将寐之时，神魂有浮越之象。若身之精气，有生发而无敛藏，积久恐有厥晕之变。拟用道藏补心法，增入龙牡磁朱丸，以交构之、镇摄之，常服久服，乃能奏效也。西洋参、丹参、元参、大生地（烘研）、远志炭（甘草汤浸）、大熟地（制膏）、枣仁（川连煎汁，拌炒）、云茯神、大麦冬、归身（蒸熟炒）、黑山栀、白芍、丹皮、**龙骨粉**（煅研）、牡蛎（煅，水飞）、**磁石**（煅）、**大劈砂**（水飞，留半为衣）。上为细末，另用龙眼肉煮汁和熟地膏泛丸，**辰砂**为衣。每临卧开水送下三钱。（《柳宝诒医案》）

"金"条下"不寐"案。（《先醒斋医学广笔记》）
"金"条下"不寐"案。（《评选继志堂医案》）
"紫石英"条下"不寐"案。（《王氏医案绎注》）

【头痛】

长灿垣明府述久患头痛，风药、血药、痰药遍尝无效。余曰：方书多分头痛、头风为二门，然其痛一也。浅而近者名头痛，深而远者名头风。今按脉浮弦，此远年头风也，宜服芎犀丸。原文云：治偏正头风，鼻流臭涕，服他药不效者，此决效。嗣知其连服三料竟不复发。川芎、**朱**

砂（水飞）、**石膏**（研）、麦冬各四两。（《临证医案笔记》）

陈云谷之子，年十四岁，四月中旬，自馆中回家，偶戏水傍，一人在后，慑之曰师来，因惊而手扑于水，头面俱湿，仅身不落水耳。走归夜卧，身发热，头苦痛，至清晨，烦躁不安，胡言乱语，及问之，欲言而不能出声。彼家延儿医视之，谓：六脉浮紧，此伤寒症也。表气郁冒，以致里气不舒，故烦乱，宜大汗之。用五积散，令密室重覆，汗出透衾。明日，手足搐搦，项背强直，气出不纳，自汗不语。更儿医数人，惟投抱龙丸、钩藤散、惊风之药，不得少效，医者束手，病家悲号。始以予非儿科，故不延治，其族叔陈少塘曰：医顾明理何如耳，何论大小？因求疗于余。诊其两寸浮数而散，关尺沉弱而涩。此症初起，本因惊恐伤其肝肾二经之气分。《内经》曰：惊则气乱。胡言乱语，气乱故也。问之语不能出声者，气下故也。此时以平肝镇心之中少佐以壮气血之药，病当自愈，乃误认为伤寒而发其汗，汗多则亡阳，变而为痉，强直搐搦，盖痉症也。《内经》曰：阳气者，精则养神，柔则养精。今阳气竭，血无所附以养筋，故不柔和也。阳气尽浮于外，故气不纳而自汗。不语者，内之元阳将尽。急用大料参、芪为君，以救垂绝之阳；归、芎、天麻、生地为臣，以养肝经之血；白芍、酸枣仁、五味为佐，以收耗散之心神；生甘草、麦冬为使，生津液，以彻浮游之火。二剂，诸症顿减。复以**朱砂**安神丸间服之，旬日而如故。（《保元堂三世医案》）

【眩晕】

头晕多痰，心悸少寐，坎离不交，心志不宁。以苦泄安神，自然安适。川连、**辰砂**拌麦冬、枣仁、丹参、橘红、法半夏、云茯神、**龙齿**、橘叶、竹茹。（《何澹安医案》）

钱国宾治陈叔明，幼年多读，抱学贫居，自甘清淡，有品士也。至三旬外，一见日光即觉昏晕，渐至见光昏晕，遂坐于帐，凡有隙处莫敢窥，如是二十年矣，诸药遍尝。亲友怜其品行，时以升斗周之。与诊，乃阳虚阴极之症，须返本还元之药可治也。用首经、人乳、脐带、胎发、**秋石**，炼蜜丸如芡实大，**朱砂**为衣，三更时服下一丸，月余更愈。适钱有此丸，因与之也。（《续名医类案》）

"金"条下"眩晕"案。（《张聿青医案》）

【中风】

钱左　脉至右寸关浮滑而大，此为痰火蒙闭清窍，神识模糊，言语不清，痰壅络脉，仰卧如尸，不能转侧，左脉见数。症属温邪内恋，以正气不足，无力散邪外达，留于中焦，势成棘手。勉商凉透解托之法，以冀百一。竹心一钱，茅根六钱，芦根一两，鲜菊叶三钱，银花三钱，花粉一钱，黄芩一钱，犀角（冲）一钱，洋参四钱，六一散三钱，生熟谷芽二钱，北沙参六钱，加珠子一钱、犀黄一分。上药研末，和竹油半杯，冲于药内。另将紫雪一钱，用竹心、灯心、菖蒲泡汤，于未服之前缓缓与服。又诊：投凉透解托，转则自如，知饥进谷，津津有汗，遍体俱到，邪能外达，此生机也。但虚人善变，调理不可不慎。原方加**朱砂**拌茯神一钱五分。（《王乐亭指要》）

许右　暑伤气分，神情倦息，邪走心包，昏迷似睡，脉至左寸独大，其余少力少神，起病即见目盲者，肝肾之阴伤也。今按脐震动如梭，龙相之火不能潜藏，窟宅飞越乎上，恐有厥脱之虞，势在危险，无从下手。然坐视不救，亦非仁者之心。勉商壮水育阴，以制肝肾之虚阳妄动，轻灵护托，以泄心胞之暑邪蒙闭。倘得神情清爽，乃是转机。甘菊二钱，钩钩八钱，石决一两，生地一两，白芍一钱，黑栀一钱，洋参五钱，枣仁五钱，川贝二钱，茯神三钱，远志七分，麦冬二钱，羚羊一钱，薄荷梗一尺，**朱砂**一分，犀尖一分。研细末，用竹油十匙，前药冲服。（《王乐亭指要》）

阳亢阴虚，烦躁妄言无寐，苟非镇静，焉得神清。议乙癸同治，熄内风，和阳扰为近理。水制熟地、茯苓、生白芍、**磁石**、泽泻、山药、丹皮、**辰砂**。（《眉寿堂方案选存》）

清水桥李右，二十岁，脉来鼓指，一索可征。素怀咳逆，金水大伤，不时失红，咽喉下关胀痛，声出不扬。此少阴虚、阳明旺，风痰内结，极重之候，他日产后，入损最易。牛蒡、川贝、甘中黄、阿胶、元参、生地、射干、连翘、生蛤壳、黑山栀、竹油、珍珠粉、雪羹[用荸荠四个，海蛰（漂去石灰、矾性）一两]。又，吹药方：犀黄一分，**滴乳石**一钱，**月石**三分，青黛五分，真珠一钱，人中白一钱，薄荷一钱，**辰砂**一钱。（《养性轩临证医案》）

某　筋脉抽掣，风阳鼓动。熟地、牡蛎、杜仲、黄菊、远志、鹿筋、鸭血、桑枝、首乌、石决明、杞炭、丹皮、**辰砂**、茯神、半夏。（《松心医案》）

顾　风阳鼓动，脉显其形。丸方：熟地、**龙骨**、黄明胶、河车、茯神、鳔胶、首乌、**辰砂**、枣仁、牡蛎、石决、菟饼、杜仲、羊腰子、羊尾。（《松心医案》）

烦心，木郁火炽，心液日亏，清窍被痰所蒙，言语謇涩，或致直视噤口，脉两关浮弦无序。此类中基也，暂从凉化法消息之，总以节烦为上。羚角片、细生地、生山栀、秦艽、煨天麻、炒黄芩、佛手、生甘草、橘红、竹茹、菖蒲、**辰砂**拌茯神。（《重古三何医案》）

年逾五十，无端而舌强言謇，眼目昏花。此类中之萌也。大熟地八两，萸肉三两，麦冬肉一两，远志一两，石菖蒲一两，五味子一两，党参三两，川斛三两，杭菊二两，稽豆衣三两，**灵磁石**一两，**辰砂**三钱，炼蜜为丸。（《徐养恬方案》）

王　肝阳不潜，化风上僭。右半体麻抽作痛，脉弦。肺气燥结，宜表里兼顾。桑叶、石决明、全瓜蒌、夜交藤、丝瓜络、粉丹皮、白蒺藜、淡苁蓉、料豆衣、**磁朱丸**、浙菊花、钩藤钩、黑芝麻。（《曹沧洲医案》）

"金"条下"中风"案。（《续名医类案》）

"金"条下"中风"案。（《张聿青医案》）

"银"条下"中风"案。（《松心医案》）

【痴呆】

左　痰热上升，神思迷糊，脉滑而不畅，健忘心乱，急宜泄降主方。上川连五分（盐水炒），陈胆星一钱，抱木茯神五钱（**朱砂**拌），白金丸三钱五分（吞服），全瓜蒌五钱（切），**青礞石**三钱五分（煅，先煎），带心连翘三钱（**朱砂**拌），竹沥一两五钱（冲），盐半夏三钱，紫贝齿一两五钱，远志肉一钱，炒九节菖蒲七分。（《曹沧洲医案》）

【健忘】

"铅丹"条下"健忘"案。（《柳宝诒医案》）

【癫狂】

郡中蒋氏子，患时证，身热不凉，神昏谵语，脉无伦次。余诊之曰：此游魂证也。虽服药必招其魂，因访招魂之法。有邻翁谓曰：我闻虔祷灶神，则能自言。父如其言，病者果言曰：我因看戏小台倒，几被压受惊，复往城隍庙中散步，魂落庙中，当以肩舆抬我归。如言往招。明日延余再诊，病者又言：我魂方至房门，为父亲冲散，日魂卧被上，又为母亲叠被掉落，今不知所向矣。咆哮不已。余慰之曰：无忧也，我今还汝。因用安神镇魄之药，加猪心尖、**辰砂**，绛帛包裹，悬药罐中煎服。戒曰：服药得寝，勿惊醒

之，熟寐即神合。果一剂而安，调理而愈，问之俱不知也。（《洄溪医案》）

阳同寿，胃脘疼痛，渐至狂妄无知，亲疏不识。诊脉弦细而数，弦乃木郁，数乃火生，细为水少，乃肾阴素亏，肝失濡泽，又因事刺激，木郁火生，渐成此狂妄无知之症也。因询及近日环境何如，均示有同室操戈之事，气郁良多，又素知禀性刚介，不肯下人，稍有拂意，最易恼羞成怒，激动肝阳。初之胃脘疼痛者，木郁凌土也。今之狂妄无知者，肝火横发也。医能于脘痛时，急用柔肝泄热、开郁补水之方，何至肝火无制，亢龙有悔哉（肝为角木龙，其性刚悍，言肝火最亢）。且前方反多投姜、附刚燥，以助肝阳，所以痰随火生，心窍被窒，神明出入，尽失灵机，狂谬之症以成也。与龙胆泄肝汤加硝、黄荡涤，直折肝火，冀大泄几次，方克有济。不料病家以泄伤元气为忧，方更衣一次，不许再泄，不得已嘱磨力参服下止之。狂虽稍定，旋又如前矣，是火邪略经荡涤稍为戢小之故。仆因掣肘辞治，又坚留不许，允此后任用何药，不再干涉也。复与前方荡涤，始奏敷功，再以**朱砂**安神滋阴补水，加柴、芍平肝善后。（《邹亦仲医案新编》）

治同县城东太学姓刘字永怀，脚痿风痰癫案八十九。癫症自实而论，不外风火痰血与热与虫；自虚而论，不外心虚而见精神恍惚，肾虚而见火浮上起。而究实之所因，又不外邪在于内于下，传之于外于上而癫作；或怫于内于下，久而不泄而癫成；并或有虫内积攻心，而致多疑而癫起。病虚之故，或因心肾素虚，加之嗜欲过度，劳力有损，及或用药过当，而致心有所塞，痰有所闭。合此数者以究病情，似于癫之一途，毫无余义。岁嘉庆丁巳孟夏，有县太学姓刘字永怀者病狂，经医多时多人，而致两脚强直莫移，心则或癫或狂，手虽较脚稍软，而却挥霍不定。奈初视其形症，面色带紫，诊其肝脉浮洪独见。并问病时医教服鸡，几至逾墙越屋，而狂愈发，旋服芦荟逼痰等丸，其火差熄，但仍或狂而燥，或癫而唱，二便不知，日衣服事甚艰。余思此症形色如是，似属有火，仍照旧医原单增改，酌用熟地三钱、龟板一钱、胆星一钱、胆草五分、**龙骨**一钱、首乌一钱，以润其燥，以制其狂，嘱其日服一剂。次早再诊，病仍如故，六脉惟肝独浮独洪，遂嘱照单再服二剂。是夜人益昏迷，至早再诊，视其面色仍然如初，觉喉微有痰声，复诊

其脉，肝虽冲突，而觉有些滑大。余欲顿改前单，大进姜、附、苓、桂以泄其水，因见病家有疑药燥火生，姑以苓、半、生姜先试，而附与桂未投。是时服之无恙，至晚召余复诊，余见肝脉稍平，知是水泛木浮之征，而喉仍有痰声。反覆细审，并见面多紫赤，上虽有余，止属火浮，而下两足强直，实是火衰脾不甚健且挟有风有寒，一切呆药，似不应投。故即进用极辛极燥极热之药，如苓、桂、姜、附、广、半、砂仁、术、香、仙茅、淫羊藿、乌药、乳香之类。病家见余开单，心大诧异。余谓：此症治法，毫不可易。因问余于今晚是否在此坐守？余曰：甚可，但速将此药投。是夜服之无事，次日诊视肝脉稍平，于是信余颇笃。其脚总是屈伸不能，仍将原单日服二剂不歇，如是者已十有余日矣。余因有事在府甚迫，旋即告辞，所服余药，自首至尾已越三十余剂之多，诸症十减三四，嘱其日后仍照原单加减投服，又服二十余剂，忽然双脚能移，此是药功，而癫狂仍在。初托伊亲到余商改是单，余因有狂，恐服前药过燥，改用润药略平，而服未应，兹又托亲坚请。余思是病在初，脏非甚阴，故有癫狂兼起之变，因医用凉过当，少火日见损削，壮火日见滋甚，以致下虚上实，及余极力温补下元，逐其虚冷之风，脚虽稍健，而旧飞越之痰、之火、之气、之血牢结于心而未逐，以致痰痹则癫作，痰开则狂起。但病虽狂，而禁则止，仍是假狂之谓。余谓治癫治狂之药甚多，其在心热心火发狂，治不越乎黄芩、黄连、知、柏、**石膏**、**辰砂**；虚火虚热发癫，治不越乎**灵砂**、硫、附、五味、沉香、故纸，及或人参、麦冬。发狂而用透心透肝之品，药不越乎犀角、羚羊角、**朱砂**、**磁石**；发癫而用透心透肝之品，药不越乎菖蒲、远志、薄荷、麝香。实火实痰上冲作狂，治不越乎**磁石**、**礞石**、胆星、贝母；虚火虚痰上冲作癫，治不越乎广半、生姜、附子、天麻、白附。若是癫因死血，则有乳香、没药、郁金、香附可施；癫因虫起，则有乌梅、川椒、雷丸、木香、丁香、**雄黄**、巴霜可投。是以真狂，则凡一切附、桂燥药须忌，而清润宜投；假狂，则凡一切生地、熟地须忌，而甘温宜进。今审怀老之病，实是上有余而下不足，水有余而火不足，急须除阴内邪以绝其根，外敛浮阳以防癫作，兼通心痰气血，则癫可除而狂亦随癫止。于是拟用附子四钱，以补少阴之火；茯苓三钱，半夏三钱，以泄在中痰水；菖蒲一钱，远志八分，以通心中

之气；**白矾**五分，郁金一钱，乳香八分，没药五分，以逐在心死血；沉香五分，故纸八分，五味十粒，以引少火归肾；木香、乌梅、川椒，以除久积之虫。如是服至月余而效自见。但此病根已深，真元已亏，浑身皆是浮火与痰与血凝结，若不确实审究，竟作实火实热以治，必致不救。此症过用凉剂，以致两足俱痿、硬直不移。吾师大温中宫，兼治风寒，服药百剂，而足顿起，行动略舒。惜其口腹不慎，药有断歇，病愈载余而症复发莫起，可奈之何？门人张廷献。（《锦芳太史医案》）

天津黄象三，年二十岁，得神经错乱病。病因：心中忿郁，久之遂致神经错乱。证候：心中满闷发热，不思饮食，有时下焦有气上冲，并觉胃脘之气亦随之上冲，遂致精神昏瞀，言语支离，移时觉气消稍顺，或吐痰数口，精神遂复旧。其左脉弦而硬，右脉弦而长，两尺皆重按不实，一息五至。诊断：此乃肝火屡动，牵引冲气胃气相并上冲，更挟痰涎上冲以滞塞于喉间并冲激其脑部，是以其神经错乱而精神言语皆失其常也。其左脉弦硬者，肝血虚而火炽盛也；右脉弦长者，冲气挟胃气上冲之现象也。方书论脉有"直上直下，冲脉昭昭"之语，所谓直上直下者，即脉弦且长之形状也。其两尺不实者，下焦之气化不固也，因下焦有虚脱之象，是以冲气易挟胃气上冲也。此当治以降胃、敛冲、镇肝之剂，更兼用凉润滋阴之品，以养肝血，清肝热，庶能治愈。处方：**生赭石**一两（轧细），**灵磁石**五钱（轧细），生怀山药八钱，**生龙骨**八钱（捣碎），生杭芍六钱，玄参五钱，柏子仁五钱，云苓片三钱，清半夏三钱，石菖蒲三钱，**镜面砂**三分（研细）。药共十二味，将前十一味煎汤一大盅，送服**朱砂**细末。复诊：将药连服四剂，满闷发热皆大见愈，能进饮食，有时气复上冲而不复上干神经至于错乱，左右之脉皆较前平和，而尺部仍然欠实，拟兼用培补下元之品以除病根。处方：**生赭石**一两（轧细），熟怀地黄八钱，生怀山药八钱，大甘枸杞六钱，净萸肉五钱，生杭芍四钱，玄参四钱，云苓片二钱。共煎汤一大盅，温服。效果：将药连服六剂，诸病皆愈，脉亦复常。（《医学衷中参西录》）

肝藏魂，肺藏魄，魂升魄降，一阴一阳之各有其常也。此间之病，魄之降者，一无所关；魂之升者，独擅其奇，始而见所未见，继而闻所未闻。男女话长，分居左右，此无他，婴儿姹女，天各一方，而实黄婆之不媒以合也。夫黄婆属土，土中湿热生痰，以致"天五地十"之生成失其所主，累及肝魂之不附中而出之于上。欲治其上，势必先奠厥中。人参、茯苓、半夏、獭肝、冬术、炙甘草、陈皮、**磁朱丸**。（《叶天士曹仁伯何元长医案》）

管　忧思惊恐，伤及心肝脾三脏，神志不安，言语错乱，喜笑怒骂，不寐，神气浮越，阳不潜降，痫症久延，法当安神。生龟板、远志肉、囫囵**辰砂**、牡蛎、茯苓、夜交藤、石菖蒲汁、**灵磁石**、枣仁。（《沈菊人医案》）

陆炽夫，住王宅。前年逾三旬，体素丰腴，性恋温柔，加以诵读太过，心神肾精俱伤。壬午二月患心神恍惚，即请医，治用熟地、牛膝、龟、鹿等味。医云：元气大虚，阴阳交脱。见其方案危急，心中惶惶，服药后精流如注，少顷面赤汗淋，足冷至膝，神识无主，或诵读文章，或哭或笑，乃延所亲嘉邑黄翰卿诊，用大剂救逆加附子，流精得止，汗不肯收，神狂，扬手掷足，不知人事，饮食亦废。至足冷面赤突至则神狂益甚，坐起殴人。黄云：阳气虽回，尚未稳妥。因荐余同议，乃于前方去桂、附、炮姜，加小麦、白芍、百合、莲子、**磁**、**朱**等，三剂狂定而默默不语；佐以化痰，如姜沥、竺黄，廿剂而神清能语，渐思饮食。盖是症也，素体丰腴，外有余而内不足，房室竭其肾精，诵读伤劳其神而耗其气，三宝皆虚。医者但知虚则用补，参、地、归、膝是补，不知虚固当补，而房劳为患，精已伤矣，岂容牛膝之滑；丰腴之体，气阳亏矣，岂容参、地之腻，汗淋精滑不亦宜乎。幸得救逆汤立挽垂绝之阳，所以未致性命付之乌有。然阳虽已回，不得阴精以涵之，仍有阳从上越之虑。不观古人"阳欲上脱，阴下吸之；阴欲下脱，阳上吸之"之论乎？故选用甘、麦、**龙**、蛎、莲、桃、冬、枣、**磁**、**朱**、参、芍、杞、龟等类滋阴以潜阳，涩精以敛汗，不及百剂，果获全功，神思如昔。询其病中诸事，皆不能自知，岂非精竭而神无依附哉？神清后，左肢痿废，指尖时木，或麻或肿，乃血液不荣筋骨，而痰饮阻滞枢机，以其体丰故也。疏以桑枝、竹沥、络石、参、乳、蒲、桃为膏，日服，至十一月废肢亦起。拟膏方调理而健。甲申春月偶患鼻塞咳呛，血从痰出，自以为痨病也，日用燕窝、山药、白及、阿胶，愈止愈多，诊脉时述因出外而得。曰：无恐也，此乃风温入肺。叶氏所谓"上焦病"也。呛血者，咳破肺络耳。若因循误治，成痨亦不远矣。遂以桑菊饮出入，五帖而咳血咸止，其头上汗出，时时惊悸，是属正虚痰盛，阳气上升，法当扶正化痰，介属潜阳，另方录下。南沙参、蛤壳、**飞辰砂**、川贝、西洋参、牡蛎、**灵磁石**、竹茹。（《慎五堂治验录》）

同寅某之夫人，年约三十，素患疯魔，时愈时发，遍访名医，百无一效。嗣来渝城，复患寒热往来、食入即吐之症。延余视之，诊其脉杂乱无伦，即用小柴胡汤加减，两剂新病悉退，请余治其疯魔。询知此病业经数载，寒温补泻无所不服，祈神禳解均无效验。余即用磁砂丸，然此丸能治癫狂，盖**朱砂**禀南方之赤色入通于心，能降无根之火而安神明，**磁石**禀北方之黑色入通于肾，吸肺金之气以生精，坠炎上之火以定志，神志清明，狂病自已。殊不知病者一见此丸即大骂不休，谓是何人用此毒药杀害于我，夺药弃地，拼死不服。余令杂以他药进之，亦谓何必欺我，仍用此毒药。盖因内有**朱砂**，凡鬼皆以**朱砂**为火也，是以畏之，始终不服，不数日，因夫出署，闭户自缢而死。闻此妇素行端谨，不知是何冤孽，卒不可解释也。世人须当多行善事，以忠孝为本，若负命债，虽隔世亦要偿还，此亦天道之当然，各宜猛省法术终无益也。（《温氏医案》）

都凤巢，年三旬，得癫狂失心证。病因：心郁生热，因热生痰，遂至癫狂失心。证候：言语错乱，精神昏愦，时或忿怒，时或狂歌，其心中犹似烦躁，夜不能寐，恒以手自挠其胸，盖自觉发闷。问之亦不能答，观其身形似颇强壮，六脉滑实，两寸尤甚，一息五至。诊断：人之元神在脑，识神在心，心脑息息相通，其神明自湛然长醒。生理学家谓心有四支血管通脑，此即神明往来于心脑之路也。此证之脉，其关前之滑实太过，系有热痰上壅将其心脑相通之路杜塞，遂至神明有所隔碍，失其常性，此癫狂失心之所由来也。治之者当投以开通重坠之剂，引其痰火下行，其四支血管为痰所瘀者，复其流通之旧，则神明之往来自无所隔碍，而复湛然长醒之旧矣。处方：**生赭石**两半（轧细），川大黄八钱，清半夏五钱，**芒硝**四钱。药共四味，先将**赭石**、半夏煎十余沸，加入大黄煎两三沸，取汤一大盅，入**芒硝**融化温服。方解：方中重用**赭石**者，其

重坠之性能引血管中之瘀痰下行也。复诊：三日服药一次（凡降下之药不可连服，须俟其正气稍缓再服），共服三次，每次服药后通下大便两三次，似有痰涎随下，其精神较前稍明了，诊其脉仍有滑实之象，身体未见衰弱，拟再投以较重之剂。盖凡癫狂之甚者，非重剂治之不能愈也。处方：**生赭石**二两（轧细），川大黄一两，**芒硝**四钱，甘遂钱半（细末）。药共四味，先煎**赭石**十余沸，入大黄煎两三沸，取汤一大盅，入**芒硝**融化，将服时再调入甘遂末。三诊：将药如法煎服一剂，下大便五六次，带有痰涎若干，中隔两日又服药一次（药中有甘遂，必须三日服一次，不然必作呕吐），又下大便五六次，中多兼痰块、挑之不开，此所谓顽痰也。从此精神大见明了，脉象亦不复滑实矣，拟改用平和之剂调治之。处方：生怀山药一两，生杭芍六钱，清半夏四钱，石菖蒲三钱，生远志二钱，清竹沥三钱，**镜面砂**三分（研细）。药共七味，将前五味煎汤一大盅，调入竹沥，送服**朱砂**细末。效果：将药如法煎服数剂，病遂全愈。（《医学衷中参西录》）

罗谦甫治入国信副使许可道，到雄州，诣罗诊候。罗诊之，脉中乍大乍小，乍长乍短，此乃气血不匀，邪气伤正。本官云：在路到邯郸驿中，夜梦一妇人著青衣，不见面目，用手去胁下打了一拳，遂一点痛，往来不止，兼之寒热而不能食，乃鬼击也。罗曰：可服八毒赤丸。本官言：尝读《明医录》中，见李子豫八毒赤丸，为杀鬼杖子，遂与药三粒，临卧服，明旦下清水二斗，立效。又进白海青陈庆玉子，因昼卧于水仙庙中，梦得一饼食之，心怀忧虑，心腹痞满，饭食减少，约一载余，渐瘦弱，腹胀如盅，屡易医药，及师巫祷之，皆不效，不得安卧。罗诊之，问其病始末。因思之，此疾既非外感风寒，又非内伤生冷，将何据而治？因思李子豫八毒赤丸，颇有相当，遂与五七丸服之，下清黄之涎斗余，渐渐气调，而以别药理之，数月良愈。此药有神验，合时必斋戒沐浴，净室澄心修合。方以**雄黄**、**矾石**、**朱砂**、附子（炮）、藜芦、牡丹皮、巴豆各一两，蜈蚣一条，八味为末，蜜丸如小豆大，每服五七丸，冷水送下无时。（《名医类案》）

"金"条下"癫狂"案。（《王氏医案绎注》）
"金"条下"癫狂"案。（《续名医类案》）
"金"条下"癫狂"案。（《慎五堂治验录》）
"金"条下"癫狂"案。（《张聿青医案》）

"金"条下"癫狂"案。(《吴门治验录》)
"铅"条下"癫证"案。(《清代名医医案精华》
"铅"条下"癫证"案。(《名医类案》)
"铅"条下"癫狂"案。(《青霞医案》)
"铅"条下"癫狂"案。(《王孟英医案》)
"铁"条下"癫狂"案。(《杏轩医案》)
"铁落"条下"癫狂"案。(《王孟英医案》)
"铁落"条下"癫狂"案。(《王九峰医案》)
"白石英"条下"癫狂"案。(《柳宝诒医案》)

【痫证】

《素问·大奇论》以心脉满大、肝脉小急皆为痫瘛，又以二阴急为痫厥。良由肾水不能承制心火，肝燥筋急为患。从手足少阴、足厥阴论治。大熟地、败龟板、川黄柏、白知母、灵犀角、羚羊角、柏子仁、黄郁金、宣木瓜、**灵磁石**、大块**朱砂**。(《问斋医案》)

万密斋治汪前川子，年四岁，七月病惊搐，医以拿法掐止之。八月连发二次，仍用掐法，九月又发。万曰：痰聚成惊，惊久成痫。幼科拿法，即古之按摩法也。病在营卫者可用之，使营卫之气行，亦发散之意。病在脏腑，则不能去矣。久则痰塞心窍，不亟治，必成痼疾，古所谓五痫者，自此得之。因立方以黄连泻心中之邪热为君；枳实、半夏去胸中之积痰为臣；**朱砂**、**寒水石**之坠以安其神为佐；甘遂逐上焦之痰饮，麝香以利窍为使。神曲作糊，丸如龙眼大，每服一丸，用獖猪心，铜刀批开，纳丸其中缚煮，待心熟取丸，和心服之，并饮其汤，名曰断痫丸。服猪心五个乃愈。(《续名医类案》)

金　痰浊内闭，木火扰之而上蒙也。先不寐而后神呆肢冷，唤之不醒，脉数舌红。肝阳不靖，久发不已，即为痫证。姑与化痰泄木，须缓剂调之。太子参、丹参、元参、川贝母、广郁金(**明矾化水拌炒**)、胆星、姜半夏、麦冬、天竺黄、白茯神、远志(川连煎水炒)、橘红、竹沥、姜汁为丸，**飞辰砂**为衣。(《柳宝诒医案》)

王左　二月，酒客多痰，无非湿热，蒸窨而致痰病，延久每多袭成痫厥之虞。盖痰以阳明为窟宅，加以肝胆阳升，痰郁为病，其变百出。诚如王隐君所云。今诊脉象禀质六阴，重按弦滑，舌边微绛，中后黄腻。拟以黄连温胆汤，大意未知妥否。元参、化陈皮、全栝蒌、鲜石菖蒲、真川连、宋半夏、**海石粉**、川郁金、炒枳实、朱茯神、焦山栀、鲜竹茹。又，舌绛脉滑数，陡然神识不清，妄言妄动，心无主张，目赤颧红，不饥不便，此痰火风也。昨拟黄连温胆法未能获效，此证治法总不离乎清火豁痰、熄风安神之剂，仍仿昨法，略大其制，以折其标，未识当否，附方候政。元参、化陈皮、**海石粉**、陈胆星、**礞石滚痰丸**、真川连、仙半夏、石决明(青黛五分拌打)、川郁金(**明矾五分拌打**)、枳实汁、全栝蒌、黑栀(**辰砂一分拌打**)、竹沥、鲜石菖蒲(二钱，捣汁和冲)。(《凌临灵方》)

一参伯王摺庵公子，患痫七年，诸医罔效，召余治。以追风祛痰丸、安神丸二丸兼进，半年而愈，逾四年未发。复因不善保守，病发如前。差役复求余治，余以此方制药一料，投之辄效，迄今数年不发，气体已复原矣。余因此方治痫屡验，故名曰医痫无双丸。南星一两、半夏一两(二味用**白矾**、皂角、生姜煎汤，浸一日夜透，切片，随汤煮干，去矾、皂、姜不用)，川芎三钱、归身(酒洗)、**软石膏**各一两，天麻七钱，僵蚕五分，生地黄(酒炒)一两，荆芥穗五钱，**辰砂**五钱，川独活五钱，乌犀角五钱，白茯苓(去皮)、拣参各一两。(《寿世保元》)

顾　因惊动肝，神魂不藏、不能守舍，不语不寐，痫症有年，且拟安神镇摄。囫囵**朱砂**、石菖蒲汁、茯神、远志、龙眼肉、牡蛎、猪心血拌丹参、人参、**龙骨**、枣红、鸡子黄。(《沈菊人医案》)

一小儿惊后成痫，予制一方，天水散一料，研为细末，分作三剂，一剂二两三钱，入真青黛碾匀，名清魂散，寅卯时煎竹叶汤调服一钱，以平肝火；一剂二两三钱，入朱砂末(水飞)五钱，名安神散，巳午时煎灯草汤调服，以镇其神；一剂二两三钱，入**真轻粉**二钱，研匀，名定魂散，申酉时煎淡姜汤服，以去其痰，旬日而安。(《幼科发挥》)

"金"条下"痫证"案。(《冯氏锦囊秘录》)
"金"条下"痫证"案。(《南雅堂医案》)
"铅"条下"痫证"案。(《治验回忆录》)
"铅"条下"痫证"案。(《医学衷中参西录》)

【神昏】

后又有一江西逃难者，吴姓妇，寓花厅巷，寒热后，亦七昼夜不眠，谵语妄言，音低而短，脉细舌淡。余以郑声法治之。用参、术、熟地、当归、白芍、丹参、半夏、秫米、胆星、云苓、橘红络等，**飞辰砂**三分(冲服)，以此类养血化痰、和胃安神之剂，四服而减，十服而愈。亦见乱离中之

多神思间病也。此两症同为谵妄,而治法虚实迥异,因并记之。(《三衢治验录》)

强右 扬手掷足,揭去衣被,多言妄语,纯乎阳邪见症,所嫌右脉细微欲绝,左脉亦细微无根。病势极险,勉商一方,以冀万一。洋参一两二钱,生地三两,丹皮二钱,川连四分,犀角尖一钱,灯心五寸,豆卷三钱,谷芽(生炒)二钱,菖蒲五分,竹心一钱;另用**朱砂**一钱、犀黄一分,研极细末,和匀冲服。又,昨投大剂托透清解之方,大便两次连得,秽浊异常。今神情稍安,然不足为喜,尚在险途。不外前法,能日夜醋饮,以冀药力到时,可望转机。洋参一两二钱,生地三两,丹皮三钱,川连四分,犀尖一钱,山栀一钱,连翘心一钱五分,豆卷三钱,谷芽(生)二钱,远志四分,胆星五分,茯神三钱,菖蒲五分,竹心一钱,灯心五寸,车前(盐水炒)二钱,银花二钱,另用**辰砂**一钱、西黄一分研冲服。(《王乐亭指要》)

戈存橘治一人,大热八九日,已经汗下而热不退,烦躁目赤,拘急沉重,六脉洪盛。曰:此热在三焦,闭塞经络,津液营卫不通也。以三黄**石膏**加**辰砂**末,连进三服而愈。(《张璐医学全书》)

黄姓,二十,因夜行感风露而病,病二三日,忽大饥馁,食饮数倍于常,后即狂躁谵语,耳聋目暗,大小便闭,寻衣摸床,撮空理线,面色赤黄。脉形促代。(案)此岁令月令相兼,而成太阴火湿之疾。其症谓之癃闭,抑所谓闭者开之,宜早用大汗之法,可以变轻。夫汗而曰大汗,兼吐也。今脉息促急,正大闭之候,奈予适有京口之行,今且酌用二剂后,可令吾徒顾生药田治之。广郁金四钱(酒炒),香薷三钱,香附三钱,赤芍一钱,鬼箭羽钱半,猪苓钱半,葛根钱半,砂仁二钱,绿豆粉钱半,**皮硝**钱半,蒌仁三钱。日服一剂,夜服一剂。 释:此戊午年大暑后八日方也。八方虚风,夜感甚易,固不必尽在太乙游宫之日也。人犯一虚,皆易致之。汗之不早,而岁令、月令相挟,而成胶固之疾矣。此刻客运太商,月建木土,客气属太阴湿土主事,火齐水化之年,阴土因火而湿热粘滞,阳金遇火而熔铸坚实,故有癃闭之象。所谓初起可用吐法者,太商属庚金阳明之所主也,阳明之戊土既开,斯太阳之己土不至于大闭。今既耽延而失事机,只得清散阳明,且为开导太阴之先声耳。太乙游宫说,见二卷。后一日换方。(案)药田子曰:此疾盘踞坚城不下,将如药田之非穰

苴何!只得仿先生之法而用之。但病势沉重,外托难清,将来恐不免于入里耳。郁金四钱,苍术三钱,厚朴钱半,天南星钱半,**朴硝**一钱,木香一钱,降香末一钱,半夏钱半,红花八分,生姜钱半,竹沥二合,露蜂房一钱(茶清洗,炙存性)。照上服二剂。 释:方仍前意,只清金燥土之味较前觉力锐耳。按:露蜂房色灰白而味甘平,乃阳明金土之药,本胡蜂之津液结成,又受雾露清凉之气,所以主治惊痫瘛疭、寒热邪气,又薄膜空虚,有似人之膈膜,故能治表里膜外之邪,为上焦清热祛风之妙品。世医以其有毒而弃之,独不思《周礼》聚毒以供医事者,何谓也哉?又不闻仲祖鳖甲煎圆已用之乎?江成忠志。服前方,狂躁稍减。(案)药田子曰:病有渐退之机,只脾经之气未舒,故犹滞而未下达。郁金三钱,砂仁钱半,广藿香三钱,木香钱半,夏枯草钱半,木通一钱,枳实二钱,桔梗钱半,香附子二钱,熟军钱半,猪苓钱半,泽泻钱半,芦根三钱。照上服三剂。 释:此方利气去湿,人所易晓,惟夏枯草近时专用为肝经药,不知。《本经》谓气味辛寒,禀金水之气,而内消坚积,上清火热,又能使水气上行环转,故与泽泻、木通同用,使水气上行,以清其火而利其湿也。后二日换方。服前方,觉胸胁微响,而积滞究未下行。(案)药田子曰:热入胃经,而三焦之火不能下济,湿滞过盛也。生山栀二钱,元胡粉钱半,野荸荠粉二钱,枳壳钱半,藿香二钱,天花粉三钱,天冬三钱,芸香二钱,降香末钱半,山萸肉钱半,熟军钱半,柏子仁二钱,大青叶三钱,水菖蒲根钱半(淡盐水炒),芦根二钱。照上服二剂。 释:火盛水衰之岁,天地否塞之人未有不为后天之未济者。盖火冒于上,非降之所能下,故用萸肉从少阳之木火以引之,用甲木以化己土也。又恐屡用寒峻,有碍生生之气,故用柏实之甘平以除风湿,而兼芳香醒脾之意,备病愈之后,土气易复。用芸香亦是此意,兼有活血解毒之功也。水菖蒲利湿开郁,功用颇捷,但嫌走泄过甚,故用微咸以制之,但令散结而不致伤气。此皆师传心法,因体师心而不敢秘耳。服前方,积滞连下,谵语间作,遍身搔痒,舌燥唇裂,目黄脊痛。脉洪长。(案)药田子曰:得易溃之城,而无可守之资,如宋赵葵之入汴京然,贼虽逸而主不能守,招徕之功亦不易也。且大贼虽逸,而小腆不靖,亦须剿除也。生首乌四钱,熟首乌二钱,茯苓二钱,黄芩二钱,鲜生地三钱,枳实钱半,阿魏钱半,石菖蒲钱半,寒食面三钱,木通钱半,生山栀钱半,木贼一钱,白茅根二钱,大青叶二钱,紫背浮萍三钱,**明雄**一钱。服三剂,日一服。 释:太阴

之湿热，非得太阳之水气以滋之，则里热无所泄；非行太阳之正气以照之，则表湿无由清，夫妇之义也。但太阳之气，必借肾经真水以养之，而后黄赤二道运行乃归乎常度，此浮萍、木贼所以随首乌、生地而用之也。且木贼性能制木，与大青、黄芩俱兼平治少阳之意。盖火盛水衰之年，相火易动，前之养其势以化己土之郁者，权也；今之平其气以安戊土之位者，经也。经、权得，而用药之能事过半矣，余俱清理阳明之品而已。利后觉渴欲饮水，勉进焦米汤半盏，尚未贪食。(案)药田子曰：病愈矣。天门冬三钱，黄芩二钱，黄柏二钱，黄连五分，麦门冬三钱，**朱砂**六分(研)，阿魏一钱，白芍钱半，青木香钱半，当归钱半，川芎一钱，苍术三钱，陈香橼八分，稻根五钱，陈萝卜蘡二钱。释：此立秋日方也。月建改属申金，合于天运之太商，故药用清阳明之燥火者为多。阳明之火一清，而金水之气日益滋长。斯泰交之象见，而既济之功成矣。(《医学穷源集》)

徐右　寒热二发，忽而汛至。热入血室，夜则神昏谵语撮空，天明略醒，耳聋便泄，腹鸣气喘，咳嗽鼻扇，白疹密密，齿垢干黑，舌质淡，苔干糙，脉疾。投小柴、玉女、达原无效。危急之秋，勉予牛黄膏合交加法，清气血之燔。丹皮三钱，川贝三钱，杏仁霜三钱，鲜石斛五钱，郁金三钱，桑叶三钱，黑豆卷三钱，鲜生地四钱(姜汁拌)，牛黄二分(冲入)，琥珀五分(冲入)，**飞辰砂**五分(冲入)，冰片二厘(冲入)。神清症减，少腹痛拒按。前方加桃仁、全当归，去杏仁。(《慎五堂治验录》)

"青琅玕"条下"神昏"案。(《王乐亭指要》)

【谵语】

李葛峰太守景峄曰：凡谵语者，皆心为痰所摇。应用鲜猪心一具，将**辰砂**一钱、甘遂二钱，合研为末，藏猪心中，外用牛粪煨热，取出药末，和作两丸。再将猪心煮汁，和丸吞下，即愈。时苏州有人患此迷病，服此方而愈，李所目击，故转以告余，因记之。(《医方丛话》)

【戴阳】

扬州皮市街马源兴老东马某，年六十外，病笃，棺衾悉具，冥锭已焚，托友来邀，一决死期。远近按其六脉，沉细欲绝，观其舌苔厚腻而滑，头面赤肿庞然，两目俱合，俨然大头瘟也，不进汤水已数日矣。予曰：脉病相反，是戴阳症，非大头瘟也。第不知何以致此，详询得病始末，索阅逐日方案，因悉先患脑疽，经京口某外科包治溃脓之后，日进羚羊、生地、**石膏**清寒等

剂历四十余日，法未稍变，脓泄脓消之后，创口渐合，尚有一孔，仅流清水，一日忽寒热大作，某医生曰外症已愈，此系新感实邪，应请另延方脉。治之方脉，某曰此系春温，投以辛凉清散，服后寒热未退而头面红肿。历更多医，皆曰大头瘟。迭进普济消毒饮、银翘散并生地、元参、麦冬、**石膏**、羚羊等剂，外敷大黄锭、青井底泥等药，肿势益剧，危象并现，奄奄待毙。谓其二子曰：尊翁之病非大补气血不足以回垂绝之阳，爰订十全大补汤加干姜、附子等品，外以回阳玉龙膏敷之。惟时病家亲朋问病者纷集于旁室，见予之方，莫不惊诧，以为头面红肿如火，反进大热大补之剂，速其死矣。予谓二子曰：他医有法可救则请从他医，如其束手，则予法尚有一线生机之望。如不谓然不用，亦无妨也，请远我方，免贻口实。二子泣曰：诀计服之，死亦无憾。予去后，二子聚亲友而谋之，咸曰与其坐而待毙，不如仰药而亡，乃以一剂分两服进之。次日，肿消一半，再进肿消大半，三剂面肿全消，而脑疽创口流脓矣，舌苔化而脉神起。是日日中，忽发狂笑不止，议者以为药太补太热，毒气归心，病家亦以为疑，诘问所以。予亦莫名其故，沉思久之，忽悟《内经》有"心气虚则恐，实则笑不休"之文。因谓之曰：心阳久越在外，得桂附之大力追回，心气暴实，所以发笑。乃以**朱砂**、茯神、丹参、琥珀四味进之，一服笑止。仍以十全大补加减调理，未逾月而全瘳。(《药园医案》)

【肝风】

"金"条下"肝风"案。(《临证指南医案》)

【梦交】

"金"条下"梦交"案。(《医验随笔》)

【郁证】

"赤铜屑"条下"郁证"案。(《王氏医存》)

【厥证】

章养云室患感，适遇猝惊，黄包二医皆主温补，乃至昏谵痉厥，势极危殆，求诊孟英，证交三十八日，脉至细数无伦，两手拘挛，宛如角弓之反张，痰升自汗，渴饮苔黄，面赤臀穿，昼夜不能合眼。先予犀、羚、贝、斛、元参、连翘、知母、花粉、胆星、牛黄、鳖甲、珍珠、竹黄、竹叶、竹茹、竹沥为方。三剂两手渐柔，汗亦渐收。又五剂，热退痰降，脉较和，而自言自答，日夜不休，乃去羚、斛、珠、黄，加西洋参、生地、大块**朱砂**两许，服之聒絮不减，复于方中加青黛、**龙**、牡，服二

剂,仍喋喋不已。孟英苦思数四,径于前方加木通一钱,投匕即效。次日,病者自云前此小溲业已通畅,不甚觉热,昨药服后,似有一团热气从心头直趋于下,由溺而泄,从此神气安谧,粥食渐加,两腿能动,大解亦坚,忽咽肿大痛,水饮不下。孟英曰:余火上炎也。仍予前方,更吹锡类散而安。惟臀疮未敛,腿痛不已,乃下焦气血伤残,改用参、芪、归、芍、生地、合欢、山药、麦冬、牛膝、石斛、木瓜、桑枝、藕肉,数服痛止餐加,又予峻补生肌而愈。病情为温补助邪,肝风大动。血鳖甲四两(镑),镑犀角、羚次尖各四钱,石斛一两(开水先炭煨八句钟,取汤代水煎药),川贝母(杵)四钱,元参片(开水泡冲,去渣)八钱,连翘壳三钱,酒炒知母四钱,南花粉四钱,陈胆星(炖和服)八分,西牛黄(研和服)二厘,濂珠粉(舌药送)一分,天竹黄三钱,鲜竹叶(次入)二钱,姜竹茹三钱,姜竹沥两大酒杯(冲)。嗣去羚、斛、珠、黄,加西洋参三钱、大生地八钱、大块**朱砂**一两二钱,复加飞青黛一钱、**龙骨**(杵)一两、牡蛎(杵)四两,终加细木通一钱。下焦气血伤残方:潞党参三钱,生西芪三钱,箱归身二钱,酒炒白芍一钱半,大生地八钱,合欢皮一钱半,怀山药三钱,花麦冬四钱,制牛膝七分,石斛(先煎)一两,陈木瓜三钱,酒炒桑枝三钱,连皮藕肉(切先)一两。(《王氏医案绎注》)

"金"条下"厥证"案。(《汪艺香先生医案》)
"金"条下"厥证"案。(《张聿青医案》)
"金"条下"厥证"案。(《王氏医案绎注》)
"金"条下"厥证"案。(《曹仁伯医案论》)
"铁精"条下"厥证"案。(《陈莲舫医案》)
"铁线粉"条下"厥证"案。(《续名医类案》)
"紫石英"条下"厥证"案。(《古今医案按选》)

【呃逆】

详观一百十一号(《绍兴医药学星期报》)所登之案,其呃逆终不愈者,以其虚而兼郁也。然观其饱时加重,饥时见轻,知病因之由于郁者多,由于虚者少。若能令其分毫不郁,其呃当止。郁开呃止,气化流通,虽有所虚,自能渐渐复原。特是理虚中之郁最为难事,必所用之药分毫不伤气化,俾其郁开得一分,其气化自能复原一分,始克有效。拙拟《医方篇》中载有卫生防疫宝丹,原系治霍乱急证之方,无论其证因凉因热,皆屡试屡验。后有沈阳赵峻峰,得温病甚剧,舁至院中,求为诊治,数日就愈,忽作呃逆,昼夜不止,服药无效。因思卫生防疫宝丹,最善行气理郁,俾一次服五十粒,呃逆顿止。又数日有陈姓患呃逆证,旬日不止,眠食俱废,精神疲惫,几不能支。亦治以卫生防疫宝丹,俾服八十粒,亦一次即愈。由斯知卫生防疫宝丹,治呃逆确有把握,无论其为虚、为郁,用之皆可奏效也。盖方中冰片、薄荷冰为透窍通气之妙药,而细辛善降逆气,白芷善达郁气,**朱砂**能镇冲气之冲逆,甘草能缓肝气之忿激,药非为呃逆专方,而无一味非治呃逆必需之品,是以投之皆效也。(《医学衷中参西录》)

【腹痛】

每食后即腹痛,痛止又能饮食,痛无定处,时作腹痛时止,恶心呕吐,视其面色黄瘦而唇则红。余曰:凡腹痛脉当沉弱,今脉反洪大者,由于口腹不节过也,宜扫虫煎加干姜,先逐其虫则痛自已,然后温养脾胃以杜其源。青皮、小茴香各一钱,槟榔、乌药各半钱,细榧肉三钱(敲碎),吴茱萸一钱,乌梅二个,甘草八分,**朱砂**、雄黄各五分。研极细末,将前八味用水一盅半煎八分去渣,随入后二味,再煎三四沸搅匀,徐徐服之。(《临证医案笔记》)

【泄泻】

右 肝失调达,气火升腾,心惕肉跳,舌红,头空,大便艰难而硬,今转为便溏,食阻艰运,午后形寒,目垂。本虚病深不易调理。旋覆花三钱五分(绢包),**磁朱丸**四钱(绢包),朱茯神四钱,炙鸡金三钱,**代赭石**四钱(煅,先煎),炒香枣仁三钱五分,归身三钱五分,沉香曲三钱(绢包),煅瓦楞粉一两(包),丹参三钱五分,白芍二钱,陈佛手三钱五分,柏子仁四钱。(《曹沧洲医案》)

"金"条下"泄泻"案。(《医学穷源集》)

【痢疾】

家妹年七岁,下痢纯血,时丁倭乱徙,避吴中,医者已辞救矣。先宪副公语:不肖当可救否? 曰:痢疾起于气滞,儿欲饮以万病解毒丹下之编者注:万病解毒丹即《是斋百一选方》卷十七记载的紫金锭。紫金锭:山慈菇(去皮,洗,焙)、文蛤(即五倍子,洗,焙)各二两,千金子仁(研去油,取霜)一两,红芽大戟(去芦,洗,焙)一两半,麝香三钱(《外科正宗》方加**朱砂**、雄黄各三钱,其他方书多遵该二方,但有的组成药物与剂量略有出入),疏通其气,庶几可治。乃磨服一锭,未可,因再磨服一锭,厥明大下,即进粥两瓯,其

病遂愈。以此知解毒丹之效,神妙莫比。一名紫金锭子,具载方书。(《上池杂说》)

【霍乱】

辽宁寇姓媪,年过六旬,得霍乱脱证。病因:孟秋下旬染霍乱,经医数人调治两日,病势垂危。证候:其证从前吐泻交作,至此吐泻全无。奄奄一息,昏昏似睡,肢体甚凉,六脉全无。询之犹略能言语,惟觉心中发热难受。诊断:此证虽身凉脉闭,而心中自觉发热,仍当以热论。其所以身凉脉闭者,因霍乱之毒菌窜入心脏,致心脏行血之机关将停,血脉不达于周身,所以内虽蕴热而仍身凉脉闭也。此当用药消其毒菌,清其内热,并以助心房之跳动,虽危险仍可挽回。处方:**镜面朱砂**钱半,粉甘草一钱(细面),冰片三分,薄荷冰二分。共研细末,分作三次服,病急者四十分钟服一次,病缓者一点钟服一次,开水送下。复诊:将药末分三次服完,心热与难受皆愈强半。而脉犹不出,身仍发凉,知其年过花甲,吐泻两日,未进饮食,其血衰惫已极,所以不能鼓脉外出以温暖于周身。处方:野台参一两,生怀地黄一两,生怀山药一两,净萸肉八钱,甘草三钱(蜜炙)。煎汤两大盅,分两次温服。方解:方中之义,用台参以回阳,生怀地黄以滋阴,萸肉以敛肝之脱(此证吐泻之始,肝木助邪侮土,至吐泻之极,而肝气转先脱),炙甘草以和中气之漓。至于生山药,其味甘性温,可助台参回阳;其汁浆稠润,又可助地黄滋阴。且此证胃中毫无谷气,又可惜之以培养脾胃,俾脾胃运化诸药有力也。效果:将药两次服完,脉出周身亦热,惟自觉心中余火未清,知其阴分犹亏不能潜阳也。又用玄参、沙参、生山药各六钱,煎汤服下,病遂全愈。(《医学衷中参西录》)

沙蜮即霍乱之属,以目陷、脚麻为异,腹痛、吐泻、肢冷、脉伏皆同,乃射工虫毒,故其症如中毒。然宜刺曲池、委中、十指尖出血,及刮痧等法。《椿田医话》射影汤挽之。制附子、油肉桂、香白芷、山慈菇、鸡心槟榔、川厚朴、草果仁、射干、**龙齿**、雷丸、琥珀、鬼箭羽、**朱砂**、**雄黄**、**枯矾末**、净黄土、人中黄。(《问斋医案》)

【积聚】

刘 瘕聚攻触中脘,心痛映背,呕吐涎沫。凡久病,病必在络,络空必成胀满。已经旦食苟安,暮食痛呕,其胃中清阳久失旋运之司,饮食尚助呕胀,焉能承受汤药,病退无期,颇为棘手。阅古方书,于久病有形,通剂是议。先拟通阳,改投小丸。一味阿魏丸,**朱砂**为衣,服五分。(《种福堂公选良方》)

"自然铜"条下"积聚"案。(《东皋草堂医案》)

【疟疾】

久疟针挑,汗出乃止,经脉邪去,络脉留邪,胁下遂结疟母,按之坚,形高突。四年带病,仍然能食便通,其结聚不在肠胃,药下咽入胃入肠不效,盖络脉附于脏腑之外廓耳。生鳖甲(青色刮去衣)四两,穿山甲(炙)二两,五灵脂(烧至烟尽为度)二两,麝香五钱(忌火,另研)、**辰砂**五钱(忌火,另研水飞)。上药各研,净末分两加入阿魏一钱,同捣丸,饥时服二钱。(《眉寿堂方案选存》)

"云母"条下"疟疾"案。(《医学穷源集》)

【淋证】

吕沧洲治一妇,年盛嗜酒,且善食,忽疾作,肌肉顿消,骨立。诊其脉,则二手三部皆洪数,而左口尤躁疾。曰:此三阳病。由一水不能胜五火,乃移热于小肠,不癃则淋。其人曰:前溲如脂者已数日。语未竟,趋入卧内溺,及索其溺器以视,则如饪釜置烈火,涌沸不少休。吕以虎杖、**滑石**、**石膏**、黄柏之剂清之,痛稍却,而涌沸犹尔也。继以龙脑、**神砂**末,蘸之以椑柿,食方寸匕,沸辄止。(《名医类案》)

【癃闭】

"紫石英"条下"癃闭"案。(《名医类案》)

【关格】

邓学文,初起小水短赤,继则腹胀便秘,已服硝、黄寒下之药,腹愈窒塞,更进车前渗利之药,尿愈涓沥,胀闭欲死。危迫之际,延余往治。至时呃逆呕吐,汤水难入。审知素多酒色,湿热壅于膀胱,冷积聚于胃腑,故前阻小便,后塞大肠,气无下降之权,只有升逼之势。细察人迎、气口两脉,紧急可骇,症属关格已极,势在难挽。举家苦劝求治,勉为推寻。因思胃腑冷积,当宗热以攻之,辛以通之。膀胱湿热,宜遵寒以清之,温以化之。于是攻与赤金豆,化与滋肾丸。连进未呕,昼夜三服,俾浊污升逼之气,方得下降于沟渎。不再剂,诸症悉痊。赤金豆,景岳亦名八仙丹。巴霜、天竺黄、木香、皂角、**朱砂**、丁香、**轻粉**、生附子(切,略炒燥)。滋肾丸(便闭门)。(《得心集医案》)

【阳痿】

某 阳道不举,举则即泄。可以丸药图之。大熟地八两,党参八两,首乌六两,**龙骨**二两,诃子肉五分,**朱砂**五钱,五味子八钱,杞子二两,牡蛎四两,金樱子三两(去毛),菟丝子三两,覆盆子一钱。炼蜜为丸,再用**朱砂**为衣。彭溧阳丸方:大诃子皮五个,**白龙骨**八两,**朱砂**二钱五分,砂仁五钱(上方即秘元丹,亦名秘真丸)。上为细末,取糯米煮烂糊丸如绿豆大,用**朱砂**二钱五分、泛上为衣,空心淡盐汤中滴入煮酒少许,送下两丸。(《曹仁伯医案》)

【遗精】

遗滑之证,有梦属心,妙香散主之;无梦属肾,固精丸主之;脾胃湿热,猪丸主之。妙香散用人参一两、黄芪一两、山药二两(姜汁炒)、远志一两(炒)、茯苓一两、茯神一两,所以补其正;**丹砂**二钱、麝香二钱,所以解其邪;木香二钱半、炙甘草二钱半,交和于中;桔梗二钱,载引于上,使正气旺而邪惑不侵,则遗泄可愈矣。上为末,空心温酒下二钱。又考王荆公方,于本方中去黄芪、山药、二香,加益智仁二两、**五花龙骨**二两,则稍兼固涩之意也。是方亦治惊悸郁结。固精丸用鹿茸二具、鹿角霜(分两同)升固督脉,以督脉主一身之阳也。真阳不固,则用**阳起石**五钱以提之。强阳用事,则用韭菜子五钱以抑之。苁蓉(浸淡)一钱、五味五钱、巴戟肉五钱、制附子五钱,皆峻补真阳之品;**石脂**五钱、**煅龙骨**五钱,拦截精窍;茯苓五钱,淡渗经气,使诸药归就肾经,以成封固之功也。猪丸系刘松石方,用白术四两健脾胜湿,白色苦参三两坚肾去湿,牡蛎四两咸寒、清热止遗,丸以猪肚一具,煮烂捣药为丸,属水中之土,能厚胃泄水,空朝米饮送下。久服不独止遗,即劳瘦之人,亦可使之肥也。(《医学举要》)

心肾不交,遗精多梦,真阴下虚,冲气易升,脐下至心筑筑动气。左乳之下,又名虚里,宗气不足,其动应衣。六脉皆弦,法当温补。紫河车、大熟地、枣仁、远志炭、麦冬、白芍、归身、炙草、牡蛎、茯神,蜜丸,**朱砂**为衣。(《沈芊绿医案》)

吐血之后,营阴内伤,心肾之气不交,梦交不泄。大熟地、茯神、枣仁、麦冬、湘莲肉、**朱砂**、炙甘草、左牡蛎。(《沈芊绿医案》)

太平桥戴 梦泄遗精,勤而又久,近更举

念则泄,肾失封藏之职,心失神明之主矣。急秘其元。**龙骨**一两,大诃子皮五只,砂仁五钱,**朱砂**五钱。为末,取糯米粥糊丸如桐子大,另有**朱砂**为衣,朝服二粒,盐酒送下,晚服三粒,冷水送下。(《延陵弟子纪要》)

肝司疏泄,肾司封藏。二经俱有相火,其系上属于心。心为君火,心有所动则相火翕然而起。此遗泄之所由生。先服荆公妙香散加减,安神秘精。东洋参八钱,白茯苓神各五钱,炙远志五钱,益智仁五钱,**花龙骨**八钱,**丹砂**二钱五分,炙甘草五钱。为末,酒调服。(《王九峰医案》)

孙左 向有遗精,肾水空乏,肝阳上升,扰神则心悸,外越则为汗,上升则头眩耳鸣。脉象虚弦。非壮水不足以涵木也。元武板六钱(先煎),**煅磁石**三钱,麦冬(**辰砂**拌)三钱,女贞子三钱(酒蒸),生牡蛎六钱,生白芍三钱,黑豆衣三钱,阿胶珠二钱,辰茯神三钱,大补阴丸二钱。淡盐汤晨服。(《张聿青医案》)

白眼属肺,黑眼属肝,瞳人属肾,目胞属脾,目系属心。精滑四载有余,肾水阴精交损,不能上注于目,卒然瞳人背明,肾实精空,尾闾穴痛,形容颓败,食少多眠。服药以来,饮食稍加,精神渐振,遗泄渐稀,能间二三日。目光如电光,神光不敛,可之黑白分明,瞳人之中,并无烟障之气、混绿之色,非内障可比。仍以固肾填精、敛精化液之品,为丸缓治。第少壮年华,服药寡效,非其所宜。还元丹去地骨皮,加东洋参、羚羊角、紫河车、白术、芡实粉、牡蛎粉、菟丝子、五味子、**煅灵磁石**、**辰砂**、归身,金樱子膏和丸。(《王九峰医案》)

纪州大井氏,壮年患浊,茎痛发疳,愈后清汁不干梦遗。令服忍冬草一斤余,脉数而弦,兼患淋浊,阴囊左边肿核。初用方:当归尾、川芎、黄柏、甘草梢各三分,忍冬五钱,肉桂、橘核、牛膝各二分。次用方:黄芩、黄柏、肉桂、**龙骨**、车前子、当归、熟地黄、山栀子、黄芪梢、甘草梢、牡蛎、柴胡、**辰砂**。次用方:白术、肉桂、茯苓、泽泻、猪苓、木香、川楝子、苏木、木通、槟榔子、橘核、川芎、生姜、盐茴香、莲肉。次用方:补中益气汤合五苓散加橘核、酒黄柏、吴茱萸、生姜、盐车前子、茴香。次用方:黄芪、莲肉、人参各二钱半,黄芩、麦门冬、地骨皮、车前子各一钱半,附子、肉桂、槟榔子、熟地黄、山茱萸、山药、泽泻、牡丹皮、青皮、橘核。次用方:

八味地黄丸料加橘核、延胡索、茴香、川楝子。终用方：同方加石菖、甘草、乌药、益智、**盐龙骨**。（《北山医案》）

"金"条下"遗精"案。（《叶氏医案存真》）

"金"条下"遗精"案。（《名医类案》）

"金"条下"遗精"案。（《张聿青医案》）

【齿衄】

一长姓者，好学深思士也，年十八，岁杪得齿衄及手足心热，恍惚不宁，合目愈甚，盗汗胸前出如油，间或梦遗，或不梦而遗。伊叔录脉症求方。予曰：脉不敢凭，据所示症，乃三焦包络火游行也。试用后方治之。方用连翘、黄芩、麦冬、生地、丹皮、丹参、茯苓、石斛、**滑石粉**、**辰砂**、甘草、白豆蔻仁等。服七剂而愈。（《医宗己任编》）

【吐血】

天津乔邦平，年三十余，得咳吐痰血病。病因：前因偶受肺风，服药失宜，遂患咳嗽，咳嗽日久，继患咳血。证候：咳嗽已近一年，服药转浸加剧，继则痰中带血，又继则间有呕血之时，然犹不至于倾吐。其心中时常发热，大便时常燥结，幸食欲犹佳，身形不至羸弱，其脉左部近和平，右部寸关俱有滑实之象。诊断：证脉合参，知系从前外感之热久留肺胃，金畏火刑，因热久而肺金受伤，是以咳嗽；至于胃腑久为热铄，致胃壁之膜腐烂连及血管，是以呕血；至其大便恒燥结者，因其热下输肠中，且因胃气因热上逆失其传送之职也。治此证者，当以清肺胃之热为主，而以养肺降胃之药辅之。处方：**生石膏**二两（细末），粉甘草六钱（细末），镜面朱砂二钱（细末），共和匀，每服一钱五分。又方：生怀山药一两，**生赭石**八钱（轧细），天冬六钱，玄参五钱，沙参五钱，天花粉五钱，生杭芍四钱，川贝母三钱，射干二钱，儿茶二钱，甘草钱半，广三七二钱（轧细）。药共十二味，将前十一味煎汤送服三七一钱，至煎渣再服时再送服一钱。每日午前十点钟服散药一次，临睡时再服一次，汤药则晚服头煎，翌晨服次煎。效果：服药三日，咳血、吐血皆愈。仍然咳嗽，遂即原方去沙参加生百合五钱、米壳钱半，又服四剂，咳嗽亦愈，已不发热，大便已不燥结。俾将散药惟头午服一次，又将汤药中**赭石**减半，再服数剂以善后。（《医学衷中参西录》）

【痰饮】

左　昨进化痰护神，多言呼唱，较昨稍定，然犹未能寐，腹中气满不舒。脉两关弦滑。良以肝火挟痰内扰，肝经之气，亦散漫不平，心神为之摇撼。既得应手，再守前意出入。朱茯神、陈胆星、香附、橘红、真珠母、川楝子、制半夏、**龙齿**，当归龙荟丸三钱、**礞石滚痰丸**二钱（二丸和合先服），上濂珠二分、西血珀二分、**辰砂**七厘（三味研末，临卧服）。（《张聿青医案》）

"金"条下"痰饮"案。（《名医类案》）

"铁"条下"痰饮"案。（《名医类案》）

【虚劳】

刘　阳虚体质，心神早伤，脾胃之土，无能生化。今形热咳嗽，夜卧少寐，诊具脉两手细数无神。显是五志之气内扰，清阳失于转旋之机，清浊交混，最防阻塞虚窍，便有昏厥之变，务宜赖应世事，养静宽怀，方许愈期，宜服古人补心丹，意佐以宁肺通阳主治。赤丹参三钱，炒黑枣仁（研）一钱五分，北沙参三钱，**辰砂**拌麦冬二钱，川贝母（去心、研）一钱五分，生地黄三钱，远志肉（炒）一钱，炙草五分，石菖蒲四分。（《戴思九临证医案》）

【瘛疭】

天津董姓幼女，年三岁，患瘛疭病。病因：暮春气暖着衣过厚，在院中嬉戏，出汗受风，至夜间遂发瘛疭。证候：剧时闭目昏昏，身躯后挺，两手紧握，轻时亦能明了，而舌肿不能吮乳，惟饮茶汤及代乳粉。大便每日溏泻两三次，如此三昼夜不愈，精神渐似不支，皮肤发热，诊其脉亦有热象。诊断：此因春暖衣厚，肝有郁热，因外感激发其热上冲脑部，排挤脑髓神经失其运动之常度，是以发搐。法当清其肝热，散其外感，兼治以镇安神经之药，其病自愈。处方：生怀山药一两，**滑石**八钱，生杭芍六钱，连翘三钱，甘草三钱，全蜈蚣两条（大者），**朱砂**二分（细末）。药共七味，将前六味煎汤一盅，分数次将**朱砂**徐徐温下。效果：将药煎服一剂，瘛疭已愈，其头仍向后仰，左手仍拳曲不舒，舌肿已消强半，可以吮乳，大便之溏已愈。遂即原方减**滑石**之半，加玄参六钱，煎服后左手已不拳曲，其头有后仰之意，遂减去方中**滑石**，加全蝎三个，服一剂全愈。（《医学衷中参西录》）

【麻木】

李荔翁年近花甲，宿患痰火，累年医治，不

能除根。去岁余用轻清之品,治之而愈。今春晚膳毕,正与诸孙嬉戏,忽觉右半身麻木不仁,少顷舌本连头俱麻,急来召余诊之,右三部脉俱洪大而数,左关尺脉劲滑利。余谓痰火上升,阻遏脉络所致。先刺两手曲池、少商出血,方用羚羊角、桑叶、钩藤、橘红、川贝、石菖蒲、郁金、天竺黄、远志、**神砂**、茯神、竹茹、竹沥等,一剂而愈。次日再诊,脉平人安。乃用宁神和中,略佐化痰,以善其后。(《一得集》)

【中毒】

有食鸦片烟者,遍体发疱,痛痒交作,抑搔肤脱,终日昏愦,语言诞妄。先生曰:此中毒之最甚者,寻常解法,恐不及济。用**朱砂**一两,与琥珀同研末,犀角磨汁,和三豆汤进之,神志顿清,遍体无皮,痛不可忍,复磨菖蒲、绿豆为粉尘粘席,乃得安卧,不半月愈。(《冷庐医话》)

身体伶仃,有皮无肉,胸胁间长成鳞甲,然健饭,人谓与龙交致此。然与龙交,身变鳞甲必有肉,盖为龙所爱,岂有丧命之理?且与龙交,龙必输精气,人且变龙,遇风雨而化去,安有仅存皮骨者乎?此非龙交,乃龙盗人气而肉尽消耳。真气为龙所盗,盖龙属阳恶阴,人精属阴,故吸气不吸精,犹存人世,长成鳞甲。盖胸胁生鳞甲,吸气时不能一口吞咽龙气,呼吸之间,龙涎偶沾濡胸胁,遂生鳞甲。此必入水沐浴,龙怒其秽浊而得也。必化龙毒,大补真气。用解鳞丹:人参三两,白术二两,茯苓、当归各一两,生草、麦冬各五钱,肉桂二钱,**白矾**二钱,**丹砂**末(入药煎,不可生用调服。取熟用,有毒以攻毒)、白芥子各三钱。一剂甲消,再剂气旺。减药半,二十剂全愈。方补气,少佐**白矾**、**丹砂**。**白矾**最软坚化痰,**丹砂**最化鱼龙毒,二味入补气中,全无干碍,故成功。或问:龙吸人气,阳气尽散,宜胃气消,何健饭如故?讵识胃为肾之关,肾精未散,胃火犹存,肾火上蒸,胃火接续,胃气升,故可救全在此。(《辨证奇闻》)

【无名肿毒】

龙象散,走方医名此散曰金不换。此方专治无名肿毒,并对口大证,而搭背尤经屡验,惟头顶不可用。是方得之镇江陈楚南,售银三百两,不肯轻传,后因缺乏盘费,吴氏用银五十两购到此方,用以济人,屡试屡效。象皮(二两三钱,厚者为佳,用大块**硼砂**一钱三分八厘,铜锅炒黄色,趁热研末,用一两五钱入药)、**龙骨**(二

两三钱,火烧,冷透,研,筛净末,用一两五钱)、乳香、没药(俱去尽油)、**赤石脂**(三两,火煅五次,入冷水五次,研末,用净二两)、**朱砂**(水飞)、**轻粉**、儿茶、血竭各二两,**雄黄精**一两五钱。各研细末如尘,秤准和匀,再研,收入磁瓶封固,泄气则不效,愈陈愈灵。临用时每药末一两,外加麝香、冰片各六分,同研匀,掺膏药上贴之。如遇背疽大证,先服补中益气汤三剂助之,溃后自始至终用之,神效。余初见是方,因其中用**龙骨**、象皮等收口之品,施之于初起,似乎不宜,不敢妄用;后有人用过,无论初溃收口,用之皆验。徐灵胎所谓海上方,有可解而不可解者,如此类是也。(《过氏医案》)

【乳岩】

肝郁幻生乳岩,考之于古,验之于今,耳之所闻,目之所见,均皆不治。气血羸弱,不待决裂而终。气血充盈,相持日久,则有洞胸之惨。潜思乳岩,必因脏腑乖戾之气所生。譬如草木花实之异,亦由根干之气所化。人在气交之中,何所不有。不幸而有斯疾,独恨《经》无明文。即万变总由一气所化,能化其气,异疾可消,正不胜邪,终期于尽。爰以异类有情之品,化其脏腑生岩异气,或可图功。然亦无中生有之法,所谓人力尽而归天命。拟《医话》异类有情丹主之。大廉珠、西牛黄、大块**丹砂**、灵犀角、真狗宝、透明琥珀、真象牙、生玳瑁等分,水飞至无声。每服一钱,用人参八分,煎浓汁一茶杯调下。(《问斋医案》)

【带下异常】

孟姓妇,年逾四旬,素患白带,庚戌秋间卧病,服药不效,遂延予治。病者烦躁不安,彻夜不寐,稍进汤饮,则呕吐不已,脐左有动气,白带频流,自觉烧热异常,扪其身凉如平人,脉亦弦小不数,舌红赤光,毫无苔垢。问其家人,病者性情素躁,且已产育十二胎,盖血液亏竭,阳热偏胜,加以所服药饵,皆辛散苦寒之品,以致胃气益虚,胃液益竭,而神不守舍也。乃与黄连阿胶汤,加沙参、麦冬、熟地、枣仁、茯神、牡蛎、**龙齿**、珍珠母、**朱砂块**、**磁石**、蒌仁等药,芩、连只用数分,熟地、阿胶等则用三钱,以鸡子黄一枚,生搅冲服。一剂烦躁定,能安睡。二剂后眠食俱安,但精神疲惫,遂以前方去芩、连,加苁蓉、枸杞,填补精血。接服数日而瘥。(《丛桂草堂医案》)

【妊娠恶阻】

"金"条下"妊娠恶阻"案。(《名医类案》)

【胎动不安】

史默庵令爱,孕已八月,偶有事归母家,过漾遇风,几至覆舟,惊恐殊甚。比至,呕吐一番,家人犹以为船注。少顷,胸膈胀闷,饮食不入。医家认为外感表邪抑遏所致,用发散药二剂,呕恶更甚,并少腹亦胀,小水不通。及再诊之,谓默庵曰:尺脉甚弱,恐胎不固。家人以八月非堕胎,乃生育也。夫家受喜,母家生产,犯俗忌,欲带病送回,默庵夫妻不忍,急延予求决。诊其脉,两寸洪大,两尺果微。子曰:病起于惊,在上而不在下,此即子悬症也,且脉未离经,岂有即产之理?时正暑月,用辰砂益元散五钱,水调下,一服而吐止,少顷,小便已利,胀闷顿宽。辰砂益元散:滑石、甘草、**辰砂**、木通、车前、黄连。(《陆氏三世医验》)

【子痫】

"云母"条下"子痫"案。(《产科发蒙》)

【产后恶露】

"金"条下"产后恶露"案。(《沈菊人医案》)

【夜啼】

马铭鞠治华虚舟五郎,甚善哭,周岁中,每哭即气绝,绝而苏,一饭时许矣。至三岁,其病日深,哭而绝,绝而苏,甚至经时。初或一月或半月一发,后即频发,有日再发者。投以琥珀丸,人参圆眼汤下数丸遂瘥。琥珀、人参、甘草、莲肉各三钱,山药一两,天竺黄、茯神、胆星各二钱。蜜丸,**朱砂**钱半为衣,每服一钱。(《续名医类案》)

【惊风】

陈姓小儿发热肢搐。幼科予惊风药,遂神昏气促,汗出无溺。孟英视之暑也,令取蕉叶铺于泥地,予儿卧焉,投以**辰砂**六一散,加**石膏**、知母、西洋参、竹叶、荷花露,一剂而瘳。小儿肢搐,本系肝元生风,市医治惊风多用温散,神昏气促为肝阳逆升,无溺为肝阴将竭,为危险。**整辰砂**(先煎)三钱,**滑石**(先煎)三钱,生粉草二钱,**生石膏**(先煎)六钱,酒炒知母二钱,西洋参二钱,鲜竹叶一钱五分(次入),荷花露大半酒杯(候温和服)。**辰砂**、**滑石**、**石膏**皆石药,取重以镇怯之义,而**辰砂**镇心,**滑石**泻暑,**石膏**清胃,甘草缓中,知母泻暑,合之为苦甘化阴,兼可息风。西洋参清其气热,竹叶清其表热,荷花露鲜泻以解暑息风,香泽以入心凉营。(《王氏医案绎注》)

万中丞涵台患痰症,合琥珀丸,不用弃去。马铭鞠曰:此幼科绝胜药也。开缄,而琥珀清香之气触鼻入脑,光莹可爱。取之,凡遇慢惊,投之神验。兼治小儿一切虚证。如华虚舟五郎,尪甚善哭,周岁中,每哭即气绝,绝而苏,一饭时许矣;至三岁外,其病日深,哭而绝,绝而苏,甚至经时。初或一月一发,后则频发,有日再发者。投以此药,人参圆眼汤下数丸,遂瘥。琥珀丸方:琥珀三钱,天竺黄二钱,人参三钱,茯神二钱,粉甘草三钱,**朱砂**一钱五分,山药一两,胆星二钱,莲肉三钱。炼蜜丸,**朱砂**为衣,每服一钱。(《先醒斋医学广笔记》)

江连山自述其子始孩,患慢惊风,痰迷心窍,乳食不进,啼声不出。遇一道流,云尚可治,探囊出药一分半,涂乳上,令儿吮。痰在膈上者,吐下者利,即啼而苏。其方:僵蚕七条,全蝎三个,**朱砂**一分,**轻粉**一分,俱为细末。(《名医类案》)

【走马牙疳】

"铅丹"条下"走马牙疳"案。(《名医类案》)

【疮疡】

余姚吴蓉峰学博患脓窠疮,医久不痊。后有相识遗一方,云得自名医,为疗疮第一良药。如法治之,果愈。余于庚戌年患此,甚剧,亦以此方得痊。兹录于下:厨房倒挂灰三钱(煅,伏地气),松香一钱,茴香一钱,煅花椒一钱,**硫黄**一钱,煅癞蛤蟆一钱,**枯矾**一钱,苍术一钱,白芷一钱,**朱砂**一钱。上药共研细末,用鸡子一个,中挖一小孔,灌药其中,纸封固口,置幽火中炖热,轻去其壳,存衣,再用生猪油和药捣烂,葛布包之,时擦痒处。(《医方丛话》)

一人形瘦肤厚,忧患作劳如色。左腿外侧廉上生一红肿,大如栗。医以大府实,用承气汤二帖下之。又一医与大黄、**朱砂**、甘草、麒麟竭二帖,大事去矣。此证乃厥阴经多气少血之部分也。(《外科发挥》)

宋朝《类苑》载:杨嵎疡生于颊,连齿,辅车外,肿若覆瓯,脓血内溃,痛楚甚。疗之百方,不瘥。或语之曰:天官疡医中有名方,何不试用。嵎按疡医注疏中法制之,用药注疮中,少损,朽骨连牙溃出,遂愈。《周礼》:疡医掌肿疡、溃疡、折疡、金疡之祝药劀杀之齐。凡疗疡以五毒攻之。所谓肿者,痈肿也。溃者,脓血溢也。折者,伤损也。金者,刃伤也。祝读如注,以药傅著之也。劀，刮去脓血也。杀，去其恶肉也。齐与剂同。五毒，五药之有毒者，**石胆**一，**丹砂**二，**雄黄**三，**礜石**四（**礜石**有毒，即升药，古方**矾石**、**礜石**混写），**磁石**五。用黄整置五石其中，烧之三日夜，其烟上著，以鸡羽扫取之，以注疮，恶肉破骨尽出。黄整，黄瓦器也。此当为后医方之祖。（《焦氏笔乘》）

"金"条下"疮"案。（《名医类案》）

【梅毒】

"金"条下"梅毒"案。（《名医类案》）

"粉锡"条下"梅毒"案。（《医案类聚》）

【耳鸣】

周，三十四岁，耳听稍窒于用，以耳鸣为之蔽也。据证或因乎外邪，但以鸣而断，在阳浮而动，不能不责之于阴亏。治以滋填为主。熟地、石决明、黄甘菊、丹皮、**磁石**、牛膝。复诊：眩晕内热。熟地、料豆皮、牡蛎、石决、菊花、钩钩、枣仁、**辰砂**、茯苓。（《松心医案》）

陶霭山室，壬午，夏家桥油坊。奔走长途因于佛事，吸入暑湿兼感风邪，医投里药，病益加剧，不饥不食已旬余矣。曾以清泄表邪，得汗痦布而愈。兹忽经水不期而至，眩晕大作，耳鸣不寐，作恶便难，肢冷脉弦，乃血去过多而厥阳上冒也。当柔剂和之。女贞子三钱，夏枯花三钱，白螺蛳壳五钱，湘莲子三钱，淡苁蓉一钱半，旋覆花二钱，生牡蛎七钱，金钗斛三钱，老枇杷叶四钱，**活磁石**三钱，**朱砂块**七分（绢包），青秧七钱。各羔减半，加白芍三钱、甘草三分。（《慎五堂治验录》）

丁　肾开窍于耳，心亦寄窍于耳。心肾两亏，肝阳亢逆，故阴精走泄，阳不内依，是以耳鸣时闭。但病在心肾，其原实由于郁，郁则肝阳独亢，令胆火上炎。清晨服丸药以补心肾，午服汤药以清少阳。以胆经亦络于耳也。郁伤心肾，胆火上炎。水煮熟地四两，麦冬一两半，龟板二两，牡蛎一两半，白芍一两半，北味一两，建莲一两半，**磁石**一两，茯神一两半，沉香五钱，**辰砂**五钱（为衣）。煎方：夏枯草二钱，丹皮一钱，生地三钱，山栀一钱，女贞子三钱，赤苓一钱半，生甘草四分。（《临证指南医案》）

天场岔港赵姓妇人，年五十余，因悲伤之后，头脑拘紧，耳中蝉鸣，不闻人声，其鸣高下大小不齐，每一大鸣，则从脑后督脉经而起。病于乙酉八月起，至丙戌三月就诊。从前服过芎、

芷、细辛、菖蒲、橘、半、麝香，不效。右关微弦，尚未大败，左关虚微如毛。审是下焦真阴大亏，火无所恋，以至上炎，因用归、芍、夏枯草、龟板、地黄以养阴，山萸、五味、女贞以收敛肝气，**磁石**、**朱砂**吸心火以下归于肾，一二服而头目已清，越半月余而症减八九，应对如故矣。乃照所服丸方，斟酌丸药，令其回籍调理。（《黄澹翁医案》）

【喉痹】

喉痛原属少阴，今痛止而犹肿。左关弦滑，阴虚有火，并挟热痰。须滋其化源，佐以清热之品。熟地、山药、茯苓、泽泻、琥珀、廉珠、**辰砂**、灯心、人中白、石决明，阿胶二两化丸。（《三家医案合刻》）

【咽痛】

右　咽间干热，头痛痰腻，心中懊恼，脉软数，小溲热。郁火湿热为患也。原金斛四钱（先煎），白杏仁四钱（去尖），**滑石**四钱，元参一钱，白蒺藜四钱（炒去刺），象贝五钱（去心），通草一钱，黛蛤散五钱（绢包），石决明一两（先煎），竹茹三钱，茯神四钱，**辰**拌鲜芦根一两（去节），生谷芽五钱（绢包）。（《曹沧洲医案》）

【失音】

痰闭，肺络失音，拟清音丸缓攻。桔梗五钱，诃子五钱，甘草二钱半，**硼砂**钱半，青黛钱半，冰片一分半。细末为丸，龙眼大，每早晚含化一丸。又，**礜石**二钱半，**风化硝**二钱半，**朱砂**二钱半，沉香钱二分，正珍珠钱二分，牛黄三分，冰片三分。为细末，天麻煮汁，丸如芡实子大，每竹沥姜汁一滴送下三丸。（《雪雅堂医案》）

【急症】

"金"条下"急症"案。（《王氏医案绎注》）

【暴病】

神授普济五行妙化丹：治外伤甚重，其人呼息已停，或因惊吓而猝然罔觉，甚至气息已断，急用此丹一厘，点大眼角，男左女右；再用三分，以开水吞服。其不知服者，开水冲药灌之，须臾即可苏醒。并治一切暴病、霍乱、痧证、小儿痉痫、火眼、牙疳、红白痢疾等证，皆效，爰录其方于下。**火硝**八两，**皂矾**二两，**明雄黄**一两，**辰砂**三钱，真梅片二钱。共为极细末，瓶贮勿令泄气。戊辰冬，本镇有吴姓幼童，年六岁，由牛马厂经过，一牛以角牴入幼童口中，破至耳边，血流不止，幼童已死。此童无祖无父，其祖母及其

母闻之,皆吓死,急迎为挽救。即取**食盐**炒热熨丹田,用妙化丹点大眼角,幼童即活。再用妙化丹点其祖母及其母大眼角,须臾亦活。再用**灰锰氧**将幼童伤处内外洗净,外以胶布贴之,加绑扎。内食牛乳,三日后视之,已生肌矣。又每日用**灰锰氧**冲水洗之,两旬全愈,愈后并无疤痕。(《医学衷中参西录》)

水 银

【癫狂】

"铅"条下"癫狂"案。(《清代名医医案精华》)

"铅"条下"癫狂"案。(《名医类案》)

"铅"条下"癫狂"案。(《青霞医案》)

【虫证】

粪门拉长虫不下,又不进,不痛痒,人谓虫口咬住,谁知祟凭乎。虫口咬必痛,今安然如故。然虫不咬,宜随下。今半截在中,非祟凭乎?用外点方点虬汤:**水银**一钱,冰片一钱,樟脑一钱,白芷一钱,**硼砂**一分,**雄黄**三分,**轻粉**三分,薄荷三分。各研,以不见**水银**星为度。水调少许,点虫头或身上,少刻化水。点点时须虔拜上天,此余游南岳,逢异人,自号雷公,状甚异,传余《活人录》,奇方最多,此其一也。(《辨证奇闻》)

【产难子死腹中】

"锡"条下"产难子死腹中"案。(《校注妇人良方》)

【小儿吐泻】

钱乙治广亲宫七太尉,七岁,病吐泻。是时七日,其症全不食而昏睡,睡觉而闷乱,哽气干呕,大便或有或无,不渴,众医作惊治之,疑睡故也。钱乙曰:先补脾,后退热,与使君子丸补脾,**石膏汤**退热。次日,又以**水银**、**硫黄**二物末之,生姜水调下一字。钱乙曰:凡吐泻五月内,九分下而一分补;八月内,九分补而一分下。此本是脾虚泻,医乃作惊治之,至于虚损,下之即死,当只补脾。若以使君子丸即缓,钱乙又留温胃益脾药止之。医者李生曰:何食而哕?钱乙曰:脾虚而不能食,津少即呕逆。曰:何泻青褐水?曰:肠胃至虚,冷极故也。钱乙治而愈。(《小儿药证直诀》)

【疥癣】

一痘遍身脓疮,久而肌瘦潮热。此毒已外泄,宜固正气为主。补中益气汤加芪、芍、茯、防、银花、石斛,外治**水银**膏。(《续名医类案》)

【血风隐疹】

一女子年十四,腕软处生物如黄豆大,半在肉中,红紫色,痛甚,诸药不效。一方士以**水银**四两、白纸一张,揉熟,蘸**水银**擦之,三日自落而愈。(《续名医类案》)

【梅毒】

"粉锡"条下"梅毒"案。(《名医类案》)

【阴疮】

立斋治一妇人,阴内脓水淋漓,或痒或痛,状似虫行。诊之,少阴脉滑。此阴中有疮也,名曰阴疮。由神思烦郁,胃气虚弱,气血凝滞所致。与升麻、白芷、黄连、木通、当归、川芎、白术、茯苓、柴胡煎服,用拓肿汤熏洗,更搽蒲黄、**水银**,两月余而愈。或有胞络虚,风邪乘阴,血气相搏,令气否塞,致阴肿痛。当以菖蒲治之,更以枳实炒热,帛裹熨之,冷则再炒。或有子脏虚,冷气下冲,致阴脱出,谓之下脱,或因产弩力而脱者,以当归散治之。久不愈者,以补中益气汤倍加升麻、柴胡升举之。(《续名医类案》)

【翳障】

履龟有孙,初生两目障翳如青矇,弥月不消。用蜘蛛目和地栗汁,每日服之,日二服。历三月余,障翳全消。附:蜘蛛目取法:捕捉朝北草房檐际肥大蜘蛛,养于通气之器内,临用取出。先用豆油一二滴置在手心,将**水银**一粒,如黄豆大,放入油中以手指磨揉,油和**水银**,腻在手心如粉。以放大镜照视,将粉涂在蛛目上,目即突出。用小箝夹取,置荸荠汁内,和服。每服二只蜘蛛之目,日二服。(《寿石轩医案》)

【阴中伏阳证】

乡人李信道,权狱官,得病,六脉俱沉不见,深按至骨,则弦细有力,头疼,身温,烦躁,手指末皆冷,中满,恶心。更两医矣,而医者不晓,但供调药。予往视之曰:此阴中伏阳也,仲景方无此证,而世人患者多。若用热药以助之,则阴邪隔绝,不能引导其阳,反生客热;用寒药,则所伏真火,愈见销铄。须是用破阴丹,行气导水、夺真火之药,使火升水降,然后得汗而解。予令以冷盐汤,下破阴丹三百丸,作一服,不半时烦躁狂热,手足渐温,谵语躁扰,其家甚惊。予曰:汗证也,须臾稍宁,略睡,然汗出,自达旦方止,身凉而病除。[破阴丹方:**硫黄、水银**各一两,结沙子青皮半两(为末)。面糊,和丸桐子大,每服三十丸,冷盐汤送下](《伤寒九十论》)

白 降 丹

【合谷疗】

田陵寨李某,年六十余,患合谷疗,赴余家诊治。大似高粱籽,色黑如墨,硬似铁石,一手尽肿,上至尺泽穴,俱坚硬。告伊曰:"此证手阳明大肠部位,因大肠久积火毒,尽归于此,必先服药,泻大肠火毒,外用三棱针,将此疗正顶刺入五分深,再将**白降丹**锭插入疗内,用膏药盖之,三日外,连疗根尽都拔出,然后再上**红升丹**,方保无虑。"伊深信。服黄连解毒汤,三帖肿消完,上**白降丹**,三日之外,连疗根脱落一块,大如红枣。遂用**红升丹**每日两次,新肉渐生,饮食大进,二十日遂收全功。黄连解毒汤:黄连6克,金银花15克,玄参12克,紫花地丁12克,蒲公英12克,连翘10克,栀子6克,丹皮10克,薄荷叶10克,没药6克,乳香10克,甘草6克。水煎服。(《湖岳村叟医案》)

【承山发】

城内银子井黄姓翁,七十岁,患承山发。邀余往治,见躺卧于床,满面通红,疮大似盘,腐肉肿有寸余,绝无脓意。诊其脉洪数有力,审其形亦无败象,年虽老,病却有余。内服仙方活命饮,外上**白降丹**,以膏盖之,每日一次。三日外腐肉脱尽,正脓以生,遂换**红升丹**,每日两次。二十余日,病去五六,改服十全大补汤。二月外共服药二十四帖,遂获平复。仙方活命饮方见前。十全大补汤方见前。(《湖岳村叟医案》)

红 粉

【流注】

"铅"条下"流注"案。(《临床心得选集》)

【痈疽】

西岭寺王之泰,年三十岁,患附骨疽。迎余诊疗,自膝以上,肿如冬瓜,日晡更甚,疼似刀刺,恸哭不止。余告曰:"此是纯阴之证。急服大补回阳之药,阴变为阳,即是生机。"伊深信不疑,服十帖后,红肿明亮,阳证渐现。又服五帖,按之已软,大脓已成,用刀刺破,脓血出有斗余,即刻轻爽。又服大补药十余帖,外上**红升丹**,两月余痊愈,幸无残废,方开于后。党参15克,茯苓12克,炙甘草10克,熟地15克,当归10克,川芎10克,白芍10克,白术10克,附子6克,川牛膝6克,肉桂6克,炙黄芪15克,金银花12克,乳香10克,陈皮10克,白芷10克,香附10克。水煎服。(《湖岳村叟医案》)

杨大庄周姓妇,年二十余,生一乳疽,先往西医院调治。他医云:"业已腐坏,非割下别无良法。"患者闻此,任死不治,就治于余。诊其脉弦细劲硬,此因郁怒伤肝,思虑伤脾,肝脾两亏,必服内治药,外上**红升丹**,约月余方可收功。遂用健脾疏肝之药,服五帖后,腐肉尽脱,新肉日生,上药每日两次,又服药十帖,已轻四五。共服药二十余帖,始终近五十天痊愈,且无分毫残废。方列于后。党参12克,茯苓10克,白术10克,炙甘草6克,当归10克,川芎10克,生地10克,白芍10克,柴胡15克,丹皮10克,红花3克,金银花10克,瓜蒌皮10克,连翘10克,桔梗6克。水煎服。(《湖岳村叟医案》)

邑东宋湾宋国选,年近七旬,患少腹痛。迎余往治,病已月余,命似悬丝,后事已备。伊云:"自知难愈,只因幼乏子嗣,五十方生一子,现十余岁,老妻五十余,其它无人。倘余不起,留下孤儿寡母,虽有几亩薄田,必不能守,将来不知留流何所。每念及此,肝肠寸断。祈先生大施仁慈,万一得愈,合家不散,德戴二天矣。"余问曰:"出恭如何?"伊云:"每逢出恭用力,疮口出血如注,大概约有一茶盅许。"诊其脉幸有力有神,许其可治。遂用十全大补汤服之,外上**红升丹**,化腐生肌,提脓拔毒,以膏盖之。由此饮食日增,精神日强,疮日渐敛,大便时亦不出血。共服药二十帖,调治月余,诸症全瘳。十全大补汤方见前。(《湖岳村叟医案》)

刘姓子,年十七八岁。夏天左大腿患痈,无力医治。延至十数日,始邀余诊。见其大腿满肿,自胯间、自小腿胫骨及足跗一条,有七八头,按之俱有脓矣,仿佛瓜藤一串,疮头之大,不过如李如桃。先从足跗刺开,冀其脓从上顺流而下。外用**升丹**纸捻插之，内服牛膝、木瓜、黄柏、秦艽、忍冬藤、泽泻、赤苓、茅术、六一散等两剂，后大腿肿势全消，胯以下各头脓仍不向下流，只得再从上刺破两头，亦用**升丹**，内仍服昨方。越日又挨次刺破，脓并不多。予意上下必贯串一气，竟尔不通，殊属诧异。于是内服黄芪、生地、当归、丹参、赤芍、秦艽、牛膝、丝瓜络、桑枝等，四五剂后病始全愈。(《高憩云外科全书》)

管狱员王子勉，年五十余，一子三龄，患瘟疫后，毒气不尽，结于左腮之下生疮，中、西医百治无效。邀余诊视，见小儿身体极瘦，诊其脉亦无凶象。再审疮形，口深寸许，色又暗淡，脓水清稀，真虚证也。幸无臭气，虽属危证，尚且可治，惟费时日耳。子勉曰："但求能得性命，实属万幸，迟速何妨。"又喜小儿善于服药，每日一帖，外上**红升丹**，掺玉红膏。余爱子勉忠厚长者，惟此一子，每日一次，亲自上药调理，共服三十余帖，近五十天方瘳。方开于后。党参6克，当归6克，川芎6克，茯苓6克，白术6克，炙甘草3克，白芍6克，防风6克，连翘6克，白芷3克，陈皮6克，乳香6克，金银花10克，柴胡6克，桔梗10克。水煎服。(《湖岳村叟医案》)

万春堂学徒孟生，十八岁，患中脘疽。某医误作痞块治之，服消积破块药十余剂，自觉食减气短，不敢再服，请余诊治。诊得关脉芤，按其胃脘，果有一块，大如碗许，无怪某医作痞块治也。余告伊曰："此证确属中脘疽无疑。速服托里之药，令疮头回转向外，方是吉兆。若以内破，再不得其治法，恐有烂胃腐肠之忧，悔之晚矣。"伊深信。遂开仙方活命饮加减。服五帖后，中脘穴上肿出一块，大如覆碗，又服五帖，高三寸余，按之大软，脓已熟矣。用尖刀刺破，红白脓交流不已，约五六碗许。上以**红升丹**，服气血双补之药，近三十帖，始终无变证，方获痊愈。仙方活命饮加减：当归12克，金银花6克，连翘10克，皂刺6克，白芷10克，乳香10克，没药6克，陈皮10克，花粉10克，川贝母10克，防风10克，党参10克，炮姜6克，茯苓12克，粉葛根6克，甘草10克。水煎服。(《湖岳村叟医案》)

北郭外王庄赵清彦之妻，年近五十，患乳疽。初得乳中结一核，大如枣许，百治无效。至半载一乳俱硬，请某医。云："疮坚硬尚未熟

也。"日夜疼痛不止，无奈迎余诊治。余以指捏之，外坚而内软，问伊疼之日数，伊云："大痛月余矣。"余曰："痛甚者内中必是腐血，决无脓。若用刀刺破，放出败血，疼可立止，此是开门逐贼之治，亦免再坏良肉。服补养气血疏肝之剂，可图渐愈，难求速好。"患者乐治。遂用尖刀刺至软处，约二寸许，黑色败血流有二碗余，疼痛轻七八分。外上**红升丹**，新肉日生，精神日强，饮食日增。共服药近二十余帖而愈。方开于后。党参10克，白术10克，茯苓10克，炙甘草6克，当归6克，川芎6克，白芍10克，香附10克，青皮10克，郁金6克，广木香6克，丹参10克，连翘10克，红花3克，陈皮6克，金银花10克，小柴胡12克。水煎服。(《湖岳村叟医案》)

城内耿顺德，年二十余。患玉枕疽，疮形甚恶，大如瓜蒌，疼似火烧，硬如铁石，半月后不溃，诊其脉皆虚细无力。此系督脉受寒湿凝结而成，久之寒化为热，阴变为阳，方能成脓。目今之治，先服仙方活命饮，令其速溃，以免毒气蔓延。伊亦信服。三帖疮已半软，又投四帖，疮已熟矣。用刀取破，脓血各半碗许，上以**红升丹**，每日两次。共服药十帖而愈。仙方活命饮方见前。(《湖岳村叟医案》)

岁贡生步纶五之令郎燕初，于甲戌年三月患疫。初得寒热往来，周身疼痛，心胸满闷，饮食减少。某医谓伤寒，投发汗开胃之药，大热不止，烦躁不宁，夜难安枕。请余治疗，胃脉洪数，肾脉虚弱无力，知先天不足，津液枯槁，不能作汗。吴又可云"夺液无汗"正谓此也。余用六味汤加清温化毒之品，投一帖稍轻，二剂服下，至夜半忽得战汗而愈。越六日，肾囊肿大如斗，又邀诊视，见囊光明，颜色紫红，热极疼甚。此因三阴亏损，湿热流注，结成囊痈。虽能痊愈，但非月余不能。用仙方活命饮，服三帖后热疼略减，惟肿仍甚，又服二剂，疮似出头，毒气外泄，乃佳兆也。五日疮溃，黄白脓甚多，每日早晚上**红升丹**两次，以膏药盖之。内服托里排脓之药，嘱以应禁戒者，燕初深信恪守，始终未变，将近两月，方获全功。加减六味汤：熟地18克，茯苓10克，山药10克，山茱萸10克，泽泻10克，粉丹皮10克，金银花24克，寸冬18克，知母10克，连翘12克，玄参15克，当归15克，杭白芍12克，粉甘草6克。囊痈药方：穿山甲6克，皂刺10克，当归尾10克，甘草10克，赤芍

12克,乳香6克,没药6克,金银花10克,白芷6克,陈皮10克,防风10克,黄柏6克,知母6克,牛膝6克,酩流酒为引。托里排脓汤:当归10克,熟地12克,川芎10克,白芍10克,党参10克,白术10克,茯苓6克,炙甘草6克,白芷10克,乳香10克,炙黄芪10克,陈皮6克。水煎服。(《湖岳村叟医案》)

一男子年四十外,脐下近毛际生一疽。初起粟粒白头,渐次开大,寒热往来,疼痛刺心。七八日始就予治。见其疮头似腐非腐,形同蜂房,根盘散大纵横,几及三寸。外掺疽药及**升丹**搀用。内服:角刺二钱,赤芍二钱,当归二钱,白芷二钱,生芪四钱,银花四钱,草节二钱,防风二钱,藕两片,象贝母四钱。上方服两剂,疮头腐肉渐化,疼痛稍减。再宗前方两剂,腐渐脱,疼痛亦止,寒热亦无。乃改方用:当归二钱,赤芍二钱,生黄芪四钱,南花粉四钱,甘草二钱,川芎一钱,连翘四钱,忍冬藤四钱。上方连服两剂,腐肉已净,新肉已生。当用白九一丹掺之,内不服药,又十数日收功。(《高憩云外科全书》)

南门内赵洪范之妻,患三里发十三日,迎余往治。诊得阳明脉洪数有力,疮形如酒杯,疼痛非常,日夜恸哭。以手按之,坚硬如石。此证乃胃经之实热邪火。经曰:"诸痛痒疮,皆属于心。"当急泻胃经之火毒,以保无筋腐骨折之虑。外擦以琥珀蟾酥散,令毒不能走散,急速溃出脓血,以免内攻。遂用二花大黄汤,服一帖大便泻下三次,疼痛稍减,又服一帖,又泻三次,疼去七八。待四日,疮已大熟,用利刀挑破,流出尽是黑血,毫无脓意。书云:"实而疼甚内是血。"信不虚也。外上**黄灵药**,每日二次,后服二花解毒汤六七帖,病已。二花大黄汤:金银花12克,大黄15克,黄连10克,木通6克,生地10克,花粉6克,连翘10克,蒲公英10克,紫花地丁10克,丹皮6克,当归10克,红花3克,白芍10克,**芒硝**6克,防风10克,乳香6克,甘草6克。水煎服。(《湖岳村叟医案》)

邑人张文珍,年六十岁,患背疽。迎余时疮破半月矣,脓水清稀,饮食减少,四肢厥冷,腐肉不脱,新肉不生,大便滑泻,日夜三四次。看所服药,大概凉血解毒,不但无功,而且加重。此明系年老气血双亏,若不大补阴阳,培养根本,托毒外出,焉有生理。余用内托黄芪汤,服五帖,腐脱新生,泄泻已止。外上**红灵药**,以膏药

盖之,每日两次。共服药十余帖,调理两月,方收口痊愈。内托黄芪汤:炙黄芪15克,乳香10克,当归12克,党参10克,熟地12克,白术10克,炮姜10克,油桂6克,陈皮10克,川芎10克,茯苓10克,炙甘草10克。水煎服。(《湖岳村叟医案》)

"白降丹"条下"承山发"案。(《湖岳村叟医案》)

"白降丹"条下"合谷疗"案。(《湖岳村叟医案》)

轻 粉

【哮病】

王宇泰治一人盐哮,用白面二钱,沙糖搜和,以糖饼灰汁捏作饼子,放在炉内煤干,铲出切作四块,以**轻粉**四钱,另炒,糁在饼内食之,吐痰而愈。(《续名医类案》)

一童过食咸成哮者(或过食甜,亦成哮),以缓劫法。**轻粉**八分(研末),白面八两,和作烧饼八个,分八清早食之(小儿减半)。(《医门补要》)

【痫证】

"朱砂"条下"痫证"案。(《幼科发挥》)

【痢疾】

小儿刮肠痢,眼闭口合,禁口至重者。精猪肉一两,薄切片,慢火炙,以**腻粉**末半钱,旋铺肉上,炙令成脯。如不吃,放鼻头闻香,自然要吃。又方,腊肉脯煨熟,食之,妙。大人亦可服。(《怪症奇方》)

【关格】

"朱砂"条下"关格"案。(《得心集医案》)

【痰饮】

"金"条下"痰饮"案。(《名医类案》)

【虫证】

陆肖愚治陈曙光,患饥,必食肉方解,否则遍腹淫走,身体如在空中。每食肉,初一啇必满心如箭攒作痛,至数啇方定。少则频饥,多则不能克化而作泻。医治半年,肌削骨立。脉之,六部皆弱,而浮沉、大小、迟数不等,面黄而带青纹。曰:此患虫也,可立拯之。令购使君子肉半斤,猪精肉半斤同煮,俟肉极熟,去使君子,入**腻粉**一钱,令连汁顿食之。初食亦如箭攒,食后半日不饥。至五更下盆许皆虫,有全者有半烂者,

间有活动者,宿疾顿除。乃以参苓白术等调理,禁其一年勿食肉,遂全安。(《续名医类案》)

叶润斋年近四十,心膈嘈杂,好啖肉,尤好啖鸡,一日不可缺,缺即身浮力倦,神魂无措,必急得乃大嚼入腹,腹又大痛,痛极则吐酸水稠涎,然后稍定,少顷又思啖矣。其痛苦之态,喊叫之声,闻见酸鼻,而彼则甘心焉。或劝其勿啖肉,谓久病脾虚,肉入难化,故作楚也。曰:吾岂不知?盖痛甚苦尚能熬,若嘈杂则遍身淫淫苏苏,左右无可奈何,手足无所把捉,顷刻不能自存,有逾于死也。孙诊之,六脉大小不等,观其色,唇红面黄。曰:据色脉乃虫病也。先与雄黄丸一服,以腻粉五分、使君子末一钱,用鸡子打饼,五更空心饲之。辰下长蛟十条,内有二大者,长足有咫,自首贯尾皆红,下午又下小虫百余。自此不嗜肉,而嘈杂良愈。(《续名医类案》)

一妇人病腹胀,诸药不效,余令解腹视之,其皮黄色、光如镜面,乃蛲瘕也。先炙牛肉一斤,令食后用生麻油调轻粉五分服之,取下蛲虫一合,如线如须状,后服安虫散而愈。(《扁鹊心书》)

"水银"条下"虫证"案。(《辨证奇闻》)

【流注】

"铅"条下"流注"案。(《临床心得选集》)

【无名肿毒】

"朱砂"条下"无名肿毒"案。(《过氏医案》)

【臁疮】

"粉锡"条下"臁疮"案。(《医方丛话》)

"铅"条下"臁疮"案。(《名医类案》)

【汤火伤】

一妇人汤伤胸,大溃,两月不敛,脉大而无力,口干发热,日晡益甚,此阴血虚,火毒乘之而为患耳。用四物汤加柴胡、丹皮,热退身凉。更用逍遥散加陈皮,以养阴血,壮脾胃,腐肉去而新肉生。凡汤烫火烧,痛不可忍,或溃烂,或恶疮,用松树皮剥下,阴干,为细末,入轻粉少许,生油调稀敷。如敷不住,纱绢帛缚定,即生痂,神妙不可言。然宜预先合下,以备急。自剥落而薄者尤妙。(《续名医类案》)

【胎毒】

"粉锡"条下"胎毒"案。(《辨证奇闻》)

【惊风】

"朱砂"条下"惊风"案。(《名医类案》)

【癖疾】

明宗室富顺王一孙,嗜灯花,但闻其气,即哭索不已。时珍诊之,曰:此癖也。以杀虫治癖之药丸服,一料而愈。震按:沉香海金沙丸,乃牵牛头末一两、海金沙一钱,沉香、轻粉各一钱,独囊蒜研泥丸之。木香塌气丸,乃陈皮(去白)、萝卜子(炒)各五钱,草豆蔻、胡椒、木香、青皮各三钱,蝎尾(去毒)二钱五分,水法丸。所服丸数皆三十丸,多至四五十丸。出《东垣十书》。(《古今医案按》)

刘仲安治真定总兵董公之孙,年二十余,病癖积,左胁下硬如覆手,肚大青筋,发热肌热,咳嗽自汗,日晡尤甚,牙疳臭恶,宣露出血,四肢困倦,饮食减少,病甚危。刘先以沉香二钱,海金沙、轻粉各一钱,牵牛末一两,为末研独头蒜如泥,丸如梧子大,名曰沉香海金沙丸,每服五十丸,煎灯草汤送下,下秽物两三行。次日,以陈皮、萝卜子(炒)各半两,木香、胡椒、草豆蔻(去皮)、青皮各三钱,蝎梢(去毒)二钱半,为末,糊丸梧子大,每服米饮下三十丸,名曰塌气丸。服之十日,复以沉香海金沙丸再利之,又令服塌气丸,如此互换,服至月余,其癖减半,百日良愈。(《名医类案》)

【疔】

"铅丹"条下"疔"案。(《续名医类案》)

【疮】

章宇泰传治疮方,六郎乳母试之神效。松香一两,轻粉三钱,乳香五钱,细茶五钱。四味共打成膏。先将葱头、花椒煎汤,熏洗净,用布摊膏,厚贴患处,以绢缚定,黄水流尽,烂肉生肌。(《续名医类案》)

赵千兵患两腿生疮,每服败毒药,则饮食无味,反增肿胀,此脾虚湿热下注也。以六君子汤加苍术、升麻、酒芍服之,以黄蜡、麻油各一两,轻粉三钱,为膏贴之而愈。大凡下部生疮,虽属湿热,未有不因脾肾虚而得者。(《续名医类案》)

"金"条下"疮"案。(《名医类案》)

【腋下体气】

"密陀僧"条下"腋下体气"案。(《名医类案》)

【脚蛀】

余以庠寓杭州,以剃头为业,留心医学,先世习疡医,虽遗书散失,而记忆秘方尚多,有治脚蛀方最灵,用炉甘石六钱,象皮、龙骨各三钱,冰片一钱,轻粉三分,炉底少许(外科烧升丹之炉底,杂货店有之),共研细末糁之,神效。(《冷庐医话》)

【杨梅疮】

"金"条下"梅毒"案。(《名医类案》)

"铜绿"条下"霉疮"案。(《名医类案》)

"粉锡"条下"下疳"案。(《先醒斋医学广笔记》)

【牙龈腐烂】

孙左　近喉左半牙龈腐烂,形似翻花,左胁肋胀痛,脉至沉弦。沉为气滞,弦为肝脉,此症起于抑郁而成,并非时邪客感可比。再虑缠绵,药不易效,须得怡情悦性,耐心静养,一切淡泊,或可有望不致加重。药饵总宜不伤气血,切忌攻伐苦寒有碍生生之气。刺蒺藜(炒)三钱,生熟地各五钱,川贝二钱,草节二钱,生赤首乌各一两,紫荆皮三钱,玉金七分,银花四钱,紫檀香屑三钱。又方:人中白(煅)六钱,西黄五分,**轻粉**三钱,冰片五分,珠子二钱,**月石**五钱,**辰砂**五钱,**生矾**三钱,贝母二钱,霜梅(炙)二钱。上药为极细末,吹之。(《疡科指南医案》)

"铅丹"条下"走马牙疳"案。(《名医类案》)

"密陀僧"条下"牙疳"案。(《许氏医案》)

【目翳】

一人目翳暴生,从下而起,其色绿,瞳痛不可忍。曰:翳从下而上,病从阳明来也。绿非五色之正,此肾肺合而为病,乃以墨调**腻粉**合之,却与翳色相同,肾肺为病明矣,乃泻肾肺之邪,入阳明之药为使,即效矣。他日,病复作者三。其所从来之经,与翳色各异,因悟曰:诸脉皆属于目,肺病则目从之,此必经络未调,故目病未已也。问之果然,治疾遂不作。(《名医类案》)

银　朱

【癫狂】

"朱砂"条下"癫狂"案。(《锦芳太史医案》)

【疯犬咬伤】

同邑友人张俊轩据周筱峰君云:其戚某,得一治疯犬咬伤秘法。其方系用白雄鸡一只,取其嘴及腿之下截连爪,及其胆、肫皮、翅尖翎、尾上翎,加**银朱**三钱、鳔须三寸,用绵纸三四张裹之,缚麻扎紧,用香油四两浸透,以火燃之,余油亦浇其上,烧为炭,研末,黄酒送服,通身得汗即愈。愈后除忌房事旬日外,余无所忌,屡试屡验。(《医学衷中参西录》)

【发背】

治发背膏药方:滴乳香,箬包烧红,砖压去油,四两;净没药四两,制同上;白色儿茶、上好**银朱**、鲜红血竭、杭州**定粉**、上好**黄丹**,各四两;上好**铜绿**三钱。以上俱各碾至无渣为度,筛极细末和匀,瓷瓶密贮。临用照患之大小,用夹连四油纸一块,以针多刺小孔,每张以药末五钱,麻油调摊纸上,再用油纸一块盖上,周遭用线将二纸合缝一处,贴患上,即止痛化腐生新。过三日,将膏揭开,煎葱汤将患洗净,软绢拭干,将膏药翻过,用针照前刺小孔贴之。无火之人,内服十全大补汤。有火者,减去肉桂、姜、枣,兼以饮食滋补,无不取效。(《续名医类案》)

【火疮】

立斋治冯氏子,患火疮,骤用凉药敷贴,更加腹胀不食。以人参败毒散加木通、山栀治之,外用柏叶炒为末,麻油调搽,渐愈。尝用煮犬汁上浮脂,调**银朱**涂之更效。若用凉药,逼火毒入内,多致不救。(《续名医类案》)

雄　黄

【暑湿】

人之智识灵慧,皆本乎心,心为君主之官,心包代君用事,诸病之糊涂呓语,无非邪热痰秽蒙蔽心包。心包用药难表难下,惟取精灵之品佐以涤痰之味,护内攘外,清热开塞。症方五日,肢冷身热,顿为神识不慧,糊语不休,苔黄边白,脉象滑数。此系暑湿入里,湿为热蒸成痰,暑为痰遏难解,痰热迷窍,秽浊上蒙,直迫心包,君主无权,闭脱之变,势恐接踵而至。生山栀、连翘心、竹叶心、淡芩、**朱滑石**、朱灯心、石菖蒲、郁金、川贝、天竺黄。另:麝香、西黄、**雄精**、玳瑁、胆星,以上五味研末,先服。(《汪艺香先生医案》)

【瘟疫】

"朱砂"条下"瘟疫"案。(《备急千金要方》)

【胸痹】

"朱砂"条下"胸痹"案。(《里中医案》)

【中风】

"金"条下"中风"案。(《续名医类案》)

【癫狂】

"金"条下"癫狂"案。(《吴门治验录》)

"铅"条下"癫证"案。(《清代名医医案精华》)

"铅"条下"癫狂"案。(《青霞医案》)

"白石英"条下"癫狂"案。(《柳宝诒医案》)

"朱砂"条下"癫狂"案。(《锦芳太史医案》)

"朱砂"条下"癫狂"案。(《名医类案》)

【痫证】

"金"条下"痫证"案。(《冯氏锦囊秘录》)

"金"条下"痫证"案。(《南雅堂医案》)

【脱证】

傅品金先生尊壶,于归后,即届大暑,天气炎蒸,一日群坐中堂,忽身冷怯寒,遍体麻木,进房加衣,犹然不足,唤婢取被盖卧,遂昏迷不醒,牙紧手散,舌胀出于齿外,喉间微有曳锯声。急延乡医诊治,进姜附之药,因牙紧未得下。复用通关散吹鼻,未能得嚏。其医见病危急,束手而去,曰:此脱绝之症,不可救矣。举族群集,皆曰:今年新生一种哑症,概不可治,此病近之。余至视之,既非木舌,又非翠舌,明是中风之病。但暗厥风痱之症,从未闻有舌胀出于齿外者,殆经所谓廉泉穴虚,风邪上入耶。夫廉泉,舌根小孔也,人之津唾出焉。此女必然痰涎素蓄,风从廉泉内入,内涎召外风,外风挟内涎,结聚于心胞络中。又舌为心苗,是胞络之风涎,仰从廉泉上壅,遂舌胀牙紧矣。撬齿视之,舌胀满口,粘涎壅塞,汤水难入,呼吸难通,危在顷刻,虽有神丹,其何以下?然出奇之病,非出奇之方,必不能济。因自计曰:无病,忽畏寒麻木,是外风内入之征。风为清邪,清邪中上,故见牙紧舌胀之症,今病最急处,尤在上也。经曰:病之高者,因而越之,非涌剂不可。考矾性涌吐风涎最捷,且居室易得,于是取**白矾**一块,开水调化,鹅翎蘸水,撬齿渗入,深探喉中,立时即呕出痰涎,舌即微缩开声,起身下床,自谓丑态难堪,盖不自知其病至斯极也。嗟乎,以几死之症,旋得回生,族众称以为神。余曰:非神术,实心术也。然此不过暂开其闭,尚未尽扫其根。随观其舌下根两旁,竟生两小泡,状如虾眼,明若水晶。问之别无所苦,惟是身不知热,大便数日未通,因用疏风化痰之药,比日饮食亦进。次早复身麻舌大,昏迷不苏,余至,遂与稀涎散调灌,下喉即呕,涎出即苏。惜乎未得大吐,兼之大便未通,内中必有结聚胶凝难解之涎,恐非攻剂不足以劫饮通幽。然宜温通,最忌苦寒,遂进**雄黄**解毒丸十粒,热水调服,连泄二次,随饮冷茶立止,自云轻快如常,遂不肯吃药。虽吐下兼用,犹然未尽病情,越数日,复发如前,仍用稀涎散调灌立

苏。梳洗如旧,厚衣不除,足知风涎尚未尽扫,于是制霹雳劫巢之药,频服,汗出知热,减衣而安。然舌下虾眼,犹然未除,与**白矾**、肉桂末,放于舌下,一宿遂消。盖桂能散风,矾能散痰故耳。后因瓜果无忌,晕腥杂进,复发前疾,仍与前药而痊。细思此症固奇,而治法亦奇,因详录此案,并记其方于下。(《得心集医案》)

【五志化火】

治细姑思虑伤脾,郁怒伤肝。饮食少进,夜不成寐,盗汗带下。久之颈旁肿痛,牙龈红肿,舌下生重舌,夜卧谵语,口干涎稠。按其脉,心肝洪大,重按微弱。此血虚生燥,扰动君相二火,肾命复亏,不能纳气归原耳。《灵》《素》云:五志过极皆成火。姑仍俗见,内服银花、黑枝、生熟二地、元参、白术、丹皮、泽泻、甘草、牛膝之类。治重舌用百草霜、**食盐**、蒲黄、梅片合研,和井水调敷。治颈痛用蒲黄、桔梗、青黛、大黄、**雄黄**、**寒水石**、冰片、荆芥、甘草合研,和醋敷上。两日诸病去十七八。因过服蔗汁,致腹痛泄泻。转用泡吴萸、姜炭、白术、附子、潞党、茯苓、焦芍、首乌、石斛、龙眼肉、伏龙肝、女贞子,空心服三剂,遂收全效。薛立斋《女科医案》谓:妇人多患肝脾亏损之症。盖妇人善郁怒,怒则肝火盛而血燥,主治逍遥散。又善忧思,忧思则脾伤,脾伤则不能摄血归经,变生诸证,主治归脾汤。此诚妇人易犯之证,不可不知。兹之证候,兼而有之,不用古方者,仍俗治标之说。标去而后返本,缓急权宜之用也。(《昼星楼医案》)

【郁毒】

陆女,十九,手足瘛疭,忽然狂叫,腹痛卒倒,不省人事。脉象结促。案:此郁毒也。乌药四钱,鬼箭羽三钱,郁金三钱,净银花钱半,砂仁二钱,粉甘草二钱,甘遂六分,大贝母二钱,引用马粪金汁。或不能猝辨,即用多年围砖亦可。或参用人中黄、地丁、木瓜、柽柳、蜂房、莲房。多煎多服为妙。释:此春分后十日方也。木齐金化之年,木气本强,但以太阳寒水在上,其年又春行冬令,木气郁而未舒,节过春分,天气骤和,主客之角运候旺,而间气乃属阳明,故强木忤金,交战于胃阳之分,此病象之所以暴也。方用辛散扶金之法,参以顺气平木之味,兼用秽浊之物以解郁毒,相反之味以攻固结。因时制宜之妙,蔑以加矣。前方一日夜灌过七八碗,病势稍减,次日换方。淡巴菰二钱,大贝母三钱,芸香二钱,**皮硝**三钱,

紫花地丁二钱,葛根二钱,薤白三钱,大戟八分,白苏子二钱,陈佛手三钱,雌黄三钱,雄黄三钱,刘寄奴二钱,凿头木二钱。紧服三剂。释:用辛凉解毒之品,以助金而平木,意与前方相同。但秽浊之味减而疏泄之味加者,秽浊之味易致败胃,须用芳香解之,胃气方能起发。盖秽浊属阴,虽有解毒之利,而亦有沉滞之害。芳香属阳,虽有动火之弊,而实有疏通之益。此君子小人之分也。譬如兵家之使诈使贪,乃敌炽之时偶一用之,平时究以忠廉为主。(《医学穷源集》)

【梦交】

"金"条下"梦交"案。(《医验随笔》)

【厥证】

"紫石英"条下"厥证"案。(《古今医案按选》)

【泄泻】

"铅丹"条下"泄泻"案。(《医学穷源集》)

【腹痛】

点眼法,治心腹急痛。透明**雄黄**、**火硝**各一钱,**白矾**五分,麝香三分。共为极细末,用水湿簪头蘸药点两目内眦穴,快行几步,用手熨痛处即愈。(《医意商》)

"朱砂"条下"腹痛"案。(《临证医案笔记》)

【积聚】

"自然铜"条下"积聚"案。(《东皋草堂医案》)

【疟疾】

黄 阴虚体质,感受风邪,曾先咽痛滋腐,继又伏邪为疟,疟虽止,肌肤灼热,咳嗽,痰咯白沫,脉象软弦而数。肺胃两伤,阴气拖虚,渐延至怯。法以清肃上焦,以冀热止嗽缓为幸。桑叶、马勃、杏仁、人中白、枇杷叶、丹皮、川贝、生草、地骨皮、茯苓,另用制半夏十四枚,鸡子一枚去黄留清,入半夏,醋和,置火上,煎数沸,稍含咽。又吹药方:马勃、甘蔗皮灰、人中白、鸡内金、冰片、蒲黄灰、**飞雄黄**、生草、白芥子、熟附子、半夏、陈皮、神术丸、干姜、茯苓。(《沈菊人医案》)

"铅丹"条下"疟疾"案。(《柳选四家医案》)

【痰饮】

赵姓,廿七,素有项强之疾,偶感风寒则恶寒项肿,屡治不瘥。(案)药田顾子曰:此风痰滞于上膈之膜也。痰不除,疾何能愈乎。厚朴一两,石菖蒲五钱,桔梗一两,化橘红一两,丹参一两,山茨菇六钱,**皮硝**五钱,**明雄黄**五钱,

贝母一两,广藿香一两,当归一两,白僵蚕一两,竹茹三两。煎汤加生姜汁一杯,泛丸。释:此丙寅年小寒日方也。本年水齐土化,固宜助土以克水,而厥阴在泉之气尚未退令,故方于利气散结之中,仍用**明雄**、僵蚕以清风木。盖丸为久服之剂,数日后即近大寒,又有次年主气之厥阴与客气之太阴相承而至也。(《医学穷源集》)

【虫证】

阴分不足,热自内生,饮食不节,物腐生虫,腹膨如鼓,脉细数。童瘵是忧。银胡、蒿子、秦艽、槟榔、枳实、志曲、水飞**雄黄**、白芍、地骨、鳖甲、百部、青陈皮、内金、榧子肉、胡连。(《剑慧草堂医案》)

阴虚生热,得食易滞,物腐生虫,腹膨且胀,脉小弦。治以疏化。银胡、蒿子、秦艽、开口椒、槟榔、胡连、功劳子、白芍、地骨、鳖甲、使君肉、百部、芜荑、榧子肉。复方:腹膨且胀,筋露脐凸,腹痛泻蛔,身热食滞,脉小数。恐成疳瘵。**雄黄**、胡连、鸡内金、生白术、银胡、蒿子、功劳子、槟榔、百部、志曲、青陈皮、白芍、地骨、榧子肉、枳实。三诊:投冯氏法,下蛔不多,腹膨稍减,身热依然,脉小数。调治不易。银胡、蒿子、鸡内金、生白术、胡连、开口椒、功劳子、白芍、槟榔、志曲、青陈皮、枳实、茯苓皮、榧子肉。(《剑慧草堂医案》)

"水银"条下"虫证"案。(《辨证奇闻》)

【鸦片毒】

卫静澜廉访曰:余披览案牍,见服生鸦片殒命者,几于无日无之。盖此物所在皆有,非如砒石等毒物必购求而得也。有一方可救之,宜广为传播,其方用**雄黄**二钱,鸡蛋清一枚,生桐油一两,河水调匀,灌服。廉访名荣光,嗣开,浙藩曾以此方通行所属。(《医方丛话》)

【肿毒】

彭羡门孙遹少宰传治肿毒初起方:鸡子用银簪插一孔,用透明**雄黄**三钱,研极细为末,入之,仍以簪搅极匀,封孔,入饭内蒸熟食之,日三枚,神效。(《医方丛话》)

"朱砂"条下"无名肿毒"案。(《过氏医案》)

【虫蛇咬伤】

一人右足背,有蚊一啮,便肿连膝胫,麻木不疼,敷清凉散加**雄黄**,服败毒药六帖而消。此蚊先吸蛇虫毒血,故移毒于人。(《医门补要》)

汲因客途猝病，医药难得，集经效之方百有余道，内如蚰蜒入耳及中药毒，最为险急，而所用之药至为简易，其杂伤五方，古书中不少概见，今亦罕传，尤见奇特，盖古所谓专门禁方，用之则神验，至求其理，则和扁有所不能解，即此类也。今录其方以备用。治蚰蜒入耳，**胆矾末**一匙，以醋少许滴灌之，须臾虫化为水。解中药毒，并虫毒闷乱吐血烦躁，甘草一两（生用）、**白矾**五钱、生延胡索一两，上为细末，每服半钱，水一盏，煎至六分，去滓，放冷细细呷之。杂伤，治火伤被火烧处，急向火灸之，虽大痛强忍之，少间不痛不脓。治犬马啮及马骨刺伤人及马血入旧疮中方，取灰汁热渍疮，常令汁器有火，数易其汁，勿令烂人肉，三数日渍之，有肿者炙石令热熨之，日二次即止。治蛇咬久不效，及毒气内攻疮痛方，**雄黄**、**白矾**等分研就，刀头上爆令熔下，便贴咬伤处自瘥。治道涂大醉仆地，或取凉地卧，为蛇入人窍方，见时急以手捻定，用刀刻破尾，以椒或辛物置破尾上，以绵系之，少刻自出，此蛇有逆骨，慎不可以力拔之，须切记。壁镜咬人立死治之方，槟榔不拘多少，烧灰存性，先以醋淋洗，后以醋调贴之。又一方甚平易可用，并录之。治跋涉风雨，或道路误为细尘眯目，隐痛不能视物，随所眯目以手分开，自以唾搽之即愈。（《冷庐医话》）

"玛瑙"条下"虫兽咬伤"案。（《医案类聚》）

【阴挺】

"铜绿"条下"阴挺"案。（《续名医类案》）

"铜绿"条下"阴挺"案。（《慎五堂治验录》）

【阴痒】

夏氏　暑月孕后，小水赤涩，子户痒甚，日晡寒热。此由胞宫虚，感受湿热也。内用龙胆泻肝汤，加赤茯苓、灯心煎服。外用蛇床子、川椒、**白矾**，煎汤熏洗。再用杏仁、**雄黄**、朝脑研末，掺入户内愈。（《类证治裁》）

荣姓妇，阴户奇痒不堪，其夫述此求计于先生。先生用**雄精**、熊胆、**明矾**、川连等，研末成条，插入阴户，不逾时而痒止。此肝经湿热生虫，故苦燥杀虫之品立见奇效。闻先生之师马徵君亦用此方，已愈多人。（《医验随笔》）

【疔】

"铅丹"条下"疔"案。（《续名医类案》）

【发背】

发背色黑不疼痛者，艾叶一斤，**雄黄**、**硫黄**各五钱，水煎，温敷十余度。疼则可治，若不疼，黑血出者难治。（《怪症奇方》）

【疮】

"铜绿"条下"疮"案。（《外科心法》）

"朱砂"条下"疮疡"案。（《焦氏笔乘》）

【蛇头疮】

手指害蛇头疮肿痛甚者，**寒水石**、**雄黄**为末，水调敷，效。又方，乌梅肉、鱼鲊共捣烂，敷之，妙。（《怪症奇方》）

【面癣】

治燕女面生红云血癣，愈久愈阔，将入左目，诸癣药不效。兼红肿生蛆，如米碎样。将此方合研末，调浓茶抹之。自制：孩儿茶七分，青黛七分，黄芩八分，黄柏五分，**雄黄**一钱，银花七分，**石膏**八分，大黄五分，**枯矾**六分，苦参八分，生甘五分，绿豆粉一钱五分，冰片二分，川连五分。（《昼星楼医案》）

【斑】

周女，八岁，遍身黑斑，头晕身软，神情昏惑。脉沉细无力。案：黑斑之症，本不可治，比红紫者十倍。此子盖脾弱久矣，故水不归垣，上乘金位而克火也。急须服药以泄其外。汤批：前薛女案湿为燥逼而下注，此云水不归垣，上乘金位，俱系先生创论，而实有至理存焉，读者宜细会之。黑羊血二钱，延胡索三钱，归尾三钱，花粉二钱，蒲公英二钱，升麻六分，**皮硝**八分，臭桐皮三钱，赤桱皮二钱，**雄黄**钱半，紫地丁三钱，荷叶一大个，大贝母钱半，甘草节钱半，大青叶三钱。释：此癸亥年大暑前四日方也。气交之分，中运主之，本年中运不及，胜气在水，更值厥阴司天谢事，客运之少商克之，木弱不能生火而疏土，而素患脾弱之人为水所乘，而转输不灵，而斑疹起矣。脾与胃相为表里，故方中以疏理脾胃之味为君，以条畅厥阴之味为臣，以清散少商辛金之味为使。而其大要，总归于扶火为抑水。盖羊为火畜，而血为心主，用黑色者，从其类也。佐以归尾、**雄黄**，助丁火以解癸水之毒耳。后二日换方。案：此时当兼泄其内毒矣。黑羊血钱半，红花八分，归尾三钱，紫地丁三钱，海桐皮钱半，鬼箭羽钱二，**滑石**二钱，**石膏**三钱，**元明粉**钱二，人中黄二钱，丹皮二钱，赤芍三钱，夏枯草钱半，五谷虫三钱，大青叶二钱，青荷叶一个。释：此方大意，与前方相似，但加入金体之味，以清理阳明耳。后二日换方。案：内毒未消，须更泄之。瓜蒌仁三钱、陈莱菔二钱、猪苓二钱、当归三钱、炒芝麻二钱、淡豆豉钱半、槐花二钱、红曲二钱、阿魏钱半、紫花地丁二钱、地榆三钱、枳壳三钱、甘草三钱、新靛花三钱、青稻叶三钱。释：节届大暑，地气改属少阴君火，少阳在泉之气与中运为同岁会，似乎较前节为顺，但胜气在水，则复气在土。且邪水上越之人，无有不亏真水者。故平土之中，即兼滋水之意也。后二日换方。案：清理阳明之毒，却宜兼用滋阴之味。乌犀角八分(磨)、郁金钱二、红曲二钱(土炒)、熟军三钱、葛根粉二钱、丹皮二钱、泽泻二钱、生首乌二钱、熟首乌二钱、香薷二钱、藕节三钱、竹茹钱半、丝瓜藤叶共三钱。释：余毒濡滞于阳明之分而方兼泻太阴者，阳明从乎中气，燥从湿化之义也。但症本由阴虚而起，又值复气太盛，脉气反虚，而重泄其阴，恐致变生他症，故用滋阴之味以坚，而用犀角、藕节以散结清热，又恰好兼顾少阴也。后二日换方。案：此时则以理阴为主矣。制首乌三钱、鳖甲三钱、茯苓钱半、女贞子三钱、归身四钱(酒炒)、白芍钱半(炒)、川芎钱二、黑豆皮钱半、生姜钱半、干姜八分、红花三钱、藕节二钱、贝母三钱、茯苓钱半(乳蒸)。释：土为少阴之子，木为少阴之母，自宜以理阴为主令。阳明之气未复，则少阴之水失其化源，少阴之火失其哺育。恐胃阳未舒，而经脉乏滋长之乐耳。故此方兼养金土之气，并滋水气也。后三日换方。案：此时荣清而卫不归脾也。调理后段，所系不浅。煨木香钱二、砂仁钱半(面煨)、白扁豆三钱(炒)、楂肉三钱、嫩黄芪二钱、焦白术三钱、泽泻二钱、丹皮二钱、甘草八分、车前子二钱、赤芍三钱、红花六分、龟板二钱(煅研)、荷茎、陈佛手为引。释：症本由脾弱而起，故收场仍从以月建为归根之路。至于用红花、龟板注重少阴，固为时令所当然，而实为补母之常法也。"按：此症治法，难在前三节泄外泄内，层次井然，却无强期速效之意，而动中肯綮，自然迎刃而解，神乎技矣！江成忠记。"(《医学穷源集》)

【紫云风】

顾奉常女，臂患紫云风。仲淳用豨莶、苍耳、**雄黄**末之，醇漆为丸。或凝漆有毒，竟沮之。然竟以此药收功制漆用生蟹黄搅和，可化作水入药。(《先醒斋医学广笔记》)

【梅毒】

"金"条下"梅毒"案。(《名医类案》)

"粉锡"条下"梅毒"案。(《医案类聚》)

【下疳】

山西友爷，号一清，寓水仙宫内。湿热下注，厥阴膀胱湿热未清，以致茎中作痛，包头数处消潭。此乃包头下疳之象，湿热未清。宜泻肝理湿火，清理下焦湿滞矣。龙胆草六分、连翘二钱、甘草五分、黑山栀一钱五分、丹皮一钱五分、花粉二钱、**飞滑石**三钱、黄芩(炒)一钱、川柏三钱，加淡竹叶三钱、通草三钱。另用珍珠八宝丹：真西黄一分、濂珠三分、琥珀三钱、人中白二钱、梅片三分(劈)、**辰砂**二分、**雄黄**三分、**滴乳石子**二钱。(《临诊医案》)

【齿疾】

徐仲光曰：一儿患血热，痘后身发热，口臭成疳，溃脱上龈门牙，左腮盘牙，唇红干裂，左颊下亦红肿，如发毒状。湖州沈三春，外用抑阳散加葱汁，酒浆调敷肿处。若面肿而带有紫色为实热，必成走马疳，溃颊不治矣。今虽肿而红活，知为另发痈也。内服犀角、羚羊角、黄连、黄芩、元参、生地、牛蒡、桔梗、甘草、白芍、花粉、木通、紫花地丁，及人中黄散，一二服。或煎银花一两，入广胶一钱，间捣甘菊花根叶汁，冲入服之，面肿渐平，身热渐退。外吹牛黄一分、珍珠三分、黄柏、青黛、人中白、**硼砂**、猪胆(制)各四分。不易敛，加乌梅炭三分、血竭二分、**龙骨**一分。因体虚，又加人参、象皮灰各三分、**制炉甘石**四分。又常以醋调**雄黄**末，软笔点入溃窍中，延至月余而愈。(《续名医类案》)

童石塘曰：古方中有冰黄散，以治牙痛最灵。用**牙硝**三钱、**硼砂**三钱、**明雄黄**二钱、冰片一分五厘、麝香五厘，合共为末，每用少许擦牙，有神效。(《医方丛话》)

"铅丹"条下"走马牙疳"案。(《名医类案》)

【急症】

"金"条下"急症"案。(《王氏医案绎注》)

【暴病】

"朱砂"条下"暴病"案。(《医学衷中参西录》)

雌 黄

【瘟疫】

"朱砂"条下"瘟疫"案。(《备急千金要方》)

【郁毒】

"雄黄"条下"郁毒"案。(《医学穷源集》)

【霍乱】

"朱砂"条下"霍乱"案。(《问斋医案》)

石　膏

【伤寒】

春元，臧苕泉，下第，兼程归家，患伤寒发热，昼夜不止，鼻干，口干，呕恶，胸胁痛满，小水短赤，大便直泻。延予未至，彼处医先以柴苓汤投之，诸症悉解，反增头痛如破，夜不寐。比予至，已三日矣，诊其脉，左弦右洪，寸关数，两尺稍和。予以柴胡、葛根解表为君，黄芩、**石膏**、知母清腑为臣，枳壳、桔梗宽中为佐，竹茹、甘草平逆为使。二剂，呕止痛减，热仍未退，卧仍未安，溺赤便泻尚如故。予思诸症皆因热不退，必得微汗，使清气上升，则余症自减。因去知母、黄芩、竹茹，倍柴胡、葛根，加生姜五片，亦一日二剂。黄昏进看，热退，夜即安卧，泻亦止矣，清晨思粥，小水稍清。第日尚微渴，予以天花粉、麦门冬、生甘草、陈皮、黄芩、桔梗、枳实扶胃气、消余热调理之剂，四帖而归，戒以胃气初开，慎勿过食，即食粥亦不可多。后十日，果得食复，复来延予。身热谵语，如见鬼状，舌苔色黑有刺，大便三日不行，日轻夜重，脉沉有力，两尺带弦。用枳壳、黄连、瓜蒌仁、桃仁、白芍、槟榔、**元明粉**，二剂，而诸症俱减，其未脱然者，以大便未通耳，用桃仁十枚煎汤，下润字丸一钱五分，而前症俱去矣。后以清气养荣汤调理之。(《陆氏三世医验》)

师曰：江阴缪姓女，予族侄子良妇也，自江阴来上海，居小西门寓所，偶受风寒，恶风自汗，脉浮，两太阳穴痛，投以轻剂桂枝汤，计桂枝二钱、芍药三钱、甘草一钱、生姜二片、大枣三枚。汗出，头痛差，寒热亦止。不料一日后，忽又发热，脉转大，身烦乱，因与白虎汤。**生石膏**八钱，知母五钱，生草三钱，粳米一撮。服后，病如故。次日，又服白虎汤，孰知身热更高，烦躁更甚，大渴引饮，汗出如浆。又增重药量，为**石膏**二两、知母一两、生草五钱、粳米二杯，并加鲜生地二两、天花粉一两、大小蓟各五钱、丹皮五钱。令以大锅煎汁，口渴即饮。共饮三大碗，神志略清，头不痛，壮热退，并能自起大小便。尽剂后，烦躁亦安，口渴大减。翌日停服，至第三日，热又发，且加剧，周身骨节疼痛，思饮冰凉之品，夜中令其子取自来水饮之，尽一桶。因思此证乍发乍止，发则加剧，热又不退，证大可疑。适余子湘人在，曰：论证情，确系白虎，其势盛，则用药亦宜加重。第就白虎汤原方，加**石膏**至八两，余仍其旧。仍以大锅煎汁冷饮。服后，大汗如注，湿透衣襟，诸恙悉除，不复发。惟大便不行，用麻仁丸二钱，**芒硝汤**送下，一剂而瘥。(《经方实验录》)

光禄卿吴玄水患伤寒，头痛腹胀，身重不能转侧，口中不和，语言谵妄，有云表里俱有邪，宜以大柴胡下之。余曰：此三阳合病也，误下之，决不可救。乃以**白虎汤**连进两服，诸症渐减，更加天花粉、麦门冬，二剂而安。(《医宗必读》)

乙丑夏月，里中一族叔，字仲容，因下池塘洗澡，遂成伤寒，已服表散药，汗出热退，头痛等症俱止也，惟胸膈不甚舒，不安神。越二日，复微热，常有微汗，口作干，烦躁不宁，才睡倒又立起，才坐起又睡倒，如此三四日，未得安眠一刻。余诊其脉，寸脉独浮软，余脉俱数而不浮，断为余邪入里，当用白虎汤。但前已大汗，今肺脉浮软，仍复汗出不止，须入人参。遂予白虎加参汤一剂，内用**石膏**五钱、生地三钱、丹皮一钱、知母八分、黑栀子八分、生甘草五分、五味子二十粒、人参二钱。煎成一碗，才服得半碗，病人便觉困倦要睡倒，一睡倒便熟，鼾呼半日方醒，醒来前症顿释，遂索粥食，一夜安眠，仍剩有药，亦不复用矣。次日，其令尊圣邻叔翁来谢曰："先生之神，何至此极也！昨药只煎起头渣，头渣又只服一半，遂将数日不安之症立刻冰释。吾闻有一剂立效者，未闻有半剂之半即痊愈者。神矣！神矣！"(《医验录》)

"朱砂"条下"伤寒"案。(《伤寒广要》)

【温病】

奉天马姓幼女，于午节前得温病，医治旬日，病益增剧，周身灼热，精神恍惚，烦躁不安，形势危殆，其脉确有实热，而至数嫌其过数。盖因久经外感灼热而阴分亏损也。遂用**生石膏**两半、生山药一两(单用此二味，取其易服)，煮浓汁两茶盅，徐徐与之。连尽两剂，灼热已退，从前两日未大便，至此大便亦通，而仍有烦躁不安之意。遂用阿斯匹林二分同白糖钱许，开水冲化服之，周身微汗，透出白痧满身而愈。(《医学衷中参西录》)

周　温邪十六日，曾经便泄，虽属邪从里泄，而热邪易于内传。咳嗽不畅，舌白苔干，口渴自汗，脉沉数，神志乍有昏蒙。肺胃温邪煽烁阴津，风阳化燥也，防其风动。羚羊角、天花粉、鲜葛根、细生地、枇杷叶、元参、连翘、**生石膏**、麦门冬、鲜石斛、黑山栀、淡竹叶、丹皮。（《沈菊人医案》）

【风温】

治奉天李葆平，得风温证，发热、头疼、咳嗽。延医服药一剂，头疼益剧，热嗽亦不少减。其脉浮洪而长，知其阳明经府皆热也。视所服方，有薄荷、连翘诸药以解表，知母、玄参诸药以清里，而杂以橘红三钱，诸药之功尽为橘红所掩矣。为即原方去橘红，加**生石膏**一两，一剂而愈。（《医学衷中参西录》）

楼童，十二月十二日，发热，呕吐，脉数，舌色颇平，正是风热为患，乃热病较轻者。葛根一钱，象川贝各三钱，川连三分，竹茹一钱五分，淡芩一钱，杏仁三钱，枳实八分，炙草六分，炒防风八分。二诊：十二月十五日，热不退，目光无神，呓语，苔黄而结，气促，颈脉跳动，咳不爽，无汗。病症较之前数日重，乃倍蓰，何以致此，殊不明瞭，当是复感食复。炙麻黄三分，**生石膏**三钱，淡芩八分，楂炭三钱，葛根一钱五分，枳实八分，炙草六分，象贝三钱，杏仁三钱。三诊：十二月十六日，舌色已化热，脉甚数，药后仍不得汗，气急亦未除。综合种种症象言之则略差，但仍在危险中。葛根一钱五分，炙苏子三钱，橘红一钱五分，法夏一钱，淡芩一钱五分，杏仁三钱，川连三分，竹茹一钱五分，葱白二个，**生石膏**一钱五分。四诊：十二月十七日，据述烦躁除，热略减未净，嗜卧。葛根八分，赤猪苓各三钱，杏仁三钱，橘红一钱五分，淡芩八分，方通八分，象贝三钱，炙草六分，归身三钱，炙苏子三钱。五诊：十二月十八日，热退，咳剧，是病之余波，色脉已出险。象贝三钱，杏仁三钱，炙草六分，淡芩八分，炙苏子三钱，橘红一钱五分，归身三钱，炒栀皮一钱，茅根三钱。（《药盦医案全集》）

【春温】

义呈朱酮琦兄孙，病春温，五朝大热不退，头痛烦渴，脉大。恶人与火，阳明邪热甚也。与小剂白虎汤。初用**石膏**三钱，不效，加至五钱又不效，病亦不加，但人倦耳。其家请易方，予曰："药对症故病不加，药力轻故病不减，据症而论，无可易也。"用熟石膏一两、知母二钱、甘草五分、粳米二钱，再一剂而热退。治麻痘，**石膏**宜生用；《伤寒》方中，**石膏**宜煅用。（《怡堂散记》）

心营肺卫为温邪留伏，气血流行，与邪相遇搏激，遂有寒热如疟之状。今形神羸瘦，久延经月，速则恐其成惊，再延必致儿劳，多进苦药消削胃口，又虑败倒。急清气热，以通营卫，使邪无容留之地，寒热可冀其止。至于痰嗽，必得胃口旺，肺金自全要，非药饵强劫之谓也。桂枝**白虎汤**。（《叶天士曹仁伯何元长医案》）

【秋温】

秋温引动饮痰，上蒙包络，肝风升动，精气俱伤，已见神呆目定，喘促痰潮，甚则循衣摸床，语言昏乱，舌苔灰腻，脉细而沉。脱象渐萌，恐难挽治。上犀黄（一分）、川贝、淡甘草、生地、**海石**、洋参、竹沥、濂珠粉（一分）、牛膝、**煅石膏**、橘络、钩钩、羚羊、丝瓜络。（《剑慧草堂医案》）

【冬温】

冬温邪火，心营肺肝皆受病，症属棘手。鲜生地、元参、**煨石膏**、知母、生甘草、羚羊尖、白薇、炒黄芩、茅根、芦根。（《徐养恬方案》）

冬温化热，阳明少阳兼症，朝凉暮热，脉弦数，舌绛苔黄，仍以清化。羚羊角、香青蒿、枇杷叶、鲜生地、川贝母、广橘红、大麦冬、肥知母、生甘草、**生石膏**、净连翘。（《徐渡渔先生医案》）

阴虚不藏，冬温，咳嗽无痰。桑叶、象贝、**石膏**、沙参、杏仁、甘草，元米汤煮。（《叶天士曹仁伯何元长医案》）

【暑病】

陆家巷叶姓小儿，夏月患身热，医投银花、豆卷、六一散等，不解。驯致齿板焦黑，气逆喘促，鼻煽目定，连夜烦扰不眠，小溲浑短，脉濡数，舌质红而苔干白。此暑邪入于肺胃，热蒸脑际，气阴将枯，昏痉在即矣。处方以：西洋参钱半（另煎，冲），**生石膏**四钱，肥知母钱半，川黄柏一钱，光杏仁三钱，象贝母三钱，丹参钱半，橘络五分，银花五钱，菊花三钱，桑叶三钱，京元参三钱，淡竹叶三十张。一剂热退喘定，能安眠矣。复方以清暑和中，三服而愈。（《三衢治验录》）

师曰:住三角街梅寄里屠人吴某之室,病起四五日,脉大身热,大汗,不谵语,不头痛,惟口中大渴。时方初夏,思食西瓜,家人不敢以应,乃延予诊。予曰:此白虎汤证也。随书方如下:**生石膏**一两,肥知母八钱,生甘草三钱,洋参一钱,粳米一小杯。服后,渴稍解。知药不误,明日再服原方。至第三日,仍如是,惟较初诊时略安。本拟用犀角地黄汤,以其家寒,仍以白虎原剂,增**石膏**至二两,加赤芍一两、丹皮一两、生地一两、大小蓟五钱,并令买西瓜与食。二剂略安,五剂全愈。(《经方实验录》)

高存之次郎童时,夏月身热十昼夜,止饮白汤。诸医汗之不解,以麻仁丸下之,热如故。惶急中,仲淳忽至,诊曰:此伤暑也。**白虎汤**是其本方,因误汗下虚甚,加人参三钱。一剂微汗瞑眩,少顷热解。(《先醒斋医学广笔记》)

本系劳倦气虚之体,当此暴热,热从口鼻而受,竟走中道。《经》云:气虚身热,得之伤暑。暑热蒸迫,胃津日槁,阳升不寐,喘促口干,前板齿燥,刻欲昏冒矣。甘寒生津益气,一定之理。人参、知母、甘草、麦冬、**石膏**、粳米、竹叶。(《叶天士曹仁伯何元长医案》)

张 暑风湿热杂感,病经十三日。神昏呓语,舌白苔垢,口渴,布白,脉数,咳嗽不畅。病在肺胃气分,痰热内阻膻中。病已涉险,姑拟幽香宣窍,佐以辛苦寒,燥湿清热。茅术、竹叶、连翘、杏仁、荷叶、蔷薇花、枇杷叶露、**石膏**、知母、胆星、大力、菖蒲、牛黄丸。(《沈菊人医案》)

【伏暑】

肥人多痰多湿,暑热夏受,秋深凉来,伏热乃发。汗多不解,非关表寒;烦渴喜饮,均病。肺失降而胸痞闷,湿邪盛而战栗多。湿热合邪,同时气分,是太阴、阳明之疟。医不分经络混治,所以旬日之外邪未退舍也。木防己、杏仁、炒半夏、枳实汁、**生石膏**、炒厚朴、生姜汁。(《眉寿堂方案选存》)

伏暑发热,退而复蒸,舌红苔黄垢腻,脉弦滑数。秋令行燥,与西昌法。羚羊角、**生石膏**、净连翘、霍斛、霜桑叶、广陈皮、鲜生地、白杏仁、生甘草、枇杷叶。(《养性轩临证医案》)

伏暑乘秋凉而发,古人名之曰晚发。道远气深不克,径从膜原外腾为疟充斥表里,弥漫三焦。一月来白,叠见层出,伏邪虽有出路,而汗出不多,酿痰化热,蒙蔽肺胃,阵咳不已,出痰稠

韧,正气日渐摧残,形瘦里热,夜不安寐,舌苔黄糙尖绛,脉右浮滑而数。仿喻氏西昌法,以清上焦痰火,毋使喘汗变幻乃吉,苁商。老山西洋参(霍石斛同煎,冲)、杏仁、知母、葶苈、桑叶、生地露、旋覆、冰糖煅**石膏**、生草、川贝、川郁金、茯神(辰拌)、橘红络、石决。(《剑慧草堂医案》)

【湿热】

湿热蒸于内,暑气侵于外,蒸灼三候有余,舌绛无苔,嗌干渴饮。脉细弦数,阳明热深且炽矣,宜乎甘寒化解。大生地、肥知母、淡竹叶、大麦冬、川贝母、粳米、**生石膏**、净连翘、藕汁、枇杷叶、蔗浆。(《徐渡渔先生医案》)

湿郁太阴,热聚阳明,舌黄口燥,不欲食。此热因湿而生,议用桂苓甘露饮。白术、猪苓、**滑石**、**寒水石**、茯苓、泽泻、**石膏**、肉桂。(《眉寿堂方案选存》)

琴川李,热处湿中,湿包热外,三焦混淆,邪机充斥,宗河间分消法。川桂枝(辛温,入膀胱,温经,去风)、**生石膏**(辛寒,入胃)、猪苓(苦甘,入肾、膀胱,利水渗湿)、茅术、赤苓、泽泻、**寒水石**(辛咸,入肾,凉血涤热)、**块滑石**(甘寒,入膀胱,发汗利小便)、甘草、腹绒、通草、生姜、淡竹叶(甘寒,清心,利小便)。(《养性轩临证医案》)

【湿温】

河沿律师周望陕君,仲夏患湿温,寒热甚盛,烦躁胸痞泛恶。医用清水豆卷、银花、连翘等,汗泄而热不解。头重,神烦,躁不得卧,时有昏谵之状,渴喜热饮,小溲短浑,舌垢腻而黄,脉濡滑而数。此太阴之湿,阳明之热,蕴蒸而发为湿温。鸱张之势,大有横决上升,袭包络而蒸脑神之象。为拟大剂**生石膏**、制苍术、肥知母、枳实、炭炒竹茹、广郁金、陈胆星、赤茯苓、佩兰叶、生苡仁、丝瓜络、通草等。一剂身热去其大半,烦躁亦安,胸痞舒而呕恶止。(《三衢治验录》)

轧村周,阳虚气郁之体,平素喜暖恶凉,腠疏易感,毛窍亦虚,所以风易袭而湿易蒸。近当湿土渐渗之时,复感外湿,蒸郁于中,以致大便旬余不行,小溲赤涩而少,舌黄不渴,脉沉而涩。此湿热内蒸,则气机滞而腑阳阻也。里气不通,则内蕴之湿热浮溢于表,而为微寒蒸热,汗多头胀,胸腹痞闷也。急宜理气疏腑,必得便通溺利,则里通而表自和。此初夏湿温之症一定治

法，且多郁阳虚之体，尤以疏通为要。厚朴、枳壳、橘皮、杏仁、白蔻、瓜蒌、赤苓、通草、藿香梗、洋参、**石膏**、芦根。（《张梦庐先生医案》）

湿温旬余，从气分外泄，壮热烦渴，舌糙，脉弦数。治以甘凉。桑叶、知母、银花、鲜地、山栀、枳壳、竹叶、**石膏**（冰糖煅）、生草、翘心、鲜斛、青蒿、茯神、灯心。复方：知母、天花粉、银花、玄参心、铁皮斛、丹皮、竹叶、生草、**煅石膏**、翘心、茯神心、鲜生地、山栀、灯心、火麻仁。（《剑慧草堂医案》）

顾，邓村人。酒客湿蕴中焦，寒热得汗不解，渴而引饮，胸闷，小便短赤，脉濡数，舌垢腻堆积。湿温重证也。**生石膏**（碎）三钱，**块滑石**四钱，广藿梗一钱半，生茅术三分，姜制川朴三钱，炒枳壳一钱半，细木通（姜汁焙）一钱，活水芦根二两，白杏仁（炒，去皮尖）三钱，赤茯苓四钱。复诊：寒热已退，目黄，爪甲微黄，足蹠起泡累累，脉濡数，舌黄腻。湿热充斥三焦，发越未透，宗仲圣法。绵茵陈（先煎）三钱，酒炒川连五分，**飞滑石**五钱，煨草果八分，黑山栀三钱，酒炒淡芩一钱半，赤茯苓四钱，炙知母一钱半，制大黄三钱（盐水炒），川柏三钱，车前子。（《沈菊人医案》）

脉得左搏大，右缓。夏秋热气从口鼻入，由膜原以分布脉络，是时水谷腥腻助热聚湿，湿胜则肿，热烁为痛。所患右脉及左甚，病久邪深，入于血分矣。经云：阳明之脉束筋骨以利机关。今躁痛夜剧，便秘不爽，且有渴饮，古称九窍不和，都属胃病。水谷气内蒸，暑湿气外侮，内外相薄，痹而不通，当思苦辛寒以宣之，宗河间法。**飞滑石**、**生石膏**、**寒水石**、杏仁、木防己、萆薢、晚蚕沙（一两，煎汤，滤清煎）。（《眉寿堂方案选存》）

【时疠】

时疠毒火兼盛，表里不清，烦躁神昏，布痘不爽，痘属险笃。幸赖年已十三，能耐摧拔，庶可幸成。**石膏**、大黄、青皮、连翘、红花、方诸水、黄芩、桃仁泥、楂肉、牛蒡、**滑石**。（《眉寿堂方案选存》）

松农部患时疫七日，壮热大渴，治不得汗，反加烦躁，发斑，诊脉洪紧数，此温热毒盛，邪留血分，里气壅闭则伏邪不得外透而为斑。急投三黄**石膏**汤以发表清里，使内外一通，则营卫疏畅，而斑毒邪热亦从而外解。（《临证医案笔记》）

南关一屠户沈姓者，四月间，患疫未起床，其妻以服侍劳倦，亦相传染，月余而身热，谵语不清，生理久废，资本又尽于祀神，裸体闭门，奄奄待毙而已。其邻邵南桥，年高行善，常令小奚饮酒食蒜，以粥饲其夫，又在诸邻敛银两许，以为此妇殡殓之资。偶遇予，道时疫之多，并述其事。予曰：近来时症颇多可救，予试往看。南桥先令小奚通知其夫，即与予同往。其夫强起，掩覆其妻。予进诊视，面赤唇焦，气促厥冷，身热如火，脉浮之数大而散，沉之细涩而微。予出谓南桥曰：若以殡殓之资半易人参，此妇尚可生也。南桥即同予赎人参五钱，予以**白虎**合生脉二剂与之，嘱曰：若有好处，明日再为诊看。服后，人事顿爽，热已半减，手足温和。南桥喜甚，来拉予往看，其脉稍敛有神。予以前方加白芍，人参只用一钱，付四剂。十日，其夫卧床未起，而此妇已能行走矣。（《陆氏三世医验》）

族兄东暘，善饮体健，染疫脉弱，胸膈痞满，舌黄润。予舍脉从症，用小承气汤屡下之。共用生熟大黄约二两余，**石膏**一斤，枳、朴数两，雪水数钵。至八日忽发战，思冷饮。家人惟执以热茶催汗，故头汗而止。然渐愈后食复，亦八日发战得头汗而解，外凉而内热不除，复以大承气下宿垢甚多而愈，忽热传肺，咳嗽不止，用麦冬一味愈。予闻江有声言："八日自汗，症多不稳。"仲景云："头汗剂颈而还，当发黄。"由此症观之，则二言皆不足信矣。（《医权初编》）

【秋燥】

常熟姚，虚则补之，阴虚则补阴，阳虚则补阳。久病者阴阳两亏，寒热分争，既补其阴，又补其阳，未有不合者也。然补阳则胀，补阴亦然，是虚不受补乎？另有实邪乎？诊得脉形细涩而数，细属阴亏，涩为血少，数之一脉，外因伤气。气亏者，阴火浮于上也。然此等脉息，在虚者按必无力，而按之还觉鼓指，不独虚也。久病而见实脉，病从何来？因思秋燥气也。燥气先伤上焦华盖，则诸气膹郁，营卫失和，寒热分争，无怪乎补气补血不一应手。夫燥胜则干，燥于上，嗌自干，燥于外，肤自干，燥于内，血自干。肺受燥气则为咳为嗽，燥万物者莫熯乎火，润万物者莫悦乎泽。若不以嘉言之清燥救肺汤，棘手无策矣。泻必先补于前，实必固虚于后，此不过以意逆之，冀其弋获而已。桑叶、北沙参、**石膏**、麦冬肉、炙草、羚羊角、川贝、大生地、麻仁、

枇杷叶、杏仁、清阿胶。(《延陵弟子纪要》)

【伏邪】

伏邪发于初冬，不达于外，内蒸转剧，发热咳嗽，脉极数而细软，缠之，邪未达而阴骤虚，舌绛黄苔灰垢。邪犹内燔，正气不支，邪正两脱，不可不虑也。金石斛、**生石膏**、石决明、生地、川贝母、茯神、大麦冬、肥知母、枇杷叶。(《养性轩临证医案》)

蒋　温邪触发伏邪，寒热咳嗽，胸闷气逆，少腹胀痛，眉心痛，便溏溲少，脉弦数，阴气素虚，肝阳化风挟痰火上逆，痉厥连次，鼻煽自汗，神识模糊。此厥阴肝风，阳明热炽，未能布达以泄邪，症势颇重。治以和阳熄风，辛泄上焦，以期厥止。桑叶、石决明、杏仁、洋参、阿胶、胡黄连、枇杷叶、钩藤钩、川贝、生地、牡蛎、肥知母、**生石膏**。服一剂，去石膏，加羚羊角、通草。(《沈菊人医案》)

【热病】

一人患寒热，面赤头痛，齿痛，余诊其脉洪而数，此热症无疑。法当用白虎汤，大剂取效，每剂用**石膏**一两，投一剂而头及齿俱不痛，寒热亦除。余曰：仍用前剂一服而可，不然，定要发斑矣。主人谋之专科者，曰：如此重剂，岂能再用？逆不相信，不来召余诊视。至二日后，果发斑，十二日不解，解后身热如灼，余进柴芩汤，一剂而热退，后参术调理而痊。(《医验大成》)

寒热虽止，心热口渴，营分余邪未解。仿景岳玉女煎意，滋清营热，此伏暑可去。生地、知母、生甘草、生白芍、**生石膏**、竹叶心。(《眉寿堂方案选存》)

【感冒】

曹定轩道长，脉浮滑数，此肺感风寒，阳明火盛，以寒包热，故声粗气急而为哮喘也，宜投五虎汤，凉而兼散自愈。麻黄一钱，茶叶二钱，杏仁三钱，**石膏**五钱，甘草五分。加姜枣，水煎温服。(《临证医案笔记》)

发热风寒外感，咳呛身热，微觉胁痛，现咳止而热仍不退，神昏谵语，循衣摸床，左脉弦大，右较细数，舌苔腻白、时带灰。中焦阻滞，表邪亦未解。渴不索饮，邪归阳明，尚未化热，素体劳乏，正不胜邪。恐其风动发厥，拟用散而兼疏。炒柴胡六分，光杏仁三钱，淡黄芩一钱半，全瓜蒌三钱，橘红三钱，煨葛根一钱半，小枳实二钱，炒小朴三钱，黑山栀一钱半，薄荷七分，赤

苓三钱，冲甘蔗汁一小杯。得汗后热仍不解，神昏谵语，舌干唇燥，脉弦而数。阳明里症渐入少阳，津液被烁，恐其内陷，未为稳境。仍拟疏散，参用化热。葛根一钱半，羚羊片一钱半，光杏仁一钱半，淡黄芩一钱半，炒枳实三钱，薄荷七分，芦根四两，橘红三钱，**生石膏**五钱，黑山栀三钱，全瓜蒌三钱，鲜石斛五钱，赤苓三钱。(《孤鹤医案》)

愚孙，年九岁，于正月下旬感冒风寒，两三日间，表里俱觉发热。诊其脉象洪实，舌苔白厚。问其大便两日未行，小便色黄。知其外感之实热，已入阳明之府。为疏方：**生石膏**二两，知母六钱，连壳三钱，薄荷叶钱半，甘草二钱。晚六点时煎汤两茶盅，分两次服下，翌晨热退强半。因有事他出，临行嘱煎渣与服。阅四日来信言，仍不愈。按原方又服一剂，亦不见轻。斯时，头面皆肿，愚遂进城往视，见其头面肿甚剧，脉象之热较前又盛，舌苔中心已黄，大便三日未行。为疏方：**生石膏**四两，玄参一两，连壳三钱，银花三钱，甘草三钱。煎汤三茶盅，又将西药阿斯匹林三分，融化汤中，分三次温服下。头面周身微汗，热退肿消，继服清火养阴之剂两剂以善其后。(《医学衷中参西录》)

【咳嗽】

一妇人，六七个月痰嗽喘急不卧，专主肺。北柴胡三钱，麻黄二钱，**石膏**二钱，桑白皮三钱，甘草半钱，黄芩一钱半。一汗而愈。后服五味子、甘草、桑皮、人参、黄芩。(《丹溪治法心要》)

久嗽失音，舌红脉弦。邪郁肺金，外寒内热所致。仿仲景法。麻黄、杏仁、桔梗、桑叶、**石膏**、生草、射干、郁金、马兜铃、枇杷叶、鸡子白。(《叶天士曹仁伯何元长医案》)

治沧州孙连瑞，肺脏受风，咳嗽吐痰。医者投以散风利痰之剂，中有毛橘红二钱，服后即大口吐血，咳嗽益甚。其脉浮而微数，右部寸关皆有力。投以《伤寒论》麻杏甘石汤。方中**生石膏**用一两，麻黄用一钱，煎汤送服旱三七细末二钱。一剂血止。又去三七，加丹参三钱，再服一剂，痰嗽亦愈。(《医学衷中参西录》)

【哮病】

谵语神蒙，腹满身重，难以转侧，痰鸣时增时减，舌焦唇燥，症属极险。蜜麻黄、杏仁、炙甘草、**石膏**、软白薇、肥玉竹、知母。(《徐养恬方案》)

【喘证】

一卜姓妇产二日不下，气喘急，舌黄赤，脉大数，口渴。余曰："大热血干，气逆不降。"用清降法，羚羊、**石膏**、冬、地，少加大黄以降之，服下，逾时即生。（《经历杂论》）

祝左　肺主金，金为秋令，清肃下行者也。真阴本亏，虚火上炎，肺受其烁，兼外邪，起患喘急，愈发愈密，痰热上蒸，有升无降，所谓金苦气上逆也。脉数右更浮。金为水母，益气为主，佐以凉泄。人参四分，**石膏**四钱，橘红三钱，浮石三钱，茯苓三钱，川贝二钱，洋参一钱半，牡蛎四钱，杏霜三钱，以梨汁磨沉香三分。（《孤鹤医案》）

邻村孙连衡，年三十许，自初夏得喘证，动则作喘，即安居呼吸亦似迫促，服药五十余剂不愈。医者以为已成肺痨，诿为不治。闻愚回籍，求为诊治。其脉浮而滑，右寸关尤甚，知其风与痰互相胶漆滞塞肺窍也。为开麻杏甘石汤。麻黄三钱，杏仁三钱，**生石膏**一两，甘草钱半。煎汤送服苦葶苈子（炒熟）二钱，一剂而喘定。继又服利痰润肺，少加表散之剂，数服全愈。（《医学衷中参西录》）

一人六脉滑疾，湿热内淫，肺病喘急，以致皮毛不充，四肢烦疼，每夜盗汗，肌肉消瘦。《内经》曰：肺主皮毛。又曰：卫气者，所以温分肉、充皮肤、肥腠理、司开阖者也。今肺以喘虚，故皮毛之气不充，气不充所以腠理失肥，开阖失宜，致令盗汗，是犹燃枯竹而有油耳，惟宜清湿清热、益肺止汗，不可用白术芪桂以饮之。赤芍药、白蒺藜、**石膏**、知母、人参、**滑石**、葶苈、杏仁、地骨皮、麻黄根，共为末，浮小麦煎汤调下二钱。（《沈氏医案》）

【肺痈】

男　平卧则喘，痰有铁锈色，左肋痛，此三者皆肺炎之证候。初起曾有战栗，壮热而神蒙者，属大叶性肺炎。生麻黄 4 克，桔梗 6 克，**生石膏** 12 克（研末，另吞），黄芩 6 克，葶苈子 6 克，杏仁泥 12 克，杭白芍 9 克，桑白皮 9 克，粉草 4 克，活芦根 30 克（去节）。（《章次公医案》）

左　咳痰气秒，且有血，渐成肺痈。鲜沙参七钱，知母三钱五分，地骨皮三钱，鲜芦根一两（去节），鲜生地一两（打），川贝母三钱（去心），白杏仁三钱（去尖），**生石膏**三钱（先煎），

黛蛤散（绢包）一两，冬瓜子一两，白前三钱五分。（《曹沧洲医案》）

天津叶凤桐，年三十二岁，得肺病，咳吐脓血。病因：其未病之前数月，心中时常发热，由此浸成肺病。证候：初觉发热时，屡服凉药，热不减退，大便干燥，小便短赤，后则渐生咳嗽，继则痰中带血，继则痰血相杂，又继则脓血相杂。诊其脉左部弦长，右部洪长，皆重按颇实。诊断：此乃伏气化热，窜入阳明之腑。医者不知病因，见其心中发热，而多用甘寒滞腻之品，稽留其热，俾无出路。久之，上熏肺部，至肺中结核因生咳嗽，溃烂遂吐脓血，斯必先清其胃腑之热，使不复上升熏肺而后肺病可愈。特是，此热为伏气之热所化，原非轻剂所能消除，当先投以治外感实热之剂。处方：**生石膏**两半（捣细），大潞参三钱，生怀山药六钱，天花粉六钱，金银花四钱，鲜芦根四钱，川贝母三钱，连翘二钱，甘草二钱，广三七二钱（轧细）。药共十味，将前九味煎汤一大盅，送服三七末一钱，至煎渣再服时，仍送服余一钱。方解：此方实仿白虎加人参汤之义而为之变通也。方中以天花粉代知母，以生山药代粳米，仍与白虎加人参汤无异，故用之以清胃腑积久之实热。而又加金银花、三七以解毒，芦根、连翘以引之上行，此肺胃双理之剂也。复诊：将药连服三剂，脓血已不复吐，咳嗽少愈，大便之干燥、小便之短赤亦见愈。惟心中仍觉发热，脉象仍然有力，拟再投以清肺泻热之剂。处方：天花粉八钱，北沙参五钱，玄参五钱，鲜芦根四钱，川贝母三钱，牛蒡子三钱（捣碎），五味子二钱（捣细），射干三钱，甘草二钱（轧细）。药共九味，将前八味煎汤一大盅，送服甘草末一钱，至煎渣再服时，仍送服余一钱。方中五味子，必须捣碎入煎，不然则服之恒多发闷；方中甘草，无论红者黄者，皆可用至轧之不细时，切忌锅炮，若炮则其性即变，非此方中用甘草之意矣。用此药者，宜自监视轧之，或但罗取其头次所轧之末亦可。效果：将药连服五剂，诸病皆愈，惟心中犹间有发热之时，脉象较常脉似仍有力。为善后计，俾用生怀山药轧细，每用七八钱或两许，煮作茶汤，送服离中丹钱许或至钱半（多少宜自酌），当点心用之。后此方服阅两月，脉始复常，心中亦不复发热矣。离中丹为愚自制之方，即益元散方，以**生石膏代滑石**也。（《医学衷中参西录》）

【肺痨】

盐山范文焕,年五十余,素有肺痨,发时咳嗽连连,微兼喘促。仲夏末旬,喘发甚剧,咳嗽昼夜不止,且呕血甚多。延医服药十余日,咳嗽呕血,似更加剧,惫莫能支。适愚自沧回籍,求为诊治,其脉象洪而微数,右部又实而有力,视其舌苔白厚欲黄,问其心中甚热,大便二三日一行。诊毕,断曰:此温病之热盘踞阳明之府,逼迫胃气上逆,因并肺气上逆,所以咳喘连连,且屡次呕血也。治病宜清其源,若将温病之热治愈,则咳喘、呕血不治自愈矣。其家人谓,从前原不觉有外感,即屡次延医服药,亦未尝言有外感,何以先生独谓系温病乎?答曰:此病脉象洪实,舌苔之白厚欲黄,及心中之发热,皆为温病之显征。其初不觉有外感者,因此乃伏气化热而为温病。其受病之原因,在冬令被寒,伏于三焦脂膜之中,因春令阳盛化热而发动,窜入各脏腑为温病。亦有迟至夏秋而发者,其症不必有新受之外感,亦间有薄受外感不觉,而伏气即因之发动者,《内经》所谓“冬伤于寒,春必病温”者,此也。病家闻言悟会。遂为疏方:生地二两,**生石膏**一两,知母八钱,甘草三钱,广犀角三钱(另煎,兑服),三七二钱(细末,用水送服)。煎汤两茶盅,分三次温饮下,一剂而诸病皆愈。又改用玄参、贝母、知母、花粉、甘草、白芍诸药,煎汤服。另用水送服三七末钱许,服两剂后,俾用生山药末煮粥,少加白糖,每次送服**赭石**细末钱许,以治其从前之肺痨。若觉热时,则用鲜白茅根四五两,切碎煮两三沸,当茶饮之。如此调养月余,肺痨亦大见愈。(《医学衷中参西录》)

【肺胀】

禀赋痰气素盛,近感时令风邪,内袭上焦,肺脏郁蒸,身体壮热。肺金痰郁,清肃失权,水精四布,乳汁精华徒酿痰浊。强根婴稚不谙吐咯,痰浊愈结愈多,肺气愈壅愈塞,欲咳不畅,欲喧不扬,且窍无泪,鼻窍无滞,神烦不能恬寐,气逆痰鸣声响。诸如等类,都属肺窒不宣之候,症名肺胀,幼科重症。拒脉搏数,热势颇炽,舌苔满腻,痰气颤盛。调治之道,肺热宜清,拟用古方麻杏甘石汤,复养亲,参入苇茎汤主之。(批,麻杏甘膏汤:麻黄、杏仁、甘草、**石膏**。养亲汤:苏子、白芥子、莱菔子)(《丁授堂先生医案》)

【肺痿】

经言:热在上焦,脉虚数者,为肺痿。汗易泄,时恶风,肺主皮毛故也。唇口腐碎少纳,兼理阳明。枇杷叶、玉竹、**石膏**(糖炒)、扁豆、茯苓、麦冬、川斛、地骨皮、白薇。(《松心医案》)

费 咳随热势损益,甚于昼而差于夜。金气薄则畏阳光,恐延肺痿。仿喻西昌清燥救肺汤:枇杷叶、炙草、杏仁、霜茯苓、桑叶、麦冬、**石膏**(糖炒)、阿胶。(《松心医案》)

【不寐】

提莹,年六十九,平日劳心思虑,气结痰凝于胃,春三月得不寐之症,每至夜间胃中如焚,烦躁不宁,目不交睫,昼则稍安,毫不倦怠,饮食虽进而无味。诸医俱云心血不足,用天王补心丹,有议心肾不交而用加味地黄丸,有议思虑伤脾而用归脾汤,愈觉日甚,将有发狂之兆。如此者两月余,延余诊视,面色红亮而浮,脉息沉小,滑而有力,关部尤甚。此乃肝火郁而不舒,胃中胶痰固结而不通也。《经》云胃不和卧不安,又云阳明病不得眠。大便三四日一解。用**礞石**滚痰丸三钱,大便去黏腻之痰不计。以二陈、**石膏**、黄连、山栀、石菖蒲、钩藤、枳壳、瓜蒌实,连进四帖,即能安卧。然有时胃中如火,又用滚痰丸三钱,又去白痰碗许。仍用前豁痰清火之药,丸服,二十日全愈。一月后又停食冒风,胃脘作痛发热,用消导之药,平安。后用加味六君子汤调养,康健倍常。(《沈氏医案》)

【头痛】

孙文垣治蔡乐门令眷,头痛如破,发根稍动,则痛延满头,晕倒不省人事,逾半时乃苏,遍身亦作疼,胸膈饱闷,饮汤水停膈不下。先一日吐清水数次、蛔虫三条,原为怒起,今或恶风,或恶热,口或渴或不渴,大便闭,脉则六部皆滑大有力。孙曰:此痰厥头痛也。先以藿香正气散止其吐,继以牛黄丸、黑虎丹清其人事,头仍疼甚;又以天麻、藁本各三钱,半夏二钱,麻黄、薄荷、白芷、陈皮、生姜、葱白,煎服,得少汗而头痛少止,至晚再服之,五更痛止大半,而人事未全清。孙谓此中焦痰盛,非下不可。乃用半夏五钱、巴霜一分,面糊丸,每服三十丸,生姜汤送下。午后大便行三次,皆稠粘痰积也。由此饮食少进,余证差可。惟遍身仍略疼,改用二陈汤,加前胡、藁本、薄荷、黄芩、**石膏**、枳壳、石菖蒲,调理而安。僧慎柔治一贵介,年三旬,因齿痛服**石膏**三钱,即满头皆肿痛,牙龈上腭肿势尤甚，天明稍退，盖得阳气故也。诊之右关细涩，左关洪，左尺亦涩。曰：此须纳气下达，方得脉和。定方名羌活散火汤。酒炒羌活五分，防风三分，酒连一分，酒芩二分，茯苓一钱，人参二钱，甘草五分，半夏一钱，破故纸一钱，枸杞一钱。二剂，脉渐粗大，是阳气下行矣。头痛稍止，可见前因下焦无阳，阴火上冲而痛剧也。服至八剂，头痛全止，龈肿未退，脉则渐和。（《古今医案按选》）

阳明胃火上炎，头中震痛如动脉之状，时作时止，脉洪而数。寒以取之。熟地、麦冬、石膏、知母、粳米、木通、甘草、泽泻。（《王九峰医案》）

【眩晕】

秦，四十七岁，血虚肝风头晕玉女煎加减，方如鲜花，恰当病情。天冬、生地、杞子、桂圆、菊花、石膏。（《徐批叶天士晚年方案真本》）

李荣占之子年二十岁，忽然眩晕卒倒，约半小时久方醒，时时身体倦息，眼皮亦撑不起，口渴喜茶，不拘冷热，时醒时晕，一日眩晕三五次，诊其脉洪大有力，曾服半夏白术天麻汤无效。余思脉洪是火盛，此眩晕卒倒乃热盛神昏之候也，肢体倦息乃火盛筋软之候也，口渴不拘冷热难辨虚实，若系寒痰在中且喜热茶，必不能多饮，此人多饮颇爽是火伤津液无疑，津液枯涸，故喜水。前服半夏、白术、天麻之温燥，乃添炭红炉，必致增病，则治此证，只宜降火生津。火降津生，自然晕醒神清，乃与抽薪饮加麦冬、石膏，一剂略减，二剂痊愈。（《瞻山医案》）

【中风】

张姓某者，德州人，年二十许，病温。于舟同伴为之求予。予曰：昨尤见之，且饮且歌，今日遂病乎。曰：病甚昏迷不醒，呼之不应，与之水则饮，不与之不索也，便溺皆不自知。予过其舟，令儿出舱外视之。面油然渥赤，闭目不言，手足亦不能自动，舌微胎而紫胀，脉数甚可七八至。曰：此大危症。遂祈书方。予用川连、黄芩、栀子凉其上，芍药、石膏、花粉清其中，滑石、木通、泽泻理其下，而重加柴、葛、薄荷以透其表，重逾六两，令多煎而急服。一剂得汗，神气少清，再剂大汗淋漓，病遂。（《一见草》）

芦店周西扶，因恼怒抑郁，动其肝火，上干胃家，痰随火升，闭其心窍，以致舌音不清，语言謇涩，口流痰涎，脉息右手滑大，左手弦数。此肝家有郁火，胃中有痰饮，乃类中之基也，理宜

豁痰清肝之药治之，并戒恼怒，忌醇酒厚味等物。面色亦红甚。半夏、橘红、天麻、石膏、连翘、黄连、瓜蒌、枳壳、黄芩、香附、钩藤、石菖蒲。（《沈氏医案》）

倪少南右颊车浮肿而疼，直冲太阳，大发寒热，两手寸关俱洪大有力，此阳明经风热交扇所致。以：**软石膏**三钱，白芷、升麻各一钱，葛根二钱，生熟甘草各一钱，薄荷、山栀子、牡丹皮、连翘各七分，天花粉、贯众各一钱半。两帖，肿痛全消。（《孙文垣医案》）

【癫狂】

王，三十八岁，温病狂热，大渴引饮，周十二时饮凉水担余，癫狂谵语，大汗不止。每日用白虎汤合犀角地黄汤，石膏用半斤，日服二帖。外用紫雪一两有余，间服牛黄清心丸五六丸。如是者七八日，热始渐退，药渐减。后以复脉汤收功。（《吴鞠通医学全书》）

曾治萧万有，患伤寒发狂，弃衣而走，不避羞耻，登高而歌，遇岩而跳，詈骂呼号，终日惟思饮水，其友请治。以祛热生胃汤，用石膏三两、知母三钱、人参五钱、元参三两、茯苓一两、麦冬三两、车前五钱，煎水十碗，一日灌完，是夜狂定。明日亦如前法一剂，明夜而口渴减半。又明日亦如前法一剂，而口渴方止，火亦顿息。乃改用四物汤，重用生地一两，以保护元阴，滋养肝血而愈。前方妙在石膏、知母以泻胃火，人参以生胃气，元参去浮游之焰，麦冬生肺中之阴，茯苓、车前引火下行于膀胱，从小便而出。且火盛者口必渴，口渴必多饮水，吾用茯苓、车前二味以分消水湿，则水流而火自随水而散矣。方中泻火又不伤气，较胜于白虎汤。予常以此治火热发狂，或汗如雨下，口渴舌燥，或起芒刺者，即奏奇功。但要知病之轻重，而斟酌乎用药之轻重，庶不致误耳。（《齐氏医案》）

一狂初起，身在床能知外人，口骂詈，嫌人不出户迎，人亦为离魂，谁知胃火犯心乎。心本生胃，谊关子母，何敢犯心，使心神出外？不知胃乃心娇子，胃弱则心火养胃，胃强心反避胃矣。盖心火宁静，胃火沸，胃且自顾不暇，甚至犯上作乱，心君姑息，宁下堂而避胃火，故心神外出成离魂。夫魂离宜随亡，何尚苟延？因心神虽出，心气犹未绝耳。舍人参石膏汤无二法。然必须大剂，恣其酣饮。最宜多者石膏，其次人参。大约石膏宜二两、人参须一两，倘畏首畏

尾,少用人参,**石膏**,均无济。或谓多用**石膏**,少用人参,何不可?嗟乎!定狂虽借**石膏**,返魂非人参不可,盖魂出回宫,摇摇靡定,非多用人参,将何以镇国。(《辨证奇闻》)

越中医生某男,年三十所,发狂,唤叫妄走,不避水火,医生颇尽其术而救之,一无其术矣。于是闻先生之名,详录证恹,恳求治方。其略曰:胸膈烦闷,口舌干燥,欲饮水无休时。先生乃为**石膏**黄连甘草汤及滚痰丸赠之,服百有余剂全复常。(《吉益氏医论医案》)

酉冬月,里中一女人,年三十余,忽患狂疾。每夜出门狂走号呼,口称火德星君,以石击邻家门,近邻门俱被敲破,将天明则归,至夜又复如是,大风雪夜,亦不畏寒。一连七夜,近邻被吵不安。其夫与余俱不在家,至第八日,病人之伯邀余视之。两手俱无脉,余谓是热极反伏,遂用大黄五钱,黄连八分,**石膏**三钱,佐以菖蒲、茯神、远志、枣仁、白芍。一剂服后,连下二次,是夜安睡,至五更又复出走,但略走呼叫即归。次日复诊之,脉稍出,仍用大黄三钱、黄连五分,余俱照前方,再一剂。复大下三五回,是夜安卧,一直到晚。次早起床,人事清白,梳洗更衣,夜不复出,其狂立愈矣。(《医验录》)

【痫证】

善琏孙氏,素有痰火,火风发痫厥居年。眩悸耳鸣,消渴便难,肺胃津气既虚,则痰湿尤易凝聚。今湿令气蒸,胸次欠舒,知饥不运,足酸脉滑,干咳音涩,宜滋养脾胃津气,以化痰湿。洋参一钱半,杏仁三钱,川贝二钱,橘红一钱半,米仁四钱,**石膏**四钱,赤苓三钱,桑叶三钱,火麻仁三钱,阿胶二钱,天竺黄二钱,枇杷叶四钱。(《张梦庐先生医案》)

"朱砂"条下"痫证"案。(《寿世保元》)

【厥证】

辛巳腊月,从率口归,道经草市,忽一人扯住轿,拉入门为看一病。问其病状,云是小儿今年二十八岁,于某夜发热起,服表药二剂,微有汗,热虽减轻,仍日日发热,亦时时有汗,口渴非常,一昼夜饮水二三大壶,总不能解渴,小便又少,不进饮食,前日畏寒,手足冷如冰,至昨夜手足更冷极,战栗昏晕。今早请某先生,云是厥阴证,当用四逆汤,药用附子、干姜、陈皮、甘草、茯苓,因是一派热药,不敢用。又请一先生,亦云是厥阴伤寒,于前方内更加吴萸、人参。因两先

生所见相同,谅然不差,药已煎就,将服。适闻台驾过此,素仰高明,又幸天假之缘,敢求一决。余曰:"口说无凭,须见脉见症方可定。"入为诊之,脉沉实而滑,舌有黄苔,询知病后七八日未大便,作渴之极,饮水多而小便少,不惟渴而且消,病人声息虽觉无力,然卧床上,不住转侧,烦躁不宁。余语其尊人曰:"此病确是厥阴证,然是由阳经转入厥阴,为热邪,至昨夜,里热更炽,故发厥更狠,所谓厥深热亦深也,以愚见,当用白虎汤,姜附丝毫不可用。"为举方,用**石膏**五钱、知母一钱、生地二钱、生甘草七分、麦冬二钱。其人甚觉疑畏。余曰:"白虎汤用之不当,一剂立毙,余若不认得极真,安敢妄投杀人?我若未见此病,生死听之,于我无与,今既见之,何忍听其误治至死?我予药一剂,急急煎服,我坐此少待,待药见效再去,何如?"问:"如何便是见效?"余曰:"但服药后,即安宁睡去,手足稍温,便是效矣。如或服之不安,即刻换四逆热药,待尔解救,何如?"其人欣喜,忙将药煎成予服。病人渴甚,得药便觉服之甚乐。少顷便觉睡去,探其手足,与前稍温。余曰:"得生矣,可放心矣。"急急别归,到家已二鼓。越二日,病人坐轿来谢,复为诊视,脉已和软。仍予轻剂小柴胡汤二剂,内用参七分,加茯苓八分,病遂痊愈。(《医验录》)

吴双龙乃室,得伤寒病,信巫不药,渐至潮热大作,胸前板结,谵语耳聋,数日未食,犹不服药,遂尔神识昏迷,眼翻牙紧。合室惊惶,延余治之。脉得细涩,十指微冷,面色黄白,问之不饮汤水,潮热时有时无,俨然虚极之象。细审此症,寒邪成热为阳,其反成阴候者,古人谓大实有羸状,即此类也。又河间云:郁热蓄盛,神昏厥逆,脉反滞涩,有微细欲绝之象,使投以温药,则不可救矣。盖其初原因伤寒失表,遂入于里,寒郁成热,热极变寒,理宜表里两解,治以柴胡、薄荷、菖蒲、大黄、枳实、甘草等味,急服两剂,连泄三次,潮热大作,口反大渴,知其里舒热出。三焦经络之热,法当清之,以竹叶石膏汤四剂而安。竹叶、**石膏**、人参、甘草、麦冬、半夏、粳、生姜。(《得心集医案》)

【胃痛】

崇明龚永和,痰火郁于胃中,不得通泰而作痛。用通利之药,肛门觉热,小便黄赤,此火气下降也;因痛而饮烧酒,得以暂止者,盖热得热

则同气相求,似乎相安,而实助其为患也。理宜清火和胃理气之药为治。半夏、广皮、黄芩、**石膏**、香附、山栀、青皮、枳壳、黄柏、瓜蒌实。(《沈氏医案》)

濮院吴廷来,胃脘作痛而呕吐,乃肝火郁胃而成,误服热药,几至危殆。用清火和胃之药,呕吐已平,但郁火未清,有时上逆,脉息弦数。此胃不和而余火未清也,当以和胃清火之药治之。新会皮、熟半夏、香附、山栀、**石膏**、瓜蒌、陈枳壳、青皮、连翘、生姜。(《沈氏医案》)

【胃痞】

嘉兴朱宗周,以阳盛阴亏之体,又兼痰凝气逆,医者以温补治之,胸膈痞塞,而阳道疾。群医谓脾肾两亏,将恐无治,就余于山中。余视其体丰而气旺,阳升而不降,诸窍皆闭,笑谓之曰:此为肝肾双实证。先用清润之品,加**石膏**以降其逆气;后以消痰开胃之药,涤其中宫;更以滋肾强阴之味,镇其元气。阳事即通。五月以后,妾即怀孕,得一女。又一年,复得一子。惟觉周身火太旺,更以养阴清火膏丸为常馔,一或间断,则火旺随发,委顿如往日之情形矣。而世人乃以热药治阳疾,岂不谬哉!(《泂溪医案》)

右关独大而搏指,知病在中焦,饮食不化,痞闷时痛,积年不愈,喉间自觉热气上冲,口干作苦,舌苔白燥。此脾家积热郁湿。当以泻黄法治之。茅术、葛根、茯苓、**石膏**、藿香、木香。

怡按:此痞满门中不常见之证,存之以备一格。(《静香楼医案》)

胃虚热气上行,故觉气塞,当养胃阴生津,使阳和则邪清。积劳有年之体,甘寒为宜。人参、竹叶、知母、粳米、麦冬、**石膏**、生甘草。又,鳖甲煎丸,早服七粒,午时七粒,暮时七粒,白滚汤送下。又,生牡蛎、桂枝木、人参、花粉、生白芍、乌梅肉。(《眉寿堂方案选存》)

【呕吐】

胡旭如兄孙女,六岁,春中患发热头痛,呕吐,脉大,唇红如朱。予曰:"此胃热呕吐也。"用陈皮、半夏、茯苓、甘草、知母、**石膏**、粳米,煎一剂,愈。此病初作而用对症之药也。(《怡堂散记》)

一人早呕酒,以栝蒌、贝母、山栀(炒)、**石膏**(煅)、香附、南星、姜制神曲、炒山楂子各一两,枳实(炒)、姜黄、莱菔子(蒸)、连翘、**石碱**各半两,升麻二钱半,上末之,姜汁炊饼丸。(《丹溪治法心要》)

刘阳氏,呕吐三月之久,兼微有似热,脉象或昼缓夜数,或昼数夜缓,均寓有神。多投旋覆赭石汤,重加牛膝为剂,翼图下降,而呕不少衰,该家人疑为有孕之恶阻症也。仆曰:即有孕亦当为牛膝、**赭石**所坠,症虽相似,揆情实无。又疑脉虽阴阳颠倒,尚多缓滑,恶阻之脉,未必无影响。暂作暑湿伤胃,胃气不降,以致上不能纳为治。与平胃合越鞠丸,料加**石膏**清暑、法夏降冲,大有起色,且知此妇平昔多郁,肝气不舒,土木相凌,症多发呕,后用越鞠合四七汤以解诸郁,投八剂而呕吐全休矣。脉象滑利可嘉,并不阴阳颠倒,真属有子之征,自述腹中胎已作动也。深愧呕吐未休,认胎不确,缘学识未到之故,倘无兼症,安能伪我耳目乎,昔喻氏曾受妇孺之讽者,大都类此,医真难为也。(《邹亦仲医案新编》)

【腹痛】

沈阳张姓媪,年过六旬,肠结腹疼,兼心中发热。病因:素有肝气病,因怒肝气发动,恒至大便不通,必服泻药始通下。此次旧病复发而呕吐不能受药,是以病久不愈。证候:胃下脐上似有实积,常常作疼,按之则疼益甚,表里俱觉发热,恶心呕吐。连次延医服药,下咽须臾即吐出,大便不行已过旬日,水浆不入者七八日矣。脉搏五至,左右脉象皆弱,独右关重按似有力,舌有黄苔,中心近黑,因问其得病之初曾发冷否?答云:旬日前曾发冷两日,至三日即变为热矣。诊断:即此证脉论之,其阳明胃腑当蕴有外感实热,是以表里俱热,因其肠结不通,胃气不能下行,遂转而上行与热相并作呕吐。治此证之法,当用镇降之药止其呕,咸润之药开其结,又当辅以补益之品,俾其呕止结开,而正气无伤,始克有济。处方:**生石膏**一两(轧细),**生赭石**一两(轧细),玄参一两,潞参四钱、**芒硝**四钱,生麦芽二钱,茵陈二钱。共煎汤一大盅,温服。效果:煎服一剂,呕止结开,大便通下燥粪若干,表里热皆轻减,可进饮食。诊其脉仍有余热未净,再为开滋阴清热之方,俾服数剂以善其后。(《医学衷中参西录》)

【泄泻】

洪,复诊,描述泻色稍重,咳呛如昨,温毒伤肺卫,殊难胜任。西洋参、桑白皮、甜瓜子、青

蒿、泽泻、**生石膏**、地骨皮、粉甘草、鲜竹茹、芦根、川贝、石决明、茯苓皮。(《曹沧洲医案》)

一男子,因辛苦发热,腰脚痛,吐泻交作。以:白术二钱,人参三钱,**滑石**二钱,木通一钱半,甘草半钱,陈皮二钱,柴胡三钱。夏月水泻,桂苓甘露饮:官桂、人参各五钱,木香一分,茯苓、白术、甘草、泽泻、葛根、**石膏**、**寒水石**各一两,**滑石**二两。脾胃不和,泄泻并伤食,用胃苓汤;积聚肚泻,胜红丸;肠鸣泄泻,久不愈者,诃黎勒丸;泄泻下积、身热水泄者,大柴胡汤;水泻,白术、苍术、厚朴、陈皮、炒曲、茯苓、猪苓、泽泻、地榆、甘草,冬月加干姜等分。治老人水泻:白术一两,苍术一两,厚朴半两,炒曲一两,肉豆蔻一两,陈皮五钱,炒芍药一两,**滑石**一两(炒),甘草三钱(炙),樗皮一两(炒)。上饭丸,食前米饮下八十粒。(《丹溪治法心要》)

【痢疾】

阳悟佛君,暑月患痢,真阴已伤,渴饮身热,舌绛而干,脉甚弦细而数,所服皆温补之方,实者实之,渐至蕴热重重,卢扁望而惊走也。可虑者真阴为温燥所耗,故口渴而舌绛。积滞为温补所助,愈壅塞而难疏。水亏木旺,脉象昭然,逆症层层,恐难生效。只法逐渐清涤撤热生津为主治,与仲景葛根黄连黄芩汤,佐生地、花粉、二冬、**石膏**辈,出入增损,陆续继进,四日后略有转机,热减脉平,知凶危可免,后稍与荡涤而积滞方除。不解滞下之症,动与温补,是犹沟渠未浚,土石频堆,不至闭塞而死者几希矣。后为阳君庆幸曰:所服补益,如参、芪均优,清解亦属无益,幸药品皆劣,虽至偾事,尚许仆施解救之可能,亦属幸事。(《邹亦仲医案新编》)

盐山王致祥,年近六旬,自孟夏患痢,延医服药五十余剂,痢已愈而病转加剧,卧床昏昏,有危在旦夕之虞。此际适愚自沧回籍,求为诊治。其脉左右皆洪实,一息五至,表里俱觉发热,胁下连腹,疼痛异常。其舌苔白厚,中心微黄,大便二三日一行。愚曰:"此伏气化热而为温病也。当其伏气化热之初,肠为热迫,酝酿成痢与温俱来。然温为正病,痢为兼病。医者但知治其兼病,而不知治其正病,痢虽愈而温益重。绵延六十余日,病者何以堪乎?"其家人曰:"先生之论诚然,特是既为温病,腹胁若是疼痛者何也?将勿腹中有郁积乎?"答曰:"从前云大便两三日一行,未必腹有郁积。以脉言之,

凡温病之壮热,大抵现于右脉,因壮热原属阳明胃府之脉,诊于右关也。今左部之脉亦见洪实,肝胆之火必炽盛,而肝木之气即乘火之炽盛而施其横恣,此腹胁所以作疼也。"遂为开大剂白虎加人参汤,方用**生石膏**四两、人参六钱,以滋阴分。为其腹胁疼痛,遵《伤寒》方例,加生杭芍六钱,更加川楝子六钱,疏通肝胆之郁热下行,以辅芍药之不逮。令煎汤三茶盅,分三次温饮下,降下粘滞之物若干。持其便盆者,觉热透盆外,其病顿愈,可以进食。隔二日腹胁又微觉疼,俾用**元明粉**四钱、净蜜两半,开水调服,又降下粘滞之物若干,病自此全愈。(《医学衷中参西录》)

【霍乱】

上吐下泻,名曰霍乱。由暑湿热三气,干乎中焦,脾胃气浑,致挥霍缭乱也。病只半日,形容已脱,肢厥脉伏,大渴饮冷,烦躁不已,两目赤脉贯睛,宗筋涸极,手足拘挛,视舌苔黄糙且厚。细考形证,真气固因吐泻而骤脱,而暑热阳邪,究炎炎内伏,清邪碍正,补正树邪,用药颇为棘手。为今之计,惟有理中、正气、白虎三方,奇偶互用一法,救正和中,清火承津,互相绾照,庶属近理。然而此症,近年来朝夕变幻莫测,今明两日,总属生死关头,候商。人参、生姜、川连、川朴、知母、木瓜、白术、**石膏**、藿梗、甘草、竹茹(阴阳水煎药)。(《丁授堂先生医案》)

客忤沙气,挥霍撩乱,吐泻交作,三焦俱伤,身冷脉伏,柔汗不收,目赤如鸩,溲红如血,浑如中毒,危在须臾。勉拟元戎法,尽其心力。潞党参二钱,冬白术三钱,炙甘草五分,红蓼老梗一两,**煅石膏**一两,炮姜炭五分,地浆水煎。(《王九峰医案》)

【便秘】

王永贤,身颇发热,渴饮舌绛,溲赤便秘,咳嗽痰多,常是沉沉默默之状,步履尚能支持,六脉实数,不为指挠。盖由平昔善饮,积热夙充,又加时感客邪,合而内蕴,深入营分,日灼真阴,故舌绛而渴饮也。肺金受灼,水源不清,故嗽痰而溲赤也。身热便闭,沉沉默默诸候,无非为热极所致而然。方与防风通圣相宜,除却麻黄、归、术,法避其温燥;重加硝、黄、**石膏**,以遏其燎原。服一帖,登厕二次,脉象稍减,顷又数大如前矣。因下后脉躁,颇为焦虑。究属热蕴重重,药不胜病,仍法大剂续进,似不畏其峻也。后又

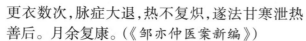

更衣数次，脉症大退，热不复炽，遂法甘寒泄热善后。月余复康。（《邹亦仲医案新编》）

【胁痛】

前营游击舒公，初夏病感，寒热颇轻，但右胁以下掣痛不安，头痛亦在右边，大便不实。医以为类伤寒证，用辛温表散不效。余按其脉隐伏不彰，舌上灰色，苔厚而湿润欲滴，初疑湿胜于热，用吴氏达原饮，继疑寒热互结，用进退黄连汤，但有二三分效验。舒公深信不疑，然必终奏全效，余心始安。沉思良久，头痛胁痛俱在右边，此热气郁遏阳明，故脉象不彰，遂拣去温药，专用三黄**石膏**，坚服二十余剂而愈。（《医学举要》）

陶氏说素病肝气胸胁，时常胀痛，饮食不纳不消，近则烦渴，易饥且喜食茶叶，生未不知何病，医治无效。余诊右关洪数而滑，此肝郁气滞，阴虚内热，胃有伏火所致，烦渴易饥，能消茶米，即用清胃散加**石膏**、麦冬。（《临证医案笔记》）

沧县王媪，年七旬有一，于仲冬胁下作疼，恶心呕吐，大便燥结。服药月余，更医十余人，病浸加剧。及愚诊视时，不食者已六七日，大便不行者已二十余日。其脉数五至余，弦而有力，左右皆然。舌苔满布，起芒刺，色微黄。其心中时觉发热，偶或作渴，仍非燥渴。胁下时时作疼，闻食味则欲呕吐，所以不能进食。小便赤涩短少。此伤寒之热已至阳明之府，胃与大肠皆实，原是承气汤症。特其脉虽有力，然自弦硬中见其有力，非自洪滑中见其有力（此阴虚火实之脉），且数近六至，又年过七旬，似不堪承气之推荡。而愚有变通之法，加药数味于白虎汤中，则呕吐与胁疼皆止，大便亦可通下矣。病家闻之，疑而问曰："先生之论诚善，然从前医者皆未言有外感，且此病初起，亦未有头疼恶寒外征，何以竟成伤寒传府之重症？"答曰：此乃伏气为病也。大约此外感，受于秋冬之交，因所受甚轻，所以不觉有外感，亦未能即病。而其所受之邪，伏于膜原之间，阻塞气化，暗生内热，遂浸养成今日之病。观此舌苔微黄，且有芒刺，岂非有外感之显征乎？遂为疏方：**生石膏**两半，生山药一两，知母五钱，**赭石**五钱，川楝子五钱，生杭芍四钱，甘草二钱。煎汤两盅，分三次温服下。因其胁疼甚剧，肝木不和，但理以芍药、川楝，仍恐不能奏效，又俾用羚羊角一钱，另煎汤当茶饮之，以平肝泻热。当日将药服完，次晨复诊，脉象已平，舌上芒刺已无，舌苔变白色已退

强半，胁疼亦大见愈，略思饮食，食稀粥一中碗，亦未呕吐，惟大便仍未通下。疏方再用天冬、玄参、沙参、**赭石**各五钱，甘草二钱，西药硫酸镁二钱（冲服）。煎服后，大便遂通下，诸病皆愈。为其年高病久，又俾服滋补之药数剂以善其后。（《医学衷中参西录》）

【聚证】

佐景曰：据舍亲童公邃君云，"民国六七年间，于役吴门，一山东人名杨宜德者，为先兄卫兵，患腹部膨胀，不更衣者二月有余，而健饭特甚，腹大几如五石瓠，甚至行坐不得。营团各军医百治乏效，复数更外医亦然，因就诊于曹先生沧洲。先生闵其情，复怜其贫，即令服**生石膏**半斤。次日，病依然，于是由半斤加至一斤。至第四日，复加至二斤，便乃大下，悉属黑粪，其硬如石，约二便桶许。体腹顿时瘦削，向之手臂如碗者至此仅有一握，神志疲倦异常，且须倩人扶掖而后能行。于是先生令止服，改给四君子等大剂，凡调理三月始瘥"。（《经方实验录》）

乌镇陈氏，腹中瘕气之攻痛似减，身热咳逆亦退，神识之昏沉已醒，稍能安寐，似乎略有转机。然舌白脉弦，呼吸有痰声，气息膹郁，腹笥膨满，按之仍软，共五六日不更衣，而并无欲圊之意，频转矢气则肠胃尚欠流通。总当宣肺理气，以化痰为先，不致痰气上壅为喘，或有挽回之想。洋参一钱半，橘皮一钱半，云苓三钱，苏子一钱半，杏仁三钱，川贝一钱半，**石膏**三钱，桔梗六分，枳壳一钱，瓜蒌三钱，枇杷叶三钱，丝瓜络二钱。（《张梦庐先生医案》）

【鼓胀】

诸腹胀大，皆属于热；诸湿肿满，皆属于脾。脾经湿热交阻于中，先满后见肿胀，肤热微汗，口渴面红，理之不易。防己、茯苓、**石膏**、腹皮、陈皮。再诊：湿热满三焦，每多肿胀之患。如邪势偏于下焦，小便必少，前人之质重开下者，原为此等证而设。然此病已久，尚盛于中上二焦，胡以中上两焦法施之？诸恙不减，或者病重药轻之故。将前方制大其剂。竹叶、**石膏**、鲜生地、麦冬、知母、半夏、五皮饮。（《评选继志堂医案》）

初起痞满，继增腹胀，脐突筋露，足跗浮肿，大便溏泄。此湿热内壅，中虚不化，势从下走也。用药最为棘手，且从口苦、舌红、小便短赤立方。桂心、茯苓、猪苓、白术、泽泻、**石膏**、**寒水**

石、滑石。邓评：此等方法，非洞彻病情者则不可浪用。必须脉形洪数者，始能放胆用之，恐其湿热未去而中阳已惫也。孙评：口苦舌红溺短，是阴已大伤，化源欲绝，岂宜再以三石沉暴泻其实火。总之如此险征，挽回非易，虽有良法，终于无济。（《增补评注柳选医案》）

【疟疾】

方　入暮身体灼热，头痛，胸闷，脉涩，阴虚，暑湿热内蒸阴分，阴气孤绝，阳气独发，而为瘅疟。仲景有论而不著方，近代喻嘉言以甘寒泄化为治耳，宗其法以消息之。细生地、青蒿、**煨石膏**、丹皮、知母、生鳖甲、生草、川桂枝、**滑石**。（《沈菊人医案》）

阴虚者邪未尽，瘅热汗解，用景岳玉女煎。**石膏**、竹叶心、生地、知母、麦冬、白芍。（《眉寿堂方案选存》）

崔盐院八月间按临嘉兴，患疟，每日一发，彼处医家治疗十日不愈。盐院有意督责之，各官进问安。盐院曰：敝处每有此病，或煎药一二剂，或丸药一服，未有不止者，今服药一二十剂，而病发转剧，何此处医之无良也？嘉兴府尊召医者言之，医者得此意，进诊间禀曰：老爷前日内外之邪尚重，未敢即截，截则恐复发，今邪已去，可以截矣。因进丸药一服，服后呕恶一番，而明日果不发矣，然疟虽愈，而饮食无味，口每干苦，勉强竣事。九月中旬，到湖甫三日，而疟复陡发，两县各延医送看，乌程送邵，归安送予。盐院吩咐，各先呈方，后取药。邵先到进诊，已呈方矣。予后至进诊，正值疟发寒战，床帏俱动，面赤戴阳，汗泄不止，身热如火，其脉洪数无伦而沉按则驶。予思此症乃热疟也，以三黄**石膏汤**呈进。盐院以邵方在嘉兴服过无效，予方又疟条不载，俱不取药，竟差人到嘉兴医家，仍取丸药一服。五更服之，呕吐不止，至巳午时，疟发更甚，热竟日不退。捕管传报道府，道尊及府尊进问，随召邵与予同进。诊视后，盐院要两人押一状，限几日内好，邵逡巡不敢押，予即书二日内可减，三日可愈。道尊曰：汝既能任，留在里边调治。予思两番丸药，胃气重伤，且脉较前数日更弱，不可纯作实热治，因以**白虎汤**合建中、生脉之半投之，一夜二剂，呕吐即止，明日疟已不发矣。无俟三日，后以清气养荣汤调理之。一时，院道、府县及衙门中人，无不称神医云。（《陆氏三世医验》）

间日寒战，发热渴饮，此为疟。饮水结聚，

而心中痛胀，乃病上加病。不敢用涌吐之药，暂与开肺气壅遏一方。**生石膏**、大杏仁、生甘草、蜜水炒麻黄。（《眉寿堂方案选存》）

王宇泰治其外祖母，年八十余，夏患疟，诸舅以年高不堪再发，议欲截之。王曰：一剂而已，亦甚易，何必截乎！乃用柴胡、升麻、羌活、防风、葛根之甘辛气清以升阳气，使离于阴而寒自已，以知母、**石膏**、黄芩之苦甘寒引阴气下降，使离于阳而热自已；以猪苓之淡渗分利阴阳，使不得交并；以穿山甲引之；以甘草和之。果一剂而止。（《古今医案按选》）

庄敛之妾患疟，寒少热甚，汗少，头痛，不嗜饮食。余为诊，脉洪数而实。用：麦门冬五钱，知母三钱五分，**石膏**一两五钱，竹叶六十片，粳米一撮，橘红二钱，牛膝一两，干葛三钱，白茯苓三钱，白扁豆三钱。三剂不应。忽一日，凡寒热者再，昏迷沉困，不省人事，势甚危急。敛之过余云：恐是虚弱，前方**石膏**、知母、竹叶似近寒凉，非其治也。余亦心疑，为去**石膏**等，而加人参二钱。已别矣，余追想前脉的非属虚，急令人往嘱，令其将参煎好，勿轻与服，待按脉加斟酌焉。次早往视其脉，洪数如初，急止人参勿服，惟仍用前方而加**石膏**至二两、何首乌五钱，令其日进二剂，疟遂止。（《先醒斋医学广笔记》）

【水肿】

吴（夹铺桥）　面肿曰风，肿退而变为一身胀满，咳嗽气塞，脉小左浮右沉，溲短肢冷。所感之邪风，自肺而传入脾也，恐为喘塞而败。小青龙汤合麻杏**石**甘汤。（《曹仁伯医案》）

魏宁巷绍兴人何姓小儿，患肢肿，面浮气急。病起于湿疮之后，洗涤敷药，疮遽隐伏，乃转是症。喘逆不能平卧，身热无汗，渴引饮，小溲点滴如癃，阴囊亮肿，肢体浮肿如泥，按之没指。脉沉细，舌中剥边白。处方用：净麻黄一钱，连皮杏仁四钱，**生石膏**三钱，肥知母钱半，川黄柏一钱，车前子三钱，炒泽泻三钱，生苡仁四钱，制苍术一钱，冬瓜皮两半，荸荠梗三钱。煎汤代水应药。一剂后，得微汗，小溲渐畅，面肿略消，身热亦减，惟舌剥依然，脉沉细。去**石膏**，加瞿麦穗三钱、天花粉三钱、生附片八分，法仿《金匮》瓜蒌瞿麦圆之意，仍以冬瓜皮、荸荠梗煎汤代水，服后渴饮渐停，小溲更畅。三剂而浮肿喘咳俱平矣。（《三衢治验录》）

王左　二月二十七日　遍身皆肿，肤色黄

暗,脉无虚象,溲却多,病属水肿,口中烂,里热可攻。**生石膏**三钱,赤猪苓各三钱,茵陈一钱五分,西瓜霜八分(后下),泽泻八分,枳实一钱,黑白牵牛头末各四分(炒)。(《药盦医案全集》)

族有病者,求予甚急,转三处乃与予遇,问病者,予之姑辈也。问:何病?曰:身体暴肿,大喘不止,舌胀满口,舌下复有一舌,遍身斑斑兼浮赤泡,泡破肉色皆黑。予曰:病必起于躁急。曰:然,三日前有事不遂,形神俱躁。问:小便尚有乎?曰:不知。问:曾服何药?曰:医至者二,皆言病危不立方,亦未指病名。予曰:此病易知火也,然甚急不可待也,可先以方,归取药急煎,煎必三升,连续服之。乃疏方合凉膈、泻肝、导赤为一剂,重逾十两,不用硝、黄,而重加**石膏**。越日问之,服一剂已痊愈矣。(《一见草》)

【强中】

金　素体阴虚湿热,间有遗泄,深秋客感伏邪,兼受风温寒热,咳嗽、邪泄而解。上焦之温气虽泄,中焦之湿下流,遗泄转甚,阴精愈耗,阳火随之,以致精关不固,不交自泄,阳强不痿,病名强中。乃属阳明湿热,阳明之脉主润宗筋,是以精出不痿,或赤、或白、或浑、或精、或淋,脉象数疾,口燥,盗汗,足软,病情虚中夹实,阴精虽虚,内留之湿热未化,久病阴伤,不得不补,欲固其精,必先益气,盖有形之精必赖无形之气固之也。若论固下,非通不固。至于温涩,恐碍留邪。未识弋获否?人参、茯苓、生地、**石膏**、猪脊筋、知母、萆薢、牡蛎、龟板、猪肾、莲子心、川柏。转方:去萆薢、川柏、知母、**石膏**,加后味:柏子仁、远志、胡连、胆草。(《沈菊人医案》)

【血证】

《经》曰:中焦受气取汁,变化而赤,谓之血。出于中焦,而主于心,故五脏各有守经之血,而六腑则无矣。其散于脉内者,随冲任二经遍行经络;散在脉外者,充溢于肌腠皮肤之间。凡吐血衄血,牙龈齿缝出血,散在经络之血,涌而上决者也。近人谓巨口失红,及牙龈缝出血者为胃血,此说误人不浅。盖胃为外腑,职司出纳,为水谷蓄泄之区,其中并无一点一丝之血,夹杂内中,即牙宣出血一症,亦不过胃热炽甚,肉不附骨,故血热而上涌,其牙不宣而出血者,乃阴竭于下,阳亢于上,龙雷之火冲激胃络,钱氏所谓骨漏是也。恙起于一月之前,齿缝出血,牙并不宣,多则血流盈盏,昼夜十余作,发时面

赤目赤,烦扰不安,近虽小愈,而漏不已。脉本六阳,刻下见症在胃,而所以致病,实由肝肾。急宜珍珠母丸合玉女煎加减,俾龙得下潜,然后阳明方有宁宇。珍珠母、**石膏**、洋参、羚羊角、花粉、龟板、石斛、**龙齿**、丹皮、白芍、槐花、藕汁、珍珠母丸。(《王九峰医案》)

脉沉弦动数,五内燔蒸,症属骨蒸阴虚。蒸之不已,虚阳凌金迫置,肝失清肃,咳呛不已,胃络沸腾,痰红咯血。自仲秋迄今,红血屡屡不绝,身中之阳,不能随大气而藏。治宜静药以济阴,介类以潜阳,拟用古方玉女煎合清燥汤复清骨散,为肺肾置三经滋清互施之治。批:玉女煎:生地、党参、**石膏**、牛膝、知母。(《丁授堂先生医案》)

孙文垣治凌绎泉,年已古稀,原有痰火之疾。正月初旬,因劳感冒,内热咳嗽,痰中大半是血,鼻流清水,舌苔焦黄芒刺,语言强硬不清,二便不利,喘急碍卧,亦不能仰,以高枕安桌,日惟额伏枕上而已。医治半月不效。孙诊之,两手脉浮而洪,两关脉滑大有力。知其内有积热,痰火为风邪所闭,复为怒气所加,故血上逆。议者以高年见红,脉大发热为惧。孙曰:此有余证,诸公认为阴虚而用滋阴降火,故不瘥,法当先驱中焦痰火积热,后以地黄补血等剂收功可也。乃以栝蒌、**石膏**各三钱,半夏曲、橘红、桑皮、前胡、杏仁、酒芩、苏子水煎,冲芦菔汁一杯。一剂而血止。次日诊之,脉仍浮而洪大,尚恶寒,此因先时不解表,竟用滋阴,又加童溺降下太速,以致风寒郁而不散,故热愈甚也。改以定喘汤,一剂而喘减,二剂而热退不恶寒。再诊之,两手浮象已无,惟两关脉鼓指,此中焦痰积胶固,不可不因其时而疏导之。以清中丸同当归龙荟丸共二钱进之,其夜下稠粘秽积甚多。余忆丹溪有云:凡哮喘火盛者,白虎加黄连有功。正此证对腔法也。与十剂,外以清中丸同双玉丸夜服,调理而安。(《古今医案按选》)

左　吐血不止,大有壅胃之势。危病危急。鲜生地一两(打),墨旱莲三钱,川贝(去心)三钱,藕节炭五钱,**生石膏**一两(先煎),十灰丸三钱(绢包),黛蛤散一两(绢包),蚕豆花露一两(温服),牛膝炭三钱,粉甘草四分,丝瓜络(炒)三钱。(《曹沧洲医案》)

【痰饮】

伤寒病,表不解,发汗后干呕咳逆,夜不得卧。仿小青龙法。桂枝、五味、白芍、米仁、干

姜、甘草、杏仁、**石膏**。(《叶天士曹仁伯何元长医案》)

【消渴】

佐景曰：友人郁祖安君之女公子，方三龄，患消渴病。每夜须大饮十余次，每饮且二大杯，勿与之，则吵闹不休，小便之多亦如之，大便不行，脉数，别无所苦。时方炎夏，尝受治于某保险公司之西医，盖友人也。逐日用灌肠法，大便方下，否则不下。医诫勿与多饮，此乃事实上所绝不可能者。累治多日，迄无一效。余诊之，曰：是白虎汤证也。方与：**生石膏**四钱，知母二钱，生草钱半，粳米一撮，加其他生津止渴之品，如洋参、花粉、茅根之属，五剂而病痊。顾余热未楚，孩又不肯服药，遂止服。越五日，旧恙复发，仍与原方加减，连服十五日，方告全愈，口不渴，而二便如常。先后计服**石膏**达半斤之谱。(《经方实验录》)

大渴引饮，舌裂唇焦，火灼金伤，津液枯涸，能食脉软，此属上消，亦名膈消。谨防发背。白虎加人参汤。知母、**生石膏**、甘草、人参、粳米。(《王九峰医案》)

阴亏阳亢，呕呃烦渴，此属上中消之候，从肺胃主治。**生石膏**四钱，炒知母二钱，川石斛三钱，麦冬二钱，甘草五分，生白芍一钱半，沙参二钱，地骨皮二钱，丹皮二钱，芦根一两。(《孤鹤医案》)

【痹证】

嘉兴陆，左腕右膝痛甚于他处。痛属风，肿属湿属热，未可执定前贤"风寒湿三痹"论治也。体肥必多湿，必畏风。当此湿热蒸郁之时，稍感外邪，则痹痛作矣。迄今旬日，投芪、桂彻作咽痛，而胃钝便溏，身动则痛剧，驯至头额肢体热，口干舌燥有裂纹，苔黄气粗，惊惕少寐，间有错语，自觉神思不清。脉滑大数，左弦数。其为阳明热痹，痹在络脉，不在筋骨明矣。痹即在络脉，则躯壳之病，虽重无碍。今热灼阳明，内迫心胃，则高年岂可轻视。右滑大显属湿热酿痰，胃热及肺。急宜滋肺胃、清心营，以化热化痰为要，因症施治，不致痰热内发则吉。洋参一钱半，米仁三钱，防己二钱，**石膏**四钱，丹皮二钱，川贝二钱，赤苓三钱，芦根一尺，鲜生地三钱，羚羊角六分，天竺黄一钱半，桑叶三钱。(《张梦庐先生医案》)

足蹩难行，虽因风寒湿三气壅痹经络而起，

然病延数年，三气之邪已从火化，火热熏蒸，紫云风块，遍体漫布，面鲜色亮，脉象沉数。色脉互参，病非向日之阴邪矣。忌投温药。防风、赤芍、荆芥、米仁、**石膏**、鲜生地、丹皮、忍冬藤、归须、桑叶。复诊：湿火蒸迫营络，由紫云风而延及麻痹。湿热不攘，大筋软短，小筋弛张，渐成痿躄。叠进长沙太守木防己汤，紫云渐淡，渐能站立，渐能扶行，虽非三年之艾，竟能疗七年之寇者，要在古人金辙耳。而今而后，始信先圣垂方刻简之不欺人也。前法既入彀中，无须巧易花样，恪守旧章为是，一切温热膻毒食物，务须暂禁。三诊：大凡治筋节不通之恙，当确认其筋寒而短缩，抑筋热而弛张两端。此中关键，实悬殊焉。奠恙频年以来，日尝温药，监中之湿与药中之湿，互相为伍，热势鸱张，营络沸腾，先见紫云风，继传为痿躄。屡承惠顾，叠引轩岐经训"湿热不攘，大筋软短，小筋弛张"例措法，用仲圣木防己汤清泄络中湿热，紫云风散，竟能站立，近日已可扶杖徐行，谅能完善矣。惟年逾大衍，气血两衰，经络久为湿火焚灼，营阴势必潜受消痞。刻下之剩恙不隆，防其死灰复燃，当以邪正两顾法。拟用丹溪先生虎潜丸，既能洗剔络邪，尤能壮骨强筋，请服半月，试看何如。(《丁授堂先生医案》)

不知有当变通者，泗泾戴星杓年近四十，因烟业赴上洋，一夕忽患腿痛，不便行走，寓中适有素明医理者，谓肾气素虚，乃欲中之渐，必服大造丸可。戴以客寓起居不便，遂乘肩舆而归。本镇及郡中之医，皆用温药，并服大造丸，服下掣痛增至十分，两手亦痛，阳事痿缩，遂延余诊。余谓此属热痹，俗名流火是也，舌苔虽白，其实绛底，阳事痿缩，王节斋所云郁火也。遂用三黄、**石膏**、犀角、地黄等大剂，半月而起于床，更用虎潜大补阴丸等，一月后步履如常矣。(《医学举要》)

【痉病】

乙丑季夏，愚在籍，有张姓幼子患暑温兼痉，其痉发时，气息皆闭，日数次，灼热又甚剧，精神异常昏愦，延医数人皆诿为不治。子荫潮投以大剂**白虎汤**，加全蜈蚣三条，俾分三次饮下，亦一剂而愈。(《医学衷中参西录》)

清火而火不化，救阴而阴不回，势将痉厥。拟扶正清邪法。台参须一钱，**煨石膏**(甘蔗汁拌炒)四钱，炙草五分，炙龟板四钱，炒生地三

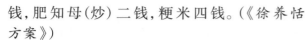

钱,肥知母(炒)二钱,粳米四钱。(《徐养恬方案》)

【痿证】

嘉善汪　先觉左足中指斜连外侧之筋酸痛,驯至两足皆痿,蹒跚不良于行者,已两年余。脉沉迟,便艰,舌微白。此湿热郁于肺胃,而成痿躄也。肺病则治节不行,故痰多而不耐右卧;胃病则大筋软短,小筋弛长。日久病深,难望全愈,若得扶杖徐行,庶可逍遥晚岁。洋参一钱半,防己一钱半,**石膏**四钱,米仁三钱,归须三钱,木瓜二钱,牛膝二钱,知母一钱半,阿胶一钱半,黄柏五分,豨莶草一钱半。(《张梦庐先生医案》)

廖子穆平生喜饮,素嗜烧酒,咳嗽痰多,潮热身痛,渐手痿不用,脚颇可行。诊其脉象涩弱,似有若无,虽为热灼脉道干涩不流,总属无神可畏,疑是气散血竭,症脉两危,拟难护愈。尚神清音朗,似精气神之本实未剥,试为手援。查阅前方,姜附投之不辍,胡酒家湿热满中,医反以辛燥助虐,安得不灼筋而致痿乎。前贤多为足痿立法,手痿一症,鲜有谈及,仆试略阐其义。夫人水谷入胃,变化精微,游溢于脾以输肺,肺气布津以营养经脉,方能肢体举动自如,百骸灵活,倘阳明无清气输布,肢体经脉尽失所养,将何物以束骨而利机关乎。今子穆胃中,皆酒生湿热盘踞,清气全无,肺受此浊热输将,故本脏自病而为咳嗽,波及经脉而为手痿也。方书曰:痿病皆因肺热生,阳明无病不能成。旨哉言乎,致痿之由,尽括其中矣。或曰:手痿而脚颇用者,又属何因。缘子穆素嗜烧酒,气乃轻清上升,其热毒必与手经上行者为患。试观好饮水酒者多病肿胀,性乃重浊下降,其热毒喜与足经下行者为殃。势同性合,以此较彼,手痿之由不昭昭若揭乎。或又问身中何以疼痛,乃湿热遍浸,邪正相攻之故;午后何以潮热,乃湿热最甚,灼伤阴分之由。方与芩、连清热,羚角舒筋,归、地活血,荆、防消风。二帖颇得热减脉清,始知热非阴热,而潮热之疑团可以冰释。于原方再益**石膏**清肺胃,葛根化酒毒,知母、花粉除痰火,坐诊旬余,日有起色,令将生葛蒸熟,每日如常嚼咽其汁,从缓化除积年酒毒起见也。服至三月余久,手足方能作用,酒量亦减去十之七八矣。嘱其慎重保养二年,

始可转弱为强。奈嗜好频深,房事、口腹尽如所好,一年来枝节横生,累为治愈,顷因同室操戈之故,先日大怒一场,异日即如前痿痛,缘怒气激动肝火,横猖莫制,脉象弦洪紧数,为前所未见,治以大剂龙胆泻肝及当归芦荟等汤。其脉旋平旋旺,不大减除,燎原之火,将何以扑之乎?即辞不治,越日云亡。自惜竭力维持许久,功归乌有也。(《邹亦仲医案新编》)

【脊痛】

丹波,青山侯臣蜂大夫,疾病而胸中烦闷,短气有渴,且其脊骨自七椎至十一椎,痛不可忍。众医皆以为虚,作独参汤饮之,凡六日无其术。先生诊之,作**石膏**黄连甘草汤饮之,每帖重三十五钱,尽一服,痛即已。入出五十日所,全复常。(《吉益氏医论医案》)

【痔】

嘉兴金　阳虚之体,嗜酒则湿益胜,湿酿为痰,则有心烦、胆怯、手振、膊冷、足软等症矣。前月身热,左胁痛,咳嗽痰多,原属暑风袭肺为病,甚至寐中坐起,如魇如迷,此足见心气素馁,而痰火易致内扰也。以后咳逆虽退,而痰火究未清化,肺移热大肠,则旧痔复发,仅流滋水,不足泄其下移之痰火,所以肛左复痛,临圊则气膹坠而痛益甚,寒热交作,舌白面㿠,汗多,脉沉候见数,此阳明大肠痰火未清。近来秋令,金气易燥,宜清养肺金与大肠,以化痰火而润燥金之气。洋参一钱半,麦冬三钱,**石膏**四钱,杏仁三钱,川贝一钱半,槐米三钱,银花三钱,甘草五分,紫菀一钱半,枇杷叶二张,阿胶三钱。(《张梦庐先生医案》)

【子嗽】

子嗽居经七月,胎火上冲,肺金咳呛气逆,脉右数。治以宣泄。苏子梗、郁金、知母、葶苈、旋覆、淡草、橘络、丝瓜络、炒枳壳、杏仁、川贝、条芩、**代赭**、地骨。复方:胎火上灼阳明,治以清泄。元参、**石膏**(冰糖煅)、川贝、苏子、条芩、山栀、茯神、知母、淡甘草、杏仁、川连、寄生、原斛、竹叶。(《剑慧草堂医案》)

【产后喑哑】

"白石英"条下"产后喑哑"案。(《剑慧草堂医案》)

【惊风】

"朱砂"条下"惊风"案。(《王氏医案绎注》)

【马脾风】

天皇巷许姓小儿，年八岁，身热三日，咳呛音瘖而喘，额汗如雨，烦躁不眠，脉来郁数不扬，舌淡黄，亦不甚腻。此风邪化热，壅堵肺俞，气管紧张，声门骤闭，乃俗谓马脾风症。来势似急，其实肺热上蒸，当顺势宣泄，其解亦速。阅所服方，皆栀、豉、连翘、杏、贝类，且服葶苈、苏子等，肺热不宣，清解降达，无益且有害。拟方用：净麻黄八分，**生石膏**(碎包)四钱，马兜铃八分，生甘草一钱，光杏仁、瓜蒌仁各四钱，象贝母、淡竹茹各三钱，京赤芍、苦桔梗各钱半，蝉衣八分。煎服一剂，喘减安卧。复方改麻黄四分、**生石膏**二钱，余药无出入。二剂而热咳俱减，音声渐扬，能纳谷矣。以轻剂清肺化痰而愈。(《三衢治验录》)

【猩红热】

黄童，一月十日，苔剥质绛，脉起落不宽，无胃气，肌肤已起风块，是有外感，郁不得达，胃虚被攻，积仍未去，故当谵语，有危险。葛根一钱，枳壳六分，杏仁三钱，归身三钱，茅根三钱，防风八分，炙草六分，川连三分(姜炒)。二诊：一月十一日，舌绛有毛刺，便闭，溲黄，迷睡谵语，脉气仍不宽，危险仍在。炒香豉三钱，炙草六分，归身三钱，方通八分，炒栀皮一钱五分，赤白芍各三钱，馒头炭三钱。三诊：一月十二日，疏解后见红点，却无汗，形寒，咽痛，是猩红热，须一星期乃愈，重症也。炙麻黄三分，板蓝根三钱，玉竹一钱，**生石膏**三钱，杏仁三钱，甘中黄一钱，炒牛蒡三钱(研)，葛根一钱。四诊：一月十三日，舌有毛刺，夜热壮，颊车下肿硬，此处将来恐溃烂，须另由外科治之，药仍宜清化猩红热，重症有险。**生石膏**三钱，板蓝根三钱，川连三分，炒牛蒡三钱，甘中黄一钱，淡芩一钱，炙僵蚕一钱五分，赤芍一钱五分，竹叶十五片，无价散一分。(《药盦医案全集》)

【痘】

红疹属血，白痦属气，气血同病，疹痦并发，发则为病易解矣，神必清矣。兹乃既发白痦，又发红疹，而神反昏沉，身热不退，气息短促，加以舌缩质红，其苔灰白，遍身自汗，足肿逆冷，甚至下唇震动，两手亦然，昨日多喜笑，小便自遗，本来咳呛，今反寥然，水饮与之则咽，不与亦不思。诊得右寸脉形滑数，关部濡软，左手皆细小，按之模糊，想是风邪外感，引动温邪，又被湿痰所

阻，元气受伤，走入手足厥阴也。势已危笃，每易悠悠忽忽而脱，邪从汗出，元气亦与之俱出，正在势不两立之时，最为棘手。勉从"虚赢少气"例治，以冀邪尽而正不与之俱尽。竹叶、川贝母、勾藤、中生地、麦冬、远志肉、**石膏**、犀角、人参、茯神、生甘草、牛膝、天花粉、谷芽。(《叶天士曹仁伯何元长医案》)

又有观巷凌宅，五岁一童出痘，服药失宜，灌浆未足而遽回，烦渴不安，胃不纳食，便溏不固。余视痘形，本属脾脏，色灰塌陷。此因过服凉药，余毒内留，脾阳下泄，本为难治。勉用人参、丁香、升麻、葛根升阳解肌，牛蒡、厚朴清胃疏毒。连进两服，次日大便不解，渴减思食，惟咳嗽甚多。此毒由胃达肺，遂于前方去丁香，加贝母、银花，又服两剂。次日口不渴而食加，惟仍咳嗽，牙龈腐且臭。此肺胃之毒，壅于经络，肺为娇脏，毒最难出，仍用人参、升葛、牛蒡、贝母、加麻黄、**生石膏**。两服后，牙龈渐好，咳亦轻减。乃减麻黄、**石膏**，仍加银花。继又清养肺胃，调理旬余而安。(《医门棒喝》)

王廷绚，乃老成痘医也。曾言治二痘症，俱系五岁儿。一舌黑，口裂，谵语，狂乱，点如胭脂水洒。先医下以巴豆丸，王用犀、连、紫草各三钱，**石膏**一斤，余加群药，四帖后犀、连、紫草各一钱，**石膏**半斤，余加群药，亦四帖，十二朝来浆，后用人参收功。(《医权初编》)

杭州李车儿后裔仁山先生，真痘科大作手。一火痘闷证，用**石膏**斤半熬汤，煎黄连五钱为剂，发犹未透，为加金汁一盏始愈。以金汁乃浊阴，可治亢阳也。(《重庆堂随笔》)

【疔】

王瑞卿，周浦人，在上海思敬堂陈宅。疔毒势甚，慢疔已发三天，请莫自适香仕，为风火，已制酒散之，更肿未发，现余说慢疔甚毒，看则迟，恐其焮肿不退，即是走黄，毒入内攻，无药可治，惟听天命。延至三日，疔眼无脓，毒入脏腑，空恶神昏，毒入内攻，证属棘手，惟尽人事，实难疗治。拟清心化毒治之，候高明政用。山慈菇二钱，皂角刺(炙)一钱，川连四分，赤苓三钱，鲜首乌四钱，**生石膏**六钱，蒲公英三钱，加桔梗三钱、连翘二钱、地丁草三钱。(《临诊医案》)

【痈】

许，上腭痈。上腭痈，淹缠症也，不能旦夕

计功。鲜桑叶三钱,大竹叶三钱,土贝四钱,丹皮三钱五分,**生石膏**三钱(先煎),银花三钱,甘菊瓣三钱五分,白蒺藜四钱,马勃七分,白茅根一两(去心)。(《曹沧洲医案》)

【疹】

疹点密布,枯暗无神,鼻鼽神糊,肝厥汗出,舌干唇焦,脉弦小数。病在营阴,最防厥脱。老山西洋参、知母、牡蛎、牛膝、生地、银花、铁皮斛、**生石膏**、生草、**龙齿**、花粉、丹皮、菖蒲、辰茯神、竹卷心。(《剑慧草堂医案》)

蔡奶奶,一月二十六日,初头痛,旋遍身发疹,颈部尤密,皆灌浆,现在热未退,形寒骨楚,却不闷,通常以不闷为透达已净,此症是例外,太阳证俱在,虽不闷,未净达也,曾鼽,不得强汗,病属猩红热,病情不寻常轨,有险。炙麻黄三分,杏仁三钱,淡芩一钱,生草六分,玉竹一钱,**生石膏**三钱,葛根一钱,无价散一分(冲)。(《药盦医案全集》)

同乡程金山住汚时,其养媳年十一,麻疹尽出,喘急鼻煽,胸高,壮热口渴,情势极险。首至高寓乞诊,高凌云兄望之,不敢议药;登车急驰金山,复奔余寓求救。按脉搏洪数,唇舌俱焦,口气极秽。余曰:邪火内逼,肺胀胃炽,顷刻肺胃焦腐矣。姑拟清胃救肺,以幸万一。**生石膏**三钱,炒山栀二钱,桑白皮一钱五分,川贝母一钱五分,瓜蒌仁三钱,连翘二钱,知母一钱五分,葶苈子(炒)一钱,杏仁二钱,玄参二钱,牛蒡子(炒)一钱五分。一剂喘急顿平,再剂霍然而起,诚意料所不及矣。(《麻疹专论》)

【痧】

痧不外透,火郁于肺,肺胀则喘;口渴频烦,热邪在上,况发厥如惊,尤属热象。辛寒解利郁热,从《内经》夏至后为病暑治。连翘、杏仁、黄芩、山栀、芦根、牛蒡、**石膏**、紫菀、木通。(《眉寿堂方案选存》)

魏左 痧后,因肺胃夹湿热,喉肿痛,郁火熏蒸,口渴,痰嗽,苔黄,烘热,脉沉数,拟宣伏邪、化内热。金银花、带心翘、苏薄荷、僵蚕、蝉蜕、牛子、知母、木通、猪苓、**石膏**、马勃、栀子、黄芩、竹茹、藏果。(《淞滨实验录》)

贺知忍少子病痧疹,家人不知,尚以肉饭与之。仲淳适至,惊曰:此痧症之极重者,何易视之?遂以西河柳两许,杂以玄参三钱、知母五钱、贝母三钱、麦门冬两许、**石膏**两半、竹叶七十

片。二剂而痧尽现,遍体皆赤;连进四剂,薄暮矣。知忍曰:儿今无恙乎?仲淳曰:痧虽出尽,烦躁不止,尚不可保。再以**石膏**三两、知母一两、麦门冬三两,加黄芩、黄连、黄柏各五钱,西河柳一两,竹叶二百片。浓煎饮之,烦躁遂定而瘥。(《先醒斋医学广笔记》)

【斑】

符 暑湿热兼感温邪,身热旬余,曾先鼽血。气分无形之邪,已见逼动营阴,今则热邪乘虚陷入营分,发为紫斑。腑气五日不行,咳嗽不畅,舌红苔黑,口干不嗜汤饮,胸闷,神识昏蒙,沉沉欲寐。脉数。此邪灼心包,势将昏蔽,非轻候也。治从肺卫心营清解气阴之热。犀角、白芍、川连、连翘、竹叶、川贝母、地黄、丹皮、蒌仁、杏仁、山栀、枇杷叶。又,清解气营,斑点渐化,续布白痦。腑通连次,热邪虽有暗泄之机,而蒸灼之余,胃液受劫,舌红苔黑而干,脉数。咳嗽不爽,时有呓语,神志沉倦。病情如旧,尚在险途。以气血两燔治法。生地、麦冬、知母、连翘心、石菖蒲、**石膏**、川贝、竹叶、枇杷叶、鲜石斛。又,斑点虽化,尚未了了,白痦已回。舌津亦润,微有黄苔,口渴,脉来数疾,胸闷,神识尚蒙,乃热邪挟痰上熏所致。咳嗽痰咯不易,肌肤燥灼,气营邪火仍未清泄,以致劫烁胃津阴液也,以承阴撤热。生地、羚羊、六一散、丹皮、知母、竹叶、洋参、鲜斛、川贝母、青蒿、元参、芦根。(《沈菊人医案》)

【鼻渊】

一老妪常头痛引脑鼻,淌臭涕,此胆热移于脑,煎灼阴液,渗泄而下,名为鼻渊,当清热透脑法。与辛夷、羚羊角、藿香、苍耳子、知母、栀子、**生石膏**、川芎、生地、黄芩、猪胆汁,八帖病除。(《医门补要》)

某右,鼻中出脓。桔梗三钱,黄芩三钱,苡仁五钱,辛夷六分,**石膏**三钱,甘草三钱,川芎八分,白芷七分,紫苏三钱,加丝瓜藤七寸。(《疡科指南医案》)

楼全善治一中年男子,右鼻管流浊涕,有秽气,脉弦小,右寸滑,左寸涩。先灸上星、三里、合谷,次以酒芩二两,苍术、半夏各一两,辛夷、细辛、川芎、白芷、**石膏**、人参、葛根各半两,分七帖服之全愈。此乃湿热痰积之证也。(《医辨》)

【喉痹】

王七爷,陕西庄客。疡疮未愈,毒入内攻,

初觉齿浮，头胀，周身骨节举动即痛，乃因服倒提，余毒未清，收入脏腑，上攻喉肿腐烂，黏痰甚多，脉形滑数，舌色肿厚带腻而疼。此系毒入内传，症属险患。拟清凉化毒加减主治，另用紫雪丹五分搽舌。川黄连五分，山豆根三钱，白僵蚕(炒)三钱，甘中黄(研)一钱，煨石膏五钱，土贝母(研)三钱，牡丹皮一钱五分，鲜生地一两，加活水芦根一两、竹叶二十片。第二方：服后喉中热气冲出甚忧略减，上稍已收，仍用紫雪丹五分搽舌。川黄连(另煎，冲)五分，生石膏五钱，金银花五钱，真西黄(冲服)五分，山豆根三钱，鲜生地一两五钱，净连翘三钱，甘中黄三钱，土贝母(研)三钱，加活水芦根一两、竹叶二十片。第三方：毒气稍减，喉腐略退，仍宜前方加减。鲜生地一两，生石膏八钱，山豆根三钱，元参三钱，甘中黄三钱，川黄连(另煎服)五分，连翘二钱，天花粉三钱，真西黄(冲服)五分，加净银花五钱、竹叶二十片。第四方：前进，十去其五，数天大便如以又有，用生军，如其大便到后，去生军。再进五剂。生军三钱，鲜首乌八钱，甘中黄三钱，木通三钱，炒黄柏一钱五分，金银花五钱，川贝壳(去心，研)三钱，天花粉三钱，真川连(另煎，冲)四分，加土茯苓四两(煎汤代水)。第五方：前方所服清火化毒，连进约有十剂而愈，时在丁酉十月初，病愈再服凉血清火降毒十剂全瘳。生地五钱，白鲜皮二钱，金银花五钱，炒黄柏三钱，龙胆草二钱，炒黄芩三钱，川连四分，黑山栀二钱，加土茯苓四两(煎汤代水)。(《临诊医案》)

阴虚火旺，喉疼且肿，脉小弦。当治太阴阳明。元参、生草、川贝、冬瓜子、藿香、生地、泽泻、知母、茯苓、杏仁、薏苡仁、煅石膏、鲜斛、竹叶。(《剑慧草堂医案》)

【喉痧】

沈左　喉痧十天，痧布不透，咽喉两关肿痛，白腐妨于吞咽，苔腻，身热不退。症势非轻，急宜清解。荷叶三钱，熟石膏三钱，净蝉衣八分，大贝母三钱，京元参一钱半，生甘草六分，京赤芍二钱，炙僵蚕三钱，荆芥梗三钱，苦桔梗三钱，连翘壳三钱，淡豆豉三钱，鲜竹叶卅张，白茅根(去心)二扎。(《思补山房医案》)

左　烂喉丹痧，风火险证也。痧子甫透，邪已化火，满喉全白，表热脉数。喘厥骤变，易如反掌。神犀丹一粒(研末)、鲜竹沥一两五钱

(二味调服)，鲜生地一两(打)，生石决明一两(先煎)，连翘三钱，白杏仁五钱(去尖)，甜葶苈五分(焙，去油)，鲜芦根一两(去节)，甘中黄三钱五分(包)，土贝五钱(去心)，银花三钱，**金锁匙三钱五分**，**生石膏五钱**(先煎)，**飞滑石**。(《曹沧洲医案》)

佐景曰：前年三月间，朱锡基家一女婢病发热，请诊治。予轻剂透发，次日热更甚，未见疹点。续与透发，三日病加剧，群指谓猩红热，当急送传染病医院受治。锡基之房东尤恐惧，怂恿最力。锡基不能决，请予毅然用方。予允之。细察病者痧已发而不畅，咽喉肿痛，有白腐意，喘声大作，呼吸困难不堪，咯痰不出，身热胸闷，目不能张视，烦躁不得眠，此实烂喉痧之危候。当与：净麻黄钱半，生石膏五钱，光杏仁四钱，生草一钱，略加芦根、竹茹、蝉衣、蚤休等透发清热化痰之品。服后即得安睡，痧齐发而明，喉痛渐除。续与调理，三日全愈。事后婢女叩谢曰：前我病剧之时，服药(指本方)之后，凉爽万分，不知如何快适云。意者醍醐灌顶可以仿佛形容之欤？(《经方实验录》)

【白喉】

窦周氏头痛，喉右生白，每闲坐身上一股一股冷风。防风三钱，枳实一钱，生地三钱，薄荷一钱，生石膏一钱，香附三钱(酒炒)，生栀子五钱，木通二钱，寸冬五钱，生甘草三钱。二付愈。(《圣余医案诠解》)

吴奶奶，三月五日，发热，形寒，遍身骨楚，后脑酸，喉间有白点，是流行病，前驱症亦兼喉症，当并治之。炙麻黄三分，川连三分，杏仁三钱，生石膏三钱，淡芩一钱，炙草六分，葛根一钱五分，胆草二分，秦艽一钱五分。(《药盦医案全集》)

【喉疳】

喉疳日久，内外求治，皆无效验。予亦非专科，兹诊左右寸关脉数，显见心脾积热，从辛苦劳力而来。拟黄连凉膈法清之，另用珠黄散掺之，以观进退。黄连、栀子、生地、麦冬、藕叶、鲜竹叶、黄芩、连翘、元参、石膏、甘草、人中白。(《江泽之医案》)

【咽痛】

阴虚火旺，喉疼且肿，脉小弦。当治太阴阳明。元参、生草、川贝、冬瓜子、藿香、生地、泽泻、知母、茯苓、杏仁、薏苡仁、煅石膏、鲜斛、竹

叶。(《剑慧草堂医案》)

何右　丹痧渐布，身热未退，咽喉肿痛白腐，舌干绛，脉滑数。温邪湿火蕴袭肺胃两经，阴液已伤，心肝之火上升，症势非轻，急宜气血双清而解疫毒。鲜石斛三钱，**熟石膏**三钱(打)，连翘壳二钱，炙僵蚕三钱，鲜生地、豆豉各三钱(同捣)，生甘草八分，京赤芍二钱，薄荷叶三钱，荆芥穗三钱，苦桔梗三钱，象贝母三钱，净蝉衣八分，京元参三钱，鲜竹叶三十张，白茅根(去心)二钱。(《思补山房医案》)

傅小　疫喉肿痛，白腐碍于咽饮，头颈结块。风温疫疠之邪引动伏热，蕴袭肺胃两经，痰瘀凝结络道，再宜滋阴清肺，两解疫毒。鲜生地三钱(豆豉三钱同捣)，**熟石膏**三钱，川黄连四分，京赤芍三钱，京元参一钱半，薄荷叶八分，炙僵蚕三钱，象贝母三钱，荆芥穗三钱，甘中黄八分，连翘壳三钱，细木通八分，鲜竹叶卅张，白萝卜汁一两(炖温，冲服)。(《思补山房医案》)

【失音】

肖季琼，素有肺燥微咳，正月初觉额角颇疼，咽喉颇燥，渐至痰紧失音，咳甚于子夜，左手脉象数而且弦，右手浮洪。感春温，又为饮食助燥。不知额角初痛，肝阳已浮，又加食物燥肺，清肃全失。前方虽数服降利肺气之品，未得取效者，其中微杂燥热以掣其肘耳。与**石膏**、黄芩，肃清肺胃为君；菖蒲、栝蒌、薤白，开通胸中之阳为臣；杷叶、竹茹、桑皮，降利肺气为佐；金铃、白芍、胡麻，柔肝润血为使。一剂咳减脉和。二诊以栀子易楝、芍，甘、桔易山楂，重清肺热以开音声，而病无进退。三诊以川贝、葶苈、知母、花粉泄肺气，清痰火，而胸膈始松，方不碍卧矣。后以诃、桔、栀、芩、沙参、花粉、蛤蜊、知、贝为治。六七剂失音始开，只日间作咳，而子夜无之，嘱其再服，毋庸另方，月余渐护全愈。(《邹亦仲医案新编》)

咳血有年，近加音哑，内热是邪热逼肺，肺气大伤也。元参三钱，象贝三钱，生山栀三钱，**生石膏**七钱，鲜薄荷三钱，桔梗三钱，射干三钱，知母钱半，竹茹钱半，全蝉衣三钱，镑犀尖五分，淡芩钱半。(《汪艺香先生医案》)

【齿疾】

周左　牙疳腐烂，喉风肿痛偏左。皆由肝胃积火上升，风热之邪外乘。症势非轻，拟芦荟消疳饮合清咽利膈汤加减。真芦荟八分，薄荷

叶八分，熟牛蒡二钱，黑山栀二钱，川升麻四分，甘中黄八分，轻马勃八分，象贝母二钱，**熟石膏**三钱，苦桔梗三钱，连皮苓三钱，炙僵蚕三钱，鲜竹叶卅张，活管仲三钱，凉膈散(包)四钱。(《思补山房医案》)

牙宣不止，由阳明郁热使然。仿清胃法。细生地四钱，丹皮二钱，知母二钱，生草五分，活水芦根一钱半，**生石膏**四钱，山栀一钱半，白芍一钱半，淡芩一钱半。(《孤鹤医案》)

应右　胃火循经上升，风热外乘，牙槽痈肿痛腐烂，牙关紧闭，口难开合。症势非轻，拟清胃汤加减。小生地三钱，粉丹皮一钱半，炒黄芩一钱半，青防风二钱，川升麻四分，生甘草八分，大贝母三钱，薄荷叶八分，**熟石膏**三钱，川黄连三分，荆芥穗一钱半，炙僵蚕三钱，鲜竹叶卅张，茵陈散三钱。(《思补山房医案》)

一人牙齿及额角互痛，脉急，两关洪数，此少阳阳明二经受火之故。用清胃散合小柴胡汤去人参、半夏，加薄荷、**石膏**，三剂而愈。(《沈氏医案》)

齿痛上引太阳，因眩晕、左肢麻痹而起。金水二脏素亏，眩晕乃肝邪所致，金虚不能平木，水虚不能制火，故肝阳内扰，阴水不升，肝位居左，气虚则麻。兼以酒体肥甘过度，湿热蓄于肠胃，上壅于经，故见手阳明、足阳明、手太阴、足少阴四经之症。夫齿痛属阳明之有余，眩晕、麻痹属太少之不足。按《灵枢·经脉篇》：手阳明之脉，其支者从缺盆上颈贯颊，入下齿中；足阳明之脉，下循鼻外，入上齿中。齿痛之由本此。第久延岁月，病势已深，调治非易。爰以清胃、玉女煎加鹿衔草，从阳明有余、少阴不足论治。熟地、丹皮、泽泻、当归、升麻、**生石膏**、川连、知母、麦冬、牛膝、鹿衔草。(《王九峰医案》)

毛姓。胃火上升，牙宣出血，兼之腐白，唇燥口渴。拟清胃辛凉法。酒炒川连(另煎冲)五分，板蓝根、鲜生地、连翘、粉丹皮三钱，**生石膏**、元参、人中黄、犀角尖(磨冲)六分，加活水芦根一两、卷心竹叶二十针。(《临诊医案》)

张　齿者骨之余，龈属阳明。牙宣五年，营阴大夺。虚火日旺，脉见寸关独数。宜治心胃与肾，宗景岳少阴不足、阳明有余例。鲜生地、旱莲草、怀牛膝、黑山栀、**生石膏**、女贞子、蒲黄炭、炒丹皮。外用：**煅龙骨**、旱莲草、黑山栀、蒲黄炭、**青盐**、人中白，共研细末，擦牙。(《沈菊人

医案》)

陈　牙痛肿痛，外应颊，而风热外乘，胃火上升，虑其酿脓，特拟清胃火而祛风热。薄荷叶八分，生甘草一钱，大贝母二钱，荆芥穗二钱，苦桔梗二钱，炙僵蚕二钱，炒升麻四分，连翘壳一钱五分，**青盐**一钱，**生石膏**四钱，活芦根一尺，鲜竹茹三钱。(《丁济万医案》)

【口疮】

巡道朱一凤，幼孤而贫，读书作文，借酒陶情，湿热蕴蓄于胃中，上熏于口而糜烂，愈后或每月一发，或二三发，发必咽痛而口碎，干饭入胃，痰涎溢出口角，已经六载，不能却去病蒂。雍正三年夏末秋初延余诊视，面色红亮，大便燥结，不渴，畏茶汤。先以苍术、厚朴、广皮、旋覆花、**石膏**、枳壳、黄柏、莱菔子、山药，连进三剂，颇觉相宜。细思湿痰非汤液所能治，即以前药去旋覆，加瓜蒌实，为末，用淡姜汤法丸，服半月，觉胸膈舒畅，大便去黏腻痰饮不计，口内不流涎，亦不糜烂矣。(《沈氏医案》)

唐　舌生疮满口，牙龈肿烂，脉浮洪数，系上焦积热，黄连、黄柏、青黛为末搽之，内服咸寒苦甘之药，泻上中二焦实热，使热清火降，则肿消而痛止。连翘、大黄、甘草、栀子、黄芩、薄荷、生地、黄连、**石膏**、竹叶。(《临证医案笔记》)

一人口生紫泡，牙床臭烂，手足发红晕斑，壮热烦躁，与薄荷、山栀、羚羊角、麦冬、知母、**生石膏**、片芩，三帖全退。(《医门补要》)

【颔肿】

吴尹明子，十岁，患夜热二年余，颔正忽肿硬如石，面黄，时时鼻衄如注。孟举致予看之，疑久病必虚，预拟予用参、术等方。予脉之，沉郁之气，独见阳关。曰：病敦阜也。用**石膏**、藿香叶、栀子仁、防风、黄连、甘草等，颔肿渐纹，面黄复正。继用黄芩、枇杷叶、玄参、枳壳、山栀、茵陈、石斛、玉麦门冬、生熟地黄等，重加黄连，而衄血夜热悉除。孟举笑出所拟方，以为非所料云。(如遇此等脉症，即东庄亦未始不用寒凉，看黄叶村庄与东庄最契，其所用方，尚难预料。可知寒热攻补，须凭所遇脉症，随宜而用，原未始先存成见也。乃有谓东庄派只一味好用温补者，此不知东庄之言耳。知东庄者，其敢为此言乎)(《丁授堂先生医案》)

【目疾】

丙寅季春，李汝峰，纺纱厂学徒，病目久不愈。眼睑红肿，胬肉遮睛，觉目睛胀疼甚剧，又兼耳聋鼻塞，见闻俱废，跬步须人扶持。其脉洪长甚实，左右皆然。其心中甚觉发热，舌有白苔，中心已黄。其从前大便原燥，因屡服西药大便日行一次。知系冬有伏寒，感春阳而化热，其热上攻，目与耳鼻皆当其冲也。拟用大剂白虎汤以清阳明之热，更加白芍、龙胆草兼清少阳之热。病人谓厂中原有西医，不令服外人药，今因屡服其药不愈，偷来求治于先生，或服丸散犹可，断乎不能在厂中煎服汤药。愚曰："此易耳。我有自制治眼妙药，送汝一包，服之眼可立愈。"遂将预轧**生石膏**细末两半与之，嘱其分作六次服，日服三次，开水送下，服后又宜多喝开水，令微见汗方好。持药去后，隔三日复来，眼疾已愈十之八九，耳聋鼻塞皆愈，心中已不觉热，脉已和平。复与以**生石膏**细末一两，俾仍作六次服。将药服尽全愈。至与以**生石膏**细末而不明言者，恐其知之即不敢服也。后屡遇因伏气化热病目者，治以此方皆效。(《医学衷中参西录》)

某之子发热，眼胀痛，舌黄白色，口渴，不大便，胃上一饼不食，腰痛。厚朴二钱，香茹一钱，**石膏**五钱，沙参五钱，青皮二钱，银花三钱，甘葛二钱，桔梗二钱，独活一钱，木通三钱，茯苓二钱，玄参五钱。三付。(《圣余医案诠解》)

吴左　风湿热合邪，刑于肝胃，右目堆云外障，面鼻湿疮。**石膏**、知母、甘草、米仁、苍术、归尾、羚羊角、鲜石斛。(《银海指南》)

【杂病】

治一妇人，头发发火，每梳之觉火气至即见光，与三黄加**石膏**汤痊。(《先哲医话》)

滑　石

【伤寒】

周鉴泉室病伤寒，发热谵语，口渴咳嗽，胸膈痛，泄泻，呕逆，遍身发斑，六脉洪滑。此少阳阳明合病也，以升麻葛根汤加**滑石**、五味进之。服后，汗大出，热退神清。复与柴苓汤加五味、**滑石**，泻亦止。次日诊之，左脉和，右脉亦稍收敛，改用白芍为主。陈皮、柴胡、酒芩、五味子、牡蛎、**滑石**、茯苓、泽泻、白术，服四帖而安。(《续名医类案》)

治伤寒症，用糯米粽无枣者，和**滑石**末，砑成锭，曝干，烧炭，浸酒去炭，热饮之。不论七日

内外,皆效。七日内者即汗,七日外者次日汗。(《医方丛话》)

王某之子病,与寒冷二十余日,言语错乱,口渴,日夜吃茶水数十次,不思食,不大便,小便少,昏运出汗,目胀头痛。干姜三钱,厚朴二钱,茯苓五钱,青蒿五钱,广皮三钱,杏仁三钱,**广滑石**一两,茅苍术二钱,通草五钱,薏仁二钱,蔻仁一钱,木通三钱,厚附片五钱。五付。服至三付愈八分。(《圣余医案诠解》)

【风温】

董,二四,风温湿上受,痹阻气分,上则咳呛不得卧息,下则溺少便溏。夫肺主一身之气化,邪壅则升降不得自如。仿经旨湿淫于内,主以淡渗,佐以苦温为治。**飞滑石**、茯苓皮、白蔻仁、竹叶、厚朴、杏仁、芦根(湿兼风温)。(《种福堂公选医案》)

戈左 舌尖微红,白苔满布,口渴不喜饮冷,小溲短而热,此系风温挟湿弥漫三焦。可虑者,有汗而热不解,脉来洪大搏指,病势方张,非但不能退,还恐增重。拟用分清,稍佐凉透一法。通草三钱,**滑石**三钱,赤苓三钱,陈皮三钱,猪苓三钱,泽泻三钱,连翘三钱,薄荷三钱,黄芩一钱五分,青蒿梗三钱,茅根六钱,竹心。又,昨晚渴而饮多,今脉象虽不歇止,而右三部仍还数大,舌苔垢腻不化,渐见微黄,小溲略长而赤。弥漫之湿热,仍然急切不退,渐渐蒸及阳明之经,惟恐变端蜂起。拟竹叶**石膏**汤合四苓加减,一以清肺胃之热邪,一以祛蒙闭之湿。(《王乐亭指要》)

【春温】

王 清明谷雨气候已暖,所感温邪,从口鼻吸受,自上及中为三焦病,羌防乃散足太阳风寒表邪。《温病篇》云:误用辛温表散,即为重劫津液。今头身痛,咽痛,心胸烦闷,视其舌心灰黄、边紫绛,渴饮不能下咽,斑疹隐隐,津涸,呼吸渐闭,所谓一逆尚引日,再逆促命期矣。重症之尤,勿与目下时行客邪同视。玄参、连翘、银花、白金汁(冲)、大豆黄卷、**飞滑石**、象贝、川通草。(《种福堂公选医案》)

某 春温身热,六日不解,邪陷劫津,舌绛,骨节痛,以甘寒熄邪。竹叶心、知母、花粉、**滑石**、生甘草、梨皮。(《临证指南医案》)

【冬温】

冬温为病,乃正气不能固藏,热气自里而

发。齿板舌干唇燥,目渐红,面油亮,语言不呼吸似喘。邪伏少阴,病发三焦皆受。仲景谓:发热而渴者为温病。明示后人,寒外郁则不渴,热内发斯必渴耳。治法以清热存阴,勿令邪气焚劫津液,致痉厥、神昏谵狂诸患。故仲景复伸治疗,若非一逆尚引日,再逆促命期,且忌汗下、忌温针,可考。九日不解,议清膈上之热。竹叶、杏仁、花粉、淡黄芩、连翘、橘红、**滑石**、郁金汁。(《眉寿堂方案选存》)

【伏暑】

萧,二十一岁,伏暑上郁。连翘、**飞滑石**、大竹叶、白杏仁、象贝。(《徐批叶天士晚年方案真本》)

癸酉七月十六日 吴,二十五岁,但寒不热,似乎牝疟,然渴甚,皮肤扪之亦热,乃伏暑内发,新凉外加,热未透出之故。仍用苦辛寒法,加以升提。**飞滑石**三钱,花粉二钱,藿香叶二钱,杏仁泥三钱,知母一钱,广郁金二钱,生苡仁三钱,青蒿一钱,白蔻仁二钱,老厚朴二钱,黄芩一钱。煮三杯,分三次服。(《吴鞠通医学全书》)

庚寅九月初八日 潘,三十岁,湿热发黄,已愈六七,继感劲金凉气,头晕而痛,身热而哕,伏暑漫延三焦,与苦辛淡渗法化气,气化则湿热俱化。**飞滑石**五钱,猪苓三钱,薄荷八分,姜半夏三钱,杏仁三钱,桑叶三钱,苦桔梗三钱,茵陈五钱,竹茹二钱,荆芥穗二钱,连翘二钱,橘皮二钱,白蔻仁一钱。煮三杯,分三次服。(《吴鞠通医学全书》)

沈,十一,平素饮食少用,已见脾胃不和,暑湿热气从口鼻入,募原受邪。邪气蒸搏,口舌疳蚀,脾营胃卫,异气混受,遂为疟潮热,稚质纯阳,微冷热胜。当以廓清三焦蕴伏,而脾胃最为冲要。**飞滑石**、大竹叶、杏仁、厚朴、广皮白、茯苓皮、白蔻仁。(《种福堂公选医案》)

劳左 秋风引动伏暑,发现已有六日,风已从汗解,湿已从痰化,四肢厥冷,时或抽动,头窍眩晕,时或鸣响,浊蒙清阳,痰阻气机,神色似有昏糊,语言似有错乱,左脉滑数,右脉混郁,舌质黄腻,口觉苦味,白痦,宜防痉厥,尤虑甘淡利窍,芳香化浊。芦根、**飞滑石**、生苡、通草、竹茹、橘红络、羚羊、陈胆星、川郁金、佩兰、**石膏**、知母。(《金子久医案》)

沈右 丙戌春,漳泾潭。始起形寒,继则

壮热,有汗不解。医进甘腻即加气逆痰潮胸满,舌胖苔滑,脉濡寸滑。非阳症阴脉,是感寒引动暑湿耳。询之果去秋途遇酷暑,患病勿药而瘳。现届惊蛰,阳气发泄,过劳汗出,衣单所致。治以清化,略佐散寒,希图报绩焉。**飞滑石**三钱,大豆卷三钱,制半夏一钱半,谷芽五钱,白杏仁三钱,广藿香一钱半,苡仁三钱,旋覆花三钱,冬瓜子三钱,枇杷叶(炒)三钱。(《慎五堂治验录》)

【伤暑】

陈　脉左劲、右濡,头痛脘闷,麻痹欲厥,舌白。此暑邪内中,蒙闭清空,成疟之象。平昔阴虚,勿犯中下二焦。嫩竹叶、连翘、**飞滑石**、野郁金汁、大杏仁、川贝母。(《临证指南医案》)

暑热吸受,先伤于上。初病咳逆,震动血络,暑热仍在,见血治血,已属不法;参入重剂,伤及无病之地。晡时头胀,潮热咳呕,邪在气分,当推上病治下之旨。西瓜翠、白通草、**六一散**、白芦根、生薏仁。(《眉寿堂方案选存》)

湾桥姚右,暑温十八日,因邪致虚,邪不化有逆走膻中之势,少阴不足,阳明有余,舌本强硬,为此症之大忌。刻诊脉细,热退汗出,下午恐其复热,热处湿中,湿包热外,小便不爽,抑且自遗,更为可虑。**滑石**、**寒水石**、**石膏**、桂枝、白术、猪苓、泽泻、赤茯苓、洋参、麦冬、草梢、荷梗。(《养性轩临证医案》)

【暑厥】

某　中恶暑厥。苍术白虎汤加**滑石**。(《临证指南医案》)

【暑湿】

时症三候,例当邪焰已杀,正气渐复,方为向安之象,讵料暑湿积三寇鼎立不解,窃恐奋勇之师无粮不能前矣。姑效淮阴背水一法,至于成败利钝,非余所能逆料也。南沙参、淡豆豉、桔梗、薄荷、**滑石**、黄芩、川朴、佛手、郁金、枳实、槟榔、大黄、玉枢丹、西牛黄。(《汪艺香先生医案》)

休邑项鸣球乃弟,七月下浣,寒热无期,舌白苔腻。乃暑湿内蕴,法宜清暑、却湿、和胃。香薷一钱半、淡豆豉三钱、白蔻仁五分、神曲三钱(炒)、熟半夏一钱半、广藿香一钱半、**块滑石**三钱、甘草五分,加鸡内金一钱半(炙)。服两帖,寒热顿退,惟早上口苦,食饮未贪。复诊用鲜石斛、谷芽、藿香、半夏曲、陈皮、**滑石**、甘草辈

和胃清火,两剂而愈。(《竹亭医案》)

暑湿夹滞,混蒸发热,热退便泄,腹痛舌苔犹腻,脉濡数三焦未贯。清之和之。广藿香、江枳壳、春砂仁、大豆卷、建神曲、云茯苓、**飞滑石**、广陈皮、川通草、净连翘、大麦仁。(《徐渡渔先生医案》)

年已古稀之外,气液无有不虚,病患暑湿竟成瘅疟,今已十有三日。热势虽衰,尚未退清,脉象小数,舌色光红,有时神识不清,口渴颇喜汤饮,湿因液亏而化暑,由气虚尚逗。大凡暑病之不寒独热者,阳明症也。《经》所谓阴气先伤,阳气独发。良有意耳。刻下虚多于实,正负于邪,古法本有扶正达邪之治,然胃气不振、托邪难尽,胃阴不醒、饮食难进,窃恐病去元败,临崖勒马收缰而有不及之叹。南沙参、**金石斛**、香稻叶、橘白、竹茹、川贝、芦根、知母、**益元散**、元参心、连翘心。(《汪艺香先生医案》)

古云:体肥多湿。暑必挟湿,体肥则中气必弱,暑湿亦伤气分。夫气主于肺,邪从口鼻而入,内伏而发,名曰伏邪。六淫之邪,惟暑湿易伏,伏于脏为疟,疟之间作日作,即邪之可浅可深耳。伏于胃亦为疟,疟之不寒起伏,乃两阳合明故也。是症今交十有三日,始今的是阳明疟症,所云暑湿皆病于气,肺胃见象无一不具。鼻窍霉黑,鼻尖不温,热势起伏,胸痞烦闷,皆其征也。盖暑为天之阳邪,湿属地之阴邪,暑欲化火化燥而不果者,湿遏故也,湿浊弥漫而内蒙者,暑之蒸也。舌苔灰霉,底质干燥,渴饮,脘痞,右脉濡小,皆其征也。暑湿相互必当开气,气开则暑湿不合,清气自升,津液乃复。法当开展上焦,宣化中焦,淡利下焦,俾得肺气清旷,化源自流,则暑湿之邪自然分泄矣。由此而论,治上为主,取微苦微辛条,参入芳香甘寒一二,以望应手。不尔,恐暑湿交蒸,热秽之气内冲心包,必至神识昏糊,四末清厥等险。拙见如是,即请有道商进。香豆豉、大腹皮、川草薢、苦桔梗、蚕沙、光苦杏、广郁金、生苡仁、干白荷花瓣、**辰滑石**,摩犀尖半分、摩花槟三分(二味和,冲服)。(《汪艺香先生医案》)

杨　暑湿伤中。藿梗、**滑石**、厚朴、杏仁、半夏、连翘、枳壳、淡芩。又,诸疟渐减,尚在险津,犀角地黄汤合**白虎汤**。(《顾氏医案》)

曾　暑湿蒸热,其势不轻。青蒿、茯苓、连翘、**滑石**、枳壳、桔梗、麦芽、桂枝。又防作疟,香

蒿、黄芩、枳壳、藿梗、茯苓、半夏、广皮、麦芽。（《顾氏医案》）

刘　暑湿伏邪，恰发秋半，必致转重。豆豉、**滑石**、杏仁、连翘、黄芩、藿梗、桑叶、山栀、枳壳。又仍虑神昏热炽，**白虎汤**加竹叶。（《顾氏医案》）

李，四三，长夏时令温热，内阻气分。宗《内经》湿淫于内，治以淡渗，佐以苦温。**飞滑石**、川通草、淡竹叶、杏仁、厚朴。（《医案类聚》）

潘毓翁　中年冲气，痰升喘急，随发随止。从肝肾本病治，固是地黄饮子，用意在浊药轻投，勿以味厚凝滞痰气，但以质能引导至下，变饮为丸，纯是浊药柔温。若归脾汤甘温守中，养脾之营，更与痰饮冲逆相背。自七月间反复，必有暑湿客气，从呼吸而受。据述肌肤间发丹疹，浮肿甚速，腠膜映红，若但内症未必有此。思夏秋口鼻受气，上焦先伤，与肝肾本病两途。上焦失解，理必延漫中下，而三焦皆为病薮矣。此胀在乎脉络，不在腑肠，水谷无碍者缘此。况久病大虚，温补不受，必当推其至理，伏邪引动宿病。仲景论：必先理其邪，且口渴便实，岂温热相宜？自言怀抱郁结，相火内寄肝胆，如茎肿囊纵，湿壅水渍。勉以三焦气分宣通方，仿古二虚一实，偏治其实，开其一面也。**飞滑石**、杏仁、茯苓皮、厚朴、猪苓、通草、白蔻仁。（《叶氏医案存真》）

"雄黄"条下"暑湿"案。（《汪艺香先生医案》）

【湿温】

湿郁气阻，疹发。**飞滑石**、茯苓皮、射干、木防己、茵陈、槟榔（磨汁）。（《医案类聚》）

某，二九，湿温阻于肺卫，咽痛，足跗痹痛，当清上焦，湿走气自和。湿温阻肺。**飞滑石**、竹叶心、连翘、桔梗、射干、芦根。（《医案类聚》）

冯，三一，舌白头胀，身痛肢疼，胸闷不食，溺阻，当开气分除湿。湿阻上焦，肺不肃降。**飞滑石**、杏仁、白蔻仁、大竹叶、炒半夏、白通草。（《医案类聚》）

某，六一，舌黄，脘闷，头胀，口渴，溺短，此吸受秽气所致。**飞滑石**三钱，白蔻仁七分，杏仁三钱，厚朴一钱半，通草一钱半，广皮白一钱半。（《医案类聚》）

湿温壅遏三焦，脉软数，舌胎黄厚，气促身热，洒淅恶寒。立夏在即，须防内陷昏喘之变。

豆豉、杏仁、黑栀、**滑石**、佩兰、连翘、防风、瓜蒌皮、芦根。未通，舌胎灰黄满布，左脉兀数，右较流动，盗汗，发疹。病机郁遏不宣，法以流利清邪。淡豆豉、山栀、炒枳实、佩兰、瓜蒌皮、生麦芽、**滑石**、连翘、钩钩、芦根。（《徐养恬方案》）

湿温发热，经水不期而至，舌胎黄腻，得汗后脉犹数大。昨晚厥逆几回，脘痞欲呕。此邪气漫布三焦，未曾陷入血分。防其传变。淡豆豉、枳实、黑山栀、郁金、瓜蒌皮、连翘、**滑石**、白薇、米钩、石菖蒲。（《徐养恬方案》）

脉数大，舌胎黄白满布，有汗热不解。湿温初起，先拟疏解三焦。淡豆豉、黑栀、炒枳实、葛根、苦桔梗、广藿香、**滑石**、芦根。（《徐养恬方案》）

吴，五五，酒客湿胜，变痰化火，性不喜甜，热聚胃口犯肺，气逆吐食，上中湿热，主以淡渗，佐以苦温。大杏仁、金石斛、**飞滑石**、紫厚朴、活水芦根。（《临证指南医案》）

朱藻霖　半斤湾，九月。湿热内蒸，身热纠缠，汗多口渴，苔黄。治以清化。**飞滑石**、**寒水石**、桑叶、枇杷叶、茵陈、**熟石膏**、杏仁粉、白蔻、冬瓜子皮、稻叶。（《慎五堂治验录》）

凤，四八，头重若裹，胸闷不食，并不渴饮，脉小，便溏。此属湿邪阻蔽气分。白蔻仁五分，制半夏一钱五分，赤苓三钱，绵茵陈三钱，杏仁三钱，**飞滑石**三钱，厚朴一钱。（《也是山人医案》）

王，二十，酒肉之湿助热，内蒸酿痰，阻塞气分，不饥不食，便溺不爽，亦三焦病，先论上焦，莫如治肺，以肺主一身之气化也。杏仁、瓜蒌皮、白蔻仁、**飞滑石**、半夏、厚朴。（《临证指南医案》）

左　温邪为湿热所恋，发热不解，膜胀神疲，脉实弦。延防转重，不可轻忽。大豆卷三钱，朱连翘三钱，白蒺藜四钱（炒，去刺），猪苓三钱五分，青蒿二钱，枳壳三钱五分，**飞滑石**四钱（绢包），泽泻三钱，赤芍三钱，竹茹二钱，莱菔子（炒）三钱，通草一钱，鲜佩兰三钱（后下）。（《曹沧洲医案》）

范大，范家宅。身热汗多，夜重早轻，脘痞拒按，不饥不纳，不渴不便。屡服苦辛开降、清热和中，毫无寸效。脉舌如常。是湿邪踞结三焦，拟苦温之品以分消之。白杏仁四钱，瓜蒌皮二钱，豆豉三钱，茵陈三钱，川朴皮一钱，制半夏

二钱,苡仁三钱,**飞滑石**四钱,江枳壳一钱,枇杷叶一钱。十帖愈。(《慎五堂治验录》)

韩,五十四岁,时令之湿外袭,水谷之湿内蕴,游行躯壳,少阳阳明脉中久湿,湿中生热。《内经》淡渗佐苦温,新受之有分晓邪易驱,已经两月余,病成变热矣若非用桂枝一味温通经络,势必凉药具湿热拒格而不相入矣。名手过人处在此。南花粉、**飞滑石**、**石膏**、桂枝仙乎、薏苡仁、羚羊角。(《徐批叶天士晚年方案真本》)

南京蒋星阶之第八子,发热咳嗽,神呆如痴。医用清络不效。余诊其脉细弦,此热邪挟湿,熏蒸包络,神明无主,非包络正病。方用:酒炒木通钱半,**飞滑石**三钱,黑山栀钱半,连翘钱半,豆豉三钱,杏仁三钱,橘红一钱,半夏钱半,象贝二钱,蒌皮三钱,冬瓜子四钱,竹叶三钱,灯心三尺。连服三剂,热退咳止,神识清爽而安。(《费绳甫先生医案》)

陈　脉弦且缓,寒热呕吐,脘痞多痰,苔厚白腻,烦渴面萎。湿甚热郁三焦,隧道闭塞不通之象。湿热乃无形之邪,由口鼻而入,弥漫募原,游行三焦,如烟雾缭绕,非攻下所能愈,宜乎前医不效也。应遵河间湿热三焦分治,用苦辛寒法,尽苦以逐湿,辛香祛秽,寒以清热耳。川厚朴钱半,**飞滑石**四钱,制半夏钱半,草果仁钱半,广橘皮一钱,茵陈蒿三钱,云茯苓三钱,扁豆衣三钱,苦杏仁三钱,石菖蒲一钱,白通草一钱。(《雪雅堂医案》)

石门钱　湿热蒸郁,宜清气分以化之。藿香、橘、苓、通草、**滑石**、苡仁、山栀、豆卷、连翘、枳壳、瓜蒌、芦根。(《珠村草堂医案》)

左　灼热,纳食便溺如常,口腻。拟先清化泄降主之。桑叶、淡芩炭、茯苓、**滑石**、丹皮、橘白、瓦楞壳、鲜芦根、连翘、盐半夏、黄菊。(《曹沧洲医案》)

李　湿温阻窒化热。苔浊质红,发热脘闷。当芳香疏泄,佐以清化。藿梗、豆卷、槟榔、川朴、郁金、连翘、黄芩、黑山栀、**滑石**、通草、菊花、竹茹。(《柳宝诒医案》)

目黄脉软,湿温之病。茅术、厚朴、制半夏、茯苓、橘红、香附子、**滑石**。(《沈芊绿医案》)

女　此湿温证已逾三候,依旧耳聋、大渴,尤以大便多泄为可虑。三黄汤加苦寒清泄药。苦参片6克,白槿花9克,川连12克,黄柏9克,黄芩4克,秦皮9克,银花炭12克,天花粉

9克,绿豆衣12克,**飞滑石**6克(分两次冲入药中),活芦根30克。(《章次公医案》)

马要沈,湿热蒸郁,外解里未和,舌黄脘闷,食欠运。杏、蔻、枳、橘、通草、谷芽、建曲、**滑石**、赤苓、芦根、藿香叶。(《珠村草堂医案》)

李,四三,长夏时令温热,内阻气分,宗《内经》湿淫于内,治以淡渗,佐以苦温。**飞滑石**、川通草、淡竹叶、杏仁、厚朴。(《种福堂公选良方》)

谢,五月初三日,酒客脉象模糊,苔如积粉,胸中痞闷,病势十分深重。再舌苔刮白,大便昼夜十数下。不惟温热,且兼浊湿,岂伤寒六经药可治。连翘钱半,**滑石**三钱,郁金二钱,银花二钱,藿香二钱,生苡仁三钱,杏仁三钱,黄连钱半,豆豉二钱,薄荷一钱。今晚一帖,明早一帖。初四日,温病始终以护津液为主,不比伤寒以通阳气为主。连翘三钱,黄芩二钱,桑叶三钱,甘草八分,麦冬五钱,银花三钱,薄荷一钱,豆豉二钱,黄连二钱,**滑石**三钱。今晚一帖,明早一帖。(《淮阴吴鞠通先生医案》)

【时邪】

时邪复痛,弥漫上焦。豆豉、防风、黑栀、荆芥、瓜蒌皮、**滑石**、秦艽、广藿、葱白。(《徐养恬方案》)

时邪得汗,热不退,脉犹细数而兀,舌白,便利。其势非轻。槟榔尖、厚朴、大杏仁、秦艽、广藿、青蒿、**滑石**、炒赤芍。(《徐养恬方案》)

【咳嗽】

痧后咳嗽,于今三年。脉细数兼涩,今春吐血频作,形肉日削,声嘶气促,着左眠则气升倍甚。肺伤在前,肝亢在后,金木相仇,防成上损。现交大暑,时有寒热,或系新感暑风。理宜先清外邪为是。冬瓜子、苡仁、冬桑叶、**滑石**、鲜荷叶、炒丹皮、青蒿、西瓜翠衣。(《徐养恬方案》)

于右　据述夏季嗜受痧药过重,上干脑户,骤致咳嗽频频,于初秋痰中曾带血液,前医愈治愈剧。刻:脉右细数,左涩数,舌苔满白而腻。此药毒与湿邪互结也。拟进泄湿化毒并治。桑白皮(炙)二钱,广藿香一钱半,大连翘一钱半,正川芎(炒)八分,杜苏子(炒,打)三钱,象贝母(打)三钱,川厚朴五分,杜橘红(盐水炒)五分,赤茯苓三钱,旋覆花一钱半,霜桑叶(炙)一钱,**滑石块**三钱,鲜藕尖一个,瓜蒌仁(打)三钱,炙甘草四分。(《贯唯集》)

暑风上袭，头重咳嗽。丝瓜叶、桑皮、杏仁、**飞滑石**、橘红、米仁。(《未刻本叶氏医案》)

陶墩戴　蒸热咳盛，痰薄或呕，舌腻脉濡。湿热蒸郁，宜先理气分。粉参、杏、橘、桑皮、丹皮、地骨皮、苓、米、通草、**滑石**、竹茹、芦根。(《珠村草堂医案》)

陆，二二，湿必化热，熏蒸为嗽，气隧未清，纳谷不旺，必薄味静养，壮盛不致延损。**飞滑石**、南花粉、象贝、苡仁、绿豆皮、通草。(《临证指南医案》)

左　脱力，咳嗽身热，脉数。中挟风湿，延虑转重。桑叶三钱，青蒿二钱，枳壳三钱五分，**飞滑石**四钱，白杏仁四钱(去尖)，赤芍二钱，冬瓜子五钱，猪苓三钱五分，象贝四钱(去心)，白蒺藜四钱(炒，去刺)，牛蒡三钱，泽泻三钱，加桑枝一两(切)。(《曹沧洲医案》)

左　作寒发热胸闷，咳嗽。湿热为风邪所包。脉数不畅，宜透达宣泄。淡豆豉四钱，前胡三钱五分，薄荷七分(后下)，**飞滑石**四钱(包)，青蒿子三钱五分，牛蒡三钱，连翘三钱，赤苓三钱，赤芍三钱五分，白杏仁四钱(去尖)，枳壳三钱五分，泽泻三钱，加枇杷露一两(温服)。(《曹沧洲医案》)

乙丑九月十六日　兴　六十四岁　夏伤于湿，冬必咳嗽。况六脉俱弦，木旺克土。脾土受克则泄泻，胃土受克则不食而欲呕。前曾腹胀，现在胸痞，舌白滑，此寒湿病也。而脉反数，思凉思酸，物极必反之象，岂浅鲜哉！急宜戒恼怒，小心一切为要。姜半夏三钱，**飞滑石**三钱，生苡仁五钱，杏仁泥四钱，旋覆花(包)二钱，广郁金二钱，茯苓皮五钱，白蔻皮一钱，白通草一钱。水五杯，煮取两杯，渣再煮一杯，分三次服。(《吴鞠通医学全书》)

【头痛】

陈左　脑后属三阳部位，今胀痛，耳中出水，眠目流泪，无非风火上炽，吸引湿浊上冒头面，拟羌活汤胜湿。羌活、柴胡、白芷、独活、川芎、甘草、藁本、黄芩、黑栀、连翘、**滑石**、薄荷、有芪、当归、桑枝。(《王乐亭指要》)

瘅热渴饮，头痛脘闷。丝瓜叶、**飞滑石**、连翘、杏仁、白通草、橘皮红、厚朴、花粉。(《未刻本叶氏医案》)

【中风】

哈，六十六岁，中风湿，口歪、臂不举、腿肿，脉洪数，口渴，胃不开，与辛凉开水道法。桂枝

三钱，防己二钱，**飞滑石**一两，通草二钱，半夏五钱，桑叶五钱，**石膏**四钱，茯苓皮一两，晚蚕沙三钱。二帖而效，十四帖痊愈，后以补脾胃收全功。(《吴鞠通医案》)

【郁证】

吴，三十五岁，遭逢数奇，情志郁勃，劳伤客感，兼有病实体虚照顾，勿犯二气，是攻邪宜轻。连翘、**飞滑石**、花粉、白蔻仁、桔梗、杏仁、橘红、枳壳。(《叶天士晚年方案真本》)

【胃痞】

许　病之初起，由乎停积饮冷，迨寒热大发，即觉胸膈痞闷，烦扰不安。七八日来，汗、便通而未畅，邪机不得清化。刻诊痞闷仍然，舌苔黄腻底红，想系向有痰湿，复为时令湿热所侵，内外合邪，湿郁热伏，气机窒闷，故邪机愈觉不达。脉象沉细，不能应指，职是故也。此时清热则助湿，燥湿则助热。古人治湿热两感之病，必先通利气机，俾气水两畅，则湿从水化，热从气化，庶几湿热无所凝结。拟三仁滑石汤合泻心法。白杏仁、蔻仁、苡仁、**滑石**、川朴、赤苓皮、豆卷、法半夏、川连(干姜拌炒)、广陈皮、干菖蒲、姜竹茹。(《柳宝诒医案》)

【呕吐】

湿暑在上，头痛呕恶，胃气清气不升。鲜荷叶、生香附、半夏、茯苓、厚朴、**飞滑石**、橘红、甘草。(《沈芊绿医案》)

吴，五五，酒客湿胜，变痰化火，性不喜甜，热聚胃口犯肺，气逆吐食，上中湿热，主以淡渗，佐以苦温。大杏仁、金石斛、**飞滑石**、紫厚朴、活水芦根。(《临证指南医案》)

海宁方，蒸热胸闷，呕恶便结尿黄，舌糙厚。急宜清解暑热。杏、蔻、枳、橘、**石膏**、知母、赤苓、通草、**滑石**、苡仁、芦根、西瓜翠衣。(《珠村草堂医案》)

【腹胀】

蔡左　中气不运，腹为肿胀，便溏不为稍宽，六脉细涩，症属棘手。生茅术一钱五分，生冬术二钱，川朴三钱，枳壳六分，苓皮四钱，通草二钱，**滑石**三钱，陈皮一钱五分，草果五分，车前三钱，神曲三钱，腹皮三钱。又，甘遂二两，大戟二两，芫花二两，芦巴四两，为末，醋调敷。(《王乐亭指要》)

【泄泻】

坊门街理发店姜妇，年约四十左右。夏间

病泻利不止，医与平胃理之，痢益增剧。日夜七八十次，皆水泻。小溲点滴不通。脉沉细数，舌质红绛无苔。因泻多渴饮，饮多愈泻，且有嗳噫呕恶，神烦肢倦，已两日夜不得眠。余谓此乃肠管血虚液脱，肾脏泌尿机能失其常度。既非湿滞阻肠，亦非脾阳不运。医者谬执成方，宜不能效。乃拟：陈阿胶三钱，**飞滑石**四钱，赤猪苓各三钱，生怀药四钱，炒白芍三钱，淡吴萸八分，姜汁炒川连五分，生苡仁四钱，炒泽泻四钱。盖仿仲景猪苓汤而扩充之。一服痢减至十余行，再服而渴利均止。既能安卧，且进粥两碗。后因多食劳倦复泻，会其夫他往，又为医者投燥脾化滞之剂而剧。驯至足肿面浮，气逆上促，乃就余诊之。为拟五苓、五皮合《金匮》肾气丸。三服而喘肿俱消。但纳少肢微浮，行动乏力，乃令停药，多食炖鸭，体渐复康。（《三衢治验录》）

何男。大便溏泄，日十余次，临圊腹先痛，其痛多在脐下，病在肠可知。有恶寒发热之表证，当兼治其表。粉葛根9克，淡黄芩6克，川连12克，炒防风6克，杭白芍9克，小青皮6克，白槿花9克，**飞滑石**9克（包），生甘草3克，荷叶1角。（《章次公医案》）

朱，三二，暑湿内踞，脘闷泄泻，议通三焦。藿香叶三钱，制半夏一钱五分，赤苓三钱，**飞滑石**三钱，木瓜三钱，南楂炭一钱五分，炒厚朴二钱。（《也是山人医案》）

上海顾长寿，发热口渴，大便泄泻，脉浮弦。邪热夹湿，淆乱清浊，升降失常。方用：**飞滑石**三钱，薄荷叶一钱，淡豆豉三钱，茯苓皮三钱，冬瓜子四钱，生甘草五分，冬桑叶钱半，生谷芽四钱，熟谷芽四钱，通草一钱，荷叶一角，鲜芦根二两。两剂而愈。（《费绳甫先生医案》）

徐，八岁，泄泻日旺，陷腹痛，此属冒暑。藿香叶一钱，制半夏一钱五分，南楂炭一钱五分，**飞滑石**三钱，陈皮一钱，赤苓三钱，炒厚朴一钱。（《也是山人医案》）

一丈夫酒多病泄，久不愈，又自进附、椒等，食不进，泄愈多。**滑石**、黄芩各半两，干姜、黄连、橘皮，粥为丸，每服百丸。（《续名医类案》）

时邪热迫，半产，脉数大，舌黄，便泄。极为棘手，难防郁冒痉厥之险。**飞滑石**、白薇、银花炭、赤苓、大豆卷、佩兰、楂炭、炒荆芥，益母草煎汤代水。（《徐养恬方案》）

【痢疾】

小儿八岁下痢纯血，以食积治。苍术、白术、黄芩、白芍、**滑石**、茯苓、甘草、陈皮、炒曲。上煎，下保和丸。（《金匮钩玄》）

寿姓，壬寅八月。上瀚身热，初七日，腹痛下痢。初九，痢转红腻。初十，自服烟灰汤。十一，亦如之。驯至溺秘，少腹作胀而痛，脉濡数，舌红苔黄。用**滑石**、红曲、荷叶、连皮槟、楂炭、通草、猪苓、泽泻、车前、木香槟榔丸。另用土狗，即蝼蛄（炙），研末服，仍无溺。后用蒜肉、栀子黄、食盐，三味捣烂，贴脐。至十二日子夜，溺方通。十二，脉数，身热，痢转白，腹痛减，病机有转轻之微。用黄芩、通草、**滑石**、炒红曲、乌药、枳实、槟榔、建曲、楂炭、赤白苓、广皮、木香、豆卷、香连丸。（《惜分阴轩医案》）

白水荡荣某，种田养鱼。甲寅七月，其妻赤白痢下，肛痛痰多，胃钝不欲纳，有噤口之征。他医以葛根或乌梅炒入木香，不应。自服烟泡，更不佳，乃来城就诊。脉数而左弦，苔白掯。初予**滑石**藿香汤、白头翁汤。询知纳减多日，乡医迫令食锅滞，以致如是，即嘱购血精、南腿煮清汤食之。（《惜分阴轩医案》）

某 十六 湿热内蒸，下利红积。炒黑神曲、炒黑楂肉、茯苓皮、**飞滑石**、新会皮、厚朴、淡竹叶、扁豆叶。（《医案类聚》）

缪仲淳治一少年贵介，暑月出外，饮食失宜，兼以暑热，遂患滞下。途次无药，痢偶自止。归家腹痛不已，偏尝诸医之药。药入口，痛愈甚，亦不思食。缪视之曰：此湿热尔。其父曰：医亦以湿热治之而转剧。缪问投何药？曰：苍术、黄连、厚朴、陈皮等。缪曰：误也，术性温而燥，善闭气，郎君阴虚人也，尤非所宜。乃以**滑石**一两为细末，以牡丹皮汁煮之。别以芍药五钱、炙甘草二钱、炒黑干姜五分，煎调**滑石**末服之，须臾，小便如注，痛立止。按：此必暑湿郁阻下焦，小便不利而腹痛。**滑石**善能利窍清暑湿，用丹皮汁煮之，则引入血分清热。芍药、甘草治腹痛，炒黑干姜少用作反佐，是从治法也。（《古今医案按》）

戊子年十月间，有蒋少云室，住西门外野鸭潭，年约二十岁。九月初旬起下痢纯血，腹痛不爽，自服樗根白皮汤而止，即转寒热如疟，脘痞不食。郑墨香用和中消导佐以柴、葛提邪，服后寒热加重，无汗口渴。盛卓风用柴、半、桔、苏等，服后汗不出而脘腹日大一日。病家疑为血臓也,邀郑桂卿诊治。桂卿云:食滞邪恋,肝木不和之故。用小陷胸汤加味得下一次,腹脘微舒,脐凸不食。再服不效,更邀朱道三医治。朱医诊毕即云:是推荡太过,脾土失制水之能,湿热蟠踞,肝木有恃强之弊,病入膏肓,草木无能为矣。承主翁哀嘱,勉用参、芍、甘、苓、姜、连、枳、朴、半、桔等送小温中丸,佐肉桂丸,服不三剂,竟至舌灰中枯,喘咳痰潮,种种危象呈矣。族亲蒋福珍、王进卿荐雅诊治,病家无主,悉听余言,竟获全功。案方录上。伏邪夹食内浑,遂为血痢,投涩太早,痢止转形寒身热,头痛口苦,邪有外达之机,失于清化,乘脾则腹脘疼胀如臌,上蒙痹肺,喘急咳嗽,痰出稠多;邪欲出而不出,则汗出热甚,白疹布而不透;肺不下降,二肠不宣,小便不爽而少,大解艰溏;脉来则弦涩不调,视舌则中干灰而边白。其湿热之充斥三焦,表里上下交病,逆走心营昏厥,可忧何血臓之足云?勉以清化涤邪治之,希图万一。方候前诊诸位道长正夺。枇杷叶十七张,冬瓜衣一两五钱,牛蒡子三钱,**飞滑石**三钱,丝瓜络三钱,老霜桑叶三钱,大豆卷四钱,忍冬藤五钱,真川厚朴四分,水苇根四钱,香青蒿一钱二分。(《慎五堂治验录》)

【不饥】

某　风湿气痹,不饥。(上焦湿热阻气)杏仁、**滑石**、土萎皮、连翘、橘红、郁金。(《临证指南医案》)

【胁痛】

嘉兴仲　蒸热右胁下痛,便涩尿赤,舌厚黄。湿阻腑闭,急宣通和。茵陈、山栀、大黄、橘、苓、枳壳、川连、**滑石**、连翘、芦根。(《珠村草堂医案》)

【黄疸】

某　五九,舌白目黄,口渴溺赤,脉象呆钝。此属湿郁。绵茵陈三钱,生白术一钱,寒水石三钱,**飞滑石**三钱,桂枝木一钱,茯苓皮三钱,木猪苓三钱,泽泻一钱。(《临证指南医案》)

左　黄疸,积湿蒸热,面目发黄,便溏纳少,脉濡右微滑,蒸之左踹红肿,急须内外两治。防己三钱五分,西茵陈三钱五分,六曲四钱,扁豆衣三钱,丹皮三钱五分,猪苓三钱五分,**飞滑石**四钱(包),五加皮三钱,忍冬藤四钱,泽泻三钱,陈皮一钱,生米仁四钱,桑枝五钱。(《曹沧洲医案》)

阴虚阳走之盗汗,及夜热等患哉,又何至湿溢皮肤,色似熏黄,猝然现于面哉。且脉象细涩,阴分虽伤而滋腻宜避,气分日弱而苦寒难投。与茵陈、**滑石**、钗斛、牡蛎、大云、小麦、银花、甘草、丹骨二皮、龟板、寸冬辈,出入增损,调治三月余久,面部之黄浮始退,暑湿弥漫,何其深哉。(《邹亦仲医案新编》)

因疟强截,内伤脾土,热蕴肤浮色黄,湿热内恋,恐其入损。青蒿、桑叶枝、淡芩、豆卷、**滑石**、赤苓、通草、采芸曲、秦艽、花粉、萆薢。(《汪艺香先生医案》)

【癥瘕】

金匮陶叔和,年五十外少腹有块。少腹是二阴所处,今少腹若有形质,其势日甚,上冲至胃,皆由平素胃阳有余,肾阴不足,湿热痰饮,日渐下趋,遂使阳不通阴,升降失职,非疝非痹,无所定名,潜匿其间,时或隐现。投以温治则热,凉治则寒,究竟下焦之邪,不因有形之蓄积,始来然耶。茯苓、瓜蒌霜、山楂肉、半夏、**飞滑石**、延胡、青木香、川楝子、白蛳螺壳,水泛为丸。(《龙砂八家医案》)

【疟疾】

暑疟。先清上焦。竹叶心、杏仁、连轺、白蔻仁、**飞滑石**、花粉。(《未刻本叶氏医案》)

吴　间日寒热,目黄口渴,温邪兼雨湿外薄为疟。**滑石**、杏仁、白蔻仁、淡黄芩、半夏、郁金。(《临证指南医案》)

张妪　暑风入肺成疟。淡黄芩、杏仁、**滑石**、橘红、青蒿梗、连翘。(《临证指南医案》)

【水肿】

叶天士治朱某,初因面肿,邪干阳位,气壅不通,二便皆少。桂、附不应,即与导滞。滞属有质,湿热无形,入肺为喘,乘脾为胀,六腑开合皆废,便不通爽,溺短混浊,时或点滴,舌绛口渴。腑病背胀,脏病腹满,更兼倚倒,左右肿胀,随着处为甚,其湿热布散三焦,明眼难以决胜矣。经云:从上之下者治其上。又云:从上之下而甚于下者,必先治其上,而后治其下。此症逆乱纷更,全无头绪,皆不辨有形无形之误,姑以清肃上焦为先。**飞滑石**钱半,大杏仁(去皮尖)十粒,生薏仁三钱,白通草一钱,鲜枇杷叶(去毛)三钱,茯苓皮三钱,淡豆豉钱半,黑山栀壳一钱。急火煎五分服。此手太阴肺经药也,肺气窒塞,当降不降,杏仁微苦则能降,**滑石**甘凉渗湿解热,薏仁、通草淡而渗气分,枇杷叶辛凉能开肺气,茯苓用皮,谓诸皮皆凉,栀、豉宣其陈腐郁结。凡此气味俱薄,为上焦药,仿齐之才轻可去实之义。(《续名医类案》)

脉按左部滑涩、右混数,手足太阴经,具病痰湿所伤。水气上泛,漫肿肢体,舌红苔腻,中脘微痞,喘促不安,小便短涩,大便结滞,肺右不降,脾阳不升,清化失令,邪壮为病,此其由也,深虑溢逆高原为变,兹拟行水散痞之法,宜小半夏加茯苓汤主之。半夏、茯苓、杏仁、**滑石**、橘红、郁金、通草、薏苡仁、甘梢、生姜、冬瓜子。(《春星带草堂医案》)

邑北境刘氏妇,年过三旬,因受风得水肿证。病因:时当孟夏,农家忙甚,将饭炊熟,复自馌田间,因作饭时受热出汗,出门时途间受风,此后即得水肿证。证候:腹中胀甚,头面周身皆肿,两目之肿不能开视,心中发热,周身汗闭不出,大便干燥,小便短赤。其两腕肿甚不能诊脉,按之移时,水气四开,始能见脉。其左部弦而兼硬,右部滑而颇实,一息近五至。诊断:《金匮》辨水证之脉,谓风水脉浮,此证脉之部位肿甚,原无从辨其脉之浮沉,然即其自述,谓于有汗受风之后,其为风水无疑也。其左脉弦硬者,肝胆有郁热也;其右脉滑而实者,外为风束胃中亦浸生热也。至于大便干燥,小便短赤,皆肝胃有热之所致也。当用《金匮》越婢汤加减治之。处方:**生石膏**一两(捣细),**滑石**四钱,生杭芍四钱,麻黄三钱,甘草二钱,大枣四枚(掰开),生姜二钱,西药阿斯匹林一瓦。中药七味,共煎汤一大盅,当煎汤将成之时,先用白糖水将西药阿斯匹林送下,候周身出汗(若不出汗仍可再服一瓦),将所煎之汤药温服下,其汗出必益多,其小便当利,肿即可消矣。复诊:如法将药服完,果周身皆得透汗,心中已不发热,小便遂利,腹胀身肿皆愈强半,脉象已近和平,拟再治以滋阴利水之剂,以消其余肿。处方:生杭芍六钱,生薏米六钱(捣碎),鲜白茅根一两。药共三味,先将前二味水煎十余沸,加入白茅根,再煎四五沸,取汤一大盅,温服。效果:将药连服十剂,其肿全消,俾每日但用鲜白茅根一两,煎数沸,当茶饮之,以善其后。(《医学衷中参西录》)

王左 上有表邪,咳而见血,下有湿浊,两足肿胀,邪不能解,湿不能利,恐成风水。生苡

米一两五钱,连皮赤苓五钱,**滑石**五钱,防风一两,荆芥(炒)一钱五分,青桑枝皮(盐水炒)一钱五分,通草一钱五分,车前子三钱。又,原方加竹茹三钱、茅针花三钱。(《王乐亭指要》)

【淋证】

潘观察 吸受暑热入表中之里,发热口渴,淋秘,议通太阳以清阳明。清桂枝、云茯苓、**飞滑石**、**生石膏**、大猪苓、海金沙、**寒水石**、建泽泻、淡竹叶。(《雪雅堂医案》)

年甫廿三,据述六岁时夏天癃闭急胀,淋漓色红,乃血郁也。以后每年或发一二次,十岁之外渐次较重。血饼、血丝,疼痛不已,十日、半月方止。今年三月举发,血色鲜红,痛甚觉热。完姻后所服犀地汤,理路颇好。热伏闭门,火掩精关,溺血则血去不痛,有痛者则为赤淋。拟七正导赤散加减。中生地八钱,淡竹叶一钱五分,**西滑石**三钱,真毛珀三分,细木通三钱,苿苡子三钱,灯心草三十寸,侧柏叶一钱二分,甘草梢二钱,扁竹三钱,龙胆草一钱五分,海金沙三钱。三进导赤七正,未见进退。湿热伤阴,心移热小肠也。火掩精关,久非所宜,原方增损。前方去生地、侧柏、海金沙,加太子参、黑山栀、云茯苓。又方:用猪溺脐一具、孩儿参三钱、卷柏三钱,长流水煎,炭火煨烂食。(《王九峰医案》)

一舟人患石淋症,痛楚难禁,右脉大于左二倍,是劳伤所致也。用当归、川芎、萆薢、**滑石**、白术、白芍、肉桂、茯苓、桃仁、莲子,十剂而愈。(《东皋草堂医案》)

俞 四六 脉小,舌白,小溲淋闭,大便不爽。仍流此暑湿着于气分,气阻窍室。当治其上,以水出高源也。**滑石**、通草、桑皮、茯苓皮、米仁、芦根(暑湿)。(《沈俞医案合钞》)

达 脉弦数滑,此肝郁气滞,心肾不交,热积蕴膀胱,故茎中痛涩,溺出如膏,所谓淋属肝胆、浊属心肾是也,宜通塞降浊、清热利窍。赤茯苓、海金沙、**滑石**、甘草梢。(《临证医案笔记》)

周右 小溲艰涩而痛。萆薢三钱,赤苓三钱,泽泻一钱五分,通草五分,甘草梢五分,**滑石**三钱,灯心三十寸。(《王乐亭指要》)

陈左 湿热下注,为淋为浊,先为通利,续商固补。**滑石**二钱,赤苓三钱,川通三钱,生草五分,萆薢三钱,泽泻一钱五分,莲须三钱,鲜车前草(连根须叶)五钱。(《王乐亭指要》)

陈男　因外伤而尿道发炎,小溲刺痛;炎症皆有分泌物,故有粘液;炎症皆有起伏热,故有表证,如太阳病。生麻黄3克,光杏仁9克,茯苓9克,桂枝2.4克(后下),猪苓9克,泽泻12克,阿胶珠9克,粉甘草4.5克,**飞滑石**9克(分三次吞)。(《章次公医案》)

左　小溲结块如脂,膏淋重证也。海金沙三钱,**块滑石**三钱,木猪苓二钱,泽泻一钱五分,**淡秋石**六分,赤白苓各三钱,黑山栀一钱五分,磨沉香四分(冲),大淡菜二只。又结块已退,而溲带血。车前子三钱,炒丹皮二钱,甘草梢五分,海金沙三钱,泽泻一钱五分,牛膝炭三钱,赤白苓各二钱,**块滑石**三钱,淡竹叶一钱。(《张聿青医案》)

【癃闭】

某　舌白身热,溺不利。(湿壅三焦)杏仁一钱半,桔梗三钱,**滑石**三钱,通草一钱半,连翘一钱半,芦根一两。(《临证指南医案》)

某　小腹垂垂,溲不利,便亦难,清浊之气,不得升降,以至机关不利,两足痿弱,先为开通膀胱,以观其效否。**滑石**三钱,赤苓三钱,猪苓三钱,泽泻三钱,陈皮一钱五分,乌药二钱,川牛膝二钱,冬葵子二钱,川斛四钱。(《王乐亭指要》)

脉数大,火郁膀胱,下为癃闭。细生地、竹叶心、甘草梢、牛膝梢、车前子、赤茯苓、**滑石**、麝香。(《沈芊绿医案》)

【遗精】

绍兴金庚,自幼有失血遗精,虽近来所发渐轻,然津液之耗损实多。比来溲浊,有漩淋杂膏砂,烦渴多汗,耳鸣头晕腰酸,入夜欲寐,自觉心热如焚。脉左濡数,右寸关濡大滑数。论脉症全属津液不充,心热下移小肠,当以滋养肺胃、清理心营,以调小肠气化。笼统填补,不但与病无涉,反碍胃气,利少弊多矣。洋参一钱半,麦冬三钱,**滑石**三钱,猪苓一钱半,泽泻一钱半,甘草梢八分,金斛三钱,枣仁三钱,阿胶三钱,琥珀一钱,小麦三钱。晨服知柏地黄丸三钱。(《张梦庐先生医案》)

【齿衄】

"朱砂"条下"齿衄"案。(《医宗己任编》)

【吐血】

王氏　入夏呛血,乃气泄阳升,幸喜经水仍来,大体犹可无妨,近日头胀,脘中闷,上午烦倦,是秋暑上受,防发寒热。竹叶、**飞滑石**、杏仁、连翘、黄芩、荷叶汁。(《临证指南医案》)

王子能妻久患吐血,医不能愈。孟英视之,脉弦滑而搏指,右手较甚,渴喜冷冻饮料,米谷碍于下咽,小溲如沸,夜不成眠。久服滋阴,毫无寸效。孟英以苇茎汤合雪羹加**石膏**、知母、花粉、枇杷叶、竹茹、旋覆、**滑石**、梨汁,大剂投三十剂而瘥。脉弦滑而搏指六句,全系痰热窒肺。久服滋阴,是肺病治肾,宜乎不效。鲜芦根二两,生冬瓜子八钱,整荸荠二两,淡海蜇(先煎)一两,**生石膏**(先煎)一两六钱,浓酒炒知母四钱,姜花粉五钱,姜枇叶三钱,姜竹茹三钱,旋覆(包先)三钱,**西滑石**(包先)四钱,生梨一两(绞汁,冲)。(《王氏医案绎注》)

【尿血】

郎　五十六岁,便泄带血,既有膀胱之湿,又有小肠之热,用导赤合四苓汤法。猪苓三钱,茯苓皮五钱,萆薢五钱,泽泻三钱,次生地五钱,甘草梢一钱,淡竹叶二钱,木通三钱,**飞滑石**五钱。十二月初一日,少腹痛,于前方内加川楝子三钱、小茴香炭三钱。(《吴鞠通医案》)

力伤尿血已久,脉数,当从滋化,未能即愈也。生芪、细生地、丹皮、泽泻、赤苓、黄柏、远志、肥知母、木香、甘草梢、**滑石**、车前子。(《重古三何医案》)

【痰饮】

本镇某　食物化精,胃火盛,津液蒸变浊痰,逆阻气道,清肃之令不行,膈闷吐酸,痰多咽噎不利,见症在上部,宜甘寒清降。活水芦根五钱,全瓜蒌(打碎)三钱,甘草三分,**水飞滑石**三钱,橘红钱半,枇杷叶钱半。(《龙砂八家医案》)

壬戌八月二十五日,张氏,四十岁,内而伏饮,外而新凉,内外相搏,痰饮斯发。姜半夏五钱,杏仁粉三钱,厚朴三钱,**飞滑石**三钱,小枳实二钱,生薏仁五钱,桂枝木三钱,广皮二钱,茯苓皮三钱,白通草三钱,生姜三片。煮三杯,分三次服。(《吴鞠通医学全书》)

【消渴】

《经》以二阳结谓之消,谓手足阳明与大肠经也。胃为水谷之海,大肠为传送之官,二经热结,则运化倍常,传送失度,故善消水谷,不为肌肤,名曰消中。诚危候也,谨防疽发。白虎汤去粳米,加生地汁、**飞滑石**、麦冬、牛膝、川木通。(《王九峰医案》)

【痹证】

某　久痹酿成历节,舌黄痰多,由湿邪阻着经脉。汉防己、**嫩滑石**、晚蚕沙、**寒水石**、杏仁、苡仁、茯苓。(《临证指南医案》)

【痉病】

周　五五　阴虚质弱,风温湿温,皆邪在气分、汗散伤液,邪入心营,神识昏昧,肢节微痉,仲景痉湿暍萃于一门,小溲不利,有三焦阻闭之危。**飞滑石**、鲜菖蒲根、茯苓皮、川通草、**寒水石**、广皮,煎药化服牛黄丸。(《种福堂公选医案》)

【瘛疭】

兴子发热作搐,予退六腑、开天门、分阴阳,出汗,呕痰一块,人醒,壮热。以大柴胡汤加**滑石**,一剂而愈。(《李氏医案》)

【痿证】

成,五十四岁,腰间酸软,两腿无力,不能跪拜,间有腰痛,六脉洪大而滑。前医无非补阴,故日重一日。此湿热痿也,与诸痿独取阳明法。**生石膏**四钱,海桐皮二钱,晚蚕沙三钱,白通草二钱,生苡仁八钱,云苓皮五钱,防己四钱,杏仁四钱,桑枝五钱,萆薢五钱,**飞滑石**一两。前后共服九十余帖。病重时自加**石膏**一倍,后用二妙丸收功。(《吴鞠通医案》)

【腰痛】

曹,三九,湿郁,少腹痛引腰,右脚酸。木防己、晚蚕沙、**飞滑石**、茯苓皮、杏仁、厚朴、草果、萆薢。(《临证指南医案》)

【闭经】

一妇年二十余,经闭二年,食少乏力。以:黄连二钱,白术钱半,陈皮、**滑石**各一钱,黄芩五分,木通三分,桃仁十一个,炙甘草少许。(《名医类案》)

【带下病】

邓女,黄带多属湿热下注,其质虽粘,却无腥臭。粉萆薢9克,泽泻9克,云苓12克,冬葵子9克,瞿麦9克,白薇9克,三妙丸12克,小生地12克,剪芡实9克,萹蓄草9克。另:海金沙9克,**飞滑石**12克,二味同泡代茶。(《章次公医案》)

【胎动不安】

"朱砂"条下"胎动不安"案。(《陆氏三世医验》)

【阴痒】

姜氏孕六月,湿袭子户,小水淋沥作痒,用茅术(生)、五加皮、苦参、当归、蛇床子、川椒,煎汤熏洗,内服导赤散加**滑石**,愈。(《类证治裁》)

【阴肿】

刘,三十八岁,肾囊肿大经已二年,系三阳为病,治在膀胱。《阴阳别论》讲谓三阳为病发寒热,下为痈肿及为痿厥腨疮,其传为索睾,其传为癩疝。仿子和导水丸加减:橘核、**飞滑石**、茯苓、黑牵牛、车前子、生香附、泽泻、子芩。(《引经证医》)

【瘾疹】

顾嘉善,四十八岁,五六月间,气候温热,地泛潮湿,六气之邪,其时湿热为盛。凡湿伤气,热亦伤气,邪入气分、未及入血,瘾疹搔痒,其色仍白,气分郁痹之湿邪也。病人说汗出或进食后,疹即旋发。邪留阳明,阳明主肌肉。医称曰风,愈以散药,不分气血,邪混入血分,疹色变赤。此邪较初感又深一层矣。**飞滑石**、**石膏**、紫花地丁、**寒水石**、白鲜皮、三角胡麻、生干首乌、木防己。(《叶天士晚年方案真本》)

【斑疹】

治人眼赤鼻张,大喘,浑身出斑,发如铜铁丝硬,乃且中热毒气结于下焦。用**白矾**、**滑石**各一两,水三碗,煎至一碗半,不住口饮尽乃效。(《怪病单》)

【痧】

痧为热秽之气,必由口鼻流著中焦,浊气阻挠升降,所以痛躁,得砭刺泄之,营卫流行而痛减。究竟里热尚未全清,六腑由少腹以通为用之旨,烦躁哭泣,都令身气有升无降,复有腹痛、身热,均属阳逆。法当酸苦之属以泄其热。苟调理不固,长夏久痛,或为积利,或胃衰为蛔厥,此不专科者未易晓也。川楝、黄芩、楂炭、黄连、白芍、乌梅,邪热未清,病势依然。竹叶、黄芩、六一散、生白芍,先用椒梅汤凉服。(《叶天士曹仁伯何元长医案》)

费　暴寒骤加,伏热更炽,邪郁则气血壅遏,痧疹不肯外达,痰气交阻,神迷喘促,渐入心胞络中,有内闭外脱之忧,热注下迫,自利粘腻不爽,法当开其结闭,消毒解其膻中之壅,必得神清,方保无变。连翘心、**飞滑石**、石菖蒲、炒金银花、射干、通草,煎化牛黄丸一丸。(《临证指南医案》)

【下疳】

一男子已愈,惟茎中一块不散,以小柴胡

汤加青皮、荆服之。更以荆芥、防风、牛膝、何首乌、**滑石**、甘草各五钱，煎汤熏洗，各数剂而消。（《外科发挥》）

【脓耳】

某，十八，左耳聤痛，舌白，脉数，体质阴虚，挟受暑风，上焦气热，宜用辛凉轻药。鲜菊叶、苦丁茶、黑山栀、**飞滑石**、连翘、淡竹叶。（《医案类聚》）

【鼻渊】

沈氏　素有痰火气逆，春令地中阳升，木火化风上引巅顶，脑热由清窍以泄越，耳鸣鼻渊，甚于左者。春应肝胆，气火自左而升也。宜清热散郁，辛凉达于头而主治。羚羊角、黑山栀、苦丁茶、青菊叶、**飞滑石**、夏枯草花。又，照方去**滑石**，加干荷叶、**生石膏**。又，性情躁急，阳动太过，气火上升，郁于隧窍，由春深病加，失其条达之性，《经》言春气病在头也，考五行六气，迅速变化，莫若火风，脑热暗泄而为鼻渊，隧道失和，结成瘿核。夫东垣升阳散火，丹溪总治诸郁，咸取苦辛为法，然药乃片时之效，欲得久安，以怡悦心志为要旨耳。连翘心、土贝母、海藻、昆布、黑山栀、川芎、小生香附、郁金、羚羊角、夏枯草、干荷叶边（生，研末），青菊叶汁法丸，苦丁茶煎汤送二钱五分。（《临证指南医案》）

【牙痛】

天津王姓，年三十余，得牙疼病。病因：商务劳心，又兼连日与友宴饮，遂得斯证。证候：其牙疼甚剧，有碍饮食，夜不能寐，服一切治牙疼之药不效，已迁延二十余日矣。其脉左部如常，而右部弦长，按之有力。诊断：此阳明胃气不降也。上牙龈属足阳明胃，下牙龈属手阳明大肠。究之，胃气不降，肠中之气亦必不降，火随气升，血亦因之随气上升并于牙龈而作疼，是以牙疼者牙龈之肉多肿热也。宜降其胃气兼引其上逆之血下行，更以清热之药辅之。处方：**生赭石**一两（轧细），怀牛膝一两，**滑石**六钱，甘草三钱。煎汤服。效果：将药煎服一剂，牙疼立愈，俾按原方再服一剂以善其后。（《医学衷中参西录》）

【目疾】

金右　风寒湿三邪郁于阳明，致生眼癖，沿眶壅肿。苍术、厚朴、陈皮、甘草、黄芩、枳壳、半夏、杏仁、**滑石**、白芷、晚蚕沙。又，异功散合白虎汤，加黄芩、秦艽、石决明、晚蚕沙。（《银海指南》）

咸左　暑风湿邪郁于肝脾，目胞浮肿，白翳赤障，头痛不止。当归、赤芍、薄荷、茯苓、米仁、藿香、青蒿、**滑石**、石斛、荷梗。（《银海指南》）

白石脂

【咳嗽】

咳嗽连连不已，昼轻夜重，不得眠，食入即吐逆，用圣济法。杏仁一钱（去皮尖），制半夏八分，桑白皮八分，麻黄五分（去皮节），白蒺藜五分，百合五分，**白石脂**五分，旋覆花五分，枳壳五分，柴胡五分，款冬花五分，肉桂五分（去皮），川贝母五分，紫菀五分，糯米三钱，生姜二片（同煎服）。（《南雅堂医案》）

【中风】

"紫石英"条下"中风"案。（《南雅堂医案》）

【遗精】

孙文垣治一人，色欲过度，梦遗精滑。先服清相火之剂不效，继用固涩之剂亦无功。求孙治，与以玉华白丹，浓煎人参汤送二钱雄按：此丹必须脉象微弱，别无实火症者，始可暂用。两服后稍固，兼进六味地黄丸加莲须、芡实、远志、五味子，凡一月而愈。玉华白丹：**钟乳粉**、**白石脂**、**阳起石**、左顾牡蛎。（《续名医类案》）

"朱砂"条下"遗精"案。（《医学举要》）

【经行异常】

经频带下，肝脾既失统藏，任带又疏约束，而心落落，头目眩晕，肉胸筋惕，左肢麻痹。梦寐不安，其为肝胆内蕴痰热，奇经不和可知，脉象弦滑。症势多歧，用药殊难，拟方候酌。**磁石**、白芍、半夏、瓜蒌霜、**白石脂**、丹参、甘草、竹茹、夜交藤、秫米、茯苓神、橘皮络、蔻仁。（《江泽之医案》）

【带下病】

诰封吴太夫人者，车驾涌澜公母也。年余六十，久患白带，历治不效，变为白崩。逆予治之。诊得右寸滑，左寸短弱，两关濡，两尺皆软弱。予曰：据脉，心肾俱不足，而中焦不湿。《脉经》云：崩中日久为白带，漏下多时骨木枯。今白物下多，气血日败，法当燥脾，兼补心肾。以既济丹补其心肾，以断下丸燥中宫之湿，则万全矣。服果不终剂而愈。既济丹方：鹿角霜、当归、白茯苓各二两，石菖蒲、远志各一两五钱，**龙**

骨、白石脂各一两,益智仁五钱。干山药打糊为丸,梧桐子大,空心白汤下七八十丸。断下丸方:头二蚕沙(炒)三两,黄荆子(炒)二两,海螵蛸(磨去黑甲)、樗根白皮各一两。面糊为丸,下午白汤送下六十丸。(《孙文垣医案》)

赤 石 脂

【湿温】

吴姓,廿六,风邪外感日久,医汗之不解,反致胸膈不宽,腹中便硬,遍身筋骨拘挛,医又用承气法下之,不效。脉数濡。案:湿热固结三焦,以致营气格绝而枯闷也。难矣哉!大豆黄卷四钱,竹茹三钱,通草五钱,泽泻二钱,净银花三钱,瓜蒌仁二钱,车前三钱,枳实一钱。释:此甲寅年白露前六日方也。月建申金,天运初交少角,客气阳明主事。此时客气与月建相时,治法当以阳明为主固已,而少角为乙木,实管周身之筋脉,又前运之太羽失于滋养,则水气不能滋木,不得不急用补干之法,使太羽之水气流通无滞,而后乙木可条达,庚金可传布也。黑豆本属水,又经水浸而生芽,勾萌甲坼,得水木相生之意,仲景薯蓣丸用之治虚劳风气,理可推矣。后三日换方。案:木气少舒,金气尚多壅滞。藿香三钱,白芥子二钱,猪苓二钱,川郁金一钱,葛根二钱,阿魏二钱,青皮一钱,枳实二钱,半夏二钱。释:纯以开散阳明为主,只青皮兼有舒木之意。但月建将近酉金,亦须兼理,急用芥子以清辛金之痰,治法实为周密。后四日换方。赤茯苓二钱,白茯苓二钱,木通四钱,木香一钱,瓜蒌皮二钱,宣木瓜二钱,神曲二钱,阿魏二钱,黑芝麻一钱,净银花一钱。释:此白露后一日方也。酉金为湿金,故白露亦称湿令。况证本由于湿热,自当以利湿为主。而降痰导滞、清理阳明,又为此时切要。但木通、木瓜,兼理少角耳。木通藤蔓中空,形本乙木也。徐霁山记。后三日换方。案:邪气盘踞,阴分过虚,急脉缓收可也。鲜首乌五钱,赤苓三钱,柏子仁三钱,枳实二钱半,藿香二钱,楂肉二钱,稻根二两。煎汤代水,加姜汁三匙。释:重用首乌、稻根滋金水二脏,因辛当月建,癸能化戊也。而柏仁、楂肉,又有火土相生之意。盖久病枯闷之证,不能专用克伐故耳。后四日换方。案:气渐平复,但痰热未清耳。玄明粉一钱,牛膝一钱,白苏子一钱,木香一钱,莱菔子二钱,厚朴一钱,生山栀二钱,红花六分,赤石脂钱半。释:用金水之味以荡涤中土之痰热,又恐清降太过,致成虚怯,复用重镇收摄之味以监之。佐以红花,兼

解血分之郁滞。阳明固兼统血气,而少角实为藏血之脏,此用红花、石脂之义也。(《医学穷源集》)

【咳嗽】

某 脉弦右甚,嗽,午潮热,便溏畏风,以大肠嗽治之。生於术一钱半,茯苓三钱,赤石脂一钱,禹粮石二钱,姜汁四分,大枣三枚。又照前方加白芍、炙甘草。(《临证指南医案》)

咳而便泻,名曰大肠嗽,渐热恶寒,久成损怯。拟方力图之。土炒於术二钱,赤石脂一钱五分,杭白芍一钱五分,云茯苓三钱,禹余粮一钱五分,粉甘草一钱,生姜汁一茶匙(冲),大红枣三枚。(《寿石轩医案》)

"紫石英"条下"咳嗽"案。(《王氏医案绎注》)

【胸痹】

过左 心痛彻背,本有成法可遵,无如宿有喉症,辛热之药,不能飞渡,所以攻逐痰水,以展其胸中之阳气,辛润滑利,以通其胸中之阳气,复以辛温大热之品,匮以进之,喉无所苦,其为阴邪厥逆上干,可以显见。故喉痛一层,确是阴盛逼阳于上,若是阴虚火炎,断无一腔之内而相反若是者。进遵。《金匮》成法,似不为过。人参须五钱(另研,和入),野於术八钱,整砂仁五钱,制乌附片五钱,云茯苓二两,广木香四钱,炙黑草四钱,炒蜀椒四钱,赤石脂五钱,炒淡干姜五钱。上药研为细末,蜜丸如桐子大,每空心服二钱。(《张聿青医案》)

漆工余某,郴县人,患胸背作痛,或因感受寒热,痛即加剧,又每至晚间辄噫食臭,腹饱张或微痛,不能进食,医治不痊,已十年矣。近一二年内,夜及晨必泻利一二次。脉之,沉紧而弦,舌苔灰白。与瓜蒌薤白桂枝汤不应,本拟用乌头赤石脂丸,适合有神保丸,即以七粒与之,令其用温开水送服。间二日复来,据云日前心疑药少力薄,恐难获效,因将所授丸药嚼碎,用开水送下,顷之泄泻,至傍晚已十次,饮冷茶一钟即止。今则胸背不复痛矣,但晚间腹胀、干噫及晨泄,尚未痊愈。为疏理中加附子、吴茱萸、固脂等药,令其多服而痊。(《邃园医案》)

【中风】

"紫石英"条下"中风"案。(《南雅堂医案》)

【癫狂】

"铅"条下"癫狂"案。(《青霞医案》)

【胃痛】

十二经皆有咳，胃病安得不咳？况此土病于金脏，而腑亦病，于此而求其痛与泻，一在于胃之上脘，一在于肺之腑，所以无从踪迹也。仰屋图维，必须分兵合剿，乃得拟一法，请诸道长，以此而益精之，或刍荛可采，为虾力于行舟何如。江西**赤石脂**六两、炒黑干姜一两，二味为末，黄米饭为丸。人参一钱，炙黑甘草一钱，大枣五钱，饴糖五钱，桂木一钱，酒炒白芍二钱，煨熟生姜一钱。水煎一次，去渣，送前桃花丸三钱。（《三家医案合刻》）

【胃痞】

治服侄德夫长男（乳名柿仔）痞满便秘案。痞满非是结于心下正中，实是结于心下偏旁。阴处玩书，因热传于三阴，尚未入胃，医用下药，而致虚邪结于心下之偏，故尔按之不痛而满，恍若内有所塞而不得通，及满闷与硬。但此非独伤寒病见，即或因暑因湿因血因气因食，无不因其内郁而成。岁乾隆庚子仲夏，暑气方起，内食生冷，外寒复冒，陡尔病作。余在府城购买书籍，忽一日，服侄德夫备轿恳余归治，时在府城收拾未暇，因其信恳复归。余素知其有火，一遇冷郁，则气不宣，而下便闭。余诊六脉弦细而实，已知内有热郁，故尔至是。问其心微有痛否？答曰：无有。并见身热异常，问其大便是否坚硬？答曰：数日未解。始知内结实甚，此非温药可愈。爰用大黄、黄连、生姜、半夏、枳壳、川朴等药，内取连以清热，姜、半以除寒，庄黄解热以通滞，枳壳、川朴以宽上下热结之气。此药人多喜用，但姜、半二味，人则畏服，谓姜性燥，燥则助火，半则劫阴，阴虚则火亦动。讵知热由寒郁，不郁则热不成，分明有热则即有饮，不用半夏以涤，则热挟饮而伏。且姜既除寒气以散热，又能温中以行苦寒之药，不得踞于脾胃而生变。兼有枳壳、川朴通达上下，使久秘之便顿开。独不观仲景所立生姜泻心、半夏泻心、甘草泻心、大黄黄连泻心、附子泻心等汤，共计有五，而用姜、半者有三，附子有一。但不竟用三阳表药，而用黄连、黄芩以清上中之热者，十有八九，用甘草以固胃中之虚而不令其下泄者，更已无方不备，惟十枣汤、大黄黄连泻心汤、**赤石脂禹余粮**汤未用。若胃虚噫气不除，则用旋覆花、**代赭石**；口渴溺闭烦闷，则用五苓散；便秘不解，则用庄黄；表邪已除，则易生姜而用干姜；上热

下寒，则除黄芩而加附子；水饮逼迫上冲痛呕，则用芫花、大戟、十枣；下利不止，因中不固，则用桂枝、人参、白术、干姜；脏虚不固，则用**赤石脂、禹余粮**；此已得其伤寒传变治痞之义。其余或非寒成，如系挟湿，其在后人，则又立有苍术、苓、半可施，投气则有青、陈、川朴、木香、丁香、沉香可入，挟血则有乳、没、郁金、香附、红花、丹皮、韭汁、肉桂可进，挟食则有木香、白蔻、砂仁、山楂、六曲可用，此皆得其治病之意，而要不忌姜、半之有动其阴火也。外感之邪，传入于内而成多般内结之症，总无偏用热药寒药之理，但有边阴边阳寒热多寡之辨耳。若概专一用凉用热，则非是。（《锦芳太史医案》）

【呕吐】

一人饮食能进，遇子时则作吐作泻。慎斋谓其人必苦忧思，思则脾气郁结，不能散精于肺，下输膀胱，故津液直入大肠而泻也；吐者，脾不健运，不能传化幽门，宿食积于胃中，子时阳生，冲动陈垢，故吐也。宜扶脾为主，用人参、白茯苓、山药各一钱，炙草五分，附子、制乌药三分，姜一片，煎服愈。震按：慎斋三案，非真膈证，然治法新奇，可与喻西昌分道扬镳。西昌载膈证三案，亦非真膈证，如李思萱室以参汤调**赤石脂**末，是胎前呕哕洞泻也；黄岊旭室以六君加旋覆煎汤调**石脂**末，是胎前大呕痰沫，二便不通也；倪庆云先服理中六剂，次用旋覆煎汤调**赭石**末，是呕吐黑臭水及噫气不绝也。此皆暴病形似关格，与由噎而膈，以渐加重者悬殊，故不录。（《古今医案按》）

"自然铜"条下"呕吐"案。（《医学穷源集》）

【噎膈】

黄岊旭乃室，病膈气二十余日，饮粒全不入口。诊之，尺脉已全不至矣。询其二便，自病起至今，从未一行，止是痰沫上涌，厌厌待尽。或谓其脉已离根，顷刻当坏。喻曰：不然。《脉经》上部有脉，下部无脉，其人当吐，不吐者死，是吐则未必死也。但得天气下降，则地道自通。此证以气高不返，中无开阖，因成危候，宜缓法以治其中，自然见效。遂变旋覆**代赭**成法，用其意，不用其方。缘尺脉全无，莫可验其孕否。若有而不求，以**赭石**、干姜辈伤之，呼吸立断矣。姑阙疑以**赤石脂**易**赭石**，煨姜易干姜，用六君子汤加旋覆花，煎调服下，呕即稍定。三日后渐渐不呕，又三日粥饮渐加。但不大便已月余矣，日以通利为嘱，曰：脏气久结，饮食入胃，每日止能透下一二节，积之既久，自然通透。盖以归、地

润肠,恐滞膈而作呕(喻君于肝肾病治法,终身未晓),硝、黄通肠,恐伤胎而殒命。姑拂其请,坚持三五日,果气下肠通,月余腹中之孕渐着,而病全瘳矣。雄按:归、地滞膈之说,何可厚非?魏氏独擅此长,谓可概治一切,未免矫枉过正。如后列施笠泽一案,断不可投以血药者,乌得专究肝肾,而不问其他耶?(《续名医类案》)

【腹胀】

薛已治一小儿腹胀面赤,痰喘,大便秘,壮热,饮冷。此形病俱实,用紫霜丸一服(**代赭石、赤石脂**各一两,杏仁五十粒,巴霜二十粒。为末,蒸饼丸粟米大)。诸症益甚,面色顿白,饮汤不绝。薛以为邪气退而真气复伤,故面白而喜汤。用白术散,大剂煎汤,令恣饮,良久而睡,翌日而安。博按:此案旧刻脱误。(《名医类案》)

【泄泻】

潘 入夜咽干欲呕,食纳腹痛即泻,此胃口大伤,阴火内风劫烁津液。当以肝胃同治,用酸甘化阴方。人参一钱半,焦白芍三钱,诃子皮七分,炙草五分,陈仓米三钱。又,去陈米,加南枣一枚。又,咽干不喜汤饮,腹鸣溺浊,五液消烁,虚风内风扰于肠胃。人参、木瓜、焦白芍、**赤石脂**、炙草。(《临证指南医案》)

衍义治一人,大肠寒清,小便精出,诸热药服及一斗二升,未效。后教服**赤石脂**、干姜各一两,胡椒半钱,同为末,醋糊为丸如梧子大,空心及食前米饮下五七十丸,终四剂,遂愈。(《续名医类案》)

顾 阅病原是劳损,自三阴及于奇经,第腹中气升胃痛,暨有形动触,冲任脉乏,守补则滞,凉润则滑,漏疡久泻寒热,最为吃紧,先固摄下焦为治。人参、炒菟丝饼、芡实、湖莲、茯神、**赤石脂**。(《临证指南医案》)

江某子十五岁,泻利年余,面黄体瘦,食少作恶,舌光无苔,口干头晕,心悸脉细,每日犹泻十数次,所泻皆稀粪水。盖泻利日久,肠胃中之脂液消亡,昔人所谓下多亡阴是也。与大补元煎,加黄芪、**赤石脂**、麦冬、玉竹,接服两剂,而泻利已减去十之六七,头晕心悸亦平矣,再服数日全愈。夫参、芪、熟地,为泻痢病最忌之药,盖补滞之品能闭塞肠胃中之病毒,致人于危,而此独以补药奏功者,虚实异宜也。然亦惟纯虚无滞者,始可纯补,否则又当别论矣。(《丛桂草堂医案》)

杨某之叔病胃不利,不化食肚,一日泻四五次,神少,口苦,耳鸣,夜多梦不寐。当归二钱,枣皮三钱,沙蒺藜五钱,**赤石脂**八钱,砂仁三钱,黄芪五钱,杜仲五钱,肉苁蓉三钱(洗),破故纸三钱,白术八钱,炒干姜二钱,寸冬三钱,灯心三钱,生姜三片。三付。(《圣余医案诠解》)

姚树庭 以古稀之年而患久泻,群医杂治不效。金以为不起矣。延至季秋,邀孟英决行期之早晚,非敢望愈也。孟英曰:弦象独见于右关,按之极弱,乃土虚木贼也。调治得法,犹可引年,何以遽尔束手乎?乃出从前诸方阅之,皆主温补升阳。曰:理原不背,义则未尽耳!如姜、附、肉蔻、骨脂之类,气热味辣,虽能温脏,反助肝阳,肝愈强,则脾愈受戕,且辛走气而性能通泄,与脱者收之之义大相剌谬,而鹿茸、升麻可治气陷之泄,而非斡旋枢机之品,至熟地味浓滋阴,更非土受木克,脾失健行之所宜。纵加砂仁酒炒,终不能革其腻滑之性,方方用之,无怪乎愈服愈泄。徒借景岳"穷必及肾"为口实也。与异功散加山药、扁豆、莲子、乌梅、木瓜、芍药、蒺藜、**石脂、余粮**,服之果效。恪守百日,竟得康强。越三载,以他疾终。(《回春录》)

封翁 年逾古稀,恙患泄泻,公郎麦伦兄善岐黄,屡进温补脾肾诸药,淹缠日久,泻总不止。招予诊视。谓迈兄曰:尊翁所患乃泻久肠胃滑脱之候也。《十剂》云:补可去弱,涩可去脱。泻久元气未有不虚,但补仅可益虚,未能固脱。仲景云:理中者,理中焦,此利在下焦,**赤石脂禹余粮**丸主之。李先知云:下焦有病患难会,须用**余粮、赤石脂**。况肠胃之空,非此不能填,肠垢已去,非此不能复其粘着之性。喻西昌治陈彦质浦君艺泻利,久而不愈,用此俱奏奇功,遂于原方内加入**石脂、余粮**,服之果效。安波按:善师古人之法。(《杏轩医案》)

田 十四岁,暑温误下,寒凉太多,洞泄之后,关闸不藏,随食随便,完谷丝毫不化,脉弦。与桃花汤改粥法。人参、**赤石脂**末、干姜、甘草(炙)、**禹余粮**细末、粳米。先以人参、甘草、干姜三味煎,去渣,汤煮粥成,然后和入**赤石脂、禹余粮**末。愈后补脾阳而大健。(《吴鞠通医学全书》)

王 四五 阳结于上,阴泄于下,晨泄多因肾虚,阴伤及阳,胃口自愈。舌畏辛辣,不受桂附之猛烈。虚肿虚胀,先宜固剂。人参、**禹余粮**、

赤石脂、五味子、砂仁末。(《种福堂公选医案》)

颜　病已半年，夜寐易醒，汗泄，自觉元海震动，腹鸣晨泻。年岁望六，不仅经营烦劳伤阳，肾真亦渐散越，仍议固下一法。人参、**赤石脂**、**禹余粮**、五味子、泡淡、干姜。(《种福堂公选医案》)

谢客水，嘉庆丙子七月十三日。素有肠红廿有余年，近又泄泻，日数十次，脾肺脉虚。服予益气止泻法，出入于"补中益气""四、六君"或间用"归芍六君"，佐**赤石脂**、**禹余粮**辈。服数余帖，泻有时止，偶又见肠红旧恙。仍以炙芪、党参、山药、莲肉、归、芍、炙草、陈皮、益智、炮姜、旱莲草、降香、罂粟壳辈，以之益气扶土，佐以止泻、止血、收涩之剂以图之。服后血止，泻又减，日二三次，非六月间日泻数十次可比。连日亦有无稀粪者，亦有稀粪中兼结粪者，此皆气虚不能统、土弱不能运之故，所以得油腻肥甘而即泻者是之谓尔。继以丸方调理收功。西党参六两(煎膏代蜜)，生黄芪三两，生於术二两(土炒)，山药二两(土炒)，芡实二两(土炒)，炒归身一两，炒炙甘草一两，白芍一两，炒制首乌二两，炙鳖甲一两半，山萸肉一两，蒲黄一两，炒五味子一两，炒荷叶一两半，炊单布三两，炙血余一两，**赤石脂**三两，**禹余粮**三两。上为细末，用党参膏代蜜为丸，如膏不足，稍加炼白蜜和丸，如桐子大，每服五钱，清晨滚水送下。(《竹亭医案》)

吴乐伦乃室，年近四旬，素患小产，每大便必在五更，服尽归脾、四神、理中之药，屡孕屡堕。今春复孕，大便仍在五更，诸医连进四神丸，不仅解未能移，并且沉困更甚，商治于余。诊毕，乐兄问曰：拙荆虚不受补，将如之何？余曰：此乃八脉失调，尾闾不禁，病在奇经。诸医丛事脏腑肠胃，药与病全无相涉。尝读《内经·骨空论》曰：督脉者，起于少腹以下骨中央，女子入系庭孔。又曰：其络循阴器，合篡间，绕篡后，别绕臀。由是观之，督脉原司前后二阴，尊阃督脉失权，不司约束，故前堕胎而后晨泻也。又冲为血海，任主胞胎，治之之法，惟有斑龙顶上珠，能补玉堂关下穴。但久病肠滑，恐难以尽其神化，当兼遵下焦有病患难会，须用**余粮**、**赤石脂**。如斯处治，丝毫无爽。五更之泄，今已移矣。十月之胎，今已保矣。《内经》一书可不读乎？(《得心集医案》)

【痢疾】

某　脉至右关浮弦而大，久痢时而纯红，时而便稀。肝脾失藏失运。熟地八钱，冬术四钱，白芍二钱，炙草二钱，山药一两，杜仲四钱，芡实四钱，牡蛎六钱，泡姜五分，**赤石脂**三钱，艾一钱。(《王乐亭指要》)

盛犀林仆患血痢，自秋徂冬罔效。孟英察脉细弱而口干，腰膝酸疼。予鹿角霜、苁蓉、枸杞、杜仲、菟丝、续断、血余、**石脂**、木瓜、砂仁末、炒熟地黄十余剂而痊。脉证为阴虚中兼挟阳虚。血余行瘀，**石脂**涩肠。鹿角霜(炖，和服)三钱，淡苁蓉一钱半，甘枸杞三钱，菟丝饼四钱，绵杜仲二钱，川续断二钱，血余灰(绢包)一钱，陈木瓜一钱半，砂仁末炒熟地八钱。药汁调服**赤石脂**末二钱。(《王氏医案绎注》)

某　脉微细，肢厥，下痢无度，吴茱萸汤。但能止痛，仍不进食。此阳败阴浊，腑气欲绝。用桃花汤。**赤石脂**、干姜、白粳米。(《临证指南医案》)

朱，五七，痢久肛坠，是下焦肾虚，失于收纳，治脾胃药无功。熟地炭、炒归身、**赤石脂**、五味子、炒楂肉。(《临证指南医案》)

金氏　脉数劲，下痢腹鸣痛，后坠，卧则气冲，咳嗽吐粘涎，产后过月，显是下损至中，纳谷日少，形神日衰，势已延成蓐劳，难期速功。熟地炭、人参、茯神、炒山药、建莲、**赤石脂**。(《临证指南医案》)

袁　中下阳微，呕呃下利，温中不应，恐延衰脱。夫阳宜通，阴宜守，此关闸不致溃散，春回寒谷，生气有以把握，候王先生主议。人参、附子、炮姜、炒粳米、**赤石脂**、生白芍。(《临证指南医案》)

一冬月伤寒八九日，腹痛，下利便脓血，喉痛，心内时烦，本少阴证，治法不可纯治少阴，然舍少阴必生他症。使治便脓，用桃花汤，则心烦不宜；治喉痛，用桔梗汤，则腹痛不宜。我谓二方未尝不可选用。酌定一方，名草花汤：甘草、**赤石脂**各二钱，糯米一撮。一剂腹痛除，二剂喉痛止，三剂利愈烦安。盖少阴证，脾气拂乱也，故走下便脓血，奔上伤咽喉，今用甘草和缓之，则少阴之火不上，后以**赤石脂**固滑。又，糯米之甘以益中气，则中气不下坠，滑脱自止，又何必用寒凉泄火而化脓血？脓血即化，中焦又何邪作祟，使心中烦闷乎。(《辨证奇闻》)

阴络受伤，下午黄昏为甚。非自治痢通套可效，大旨以守阴为法。熟地炭、建莲、茯苓、五味子、**赤石脂**、泽泻、阿胶。(《叶氏医案存真》)

某，六四，高年下痢，痰多舌干，脉右空大，神困音低，乃脾肾两亏，二气交虚，有年致此，恐非宜(脾肾兼虚)。人参一钱半，菟丝子一钱半，**赤石脂**三钱，炮姜一钱半，茯苓三钱，木瓜一钱。(《临证指南医案》)

常熟寺前街李吉甫先生夫人妊娠七月，痢下红白。他医治以利湿清热分消，痢更甚，肠滑后重，一日夜百余度。裴菊村前辈诊之，意欲治以补中益气汤，恐升提胎元，欲用温补，又恐胎前忌热。左右踌躇，邀余合诊。脉滑利而少力，腹中气机湿滞已通，舌绛滑无苔，头眩耳鸣，虚热。余曰：治病不在胎前产后，有病则病当之。《内经》云：陷者举之，当用升提；脱者固之，当用酸涩。若再用通套利湿之方，恐胎元滑脱矣。拟补中益气法，重用参、术，轻用升、柴，再以木瓜、肉果、煨姜，升提温涩。服数剂，略稀。余曰：滑脱太甚，非堵截之法不可。即以参附汤调**赤石脂**末，仍服前方。见其舌红渐渐转白，舌燥转润。余曰：清阳已经上升，而能布津于上矣。痢势渐减，再以五味子、木瓜、干姜等研末，和**赤石脂**，饭糊为丸，每日用附子一钱、别直参三钱，煎汁送丸四钱。服药三十余剂，每日痢下仍有十余次，胃气亦苏。分娩时母子俱全，然痢尚有六七次，再服异功、参苓白术等收功。吉甫曰：此儿定然热体矣。余曰：母子同气，岂有母能服热药之寒体，而子乃为热体乎？此儿三四岁时，有痰哮喘病，非温不宜，母子同气之言，洵不谬也。(《余听鸿医案》)

暑湿热病下痢，始系赤白垢腻，昼夜数十余次，旬日后痢虽减而纯下血矣。伤及肝肾，病情最深，非易治者。姑先清热存阴，宗厥阴下痢之条。拟白头翁汤合黄连阿胶汤意。白头翁三钱，秦皮一钱五分，丹皮一钱五分，黄连一钱，地榆炭二钱，白芍一钱五分，荷蒂二个，炒黄柏一钱，阿胶(蛤粉拌炒)一钱五分。诒按：方论俱明当。再诊：下血较昨减半，而其来必阵下，肠中滑泄已甚，关闸尽撤，肾气有下脱之虑。拟用昨方参桃花汤意。**赤石脂**四钱，地榆一钱，干姜炭五分，白芍一钱五分，丹皮一钱，阿胶(蛤粉拌炒)一钱五分，炙草三分，炒黄柏一钱，粳米四钱，黄连四分。诒按：病虽稍减，尚系紧要关头，不可

松手。三诊：血下缓而大减，脉微神倦，气阴并乏矣。堵塞存阴之药，尚不可撤，拟就昨方加立中意。原方加人参一钱，另煎冲入。(《(评选)爱庐医案》)

太平桥季七翁令政痢疾症。戊子七月十六日，季七翁乃室，患痢极重，招予与姜体乾诊视，予约体乾同去。是日予先至，痢已半月，五色相杂。始事者令君族侄祝冀堂，为梁溪著名士，因症由脾泻转痢，为脾传肾之藏病，药用干姜、白术、**赤石脂**、**龙骨**、蕲艾、人参等，一派辛温燥涩之药，但反佐川连、乌梅，病热日重，饮食已减，面色晦滞，精神困顿已极，诊脉细涩不和，右尺激之，时又鼓指，手温足冷，又时微热，舌苔白，心中烦，腹痛后重如初。予意此非藏病下利。究为暑湿内郁肠胃，初未外达，又未内消，邪未去而阴已耗，液已亏矣。拟和阴润燥之剂。阿胶、白芍、炙草、扁豆(炒)、银花、茯苓、沙参、荷叶、丹皮、陈仓米汤煎。是夜只痢三次，烦痛亦减，但神倦似睡，汗微欲出，举家咸喜病减，又疑欲脱。十七日早，体乾至，同进诊。脉象虚涩，未刻交白露节，正气当倍。人参、阿胶、白芍、炙草、扁豆花、川连(姜汁炒)、荷叶梗、神曲、广皮、陈仓米汤煎服，一时许即索粥饭吃，神思稍清而能安卧，惟痔痛，小便涩少，口中干燥。饮以麦冬汤一次，至夜小便二次，痢竟止矣。十八日，前方去川连、神曲、扁豆花，加麦冬、小麦，以养心调理，令服四剂，饭后同体乾归。(《龙砂八家医案》)

痢后泻血，小水不利，后坠。熟地炭块、茯苓、**赤石脂**、炒远志、炒白芍、**禹余粮**。(《叶天士曹仁伯何元长医案》)

久痢伤及肾阴，法当固摄下焦为治。熟地炭、山药、白芍、**禹余粮**、炒於术、五味、阿胶、**赤石脂**、枸杞、升麻。(《叶天士曹仁伯何元长医案》)

痢久脾伤及肾，关闸大开，肾败胃阴亦败，已见谢谷不纳，痢次颇多，舌苔剥尖绛，脉小弦而数。治以参苓白术散。吉林须、茯苓、炒泽泻、升麻炭、**余粮石**三钱、霍斛、炒香谷芽、土炒於术、焦芍、陈皮(热水润)、**赤石脂**一钱五分、咸半梅二片、**石膏**、糯稻根须。(《剑慧草堂医案》)

柳鹤书　霍乱后痢疾，口渴舌红，痢久伤阴，温固兜涩，参以固阴。高丽参四钱，炮姜炭三钱，熟地炭四钱，炒白术五钱，**赤石脂**八钱，宣木瓜二钱，炙甘草二钱，**禹余粮**四钱，乌梅肉一

钱,肉蔻仁三钱,湘莲子四钱。(《雪雅堂医案》)

顾左 耽嗜曲糵,中气素虚,夏间感受暑邪,入秋变为阴疟,迄今两月,阴疟未止,转增泄痢,昼夜无度,腹不痛,痢不减,疟不止,胃不纳,脉来数大空豁,舌苔干燥无津,肠胃枯槁,仓廪空匮,何恃而不恐?鲜石斛、洋参、麦冬、五味、茯神、**赤石脂**、**禹余粮**、芍、草、脏连丸、石莲肉。(《医案备览》)

浦君艺病痢,初起表邪未散。误用参、术固表,病反加重。乃频进黄连、大黄,治经月余,胃气不运,下痢一昼夜百余行,一夕呕出从前黄连药汁三五碗。呕至二三次后,胃与肠遂打为一家,幽门阑门,洞开无阻,不但粥饮直出,即人参浓膏,才吞入喉,已汩汩从肠奔下,危急之至。乃以大剂四君子汤煎,调**赤石脂**、**禹余粮**二末,连连与服。服后,其下痢之势少衰,但腹中痛不可忍。君艺曰:前此下痢虽多,尚然不痛,服此药而痛增,未可再服矣。喻曰:此正所谓通则不痛,痛则不通之说也。不痛则危,痛则安,何乐而不痛耶!仍以前药再进。俟势已大减,才用四君子倍茯苓,十余剂全安。俞震按:此四案议论方法,皆古人所未有,洵足超前绝后。然较之丹溪,犹有粗豪精细之别。按:此案用**赤石脂**、**禹余粮**末服固其滑脱不禁,为救急之法,是以不顾其痛增也。所谓不痛则危,痛则安者,指不痛则洞泄无度,故危;痛则洞泄有止涩之势,故安。仅指本案而言,不可移作他用也。(《古今医案按》)

廖 脉细,自痢泻血,汗出淋漓,昏倦如寐,舌紫绛,不嗜汤饮。两月来,悠悠头痛。乃久积劳伤,入夏季发泄,阳气冒巅之征。内伤误认外感,频投苦辛消导,大劫津液,少阴根底欲撤,阳从汗泄,阴从下泄,都属阴阳枢纽失交之象。此皆见病治病,贻害不浅。读长沙圣训,脉细欲寐,列于《少阴篇》中,是摄固补法,庶可冀其散而复聚,若东垣芪术诸方,乃中焦脾胃之治,与下焦少阴无预也。人参、**禹粮石**、**赤石脂**、五味子、木瓜、炙草。此仲景桃花汤法,原治少阴下痢,但考诸刻本草,**石脂**、**余粮**乃手足阳明固涩之品,非少阴本脏之药。然,《经》言:肾为胃关。又谓:腑绝则下痢不禁。今肾中阴阳将离,关闸无有,所以固胃关,即是摄少阴耳。(《种福堂公选医案》)

隆城曾媪,年七十余,中秋前病痢,日十余行,红白相兼,医者以治痢诸方杂投不愈。至十月中旬,延余诊视,见其面赤舌红,询之口渴饮水,腹痛如刺,泄痢纯红,昼夜二十余行,肌肉大脱,只皮里瘦骨而已,呻吟烦躁,无片刻安宁。诊其脉浮拱搏数,左部尤觉弦劲,幸胃气尚存,犹思纳谷。余据左脉坚数,口渴饮水之证,遵仲师厥阴下利法,用白头翁汤不应。复思或因表邪未尽,被前医误下,遂使阳邪下陷耶,改用葛根黄芩黄连汤亦不应。乃忆《难经》有小肠泄便脓血少腹痛之证,盖小肠属火,与心为表里,君火迫血下行,肠中脂膏竭尽,脉络结滞而痛。前因苦药以阴虚之故反从火化,非参柔以济之不可。于是用黄连阿胶鸡子黄汤加生地一两、乌梅五钱、**赤石脂**八钱、**禹余粮**八钱,一剂后昼夜只泄四五次,腹痛已愈,连进数剂而愈。尚按:曾媪以大耋之年,而患火痢伤阴,左脉坚数。仲师原有白头翁加阿胶甘草汤一法偏能引用,更复入黄连阿胶鸡子黄汤,则芩、连、芍药清其迫血之热,阿胶、鸡子黄滋其既虚之血,甘草缓其急迫之痛,白头翁以清达肝火而止痢,是谓得之。丹溪谓赤痢虽属小肠而内关肝脏,药宜用柔远刚,与此案可谓互相发明。(《萧评郭敬三医案》)

沧县杨晴溪,年三十五岁,于季秋因下痢成肠溃疡证。病因:因业商赔累歇业,心中懊忱,暗生内热,其肝胆之热,下迫致成痢疾。痢久不愈,又转为肠溃疡。证候:其初下痢时,后重腹疼,一昼夜十七八次,所下者赤痢多带鲜血,间有白痢。延医治疗阅两月,病益加剧。所下者渐变为血水,杂以脂膜,其色腐败,其气腥臭,每腹中一觉疼即须入厕,一昼夜二十余次,身体羸弱,口中发干,心中怔忡,其脉左右皆弦细,其左部则弦而兼硬,一分钟九十二至。诊断:此乃因痢久不愈,肠中脂膜腐败,由腐败而至于溃烂,是以纯下血水杂以脂膜,即西人所谓肠溃疡也。其脉象弦细者,气血两亏也。其左脉细而硬者,肝肾之阴亏甚也。其口干心中怔忡者,皆下血过多之所致也。此宜培养其气血而以解毒化瘀生新之药佐之。处方:龙眼肉一两,生怀山药一两,熟地黄一两,金银花四钱,甘草三钱,广三七三钱(轧细)。药共六味,将前五味煎汤,送服三七末一半,至煎渣再服时,仍送服其余一半。方解:龙眼肉为补益脾胃之药,而又善生心血以愈怔忡,更善治肠风下血,治此证当为主药。山药亦善补脾胃,而又能上益肺气、下固肾气,其所含多量之蛋白质,尤善滋阴养血,凡气血两虚者,洵为当用之药。熟地黄不但补肾阴也,冯楚瞻谓能大补肾中元气,要亦气血双补之品也。此三味并用,久亏之气血自能渐复,气血壮旺自能长肌肉排腐烂。又佐以金银花、甘草以解毒,三七以化瘀生新,庶能挽回此垂危之证也。复诊:将药煎服三剂,病大见愈,一昼夜大便三四次,间见好粪,心中已不怔忡,脉象犹弦而左部不若从前之硬。因所服之药有效,遂即原方略为加减,又服数剂,其大便仍一日数次,血粪相杂,因思此证下痢甚久,或有阿米巴毒菌伏藏于内,拟方中加消除此毒菌之药治之。处方:龙眼肉一两,生怀山药一两,熟地黄一两,甘草三钱,**生硫黄**八分(研细),鸦胆子(成实者)六十粒(去皮)。药共六味,将前四味煎汤一大盅,送服鸦胆子、**硫黄**末各一半,至煎渣再服时,仍送服其余一半。方解:方中用鸦胆子、**硫黄**者,因鸦胆子为治血痢要药,并善治二便下血,**硫黄**为除阿米巴痢之毒菌要药,二药并用,则凉热相济,性归和平,奏效当速。三诊:将药煎服两剂,其大便仍血粪相杂,一日数行。因思鸦胆子与**硫黄**并用虽能消除痢中毒菌,然鸦胆子化瘀之力甚大,**硫黄**又为润大便之药(本草谓其能使大便润、小便长,西人以**硫黄**为轻下药),二药虽能消除痢中毒菌,究难使此病完全除根,拟去此二药,于方中加保护脂膜固涩大便之品。处方:龙眼肉一两,生怀山药一两,大熟地黄一两,**赤石脂**一两(捣细),甘草三钱,广三七三钱(轧细)。药共六味,将前五味煎汤一大盅,送服三七细末一半,至煎渣再服时,仍送服其余一半。效果:将药连服五剂,下血之证全愈,口中已不发干,犹日下溏粪两三次,然便时腹中分毫不疼矣。俾用生怀山药轧细末,每用两许煮作茶汤,调以白糖令适口,当点心服之,其大便久自能固。(《医学衷中参西录》)

【便秘】

文潞公在北门曰:盛夏间苦大腑不调。公随行医官李琬,本衢州市户,公不独终始涵容之,又教以医事。公病泄利,琬以言动摇之,又求速效,以**赤石脂**、**龙骨**、干姜等药馈公。公服之屡日不大便,其势甚苦。初虞世共城来见,公未坐定,语及此事,公又不喜服大黄药。虞世告曰:比燥粪在直肠,药所不及,请以蜜兑导之。公以为然,时七月中苦热,虞世冒汗为公作蜜兑,是夕三用,下结粪四五十枚,大如胡桃,色黑如橡栗。公二三日间,饮食已如故。

(《续名医类案》)

少司马李萍槎,食饮素约,三日始更一衣。偶因大便后,寒热发作有时,颇似外感,其实内伤,非感也。缘素艰大便,努挣伤气,故便出则阴乘于阳而寒,顷之少定,则阳复胜阴而热也,若果外感之寒热,何必大便后始然耶。医者先治外感不应,谓为湿热,而用滑利之药驱导之,致向来燥结者,转变肠便出急如箭,肛门热如烙;又用**滑石**、木通、芩、泻等,冀分利小水以止泄,不知阴虚,自致泉竭,小便从何得来。于是食入不能停留,即从下注,将肠中之垢,暗行驱下,其臭甚腥,色白如脓,虽大服人参,而下空反致上壅,胸膈不舒,喉间顽痰窒塞,口燥咽干,彻夜不寐,一切食物,惟味薄质轻者,胃中始爱而受之,久久阴从泻伤,阳从汗伤,两寸脉浮而空,阳气越于上也,关尺脉微而细,阴气越于下也,阴阳不相维,附势趋不返矣。议用四君子汤为补脾胃之正药,去茯苓以其淡渗恐伤阴也,加山茱萸以收肝气之散,五味子以收肾气之散,宣木瓜以收胃气之散,白芍药以收脾气及脏气之散,合之参、术之补,甘草之缓,再佐升麻之升,俾元气下者上而上者下,团聚于中不散,斯脉不至上盛,腹不至雷鸣,污不至淋漓,肛不至火热,庶饮食可加,便泄渐止,是收气之散,为吃紧关头,故取四味重复,借其专力,又须大剂药料煎浓膏,调**余粮**、**赤石脂**二末频服,缓咽为佳。古云:下焦有病患难会,须用**余粮**、**赤石脂**。盖肠胃之空,非二味不填,肠垢已去,非二味不复其粘着之性,又况误以石之滑者伤之,必以石之涩者救之,尤有同气相求。震按:二条以补救虚,以涩固脱,乃治久利之旧法。次案大剂酸收,则新法也。(《古今医案按》)

【遗精】

须 精浊连年不断,兼有血块淋漓。肝肾大虚,八脉无以固摄,湿热混乱不清。舌苔白腻。法当脾肾双补,固摄下焦。怀山药、茯苓、菟丝子、阿胶(**赤石脂**炒)、血余炭、五味子、杜仲、沙苑子、金樱子、莲须、旱莲草。渊按:肝肾八脉之虚,由湿浊混淆,精血频下。若不先清湿热以宁相火,徒事补肾固精,所谓不清其源而欲塞其流,能乎否乎?(《王旭高临证医案》)

【吐血】

天津张焕卿,年三十五岁,得吐血证,年余不愈。病因:禀性褊急,劳心之余又兼有拂意之事，遂得斯证。证候：初次所吐甚多，屡经医治，所吐较少，然终不能除根。每日或一次或两次，觉心中有热上冲，即吐血一两口。因病久身羸弱，卧床不起，亦偶有扶起少坐之时，偶或微喘，幸食欲犹佳，大便微溏、日行两三次，其脉左部弦长、重按无力，右部大而芤，一息五至。诊断：凡吐血久不愈者，多系胃气不降，致胃壁破裂，出血之处不能长肉生肌也。再即此脉论之，其左脉之弦，右脉之大，原现有肝火浮动挟胃气上冲之象，是以其吐血时，觉有热上逆，至其脉之弦而无力者，病久而气化虚也。大而兼芤者，失血过多也。至其呼吸有时或喘，大便日行数次，亦皆气化虚而不摄之故。治此证者，当投以清肝降胃、培养气血、固摄气化之剂。处方：**赤石脂**两半，生怀山药一两，净萸肉八钱，**生龙骨**六钱（捣碎），生牡蛎六钱（捣碎），生杭芍六钱，大生地黄四钱，甘草二钱，广三七二钱。药共九味，将前八味煎汤送服三七末。方解：降胃之药莫如**赭石**，此愚治吐衄恒用之药也。此方中独重用**赤石脂**者，因**赭石**为铁养化合，其重坠之力甚大，用之虽善降胃，而其力达于下焦，又善通大便，此证大便不实，**赭石**似不宜用；**赤石脂**之性，重用之亦能使胃气下降，至行至下焦，其粘滞之力又能固涩大便，且其性能生肌，更可使肠壁破裂出血之处早愈，诚为此证最宜之药也。效果：将药煎服两剂，血即不吐，喘息已平，大便亦不若从前之勤，脉象亦较前和平，惟心中仍有觉热之时。遂即原方将生地黄改用一两，又加熟地黄一两，连服三剂，诸病皆愈。（《医学衷中参西录》）

【便血】

曹左　粪后见红，日夜八九次，或十余次，肛门气注下坠似胀。此肝脾不藏不运，气虚下陷也，须防腹满之变。下者举之，脱者固之。升麻三分，柴胡三分，党参三钱，冬术三钱，山药三钱，熟地四钱，白芍（炒）二钱，当归一钱五分，炙草六分，五味子三分，**赤石脂**三钱，煅牡蛎三钱，焦谷芽三钱。（《王乐亭指要》）

张　辛苦佣作，日夜便血数次，由冬入夏未止。阴络已伤，渐至食减无味，神色惨悴，脉来沉细而数，势必寒热，延成损怯。勉用摄血，佐以益脾，以脾统血也。仿驻车丸，去黄连。阿胶（水化）、炮姜、当归（土炒）、白芍、熟地、甘草（俱炒黑）、莲子（炒）、红枣、南烛子、茯神。三服，红

痢减，寒热亦止，口中和。据述，腹不痛，但里急，必连便二次，此属气虚不摄。专用潞参、炙芪、茯苓、山药、地榆（酒炒）、**赤石脂**，便血遂止。（《类证治裁》）

郑（宁波）　心生之血，脾气虚者失其统领之常，不能藏之于肝，反为渗入肠间，血从大便而出，谁曰不然。而不知渗之已久，不独气从下陷，而且阴络暗伤，暗伤所有之血，无不从穿处以行，有如轻车熟路，漫无止期，营卫肌肉，皮毛筋骨，有损无益，自知不觉支持，饮食减少，言语无神，脉形芤涩而数，归入虚劳重候也。劳者温之，虚者补之，原属一定章程，但血之下者，似属漏卮情状，如不以久塞其孔之法治之，虽日从事于温补，亦属徒然。黑归脾合**赤石脂**、**龙骨**、牡蛎、阿胶、伏龙肝。（《曹仁伯医案》）

蔡，三八，脉濡小，食少气衰，春季便血，大便时结时溏。思春夏阳升，阴弱少摄。东垣益气之属升阳，恐阴液更损。议以甘酸固涩，阖阳明为法阳明不阖。人参、炒粳米、**禹粮石**、**赤石脂**、木瓜、炒乌梅。（《临证指南医案》）

便血如痢，湿热化火烁阴。**赤石脂**、**禹余粮**、金银花、当归身、赤芍药、大贝母、连翘、元参、夏枯草、广木香、川黄连。（《问斋医案》）

李　九亩地　据述大便漆黑，恶物难弭，而腹痛未除，下利未已。今晨且作呃忒，夜寐不安。肝脾久伤，积瘀暴动，深虑脾惫脱变，仍拟疏肝运脾，推陈致新。**制禹粮**三钱，**赤石脂**三钱，苏木屑一钱，炒川芎八分，益智仁一钱，白茯苓三钱，泡吴萸八分，煨肉果一钱，旋覆花二钱，**代赭石**三钱，真降香一钱，刀豆子三钱，厚朴花一钱五分，制没药一钱。（《王仲奇医案》）

高福亭，年三十六岁，得大便下血证。病因：冷时出外办事，寝于寒凉屋中，床衾又甚寒凉，遂得斯证。证候：每日下血数次，或全是血，或兼有大便，或多或少，其下时多在夜间，每觉腹中作疼，即须入厕，夜间恒苦不寐，其脉迟而芤，两尺尤不堪重按，病已二年余，服温补下元药则稍轻，然终不能除根，久之，则身体渐觉羸弱。诊断：此下焦虚寒太甚，其气化不能固摄而血下陷也。视其从前所服诸方，皆系草木之品，其质轻浮，温暖之力究难下达，当以矿质之品温暖兼收涩者投之。处方：**生硫黄**半斤（色纯黄者），**赤石脂**半斤（纯系粉末者）。将二味共轧细过罗，先空心服七八分，日服两次，品验渐渐加

多,以服后移时微觉腹中温暖为度。效果:后服至每次二钱,腹中始觉温暖,血下亦渐少。服至旬余,身体渐壮,夜睡安然,可无入厕。服至月余,则病根被除矣。方解:**按硫黄**之性,温暖下达,诚为温补下焦第一良药,而生用之尤佳,惟其性能润大便(本草谓其能使大便润、小便长,西医以为轻泻药),于大便滑泻者不宜,故辅以**赤石脂**之粘腻收涩,自有益而无弊矣。(《医学衷中参西录》)

【痰饮】

某 痰饮已久,向则每发必喘,兹则不时呕吐,吐后神始清爽。脉象沉弦。此饮邪泛逆,驾熟走轻,势难杜截,惟有相机行事而已。制半夏一钱五分,茯苓三钱,旋覆花一钱五分,控涎丹八分,白芥子三分(研),橘皮一钱,老生姜一钱五分,野於术、煨牡蛎、**赤石脂**(上三味为末,蜜丸,服三钱)。(《张聿青医案》)

【内伤发热】

新墅徐卜臣侧室,劳倦发热,时作微寒,倦怠嗜卧,下午更甚。医用发散两剂,咳嗽不绝,胁痛如锥。更用清金泻火,泄痢不止,饮食不进,昼夜不寐者旬日,招予至,已束手濒死矣。按其脉浮分细软,沉则缓大,面色㿠白,眼光散大,舌形胖壮而嫩,舌色淡白而滑,两手厥冷而振。诊毕,予谓卜翁曰:此症不死,不过劳力伤脾,气虚发热,初起若用补中益气汤,不一二剂即愈耳。缘认为外感,误加发散,因药致嗽,因嗽致痛,因痛致药,因药致痢,胃阴被劫于咳嗽之前,中气重伤于胁痛之后,无怪其不食不寐,危候蜂起矣。然症虽纷见,其实同源,彼用凉药以清肝润肺,而泄利加频,用暖药以燥脾止痢,而咳痛益甚者,惟不求其原也。乃拟人参、熟地、白术各一两,附子、炮姜各三钱,**赤石脂**、**禹余粮**、炙甘草各五钱。卜翁曰:附子一味,从来不投,奈何!予问曰:如今病状,前经几次矣?卜翁曰:只今一次。予曰:既是只今一次,则从前自应不投耳,公勿疑焉。遂如数称药浓煎一大碗,徐服至大半,即睡去。卜翁欣然曰:得药即睡,得无果有生气乎?予曰:酣然一觉,诸症全除矣,何第云生气耶?但此时切不可惊扰。时方巳刻,睡至戌分始寤,寤则咳利俱除,胁痛若失,口称清爽而进粥饮。是晚服讫前药,安卧至晓,啜粥碗许。继用调中益气、生金滋水等剂,调理而愈。(《潜邨医案》)

【虚劳】

华,二八,劳损,加以烦劳,肉消形脱,潮热不息,胃倒泄泻,冲气上攻则呕,当此发泄主令,难望久延。(胃虚呕泻)人参、诃子皮、**赤石脂**、蒸熟乌梅肉、新会皮、炒白粳米。(《临证指南医案》)

【无名肿毒】

"朱砂"条下"无名肿毒"案。(《过氏医案》)

【肠风】

孙 下痢无积,肛坠,肠间汩汩有声,此属肠风。当用摄固。(肠风)熟地炭、黄肉炭、炒归身、炒杞子、川断、北味肉,煎药送**赤石脂**丸三钱。(《临证指南医案》)

陈彦质患肠风下血近三十年,体肥身健,零星去血,旋亦生长,不为害也。旧冬忽然下血数斗,盖谋虑忧郁过伤肝脾。肝主血,脾统血,血无主统,故出之暴耳。彼时即宜大补急固,延至春月,则木旺土衰,脾气益加下溜矣。肝木之风与肠风交煽,血尽而下尘水,水尽而去肠垢,垢尽而吸取胃中所纳之食,汩汩下行,总不停留变化,直出如箭,以致肛门脱出三五寸,无气可收。每以热汤浴之,睁叫托入,顷之去后,其肛复脱,一昼夜下利二十余行,苦不可言。面色浮肿,夭然不泽,唇焦口干,鼻孔黑煤。种种不治,所共睹矣!仆诊其脉,察其症,因为借箸筹之,得五可治焉。若果阴血脱尽,则目盲无所视,今双眸尚炯,是所脱者下焦之阴,而上焦之阴犹存也,一也。若果阳气脱尽,当魄汗淋漓,目前无非鬼像,今汗出不过偶有,而见鬼亦止二次,是所脱者脾中之阳,而他脏之阳犹存也,二也。胃中尚能容谷些少,未显呕吐哕逆之症,则相连藏府未至交绝,三也。夜间虽艰于睡,然交睫时亦多,更不见有发热之候,四也。脉已虚软无力,而激之间亦鼓指,是禀受原丰,不易摧朽,五也。但脾脏大伤,兼以失治旷日,其气去绝不远耳。经云:阳气者,如天之与日,失其所,则折寿而不彰。今阳气陷入阴中,大股热气从肛门泄出,如火之烙,不但失所已也。所以犹存一线生意者,以他脏中未易动摇,如辅车唇齿,相为倚借,供其绝乏耳。夫他脏何可恃也?生死大关,全于脾中之阳气复与不复定之。阳气微复,则食饮微化,便泄微止,肛门微收;阳气全复,则食饮全化,便泄全止,肛门全收矣。然阴阳两竭之余,偏驳之药,既不可用,所借者,必参、术之无陂。复气之中,即寓生血,始克有济。但人参力未易辨,况才入胃中,即从肠出,不得不广服以继之,此则存乎自裁耳。于是以人参汤调**赤石脂**末,服之稍安,次以人参、白术、**赤石脂**、**禹余粮**为丸,服之全愈。其后李萍槎先生之病,视此尚轻数倍,乃见**石脂**、**余粮**之药,骇而不用,奈之何哉!胡卣臣先生曰:似此死里求生,谁不乐从?其他拂情处,不无太直。然明道之与行术,则径庭矣。(《寓意草》)

某 能食,肠血,脉细色痿,肛痔下坠。议酸苦熄风坚阴。黄肉炭、五味炭、黄柏炭、地榆炭、**禹粮石**、**赤石脂**。(《临证指南医案》)

汪某 肠澼下血,淹缠已将三月,腹中作痛,痛即如厕,侵晨益甚,咽间及胸脘作梗,不思饮食,食难消受,脉濡弦,面浮肿,肠胃兼治可也。佩兰9克,石菖蒲2.4克,炒贯众6克,茯苓9克,煨肉果4.5克,杏仁9克,**赤石脂**6克,陈枳壳4.5克,莱菔英9克,马齿苋12克,荷叶蒂2只,**制蛇含石**6克。二诊:肠澼下血及黏膜,淹缠已近三月,腹痛肠鸣,痛即如厕,清晨益甚,胕肿面浮,咳嗽,怠惰嗜卧,咽间暨胸宇作梗欠适,食难消受,脉濡弦,再以固肠健胃、肃肺运脾也。佩兰9克,石菖蒲3克,杏仁9克,茯苓9克,**禹余粮**9克,**赤石脂**9克,**制蛇含石**6克,罂粟壳4.5克,煨肉果4.5克,紫菀4.5克,莱菔英9克,马齿苋12克,荷叶蒂3只。三诊:肠澼下血及黏膜,淹缠三月之久,腹痛肠鸣,痛即如厕,面浮胕肿,咽间及胸脘作梗欠适,纳食少而难于消受,咳嗽、怠惰、嗜卧,脉弦,仍以固肠健胃、运脾肃肺可也。佩兰9克,石菖蒲3克,煨肉果4.5克,煨诃子4.5克,**禹余粮**9克,**赤石脂**9克,**制蛇含石**6克,罂粟壳4.5克,杏仁9克,茯苓12克,石莲子9克,环粟子12克,紫菀4.5克。(《近代江南四家医案医话选》)

顾某 肠澼一载有余,腹痛肠鸣,乍寒乍热,形瘦神疲,近来复加呛咳,夜寝汗出,脉濡弦。经停越一载,始来少许,劳瘵血枯,慎旃勿忽。生於术6克,茯苓9克,煨肉果4.5克,罂粟壳4.5克,**赤石脂**6克,禹余粮9克,煅牡蛎12克,补骨脂6克,巴戟天9克,霞天曲12克,蒸百部3克,**制蛇含石**6克。二诊:咳呛、乍寒乍热、夜寝汗出,均已俱愈,惟肠澼一载有余,腹痛肠鸣仍如曩昔,头眩胸闷难过,纳少甚少,

胞脉久闭,脉濡弦,形瘦神疲,入少出多,劳瘵血枯,慎摄为贵。生於术6克,茯苓9克,煨肉果4.5克,煨诃子4.5克,**赤石脂**6克,**禹余粮**9克,**制蛇含石**6克,罂粟壳4.5克,补骨脂6克,巴戟天9克,煅牡蛎12克,炒白芍6克,紫菀4.5克。三诊:肠澼载余,近又愈而腹痛,昼轻夜甚,腹痛肠鸣即如厕,咳呛虽瘥,喉系不爽,形瘦神疲,胞脉入闭,脉软弦,劳瘵血枯,究属可虑。生於术6克,茯苓9克,怀山药9克,白扁豆9克,煨肉果4.5克,补骨脂6克,巴戟天9克,罂粟壳4.5克,**赤石脂**6克,**禹余粮**9克,佩兰6克,环粟子9克。(《近代江南四家医案医话选》)

马某 肠澼,下冻胶血膜,起自幼稚,及壮不愈,腹痛,肠间乍鸣,脉濡滑而弦。治以固营分利可也。禹余粮9克,**制蛇含石**6克,煨肉果4.5克,佩兰9克,**赤石脂**6克,茯苓9克,杏仁9克,石菖蒲3克,陈枳壳4.5克,炒贯众6克,炒槐米6克,刺猬皮6克。(《近代江南四家医案医话选》)

【不育】

庞,四四,湿久脾阳消乏,中年未育子,肾真亦惫,仿安肾丸法。(阳衰湿伤脾肾)鹿茸、胡芦巴、附子、韭子、**赤石脂**、补骨脂、真茅术、茯苓、菟丝子、大茴香。(《临证指南医案》)

【月经不调】

"紫石英"条下"月经不调"案。(《王氏医案绎注》)

【崩漏】

右 操劳过度,有伤奇经,经漏三月,绵延不止,以致统藏不摄,血海愈涸。脉见细弦,当温养八脉,兼补气血,栽培火土,以固其根本,涵养乙癸,以充其渊源,俾得天癸有恒,阴顺阳和为法。安肉桂(去粗皮,后入)、艾绒、木神、**赤石脂**(醋煅,包煎)、陈阿胶、蒲黄炭、炒血余、**龙骨**、杜仲、党参、陈棕、白芍、会皮、枣。(《陈莲舫医案》)

吴氏 胎漏半产已匝月,崩带未止。用补气摄血之剂,犹淋沥不断,延至怔忡不安,腰腿酸痛。《脉诀》所谓崩中日久为白带,漏下多时骨髓枯也。急须摄固奇经,仿徐之才涩以止脱意,用金锁匙丹。**龙骨**(煅,研)、牡蛎(醋煅,研)、茯神、远志(炒)、**赤石脂**(研)、枸杞子(酒焙),加杜仲、枣仁(俱炒)、乌梅。一服漏止,怔忡亦减。

又加减前方而安。(《类证治裁》)

王奶奶 十二月十二日 月事淋沥不净已两个月，腰酸腹胀，是为淋，其后一步是崩，可虑。潞党一钱五分，萆薢一钱五分，棉仲三钱，黄肉四分(炙)，天冬四分，炒荆芥四分，炙芪一钱五分。二诊：十二月十四日，经行两月不净，近日益多，有血块，腹胀，色色渐淡，崩症已具，可怖，亟再止之。炒黑荆芥六分，牛角腮三钱，归身三钱，天冬三钱，**赤石脂**三钱(煅、研)，炙芪三钱，棉仲三钱，炒川芎六分，醋炒制香附三钱，棕皮炭五钱，蒺藜三钱。三诊：十二月十六日，血已止，带多，色略黄，是有湿。归身三钱，炙芪一钱五分，棉仲三钱，制香附三钱，车前三钱，赤苓三钱，防己一钱，琥珀四分，莲须一钱五分。(《药盦医案全集》)

某氏，四十六岁。因事悲伤，适遇地道行时，复劳于力役，致充阳内迫，始则为漏，继则为崩，延及汗渍头眩。有孤阳不能独留之象，第恐阳气日虚不能为固而统摄则愈难内守，是以叠服固剂，毫无一效，有上下不并之虞。症在棘手，况时富仲夏，序值盛阳发泄之令用事。经曰天暑地热则经水沸溢，又曰卒风暴起则经水波涌而陇起。由是观之，正非一草一木之微功能胜彼若之旺气也，姑拟一方，从益气养阴法，日服一剂，若能日见病势稍有起色，守俟入秋天气始肃、地气始敛方可望痊。野白术一钱，生地黄四钱，老山高鹿参半钱，熟地黄四钱，大抽叶八分，茯苓半钱，文蛤一钱，怀山药二钱，樗根白皮一钱，白芍半钱(龙眼汤炒)，潼沙苑三钱，**赤石脂**八分。是年十六日立秋，自六月二十五日所服初剂起，二剂之后而崩势见减十中之二三，服至七月十三，惟纳谷不多。加减去樗根白皮，加蛤粉炒阿胶二钱，自此病势渐次较减，迨至十八日始痊愈，将原方分量加倍配合为丸，每晨用莲子汤吞服四钱，连吞半年能知禁戒，永可不发。(《引经证医》)

凡妇人血崩之症，多得之于中年之后，皆由生产过多，气不能统，以致月事妄行，遂成崩症。盖由阳虚气弱之故。患此症者，脉必沉细，身必恶寒。予内子年逾四十，生产十余胎，于庚辰季秋，倏患血崩，日数十行，先用收涩之剂不效，及五灵脂散、棕灰散俱不灵，势甚危笃，已见脱兆。因检查陈修园先生《女科要旨》，后载武叔卿鹿茸丸一方，论颇精详，仿而加减之，方用鹿茸末

五钱(分三次兑服)、高丽参五钱、制附片一两、干姜五钱、肉桂五钱(研末，分三次兑服)、陈艾四钱、当归三钱、续断三钱，另用灶心土四两煮水煎药。方内有**赤石脂**、**禹余粮**，去而不用者，防其坠也。一服即效，次服血止，真起死回生之方也。后用归脾丸剂加鹿茸作丸，补之而愈。(《温氏医案》)

某 经漏不止，久风飧泄。<small>肝风胃虚。</small>人参、茯苓、木瓜、炒乌梅、**赤石脂**、余粮石。(《临证指南医案》)

王 崩漏成带，至小溲如泔如涕，髀骨痛，腰膝酸。从未饵药，势必沥枯髓液，延成不治。近又春温气泄，身热食少，口渴颊红，液涸阳升，脉右弦左弱，急摄阴固下。熟地黄(炒)、阿胶(烊)、石斛各二钱，洋参三钱，麦门冬、茯神、**赤石脂**各钱半，白芍药、杜仲(**青盐**炒)、甘杞子、续断各三钱，加莲、枣煎。数服症渐减，去**石脂**再服。又去阿胶，加芡实、山药(俱炒)各三钱，又数十服得效。(《类证治裁》)

"紫石英"条下"崩漏"案。(《江泽之医案》)

【带下异常】

徐氏 血崩后继以溺血，溺血后继以白带，淋沥不已。冲任虚滑，治在固摄下元，培养奇脉。阿胶、牡蛎、茯神、枸杞子、菟丝子、白芍药、杜仲、续断、熟地(俱炒)，蜜丸数服而固。赤带属热兼火，白带属湿兼痰，带久不止，须补脾肾兼升提。此症由崩漏而成淋带。《脉诀》所谓崩中日久为白带，漏下干时骨髓枯也。夫肝肾内损，自必渐及奇经，至带脉不司束固，任脉不司担承，非用摄纳，冲为血海，虚滑曷止？李先知所谓下焦有病患难会，须用**余粮**、**赤石脂**，亦镇固之旨。(《类证治裁》)

韩 头痛身热，舌光脉数烁，带下如注，此五液走泄、阳伏热蒸，当用摄剂。熟地炭、生牡蛎、**禹余粮**、清阿胶、老芡实、茯苓、胡莲肉、炒山药、**生龙骨**、**赤石脂**。(《曹沧洲医案》)

"紫石英"条下"带下病"案。(《江泽之医案》)

【胎死腹中】

一子已到门，交骨不开，子死母未亡，服药不效，母必死。今幸不死者，正因子已死，胞胎已堕，子母已离。子死，母气已收，不致同子气俱绝。然子在儿门塞住，仍宜推送，法补血生水，补气生血。倘徒用祛除降堕，以下其子，恐

子未必下，母气光脱矣。用救母丹：当归二两，人参、川芎、益母草、**赤石脂**末一两，荆芥三钱。一剂子下。方用芎、归补血，人参补气，气血既旺，上升下降，气推血送，所有阻滞，况益母草下死胎，**赤石脂**末化瘀血，自一涌齐出。（《辨证奇闻》）

【产后诸症】

汪　产后百日，寒热消渴，心痛恶食，溏泻，此蓐劳液涸，已属沉疴难治，拟酸甘化阴扶胃，望其小安而已。人参、乌梅、炙草、**赤石脂**、木瓜、茯神、炒粳米。（《临证指南医案》）

一妇人产后虚弱，且以早合之故，五十日血水淋漓，头眩少食，六脉芤弱。以人参、山楂、荆芥、肉桂、**赤石脂**、枣仁、黄芪、熟地、远志、续断、艾茸、山药、白术、归身、白芍、甘草、五味，四剂霍然。（《东皋草堂医案》）

产后几五十日，下利滑腻，痞闷呕逆。此阳结于上，阴撒于下，仿仲景独治阳明法。人参、**赤石脂**、五味子、茯神、炮姜炭、炒黄米。（《眉寿堂方案选存》）

俞奶奶，三月二十三日，产后经淋漓不净，血色鲜红，初少，现在腹胀痛，此崩之渐也，头眩目花，虚象已见，急止之。丹皮一钱五分，川芎四分，**赤石脂**三钱（煅，研），人参须一钱五分，炒子芩一钱，牛角腮三钱，炙槐米五钱，炒炮姜二分，陈棕炭五钱。（《药盒医案全集》）

程少龢兄令眷，小产后外寒内热，头痛，食少，恶露淋漓不断，溏泄，日夜多次，汗出，不寐，腰脊酸疼，左脉濡小，而右更软弱。予谓心脾内虚，奇经失职，延绵时日，必成蓐劳。察症凭脉则血病由于气病，皆中气下陷，不能升举其阳也。惟用甘温以补气，气旺则清升浊降，阳生阴长，而诸病皆可愈矣。此东垣补中益气之识，所以超出群贤也。今即用此汤加枣仁以宁心、**赤石脂**以固下、鹿角霜以通奇，三味亦皆甘温补气妙品，可以相得益彰矣。数服而效，半月复初。（《赤厓医案》）

赵子循室娩后，服生化汤二帖，更因惊吓，三朝发热，连投四物六合汤，病日以甚。半月后，孟英诊之，脉象左弦急，右洪滑数，苔黄大渴，谵语嗽痰，恶露仍行，唇齿干燥，是因阴虚之体，血去过多，木火上浮，酷暑外烁，津液大耗，兼有伏痰之候也。亟予营卫两清，冀免他变。母家极畏**石膏**，坚不予服。越三日势益剧，径以

白虎汤加减投之，证有转机。翼日且以西瓜汁助其药力，热始日渐下行，二便如火，又数日渐安粥食，神气亦清，夜能静寐。然热蕴太多，下焦患痛，脓虽即溃，阴液漏伤，脉复空数浮大，便泄善嗔，口干多梦，皆木少水涵，烁津侮胃之见证也。孟英以白头翁汤加**龙骨**、三甲、甘草、木瓜以育阴潜阳，**余粮石脂丸**中加梅、连以息风镇胃，果得疮口脓干，餐加泻止，脉柔热净，苔退神怡。正须善后，甫授滋填，不期酷热兼旬，甘霖忽降，窗开彻夜，复感风邪，身热微寒，鼻流清涕，而阴液久夺，外患未痊，培养碍投，又难发汗，肝风内应，瘛瘲旋形，九仞之功，遂成画饼，门外汉未免以成败论，然此案自堪传也。**生石膏**（先煎）一两六钱，犀角（先煎）四钱，济银花一两五钱，知母四钱（酒炒），姜竹沥（冲）两大酒杯，石斛（先煎）一两，大生地一两（泡冲，去渣），生冬瓜子八钱，石菖蒲（次入）二钱，青果（杵，先）一枚，两头尖三钱。木少水涵、烁津侮胃方：白头翁（酒炒）一钱半，川连（酒炒）一钱，楝核（杵，先）三钱，**龙骨**（杵，先）一两，牡蛎（杵，先）六两，血鳖甲（杵，先）四两，血龟板（杵，先）二两，生粉草三钱，陈木瓜二钱，乌梅肉（杵，先）四钱。药调送**余粮**、**赤石脂**末各一钱。（《王氏医案绎注》）

一女子产后八朝，医妄以滚痰丸进，遂上呕下泄，昼夜不止。吴门周子云来疗之，投参八钱，加**赤石脂**、**禹余粮**，呕泄俱止。后其家又有一生产者，医作外感治，面赤气喘，肢冷脉弱，乃延余诊，云来亦至。余见其中气空虚，欲以归脾入炮姜与之。云来曰：先补阴后补阳何如？余曰：火气即浮，敛之有何不可。遂以六味汤入肉桂、远志、枣仁，气渐平，脉渐出，余辞归。忽复厥逆，复延余，余以他往不及，云来用人参四钱、附子八分进之，向安。因托吾友松声唐子，复与云来商温补而愈，但因年少，气血偶衰，病虽痊，后发痔漏，用滋阴降火，每致缠绵。观此知用药之不可轻也。（《古今医彻》）

"紫石英"条下"产后虚损"案。（《三家医案合刻》）

【乳泣】

"紫石英"条下"乳泣"案。（《王旭高临证医案》）

【脱营】

潘　年近六旬，天癸久去而反频来，是谓脱营。脱营者，元气极虚不能固摄，血从外脱也。

又名下竭,故腰痛如折。下竭者必上厥,故面赤、火升、发热也。血属阴,阴虚则阳亢,故脉弦硬无情。其脉愈数,其阴愈虚。夏令一交,阳亢无制,恐致水涸龙飞,难为力矣。阿胶(**赤石脂**拌炒)、牡蛎、海参、线鱼胶(米粉炒)、**元精石**、沙苑子、贡菜(洗淡)、猪腰子(酒洗)、茯神、龟板胶(**余粮石**拌炒)、生洋参(元米炒),朝服震灵丹二钱,暮服威喜丸二钱。渊按:吴鞠通法也。妙以咸降有情之物补下焦精血。(《王旭高临证医案》)

【脾风证】

聂秀章之子,三岁尚不能行,皆由体禀素弱,时值长夏,患烦渴吐泻之症。医者不究其脾胃之虚,执用外感之治,误投知、连、陈、半之属,延经十日,愈治愈危。商请于余,冒暑视之。神已大败,呼吸将绝,视其眼生翳膜,肌肤削极,吐泻交作,脾胃败也。小水赤涩,泄多亡阴也。口中时渴,津液亏也。声微息促,气不相接也。昏睡露睛,脾败不能合也。四肢厥逆,阳气竭绝也。手足微搐,喉内痰鸣,黏涎无统也。脑后腹上发热,虚阳外越也。通计诸状,皆由脾肾两败,真慢脾风症,然喜尚能饮乳不辍,但不能久乳,因其虚而乏力之故。众曰:此症患者皆死,何治之有?余亦蹙额踌躇。然慢惊之证,固由脾肾之虚,至古人所制金石脑麝之方,后贤已辟其谬,今极重之症,非取后贤所选理中、六君之药,大剂急投,鲜克有济。遂将古方十全、理中、六君、胃关之意,加入祛风之品,酌为一方,每剂十两之重,每日夜令进三剂,缓缓与服,如灌溉之法,欲其周身空虚之地,无处不到,每药嘱其戚人聂方兄督进,毋令稍减。如此三日,败症稍回,神已渐醒。四日内白珠赤脉贯眼,口舌糜烂,白垢满布,状似积粉,如月内小儿鹅口之形。众嗟热药之误,急欲更医。聂方兄委曲周旋,邀余再视。众持改用凉药之见。余曰:服补剂而眼红口烂,不但世俗谓之燥,即医者亦多谓之燥矣。殊不知虚火上冲,阳气将回,游移不定,扰攘于外,尚未归宅,斯正岐伯先师所称阴病见阳者生,正属可喜。此时若改用凉药,势此前功悉废。遂将开水拭去口中白垢,仍令原方加熟地三钱以和其阴,再进日夜三剂。次早视之,口中润滑,眼内俱清,遂减一剂,每日令服二剂,逐日渐愈,不一月,前后共计药三十斤,肌肉充盛,遂能趋步行走,众始钦服。然余尝叹小儿之死于慢惊者,多由于此。即如此证,设认定其虚,或

知用其药,而不能以重剂多剂救之,是为病重药轻,延绵复死。即进此方后,多有阳回,而现阳证者,咸疑为热,稍无定见,每多意乱心迷,乃至大变其法,改用凉剂,无不立毙。余每于斯证临治之时,苦心体察,深恨世医所治小儿吐泻之证,无分寒热虚实,专守辛散清凉之药,实者侥幸得功,虚者脾肾两败,露睛厥逆,吐舌抽搐,遂曰惊风。复不分急慢虚实等情,更以凉散香疏汤药丸散灯火杂投,以致二便不禁,四肢冰冷,五脏竭绝而死,至死不明其故,良可悲也。近时人体禀气浇薄,夏月极多此症,堪为痛心。是以愈加精研,博览古训,参以拙见,似有寸长,久欲与同道勘破,恐管窥之见,有不尽然。近年阅历稍深,凡治慢惊,悉用此法,屡验不爽。敢望同志之士,共明夏月伏阴在内之理,当先顾脾胃为主,后察其六淫兼证,战战兢兢,毋伤其正,庶几得焉。因名其方曰大回生汤。大回生汤:专治小儿夏月吐泻,及杂病误治成慢脾风症,一切脾肾虚寒,发痫惊风,实有起死回生之功。人参、白术、黄芪、附子、枣仁、枸杞、干姜、茯苓、肉桂、丁香、白蔻、钩藤、全蝎、甘草。用水一碗,煎至不见水,提起入夏布巾内取汁,调**赤石脂**,缓缓服后,如吐不止,加**赭石**调服,姜、夏同煎。肝木旺者,羚角汁调服。痰盛者,加泡星、天麻。肾阴亏者,加熟地、枸杞,不炒。泄止厥未回者,加当归引药入于血分。服数剂后,或眼内翳膜不能退清,加冬瓜仁二三十粒,以润肝燥。小便利者,去茯苓。方内只有干姜之性,取其大能补火生土,阴虚者未免有劫水之弊,用者量之。肺气虚及津不生者,加五味。(《得心集医案》)

辽宁张孝孺幼孙,年四岁,得慢脾风证。病因:秋初恣食瓜果,久则损伤脾胃,消化力减犹不知戒,中秋节后遂成慢脾风证。证候:食欲大减,强食少许犹不能消化,医者犹投以消食开瘀之剂,脾胃益弱,浸至吐泻交作,间发抽掣,始求愚为诊视,周身肌肤灼热,其脉则微细欲无,昏睡露睛,神气虚弱。诊断:此证因脾胃虚寒,不能熟腐水谷消化饮食,所以作吐泻。且所食之物不能融化精微以生气血,惟多成寒饮,积于胃中溢于膈上,排挤心肺之阳外出,是以周身灼热而脉转微细,此里有真寒、外作假热也。其昏睡露睛者,因眼胞属脾胃,其脾胃如此虚寒,眼胞必然紧缩,是以虽睡时而眼犹微睁也。其肢体抽掣者,因气血亏损,不能上达于脑以濡润斡

旋其脑髓神经（《内经》谓上气不足则脑为之不满。盖血随气升，气之上升者少，血之上升亦少。可知观囟门未合之小儿，患此证者，其囟门必然下陷，此实脑为不满之明证，亦即气血不能上达之明征也），是以神经失其常司而肢体有时抽掣也。此当投以温暖之剂，健补脾胃以消其寒饮，诸病当自愈。处方：**赤石脂**一两（研细），生怀山药六钱，熟怀地黄六钱，焦白术三钱，乌附子二钱，广肉桂二钱（去粗皮，后入），干姜钱半，大云苓片钱半，炙甘草二钱，高丽参钱半（捣为粗末）。药共十味，将前九味煎汤一大盅，分多次徐徐温服，每次皆送服参末少许。方解：方中重用**赤石脂**者，为其在上能镇呕吐，在下能止泄泻。人参为末送服者，因以治吐泻丸散优于汤剂，盖因丸散之渣滓能留恋于肠胃也。效果：将药服完一剂，呕吐已止，泻愈强半，抽掣不复作，灼热亦大轻减，遂将干姜减去，白术改用四钱，再服一剂，其泻亦止。又即原方将附子减半，再加大甘枸杞五钱，服两剂病遂全愈。说明：按此证若呕吐过甚者，当先用《福幼编》逐寒荡惊汤开其寒饮，然后能受他药，而此证呕吐原不甚剧，是以未用。（《医学衷中参西录》）

【水痘】

宝苏局前高某之甥，为当友，年二十余岁，陡然壮热发痘，延医表散过甚，毒火散漫，痘不成窠，全身皮脱，痛楚呻吟，惨不忍闻，势超危急。其舅邀余往诊，余以大方不及痘，固辞之。彼谓此甥兼祧三房，姑请设法救之。强余行，无何，往视之，甫掀帘，血腥臭秽，满布室内，及启被，更为骇人，实令人无从补救，且分内外治之。内服犀角、地黄、丹皮、大青、银、翘、绿豆、竹沥等味；外用贝母二钱，白芷、**赤石脂**、白及各一钱，**龙骨**五分（为末），猪骨髓打调成膏，用桑皮纸张摊满药油，遍身贴之，果觉痛定，稍稍安寐。未及两旬，肌理平满，惟不生肌肤，再以菜油磨青果核濊之，旋即完好。内服初用寒凉之剂，继以益阴生津解毒诸药清理之。（《翠竹山房诊暇录稿》）

【脓窠疥】

金元章媳，甲午新寡后，患脓窠疥，大抵湿热之病，疡医连某疑为遗毒，竟作梅疮治，渐至上吐下利，不进饮食，另从内科治，亦无寸效，延至次年春令，更兼腹痛自汗，汛愆肌削，诸医望而却走。孟英视之，曰此胃气为苦寒所败，肝阳

为辛热所煽，前此每服阳刚，即如昏冒，稍投滋腻，泄泻必增，遂谓不治之证，未免轻弃。乃以四君子加左金、椒梅、莲子、木瓜、**余粮**、**石脂**等出入为方，百日而愈。第汛犹未转也，诸亲友环议通经。孟英力辨此非经阻可通之证，惟有培养生化之源，使气旺血生，则流行自裕。恪守其方，服至仲冬，天癸至而肌肉充。上吐下利，不进饮食，此胃气为苦寒所败之征。肝阳逆上，则脾土受伤，阴精不能自秘，故腹痛自汗。肝统血，肝伤则汛愆，肝贼脾则气血不充而肌削。阳刚之药愈伤肝，故如昏冒；滋腻之药愈败脾，故增泄泻。此证用药虽易相妨，然究以苦寒败胃为主要。肝附于脾，脾治则肝治。宜先益其胃阳，使中气有权，乃能循序施药。炒潞党五钱，白茯苓（干切）三钱，炒白术三钱，炒甘草二钱，川椒红（次入）二分，陈木瓜三钱，**禹余粮**、炒**赤石脂**二味各一钱（研粗末，冲，和药服）。药送左金丸六分、陈莲子十粒（去心不去皮）。四君合椒红维持胃气，左金合木瓜酸苦以泄肝阳，莲子守补敛涩，**余粮**、**石脂**（炒研和服）系遵喻氏法以涩肠止涩。孟英力辨此非经阻可通之证，盖经阻可通，系阳实气充，经期偶服生冷停瘀，病在血不在气，且气旺可受通经峻药，此证气虚不能生血，病在气不在血。（《王氏医案绎注》）

炉甘石

【呕吐】

"自然铜"条下"呕吐"案。（《医学穷源集》）

【臁疮】

"铅"条下"臁疮"案。（《外科医镜》）

【背痈疽疮】

"铅丹"条下"背痈疽疮"案。（《尚友堂医案》）

【脚蛀】

"轻粉"条下"脚蛀"案。（《冷庐医话》）

【梅毒】

"粉锡"条下"梅毒"案。（《名医类案》）

【齿疾】

"雄黄"条下"齿疾"案。（《续名医类案》）

【目疾】

先后天不足，肝旺肾虚，浮阳上越，瞳人生有白云。治之匪易，拟方徐图之。**活灵磁石**三钱（盐泥封煅），木贼草、冬瓜仁各四钱，**炉甘石**三钱，珍珠母三具（盐泥封煅），白蒺藜三钱（去刺），密蒙花一钱五分，瓜蒌霜八分（去油），夜明砂一钱五分，川石斛三钱，荷

叶一角。复诊:加沙苑子二钱、青葙子一钱二分。

予幼时患风弦烂眼,甚受其累,百药罔效。遇一陈姓医士于长安邸,授予白末药,令敷于眼患处,随敷随愈,取效如神,不肯传方。予略访之,云:有吐蛔在内。吐蛔者,小儿口中吐出蛔虫,收干候用。其中想更有制就**炉甘石**配之者,真奇方也。(《续名医类案》)

无 名 异

【杖伤】

崇祯庚辰,黄公石斋、解公石帆、叶公润山被杖,士夫皆谋蚺蛇胆。愚谓:此大寒,令人绝嗣,不如三七、**无名异**、地龙蜡丸酒服,则杖不知痛。如不即得,则白蜡一两、䗪虫一枚,酒服亦妙。壬午,则熊公鱼山、姜公卿墅,复以直言受杖,遣人急白如须用之。《中州集》曰:贞祐中,高琪柄国,士夫被棰辱,医家以酒下地龙散,投以蜡丸,则受杖失痛。《范中歌》曰:嚼蜡谁知味最长,一杯卯酒地龙香,年来纸价长安贵,不重新诗重药方。偶书及此,为之一叹。痕痛青肿,用莱菔捣烂敷之即消,或用绿豆粉调敷。(《续名医类案》)

邓翁,六二,腹痛烦渴,泻痢不止,医以胃苓汤治之,不效。脉两关及左尺数濡,右尺沉伏。注:右尺不应,天和也。案:此腠理不调耳。红曲二钱,**无名异**三钱,花粉二钱,茯苓块三钱,香附三钱,莱菔子三钱,小生地二钱。释:此癸丑年清明后六日方也。天运太宫,月建辰土,客气属少阴君火主事,而本年乃火运不及,水来兼化之年,故少阴火弱,不能生太宫之土,以致阳明辰土不能散布津液,而腠理不能调适耳。明乎此,则此方之妙,不烦言而解矣。用胃苓汤不效者何也? 太宫辰土,乃阳明转输之府,胃苓专于去湿,而不能助布津液。且中焦取汁奉心化血,而后少阴乃得行其令;胃苓专走气分,何能兼顾少阴乎。此等毫厘千里之别,学者不可不详审也。"**无名异**属阳明戊土,性能和血补血,又味甘兼入脾,故能止痛行伤,续绝生肌,胃主宗筋,脾主肌肉也。祝道山附汪。"(《医学穷源集》)

【鹤膝风】

一人患鹤膝风五年,敷药三日即愈。王心涵传:乳香、没药各一钱五分,地骨皮三钱,**无名异**五钱,麝香一分。各为末,车前草捣汁入老酒少许,调敷患处。(《续名医类案》)

石 钟 乳

【咳嗽】

杨左 痰饮恋肺,清肃之令不行,咳嗽气急,难于平卧,形寒肢冷,脉象濡滑。仿《金匮》痰饮之病,宜以温药和之。川桂枝三钱,仙半夏二钱,光杏仁三钱,炙白苏子三钱,云茯苓三钱,广福红三钱,象贝母三钱,旋覆花一钱半(包),清炙草四分(炙),远志肉三钱,**煅鹅管石**一钱,生白术三钱,炙款冬一钱半。(《思补山房医案》)

高左 足跗肿渐消,咳嗽气逆,纳少便溏,肾虚不能纳气,脾虚痰饮恋肺,按脉虚弦,还虑喘满,再宜培土生金,温化痰饮而摄肾气。连皮苓四钱,薄橘红三钱,炒破故纸一钱半,生熟薏仁三钱,炒於术三钱,炙远志肉三钱,**鹅管石**三钱,仙半夏三钱,炙款冬一钱半,《济生》肾气丸三钱(清晨米饮汤送丸)。(《思补山房医案》)

一人病咳嗽,盗汗发热,困倦减食,四肢逆冷,六脉弦紧,乃肾气虚也。先灸关元五百壮,服保命延寿丹二十丸,**钟乳粉**二钱。间日,服金液丹百丸,一月全安。(《续名医类案》)

一人病咳嗽,脉症与上条同,但病患怕灸,止服延寿丹五十粒、金液丹百粒、**钟乳粉**二两,五日减可,十日脉沉缓,乃真气复也。仍服前药,一月全安。盖此病早不灸亦可,迟必加灸,否则难治。(《续名医类案》)

"铅"条下"咳嗽"案。(《思补山房医案》)

【喘证】

姚栽庵比部,年五十八岁,患痰喘自汗,便溏不畅,或以为下元大衰,议用大剂附、桂。予诊脉滑而长,乃上焦痰火为患,以杏、朴、滑、菀、射干、竹茹、蛤壳、**鹅管石**、芦根等而愈。堂按:方内有**鹅管石**一味,是上焦虽有痰火,下原亦衰矣。(《乘桴医影》)

【肺痈】

一童子气禀不足,患肺痈,吐脓腥臭,皮毛枯槁,脉浮,按之涩,更无力,用**钟乳粉**汤治之。(《续名医类案》)

【肺痨】

杨先生 初诊,年已五十一,而肺结核第三期证候极明确,咳痰带血,晡时发热,手指鼓槌形。左肺尖浊音、鼓音皆见。大便难,脉弦数,舌胖白。银柴胡 6 克（炙），紫菀 9 克，云苓 12 克，知母 6 克（炙），鳖甲 9 克（炙），款冬 6 克，茜根炭 6 克，炙甘草 3 克，青蒿 4.5 克（后下），川贝母 9 克，煅牡蛎 24 克（碎），**石钟乳** 9 克，杏仁 9 克，炮姜炭 1.5 克。（《陆渊雷医案》）

【胸痹】

一人每饭后饮酒，伤其肺气，致胸膈作胀，气促欲死，服**钟乳**粉、五膈散而愈。若重者，灸中府穴亦好，服凉药则成中满难治矣。（《续名医类案》）

【中风】

"朱砂"条下"中风"案。（《养性轩临证医案》）

【胃痛】

胃脘当心而痛。客秋得后，心中颇似悲泣欲哭而不能舒气，闷而不能升。曾服黄连药二帖稍好。现大痛不已，痛时胸口至喉，内热如火炭，喉内痰塞不利，午后尤甚，头晕四肢无力，精神倦怠，饮食不香。此肝气犯胃，土受木侮，以苦降辛通法，调之左金、戊己本是先，权以泻心法服后再议。半夏泻心汤加**鹅管**、茯苓。（《王九峰医案》）

【泄泻】

滑伯仁治胡元望之女，生始六月，病泄泻不已，与灸百会穴愈。滁州赵使君云：其女年甫周岁，忽苦脏腑泄泻，每所下如鸡子黄者半盆许，数日之间，几至百行，渐作惊风症。有一士大夫，教以**钟乳**粉二钱，以枣肉和搜，令取意食之。不然，以浓煎枣汤，调**钟乳**服亦可，以小儿只用一钱，已平复矣。传方者云：他日或作小疮疡，不足虑。儿子清辉，年三岁，过镇江时，病久泻危甚，用此法服至半两遂安，亦不生疮。（《续名医类案》）

【黄疸】

一人伤寒至八日，脉大而紧，发黄，生紫斑，噫气，足指冷至脚面。此太阴证也，最重难治。为灸命关五十壮，关元二百壮，服金液丹、**钟乳**粉，四日汗出而愈。（《扁鹊心书》）

【遗精】

皇上脉左关微数弦，右关较前渐缓，耳鸣，腰胯酸痛仍未减，食物还滞，头微晕。仍系肝阳上泛，水不涵木，中焦不运之故。肾气开窍于耳，又为藏精（《素问·通天论》）。虫劳则精不固，耳堵不开，宜肝肾合治。《灵枢·口问篇》云：耳中者，宗脉之所聚也。阴阳主宗脉，胃中虚，故耳鸣；脾不健运，故饮食滞；大便不调、肢体酸软，亦脾虚之候。由当以运脾为佐。腰为肾府，肾俞病则腰酸腿痛。谨记清肝扶脾之法。怀山药三钱（炒），潼蒺藜二钱，金毛狗脊二钱，石决明三钱，**钟乳石**二钱，橘皮一钱，生白芍三钱，炙甘草五分，金石斛三钱，芡实三钱。（《脉案恭存》）

"白石脂"条下"遗精"案。（《续名医类案》）

【血证】

丁先生　初诊，吐血旧疾，无端复作。舌色平，脉左微细，右弦大。左胁似痛非痛，稍有咳。须封闭已裂之血管。焦山栀 9 克，炙紫菀 9 克，参三七 2.1 克（研、冲），柴胡 4.5 克，茜根炭 6 克，杏仁 12 克，白芍 9 克，黑芥穗 3 克，侧柏炭 6 克，**钟乳** 9 克，蒌壳 9 克。（《陆渊雷医案》）

【虚劳】

窦材治一妇人，伤寒瘥后，转成虚劳，乃前医下凉药，损其元气故也。病患发热咳嗽，吐血少食，为灸关元百壮，服金液、保命、四神、**钟乳**粉，一月全愈。（《续名医类案》）

【梅毒】

"粉锡"条下"梅毒"案。（《医案类聚》）

浮 石

【秋温】

"石膏"条下"秋温"案。（《剑慧草堂医案》）

【咳嗽】

伤风音烁，干咳无痰，内热口燥，苔白脘闷，神疲脉数。防其破络见红，必成老怯。玄参、白杏仁、象贝、**海浮石**、半夏、大葱白、细苏子、橘红、冬瓜子、前胡、桑叶。（《医案集存》）

金桥僧　晚发后复伤秋燥，咳逆食少欠运。洋参、杏、贝、橘、苓、苏子、**石膏**、谷芽、**海石**、甘草、竹茹、茅根。（《珠村草堂医案》）

琏市陈　肺感晨昏咳甚，盗汗，脉濡舌白。洋参、橘、苓、半夏、杏仁、麦冬、蛤壳、**海石**、川贝、石斛、丹皮、桑叶。（《珠村草堂医案》）

丁　温邪夹痰饮上逆，肺气不得清肃。内热咳嗽，痰色带黄。法当疏降。南沙参、杏仁、象贝、前胡、苡仁、苏子、旋覆花（绢包）、牡蛎、**海浮石**、枇杷叶、茯苓、橘络。（《医案类聚》）

邹右　天燥太过，肺胃风热内烁，更兼肝火凌金，咳痰带血，沉迷多睡。脉数而滑。盖阴虚则火炽,其热势内蕴胸中,如烟雾弥漫,所以沉迷而多睡也。恐昏痉等变,从云瞻兄方中,参入扩清胸中之热。黑山栀三钱,瓜蒌霜三钱,**海浮石**三钱,篾竹叶一把,真川贝五分、上濂珠三分(二味研极细末,调服)。(《医案类聚》)

丁左　阴虚质体,痰饮恋肺,清通之令不能下行,咳嗽气逆,难于平卧,脉弦细,舌光绛。恙久根深,非易速痊,先宜顺气化痰。炙白苏子三钱,薄橘红三钱,炒川贝二钱,**海浮石**一钱半,甜光杏三钱,抱茯神三钱,旋覆花一钱半,炙款冬一钱半,仙半夏三钱,瓜蒌皮三钱,炙远志肉三钱,冬瓜子二钱,清炙枇杷叶二钱,核桃肉(去紫衣)二枚。(《思补山房医案》)

沙左　失音、吐红、胁痛皆止,咳呛气逆减而未除,再以和胃理肺为治。北沙参(米炒)三钱,川石斛三钱,云茯苓三钱,新会皮一钱五分,法半夏一钱五分,甜杏仁(打)三钱,真川贝一钱五分,杜苏子三钱,**海浮石**四钱,加银杏肉、炒竹茹。(《赖氏脉案》)

施右　气郁伤肝,忧郁伤肺,以致咳呛气逆,有声无痰,胸胁隐痛,汗泄甚多。姑以和卫固表、理肺降气为治。西绵芪三钱(防风根钱半同炒),生白术钱半,辰茯神四钱,甜杏仁三钱,真川贝钱半,**海浮石**四钱,煅牡蛎五钱,**煅龙骨**四钱,加淮麦三钱、银杏肉三钱(打)。(《赖氏脉案》)

朱左　咳呛气逆,失音咽痛,里热盗汗,按脉沉数,虚火燥金,肺失清肃,姑以和土保金为法。西绵芪三钱(防风根一钱同炒),生白术钱半,辰茯神三钱,新会皮钱半,甜杏仁三钱,真川贝钱半,款冬花钱半,**海浮石**三钱,加凤凰衣三钱、青竹叶三钱。(《赖氏脉案》)

由风引动素蓄之湿,首犯上焦,而致咳嗽,绵延二月有余,风去而湿尚存,窒碍气分,化痰、化热。左右脉象俱见弦滑。治当清肃肺胃,借以涤化湿痰。茯苓、姜夏、杏仁、瓜蒌皮、瓦楞、竹二青、橘红、川贝、苡仁、**海浮石**、苏子、枇杷叶。(《和缓遗风》)

伊达氏　五十岁　多年患痰嗽,日则少静,至夜半后,痰甚嗽多,或耳鸣目昏,腹胁冲弦气动,多食则嗽愈甚,大便秘,小便如常或涩。三子养亲汤加栝蒌实、**海浮石**(醋制)。(《北山医案》)

吴江吴树廷,年二十二岁。咳嗽由去夏六月感冒而起,缠绵十月。土医作阴虚治,皆未获效,特买舟就治于余。细审病情,咳嗽十有余月,昼轻夜重,内热喉痒,痰不易出。幸食饮如常,神识不倦。右寸、关脉来细软兼滑,肺气有亏,勿因内热而恣投寒凉,以致转怯。宜先清补肺脾,使金旺而水生,土旺而气充,则咳嗽自平矣。白花百合一两,北沙参三钱,款冬花三钱,苡仁三钱(炒),叭哒杏三钱(去皮尖,炒),怀山药三钱(炒),黑苏子一钱半(炒),炙草八分,**海浮石**三钱,加老枇杷叶三钱(去毛,蜜水炙)。服后咳嗽如前,仍甚于半夜,必待痰出咳渐缓。再剂服于临睡时,服后即咳且甚,至夜半应咳之时,反不咳嗽矣,一夜安宁,颇属合宜。第肺气久虚,左关微弦,防木火侮金而有痰红之虑。(《竹亭医案》)

张宏川女,年十九岁。喘咳时发,痰食相凝。治宜疏肺,佐以豁痰消食。前胡一钱五分,苏子二钱(炒),杏仁三钱,橘红三钱,麦芽三钱(炒),**海浮石**三钱,楂肉三钱(炒),桔梗六分,加青葱一大枝。进两剂,喘咳十去五六,前方去前胡、杏仁,加旋覆花,再两剂全瘳。正值农忙,勿贪凉饮冷,以免经行腹痛,旧疾复发为最耳。(《竹亭医案》)

风侵于肺络,咳嗽不已,渐延劳嗽。白旋覆花、杜苏子、扁杏仁、栝蒌仁霜、广橘红、**海浮石**。(《未刻本叶氏医案》)

咳呛反复,中虚表弱也。宜从脾肺调治。制於术、麦冬肉、炒苏子、橘白、**海浮石**、法半夏、北沙参、川贝母、茯苓、老桑叶。(《何澹安医案》)

咳甚于夜间,肌热于午后,此阴亏也。浊痰咳唾,鼻流清涕,是肺热也。病本如是,奏功不易。拟甘咸润燥法。阿胶、燕窝、沙参、**海浮石**、瓜蒌霜、川贝、杏仁、甘草。诒按:此证痰必干粘,故用药如是。(《医案类聚》)

胡左　痰带血点,痰稠如胶,心中有难过莫名之状。此本水亏于下,痰热扰上,切勿以其势微而忽之也。**海浮石**三钱,煅决明四钱,川石斛四钱,丹皮炭一钱五分,藕节二枚,黑山栀二钱,钩钩三钱(后入),竹茹一钱(水炒),瓜蒌霜三钱,蛤黛散四钱,**煅磁石**三钱。又,痰血已止,痰稠稍稀,是肝火上撼心肺。再为清化。**海浮石**三钱,煨决明四钱,川石斛四钱,丹皮炭一钱五分,瓜蒌霜三钱,**煅磁石**三钱,川贝母二钱,海蛤粉四钱,茯神(辰砂拌)三钱,麦冬一钱五分(辰砂拌)。又,血止而心阴未复,再平肝养阴。朱茯神、拣麦冬(辰砂拌)、当归炭、柏子仁、磁石(煅)、金铃子(醋炒)、枣仁、丹参炭、煅龙骨、代赭石、香附(盐水炒)。(《张聿青医案》)

左 咳久气阴两损,气冲痰多,脉数。体乏病深,不易奏功。南沙参三钱五分,淮小麦三钱(绢包),扁豆衣三钱,橘白一钱,生蛤壳七钱(先煎),海浮石四钱,车前子四钱(绢包),生草四分,川石斛三钱,茯苓四钱,生谷芽五钱(绢包)。(《医案类聚》)

赵右 咳嗽痰臭,寒热时形,右胁结块且痛,风温久郁肺经,将成息贲,治以宣泄。桑叶三钱,海浮石三钱,甘草节四分,前胡一钱半,杏仁三钱,旋覆花一钱半,枇杷叶四钱,桔梗四分,连翘一钱半,牛蒡子三钱,带子丝瓜络四钱。(《医案类聚》)

左 吐血虚体,咳嗽音闪。肺损已甚,夏令火旺,尤难见功。川石斛三钱,海浮石四钱,蜜炙百部七分,冬瓜子五钱,白杏仁(去尖)四钱,生蛤壳一两(先煎),生草四分,元参三钱五分,川贝(去心)三钱,竹茹三钱五分,丝瓜络三钱五分,枇杷露一两(温服),加玉蝴蝶三分。(《医案类聚》)

右 咳嗽痰吐极多。阴虚肺气上逆所致,加以肝肾不足,发为鹤膝流痰,极易积溃。拟且先治所急。桑白皮三钱五分,瓦楞壳一两(杵,先煎),怀牛膝三钱五分,茯苓四钱,海浮石四钱,白杏仁四钱(去尖),川断三钱(盐水炒),生草一钱,甜瓜子七钱,象贝五钱(去心),丝瓜络三钱,料豆衣三钱。(《医案类聚》)

湿痰上阻肺络,肺气不降,肾气不纳。呛咳气疾,举发无常,甚则喉际痰声漉漉,寝食俱废,抱恙多年,根深蒂固。脉来弦滑。治宜渗湿消痰,兼肃肺气。化橘红一钱,制半夏一钱半,紫苏子二钱,海浮石三钱,全当归二钱,瓜蒌仁三钱,甜杏仁三钱,炙紫菀一钱,赤茯苓三钱,苡仁三钱,南枣三枚。(《费绳甫先生医案》)

左 脾为生痰之源,肺为贮痰之器。脾不运则生痰,肺不降则咳呛。吐出尽系白沫黏韧之痰,咳甚则头晕,脉弦滑,右耳鸣响失聪。拟宗《金匮》外饮治脾立方。漂白术三钱五分,盐半夏三钱五分,白杏仁四钱(去尖),新会皮五分,茯苓四钱,海浮石四钱,白前三钱五分,冬

虫夏草三钱五分,川贝母三钱五分(去心),生蛤壳七钱(先煎),竹茹三钱五分,生谷芽五钱(包),磁朱丸四钱(绢包),玉蝴蝶二分。(《曹沧洲医案》)

某 风温大势已解,而痰热未清,咳恋痰稠黄浓,火升少寐。右寸脉独大。良以邪热灼肺,手太阴清肃无权,则足太阴转输失职,致热蒸而炼液成痰,痰火因而内炽。鼻准清冷,乃气机之闭郁,以兼症之中,别无元阳衰脱之见端也,拟清化痰热而肃肺气。茯苓三钱,黑山栀一钱五分,海浮石三钱,炒蒌皮三钱,川贝母二钱,杏仁泥三钱,冬瓜子五钱,风化硝五分,新绛五分,枇杷叶(去毛)四片,竹茹(盐水炒)一钱五分,灯心(盐水拌)三尺。(《张聿青医案》)

"铅"条下"咳嗽"案。(《沈菊人医案》)

"铅"条下"咳嗽"案。(《邵兰荪医案》)

"白石英"条下"咳嗽"案。(《赖氏脉案》)

"白石英"条下"咳嗽"案。(《临诊医案》)

"白石英"条下"咳嗽"案。(《沈菊人医案》)

"白石英"条下"咳嗽"案。(《曹沧洲医案》)

"紫石英"条下"咳嗽"案。(《剑慧草堂医案》)

【喘证】

十二月十五日诊:风痰上壅,喘哮声急,脉象沉细,气逆不能卧,议用代赭旋覆法。旋覆花三钱(生绢包),熟半夏二钱,代赭石三钱(煅),杏仁三钱,海浮石三钱,海蛤粉三钱,前胡一钱半,橘红三钱,加煨姜八分、白萝卜汁半酒杯冲。服后喘定哮平,脉亦渐起,进粥安妥,再剂而痊。(《竹亭医案》)

杨(安徽) 哮喘时发,发则胸闷咳逆,卧难着枕,病之常也。惟所出之痰,或带红色,口中之味,亦作气秽,肩背酸痛,脉形小数。肺胃两经,必有伏热在里,蒸开毛窍,容易招风,最为累事。现在哮止二日,吐出之痰,粘而且黄,尚从咳出,不能不以清法。桑皮、骨皮、杏仁、冬瓜子、丝瓜络、白果、川贝、苏子、芦根、浮石、苡仁。如哮喘发作时加莱菔子、白芥子、紫菀、桔梗。(《曹仁伯医案》)

癸水不通,哮喘咳痰。此肝肺两经之病,暂从气分调治。生黄芪、光杏仁、炙桑皮、橘白、款冬花、炒苏子、白前、法半夏、川贝、海浮石。(《簳山草堂医案》)

巫妇梅 夏宿哮屡发,痰多喘咳,显系湿痰郁热为寒邪所遏。暂用加减麻黄汤温散。麻黄三分,桂枝五分,杏仁二钱,苏叶、半夏(制)各钱半,橘红一钱,桔梗八分,姜汁三匙。二服后随用降气疏痰。栝蒌皮、桑皮(俱炒)各一钱,贝母、杏仁(俱炒,研)各二钱,**海浮石**三钱,前胡、枳壳各八分,苏子(炒,研)六分,茯苓二钱,姜汁三匙。数服哮嗽除。(《医案类聚》)

溧阳洪瑞初之夫人,咳嗽哮喘,喉际痰声漉漉,口渴引饮,夜坐隐几而卧。诊脉弦滑洪大。此痰火销铄肺阴,肺气肃降无权。辛温祛寒涤饮,反为痰火树帜而劫肺阴。用梨汁、荸荠汁、芦根汁、冬萝卜汁、鲜竹沥隔汤炖温,连进二次,喘咳皆平,即能平卧。方用:南沙参四钱,川贝母三钱,瓜蒌皮三钱,甜杏仁三钱,苡仁三钱,冬瓜子四钱,**海浮石**三钱,鲜竹茹一钱。服五剂,口渴止而病若失。(《医案类聚》)

镇江程 左脉小弱,右寸滑大,髫年喘症,数载不痊,遇劳感寒即发,即风痰结于肺底,积久竟成窠囊,阻塞空窍,清肃不令下行矣。且肺病善咳,咳久未有不传至三焦者。故每交少阳气分用事,喘促更无止息也。早用化痰定喘,晚用复脉和阴。**海浮石**、马兜铃、杏仁、桑皮、橘红、川贝、紫菀、苏子、北沙参、枇杷叶,晚服复脉汤。(《医案类聚》)

袁履安,五十九岁,道光戊子十一月十八诊。喘症极险危笃治验。素有吐血症,迩来因喘兼咳。月余来,卧不着枕,痰不易出,口燥舌干,大便溏薄,食饮日减,脉象虚软,按之细数。议益气、定喘、化痰,冀其渐缓,庶乎尽善。北沙参三钱,蛤粉炒阿胶三钱,白花百合一两,山药三钱(炒),款冬花三钱,叭哒杏仁三钱(去皮尖),黑苏子一钱半(炒),天冬一钱(去心),炙甘草八分,**海浮石**三钱,薏苡仁五钱(炒),茯神三钱。复诊(八月二十日方):茅山术一钱半(炒),姜厚朴三钱,薤白三钱,枳实一钱半,淡茱萸三分,山楂炭三钱,木香七分,陈皮三钱,炙甘草五分,五谷虫一钱(炙)。服一帖,脘腹响动,少顷解绛色粪成堆,自午至夜计解三次,末次尤多,自此而腹痛若失。次日再以四君子汤加扁豆、苡仁、杜仲、续断、归、芍等,五帖全愈。(《竹亭医案》)

孙,四十四岁,气易上逆,姑进白沙方。生蛤壳、**白浮石**、蝉蜕、鲫鱼胆、银。(《松心医案》)

陈,三十八岁,清晨痰咯不利。党参、焦术、炙草、橘红、半夏、杏仁、**浮石**。转方:痰随气易上逆。生白术、桂木、**代赭石**、半夏、牡蛎、泽泻、杏仁、淡菜、**浮石**、茯苓。又:上之吐痰滑,则下之出也艰,使其出也易,则上之所吐颇不利,二者此难则彼易,制方极费心思。蛤壳、**浮石**、蝉衣、蜂蜜、杏仁、雄猪肚。黄病之起由乎气血相搏,非不能食也,亦非火衰不运食也。病因乎气,则易动而气升,以顺气为主。气与血不相离,则益阴制火又宜先,前方服贞元饮之得效,以此也,仍宜以此立法。熟地、淡菜、郁金、橘红、茯苓、当归、炙草、沉香汁、半夏、蛤壳,加夜合花。(《松心医案》)

贾左,气喘不止,厥气尽从上逆,无形之火亦随之而上,火冲之时,懊憹欲去衣被。金无制木之权,姑清金平木。栝蒌霜四钱,杏仁泥三钱,川贝母二钱,郁金一钱五分,**海浮石**三钱,**风化硝**七分,黑山栀二钱,蛤粉四钱,粉丹皮一钱四分,竹茹(盐水炒)一钱,枇杷叶六片。(《张聿青医案》)

王姓 年逾五旬,素患哮喘,气逆上冲,伏邪感寒,身热未解,脉形弦滑,舌色白腻。痰阻中州,胸脘满闷,挟食停滞,气不纳运。此系肺脾两经受而所发,拟疏肌化痰定喘,清金通里法。杜苏子(炒)三钱,白前一钱,**海石**二钱,莱菔子(炒)三钱,制半夏一钱五分,马兜铃一钱五分,广橘红一钱五分,**灵磁石**三钱,瓜蒌皮一钱五分,姜山栀一钱,加款冬花三钱,二青竹茹(水炒)二钱、枇杷叶露一两(冲入)。(《临诊医案》)

"铅"条下"喘证"案。(《留香馆医话》)

"紫石英"条下"喘证"案。(《归砚录》)

【肺痈】

钟左 肺痈咳呛,痰秽如脓,形瘦里热,按脉沉数。湿热郁蒸,肺为娇脏,姑以和阴润肺为法。南沙参三钱,桑白皮四钱,白茯苓三钱,甜杏仁三钱,真川贝钱半,款冬花钱半,**海浮石**三钱,煅蛤壳四钱,生米仁四钱,加活芦根一两、竹三七三钱。(《赖氏脉案》)

湿热交蒸,痰气秽臭,苔溲俱黄,乃肺痈之萌芽。生苡仁、绿豆衣、大贝母、**滑石**、方通、**海浮石**、生扁豆、光杏仁、甜葶苈、桑皮、赤苓、海金沙。(《汪艺香先生医案》)

杨左 大病之后,湿热未清,熏蒸肺胃,咳嗽痰黄,不能着卧。恐成痈痿重症。冬瓜子、枳实、瓜蒌霜、光杏仁、旋覆花、炒竹茹、生薏仁、郁金、制半夏、茯苓、枇杷叶、青芦管。复诊:泻肺之湿热,喘减能卧,痰稠转稀。但咳热未除。前法再冀应手。杏仁泥、**海浮石**、生薏仁、瓜蒌霜、冬瓜子、郁金、橘红、盐水炒茯苓、桔梗水炒竹茹、枇杷叶、青芦管。(《医案类聚》)

【肺痿】

朱右　肺痿咳痰如脓,已经三月有余,里热盗汗,面浮足肿,寒热时作。此由虚火燥金、肺热叶焦所致,姑以清金润肺为治。南沙参三钱,桑白皮三钱,炙知母三钱,白杏仁(打)三钱,川贝母钱半,**海浮石**四钱,生蛤壳四钱,生米仁四钱,粉甘草三分。(《赖氏脉案》)

姚左,血未复来,痰仍灰黑。还是湿郁热蒸。再为清化。制半夏、茯苓、郁金、海蛤粉、冬瓜子、广橘红、栝蒌皮、杏仁、**海浮石**、生薏仁。(《张聿青医案》)

朱　咳吐涎沫,半载不愈。肺痿之渐。半夏、茯苓、甜杏、**浮石**、竹茹、麦冬、甘草、橘红、款冬。(《松心医案》)

【胸痹】

"朱砂"条下"胸痹"案。(《里中医案》)

【不寐】

"金"条下"不寐"案。(《评选继志堂医案》)

【中风】

杨左　偏左麻木,不能运动,胸腹常有热气注射。脉形弦滑。此气虚而痰热内阻,类中之根也。制半夏一钱五分,天竺黄三钱,粉丹皮二钱,橘红一钱,炒竹茹一钱,陈胆星五分,瓜蒌仁五钱,**海浮石**三钱,山栀二钱,枇杷叶四片。陈关蜇(漂淡)一两,大荸荠(拍碎)四枚,二味煎汤代水。(《医案类聚》)

冯　肾阴虚,木少水养,化风上僭。右半体麻木,盛时竟至晕厥,心宕腰酸。脉细,口多涎。当从本元立方。北沙参、大白芍、杜仲、淡木瓜、**磁朱丸**、炙首乌、陈皮、朱茯神、**海浮石**、川续断、煅牡蛎、盐半夏、沙苑子。(《曹沧洲医案》)

冯姓　病起发热,忽然晕厥,目瞪口呆,牙关紧急,舌短神糊,脉来缓滑。春分节届,肝木上升,龙雷相火,挟痰沸腾,壅塞清空之窍,是内风类中之闭证。询得针刺、痧药,已经屡尝,须知辛香走窜、斩关夺门之将,反以扰乱正气,劫耗真阴,议从潜镇龙雷、开泄痰壅立法。**生龙齿**三钱、生牡蛎七钱、鲜石斛四钱(三物打,先煎),

天竺黄三钱,陈胆星一钱五分,化州橘红五分,辰茯神、旋覆花、丝瓜络、**海浮石**各二钱。先用乌梅肉擦牙开关。(《古今医案平议》)

【健忘】

蔡璞堂大日辉桥。忧愁恚怒则伤心,心营久虚不能下交于肾,故有不寐健忘、头眩眼涩、语言謇涩、精神恍惚等症,恐其久而成痼,急宜宁心镇肝为治。朱拌茯神三钱,酸枣仁二钱(炒),远志肉一钱(甘草水浸),石菖蒲三分(去毛,切片,朱拌),川石斛六钱,大生地六钱,柏子仁三钱(炒),天竺黄一钱,**真血珀**五分,石决明一两(盐煮),**灵磁石**二钱(醋煅)。又,《经》云:思则气结。又云:忧愁思虑则伤心。气结营虚,故见诸症,诊脉较前少松而无力微滑,究宜交心肾以和营,化积痰以开结,庶可渐次就痊。柏子霜二钱,朱拌茯神三钱,远志肉一钱(甘草水浸),酸枣仁三钱(生炒各半),旋覆花一钱五分(蜜拌,绢包),原生地三钱,石菖蒲四分(朱拌),**龙齿**二钱(敲),左牡蛎三钱,黑山栀一钱五分,送白金丸二钱。又,郁久则痰凝,心肾不交,健忘不寐,神志不清,虚火上炎,两颧仍赤。连服白金丸,郁痰虽觉稍开,终嫌力缓,议用归脾汤送滚痰丸,攻补兼施,庶乎中病。人参五分,炙黄芪一钱五分,蒸冬术一钱,朱拌茯神三钱,酸枣仁三钱(炒),远志肉一钱(甘草水浸),甘草一钱(半生半炙),**灵磁石**一钱五分,石菖蒲三分,真桂圆肉五钱,煎送**礞石**滚痰丸一钱五分。又,据述昨服药后所下稠痰甚多,精神较前稍爽,两颧赤色亦淡,但稍用心机,便觉脑空欲裂,夜不能熟睡,此心肾大亏之候,暂与补剂,缓用攻痰。脉沉平而软,照前方去滚痰丸。又,脉象虽沉,渐有流利之状,眉目间神色已开,不似前此之沉闷也。细询病原,皆由左乳跳动,串及中宫,心君亦为之震荡,由此不寐,神志遂有时而昏。此胆气本虚,加以恐惧过情,乃生此症。《十剂》云:重以镇怯。是其治也,仿而行之。大熟地五钱(**海石**末拌),丹参三钱,远志肉一钱五分(甘草水浸),酸枣仁三钱(炒),**煅龙骨**三钱,朱拌茯神三钱,血龟板三钱,石菖蒲五钱(猪心血拌),山慈菇一钱,川郁金五钱(猪心血拌),石决明一两(盐煮),**灵磁石**二钱,甜沉香三分(磨汁,冲)。丸方:朱拌茯神六两,石决明八两(盐煮),远志一两五钱(甘草水浸),枣仁四两(炒),**煅龙齿**四两,炙龟板六两,石菖蒲五钱(猪心血拌),川郁金五钱(猪心血拌)、天竺黄二两、山慈菇二两、**真血珀**三钱(灯草同研极细末)、左牡蛎二两、**灵磁石**五钱(醋煅,杵末)、陈皮二两、甜沉香三钱(剉)。上药治末,先用上党参八两、大熟地八两、川石斛八两、真桂圆肉八两、金针菜一斤、合欢皮八两,熬膏代蜜为丸,**飞金**为衣,每空心淡盐汤送四钱。问:此症已近痴呆,百药无效,自分已无愈理,今治不弥月,全体豁然,咸以为神,请详示之。曰:此人素性正直,闻其受人重托,贸易大亏,惭恶忧郁,遂得此症。究竟痰由思结,火以郁升,病在营卫,不在脏腑,是虚症非实症也。故始与宁心镇肝,继与和营化痰开郁,迨郁少开而痰结不解,即用攻补兼施之法。痰下正虚,又缓攻用补。后或于镇阴宁心,稍带攻痰,或膏滋以和营分,或重镇以安虚怯,至痰去火降,神清气爽,然后丸药常服,防其复发。虽方法不一,总不外解郁、调营、顺气、化痰之治。幸其人至诚信药,毫不间断,竟得收此全功,至今不发,余敢以神奇自矜耶。(《吴门治验录》)

【癫狂】

脉象左手寸尺细软、关部独弦,右手三部洪滑、关部尤甚,此平素心肾两虚,近则阳明痰火未清也。肾主水,水衰不能滋养肝木,以致肝阳易亢,怒火易升,而心君位司离火,又须坎水交济,水不足以制火,故向有背偻起及胁痛、吐、瘀等病,更兼操劳家政,烦劳太过,五志厥阳之火上扰,则五液为其煅炼而成痰火,与涎互击搏,值今暑令忽发如狂之症,此与本病不同,所谓本虚而表实也。近已深秋,金水用事,则阳火渐降,病乃向愈,然余波未平,故肝胃脉偏强,现症口渴、便坚、溺赤、心烦、夜梦纷纭、肺俞中脊胀闷,均系痰火聚于肝胃之间,法当先清后补,标症既平,方可滋养心肾以为调理之计。钩钩、**熟石膏**、枳实、胆星、法半夏、黄芩、橘红、甘草、蒌皮。接方:背上筋脉牵急,以冷洗手,自觉冷彻于背,即饮食入胃,亦着背而下,此皆积痰变幻,今脉象渐和,惟右关独大,仍宜清阳明。钩钩、白芥子(炒,研)、**海浮石**、秦艽、苡仁、桑寄生、石斛、胆星、络石三钱。(《医案类聚》)

【痫证】

癫痫之症脉大易愈,脉细难痊。今脉细而目睛无神,交夜糊涂、口渴,是病在重阴,不能去根矣。陈胆星、元生地、丹皮、小川连(酒炒)、**海浮石**、甘草、青黛五分(漂净,冲服)。接方:恼怒则肝火炽盛,又加惊恐,则肝胆俱病,木火交亢,以致癫妄神昏。今虽稍轻,而脉左弦右滑,是火郁生痰之故,故筋惕而胀,亦属肝火煽风。法以抑肝清痰为主。陈胆星、钩钩、法半夏、川连(酒炒)、枳实、橘红、甘草、**海浮石**、竹沥十七、姜汁一匕。(《医案类聚》)

朱乍浦 脉象沉细,两关重按微弦,右偏头痛,痛则呕吐白痰,周时方止,痰尽继以黄水黑水,吐尽痛平,饮食起居依然如故。此风痰久积于阳明,金水两亏,愈发愈勤,甚则风痰上涌,颠厥如痫,十数年不愈。必须细意消息,煎丸并进,方能绝其根株。缘现在未发之时,形症无可参考,惟两日一诊,以消息之。先与金水两调,息风祛饮。大熟地八钱、**海浮石**四钱(研末,拌捣)、归身三钱(炒黑)、制半夏二钱(**明矾水浸**)、陈皮一钱(**青盐水炒**)、茯苓三钱、桂枝五分(酒炒)、生於术一钱五分、炙甘草五分、冬桑叶一两(半生半熟,煎汤代水)。又,两关脉弦少解,照前方加竖劈党参五钱。又,连服金水两调、息风祛饮之剂,虽外症无大征验,而脉象渐起,沉弦之状已解。再得丸药常调,似可渐次就痊矣。再照前方加减。竖劈党参一两、陈皮一钱、制半夏二钱、大熟地八钱、**海浮石**三钱(研末,拌捣)、归身二钱(炒黑)、炒白芍一钱五分、蒸於术一钱五分、茯苓三钱、炙甘草五分、冬桑叶一两半(用米炒)、盐煮石决明二两。丸方:预防风痰上涌,厥晕如痫。上党参五两、陈皮一两、蒸冬术四两、茯苓四两、大熟地五两、**海浮石**五钱(研末,拌捣)、归身三两、川芎一两(酒炒)、炒白芍二两、川桂枝五钱、干姜五钱、煅牡蛎四两、防风二两、苦桔梗二两、冬桑叶四两、池菊炭八两、白僵蚕二两、石决明六两(盐煮)、**煅龙骨**三两、石菖蒲三钱(去毛,朱拌)、炙龟板三两、川贝母三两、制半夏三两。上药法制,用**明矾**二两化水浸一昼夜,晒干研末,炼蜜丸桐子大,每空心,淡盐开水送四钱。(《医案类聚》)

"朱砂"条下"痫证"案。(《凌临灵方》)

【郁证】

黄江泾沈上林令堂娘娘,受病之原,得之恼怒抑郁,郁于胃中,煅炼津液成痰,随肝火上升于结喉,皮里膜外结成痰块,气滞而日渐以大。《内经》云:荣气不从,逆于肉里,乃生壅肿。因气滞而痰凝不散所致也。脉息左手沉弦,右手关部独见沉滑,肝家有郁气郁火,胃中有胶痰纠

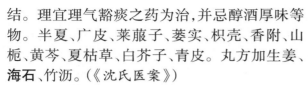

结。理宜理气豁痰之药为治,并忌醇酒厚味等物。半夏、广皮、莱菔子、蒌实、枳壳、香附、山栀、黄芩、夏枯草、白芥子、青皮。丸方加生姜、**海石**、竹沥。(《沈氏医案》)

【厥证】

沈西山　两关洪滑鼓指,木乘土位,脘悗腹坚,入夜厥逆,必吐痰数口始安。病久络虚,湿痰乘虚窒塞,久久不愈。现当君火司令,法宜养阴咸降,但此症必须多诊细参,方克有效。北沙参五钱,旋覆花一钱五分,陈皮一钱五分(盐水炒),忍冬藤二钱,新绛一钱,石决明一两五钱(盐煮),当归须二钱(酒洗),大白芍二钱半(炒),沉香汁三分,竹沥半茶杯,姜汁一小匙。又,痰气少疏,大便带溏,厥逆之势稍缓。思弦滑之脉,皆属风痰,倘咸降得效,痰从大便而出,则风痰亦可从此去矣。再用压痰柔肝之法。竖劈党参一两,陈皮一钱五分(盐水炒),旋覆花二钱,泡淡海参一两,**代赭石**三钱,石决明一两五钱(盐煮),泡淡淡菜五钱,紫降香汁三分,瓜蒌仁三钱,竹沥半茶杯,姜汁一小匙。又,脉又洪滑而弦,据述便溏则痰火稍降,便结则痰阻气塞,火又复升,可见腑气以通为补,照前法加通润之剂。竖劈党参一两五钱,陈皮一钱五分(盐水炒),瓜蒌仁三钱,**海浮石**二钱,沉香汁三分,茯神三钱,石决明一两五钱(盐煮),泡淡海参一两,泡淡淡菜六钱,陈花海蜇一两,泡淡荸荠五枚(去皮,煎汤代水)。又,痰饮肝风阻住,中焦气机不利,脉仍弦滑,必上吐下泻,胸膈始宽。久病络虚,焉能即攻,再用疏气降痰养肝一法。南沙参五钱,旋覆花一钱五分,**代赭石**三钱,白苏子七分,白芥子七分,瓜蒌仁四钱,阿胶一钱五分(蛤粉炒),山茨菇一钱,天竺黄一钱,沙苑蒺藜一两(盐水炒)。又,照前方去瓜蒌,加白螺蛳壳三钱,东土墙上者佳,送自制清宁丸三钱。五服全愈。问:肝邪至于腹坚厥逆,脉来鼓指,虚风大动,症亦危矣。闻其前此皆进温补息风,久而不效,今独用咸降压痰,通其大腑而愈,何也?曰:审症必求其隙,方有下手处,即如此症,脉来鼓指,脘悗腹坚,入夜厥逆,治者皆从肝风肝气上着想,是以疏肝滋肝皆备,独于痰之一字全未理会,以为痰出与脾与肝无涉。不知木乘土位,久而脾虚,食入皆化为痰,因肝火肝风鼓之上逆,已成窒塞清窍之势,故临发时必吐痰数口稍安,

从此落想,便有入手处矣。况咸降一法,不独治痰降火,兼可和阴息风,又不伤其胃气,岂非一举而众善备耶?迨便溏则火降,便结则气逆,自然再加通润疏气等法始润,而后攻之方得平复不发,此中消息,全在细心揣摩。书云:心诚求之,虽不中不远矣。(《吴门治验录》)

【胃痛】

汪妇　自孟秋患痢之后,大解溏泄未愈,已而怀娠,恐其堕也,投补不辍,延至仲冬。两目赤障满遮,气逆碍眠,脘痛拒按,痰嗽不食,苦渴无溺。孟英诊之,脉甚滑数,曰此温补所酿之疾也。夫秋间滞下,原属暑湿热为病,既失清解,逗留而为溏泄。受孕以来,业经四月,虑其堕而补益峻,将肺胃下行之令皆挽以逆升,是以胸次堵塞而痛,喘嗽不能卧,又恐其上喘下泄而脱也。补之愈力,治节尽废,溲闭不饥,浊气壅至清窍,两目之所以蒙障而瞀也。予沙参、蛤壳、枇杷叶、冬瓜子、**海石**、旋覆、苏子、杏仁、黄连、枳实、海蛇、黄芩、栀子,重加贝母。服二剂,即知饥下榻,目能睹物矣。温补酿痰,兼灼阴液。故蠲痰方中参用沙参、海石。盖阴不复,热痰亦不化。北沙参八钱,生蛤壳、**海浮石**各五钱(同先煎),姜枇叶(刷,包)三钱,生冬瓜子四钱,旋覆(包,先)三钱,生苏子(研)二钱,姜川连八分,炒枳实一钱半,淡海蛇(先煎)二两,姜枯芩一钱半,姜栀皮一钱半,川贝(杵)八钱。(《王氏医案绎注》)

【胃痞】

佚名　湿痰渐化,肺金清肃之令下行,呛咳气喘未发。但饮食稍多,即难运化,胸脘不舒,脾土未健,胃纳不易复元。脉来沉细。治宜温运脾土,兼参化痰肃肺。人参须八分,全当归二钱,川杜仲三钱,黑料豆三钱,**海浮石**三钱,制半夏一钱半,神曲三钱,化橘红一钱,紫苏子一钱半,江枳壳一钱,瓜蒌皮三钱,炙紫菀一钱,川贝母三钱,光杏仁三钱,苡仁三钱,冬瓜子四钱,陈香橼皮一钱。又,善后丸方:参须二两,全当归四两,生苡仁六两,茅术一斤(黑芝麻拌蒸),川杜仲六两,川贝母六两,云茯苓四两,黑料豆六两,瓜蒌皮六两,制半夏三两,薄橘红三两,**海浮石**六两(煅,研),面煨枳壳二两,紫苏子三两,炙紫菀二两,光杏仁六两。前药依法取粉,用大黑枣一斤、冬瓜子八两,煎浓汁法丸。每日服三钱,开水送下。(《医案类聚》)

【呕吐】

痰火郁结,恐其成格。羚羊角、黑山栀、瓜蒌皮、郁金、**海浮石**、石决明、旋覆花、甜杏仁、橘白、炒竹茹。(《医案类聚》)

李　脉洪大搏指,口干频咳,食后吐水,头目震弦而心悸。此劳力伤阳,阳化内风,上冒清道,风翔则水涌,胃虚则木乘,故呕眩不已。其水停膈间,心必悸;津不上潮,口必干;气不下降,便乃秘。治先和阳降逆。山栀、甘菊(炒)、冬桑叶、茯苓、杏仁、苏子(俱炒,研)、牡蛎(煅)、**海浮石**、淡竹茹、前胡。三服症平,脉较敛,其神倦者,火风逆势已折也。减甘菊、桑叶,加白芍药、茯神、栝蒌、半夏、潞参,和肝胃以清涤痰火,遂愈。(《医案类聚》)

【噎膈】

食随痰出,噎时颇痛,用镇降方。**灵磁石**、**代赭石**、**海浮石**、**月石**,研细。旋覆花、夜合花、枇杷叶(蜜),煎成调入前药末。复诊:鸡谷袋、戌腹粮(漂炒)、**月石**,加油和蜜调服。(《三家医案合刻》)

【呃逆】

文　呃逆久而不止,动则更甚,咳嗽痰稀,咽喉碎痛,脉象浮弦数搏,左手尤甚。平素嗜酒伤中,未免湿停火郁;近挟木火,胃气上逆,肺胃阴液转涸。用药滋燥两难,拟方先从上焦清降。洋参、元参、**青盐半夏**、麦冬、枳实、旋覆花、**海浮石**、橘红(盐水炒)、川连(盐水拌烘)、栝蒌皮、竹茹、柿蒂、枇杷叶。(《柳宝诒医案》)

【泄泻】

"紫石英"条下"泄泻"案。(《剑慧草堂医案》)

【胁痛】

杨(东许巷,二十岁),农人劳力,左胁有形自能升动,未必瘀血,当理血中之气,须戒用力,不致变凶。左牡蛎、茯苓、**海石**、桂枝、熟半夏、枳实皮。(《徐批叶天士晚年方案真本》)

蒋礼园三令弟拜枫,自去年疟后,左胁聚气不消,时时窜痛,疑为疟母。孟英脉之弦软且滑,曰:非疟母也。予旋覆、**海石**、竹茹、丝瓜络、绛屑、葱白、蛤壳、凫茈、海蛇为方,十余剂而刈其根。(《王孟英医学全书》)

秦,廿二岁,据述久逗客邸,情志不适,致脘中两胁按之而痛。大便久不爽利,脉形弦坚,面色不华,纳食已少,虚中有滞,以宣通腑络。

熟桃仁、**海石**、土瓜蒌、熟半夏、橘红、枳实皮。(《叶天士晚年方案真本》)

【瘿病】

痰气之郁,咽噎不利,肝肺为病,久则为瘿,及为梅核气。旋覆花、北沙参、瓜蒌子、橘红、茯苓、**海浮石**、川贝母。(《沈芊绿医案》)

【疟疾】

张　三疟,进扶正达邪后,渐次轻减。微有形懔,是邪渐清澈之机也。惟大腹膨满依然,午后胀甚,正脾阳不运时候也。间或起核坚硬,面浮足肿,盛衰无定。此久病气虚,内夹湿痰,痰邪随气流行所致。诊脉仍滑而实,滑主痰,又主气虚,虚中夹杂之象也。法当理气化痰,以煎剂益气和脾,以丸药涤痰、降气,庶有益乎?人参、川朴、草果、鸡内金、制半夏、冬术、香附、炙草、炙蟾皮、姜、枣。丸方:瓦楞子、**海浮石**、白螺蛳壳、陈皮、制军、白芥子、**青礞石**、上沉香末、草果,用大腹绒、麦芽煎汤泛丸。(《沈菊人医案》)

【血证】

石门陈,去夏之陡然吐血,当是湿热蒸伤阳络,络空则湿热乘虚而入,留酿为饮。饮咳自春至今,惟有盛衰,究未停息。凡饮之所聚,虽由血去络空,而饮之所生,实因阳虚化湿,故夏秋胃纳虽和,而体乏无力,右腿时痛也。此新寒引动宿饮,身热汗多,咳而兼呕,周身络痛,而左胁为甚,且至气逆胃钝,卧偏着左,嗳气矢气,便溏溺赤。口腻舌白,脉象沉弦,左手兼数,沉弦为饮,左数为肝胆虚热。大抵饮踞于胃则右降不足,肝胆风木乘胃之虚,则左升有余矣。和胃以涤饮,逆平以抒络。胃和则饮咳可缓,而谷气可复;逆平则络痛可止,而血不妄行。洋参、橘皮、茯苓、半夏、杏仁、苡仁、旋覆花、归须、冬瓜子、**海石**、竹茹、芦根。(《张梦庐先生医案》)

肺劳咳血,脉细数,苔黄,腹痛便结,胃钝背寒,究非轻藐之症。瓜蒌子三钱(杵),小苏草三钱,炒栀子三钱,茜根三钱,薤白一钱五分,川贝一钱五分(不杵),广郁金三钱,**海浮石**三钱,光杏仁三钱,紫菀一钱五分,白前一钱五分,引藕节三个。(《医案类聚》)

木扣金鸣,络伤血溢,阴分受伤,内热频来。肾不纳气,动则气短。脉象细数而弦,防其涌溢生变。紫菀、瓜蒌皮霜、诃子、丹皮、旋覆花、沙参、**海浮石**、山栀、杏仁、白茅根、石斛、旱莲草、新绛。(《江泽之医案》)

素本二天不足，客夏六月，酒伤肺络，咳血频来，肺肾交亏，动则气短。每咳血之时，先行脘痛。脉象沉弦而数，若不调治，再延防成虚劳，务宜静养为要。茶花、茅花、茯苓神、丝瓜藤、杏仁、丹皮、山栀子、蒌皮霜、诃子皮、**海浮石**、橘络、藕节。（《江泽之医案》）

吴　痰中仍带血出。蛤壳、**浮石**、蝉壳、蒌霜、藕汁、川贝、柿饼、炭白、绵纸灰。（《松心医案》）

素来肾关不固，癸水不足可知，泄时无梦，坎离失济以致不无所养，雷火上冲，刑金则咳，络伤血溢。病标虽则在肺，而病本实由乎肝肾也。此疾之发，固从实风辐辏，而虚体感邪，邪必不甚，但是随感随发，法当培本为主，稍兼函肺之品。鲜生地、淡芩、川贝、炙桑皮、**赭石**、丹皮炭、**浮石**、阿胶、全栝楼、决明、马兜铃、十灰丸、白芍。（《汪艺香先生医案》）

"紫石英"条下"咳血"案。（《剑慧草堂医案》）

"紫石英"条下"咳血"案。（《旌孝堂医案》）

【痰饮】

丁　乳痰结核不一，此属气阻痰郁，延防滋大为患。旋覆花三钱五分（包），白杏仁四钱，枸橘三钱五分，海蛤粉五钱（包），**海浮石**四钱，象贝四钱，远志炭一钱，橘络一钱，丝瓜络三钱五分，紫菀一钱，合欢皮三钱，蒲公英三钱。（《医案类聚》）

佚名，阴血久虚，肝阳上亢，挟湿痰阻塞包络，胃气宣布无权，脘闷气郁，目泪时下，肢节麻木阴酸，胸腹作胀，头眩欲跌。脉来沉弦而滑。治宜化湿消痰，清肝和胃。吉林参须五分，云茯神二钱，左牡蛎四钱，制半夏三钱，川楝肉一钱半，橘红一钱，**花龙齿**二钱，黑料豆三钱，川贝母二钱，**海浮石**三钱，直僵蚕二钱，钩藤勾一钱半，鲜竹茹一钱。（《医案类聚》）

赵（太仓）　饮邪常发，偶带血出。饮症多温药，此以阴虚论，辛温忌进。熟地、淡菜、**浮石**、麦冬、川贝、蛤蜊壳。（《松心医案》）

肝旺胆虚，痰热内扰，喉间不利，胸中懊恼，多疑善虑，梦寐不安，神思恍惚，脉象弦滑。速当自开怀抱，与药饵兼功。桑叶、**海浮石**、石斛、山栀、合欢皮、丹皮、夜交藤、橘皮络、茯苓、金橘叶、贝母、射干片、蒌霜、竹茹；膏方加南北沙参、苏子叶、地栗、半夏曲、水母、蜜收膏。（《江泽之医案》）

孙　向患湿壅生痰，必吐出乃快，此痰郁中焦之病。刻诊：脉弦滑，左脉细数，兼有木火内郁。迩来咳而不吐，肺胃之气为痰所阻，而不得清降也。痰之本在脾肾，痰之标在肺胃。拟用煎剂治标，丸方治本。旋覆花、**海浮石**、**青盐**、半夏、茯苓、橘红、南沙参、百合、银杏肉、川贝母、苡仁、荸荠、竹茹（姜汁炒），另台参须煎汤过药。二诊：拟健脾化痰，以治其本。党参、於术、云茯苓（**风化硝**化水拌炒）、盐半夏、炙甘草、橘红、枳壳、**海浮石**、怀山药、沉香，药为细末，用竹沥、姜汁和蜜水泛丸，每日空心广陈皮汤送下四钱。（《医案类聚》）

左　积痰不出，咽痒痛，口干，脉弦左如大。起于痰饮喘急之后，理之甚非易易。瓜蒌皮（切）三钱，白杏仁（去尖）三钱，元参三钱，茯苓三钱，橘白一钱，紫菀三钱五分，**海浮石**三钱，川石斛三钱，盐半夏三钱五分，竹茹三钱五分，粉甘草五分，马兜铃七分，枇杷露一两（温服）。（《医案类聚》）

伍　痰饮上逆，肺胃不得清降。当疏化痰气，肃降肺胃。旋覆花、**海浮石**、长牛膝、盐半夏、白茯苓、南沙参、粉前胡、冬瓜仁、白杏仁、白苡仁、紫菀、瓦楞子、枇杷叶、竹二青。二诊：前方去茯苓、冬瓜仁，加冬瓜皮、茯苓皮、桑皮、桂枝。三诊：贵质偏于多痰气弱，而痰之多，由于脾脏浊热内伏，致胃气不能清输，而胃中津液，郁而为痰，与寻常浊热之可用温燥者，其原不同。其气道为痰所窒，则肺不能降，肾不能吸，举动则气促有异，亦与寻常纳气之药不合。拟方以清泄中焦为主，佐以培原肃肺。金石斛、淡黄芩、细川连、生甘草、半夏、茯苓、党参、於术、新会皮、旋覆花、瓦楞子、竹二青，另服人参和橘红同煎。（《医案类聚》）

诸暨张某者，有跛疾，业点翠，终日坐，而三四年来行数十武，即喘不能已，别无他苦，饮食如常。医咸谓虚，频补不应，诣孟英视之。曰：久坐不劳，气行迟滞，痰凝久伏，故为此患。脉缓而滑，岂为虚象？授雪羹合小陷胸加竹茹、旋覆、**海石**、杏仁、半夏，服之，果吐多痰而愈。（《王氏医案三编》）

徐君渐吉先生侄倩也，甲子中秋后病寒热，骨节疼痛，头昏不止，始服疏散之药，继则壮热胸闷，时时太息，热甚昏糊如醉如痴，终日言语不休。先生曰：此因劳倦乏力，外感邪热，痰热扰乱，蒙闭清阳。方用枇杷叶、郁金、胆星、枳实、法半夏、**海浮石**、薄荷、秦艽、竹茹、陈皮、石菖蒲、黑山栀、连翘，另三石丸（即**月石**、**矾石**、**礞石**）一钱。服后至天明神情爽，寒热皆退，下午恣食鸡肉馄饨荤油等物，又见四肢微寒，咳嗽频吐黄痰，再用清肃肺金，清化痰热，如神曲、山楂以消鸡面之积而愈。（《医验随笔》）

松江陆南卿令郎，幼年即患痰症，数载始痊。至二十二岁复起，每年四五次，又经六载矣。今春四月间连发数次，每发必于子时，以半月为期。发则气喘而促，日夜不得卧，二三日后吐出痰涎数碗，胸膈稍得舒，细按六脉沉滑而大，左手尤甚。此肝家郁痰阻塞经络，积久成窠，所以得吐则窠空而安，积久则窠满而发。治必拔去其病根，非顺气化痰之所能愈矣。黑山栀、淡豉、橘红、法夏、荸霜、制僵蚕、**浮石**、沉香、杏仁、前胡。丸方：化橘红、法夏、僵蚕、枳实、蒺藜、真川连、瓦楞、**白矾**、川郁金、豆卷、**风化硝**，上药共为末，以姜汁、竹沥、菖蒲汁、莱菔汁泛为丸，晚间卧服时开水送下。（《王应震要诀》）

"白石英"条下"痰饮"案。（《剑慧草堂医案》）

"紫石英"条下"痰饮"案。（《曹沧洲医案》）

"紫石英"条下"痰饮"案。（《剑慧草堂医案》）

"紫石英"条下"痰饮"案。（《松心医案》

【虚劳】

右　肾水亏，血分虚，肝木无所滋养，以致肝气横逆，乘胃则痞阻呕恶，入络则攻注作痛，上升则头晕而眩，下陷则带脉不固，余恙尚多，不外本元虚乏。当蛰藏司令，乘时峻补，以符治病求本之法。台参须一两（另煎，收膏入），当归身一两五钱，原杜仲三两（盐水炒），制首乌四两，白芍一两半，川断三两（盐水炒），潞党参二两（直劈，盐水炒），柏子仁一两七钱，金樱子三两（盐水炒），大熟地四两，淡苁蓉一两五钱，金毛脊三两（炙，去毛），鳖甲胶二两（收膏入），麦冬肉一两五钱，乌贼骨三两（炙），茯苓四两，川石斛三两，沙苑子三两，陈皮一两，盐半夏一两五钱，淡木瓜七钱（切），**海浮石**三两，左牡蛎七两（盐水煅，先煎），清阿胶二两。如法收膏。（《医案类聚》）

瓯镇孙总戎令郎孙楚楼，自镇江来浙，主于石北涯家，途次患寒热如疟，胁痛痰嗽。北涯见其面黧形瘦，颇以为忧，即延医与诊。医谓"秋疟"，予疏散方。北涯犹疑其药不胜病，复邀孟英视之。曰：阴亏也，勿从疟治。以苇茎汤加北沙参、熟地、桑叶、丹皮、**海石**、旋覆、贝母、枇杷叶为剂。北涯见用熟地，大为骇然。孟英曰：君虑彼药之不胜病，吾恐此病之不胜药，赠此肃肺润燥、滋肾清肝之法，病必自安。楚楼闻之叹曰：妙手也，所谓深合病情。前在姑苏，服疏散药甚不相安，居停毋疑，我服王公之药矣。果数日而痊，逾旬即东渡越瓯去。（《王氏医案》）

"紫石英"条下"虚劳"案。（《曹沧洲医案》）

【痹证】

陈　痰痹络阻。郁痰肿硬板木，抽痛阵作。此水亏木郁，痰痹络阻，淹缠之症，不易奏效。苏子三钱五分，**海浮石**四钱，地栗四枚（去芽），淡木瓜三钱五分，白芥子三钱五分，昆布三钱五分，夏枯花三钱五分，煅瓦楞粉一两（包），莱菔子四钱（炒），海藻三钱五分，丝瓜络三钱，陈海蜇四钱，炒谷芽五钱。（《医案类聚》）

【流注】

幼　流痰。流痰溃脓不畅，肿势如旧，此禀赋不足，阳和之气失宣，一时未易奏效。潞党参三钱五分，当归身三钱，淡木瓜三钱五分，桑寄生四钱，上西芪三钱五分，土贝四钱，**海浮石**四钱，炒谷芽五钱，制首乌三钱，丝瓜络三钱，茯苓四钱。（《医案类聚》）

蒋　流注。左肩背肿硬，按之作酸，起经三日，最防延成流注，须速为消散。归须三钱，白蒺藜四钱，淡木瓜三钱五分，制甲末三钱五分（包），赤芍三钱，忍冬藤四钱，**海浮石**四钱，桑枝一两，土贝四钱，丝瓜络三钱，连翘三钱。（《医案类聚》）

【瘰疬】

右　日暮形寒表热，头痛胸闷，胫核，按之酸痛不一。水亏木郁，痰痹中阻，外受风邪，宜先治所急。霜桑叶三钱，牛蒡子三钱五分，赤芍三钱五分，桑枝五钱（切），白蒺藜三钱，莱菔子三钱（炒，研），**海浮石**四钱，陈皮三钱五分，瓦楞壳五钱（炒，研），当归须三钱五分（酒炒），杜苏子三钱五分。（《医案类聚》）

面黄脉数，肺气上热，脾胃有滞，两项流痰

成痨。桑白皮、地骨皮、**海浮石**、川贝母、夏枯草、山楂肉、橘红、麦芽。(《沈芊绿医案》)

肝阴不足,颔旁瘰疬。大生地、阿胶、女贞子、夏枯草、丹皮、川贝母、**海浮石**、稆豆衣。(《沈芊绿医案》)

阴虚内热,项左右皆生瘰疬,脉数。细生地、茯苓、川贝母、橘红、夏枯草、淡菜、**海浮石**。(《沈芊绿医案》)

一人满颈起痰核十数枚,先烙火针,疏通其结,进柴胡、贝母、蒌仁、海藻、**海浮石**、荸荠、香附、橘红、昆布、丹皮、海蜇头,十帖,外全消。(《医门补要》)

七情郁结,痰火相凝,发于左腮,脉弦细不数,并非外因冻证。此为郁劳重候,即病瘡类也。最难奏效。羚羊角、生栀子、川贝、郁金、**海浮石**、石决明、白杏仁、瓜蒌、橘红、竹茹。(《医案类聚》)

陆 病痰受风复发,肿硬酸痛,头晕纳少,口干苦,脉数。防溃头。桑叶三钱五分,归身三钱五分,白蒺藜四钱,**海浮石**五钱,丹皮三钱五分,赤芍三钱五分,忍冬藤四钱,昆布三钱五分,连翘三钱,土贝四钱,丝瓜络三钱,海藻三钱五分,海蛤粉五钱(包),生谷芽五钱。(《医案类聚》)

肝虚痰疬,结在项下。**海石**、香附、连翘、夏枯草、土贝母、天花粉、青黛、金银花。(《医案类聚》)

【月经类病】

林经 痛经,经净痛止,乳块消而不净,脉濡。宜即守前意。制香附三钱五分,青蒿子三钱五分,归须二钱,两头尖三钱(包),川楝子三钱五分,生鳖甲五钱(先煎),赤芍三钱,广郁金一钱,延胡索三钱五分,枸橘一钱,土贝四钱,通草、蒲公英各三钱,**海浮石**四钱(先煎)。(《医案类聚》)

闵 癸水久不行,腹胀,时有寒热,纳少,脉如肝脾交病,延恐涉怯。银柴胡、鸡内金、茺蔚子、陈皮、**海浮石**、全当归、陈香橼、泽兰、盐半夏、生谷芽、香附、大腹皮、丹参。(《曹沧洲医案》)

年十五,脉数而浮,中焦有痰湿,妨碍经脉,天癸四月不至,腹硬不痛,瞀闷食减,拟化痰利气。制香附、丹参、桃仁、制半夏、乌贼骨、**海浮石**、橘红、茯苓。(《沈芊绿医案》)

【痈】

田 痰痈。巨肿极坚,按之作痛。正在作脓痛楚之时,不易全散。归须、土贝、山慈菇、忍冬藤、**海浮石**、赤苓、丝瓜络、连翘、桑枝。(《医案类聚》)

许 花毒痰痈。花后风痰阻少阳络,结为花毒痰痈,其势已成,当再消之。白蒺藜四钱(炒,去刺),陈皮一钱,生甘草三分,**海浮石**四钱,赤芍三钱,山慈菇七分(切),丝瓜络三钱,土贝五钱(去心),忍冬花三钱,白茅根一两(去心)。(《医案类聚》)

施 痰痈。肿硬不消,势欲酿脓溃头。急当引之外出。归尾三钱,**海浮石**四钱,忍冬藤四钱,陈海蜇四钱,赤芍三钱,淡木瓜三钱五分,丝瓜络三钱五分,桑枝一两,土贝四钱,制甲末三钱五分(包),白蒺藜四钱。(《医案类聚》)

顾 风毒痰痈。其肿极坚,甚至痛不能睡,重症毋忽。大豆卷三钱,石决明一两(煅,先煎),丝瓜络三钱五分,昆布三钱,桑叶三钱,朱连翘三钱,泽泻三钱,海蛤粉五钱(包),牛蒡子三钱,忍冬藤四钱,**海浮石**五钱,小金丹一粒(研,冲)。(《医案类聚》)

陈 上腭痈。上腭痈,高肿僵腐,淹缠之症,未能旦夕计功也。桑叶三钱,土贝五钱(去心),赤芍三钱五分,制僵蚕三钱五分,白蒺藜四钱(去刺),马勃七分(包),丝瓜络三钱五分,泽泻三钱,石决明一两(煅,先煎),连翘三钱,**海浮石**四钱,白茅根一两。(《医案类聚》)

李 耳花毒痰痈。已溃一头,右耳又结一核,肿硬作痈,其势方张,须速为消散,以防续窜不已也。桑叶、土贝、**海浮石**、淡木瓜、丹皮、黄独子、陈皮、钩勾、连翘、丝瓜络、山慈菇、桑枝。(《医案类聚》)

李 肛痈。间有红症,肛痈去年春初又起,迄今甫溃,脓水并流,内生攻痛,理之不易,难望速愈也。杜苏子三钱五分,北沙参四钱,白芍三钱,大荸荠三枚,白芥子一钱,左牡蛎一两(煅,先煎),土贝四钱,炒谷芽五钱,青蒿子三钱五分,**海浮石**四钱,丝瓜络三钱。(《医案类聚》)

【喉风】

左 锁喉痰毒,较前稍消,时时痰气升塞,防陡起风波。紫菀、旋覆花、土贝、丝瓜络、白前、**海浮石**、陈皮、干菖蒲、白杏仁、黛蛤散、海藻、山慈菇、枇杷露(冲服)。(《医案类聚》)

殷 喉风喉痰，按之极坚，为风邪所迫，络气不通，未易消化。桑叶、牛蒡子、归须、忍冬藤、防风、苏子、赤芍、**海浮石**、连翘、白蒺藜、土贝、海藻、小金丹一丸(研，冲)。(《医案类聚》)

【音哑】

王氏室女 久嗽失音，呼吸痰响，劳则发热颊红，干饭稍纳，粥入随出。肺气既失肃降，痰火升逆，扰及中宫，胃土运纳不安，然胃虚谷少，脉来微数，非火涤痰所得效。治以平气降逆，兼培胃气，倘痰火一清，声音可出。**海浮石**、苏子、贝母、前胡、茯苓、山药、炙草、姜汁、竹沥和服。呼吸利，痰嗽平。再去前胡，加诃子、蛤粉，数服哮止而音渐复。(《医案类聚》)

张左 阴虚阳浮，失音多时，总是气火上郁于肺。近更目赤眶痛，头昏显见，肝胆阳浮。脉左极细，肝肾阴虚，右脉稍大而涩滞不利，舌无腻苔，胃纳尚佳，夜寐喉燥，津液已伤。拟柔肝肃降，毓阴纳气。贝母三钱，肥知母四钱，生桑皮四钱，菟丝饼二块，甘杞子二钱，草决明五钱，石决明五钱，**海浮石**一钱五分，路路通七个，柔白前三钱，怀牛膝二钱，当归龙荟丸八分。(《张山雷医案》)

【口糜牙疳】

顾 夏秋痎疟，延及半年，真阴被劫，而又封藏不固，精摇乎寐，阴精日夺。古人云：冬不藏精，春必病温。吸感温邪，遂为咳嗽。胁痛，身热，自汗，热解不尽，风阳上烁，阴气重伤，致虚焰之火升腾于上，口糜滋腐，妨谷，神疲，脉虚数、两尺空。此根本先拔之兆，难免虚脱之虞。既承相招，勉拟泄化救阴，以冀挽回于万一。西洋参、**淡秋石**、桑叶、元参、连翘、天冬、鲜生地、川贝母、丹皮、甘草、霍斛，另用西瓜霜一钱、**月石**一钱、生草三分、人中白七分、冰片一分，研细，吹患处，又泡薄荷**硼砂**汤漱口。又，温邪劫烁阴津，阴乏上承，少火悉成壮火，虚火上焰，蒸为口糜牙疳。昨进泄化救阴，病情稍有转机，惟脉象虚数、无神、两尺全不耐按，则仍根本之未固也。至于神倦嗜寐，仲圣所谓少阴病，但欲寐，是肾经见证确矣！今宗其法，拟救阴护阳，以冀阴津来复，脉象有神也。大生地、炙甘草、生蛤壳、生白芍、鲜霍斛、清阿胶、麦门冬(包黄连)、西洋参、人中白、川贝母。又，进救阴护阳法，阴气似乎稍复，脉象略有精神，惟两尺仍不耐按，是积虚之阴骤

难恢复，已亢之阳仍在上腾，故口糜龈腐，犹未退也。仍宜毓阴泄化。大生地、麦冬、木通、人中白、生蛤壳、元参、北沙参、川贝、生草、淡竹叶、炒竹茹。又，上腾虚炎之火得滋而熄，下焦久涸之阴得补而复，口糜渐退，胃气稍苏，此佳境也。惟咳嗽痰稠，小溲短赤，上焦清化之原犹未肃也。脉见右寸独数，左尺尚不耐按，乃肺有余热，肾乏阴精也。上实下虚，金水同源，法当清上实下矣。生地、玉竹、地骨皮、甜杏仁、马勃、川通草、沙参、蛤壳、人中白、**海浮石**、生草。又，肾为水脏而司二便，小便频数，腰酸且痛，脉左尺独弱、右关独大，此肾阴亏而胃有余热也。法当壮水之原，兼泄阳明客热。大熟地、天冬、川贝、西洋参、**淡秋石**、大生地、麦冬、知母、霍石斛。(《沈菊人医案》)

阳 起 石

【腹痛】

"云母"条下"腹痛"案。(《医学穷源集》)

【泄泻】

朱，四一 久泻无有不伤肾者，食减不化，阳不用事，八味肾气，乃从阴引阳，宜乎少效，议与升阳。鹿茸、人参、**阳起石**、茯苓、炮附子、淡干姜。(《临证指南医案》)

【小溲无力】

郑 精气为体魄之本，精譬若薪也，气譬若火也。有形之精薄弱，无形之气未有能独旺者也。小溲注射乏力，便后偶感精气渗泄。治当固其肾命，强阴壮阳。淮芪三钱，怀牛膝二钱，**阳起石**一钱，胡芦巴二钱，於术三钱，淡苁蓉三钱，煨鹿角三钱，补骨脂二钱，茯苓五钱，锁阳三钱，巴戟肉二钱，上安桂一钱五分。(《王仲奇医案》)

【遗精】

遗精数年，腰痛脊酸，羸瘦神衰，色悴便溏，左脉细弱。屡进滋填固涩，补气升提无灵，拟仿叶法，煦阳涵阴，升固八脉。黑附子五钱，北鹿茸三钱，蛇床子二钱，真肉桂一钱，**阳起石**二钱，大苁蓉二钱，破故纸三钱，真人参一钱，雄羊肾十枚。金樱子膏丸，每早盐水送下三钱。(《雪雅堂医案》)

"朱砂"条下"遗精"案。(《医学举要》)
"白石脂"条下"遗精"案。(《续名医类案》)

【赤瘤丹肿】

夫小儿有赤瘤丹肿,先用牛黄通膈丸泻之;后用**阳起石**扫敷,则丹毒自散。如未散,则可用针砭刺出血而愈矣。(《儒门事亲》)

【脱肛】

王,六二,阳气下陷,肾真不摄,肛坠气泄如风,向老下元阳惫,非升柴能举其陷。人参、鹿茸、补骨脂、炒大茴香、茯苓,调入**阳起石**三分。(《临证指南医案》)

【肠痈】

丹溪治一女子腹痛,百方不治,脉滑数,时作热,腹微急。曰:痛病脉当沉细,今滑数,此肠痈也。以**云母膏**一两(云母膏即**阳起石**)丸梧子大,以牛皮胶溶入酒中,井水下之,饷时服尽,下脓血一盆而愈。(《名医类案》)

【不孕】

万密斋曰:尝见男子阴痿者,多致无子,不可不虑也。惟其求嗣之急,易为庸医之惑。或以附子、蛇床、故纸为内补,或以蟾酥、阿芙蓉为外助。阳事未兴,内热已作,玉茎虽劲,顽木无用,以致终身无子,或有夭殁者。吾见此辈无辜,而受医药之害,遍访诸方,无越此者,出以示人,名曰壮阳丹。熟地黄四两,巴戟(去心)、破故纸(炒)各二两,仙灵脾一两,桑螵蛸(真者盐焙)、**阳起石**(另研,水飞)各半两。上六味合阴之数,研末,炼蜜丸如桐子大,每三十丸,空心只一服,温酒下。不可恃此自恣也,戒之。雄按:用石药弊滋甚矣。生地四两,熟地四两,天冬四两,麦冬四两,当归二两,枸杞一两,仙灵脾八两,制碎,绢袋盛,浸大酒内,隔汤煮,从卯至酉,取出埋地下七日,夫妇日共饮五六杯。妇人经水不准者,即准而受孕。此方刻邹南皋仁文书院《集验方》中。吴银台、徐光禄俱云往往得验,因复记而笔之。雄按:此集灵膏方也。(《续名医类案》)

【喉风】

张子和治一男子,缠喉风肿,表里皆作,药不能下。以凉药灌入鼻中,下十余行,外以拔毒散敷之,**阳起石**烧赤,与伏龙肝等分为末,新汲水调扫百遍,三日热始退,肿消。(《名医类案》)

磁　石

【温病】

血并于阴,气并于阳,或痉、或厥、或痫、或狂,为日已久,阴阳俱伤,阴不恋阳,阳不恋阴,精神日渐离散,水火日失交济。体灼烦躁,甚而欲起欲行;头旋且瞀,剧时妄见妄言。阴气内伤,防液涸;阳气外越,虑津脱。若见大汗滂沱,便是束手无策。左脉颇见藏蛰,右脉殊无神韵,舌质仍见灰腻,口中尚不干燥。前经吐黑吐绿,肝肾大耗大竭。二甲潜阳以存阴,二地壮水以制火,金石镇摄,甘麦缓急,亦为此症扼要关键。录方呈请艺成远孚先生同政。大生地、淮小麦、左牡蛎、龟板、**生磁石**、茯神、鲜生地、淡甘草、炙龟甲、**龙齿**、石决明。(《和缓遗风》)

【风温】

顾　上年小产,下虚不复,冬令藏聚未固,春夏阳升,风温乘虚上受,清窍不利,耳失聪,鼻多塞,咽燥痰稠。悉见上焦不清,究竟下虚是本病,议食后用清窍,早上用镇纳。下虚上受风温。青菊叶三钱,羚羊角一钱,黑栀皮一钱,连翘心一钱半,玄参心二钱,苦丁茶一钱,**磁石**六味加龟胶、北味。(《临证指南医案》)

【感冒】

右　正宜培补,适有感冒伤风,扰动肝胃,头晕作泛,口苦,心烦,稍有表热,脉左细数、右较大。宜暂停补药。桑叶三钱五分,白蒺藜四钱(炒,去刺),川石斛三钱,竹茹三钱五分,赤芍三钱五分,**灵磁石**五钱(生,先煎),橘白一钱,扁豆衣三钱,石决明七钱(先煎),茯苓三钱,怀山药三钱。(《曹沧洲医案》)

【咳嗽】

色痿腠疏,阳虚体质,平昔喜进膏粱,上焦易壅,中宫少运,厚味凝气蒸痰,频频咳呛。但内伤失和,自可薄味清肃。医用皂荚丸搜攒,肺伤气泄,喷嚏不已,而沉固胶浊仍处胸膈膜俞之间。玉屏风散之固卫,六君子汤之健脾理痰,都是守剂,不令宣通,独小青龙取饮以就太阳,初服喘缓,得宣通之意耳。夫太阳但开,所欠通补阳明一段工夫,即不得其合,斯暂开复痹矣。且喘病之因,在肺为实,在肾为虚。此病细诊色脉,是上实下虚,以致耳聋鸣响。治下之法,以壮水源冀熄内风为主。而胸次清阳少旋,浊痰阻气,有妨于食。至卧时,继清肃上中二焦,小剂静守。常理百日图功,至于应接事务烦劳,自宜省究,勿在药间也。朝服丸方:熟地、砂仁(制)、牛膝(盐水浸一宿,炒)、五味(炒)、龟板(去四围,炙脆)、远志(炙黑)、茯苓(生,研)、**磁石**

（煅,盐水蘸,水飞）、黄肉(炙黑),阿胶溶入和丸。
卧时丸方:白蜡四两(生,另研),茯苓四两(生,另研),竹沥二分,姜汁一分,加开水和丸。(《叶天士曹仁伯何元长医案》)

陈　岁逾花甲,恙抱久年,痰涎莫涤,咳嗽牵延,近因怒伤肝气,胸胁刺痛难眠。拟以和肝顺气,暂借药力安然。京杏仁二钱,佛手柑一钱,紫丹参二钱,春砂仁八分(冲),白茯神二钱,玫瑰花一钱,紫沉香六分(冲),**灵磁石**三钱,生香附一钱,广郁金一钱。(《阮氏医案》)

"紫石英"条下"咳嗽"案。(《剑慧草堂医案》)

【喘证】

下沙王敬哉　血症之后,肾水不足,虚火上炎烁肺,气不能纳藏于下,上升而咳。因肾纳气,肺布气。肾虚气不归源,故稍有动作言语则气上升而咳嗽,脉息虚大,两尺尤甚。乃肾虚气不归源也,理宜补肾纳气之丸治之。熟地、黄肉、丹皮、山药、茯苓、泽泻、五味、枸杞、菟丝子、**磁石**、玉竹、麦冬、白芍、莲肉、砂仁。(《沈氏医案》)

法华王　年逾六旬,恙久喘逆气不纳,心劳过度,六脉弦濡,舌腻,夜卧少安,咳呛气冲。心血内亏,气弱。拟泄降化痰佐治。全福花(绢包)二钱,新会皮一钱五分,肥玉竹二钱,甘枸杞(炙)二钱,川贝母(去心)二钱,**灵磁石**三钱,云茯神三钱,沙参二钱,加土炒白芍一钱五分、胡桃肉(连衣)三枚。昨进泄降化痰剂,喘逆之气冲不足,心劳过多血衰,六脉濡弦带软,痦寐少安。气血内亏,仍拟化痰润降。改方:全福花(绢包)二钱,款冬花三钱,甘枸杞(炙)二钱,沙参二钱,玉竹二钱,抱茯神三钱,制首乌四钱,甜新会一钱五分,白芍一钱五分,加胡桃肉(连衣隔)二枚、蜜炙枇杷叶(刷毛)三钱。(《临诊医案》)

缪　禀性阴寒,素患哮喘,现因多产,下元衰惫,每致虚阳上逆,痰嗽喘哮尤甚,复加脑痛、背胀、腰酸等症。拟以右归饮加味治之。大蒸地四钱,白茯苓二钱,红杞子二钱,淡附片钱半,原怀药三钱,山萸肉二钱,炒杜仲三钱,油瑶桂八分(冲),补骨脂三钱(盐水炒),**灵磁石**三钱。(《阮氏医案》)

胡　肝肾虚,吸入气短,胸闷难受。用肾气汤加五味子、**灵磁石**。(《雪雅堂医案》)

"浮石"条下"喘证"案。(《临诊医案》)

【心悸】

太太　城内四牌楼恒和号毛凤州夫人,年高气弱,心志神劳,湿痰中阻,肝火耳鸣,怔忡惕之,心虚血少。宜养神益志,平肝祛痰法。紫丹参一钱五分,抱茯神三钱,黑芝麻(炒)三钱,钩藤(后入)四钱,代代叶二片,天竺黄一钱,**灵磁石**(煅)三钱,经桑叶一钱五分,加炒黑远志炭六分、辰拌灯心二十根。(《临诊医案》)

"朱砂"条下"心悸"案。(《王九峰医案》)
"朱砂"条下"心悸"案。(《孤鹤医案》)

【不寐】

吴　常熟正号　心肾不足,肝阳独旺,少安寐,易遗泄,惊惕头胀,无不由是而来,脉软。宜柔肝培本,参泄化痰热。西洋参三钱五分(生切),朱茯苓五钱,橘白一钱,聚精丸三钱(吞服),朱元参三钱,首乌藤三钱,盐半夏三钱五分,白蒺藜四钱(去刺),左牡蛎一两(煅,先煎),炒香枣仁三钱五分,竹茹三钱,**灵磁石**三钱(先煎),生谷芽五钱(绢包)。(《曹沧洲医案》)

卜晦叔　三摆渡　脉象滑数,左寸带郁,右关兼洪,此由痰火久伏于胃,近缘心郁火生,触动胃中痰火,更当燥令,故有胸膈痞悗、夜不能寐、口渴便结等症,急宜宣痞清胃为治。瓜蒌仁四钱,川贝母三钱,川郁金五分,茯神四钱(朱拌),制半夏一钱五分,鲜竹茹一钱(水炒),枳实五分,鲜霍斛五钱,炒山栀三钱,秫米三钱,金萱花五钱,合欢皮五钱,长流水煎浓汤代水。又,服宣痞清胃,夜稍得眠,脉象滑数已缓,左寸右关但嫌虚而不静,自述心热火生,大有不能自主之意,究系营虚火郁,拟服蛮煎加减。茯神五钱(朱拌),麦冬肉三钱(朱拌),鲜霍斛五钱,细生地五钱,细木通一钱,炒山栀三钱,陈胆星三分(溶),粉丹皮一钱五分(炒),生甘草五分,醋煅**灵磁石**三钱。又,脉象渐平,两关仍大,症虽稍愈,肝胃仍未能和,故精神恍惚,口苦胸热,大便结燥,再用宁心和胃一法。生首乌四钱,茯神五钱(朱拌),柏子仁三钱(炒),酸枣仁三钱(半生半炒),细生地五钱,炒山栀三钱,粉丹皮一钱五分,陈胆星三分(溶),陈皮一钱,**真血珀**五分(研极细,冲),醋煅**磁石**四钱,竹叶五片。又,照前方加泡淡海蜇一两、荸荠五钱(去皮,煎汤代水)。又,脉象又复沉郁,据述昨夜赴席饮酒不多,忽然神志昏瞀,少腹急痛,头汗渐出,大有昏厥之象,得便稍愈。此气机郁滞,上下不能流通,若不加意调摄,恐渐入厥中一路。竖劈党参八钱,陈皮一钱,川郁金五分,原生地六钱(酒洗),茯神五钱(朱拌),川石斛三钱,明天麻五分(面包,煨),石决明一两(盐煮)。煎好,送桑麻丸四钱。又,脉象渐和,惟右关滑字尚不能免,夜少得寐,寅卯时必醒者,风木正旺之时也。养水涵木,培土化痰,是一定治法,仍宜静养为主。竖劈党参一两,陈皮一钱,制半夏一钱五分(秫米炒),大熟地八钱(水煮),茯神五钱(朱拌),枣仁三钱(炒),川石斛三钱,远志一钱(甘草水浸),石决明一两(盐煮),醋煅**灵磁石**三钱。煎好,桑麻丸四钱。膏滋方:竖劈党参六两,大黄芪三两(淡盐水炙),真於术二两(土炒),大熟地六两(水煮),白归身四两,炒白芍三两,茯神四两(朱拌),酸枣仁三两(川连一钱煎汤炒,去连),远志二两(甘草水浸),半夏二两(秫米炒),陈皮一两,石决明八两(盐煮),**灵磁石**一两(醋煅),合欢皮八两,金针菜十二两,桂圆肉六两,麦冬肉二两。上药用井水浸一宿,细火熬浓汁去渣,炼蜜收膏,以磁瓶安贮窨窨土地上一二日,出火气,临卧开水冲服四钱。问:肥人气虚多痰,此公体壮善食,行动气急,扶正化痰,既得闻命矣。但素性潇洒脱俗,旷达为怀,何郁之有?今独以郁火生痰主治,诸症俱痊,何也?曰:万物不遂其性则郁,此公虽潇洒旷达,而性直气刚,刚则近燥,又好为排难解纷,焉能事事如己意,不得不委曲周旋,而无形之郁生矣。郁则气结火生,胃中所聚痰火,乘之上越,而肺气失司降之权,此病之所由生也。夫肺气下交于肾则眠,道家所谓母藏子胎。《内经》所谓气归于肾也。今营虚火郁,夹痰阻中,金畏火克而不敢归,故不成寐,夜寐不安则众火参差,中多恍惚,渐有虚越之患。自又以调气养阴镇纳为要,究竟无形之气易补,且性爽直者,郁亦易疏,善加排遣调摄,故得全功,不然怃性更张,不耐缓调,药饵乱投,未有不变成厥中者,调理可忽乎哉!(《吴门治验录》)

"朱砂"条下"不寐"案。(《王氏医案绎注》)

"朱砂"条下"不寐"案。(《柳宝诒医案》)

【头痛】

钱左 肝肾精血两亏,厥阴头痛,左目失光已废,右目白星缭乱,此青盲之症。熟地、山药、萸肉、丹皮、茯苓、泽泻、五味子、归身、菟丝子、**活磁石**(醋煅)。(《银海指南》)

丁梅卿年伯,头巅空痛,昼轻夜重,诊脉寸大尺细。此上盛下虚,阴阳淆乱所致,滋填镇逆为主。旧熟地、甘杞子、云茯苓、元武版、女贞子、**真青盐**、粉丹皮、**灵磁石**、甘菊花、怀牛膝。(《雪雅堂医案》)

寸浮尺细,头痛暮甚,肝肾阴亏,虚阳上越,所谓下虚上实,多致巅顶之疾,拟以复脉加减,益虚镇摄,和阳熄风为主。干地黄、生牡蛎、**生磁石**、杭白芍、东阿胶、黑芝麻、大麦冬、元武版、云茯神、生鳖甲、炙甘草。(《雪雅堂医案》)

赵 肝肾阴亏,龙雷风火上升,两头角抽掣,齿颊肿痛。兼之肺不清肃,喘促咳嗽。当与金水相生,乙癸同源之法。西洋参钱半、细生地四钱、生白芍三钱、**元精石**三钱、生龟板八钱、大角参三钱、石决明六钱、**灵磁石**三钱、杭菊花钱半、明天麻钱半、**青盐**皮六分。(《阮氏医案》)

右 风火上升,病缠两旬余。头痛从后项而上,暮夜发热,脉弦。须速为解散。生鳖甲一钱五分(先煎),桑叶三钱五分,赤芍三钱五分,**灵磁石**三钱(生,先煎),石决明一两(先煎),甘菊瓣一钱,土贝三钱(去心),连翘三钱五分,白蒺藜三钱,蔓荆子三钱,忍冬藤四钱,鲜荷叶一角。(《曹沧洲医案》)

右 呕吐已,头痛如故,寒从背起,因寒作抽,抽入脘肋,腰痛,咳嗽,脉软弦细。肝肾两虚,伤及阳分。须逐渐调理。归身三钱(土炒),桂枝七分,白蒺藜四钱(炒,去刺),杜仲三钱,川断三钱(盐水炒),款冬花二钱(蜜水炙),淡干姜五分(蜜水炙),**灵磁石**四钱(生,先煎),白杏仁三钱(去尖),北五味二分(盐水炒),金毛脊三钱(炙,去毛),白芍三钱五分,炒香谷芽五钱(绢包)。(《曹沧洲医案》)

右 肾亏肝升,发热头痛不已,筋络抽掣,舌黄,脉软。此非轻症,勿忽。冬桑叶三钱五分,鳖甲心四钱(水炙),**灵磁石**四钱(生,先煎),朱茯神三钱,丹皮三钱五分,石决明一两(盐水煅,先煎),赤芍三钱,盐半夏三钱五分,青蒿子三钱五分,白蒺藜四钱(炒,去刺),川石斛四钱,橘白一钱,首乌藤四钱。(《曹沧洲医案》)

郑氏妇肝风头痛 郑妇年近三旬,质亏多郁,证患头痛,上及巅顶,下连齿颊。医称太阳风邪,药用羌、防、芎、芷,痛剧而厥,呕吐不食,经脉动惕。予曰:此肝风病也。《经》云:诸风掉眩，皆属于肝。下虚上实，为厥巅疾，究由水虚不能涵木，怒木生风，勃勃欲动，误投温散，益助其威，鼓舞鸱张，渐变痉厥，诚可虑耳。方用地黄汤，加菊花、钩藤、白芍、甘草，数服稍应。思阳但上冒，阴不下吸，熄风务用咸寒，潜阳必须介类。方加阿胶、鸡子黄、牡蛎、龟板，取用**磁石**为引，使其吸引肝肾之气归原，服之病释。（《杏轩医案》）

吴妇　左关尺缓，阴虚水不涵木，晨起头痛，滋水养木，参以镇潜之品。干地黄四钱，粉丹皮钱半，**灵磁石**五钱，建泽泻二钱，云茯苓三钱，生石决八钱，山萸肉二钱，怀山药三钱，杭白菊三钱，酥龟板四钱。（《雪雅堂医案》）

金　二二　虚症五年，真阴既损不复，长夏阴不生成，阳扰升越巅顶而为痛胀，目患不痊，病根亦在肝肾，与潜阳以益乙癸。**磁石**六味加龟甲。（《临证指南医案》）

苏　肝风上升于巅顶，原属阴亏，痰浊弥满于中宫，多因脾弱。目痛头疼，心嘈便结，阴亏阳亢之征，舌苔浊浓，纳少恶心，胃虚浊泛之象。高年久病，图治实难，勉拟一方备参。人参、半夏、天麻、橘皮、**元明粉**、茯神、沙苑（盐水炒）、**磁石**、黄柏、**元精石**、干姜。又，头痛减而得寐，苔薄白而带灰。火降则神安，湿化则燥显。前方加减，再望转机。（《王旭高临证医案》）

张　头痛巅疾，下虚上实，过在足少阳、厥阴，甚则入肾，眴蒙昭尤。经文明指肝胆风阳上盛，久痛不已，必伤少阴肾阴。肾阴一衰，故目䀮䀮无所见，而腰痛复起也。前方清镇无效，今以育阴、潜阳、镇逆法。生地、龟板、杜仲（盐水炒）、牡蛎、茯神、枣仁、**磁石**、阿胶（米粉炒）、女贞（盐水炒）、沙苑（盐水炒）、石决明。渊按：此厥阴头痛也。三阴经皆至颈而还，惟厥阴上额交巅。甚则入肾者，木燥水必亏，乙癸同源也。（《王旭高临证医案》）

【眩晕】

俞观察　阳明空虚，肝风眩晕，宜进辛甘化风，佐以镇摄补虚。桂枝尖三钱，大炙芪八钱，**青龙骨**四钱，焦白芍三钱，高丽参三钱，黑甘草钱半，**紫石英**八钱，枸杞子八钱，全当归三钱，**灵磁石**四钱，黑枣肉二钱。（《雪雅堂医案》）

何九　十五岁，下虚上实，眩晕耳鸣，足软乏力，皆类中根萌。近复肝络失畅，郁勃宜慎。苁蓉、石决、杞子、川金、柏仁、归身、川斛、牛膝、钩钩，另服**磁石**六味丸四两。（《松心医案》）

邹　下虚上实，过在足少阴厥阴。熟地、当归、茯苓、龟板、决明、萸肉、杞子、川斛、**磁石**、菊花。（《松心医案》）

吴　六三　肝阳亢为头晕，肾阴虚则耳鸣，此晚年肝肾气馁，下虚上实明甚，但忽惊悸，汗大泄，有时寤不肯寐，竟有悲伤欲哭之象，明系脏阴少藏，厥阳鼓动，内风上冒，舞于太阴，每有是症，病自情志中生，所以清之攻之，均属无益，议仲景《妇人篇》，参脏躁悲伤之旨，用药自有准绳，但王道未能速效。阿胶三钱，牡蛎三钱，**磁石**二钱，淮小麦一钱五分，炙草五分，大枣三钱，茯神二钱。（《也是山人医案》）

李　肝风阳气弛张，兼挟湿热，上混清窍，左耳常流清水，时或作痒，右鼻燥而窒塞，头晕沉沉。法以熄风和阳。羚羊角、石决明、池菊、钩钩、粉丹皮、黑山栀、**磁石**、蒺藜、赤苓、通草、豆衣、左慈丸三钱。（《王旭高临证医案》）

肝阳化风，上腾清窍，于是头目眩晕，间或梦遗，脉象弦滑。拟方善图，方可渐入佳境。制半夏、明天麻、川郁金、木茯神、霜桑叶、粉丹皮、首乌藤、广橘皮络、蒌霜、白蒺藜、八楞麻、苦竹根、荷筋，又加合欢皮八分、**灵磁石**三钱、川贝母三钱。丸方：合欢皮八钱，半夏粉一两五钱，八楞麻一两五钱，广橘皮络各八钱，川贝母一两五钱，瓜蒌霜一两五钱，瓦楞子一两五钱，夜交藤一两五钱，黑料豆一两五钱，芡实二两五钱，金樱子二两，明天麻一两五钱，白蒺藜一两五钱，抱木茯神二两，粉甘草四钱。上为末，用苦竹根七钱、荷筋六两，共煎汤叠丸。（《旌孝堂医案》）

患感热郁少阳，晨早头痛昏眩，牵连耳后。考手足少阳经，均行耳后，按经论治当可奏效。软柴胡、法夏、栀子、**灵磁石**、甘菊、黄芩、生石决。（《雪雅堂医案》）

施　吴江　素病遗泄，刻下头晕不已，腿膝软弱，脉软弦。法宜柔肝。元武版四钱（盐水炙，先煎），制首乌三钱，聚精丸（吞服）三钱，煅牡蛎一两（先煎），陈皮一钱，白芍三钱五分，北沙参三钱五分，盐半夏三钱，**灵磁石**四钱（生，先煎），制南星七分。（《曹沧洲医案》）

右　头晕，胸闷，舌白，腹中不适，气机攻撑，心嘈不思食，脉软弦。肝脾同病。拟择要治之。石决明二两（生，先煎），旋覆花三钱五分（包），炒香枣仁三钱五分（包），六曲四钱，**灵磁石**四钱

（生，先煎），煅瓦楞粉一两五钱，茯神四钱（**辰砂拌**），炙鸡金三钱（去垢），生牡蛎粉一两（包），陈佛手三钱五分，远志一钱（去心），绿萼梅三钱五分（去蒂），《医统》沉香化气丸四钱（绢包）。（《曹沧洲医案》）

右　头晕，胸闷，嗳不出，得食腹痛，舌白，二便俱通。宜肝脾两治。石决明一两（盐水煅，先煎），广郁金三钱五分，旋覆花三钱五分（包），沉香曲三钱，**灵磁石**三钱（生，先煎），枳壳三钱五分，煅瓦楞粉一两（包），大腹皮三钱（洗），白蒺藜四钱（炒，去刺），陈佛手一钱，鸡内金三钱（炙，去垢），绿萼梅一钱（去蒂），炒谷芽五钱（绢包）。（《曹沧洲医案》）

左　诸风掉眩，皆属于肝。前病已愈，今则复发，头晕胸闷痰多。此眩仆。肝阳痰热不平，深恐厥而不返，未可泛视。桑叶、石决明、陈皮、炒谷芽、白蒺藜、**灵磁石**、制南星、玫瑰瓣、甘菊瓣、煨天麻、制半夏。（《曹沧洲医案》）

左　肝阳鼓动痰浊，不时头晕，心荡惊恐，脉不畅。宜平肝涤痰。石决明一两（生，先煎），**灵磁石**四钱（先煎），制半夏二钱，连翘三钱，煨天麻七分，**青礞石**二钱（先煎），陈胆星一钱，竺黄片三钱，白蒺藜四钱（炒，去刺），陈皮一钱，赤芍三钱，竹茹三钱，白金丸三钱五分（吞服）。（《曹沧洲医案》）

右　肝升胃热，头晕心荡，食下，脘腹胀，脉细。一时不易奏功也。石决明一两（煅，先煎），橘白一钱，炙鸡金三钱（去垢），功劳叶三钱，煨天麻七分，盐半夏三钱，大腹皮三钱（洗），通草一钱，**灵磁石**四钱（生，先煎），抱木茯神四钱（**朱砂拌**），沉香曲三钱（包），鲜稻叶四钱，连翘三钱。（《曹沧洲医案》）

左　头旋目花，有眩仆之状，脉弦，纳如常。即《经》所谓诸风掉眩，皆属于肝也。宜平肝涤痰。桑麻丸三钱（包），石决明一两（盐水炒，先煎），赤芍三钱，真滁菊一钱，白蒺藜四钱（炒，去刺），**灵磁石**三钱（生，先煎），制半夏三钱五分，炒麦芽五钱，明天麻四分（煨），制南星五分，橘红一钱。（《曹沧洲医案》）

左　日前肝升晕跌，今仍头晕目花，懊恢，脘腹胀，脉滑数，汗少。宜表里两治。苏梗三钱五分，橘红一钱，石决明一两（先煎），沉香曲四钱，制香附三钱五分，制半夏三钱五分，**灵磁石**三钱（先煎），炙鸡金三钱，枳壳三钱五分，制南星一

钱，白蒺藜四钱，泽泻三钱，炒谷芽五钱。（《曹沧洲医案》）

右　眩晕，阴不涵阳，阳升作晕烘热，阳有余便是火，火降则畏寒，胸闷纳少，少寐，舌黄，咽干口燥，脉软弦数。带下病杂，宜治所急。细生地四钱，石决明一两（盐水煅，先煎），朱茯神四钱，夜合花三钱，归身三钱五分（土炒），**灵磁石**四钱（生，先煎），鳖甲心五钱（水炙），煅瓦楞粉一两（包），白芍三钱五分，酸枣仁三钱五分（上川连三分同炒），左牡蛎七钱（盐水煅，先煎），广郁金一钱，生熟谷芽各五钱（绢包）。（《曹沧洲医案》）

右　下摄不足，肝升有余，发时大病之后，至今不能遽，漫动即头旋、目花、耳鸣，舌黄，脉软弦。宜标本两治。鳖甲心四钱（水炙），**灵磁石**三钱（生，先煎），茯苓四钱，川断二钱（盐水炒），制首乌四钱，橘白一钱，川贝三钱（去心），沙苑子三钱（盐水炒），石决明一两（盐水煅，先煎），制半夏三钱五分，川石斛四钱，炒谷芽五钱（包）。（《曹沧洲医案》）

管谷臣太太　眩晕，上升之气自肝而出，肝为刚脏，必得肾水以濡之，血液以养之，血脱气浮，肝木得以独亢，由是头旋、耳鸣、目花，火升之患，坐则心荡，食后不运，脉细软。宜守前法进步。石决明一两（煅，先煎），橘白一钱，炙鸡金三钱（去垢），杜仲三钱（盐水炒），**灵磁石**三钱（生，先煎），盐半夏二钱，大腹皮三钱（洗），川断三钱（盐水炒），赤芍三钱，炒香枣仁一钱五分，资生丸四钱（绢包），藕节五钱，生谷芽五钱（绢包），震灵丹三钱（绢包）。（《曹沧洲医案》）

僧　肾阴亏乏，肝阳上越，未免上实下虚，故头目眩晕，耳鸣窍闭，渐至失聪矣。主以补肾纳气，兼开窍法。大蒸地四钱，远志筒钱半，**灵磁石**三钱，山萸肉三钱，白茯神三钱，金锁阳三钱，怀牛膝三钱，明天麻钱半，薏苡仁四钱，北五味八分，九节蒲八分。（《阮氏医案》）

宋左　头目苦眩，耳为重听，步履不能轻便，皆因气不充。幸脉象不弦不硬，耐心调养，自然见功。杜仲四钱，杞子三钱，萸肉二钱，熟地八钱，天麻一钱，怀牛膝二钱，洋参二钱，远志六分，冬术三钱，首乌三钱，砂仁四分，**煅磁石**四钱。（《王乐亭指要》）

郑　中阳衰弱，阴寒上逆，痰湿蒙闭清阳，致成眩晕之症。炮均姜钱半，焦冬术三钱，姜半

夏二钱,明天麻钱半,淡附片钱半,南京术三钱,广陈皮钱半,炒米仁四钱,**灵磁石**三钱,白茯神三钱,炙甘草一钱。(《阮氏医案》)

右 调气熄肝,眩晕不定。左脉弦大,尺部空虚。下虚上实。拟介类潜阳,为进一层治。生龟板七钱,**煅磁石**三钱,杭白芍一钱五分(酒炒),阿胶珠二钱,生牡蛎五钱,朱茯神三钱,池菊花一钱五分,黑豆衣三钱,钩钩三钱,淮小麦五钱。(《张聿青医案》)

右 少腹胀,胀则气升晕,脉细。治在肝脾。南沙参三钱,归身三钱五分,炙鸡金三钱(去垢),陈佛手一钱,制首乌四钱,白芍三钱五分,资生丸三钱(包),冬瓜皮四钱,左牡蛎七钱(先煎),**灵磁石**三钱(生,先煎),五加皮三钱,陈麦柴三钱。(《曹沧洲医案》)

"金"条下"眩晕"案。(《和缓遗风》)

"金"条下"眩晕"案。(《张聿青医案》)

"紫石英"条下"眩晕"案。(《雪雅堂医案》)

"紫石英"条下"眩晕"案。(《曹沧洲医案》)

【中风】

董 诸风掉眩,皆属于肝。眩晕猝发,懊侬,身汗。此风阳挟痰上逆,恐其有卒中之患,治当摄阴潜阳。大熟地、菊花、白芍、料豆衣、**磁石**、生龟板、怀膝、杞子、白蒺藜。(《沈菊人医案》)

郁 肝血少藏,阳化内风上旋,直升颠顶百会穴,痛风。阳木火上陵心阳,惊惕怔忡,彻夜不寐,火升足冷。肝木左升太过,右降不及,轰然上冒,自觉热焚。眩晕,肢麻筋掣,遍体收引。舌红心干咽燥,脉细。病情一派风阳煽动,营液皆被木火所劫之象,胃气不下行,便燥艰难。论脉合证,治法不外乎潜阳熄风,养津安神。但病已久延,阴气虚极,一时难复,须得安寐津回,方有转机。生地、决明、西洋参、朱茯神、牡蛎、白芍、牛膝、龟板、枣仁、天门冬、料豆衣、菊花、**龙齿**、夜交藤。转方:阿胶、龟板、石决明、**苍龙齿**、枣仁、牛膝、牡蛎(胡黄连汤煅)、生地、白芍、鸡子黄、夜交藤、**磁石**、洋参、天冬。(《沈菊人医案》)

马 芒种阳气极升,人生之气与天地相应。所以痉厥卒发,醒后头痛,阳不下降,阴失涵敛。摄阴潜阳是为正治,风阳过旺,先宜治标。生牡蛎、胡黄连、白芍药、**灵磁石**、钩钩、石决明、天竹黄、黑山栀、连翘心。(《沈菊人医案》)

徐 肝阳上逆,心宕,即时头痛,脉滑数,体酸腰痛,带下,动则气逆,肝肾两虚。熟地、乌贼、阿胶(蛤粉炒)、牡蛎、椿根皮、龟板、龙眼肉、川断(酒炒)、莲须、**磁石**。(《沈菊人医案》)

王翁 两手寸关浮大而数,尺部沉微不见,此即《经》所谓五志过极,水火相离,阳浮阴脱。并询初起时,先二日见头晕眼花,及卒中不省人事,手足不能转动,两手足俱有暖气。脉症相参,其为类中无疑。此乃老年肾水亏虚,肝风内动,因而上逆,即西医所谓血冲脑气筋,以阴不能维阳而上厥也。若遇时医,必进以小续命及熟地、参、附、桂、茸等药,不死何待!此灵胎先生所云,以辛热刚燥治之固非,以补阴滋腻治之亦谬,真卓论也!大剂养血熄风镇逆自是正治。酥龟板八钱,生牡蛎四钱,大蝉衣一钱,干地黄四钱,**生龙齿**三钱,女贞子四钱,甘菊花一钱,**灵磁石**五钱,旧熟地三钱,乌豆衣三钱。一剂即清醒,及后再见物件,俱觉其自能旋动,而头不晕,前方加乌梅,连进十余剂而痊。(《雪雅堂医案》)

周慎斋治一人,身热至六七日,医用地黄汤,遂致身体强硬,六脉沉伏,目定口呆,气喘不能吸入。周曰:能呼不能吸,病由中焦实,脾不能运耳。用远志、茯神各一钱,附子四分,橘红六钱,**磁石**、苏梗各一钱五分,沉香二分。一帖身和,六帖而安。盖脾者为胃行其津液者也。脾不运,则胃阳不行于肌肉,肌肉无阳所以强耳。醒其脾则胃阳通而身和矣。俞按:议论甚佳,然不能解其制方之义。雄按:此所云中焦实者,殆痰湿盛于中也,地黄汤纯阴凝滞之剂,服后自然闭塞。方以六钱橘红为君,佐以沉香、苏梗,皆是宣降开通之品,而**磁石**镇逆,远志舒郁,附子温运,茯神通心,制方之义如此,别无奥妙。其实橘红不必如是之重,尽可以枳实为君也。他如附子可易薤白,远志可易菖蒲,即沉香、**磁石**、茯神亦可以旋覆、半夏、**赭石**、茯苓等易之也。慎斋好奇,专走僻径,故用药如此,而令人莫测其意耳。杨曰:绝世聪明,具此卓识,方许读古人书。(《古今医案按选》)

丁,四三,因萦思扰动五志之阳,阳化内风,变幻不已。夫阳动莫制,皆脏阴少藏。自觉上实下虚,法当介以潜之,酸以收之,味浓以填之。偏寒偏热,乌能治情志中病。熟地、萸肉、五味、**磁石**、茯神、**青盐**、鳖甲胶、龟板胶,即溶胶为丸。(《临证指南医案》)

某 心肾两亏,不待言矣,但上气不足,而

厥阳亢盛,方宜兼治。在不明者观之,未免夹杂,殊不知前辈本有此法。有芪五钱,枣仁三钱,熟地八钱,洋参二钱,丹参二钱,白芍(炒)一钱,柴胡(盐水炒)三分,木香三分,川连三分,肉桂三分,甘草三分,吴萸三分,菖蒲五分,**灵磁石**(煅)五分。(《王乐亭指要》)

"金"条下"中风"案。(《张聿青医案》)

"铅"条下"中风"案。(《沈菊人医案》)

"紫石英"条下"中风"案。(《慎五堂治验录》)

"紫石英"条下"中风"案。(《养性轩临证医案》)

"紫石英"条下"中风"案。(《治验论案》)

"朱砂"条下"中风"案。(《徐养恬方案》)

"朱砂"条下"中风"案。(《眉寿堂方案选存》)

"朱砂"条下"中风"案。(《曹沧洲医案》)

【神昏】

张世嫂徐氏,年近六旬,形瘦而耐劳,忽然神昏,周身脉络跳动,如中暑卒倒状,邀余诊。问其家人,因何而起?答以顷间雷雨,即患此症,殆俗所谓闷痧也。余思痧气,则无此滑泽之肤;中暑,则无寒热之象;类中,则无痰声壅塞之候;风痉,则无筋骨牵强之状;厥症,则无脉络跳动之征。此症由惊吓而风动,神散而昏迷。盖闻雷声一震,受惊而得之。因思经云雷气通于心,惊则神魂失守,心主脉,故周身跳动,此神魂失守之症也。乃书**龙齿**、枣仁、远志、胆星、辰神、麦冬、**磁石**一方,应手而愈。(《医案摘奇》)

【痴呆】

又治痰迷心窍,忽于数日所读之书,皆不记忆,用茯神五钱、远志肉钱半、制半夏钱半、陈皮一钱、九节菖蒲五分、陈胆星五分、珍珠母三钱、生甘草五分,以惜字炉灰一两煎汤代水,煎服获效,去胆星,加生益智仁一钱,醋煅**灵磁石**三钱,十服全愈。盖养营开窍化痰,特以字纸灰作引,复加益智启聪明,**磁石**交心肾,医以意会,亦由善思而后得之也。(《冷庐医话》)

【健忘】

"浮石"条下"健忘"案。(《吴门治验录》)

【癫狂】

冯　肝营不足,木火凌心,上扰神明,语言舛错,眩晕耳鸣,少寐烦恼,多梦纷纭,筋脉抽掣。病属营虚火郁,不生痫症,即生外疡。决明、茯神、**龙齿**、灯心、合欢皮、丹皮、**磁石**、远志、丹参(猪心血炒)、菊花、忘忧草、香附。(《沈菊人医案》)

"金"条下"癫狂"案。(《王九峰医案》)

"紫石英"条下"癫狂"案。(《松心医案》)

"朱砂"条下"癫狂"案。(《医学衷中参西录》)

"朱砂"条下"癫狂"案。(《叶天士曹仁伯何元长医案》)

"朱砂"条下"癫狂"案。(《沈菊人医案》)

"朱砂"条下"癫狂"案。(《慎五堂治验录》)

"朱砂"条下"癫狂"案。(《温氏医案》)

【郁证】

一妇伤子过悲,致肝脾气郁,智慧不灵,神昏不语,不食不大小便,直卧如尸,已旬半,惟目尚灵,脉迟细。以郁金、佩兰、木香、佛手、苏梗、夜合花、茯神、九节菖蒲、橘红、远志、沉香、**煅磁石**、香附解郁安神通窍,八帖,遂起坐如常。(《医门补要》)

予童时见族中一妇人,头额常系一带,行动须人扶掖,云无他病,惟头目昏眩,饮食倍增,形体加胖,稍饥心内即觉难过。医治无效,只得屏药。越数年疾自愈,形体退瘦,饮食起居如常。其致病之由,及所服方药,均不同考。后堂弟媳,年二旬余,因遭回禄,忧郁成疾,见证与族妇仿佛。予知其疾由郁而起,初投逍遥达郁,继加丹栀清火,更进地黄、阿胶滋水生木,白芍、菊花平肝熄风,**磁石**、牡蛎镇逆潜阳等法,俱不应。他医以为无痰不作眩,药用豁痰,又以为无虚不作眩,药用补虚,亦皆无验,遂不服药,四旬外病自瘳。予生平所见眩晕之疾,未有甚于此二证者,且病中诸治不应,后皆不药自痊,事亦奇矣。细求其故,盖病关情志,是以草木无灵。由此观之,凡七情内伤致病,皆可类推。安波按:七情致病者,尼师寡妇室女为尤甚,必须陶情怡悦,所谓心病必以心药治也。(《杏轩医案》)

【厥证】

阮　年出古稀,元海无根,孤阳上越,今因感冒风邪,痰随气升,太空被塞,蓦然昏厥。《经》言:急则治其标。先进降气化痰,续后再商。紫苏子一钱,赖陈皮一钱,紫沉香六分,冬前胡八分,苦杏仁二钱,萝卜络一钱,**灵磁石**二钱,炙甘草六分,仙制夏一钱半,佛手柑一钱。又,气平痰降,神识清灵,但邪发身热,咳嗽渴饮。再进辛凉清热,兼滑痰法。苏薄荷八分,大力子钱半(炒、研),瓜蒌皮钱半,川贝母钱半,苦杏仁钱半,连翘壳钱半,生竹茹一丸,杜兜铃钱半,炙甘草八分。(《阮氏医案》)

某 二四 晕厥,烦劳即发,此水亏不能涵木,厥阳化风鼓动,烦劳阳升,病斯发矣。据述幼年即然,药饵恐难杜绝。龟板三两,牡蛎三两,天冬一两半,萸肉二两,五味一两,茯神二两,牛膝一两半,远志七钱,**灵磁石**一两。(《临证指南医案》)

罗 温邪内陷,津液被劫,厥阳挟内风上逆,遂致痉厥,温邪劫液风阳上逆。生牡蛎、阿胶、熟地炭、生白芍、炒远志、石菖蒲。又,厥阴误进刚药,五液劫尽,阳气与内风鸱张,遂变为痉,平昔内损,继以暴邪,本属难调,此阴气竭绝,戌亥当防。熟地炭、**磁石**、生白芍、木瓜、远志、茯神。(《临证指南医案》)

谢 五八 有年下虚。春木自地而升,阳浮上蒙清窍。经云:下虚上实,为厥癫疾。肝风内震,倘加恼怒,必致厥仆痱中,大忌攻痰祛风药。熟地、天冬、萸肉、五味、牛膝、龟甲、**磁石**、茯神、远志、菖蒲。(《临证指南医案》)

唐右 每至心悸,辄气冲至咽喉,呛咳呕吐,顿即色夺出汗,有欲厥之状。发厥之后,耳鸣头晕。脉尺涩关弦。此厥阳上升太过,拟调气而潜伏之。制香附、炒枳壳、**煅磁石**、土炒白芍、炒枣仁、朱茯神、左牡蛎、金铃子、上广皮、炒竹茹。复诊:前日又至欲厥,呛咳气冲,呕出涎水方定,其为肝阳逆冲犯胃无疑。风翔则浪涌,此呕吐所由来也。虽药进而其厥仍发,然为势稍轻,未始不为起色。再潜伏其阳,而运化其饮。制香附、茯苓神、制半夏、上广皮、砂仁末、**煅磁石**、**煅龙骨**、炒枳壳、左牡蛎(盐水炒)。(《张聿青医案》)

"金"条下"厥证"案。(《曹仁伯医案论》)

【腹胀】

曹左 脉象弦细,细为阴虚,弦为肝旺,肝阳上扰则宗气跳跃,肝木乘脾则食入作胀,木火升腾,左目红赤。肝为刚脏,非柔不克。宜柔肝运脾,和胃畅中。生白芍二钱,滁菊花三钱,炙远志肉一钱,象贝母一钱,生石决四钱,朱茯神二钱,炒谷麦芽各三钱,青葙子三钱,**青龙齿**三

钱,炒枣仁一钱,谷精珠三钱,陈广皮一钱,**灵磁石**二钱。(《思补山房医案》)

右 肝病积久,暗吸肾水,水虚无以养木,其气横肆无制,耳鸣心荡,灼热,胃呆,食后易吐,背络酸胀,体虚病繁。拟标本两治。近感风寒,法当先治,以分病有新旧。霜桑叶三钱,旋覆花三钱五分(包),**灵磁石**三钱(先煎),炒香枣仁三钱五分,苦杏仁三钱,煅瓦楞粉一两(包),北秫米四钱(包),丝瓜络三钱,象贝三钱,石决明一两(盐水煅,先煎),盐半夏三钱,首乌藤四钱,桑寄生四钱,生谷芽五钱。(《曹沧洲医案》)

【疟疾】

左 疟后体乏,形瘦面浮,纳少神疲,时易腹痛,头鸣,脉数,而不知所戕本原,病不可忽。鳖甲心五钱(先煎),制半夏三钱五分,川石斛四钱,金毛脊三钱,归身三钱,川贝母三钱(去心),陈皮一钱,川断三钱(盐水炒),煅瓦楞壳一两(先煎),**灵磁石**(生)三钱(先煎),台乌药三钱五分,炒谷芽五钱,桑枝五钱。(《曹沧洲医案》)

【淋证】

先后天不足,相火有余,精关不固,湿热下移膀胱,致成虚淋,脉象弦滑。拟方徐图之。乌饭叶、合欢皮、桑叶、粉丹皮、**灵磁石**、萎霜、川贝母、橘皮络、制半夏、川石斛、云茯苓神、黄郁金、夜交藤、苦竹根、苏茎。(《旌孝堂医案》)

【遗精】

肾气不足,相火有余,于是遗滑并见,加之肝阳上升,阳明脉络不和,饮邪内扰,心悸头旋,脉象弦滑。拟方次第图之。**灵磁石**、木茯神、明天麻、白蒺藜、白僵蚕、**赭石**、广橘皮络、制半夏、制附片、荷叶、陈秫米。(《旌孝堂医案》)

"朱砂"条下"遗精"案。(《王九峰医案》)

【鼻衄】

血行横逆,经鼻而出,谓之鼻衄。已延半载有余,时发时止,加之胆热上移于脑,致成鼻渊,且生瘜肉。头目昏眩,嘈杂吐酸,胸胁胀痛,食入不运,脉象滑数。拟方徐图为宜。苍耳子、木笔花、明天麻、冬桑叶、粉丹皮、制半夏、川贝母、**活磁石**、石决明、川郁金、木茯神、萎霜、丝瓜藤、苦竹根。(《旌孝堂医案》)

由鼻衄而成鼻瘜,血去过多,肝阳上升,脾土受侮,郁痰内扰,头额昏痛,胸次嘈杂,面浮肢肿,脉沉而数。再延防损。木笔花、苍耳子、川

芎、冬桑叶、粉丹皮、橘皮络、制半夏粉、木茯神、蒌霜、冬瓜皮仁、汉防己、**灵磁石**、丝瓜藤、黄郁金、白茅花、苦竹根。(《旌孝堂医案》)

【咳血】

"铅"条下"咳血"案。(《曹仁伯医案》)

"紫石英"条下"咳血"案。(《剑慧草堂医案》)

"紫石英"条下"咳血"案。(《旌孝堂医案》)

【痰饮】

肝旺胆虚,湿痰入络,虚阳上升,于是心悸头眩耳鸣,懊侬难名,间有呛咳,惊悸麻痹,善怯多疑,脉息弦滑,右脉反关,左脉独见。拟方善图,方可渐入佳境。**煅磁石**、瓜蒌霜、半夏粉、木防己、九制於术、木茯神、白蒺藜、广橘皮络、荷筋、瓦楞子、路路通、八楞麻、苦竹根、络石藤、首乌藤。(《旌孝堂医案》)

"白石英"条下"痰饮"案。(《剑慧草堂医案》)

【痉病】

王 产后半日卒然风痉,厥逆十余次,后头肿呕逆,眩晕。新产暴虚,厥阳化风,上旋,冲逆犯胃,所幸恶露仍通,脉左涩。可以熄风潜阳,以冀厥止风定。熟地、料豆衣、茺蔚子、白蒺藜、**磁石**、龟板、炒归身、石决明、怀牛膝、炙草。(《沈菊人医案》)

《经》以诸风掉眩,皆属于肝。战栗震动,火之象也。身战、口噤、背张,至夏则发,逾时而已。脉来软数,水不济火,血热化风,病名曰风痉。法宜养肝息风,壮水制火。大生地、白芍、归身、沙参、麦冬、五味、**煅磁石**、黄柏、龟板、蜜水叠丸。(《王九峰医案》)

【误吞异物】

王氏子甫周岁,其母以一铁钉与之玩弄,不觉纳之口中,吞入喉间,其父号呼求救。景岳往视之,但见其母倒提儿足以冀其出,口鼻皆血,危剧之甚。因晓之曰:若有倒悬可以出钉而能无伤命者哉。因速令抱下,遂闻啼声,此盖针已下咽,不在喉矣。其父曰:娇嫩之脏,安能堪此,哀求甚切。张实计无所出,姑取本草一玩,觊启其机,见所载曰:铁畏**朴硝**。遂得一计,乃用**活磁石**一钱、**朴硝**二钱,并研为末,以熬熟猪油加蜜和调,与之吞尽。是夜三鼓,忽解下一物,大如芋子,莹如纯菜,润滑无棱,药护其外。拨而视之,则钉在其中矣,系京中钉鞋所用磨尖钉

也。盖硝非**磁石**不能使药附针,**磁石**非硝不能逐针速出。非油则无以润,非蜜则未必吞,合是四者,则着者着,逐者逐,润者润,同功合力,裹护而出矣。(《名医类案》)

【脱肛】

血虚故便燥,气虚故脱肛,须两治之。补中益气加桔梗、细生地、北五味、芝麻、**灵磁石**。(《松心医案》)

"铁线粉"条下"脱肛"案。(《余听鸿医案》)

【脏毒】

梅 脏毒。湿热结脏毒,出水出血症发。宜清化,目花头蒙亦须顾及。桑叶三钱五分,石决明一两(煅,先煎),脏连丸三钱五分(吞服),粉草薢三钱,丹皮三钱五分,**灵磁石**四钱(生,先煎),炒银花三钱,知母三钱五分,白蒺藜四钱(炒,去刺),赤芍三钱,炒槐米三钱。(《曹沧洲医案》)

【经行异常】

"紫石英"条下"月经不调"案。(《汪艺香先生医案》)

"白石脂"条下"经行异常"案。(《江泽之医案》)

【带下异常】

"朱砂"条下"带下异常"案。(《丛桂草堂医案》)

【产后诸症】

范 产未盈月操作,猝遇大雨淋身,水寒之气自毛窍而入于骨节,内舍于肾,外达太阳、阳明,是以始病腰疼,继而上攻头痛,遍体机关不利也。脉沉而寒热,寐少而恐惧,纳少而恶心,邪气留连于胃肾。据云头痛甚则汗出,太阳之表虚矣。用许学士法。香豆豉、牛蒡子、豆卷、杜仲、**磁石**、藁本、白芷、川芎、金狗脊、赤苓、半夏、甘菊花。渊按:太阳表虚,风药未免太过,况得之产后乎!又,前投益肾通经,和胃泄湿,头项腰脊之痛原有松机。今产后两月有余,经水适来,而心跳恐惧,是营气虚而不摄也。拟和营止痛,仍佐理胃泄湿。党参、桂枝、秦艽、枣仁、杜仲、豆卷、半夏、赤苓、苡仁、金狗脊、归身、陈皮、桑枝(酒炒)。又,后营虚,雨湿寒气袭入,经络机关不利。前投宣通养血两法,俱无少效。虽头痛略松,而右半之腿臂转增痛热。犹幸脾胃稍旺。今恶风、发热、口干,是寒湿渐化为热矣。拟疏泄湿热以通经络,再议。羚羊角、丹参、防风、秦

芄、苡仁、陈皮、羌活、丝瓜络、防己、当归、白芷、木通、桑枝、忍冬藤。(《王旭高临证医案》)

【耳鸣】

谢右 阴虚体质,肝火挟湿热上升,耳内痒痛而鸣,宜益阴清肝,淡渗湿热。北沙参三钱,冬桑叶二钱,**六一散**三钱,黑山栀一钱半,生石决四钱,茯苓皮三钱,夏枯花一钱半,**灵磁石**三钱,粉丹皮二钱,梗通草八分,连翘壳二钱,嫩钩钩三钱。(《思补山房医案》)

崇川钱佳修,年七十二岁。耳鸣丸方,乾隆戊申仲秋八日定于紫琅书屋。方案列下:耳鸣有年,肾元不固,阳气渐涣之征耳。欲求来复,其势诚难,但得稍缓,即已幸矣。其惟调理得宜,而日培根本乎。方用桂附八味丸一料,加**灵磁石**一两五钱,用西党参、嫩黄芪各六两,煎膏代蜜为丸。每服四钱,清晨滚水送下。服此一料,耳鸣大减。(《竹亭医案》)

里真气衰,不能贯通外膜,致声若瓮中,而蛙鸣、蚊震之声不绝。前之流脓水,时令湿热气加也。今议补下、镇纳,收敛方法。龟胶、**磁石**、牛膝、牡蛎、远志、菖蒲、淡菜胶。(《叶氏医案存真》)

心开窍于耳,肾之所司也。耳闭之症,不宜劳神动火,厥少不和,夹有湿热生痰。利湿伤阴,清热耗气,清心保肾,佐以宁心柔肝,兼化湿痰。生地、丹皮、山药、黄肉、茯苓、泽泻、菖蒲、**磁石**、黄芩、柴胡、木通。(《王九峰医案》)

年甫十七,厥少不和,心相不宁,非老年重听可比。引北方以济南方,乙癸同源,兼和厥少,水源生则龙相宁,必得静养为妙。知、柏、地黄,加木通、柴胡、橘红、茯苓为末,加菊花、麦冬,熬膏和丸。服二料后,加**活磁石**(醋煅),童便飞为衣。(《王九峰医案》)

朱,十一岁,先天不足,耳失其聪。生地、杞子、山药、远志、**磁石**、石决、茯苓、菖蒲。(《松心医案》)

尹左 气逆耳聋,填阴摄纳。六味,加炒远志一钱、**醋煅磁石**四钱。(《王乐亭指要》)

脉细数,肝肾下虚,耳鸣失聪,虚阳内风不熄,头目昏花,六味去泽泻、丹皮,加**生磁石**、远志。(《雪雅堂医案》)

右 肾不摄肝,肝火不潜,两耳失聪,鸣响不已,头痛心荡。本虚标实,未易奏效。细生地四钱(炒),石决明一两(盐水煅,先煎),炒香谷芽三钱五分,橘白一钱,炙鳖甲四钱(先煎),**生**

磁石四钱(先煎),抱木茯神四钱,盐半夏三钱五分,左牡蛎一两(盐水煅,先煎),白芍三钱五分,丹参三钱五分,炒谷芽五钱(包),耳聋左慈丸三钱(吞服)。复诊:两耳失聪,鸣响不已,偏右头痛,心荡,鼻塞,脉软弦。肝肺升降不和,病缠日久,延恐积虚成损,积损成怯。(《曹沧洲医案》)

金 三八 下虚,耳鸣失聪(肾虚)。**磁石**六味去萸,加川斛、龟甲、远志。(《临证指南医案》)

某 八十 耳聋,乃理之常。盖老人虽健,下元已怯,是下虚上实,清窍不主流畅,惟固补下焦,使阴火得以潜伏。**磁石**六味加龟甲、五味、远志。(《临证指南医案》)

王左 耳鸣失聪,系水亏木旺,肾虚气衰之象。宗经旨上病治下法。熟地、**灵磁石**末四钱(拌打)、杞子、白芍、菟丝饼、远志炭、黄柏(盐水炒)、炙龟板、肥知母(盐水炒)、党参、蔓荆子、沙苑子、归身、干石菖蒲根。(《养性轩临证医案》)

"朱砂"条下"耳鸣"案。(《慎五堂治验录》)
"朱砂"条下"耳鸣"案。(《临证指南医案》)
"朱砂"条下"耳鸣"案。(《黄澹翁医案》)

【眼疾】

朱孩 热逼膏伤,瞳神散大,视物不明,急宜填精固摄精光。大麦冬一钱,洋参三钱,熟地六钱,草白及,沙苑子三钱,萸肉三钱,加**灵磁石**五钱。(《疡科指南医案》)

赭 石

【咳嗽】

高左 咳呛气逆,痰沫不爽,形寒微热,已经有年,姑以疏降涤痰为法。炒潞党一钱五分,旋覆花(包)一钱五分,**煅代赭**四钱,杜苏子三钱,粉前胡一钱五分,新会皮一钱五分,白杏仁三钱,真川贝一钱五分,云茯苓四钱,加沉香屑四分、凤凰衣三钱。(《赖氏脉案》)

右 晨间气升作咳,咳无痰,食下作酸,舌根黄白,脉弦。宜平肝润肺,疏畅脾运。南沙参三钱五分,甜杏仁三钱(去皮尖),茯苓四钱,白前三钱五分,川贝母三钱(去心),冬瓜子七钱,生米仁四钱,玉蝴蝶三分,生蛤壳一两,橘白一钱,**代赭石**五钱(煅,先煎),丝瓜络三钱五分,加生谷芽五钱(绢包)。(《曹沧洲医案》)

气喘痰升,胸痞足冷,是中下阳虚,气不纳而水泛也。已进肾气汤,可以通镇之法继之。旋覆

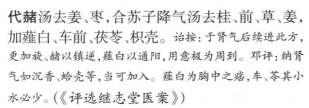

代赭汤去姜、枣,合苏子降气汤去桂、前、草、姜,加薤白、车前、茯苓、枳壳。诒按:于肾气后续进此方,更加旋、赭以镇逆,薤白以通阳,用意极为周到。邓评:纳肾气如沉香、蛤壳等,当可加入。薤白为胸中之痞,车、苓其小水必少。(《评选继志堂医案》)

【喘证】

老年气喘,脉左弦右细。下虚不摄,挟肝木以横逆,药难许效。旋覆花、麦冬、北沙参、茯苓、法半夏、五味子、炙甘草、**代赭石**、枇杷叶。(《徐养恬方案》)

陈　高年肝肾衰惫,筋骨失养,风邪乘虚内袭关节,右边半身不遂,行动维艰,兼之水虚痰泛,冲阳上逆,时而喘气筑筑。幸得土德未衰,纳化有权,犹可用药调治。炙叙芪二钱,甘枣王二钱,水法夏三钱,旋覆花三钱,炒白芍二钱,淡苁蓉二钱,东洋参钱半,生姜三片,川桂枝二钱,**代赭石**三钱,炙甘草一钱,大枣三枚。(《阮氏医案》)

吴左　气喘有年,愈发愈密,痰黏不爽,按脉沉数。此由中虚挟湿,浊痰阻气,肺气失宣所致,姑以和降。炒潞党一钱五分,旋覆花(包)一钱五分,**煅代赭**四钱,杜苏子三钱,新会皮一钱五分,法半夏一钱五分,光杏仁三钱,川贝母一钱五分,云茯苓四钱,加沉香片四分、银杏肉三钱。(《赖氏脉案》)

左　咳窒吐痰沫,气急。此哮喘基也,先防失血。全瓜蒌四钱(切),紫菀三钱五分(蜜炙),款冬花三钱五分(炙),茯苓四钱,薤白头三钱五分(去苗,酒浸),白杏仁四钱(去尖),冬瓜子七钱,生草三分,盐半夏一钱,象贝五钱(去心),**代赭石**四钱(煅,先煎),苏叶三钱五分,加枳壳一钱(切)。(《曹沧洲医案》)

"紫石英"条下"喘证"案。(《三衢治验录》)

【胸痹】

右　肝气上逆,逆则心脘大痛,甚至肢冷汗淋,脉来弦。防痛剧致厥。旋覆花三钱五分(绢包),金铃子三钱五分(酒炒),春砂末四分(冲),良附丸一钱(吞服),**代赭石**四钱(煅,先煎),醋炒五灵脂三钱五分,瓜蒌皮四钱(切),绿萼梅一钱(去蒂)。(《曹沧洲医案》)

【不寐】

"朱砂"条下"不寐"案。(《医学衷中参西录》)

【头痛】

天津李氏妇,年过三旬,得脑充血头疼证。病因:禀性褊急,家务劳心,常起暗火,因得斯证。证候:其头疼或左或右,或左右皆疼,剧时至作呻吟。心中常常发热,时或烦躁,间有眩晕之时,其大便燥结,非服通下药不行。其脉左右皆弦硬而长,重诊甚实,经中西医诊治二年,毫无功效。诊断:其左脉弦硬而长者,肝胆之火上升也;其右脉弦硬而长者,胃气不降而逆行,又兼冲气上冲也。究之,左右脉皆弦硬,实亦阴分有亏损也。因其脏腑之气化有升无降,则血随气升者过多,遂至充塞于脑部,排挤其脑中之血管而作疼,此《内经》所谓血之与气,并走于上之厥证也,亦即西人所谓脑充血之证也。其大便燥结不行者,因胃气不降,失其传送之职也。其心中发烦躁者,因肝胃之火上升也。其头部间或眩晕者,因脑部充血过甚,有碍于神经也。此宜清其脏腑之热,滋其脏腑之阴,更降其脏腑之气,以引脑部所充之血下行,方能治愈。处方:**生赭石**两半(轧细),怀牛膝一两,生怀山药六钱,生怀地黄六钱,天冬六钱,玄参五钱,生杭芍五钱,**生龙齿**五钱(捣碎),生石决明五钱(捣碎),茵陈钱半,甘草钱半。共煎汤一大盅,温服。方解:**赭石**能降胃平肝、镇安冲气。其下行之力,又善通大便燥结而毫无开破之弊。方中重用两半者,因此证大便燥结过甚,非服药不能通下也。盖大便不通,是以胃气不下降,而肝火之上升冲气之上冲,又多因胃气不降而增剧。是治此证者,当以通其大便为要务,迨服药至大便自然通顺时,则病愈过半矣。牛膝为治腿疾要药,以其能引气血下行也。而《名医别录》及《千金翼方》,皆谓其除脑中痛,盖以其能引气血下行,即可轻减脑中之充血也。愚生平治此等证,必此二药并用,而又皆重用之。用玄参、天冬、芍药者,取其既善退热兼能滋阴也。**用龙齿**、石决明者,以其皆为肝家之药,其性皆能敛戢肝火,镇熄肝风,以缓其上升之势也。用山药、甘草者,以二药皆善和胃,能调和金石之药与胃相宜,犹白虎汤用甘草、粳米之义,而山药且善滋阴,甘草亦善缓肝也。用茵陈者,因肝为将军之官,其性刚果,且中寄相火,若但用药平之镇之,恒至起反动之力,茵陈最能将顺肝木之性,且又善泻肝热,李氏《本草纲目》谓善治头痛,是不但将顺肝木之性使不至反动,且又为清凉脑部之要药也。诸药汇集为方，久服之自有殊效。复诊将药连服二十余剂(其中随时略有加减)，头已不疼，惟夜失眠时则仍疼，心中发热、烦躁皆无，亦不复作眩晕，大便届时自行，无须再服通药，脉象较前和平而仍有弦硬之意，此宜注意滋其真阴以除病根。处方：**生赭石**一两(轧细)，怀牛膝八钱，生怀山药八钱，生怀地黄八钱，玄参六钱，大甘枸杞六钱，净萸肉五钱，生杭芍四钱，柏子仁四钱，生麦芽三钱，甘草二钱。共煎汤一大盅，温服。方中用麦芽者，借以宣通诸药之滞腻也。且麦芽生用原善调和肝气，亦犹前方用茵陈之义也。效果：将药又连服二十余剂(亦随时略有加减)，病遂全愈，脉象亦和平如常矣。(《医学衷中参西录》)

【癫狂】

妇病若狂，似属七情，而亦有不尽然者。陈氏妇患此月余，巫医屡易，所费既钜，厥疾日增。孟英切其脉弦而数，能食便行，气每上冲，腹时痛胀，询其月事，云病起汛后，继多白带。孟英曰：病因如是，而昼则明了，夜多妄言，酷似热入血室之候，径从瘀血治可也。予桃仁、红花、犀角、菖蒲、胆星、旋覆、**赭石**、丹参、琥珀、葱白之剂，两服而瘀血果行，神情爽慧，继去桃仁、红花，加当归、元参，数服而瘳。能食便行，则病不在气。气每上冲，腹时痛胀，为瘀停化热，煽动肝阳。白带为阴液不及化血而时下。生桃仁(研)一钱半，原红花六分，锉犀角(先煎八钟)四钱，石菖蒲(次入)一钱，陈胆星(炖，和服)一钱，旋覆(包，先)三钱，**生赭石**(杵，先)八钱，紫丹参三钱，西毛珀(冲)八分，连须葱白二分。继去桃仁、红花，加箱全归二钱、元参片(泡煎，去渣)八钱。(《王氏医案绎注》)

"朱砂"条下"癫狂"案。(《医学衷中参西录》)

【郁证】

罗　此血郁也，得之情志，其来有渐，其去不易也。旋覆花、薤白、广郁金、白桃仁、**代赭石**、川红花。(《曹沧洲医案》)

湖州汪，木火质体，烦劳郁怒，稍嗜酒醴，不但阳虚，营阴亦颇不足。平日常觉手足心热，今夏酷暑蒸迫于火，湿热酝酿于中，先有微寒蒸热，胸闷，便涩溺赤，腰酸胁胀，迄今两旬有余。便溺渐通，寒热亦退，舌苔白腻，痞噫未舒，食少无味，脉象弦搏。虽云脉体偏阳，而指下究少和缓之神，想所感暑湿之邪本属不多，其所以易

感而难化者，实因劳怒太过，肝木早失调达，气机久已窒滞故耳。此时欲化暑湿之余邪，必先调养厥阴之横逆，所谓"攘外必先安内"也。洋参、旋覆、**代赭**、半夏、橘皮、云苓、苏子、蒺藜、刀豆子、建曲、白芍、佛手、竹茹。(《张梦庐先生医案》)

吴　情志郁结，阳明津液内枯，少阴之气上逆。少腹气上冲咽，咽喉觉胀，纳食哽噎。拟温养津液，以降浊阴之气。旋覆花、**代赭石**、苁蓉干、枸杞子、橘红、茯苓、川贝、半夏、沉香、鸡冠、地栗。(《王旭高医案》)

【厥证】

庄芝阶舍人令嫒，孀居在室，陡患气冲欲厥，脘痛莫当。自服沉香、吴萸等药，病益剧，而呕吐发热，略有微寒。孟英按脉，弦滑且数，苔色滑腻微黄，而渴喜冷冻饮料，便秘溲热，眠食皆废。是伏痰内盛，肝逆上升，而兼吸受暑热也。予吴萸水炒黄连、枳实、竹茹、栝蒌、**石膏**、旋覆、**赭石**、知母、半夏、雪羹，服二剂，吐止痛减，五剂热退而解犹不畅，旬日始得豁然，乃去**石膏**、知母、旋覆、**赭石**调之而愈。(《回春录》)

"铁线粉"条下"厥证"案。(《医学衷中参西录》)

【胃痛】

周右　肝气上逆，犯胃克脾，嗳气胸闷，脘痛胁痛，纳谷减少，舌苔薄腻，脉象弦涩。拟覆赭二味汤加减。旋覆花二钱，金铃子二钱，仙半夏二钱，春砂仁八分，**代赭石**(煅)二钱，云茯苓三钱，广郁金一钱半，炒谷麦芽各三钱，大白芍一钱半，陈广皮三钱，制香附一钱半，佛手八分。(《思补山房医案》)

恙因痛在胃中，中焦气阻于肝，肝气攻冲于胃。年近六旬，气分虚，脾胃弱，治宜定痛和中为主。**代赭石**、生甘草、白茯苓、白豆蔻(后下)、吴茱萸、杭白芍(醋炒)、广郁金、上陈皮、制香附。(《王九峰医案》)

【胃痞】

肝气不升，肺气不降，升降失司，中宫阻塞，非升清降浊不可。薤白头、瓜蒌、陈皮、制半夏、云茯苓、**代赭石**、苏茎、防己、砂仁壳、鲜杷叶。(《旌孝堂医案》)

【呕吐】

脉象浮大之势稍敛，但觉迟缓无力中虚，肝逆犯胃为呕为逆呃，显然无疑，所谓肝病吐涎

沫也。但日数已多，虚脱可虑，况纳食即吐乎？舍安胃无别法，鄙见急宜扶土，以平肝逆，冀呕止纳谷，方有生机。人参、生白芍、川连、乌梅、川附、干姜、麦冬、法半夏、茯神、炙草、陈米、伏龙肝。另，**磁石**一钱五分、**赭石**一钱五分、**月石**三钱、鸡谷袋、戌腹米三钱，为末，旋覆花汤下。（《养性轩临证医案》）

黄履吉患痛吐，孟英已为治愈，仲冬复发，他医药之，已七日不进谷矣，二便秘涩，形肉遽消。再托孟英诊之，予旋、**赭**、茹、苓、萸、连、柿蒂、楝实、延胡等药，一剂知，三剂愈。此病为肝阳侮胃，肺失肃降，脾亦不健。旋覆（包，先）三钱，**生赭石**（杵，先）二两，姜竹茹三钱，云苓三钱，淡吴萸六分，姜川连一钱，干柿蒂十个，楝核（杵，先）三钱，元胡索一钱半。（《王氏医案绎注》）

沈　食过超时，漾漾涌涎欲吐。诊脉濡涩，以胃虚肝乘。宗仲景旋覆代赭法。旋覆花、**代赭石**、人参、半夏、茯苓、广皮。（《临证指南医案》）

嗽逆呕逆不得卧。《经》谓嗽而呕者属胃咳也。此由嗽伤阳明之气，厥阴肝邪顺乘使然。凡女科杂症，偏于肝者居半。即如是病，经一阻则遂剧矣，非泛泛咳嗽之比。人参、旋覆花、白芍、茯苓、**代赭石**、南枣。（《未刻本叶氏医案》）

食已即吐，脉弦苔白，便溏溺清。湿痰内胜，被肝经淫气所冲。旋覆花、**代赭石**、陈皮、半夏、莱菔子、生姜、茯苓、雪羹汤。（《评选继志堂医案》）

徐　四六　气冲偏左，厥逆欲呕，呕尽方适。伏饮在于肝络，辛以通之。吴萸（泡淡）八分，半夏三钱，茯苓块三钱，淡干姜一钱，**代赭石**三钱，旋覆花二钱。（《临证指南医案》）

右　胃阳式微，肝木乘之，脘次作痛，泛吐酸水，得食辄吐，舌白黄，脉细软。大便旬日一行，少腹胀硬。痰湿气机互郁，中运无权。体乏病深，防成膈气，理之不易。旋覆花三钱五分（绢包），淡吴萸二分（盐水炒），白芍（桂枝三分同炒）三钱五分，炙鸡金四钱（去垢），**代赭石**四钱（煅，先煎），白芥子一钱，淡干姜三分，火麻仁泥一两，沉香片三分，制半夏三钱五分，瓜蒌皮四钱（姜水炒），绿萼梅一钱（去蒂），霞天曲一钱（包），生谷芽五钱（包）。（《曹沧洲医案》）

王　痰隔中焦，食入脘痛，口沃清水，呕吐粘痰。大便坚结，肠液枯也。时多空嗳，胃失降

也。拟化痰和胃，降气润肠法。旋覆花（盐水炒）、**代赭石**、杏仁、半夏、橘红、栝蒌皮、瓦楞子、苏子、白芥子、莱菔子、姜汁、地栗汁。（《王旭高临证医案》）

【噎膈】

气郁痰凝，阻隔胃脘，食入则噎，脉涩，难治。旋覆花、**代赭石**、橘红、半夏、当归、川贝、郁金、枇杷叶。怡按：旋覆**代赭**为噎膈正方。食入则噎，肺气先郁，故加郁、贝、枇杷叶，惟脉涩者正虚，可加人参。（《静香楼医案》）

右　气逆上塞，不能食，脉不畅，宜下气疏中。旋覆花三钱五分（绢包），枳壳三钱五分，广郁金一钱，绿萼梅一钱（去蒂），**代赭石**四钱（煅，先煎），橘红一钱，干菖蒲七分，川楝子（炒）三钱五分，左金丸一钱（吞服），法半夏三钱五分，茯苓四钱。（《曹沧洲医案》）

嗜酒中虚，湿热生痰，痰阻膈间，食下不舒，时欲上泛。年已甲外，营血内枯，气火交结，与痰相并，欲其不成膈也，难矣。七圣散加归身、白芍、薤白、**代赭石**、藕汁、红花。（《评选继志堂医案》）

肝胃不和，中运易滞，气满纳减，不时举发，舌中少液，脉软弦。痰湿易于逗留，宜流利气机，疏畅三焦。川石斛、全瓜蒌、枳壳、资生丸（包）、新会皮、陈佛手、旋覆花、粉草薢、盐半夏、沉香曲、**代赭石**（先煎）。（《曹沧洲医案》）

噎病，非晚年所宜，以病在七情也。旋覆花、**代赭石**、制半夏、茯苓、橘红、生淡干姜。（《沈芊绿医案》）

"赤石脂"条下"噎膈"案。（《续名医类案》）
"浮石"条下"噎膈"案。（《三家医案合刻》）

【反胃】

肝气横逆，乘胃犯肺，脘中时痛，间作咳逆，营卫不和，为寒为热，声音不扬，向曾失血，脉弦细而数。延防成肺痿。云茯苓、**代赭石**、鹿角尖、橘皮络、制半夏、粉甘草、黄郁金、旋覆花、新绛、黑栀子、百药煎、降香屑、千捶木。（《旌孝堂医案》）

脉来六部弦劲，朝食暮吐，完谷不化。首乌、益智仁、灶心土、火麻仁、**代赭石**、半夏、牛膝、车前、桂心、茯苓、茅术。（《王九峰医案》）

某左　左关弦滑，食后作酸，得吐则适，似属肝阳犯胃。党参四钱，川连三分，吴萸三分，半夏二钱，**代赭石**四钱，旋覆花二钱，陈皮一钱

五分,砂仁三钱,木香四分,生姜二钱。(《王乐亭指要》)

【呃逆】

黄　脉小舌白。气逆呃忒,畏寒微战,胃阳虚,肝木上犯,议用镇肝安胃理阳。人参、**代赭石**、丁香皮、茯苓、炒半夏、淡干姜。又,舌白胎厚,胃阳未醒,厥逆,浊阴上干为呃,仍用通法。(《曹沧洲医案》)

右　脘痛投温而止,恶心不纳,投以苦辛,致酸涩呃忒。胃阴不能转旋也。**代赭石**、公丁香、橘皮、制半夏、云茯苓、香附、旋覆花、上川朴、炙柿蒂、炒竹茹、蜜炙干姜。(《张聿青医案》)

肝胃为病,痰气凝滞,上为噫气,脉沉软,拟用旋覆代赭汤。旋覆花、**代赭石**、制半夏、茯苓、橘红、沉香汁。(《沈芊绿医案》)

噫气吞酸,中虚浊逆。制白术、干姜、陈皮、云茯苓、益智仁、白芍、**代赭石**、半夏、旋覆花。(《松心医案》)

无故嗳气不止,仿旋覆代赭法。党参、熟地、**赭石**,一剂而愈。(《王九峰医案》)

右关脉沉,左寸关弦,肝气上逆,中焦之气不降,乃为噫。旋覆花、**代赭石**、半夏曲、茯苓、陈皮、沉香汁。(《沈芊绿医案》)

【腹痛】

脘痛,欲嗳气频频。拟仲景胃虚客气上逆例。旋覆花、**代赭石**、法半夏、茯苓、北沙参、新会皮、炙甘草、炒枳实。(《徐养恬方案》)

喘咳寒热,腹痛便泄。白芍、茯苓、**赭石**、炙草、旋覆花、丹皮、青蒿、陈皮、鳖甲、枇杷叶。(《养性轩临证医案》)

右　肝气结瘕上逆,甚则痛不能食。宜下气疏中。旋覆花三钱五分(包)、煅瓦楞壳一两(先煎)、陈皮一钱、泽泻三钱、**代赭石**五钱(煅,先煎)、左金丸一钱(吞服)、法半夏一钱、陈佛手三钱五分、沉香片三分、枳壳一钱、茯苓四钱、台乌药三钱五分、绿萼梅一钱(绢包)。(《曹沧洲医案》)

【泄泻】

"朱砂"条下"泄泻"案。(《曹沧洲医案》)

【便秘】

李六稼,患二便不通四五日,胸痛,手不可近,汤水不入。又五六日,呕逆不止,气促抬肩。症由痰涎夹气,闭塞中焦,肃清之令不隆,诸药或以参术理虚,或以**芒硝**通下,或以桂、附引纳肾气,皆不效。至半月后,症已九死一生,所幸当门之药未投。因立案云:痰气壅塞中焦,致使肃清之令,不得下降。经云:病在下,取诸上。不治上中二焦,虽日事疏浚,无益也。方用:旋覆花、**代赭石**、沉香、陈皮、苦桔梗、葶苈子、广木香,引加刀豆子。次日,呃逆大减,小便即通,但粘痰每夜三四碗,胸痛不除,因更以前汤送牛黄丸。三服后,痰呃喘皆止,饮食自进。又五六日,大便自通,调理月余而安。(《黄澹翁医案》)

大城王祐三妻,年近四旬,时常呕吐,大便迟下,数年不愈。病因:其人禀性暴烈,处境又多不顺,浸成此证。证候:饭后每觉食停胃中,似有气上冲阻其下行,因此大便恒至旬日始下。至大便多日不下时,则恒作呕吐,即屡服止呕通便之药,下次仍然如故。求为诊治,其脉左右皆弦,右脉弦而且长,重诊颇实,至数照常。诊断:弦为肝脉,弦而且长则冲脉也。弦长之脉,见于右部,尤按之颇实,此又为胃气上逆之脉。肝胃冲三经之气化皆有升无降,宜其下焦便秘而上焦呕吐也。此当治以泻肝、降胃、镇冲之剂,其大便自顺,呕吐自止矣。处方:**生赭石**两半(轧细)、生杭芍六钱、柏子仁六钱、生怀山药六钱、天冬六钱、怀牛膝五钱、当归四钱、生麦芽三钱、茵陈二钱、甘草钱半。共煎汤一大盅,温服。效果:服药一剂,大便即通下,即原方略为加减,又服数剂,大便每日一次,食后胃中已不觉停滞,从此病遂除根。(《医学衷中参西录》)

【胁痛】

肝气冲肺,左右升降失司,气聚成痞,两胁有形胀痛,气逆则嗳,咳哕痰涩,咽喉不利,倘经闭寒热,难以为力也。苏梗、川朴、半夏、杷叶汁、佛手露、**赭石**、沙参、杏仁、旋覆花、新会皮。(《江泽之医案》)

胁为肝部,胁痛属于肝,胃受肝侮,脘痛亦属肝。少阴肾水下亏,少阴心火上炎,白腐满口,延及咽喉,饮食不纳,经有旬余。痛甚则呃,延虑厥逆。脉象弦细,当用镇逆。旋覆花、**代赭石**、西洋参、橘红、怀生膝、木蝴蝶、川雅连、煨刀豆、川郁金、白芍、仙半夏、佛手柑。(《和缓遗风》)

左　胁痛呃逆,减而未尽,脉弦,宜守前意。旋覆花(包)、公丁香、丝瓜络、枳壳、**代赭石**(先煎)、淡吴萸、橘络、通草、瓦楞壳、刀豆子、盐半

夏、焦麦芽。(《曹沧洲医案》)

单小园巡检,患右胁痛,医予温运药,病益甚,至于音喑不能出声,仰卧不能反侧,坐起则气逆如奔,便溺不行,汤饮不进者,已三日矣。孟英诊其脉沉而弦。与旋覆、**赭石**、薤白、蒌仁、黄连、法夏、竹茹、贝母、枳实、紫菀,加雪羹服之,一剂知,数剂愈。(《回春录》)

食则右胁下痛,痰自上升,升则得吐而安,右脉弦滑,左关坚急,寸部独小。此心气下郁于肝经,脾弱生痰为膈。放开怀抱,第一要义。旋**覆代赭**汤去姜,加生於术、白芥子、炙草、广皮、竹油。另丸方:六君子汤加当归、白芍、生地、苁蓉、沉香、白芥子,竹油、姜汁泛丸。(《评选继志堂医案》)

【黄疸】

天津范庸吾,年三十二岁,得黄疸证。病因:连日朋友饮宴,饮酒过量,遂得斯证。证候:周身面目俱黄,饮食懒进,时作呕吐,心中恒觉发热,小便黄甚,大便白而干涩,脉象左部弦而有力,右部滑而有力。诊断:此因脾中蕴有湿热,不能助胃消食,转输其湿热于胃,以致胃气上逆(是以呕吐),胆火亦因之上逆(黄坤载谓:非胃气下降,则胆火不降),致胆管肿胀不能输其汁于小肠以化食,遂溢于血中而成黄疸矣。治此证者,宜降胃气,除脾湿,兼清肝胆之热则黄疸自愈。处方:**生赭石**一两(轧细),生薏米八钱(捣细),茵陈三钱,栀子三钱,生麦芽三钱,竹茹三钱,木通二钱,槟榔二钱,甘草二钱。煎汤服。效果:服药一剂,呕吐即止,可以进食,又服两剂,饮食如常,遂停药,静养旬日间黄疸皆退净。(《医学衷中参西录》)

【鼓胀】

右 肝病积久,下汲肾水,水虚不能养木,木乘中土,脘次筑紧,痰多瘕逆撑胀,脉细软,大便燥结,遍体不适。病根深远,理之不易。上官桂三分(去粗皮,为净末)、上沉香三分(研,净末),二味饭为丸吞服;旋覆花三钱五分(绢包),橘红一钱,炙鸡金四钱(去垢),**代赭石**四钱(煅,先煎),宋半夏三钱五分,大腹皮三钱,洗淡吴萸三分(盐水炒),白芥子七分,茯苓四钱,五仁丸五钱(绢包)。(《曹沧洲医案》)

【水肿】

左 痰湿壅阻气分,气虚升降未能自如,足肿入腿,少腹胀,夜卧气升,脉濡,须速为解散。旋覆花(包)、新会皮、五加皮、杜坎脐、**代赭石**(先煎)、宋半夏、车前子(包)、胡桃肉、白杏仁、茯苓、冬瓜皮、沙苑子。(《曹沧洲医案》)

左 一身肿胀,此属风湿郁肺脾,最防气升作喘。旋覆花三钱五分(绢包),桑白皮三钱,防风三钱五分,冬瓜皮二钱,**代赭石**四钱(煅,先煎),五加皮三钱,猪苓三钱五分,生米仁四钱,煅瓦楞粉一两(绢包),防己三钱五分,泽泻三钱,陈麦柴四钱,白麻骨一两。(《曹沧洲医案》)

【血证】

堂侄女住姑,适邻村王氏,年三十岁。于乙酉仲春,得吐血证。病因:因家务自理,劳心过度,且禀赋素弱,当此春阳发动之时,遂病吐血。证候:先则咳嗽痰中带血,继则大口吐血,其吐时觉心中有热上冲,一日夜吐两三次,剧时可吐半碗。两日之后,觉精神气力皆不能支持,遂急迎愚诊治。自言心中摇摇似将上脱,两颧发红,面上发热,其脉左部浮而动,右部浮而濡,两尺无根,数逾五至。诊断:此肝肾虚极,阴分阳分不相维系,而有危在顷刻之势。遂急为出方取药以防虚脱。处方:生怀山药一两,生怀地黄一两,熟怀地黄一两,净萸肉一两,**生赭石**一两(轧细)。急火煎药取汤两盅,分两次温服下。效果:将药甫煎成未服,又吐血一次,吐后忽停息闭目、惝然罔觉。诊其脉跳动仍旧,知能苏醒,约四分钟呼吸始续,两次将药服下,其血从此不吐。俾即原方再服一剂,至第三剂,即原方加潞党参三钱、天冬四钱,连服数剂,身形亦渐复原。继用生怀山药为细面,每用八钱煮作茶汤,少调以白糖,送服**生赭石**细末五分,作点心用之,以善其后。(《医学衷中参西录》)

某,二八,努力伤络,失血面黄,口中味甜,脘中烦闷冲气,病在肝胃,勿以失血,治以滋腻。旋覆花、**代赭石**、半夏、淡干姜、块茯苓、南枣肉。(《临证指南医案》)

【痰饮】

胃有伏饮,加以肝木扰动,痛呕吐,纠缠不散,脉双弦右带滑,仍成反胃勿轻视之。茯苓、制半夏、制茅术、川椒、陈皮、桂枝、旋覆花、淡干姜、白蔻仁、生白芍、**代赭石**。(《胡古年医案》)

吴　饮停中脘,脘腹鸣响,攻撑作痛。大便坚结如栗,但能嗳气、不能矢气,是胃失下行,而气但上逆也。和胃降逆、逐水蠲饮治之。半夏、淡干姜、陈皮、茯苓、泽泻、白芍、旋覆花、**代赭石**、甘遂(去心,面包,煨)、川椒(炒出汗)、焦六曲。(《王旭高医案》)

脉弦细,按之稍滑,营卫两亏,痰气结中,中脘板闷,嗳气不舒,内热食少,有时肢抽肉瞤,所谓血虚肝风扰络,延久须防晕厥。拟进化痰镇逆法。**代赭石**、橘络、苏梗、香附、茯苓、枣、金沸草、蒺藜、党参、沉香、当归、藕。(《王九峰医案》)

【虚劳】

天津罗金波,年三十四岁,得肺劳喘嗽病。病因:数年之前,曾受肺风发咳嗽,治失其宜,病虽暂愈,风邪锢闭肺中未去,致成肺劳喘嗽证。证候:其病在暖燠之时甚轻,偶发喘嗽一半日即愈,至冬令则喘嗽连连,必至天气暖和时始渐愈。其脉左部弦硬,右部濡滑,两尺皆重按无根。诊断:此风邪锢闭肺中,久而伤肺,致肺中气管滞塞,暖时肌肉松缓,气管亦随之松缓,其呼吸犹可自如;冷时肌肉紧缩,气管亦随之紧缩,遂至吸难呼易而喘作,更因痰涎壅滞而嗽作矣。其脉左部弦硬者,肝肾之阴液不足也;右部濡滑者,肺胃中痰涎充溢也;两尺不任重按者,下焦气化虚损,不能固摄,则上焦之喘嗽益甚也。欲治此证,当先宣通其肺,俾气管之郁者皆开后,再投以滋阴培气、肺肾双补之剂,以拔除其病根。处方:麻黄钱半,天冬三钱,天花粉三钱,牛蒡子三钱(捣碎),杏仁二钱(去皮,捣碎),甘草钱半,苏子二钱(炒,捣),生远志二钱(去心),生麦芽二钱,生杭芍二钱,细辛三钱。共煎汤一大盅,温服。复诊:将药煎服两剂,喘嗽皆愈,而劳动时仍微喘。其脉左部仍似弦硬,右部仍濡,不若从前之滑,两尺犹虚,此病已去而正未复也。宜再为谋根本之治法,而投以培养之剂。处方:野台参三钱,**生赭石**八钱(轧细),生怀山药一两,熟怀地黄一两,生怀地黄一两,大云苓片二钱,大甘枸杞六钱,天冬六钱,净萸肉五钱,苏子三钱(炒,捣),牛蒡子三钱(捣碎)。共煎一大盅,温服。方解:人参为补气主药,实兼具上升之力。喻嘉言谓:"气虚欲上脱者,专用之转气高不返。"是以凡喘逆之证,皆不可轻用人参,惟重用**赭石**以引之下行,转能纳气归肾,而下焦之气化,遂因之壮旺而固摄。此方中人参、**赭石**并用,不但欲导引肺气归肾,实又因其两尺脉虚,即借以培补下焦之气化也。效果:将药连服十余剂,虽劳动亦不作喘。再诊其脉,左右皆调和无病,两尺重按不虚,遂将**赭石**减去二钱,俾多服以善其后。(《医学衷中参西录》)

【痹证】

王炳华室夏患臂痛。孙某曰:风也,服参、归、芍数帖,臂稍愈而脘痛。孙曰:寒也,加以附、桂,痛不止而渐觉痰多。孙曰:肝肾不足也,重用熟地、枸杞,令其多服取效。不料愈服愈剧,渐至昏厥。孙尚谓:体虚药轻。前方加重,时时发厥。孟英诊之,脉沉而有弦滑且数之象,此由过投温补,引动肝风,煽其津液为痰,痰复乘风而上,此晕厥之所由来也,余波则奔流经络,四肢因而抽搐,阳气尽逆于上,宜乎鼻塞面浮,浊气不能下达,是以便滞不饥。予大剂甘寒息风化饮,佐以凉苦泄热清肝,厥果渐止,各恙递蠲,两月后康复如常。此证臂痛,本系阳虚挟痰,孙某过投温补,引动肝风,痰乘风上,脉沉为痰浊遏伏,脉弦滑为痰乘风上,脉数为温补以致阴虚挟热。方义以息风化饮为主治,尤重息风,风不息则饮不能化。姜竹沥三两(和服)、花粉五钱、荸荠二两、泡淡海蜇一两、鲜钗斛一两(杵,先)、冬桑叶四钱、川楝实三钱、炒川黄柏一钱五分、胆星一钱(炖,和服)、石菖蒲(次入)一钱、生白蒺(去刺)三钱、**生赭石**一两、青果四钱(杵)、牡蛎六两。石斛、**赭石**、楝实、青果、牡蛎,五味先炭煨六句钟,取汤代水煎药。(《王氏医案绎注》)

【子肿】

周朱　睾丸肿胀,防结子痈,呕吐不能食。宜肝胃两治。旋覆花三钱五分(包)、法半夏三钱五分、两头尖三钱(包)、火麻仁泥一两、**代赭石**四钱(先煎)、川楝子三钱五分、小茴香五钱(同炒)、车前子三钱(包)、泽泻三钱、煅瓦楞粉一两(包)、延胡索三钱五分(醋炒)、莱菔子三钱、楂炭三钱、橘核三钱。(《曹沧洲医案》)

【崩漏】

天癸应去不去而妄行血块,有由漏而崩之状。东洋参一钱五分、酸枣仁二钱、贡阿胶(蒲黄炒)一钱、广橘皮络各一钱五分、云茯苓三钱、樗根白皮三钱、地榆炭三钱、杭白芍三钱、大艾叶七分,当归身一钱五分,干地黄三钱,炙甘草五分,芙蓉花一钱五分,陈棕炭三钱。肝脾既不统藏,任带又疏约束。天癸妄行有块,腹痛作哕,谷食减少,脉象弦细而数。再延有崩漏之渐。煨大白芍一两,炙甘草三钱,制半夏三钱,云茯苓神各三钱,木芙蓉一钱五分,西琥珀(研细,和服)三分,须谷芽三钱,又加伏龙肝一两、鸡内金三具。本证稍解,吸受新凉,身热不清,拟方速解为要。粉葛根一钱五分,杏仁二钱,广橘皮络各八分,制半夏三钱,云茯苓三钱,煨大白芍二钱,炙甘草三钱,枇杷叶一片。再诊:制半夏四钱,蒌仁霜八分,**煅赭石**三钱,木茯苓神各三钱,广橘皮络各七分,伏龙肝一两五钱。两日一服,十三帖。丸方:干地黄三两,老生姜一两五钱,煨大白芍三两,炙甘草五钱,制半夏三两,云茯苓神各一两五钱,广橘皮络各四钱,上肉桂(去粗皮)二钱五分,地榆炭二两。上药地黄泡取汁,生姜捣取汁,以二汁互炒二渣,共研细末。用拒霜花三两煎汤叠丸,每早三钱,开水下。(《旌孝堂医案》)

【产后诸症】

天津张姓妇,年二十六岁,流产之后胃脘满闷,不能进食。病因:孕已四月,自觉胃口满闷,倩人以手为之下推,因用力下推至脐,遂至流产。证候:流产之后,忽觉气血上涌充塞胃口,三日之间分毫不能进食。动则作喘,头目眩晕,心中怔忡,脉象微弱,两尺无根。诊断:此证因流产后下焦暴虚,肾气不能固摄冲气,遂因之上冲。夫冲脉原上隶阳明胃府,其气上冲,胃气即不能下降(胃气以息息下行为顺),是以胃中胀满,不能进食。治此等证者,若用开破之药开之,胀满去而其人或至于虚脱。宜投以峻补之剂,更用重镇之药辅之以引之下行,则上之郁开而下焦之虚亦即受此补剂之培养矣。处方:大潞参四钱,**生赭石**一两(轧细),生怀山药一两,熟怀地黄一两,玄参八钱,净萸肉八钱,紫苏子三钱(炒,捣),生麦芽三钱。共煎汤一大盅,分两次温服下。方解:按方中用生麦芽,非取其化食消胀也。诚以人之肝气宜升,胃气宜降,凡用重剂降胃,必须少用升肝之药佐之,以防其肝气不舒。麦芽生用原善舒肝,况其性能补益胃中酸汁,兼为化食消胀之妙品乎?效果:将药煎服一剂,胃中豁然顿开,能进饮食,又连服两剂,喘与怔忡皆愈。(《医学衷中参西录》)

【慢惊风】

李惟贵,举子甚迟,今春末得子颇肥,奈乳食缺乏,夏中天气燥热,乳母不慎口腹,致儿受病,患烦渴吐泻之症。付幼科医治,通用清暑利水、生津消食之剂,病转危笃,迨至慢惊之候,目瞪声直,四处干枯。是夜来寓请救,视其气息奄奄,面唇青白,问其泻下甚稀,只是乳食入口即吐,不能少停片刻,遍身如火,指尖略冷,小水短少,口渴不止,一切败症,殊难逆挽。然此症重处,正在呕吐口渴为急,至于目瞪声直,都是津枯筋急之故。虽用生津之药,奈胃不能受,将如之何?窃舍安胃一法,决无生理。仿仲景所谓汗下后,噫气不除,食不能下者,用旋覆花代赭石汤之例。方中有**赭石**之重坠,乃安胃之最妙者,有旋覆花旋转于上,诚为胃虚客气上逆之症而设,合之生津解烦,允为定法。疏方与服,其吐泻烦渴略止,二剂不复吐矣。仍与安胃理脾之剂,调理而痊。后临症,此病颇多,悉以此法加减治之,皆获全安。孰谓幼科治法为易易耶?初方:人参、白术、葛根、茯苓、麦冬、乌梅、半夏、**赭石**、覆花、早米。次服:人参、白术、山药、薏苡仁、乌梅、石斛、扁豆、粉葛、地骨皮、甘草、早米。(《得心集医案》)

【喉痹】

肝胆厥阳之气上升,宿饮亦随之上逆。于是喉间不利,状如物阻,项外结核,音嗄喘咳,寒热往来,天癸逾期而少,脉象弦滑。再延防闭脱。妇宝丹一粒,先以开水下,次服汤药。乌扇三钱,黄郁金一钱五分,蒌霜三钱,川贝母三钱,广橘皮络八分,制半夏一钱五分,香苏茎子各一钱,木茯神三钱,**代赭石**四钱,五味子三粒(用干姜七分同杵),苦杏仁二钱,千捶木五钱。(《旌孝堂医案》)

【牙痛】

"滑石"条下"牙痛"案。(《医学衷中参西录》)

禹 余 粮

【湿温】

邹女 湿温九天,身热午后尤甚,口干不多饮,头痛且胀,胸闷不能食,腑行溏薄,舌苔薄腻带黄,脉象濡数、左关带弦。温与湿合,热处湿中,蕴蒸膜原,漫布三焦,温不解则热不退,湿不去则温不清,能得白㾦,而邪始有出路。然湿为粘腻之邪,最难骤化,恐有缠绵之虑。姑拟柴葛解肌,以去其温,芳香淡渗,而利其湿。软柴胡八分,葛根一钱五分,清水豆卷三钱,赤苓三钱,泽泻五钱,银花炭三钱,连翘二钱,鲜藿香一钱五分,鲜佩兰一钱五分,神曲二钱,大腹皮二钱,通草八分,荷叶一角,甘露消毒丹(包)四钱。二诊:湿温十二天,汗多,身热虽减,而溏泻更甚于前,日夜有十余次之多。细视所泻之粪水,黑多黄少,并不臭秽,唇焦齿垢,口干欲饮,饮入肠鸣,小溲短少而赤,舌边红,苔干黄,脉象左濡数、右濡迟,趺阳之脉亦弱。此太阴为湿所困,清气下陷。粪水里黑多黄少,黑属肾色,是少阴胜趺阳负明矣,况泻多既伤脾亦伤阴。脾阳不能为胃行其津液,输运于上,伤阴津液亦不上承,唇焦齿垢,职是故也。人参须三钱(米炒),於术二钱,清水豆卷四钱,云苓三钱,生甘草三分,炒怀山药三钱,炮姜炭三分,炒扁豆衣三钱,炒谷芽、苡仁各三钱,干荷叶一两,陈仓米一两(煎汤代水)。三诊:湿温两候,前方连服三剂,泄泻次数已减。所下粪水,仍黑黄夹杂,小溲短赤,口干欲饮,齿缝渗血,舌边红,苔干黄,脉象濡数,尺部细弱,白㾦布于胸膺脐腹之间,籽粒细小不密,伏温蕴湿,有暗泄之机。然少阴之阴,太阴之阳,因泻而伤,清津无以上供。泻不止则正气不复,正不复则邪不能透达,虽逾险岭,未涉坦途也。仍宜益气崇土为主,固胃涩肠佐之。吉林参三钱(米炒),於术二钱,生甘草三分,云苓三钱,炒怀山药三钱,炒川贝二钱,**禹余粮**三钱,炒谷芽三钱,橘白三钱,炒薏仁三钱,干荷叶一角。四诊:湿温十七天,泄泻已减七八,粪色转黄,亦觉臭秽,太阴已有健运之渐,白㾦布而甚多,色亦显明,正胜邪达之佳象。口干而腻,不思谷食,睡醒后面红,稍有谵语,超时而清,脉濡数而缓,舌质红苔黄。良由气阴两伤,神不安舍,余湿酿成痰浊,留恋中焦,胃气呆顿。今拟七分扶正,三分祛邪,虚实兼顾,以善其后也。人参须八分,炒於术一钱五分,炒川贝二钱,云苓神(**辰砂**拌)各三钱,远志三钱,炒怀药三钱,橘白三钱,炒谷芽、苡仁各三钱,清水豆卷三钱,佩兰一钱五分,清炙枇杷叶二钱。(《丁甘仁医案》)

【咳嗽】

"紫石英"条下"咳嗽"案。(《王氏医案绎注》)

"赤石脂"条下"咳嗽"案。(《临证指南医案》)

"赤石脂"条下"咳嗽"案。(《寿石轩医案》)

【胃痞】

脾运不及,则有形凝聚,仲祖于太阳一篇本有腹满之训,阅前方以宣通为治,颇有益,仍从此意立法。粗桂枝(去皮)、槟(去皮)、苓、小茴香、胡芦巴、台乌药、青木香、川楝子、制香附、焦枳壳、上沉香、**余粮石**二钱、连壳砂仁、沉香化气丸钱半。(《静香楼医案》)

"赤石脂"条下"胃痞"案。(《锦芳太史医案》)

【呕吐】

张左　脉证相安,至暮腹满,酸水上涌。营滞不行,土郁湿困。不能急切图功。制半夏、白蒺藜、台白术、公丁香、茯苓皮、广皮、淡吴萸、晚蚕沙、炒蒌皮、建泽泻,**禹余粮**丸一钱五分(开水先服)。(《张聿青医案》)

【泄泻】

某　久泻,脉虚。人参、五味、**禹余粮石**。(《临证指南医案》)

王,五十,久痢久泻为肾病,下泻久而阴伤气坠。四神丸治脾肾晨泄,辛温香燥皆刚,佐入五味酸柔。不过稍制其雄烈。此肛坠尻酸,乃肾液内少而气陷矣,腥油肉食须忌。熟地、**禹余粮石**、五味。(《临证指南医案》)

银鬒　脾泄不止,温固摄纳为主。高丽参二钱,肉蔻仁钱半,母丁香八分,**禹余粮**三钱,炒於术三钱,诃子肉二钱,鸡内金二钱,炙甘草一钱,云茯苓三钱,川附片一钱,酒白芍二钱。(《雪雅堂医案》)

吴右　肝旺脾弱,运化失常,便溏屡发,脘痛纳少,头眩眼花,脉象弦细。宜抑肝扶脾。炙乌梅五分,焦白芍二钱半,云茯苓三钱,生白术二钱,炒怀山药三钱,炒扁豆衣三钱,煨木香五分,**禹余粮**三钱,春砂壳八分,六神曲三钱,炙粟壳三钱,炒谷芽三钱,炒苡仁三钱,干荷叶一角。(《丁甘仁临证医集》)

"赤石脂"条下"泄泻"案。(《回春录》)

"赤石脂"条下"泄泻"案。(《杏轩医案》)

"赤石脂"条下"泄泻"案。(《吴鞠通医学全书》)

"赤石脂"条下"泄泻"两案。(《种福堂公

选医案》）

"赤石脂"条下"泄泻"案。（《竹亭医案》）

"赤石脂"条下"泄泻"案。（《得心集医案》）

【痢疾】

"赤石脂"条下"痢疾"案。（《叶天士曹仁伯何元长医案》）

"赤石脂"条下"痢疾"案。（《剑慧草堂医案》）

"赤石脂"条下"痢疾"案。（《雪雅堂医案》）

"赤石脂"条下"痢疾"案。（《医案备览》）

"赤石脂"条下"痢疾"案。（《古今医案按》）

"赤石脂"条下"痢疾"案。（《种福堂公选医案》）

"赤石脂"条下"痢疾"案。（《萧评郭敬三医案》）

【便秘】

"赤石脂"条下"便秘"案。（《古今医案按》）

【黄疸】

章右　谷多气少，面色浮黄，肢倦体乏。脉涩，舌淡。产后劳伤，血虚营滞不和也。炒白术、制半夏、秦艽、泽泻、晚蚕沙、猪苓、云茯苓、焦麦芽、白蒺藜、**禹余粮**丸二钱。（《张聿青医案》）

钱　黄疸伤食，腹胀溺黄。用健脾分消之品，加入茵陈汤，腹胀如故，拟阳明胃腑瘀热郁蒸。用**禹余粮**（醋煅七次）、生地、松萝茶各四两，绿矾（煅）一两，枣肉（煨）研捣为丸。服愈。（《医案类聚》）

【鼓胀】

僧　单腹胀有瘕作痛，脉小无力。**禹余粮**丸每服一钱五分。（《松心医案》）

【水肿】

卢　男子自下肿上为逆，已逆而舌苔不生，逆中之逆也，能不虑其喘乎。防己、**石膏**、冬术、茯苓、炙草、五加皮、党参、黄芪。另，济生肾气丸、**禹余粮**丸。（《曹仁伯医案》）

马　无锡　浮肿咳嗽，继以呕吐恶心，曾经向愈。而肿之痞满，独不能除，后即因此而呕吐又作，浮肿又增，二便失调，脉形细小，苔白不渴，足部硬冷。阴虚寒饮使然，恐其喘甚而败。桑皮、腹皮、苓皮、陈皮、五加皮、杏仁、

葶苈、芥子、车前子、白附子、**禹余粮**丸。（《曹仁伯医案》）

王执中曰：有里医为李生治水肿，以药饮之不效。以受其延待之勤，一日忽为灸水分与气海穴，翌早观其面如削矣，信乎水分之能治水肿也。《明堂》故云：若是水病灸大良，盖以此穴能分水不使妄行耳。但不知《明堂》又云：针四分者，岂治其他病，当针四分者耶。水肿惟得针水沟，若针余穴，水尽即死，此《明堂铜人》所戒也。庸医多为人针水分，杀人多矣。若其他穴，亦有针得瘥者，特幸焉耳，不可为法也。或用药则**禹余粮**丸为第一，予屡见人报验，故书于此，然灸水分则最为要穴也。（《续名医类案》）

镇郡陶骏声君令阃，肿胀呕吐，缠延月余，先是胎前足肿，产后肿益甚，咳嗽呕吐，经此间诸名医治之，叠进舟车丸、五皮饮、栝蒌薤白白酒汤及八珍汤等弗效，且面目肢体悉肿，腹胀如鼓，咳喘不得卧，呕吐痰水，辄盈盆碗，吐后亦能饮食。诊其脉弦滑而有胃气，言语亦甚清晰，初用小半夏汤加干姜、五味子，及厚朴半夏甘草人参汤、枳术汤等，无大效，且呕吐大发，其时有人荐他医治之，亦无效。陶君复延予治，询得其情，则从前延诸名医时，亦时发时止，或吐或不吐，但每觉胸膈闷塞，则知病将复发，必吐出痰水数碗，然后始觉宽畅，近日又觉闷塞异常，呼吸几不能通，今虽吐后，犹嫌闷塞，咳嗽不得卧。予沉思久之，恍然曰：此肺中气管为痰饮闭塞不得通也。气管之所以闭塞者，缘腹胀溺少。胃中及膈膜间均为痰饮充塞之地，膈中痰饮充塞，则溢于肺中气管，肺中气管亦充塞，则满而闷塞不通，呼吸不利，内既充满，则激而上出而为呕吐，以故盈盆盈碗，皆痰涎水沫。痰水既出，则膈膜肺胃等处皆松，故知饥能食。待数日后痰水聚多，又复作矣，是则此病之真谛也。治法以驱痰饮为要，而驱肺中气管之饮为尤要。苦思半响，为立一方，用三子养亲汤合二陈汤，加麝香五厘和服。以白芥子能横开肺中之饮；麝香香窜，能通气管及膈膜间之闭塞，且能止吐。明日复诊，述昨药服后，觉药性走窜不已，上窜至咽，下窜至小腹，胸部尤觉窜走，随窜随呕，吐出痰涎甚多，半夜

未能安枕，而胸闷觉宽，呼吸便利，呕吐亦止。盖气管之闭塞通矣，遂以原方去麝香，接服三剂，而胸次大舒，咳嗽亦减，仍以原方，加冬虫夏草、北沙参、生姜、红枣。又三剂而浮肿亦消，咳嗽大定，但腹胀如故，坚满不舒，乃停煎剂，每日单服**禹余粮**丸二次，每服三钱，忌盐酱等物，五日后胀渐消，十日后胀消及半，而精神疲惫，自觉心内及脏腑空虚，盖饮滞消而气血虚也。令以前丸减半服，并以参、术、归、芍、山药、茯苓等煎剂相间服之。不十日而胀全消，病竟愈，闻者莫不叹服。迄今六年，病未复发，且已经孕育矣。（《丛桂草堂医案》）

【癃闭】

杨　开太阳小便得利，益肾阳水气渐消。脉虚弦。前法既合，无庸更张。附子、白术、防己、猪苓、杏仁、葶苈、桂皮、苓皮、泽泻、桑皮、陈皮、牡蛎、金匮肾气丸、**禹余粮**丸。又：起则肿甚，卧则肿缓，明是气虚挟湿未化也。党参、炙西芪、白术、归身、陈皮、海金沙、莱菔子、川朴、腹皮、白芍、青皮、细木通。（《沈菊人医案》）

【便血】

大汗得而热退去，邪达故也；秽恶仍而舌尚腻，浊未化耳，还恐增变。豆卷、腹皮、通草、竹茹、佛手、子芩、上川朴、黑山栀、桑叶、佩叶，摩乌药、摩檀香各三分。便血不止，圊数不减，尾闾酸，舌黄，纳减。想其不但脾胃之湿浊未化，抑且督阳衰罢也，当更叶氏法出入。毛鹿角三分，益智二钱，茯苓三钱，车前子三钱，樗白皮一钱，脏连丸，菟丝饼一钱，白芍一钱，五味四分，**禹余粮**三钱，荷叶蒂。（《汪艺香先生医案》）

"紫石英"条下"便血"案。（《临证指南医案》）

"赤石脂"条下"便血"案。（《临证指南医案》）

"赤石脂"条下"便血"案。（《问斋医案》）

"赤石脂"条下"便血"案。（《王仲奇医案》）

【痰饮】

恙因肝邪横逆，木来侮土，土受木克，以致饮食入胃，虽然运化，生津生液者少，为火为痰者多。细思病情，似乎诸饮成痰之状。所服六君、金匮、资生，皆肝肾脾之要药，理宜

渐减方佳。服此药之后，反觉有横逆痰饮之象，又兼肢冷脉伏，呕吐痰涎，非高年久病所宜。若论痰饮，服六君理应见功。若论肾虚肝气，服桂附亦未有效。此棘手之症也。暂拟人参**代赭石**汤加减用之，服四帖后再为酌方可也。所云脉闭肢冷，皆痰饮阻塞胸中。故尔阳气宣通，脉闭肢寒自愈。旋覆花、上人参、制半夏、杭白芍、**代赭石**、**禹余粮**、新会皮、云茯苓。（《王九峰医案》）

【内伤发热】

"赤石脂"条下"内伤发热"案。（《潜邨医案》）

【虚劳】

姚元章，女，虚劳危症治验。年十六岁，天癸未通，素体质薄。向来便溏，日二三次，面色痿黄。今夏患疟，寒热交作，已后似寒似热，蔓延日久，咳嗽有汗，不饥纳少，大便愈溏，较前倍增，气怯神弱，肌体羸瘦，药投罔效，渐成虚劳。于戊寅九月十一日始问治于余。余诊脉辨色，面无神彩，脉之右寸微若秋毫、关则虚小、尺软如绵，左脉弦细乏力。知其肺脾大亏，而肾阳不足以生脾土，则肺气愈弱。心肝久虚，而肾阴不足以滋肝木，则心血少充。无怪乎咳嗽寒热，食减便泄，而致天癸未通也。阴阳两亏，虚劳之征也，难以许治。怜其幼年丧母，望治情殷，谛思良久。肺脉虽如秋毫之微，而他脉未败。面色虽无神采，而夜间尚能安睡。寒热虽有，而汗出尚不淋漓。平素大便溏薄，今则倍增水泻，乃肠中之湿邪下注，究非脾阳之下降可比也。再舌中腻黄腐烂，四边淡白，食不知味，口干欲饮，此又胃中之湿阻不化，以致清浊不分而升降不灵也。是以上则耳聋，下则便泄。种种情事，虚中挟滞。滞者壅也，郁也。知其意者，可以神明变化之，因立方以救之。方用补肺和中，先调肺胃，少佐养阴退热之品，疏补兼施。服后咳缓热减，舌胎渐退，从此增损，取不润不燥之法，而便泄渐退，如平时之溏，食饮日增。又，九月二十五日复诊：前用疏补兼治，诸恙少退。今值霜降节令，阳弱阴虚之躯，更宜加意留神。西党参四钱，怀山药三钱（炒），芡实三钱（炒），苡仁三钱（炒），炙鳖甲三钱，青蒿子一钱半，沙参三钱，地骨皮一钱半，五味子五

分(研),**禹余粮**三钱,加枇杷膏三钱(冲服)。三剂,寒热退清,咳嗽大减,舌胎退,惟嫌娇红光滑无苔。此胃阴未复,津液未充也。原方去鳖甲、青蒿,加款冬花三钱、生蛤壳四钱、益智仁一钱。再服三剂,咳嗽十去八九。据述平常可吃饮五六小碗,今可进三四碗,夜来两小碗。虚劳之症大有生机矣,从此节食避风寒则更有益焉。又,十月初一日诊:气血稍和,脾肺渐调,右寸脉指下按之亦稍有力矣。其右尺之软如绵者渐转濡小,而浮分按之似无也,是属佳兆。再拟气血并补、温胃固肠之法。俾脉络流通,阴阳交和,预为行经之计,且素有之便溏亦可从斯而止矣。炙黄芪二钱,西党参三钱,怀山药三钱(炒),炙草八分,白扁豆三钱(炒),鹿角霜一钱,当归身一钱半,麦冬一钱半,诃子肉五分(煨),左牡蛎四钱(煅),加南枣四枚(去核)。进三剂,食饮更增,舌之娇红光剥无苔今将转正色。再三剂,夜来背心之热止,且素有之便溏亦止矣。又,十月初七方:炙黄芪二钱,西党参三钱,北沙参三钱,砂仁五分,鹿角霜一钱半,鳖甲胶一钱半,海螵蛸二钱,牡蛎三钱(煅),菟丝饼一钱半,用浸胖鹿筋二两煎汤代水。虚劳危症,进药月余而收全功,亦再生之幸也。服此数剂,继用丸药以俟经行,方用八珍汤加制香附、乌贼骨、鹿角霜、女贞子、红花、砂仁等,炼白蜜为丸,桐子大。每服五钱,清晨炒米汤送下。服未一月,天癸已通。再一月气血充足,肌体丰盈,深感余德。斯症设非明辨详察,欲生也难矣。(《中医古籍珍稀抄本》)

【肠风】

"赤石脂"条下"肠风"案。(《寓意草》)

"赤石脂"条下"肠风"案。(《临证指南医案》)

"赤石脂"条下"肠风"两案。(《近代江南四家医案医话选》)

【月经不调】

"紫石英"条下"月经不调"案。(《王氏医案绎注》)

【崩漏】

"赤石脂"条下"崩漏"案。(《温氏医案》)

"赤石脂"条下"崩漏"案。(《临证指南医案》)

【带下异常】

一老妇好湿面,至此时得带下病,亦恶寒淋沥。医与荷花须等药,发热,所下愈甚;又与砂仁、豆蔻药,以其食少也,腹胀满,气喘;又与葶苈,不应;又与**禹余粮**丸,增剧;又与崇土散,脉两手洪涩,轻则弦长而滑实,至是喘甚,不得卧。此是湿面酿成,湿在足太阴阳明二经。湿在里,水谷之气为湿所抑,不得上升,遂成带下淋沥,理用升举之剂以补气,和血次之。而工反与燥湿,非燥可愈,宜其辗转成病。遂与人参生肺之阴,以拒火毒;白术以补胃气,除湿热,行水道;桃仁去污生新;郁李行积水,以通草佐之;犀角解食毒,消肿满;槟榔治最高之气。作浓汤,调下保和丸。又以素豢养有肉积,加阿魏小丸同咽之,四五日后气渐消,肿渐下。又加补肾丸以生肾水之真阴,渐有向安之势,得睡,食有味。乃加与点丸,驱逐肺家积热而愈。湿症之脉,沉散濡者居多,今脉洪涩,洪为胃虚,涩为血虚。轻取弦长而滑实,有痰可知。喘不得眠,泻肺不应,皆由胃病,用升阳补胃,配行瘀行积之品甚佳,可法。(《名医类案》)

"赤石脂"条下"带下异常"案。(《类证治裁》)

"赤石脂"条下"带下异常"案。(《曹沧洲医案》)

【产后诸症】

"紫石英"条下"产后虚损"案。(《三家医案合刻》)

"赤石脂"条下"产后诸症"案。(《王氏医案绎注》)

"赤石脂"条下"产后诸症"案。(《古今医彻》)

【脱营】

"赤石脂"条下"脱营"案。(《王旭高临证医案》)

【脓窠疥】

"赤石脂"条下"脓窠疥"案。(《王氏医案绎注》)

空 青

【癫狂】

"铅"条下"癫狂"案。(《青霞医案》)

曾 青

【瘟疫】

"朱砂"条下"瘟疫"案。(《备急千金要方》)

青 礞 石

【风温】

吴吉人,年四十九岁,住苏城赛儿巷。病名:风温夹食。原因:素体瘦弱,食积易停,温邪由口鼻吸入肺胃,与痰滞胶结而发。症候:初起表热,一日即解,能食,不大便,痰嗽气逆,病届五日。曾陡作胀闷,喘急欲绝,旋即平复。迄十一日晨,始行大便一次,登厕方毕,腹中绞痛不止,冷汗如雨,气促脉微,昏谵痰嘶,面色晦黯,呼号欲绝。自晨迄晚,连易五医,俱言不治,或仅书生脉散方,以固其正。余审其龈腭间有糜腐,与之语,神识尚清,中气未夺,按其腹并不拒,但言绕脐剧痛,矢气臭秽而极多,量其热度,止九十八度(华氏)。诊断:脉甚细弱,而舌苔焦黄,垢腻厚浊。此温邪与痰滞交结阻塞肠胃间,欲下而不得下,故有此剧烈之腹痛也;冷汗频流,此痛汗,非脱汗也。脉虽微细,身虽无热,其人阳气素弱,邪亦不甚,但积滞太多,非一人所能愈者。兹当舍脉从证,先与急下之剂,不可误认为正虚欲脱之症,致犯实实之戒,反致不救也。疗法:下法宜用汤,汤之言荡也,惟痰热宿滞皆胶粘之物,淤积既久而又多,非一下即能荡涤无余者。观其满口糜腐,矢气叠转,胃将败而生机未绝,攻下之中又宜相度缓急,分数次以行之。处方:焦六曲三钱,莱卜子三钱,广橘红一钱,**礞石**滚痰丸七钱,海蛤粉四钱(包煎),陈胆星一钱,制半夏三钱,炒枳壳一钱,瓜蒌实六钱,光杏仁三钱,山楂炭三钱,**芒硝**一钱(冲)。又方:川连七分,楂炭三钱,枳实钱半,制半夏三钱,白杏仁三钱,乌药钱半,苏梗钱半,六曲三钱,槟榔钱半,全瓜蒌七钱,川郁金钱半,大腹绒钱半。三方:广橘红一钱,制半夏三钱,莱卜子三钱,白杏仁三钱,苏子三钱,瓜蒌实五钱,枳实导滞丸七钱(包煎)。效果:服第一方,下宿垢甚多,腹痛缓,自觉未畅,矢气尚多。与第二方,又解一次,痛止痰平,但自言腹中宿垢尚多。再服

第三方,又畅下宿垢甚多,糜腐去而舌苔脱去大半,下露淡红新肉,乃用石斛等养胃法,调理旬余而痊。(《全国名医验案类编》)

【伏暑】

"紫石英"条下"伏暑"案。(《王旭高临证医案》)

【湿温】

"金"条下"温病"案。(《剑慧草堂医案》)

【喘证】

何 通州 肺为贮痰之器。痰中有火,毛窍常开,风邪易感,哮喘时作。作则降气为先,盖以肺虽贮痰,而其所主者气也,气降则痰降,气升则痰升。苏子降气汤、杏仁,另:指迷茯苓丸、**礞石滚痰丸**。(《曹仁伯医案》)

孟河都司刘文轩之太夫人,发热,汗出不解,咳嗽气喘,苔黄带灰,胸腹胀痛,势濒于危,急延余诊。脉来沉滑。此痰滞交阻,肺胃失肃降之权,非攻下不可。遂用**礞石**滚痰丸五钱,淡姜汤送下。服后大便即行,热退痛止,喘咳皆平。太夫人性不喜药,以饮食调养而安。(《费绳甫先生医案》)

一中年男子,久喘,每发时,不食数日,声撼四邻,百治不效,脉寸沉伏,关滑。遂于未发时,用人参、白术、当归、地黄(姜汁制之)、瓜蒌实、陈皮、茯苓、黄芩、黄连、干姜些少,煎汤,下**青礞石丸**。将发时,先用神效沉香丸下之,次于前药中加杏仁、枳实、苏叶,倍瓜蒌实。煎服一月后,症减十分之八,后进守此方渐安。后凡治数人,以此法加减之,皆效。(《名医类案》)

【惊悸】

钱吉甫女,年十三,体肥痰盛。因邻家被盗,发热头痛,呕逆面青,六脉弦促,而便溺易位,此因惊而气乱,痰袭窍端所致也。与四七汤,下**礞石滚痰丸**,开通痰气而安。(《续名医类案》)

又治一富室子弟,因忧畏官事,忽患恶闻响声,鞋履作声亦即惊怖,有事则彼此耳语而已,饮食自若,举动无差。王令服**滚痰丸**二次,即能起坐应酬,再以豁痰汤、分心气饮,相间服之而愈。分心气饮者,乃二陈加紫苏、羌活、桑白皮、肉桂、青皮、腹皮、木通、赤芍也。(《古今医案按选》)

己酉春,胡孟绅山长,患疑。坐卧不安,如畏人捕,自知为痰,饵白金丸吐之,汗出头面,神

躁妄闻。孟英切其脉,弦滑洪数,不为指挠。投**石膏**、竹茹、枳实、黄连、旋覆花粉、胆星、石菖蒲,加雪羹、竹沥、童溲,吞**礞石**滚痰丸,下其痰火。连得大解,夜分较安。惟不能断酒,为加绿豆、银花、枳子,吞当归龙荟丸。旬余,脉证渐平,神气亦静,尚多疑惧。改授犀角、元参、丹皮、竹叶、竹茹、贝母、百合、丹参、莲心、猪胆汁、炒枣仁、黄连(盐水炒),吞枕中丹,以清包络肝胆之有余而调神志。又旬日,各恙皆蠲,即能拈韵。继与十味温胆法善其后。(《王氏医案》)

惊怖动心,心悸目直,脉迟弦。是心肝神魂不藏,防成怔忡。菖蒲(饭蒸)、紫丹参(猪心血拌)、**礞石**、远志、桑叶、郁金、牡蛎、杏仁、酸枣仁、柏子仁、胆星、茯神、白芍、枳壳、**龙骨**、知母。(《剑慧草堂医案》)

操劳过度,营阴受耗,心肝之阳偏亢,以致语言错乱,神识时糊,脉左弦。是怔忡之渐,切须怡养。**礞石**、菖蒲、石决(青黛拌杵)、牡蛎、白芍、知母、半夏(竹沥制)、竹沥(浸入橘红五分冲,一两)、胆星、远志(甘草水浸)、桑叶、**龙齿**、川贝、茯神(辰拌)、郁金、合欢。(《剑慧草堂医案》)

"朱砂"条下"心悸"案。(《曹沧洲医案》)

【胸痹】

病者田姓妇,年三十余,住武昌工程营房。病名:胸痹水逆。原因:素抱抑郁。初起胸中板闷,口渴。医投以凉润之品,遂增危笃。症候:时当七月,洒水席地而卧,辗转叫呼,大渴引饮。饮冷水一碗,吐亦一碗;饮不绝于口,吐亦不绝于口。已历半月之久。诊断:六脉沉伏,舌有浊苔。审系气郁痰结,阻遏正津不能上布,则大渴而引饮;格拒不纳,则水逆而作吐。医者注意其渴,而不注意吐,凉润冰凝,则胸愈痹,渴愈甚,吐亦愈速。疗法:闭者开之。用麻黄、白芥子、肉桂、厚朴,以宣胸中之阳而开其壅闭;用**礞石**、半夏、瓜蒌,以坠结滞之痰;用大黄、**芒硝**,以解怫郁之热,而通上下之气。处方:麻黄一钱,白芥子三钱,肉桂四分(冲),厚朴二钱,**青礞石**三钱,半夏三钱,瓜蒌二钱,大黄二钱,**芒硝**四钱。水煎服。次诊:一剂,吐胶痰碗许,胸部大松,渴吐俱止,导动数行,胸腹廓清,气机和畅,便能行坐自如。再拟方调气和中。次方:制苍术三钱,白芥三钱,瓜蒌霜三钱,半夏三钱,川芎

三钱,酒芩三钱,车前子三钱。效果:进四剂而全愈。(《全国名医验案类编》)

【不寐】

左　心肝不潜,痰热上扰,妄语不寐,便闭。宜镇肝涤痰。上川连(盐水炒)五分,竹茹三钱,陈胆星七分,朱茯神五钱,石决明一两(生,先煎),竺黄片三钱,连翘三钱,紫贝齿一两(生杵,先煎),黑山栀三钱,白金丸(绢包)三钱五分,**青礞石**(煅,先煎)三钱五分,鲜竹沥一两(冲服)。(《曹沧洲医案》)

"石膏"条下"不寐"案。(《沈氏医案》)

【头痛】

后治张宇山,卒然头痛,因前医误服附桂理中等药,以至日晡尤甚,诊得寸口洪大,令服大柴胡,倍加大黄,兼进滚痰丸,加茶叶,二剂而愈。按此二症,乃实热挟风寒痰火上攻之患也。滚痰丸:**青礞石**、大黄、黄芩、沉香;小承气汤:大黄、厚朴、枳实;竹叶**石膏**汤,方见卷一伤寒门首案。(《得心集医案》)

头痛经年不愈,早则人事明了,自午至亥,神气昏愦不宁。风火之剂,杂治无功,两脉俱沉且滑,此太阴阳明痰厥头痛也。当用**礞石**滚痰丸,间服导痰汤,以荡涤其痰。次以六君子汤,少加秦艽、全蝎,调理而安。(《叶氏医案存真》)

【眩晕】

沈晴岳先生,五更耳鸣,腹不舒畅,稍劳则烘然热,自汗。脉右关滑大有力,左脉和缓。原为当风睡卧而得,素来上焦有痰火,午后过劳或受饿,大作眩晕,冷汗津津,再不敢动,稍动则呕吐,此皆痰火所致,盖无痰不作晕也。先与藿香正气散一帖,以去表里之邪,继与温胆汤加天麻,服后眩晕、呕吐皆止。次日诊之,右关脉仍滑,此中焦食积痰饮胶固已久,卒难动摇。姑以二陈汤加枳实、黄连、**滑石**、天花粉、天麻、竹茹调理,后以当归龙荟丸加牛胆南星、**青礞石**,凡数帖痊愈。(《孙文垣医案》)

"磁石"条下"眩晕"案。(《曹沧洲医案》)

【中风】

酒肆主人王志刚者,体绝肥,不嗜茶,惟略饮酒,向无痰嗽,年六旬,猝然痰涌神昏,身强不语,口目牵制,四肢不动,邀余诊治。切其脉涩,余曰:此猝中也。恐药不应,先与瓜蒂散三钱,开水调服,乃入口不咽。以雄翅毛搅其咽使通,药始下,未几胸部头部作伸仰状,遂呕出药

水与痰碗许，右手足渐能伸缩，而左半身不动如故，口目仍动。乃开一方，以附片、桂枝、**礞石**、胆星、菖蒲、枳实、半夏、陈皮、茯神、蝎尾，加竹沥一杯进之。二服舌转能言，食进稀粥，大便亦通，惟口眼歪斜，左半身仍不遂也。改用前方去星、枳、菖、蝎，加参、芪、独活、姜黄。又二剂，症如前。其时初夏也，体肥者素畏热，余见其已赤膊，乃用灸法，先肩井、肩髃、曲池、中渚各三壮，灸后，使其着衣仰卧，再灸客主人、地仓各三壮，再使其侧卧，灸环跳、足三里、犊鼻各五壮。明日左手足已微动，口眼渐正。照前法灸三日，竟周身活动如常，服药不过十余剂而大愈，后其人寿至八十余。（《医案摘奇》）

"铅"条下"中风"案。（《陈莲舫医案》）

【痴呆】

徐某病痴呆发笑，已有两年。其痴时诊之则两手沉迟，面白唇淡，四肢逆冷；其怒时诊之则两手滑数，眼赤唇红，手足俱热。《经》云：脉息不匀者，痰也；时发时止者，痰也；痴呆者，痰塞肺窍也；发笑者，痰客心包络也；心包络动，则喜笑不休；手足逆冷者，痰积脾胃，营卫阻滞也，脾主四肢。自服药后能咳嗽吐痰，其为痰症无疑。然胶固之痰非重剂不开，法宜控涎丹、滚痰丸，但控涎性猛，滚痰性寒，今以加减导痰汤代之，未知效否。真茯神、法半夏、制南星、化橘红、石菖蒲、炒枳实、北芥子、川郁金、北桔梗、紫苏梗、**生白矾**、**制礞石**，研末，淡姜汤兑服。（《尚友堂医案》）

"朱砂"条下"痴呆"案。（《曹沧洲医案》）

【健忘】

"浮石"条下"健忘"案。（《吴门治验录》）

【癫狂】

前月随宗兄到苏学习布业。夜间出外，被物一绊，颠于街路之旁，卒然一惊，回来卧不安枕，神灵昏昧，妄歌妄哭，登高逾垣，骂詈不避亲疏。症名曰狂，宜安神定志以清痰火。辰茯神、川雅连、酸枣仁(炒)、**青礞石**、远志(煅炒)、五味子、柏子仁(炒)、辰灯心、**花龙骨**(煅)、**西血珀**(蜜调，另服)。（《孙氏医案》）

加味**礞石**滚痰散，此予治一仆妇触怒中痰之方也。伊因气恼忿愊中怀，多日未释，疯狂暴作，胡言乱喊，撕衣打人，趴墙上房，人不能制，遂捆缚在户，若者，已十四日矣。予遵用王隐君**礞石**滚痰丸之方，加石菖蒲、青皮，共研细末，

米汤调服。服至五钱，大便泄痰数次而愈。加味**礞石**滚痰散方：**青礞石**三钱(打碎，同焰硝三钱入罐煅石色如金)、沉香一钱五分(落水者)、大黄五钱(酒蒸)、黄芩五钱、石菖蒲一钱五分(九节者)、青皮一钱五分。上药，共研细末，米汤调服，以大便泄痰疯止为度，然乃峻剂，量人虚实服之。（《鲁峰医案》）

神呆，忽啼忽笑，言语无序，脉洪兼滑，系顽痰实火，胶结为患，症非虚寒可比，治法不嫌其峻，兹用滚痰法主之。**青礞石**三两，焰硝一两，大黄八两(酒蒸)，淡黄芩八两(酒洗)，沉香一两(研)。上药照方配作一剂，先将上两味同入瓦罐内，以盐和泥封固，入火煅至石如黄金色为度，用清水飞净，和后药三味水泛为丸，每服二钱，姜汤送下。（《南雅堂医案》）

朱养心后人名大镛者，新婚后神呆目瞪，言语失伦，或疑其体弱神怯，与镇补安神诸药，驯致善饥善怒，骂詈如狂。其族兄已生邀孟英诊之，右脉洪滑，与犀角、**石膏**、菖蒲、胆星、竹沥、知母，吞**礞石**滚痰丸而愈。张山雷评：癫、狂皆气火挟痰，有升无降，激乱脑神经之病，清热开痰，兼通大府，治标之法，大约如是。然痰浊既蠲，内火潜息，亦必清养以善其后。（《古今医案按》）

苏　病起产后，始则狂笑，继则呆木。瘀热流于厥阴，兼有浊痰蒙胃。病历年余，灵明渐锢，此非轻剂所能奏效。**礞石**滚痰丸，每服钱半，空心，临卧前服。丹参、桃仁、苏木、降香，四味煎汁，分两次送丸。（《柳宝诒医案》）

王月鉏令媳，于庙见时忽目偏左视，扬手妄言，诸亲骇然，诘其婢媵，素无此恙。速孟英视之，脉弦滑而微数，苔黄脘闷。盖时虽春暮，天气酷热，兼以劳则火升，挟其素有之痰而使然也。与犀、羚、栀、翘、元参、丹参、薄荷、花粉，送**礞石**滚痰丸。三服而痰下神清。改投清养遂愈，次年即诞子。（《王氏医案续编》）

右　治癫症将成，神呆不语。半夏、木神、**礞石**、路路通、胆星、远志、天竹黄、会皮、细菖、丹参、僵蚕、开口椒八分、竹茹(玫炒)。（《陈莲舫医案》）

又治一人，因相识官员为事，猝为当道直入其室搜索，男人即惊死，其妻须臾苏省，失志颠倒，弃衣摸空。王令服**滚痰丸**二次，下咽即睡，次夜又一服，仍用豁痰汤加枳实，服数日而愈。（《古今医案按选》）

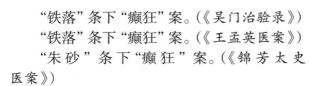

"铁落"条下"癫狂"案。(《吴门治验录》)

"铁落"条下"癫狂"案。(《王孟英医案》)

"朱砂"条下"癫狂"案。(《锦芳太史医案》)

【痫证】

陈左 痫厥屡发,眩晕头疼,手足抽搐,神志模糊,姑以和中熄风为法。白附子八分,嫩钩藤四钱(后入),煨天麻八分,白池菊钱半(炒),石决明五钱,苍耳子三钱,广郁金三钱,辰茯神四钱,天竺黄钱半,加**青礞石**四钱、辰灯心五扎。(《赖氏脉案》)

为兄亡而悲泣过甚,始而头眩,继而昏迷。初不为意,到去年秋后,发现一痫,而颠卧于地,昏不知人,喉中痰气咯漉有声。所谓痫生乎痰,因火而动是也,宜化痰清火。沉香片、金线重楼、人中白(漂)、天竺黄、**青礞石**(煅)、石菖蒲、**灵磁石**(煅)、陈胆星、**生石膏**、鲜石菖蒲叶。(《孙氏医案》)

痫症虽有五,而以涤痰为治,则通例也。张伯英者,幼丧父母,育于伯叔处,调护未必得宜,弥月中,即发惊风,嗣后年必数发,屡发屡止,迨发育时,仍不愈,又不为治,致神识呆钝,竟成痫症。年至二十,发作尤近,或一月一发,或一月三四发,总无一月安全者,故虽聘姻而不敢娶。适余治倪六官颠疾既愈,其叔正甫来访曰:如吾侄二十年之疾,未识还可治否?余曰:姑试为之,然须令其缓婚也。时方正月,遂使日服陈胆星四分,一月后再商。至二月底诊其脉,三部均弦坚,问此一月内曾发否?答曰:未也。余曰:今当春阳大转,肝木上升之候,居然能一月不发,是前药有效也。但按其脉,仍恐不日大发,独服胆星,药力不足,未知平素大便如何?答曰:素不溏薄。余乃以大黄、**元明粉**、**青礞石**、石菖蒲、胆星、陈皮、半夏、枳实、辰神、沉香为丸,日服三钱,并嘱力图静养。连服多月,大便仍干,痫症竟不发,惟七月中因斗牌两夜未眠,发一次,又于十一月中,因姊婿处失火,救护惊跌,发一次。至明年完婚时,则全愈矣。惟二十余年之痫疾,虽因服药一载而止,病根究未去。非将此丸连服三年,不能除也。(《医案摘奇》)

"铅"条下"痫证"案。(《阮氏医案》)

"紫石英"条下"痫证"案。(《清代名医医案精华》)

"朱砂"条下"痫证"案。(《凌临灵方》)

【神昏】

惠左 神识昏默,倦卧不语,头多汗,脉弦滑。此邪火夹痰,火蒙心窍,或时遗溲不知,大势难许无变。生鳖甲四钱,广郁金一钱五分,桃仁二钱,郁李仁二钱(酒炒),**青礞石**四钱,陈胆星三钱,酸枣仁三钱,白薇一钱五分,远志炭三钱,净蝉衣八分,生枳实一钱五分,石菖蒲根八分,活地鳖虫(酒醉)十只。(《养性轩临证医案》)

【癔证】

有自觉一条虫,由头走至背,自背走至胸,若痛若痒,手莫可支者;有日见一个白鼠,由壁走上梁,由梁走堂下,呼人打鼠者;有日见一个白猫儿,时走堂前,时伏书案,狮子尾,毛长寸许,润泽丰满,性驯可爱,招人观玩者;有旦昼安静,无异平人,夜不上床,时痳时窳,语言支吾,欲两三人陪坐以待旦者;有日则举动如常,饮食如旧,临夜病症百出,莫可名言,呻吟床褥,直到天明者;有静坐一室,只许妻儿相见,若见他人,心惊胆怯,无地躲避者;有见物与平人无二,及见小儿,止数寸高,大人不过尺许者;有神充气足,到晚自揣必死,将家事一一吩咐妻儿辈,渐渐神消气馁,俨然死去,醒则仍复其元,或数日一发,一月一发者;有睡至半月方醒,醒则气体强健,饮食倍进,不过两三日后,睡如初者;有一月方食,气血不减,精神少衰者。皆窃取王隐居**滚痰丸**治之而全愈者也。滚痰丸:青礞石一两,沉香五钱、酒大黄、酒黄芩各八两。上将礞石打碎,用焰硝一两,同入瓦罐内,盐泥固济,晒干,火煅,石色如金为度,研末合诸药,水丸,临卧时每服二钱五分,生姜送下。(《三指禅》)

治妇人见满壁皆莲花。以礞石滚痰丸下之,愈。(《怪症奇方》)

【郁证】

王右 正号朱家角 肝气郁结,心营不足,痰热气火乘之,遂有疑惑恐惧之状,绵延日久,莫可自解,脉左细数、右微滑。急须标本两治。归身三钱五分(土炒),陈胆星七分,天竺黄片三钱,**青礞石**三钱五分(煅,先煎),松木茯神四钱,盐半夏三钱,合欢皮四钱,广郁金一钱,炒香枣仁三钱五分,紫贝齿一两(生杵,先煎),远志炭七分,竹茹二钱,川石斛四钱,白薇三钱五分。(《曹沧洲医案》)

【胃痞】

翁氏妇患目疾,自春徂夏,治不能瘳,渐至

腹中痞胀，痛不可当，食不能下，便秘形消。孟英视之，乃肝郁痰滞而误补以致殆也。脉弦数而滑，与金铃子散合雪羹煎，吞当归龙荟丸暨**礞石滚痰丸**。三投即效，服至二十余日，各恙皆蠲，眠食如旧。(《王氏医案续编》)

【噎膈】

干食难于下咽，胸脘胀痛频仍，汩汩有声。湿痰中阻，痼疾弥留，诸药寡效。祛痰排气，或可图功。勉拟一方，尽其心力。四制香附、广木香、陈橘皮、天台乌药、川厚朴、**礞石滚痰丸**。(《问斋医案》)

【呃逆】

邑北郑寨黄姓老翁，患呃逆十余日。有曰气滞者，有曰胃寒者，有曰虚火者，有曰危证者，纷纷不一，用药均无效验，延余诊治。诊得脾胃之脉沉滑有力，此乃寒痰为病，又实证也，治宜温胃祛痰。白术12克，炮姜10克，丁香6克，**煅礞石**10克，枳实10克，白芥子12克，莱菔子10克。早晨服下，至晚间病如故。再服一帖，至夜半病去四五，饮食渐进，气已顺矣。越一日，更进一帖，遂获平复，永不再发。(《湖岳村叟医案》)

【腹胀】

虞左　中脘胀满，按之坚硬，舌底红而苔黄，口渴，脉至关，独见弦洪而大。《经》云：诸胀腹大，皆属于火。又云：下则胀已。此其似乎。川连四分，槟榔三钱，枳壳(炒)一钱，瓜蒌仁三钱，腹皮(炒)三钱，焦楂三钱，山栀六分，黄芩八钱，半夏二钱，干姜二分，**礞石滚痰丸**三钱(清晨服)。(《王乐亭指要》)

一人，内多食积，心腹常膨胀。南星(姜制)一两，半夏(栝蒌制)一两半(其法，以栝蒌仁研和润之)，香附(便浸)一两，**青礞石**(硝煅)一两，萝卜子(蒸)五钱，橘红五钱，麝香少许。上末之，曲糊丸。(《丹溪治法心要》)

【泄泻】

侄孙邹子南，患泄三年之久，脉象数大堪惊。初以饮留肺中，令大肠不固为治。与王节斋化痰丸，加诃子、粟壳。泄势虽减，而全效难收。再用去积清肠，亦无效果。始知根株所在，系肺家积痰伏热，影响于大肠作泄无疑也。用**礞石滚痰丸**，荡涤之后，方与补益收功，以泄止泄，期一劳永逸焉。服之大泄数日，已至疲惫难支，积当去尽。时值仆有他往，易请家君鹤侯老

人，多投参、术、芪、附而瘥，与鄙人先攻后补之旨，若合符节焉。此症参、术服于未荡涤之前，脉反数大者，系积未去之故。药虽未效，而用泄治泄之消息已明，非护确息，能不偾事乎。(《邹亦仲医案新编》)

【便秘】

痰火壅盛于上，健忘言謇，喜食凉物，口干唇燥，大便秘结，阳明之气闭而为热，拟用下夺。细生地、川黄连、茯神、远志炭、枣仁、柏子仁、朱染麦冬、橘红。另服礞石滚痰丸：**青礞石**、沉香、黄芩、广木香、川大黄。(《沈芊绿医案》)

【黄疸】

沈汉南　胃中顽痰纠结，日久阻碍道路，郁而为黄，用清湿热豁痰之药，黄色已退。目下惟胃中根蒂尚未驱除，暂用**礞石滚痰丸**钱半，临卧淡姜汤下，以开其结，使之下行，胸膈得以舒畅，然后以调补之策，为善后之计。半夏、广皮、瓜蒌、莱菔子、香附、山栀、川连、白豆蔻、枳壳，加姜煎。(《沈氏医案》)

【鼓胀】

昔于庚辰岁，海宁万家渡金姓，娶妻十载未孕，忽月事过期，长安医者谓之孕，遂以熟阿胶、地、芩、术之类补安，延至十月尚不见产，腹日大，妇日病，乃至十五月，人不起床，食不过喉，腹大异常，偶一腹痛，即肠鸣如踏水车之响，门外俱闻其声，危急之甚。斯时喆因朱敷文、吴大成兄相请在彼，邀往诊之，其人已奄奄一息，诸医袖手待毙，有曰鬼胎，曰经阻。予诊之，六脉滑大无伦，按之坚实，乃曰：非孕也，此痰鼓也，由思多伤脾，脾不为胃行其津液而化痰，初误为孕，服滋腻寒凉之药，致痰不行，积久而成斯症，若不攻之，必无生理。随用二陈汤加南星、厚朴、槟榔、三棱、莪术、桂、姜，二三剂即下行。病家恐致痢，急复请视，脉稍和，所下者赭色成块，挑开内白色。予曰：此血裹痰也。即于前方加大黄、**礞石**。又数剂，日下二三十行，腹渐消而进糜粥矣。十日后，转用姜桂六君子汤、枳实理中丸，煎丸并进，而病人起矣，众皆敬服。彼时若再姑息不攻，安得不胀死？所以药贵得当，何妨破格用之，以救此垂危之人。因存是案，以备后人之用。(《评注产科心法》)

【疟疾】

外甥庄迪卿，患疟，大渴而喜热饮，脘闷脉伏，苔腻欲呕。孟英曰：蕴湿内盛，暑热外侵，

法当清解。然脉证如是，乃痰阻气道使然，清之无益，温之助桀，宜以礞石滚痰丸先为开导。服后痰出甚多，脉即见弦滑而数，呕止胸舒，苔形黄燥。与石膏、知母、连、朴、杏、橘、半、茯、滑、斛、菖蒲、花粉等而安。眉批：论证论治，俱极明透。（《王孟英医学全书》）

顾云坨体丰年迈，患疟于秋，脉芤而稍有歇止。孟英曰：芤者暑也。歇止者，湿阻气机之流行也。大忌温补助邪，急予清解蠲痰之法。病不少减。而大便带血。孟英曰：暑湿无形之气。平素多痰，邪反得以盘踞，颇似有形之病。清解不克胜其任，气血皆受其滋扰。必攻去其痰，使邪无根据附而病自去，切勿以高年而畏峻药。遂以桃仁承气汤加西洋参、滑石、芩、连、橘红、贝母、石斛为方，送礞石滚痰丸。径服二剂，下粘痰污血甚多，疟即不作。仍以清润法善后而康。勘病制方，本参脉证。年迈而体丰，则必其人阳气尚充。且便血有倦否之分，倦者阳虚，不倦阳实。脉芤而稍有歇止句，重稍有歇止，痰阻气则脉有歇止，去痰则脉无歇止，即无所谓芤，非单纯芤脉，妄用桃仁承气方义也。生厢黄三钱（开水泡冲，去渣），生桃仁（研）三钱，西洋参三钱，西滑石四钱，枯芩一钱（姜炒），川连六分（姜炒），赖橘红一钱，川贝母（杵）三钱，钗石斛五钱（杵，先）。药送礞石滚痰丸三钱。（《王氏医案绎注》）

崔场官令堂，内有郁痰郁火，外受暑热之邪而成疟，痰郁所以胸膈不宽，热极则大小便下血，脉息滑大有力，此痰与瘀血互相纠结于胃也。先以礞石滚痰丸，逐其胸中之痰与瘀，使其下行，然后以豁痰清暑之药治之。半夏、广皮、枳壳、厚朴、滑石、青皮、莱菔子、柴胡、黄芩，加姜煎。（《沈氏医案》）

"浮石"条下"疟疾"案。（《沈菊人医案》）

【呕血】

一人病呕血，或满杯，或盈盆盎，且二三年。其人平昔嗜市利，不惮作劳，中气因之侵损。伯仁视之，且先与八宝散一二日，服黄芩芍药汤，少有动作，即进犀角地黄汤，加桃仁大黄汤，稍间服抑气宁神散，有痰用礞石丸，其始脉芤大，后脉渐平，三月而愈。屡效。（《名医类案》）

【痰饮】

一妇，头眩耳鸣，肉瞤筋惕，恍惚不得寐，乍作乍止，半载矣。后乃阻经四月，小腹如怀子。医者疑其妊而安之。忽一日，下紫黑血少许，始

识经闭，改用通经药数剂，腹不减，反增恶心、呕哕，粥饮下咽旋越出，咽喉焦痛，舌黑无津，众医不能解。余诊得六脉弦细而滑，两关尤甚。曰："此顽痰闭滞，血海壅瘀，月事乃阻耳。"何以征之？其脉细而涩者，痰脉也；头眩耳鸣恍惚者，痰证也；呕吐不食者，痰客中焦也；舌黑无津、咽喉焦痛者，痰生热而然也。《素问》谓："治病必求其本。"今病本于痰，必以治痰为首务，遂投礞石滚痰丸八十丸，不动，再投七十丸，小腹微痛，次日又服如数，小腹痛不可忍，将夜半，下如猪肝四五块，每几盈尺，更下如破絮脂膜者无计，又累累若石榴子红白攒缀边络而下者不啻二三头，小腹顿平，痛亦如失。其最异吐饮碗许，俱如绿草汁色，口角流涎，忽变如琴弦之坚。因忆丹溪先生谓怪病是痰，十居八九。良然，时胸次未平，饮食少进，用橘红、茯苓各一钱，枳实、黄连、半夏曲各八分，水煎，入姜汁二匙、竹沥半酒杯，二剂后，以六君子汤加减，更服加味润下丸，调理逾百日乃愈。逾年生一子。（《裴子言医》）

乙卯仲冬，城中某巨绅之安，年二十七岁，患腹中满痛，眉锁春山，泪含秋水，泛泛欲吸，嚅嚅而语。云前年曾病黄疸，厥后黄色退去，脐中即起一块，至今十余月，形同妊娠。时痞塞胸膈间，胃口渐减，信水应期，病耶胎耶，医者莫决，自亦疑之。余细审其脉，往来弦滑，舌苔白腻。若果是胎，癸水虽转，成孕者却有。今初起在脐，夫二五构精，胎盘端在子宫，决无越阻在中之理。当然认为有病，惟病因黄疸，当日仲景谓黄疸成囊，亦不出方施治。今面目之黄早退，居然姿首桃腮。敢询黄退之际，得毋有入房之事。渠固情性洒脱，娇羞默认。此盖黄疸将去，痰饮方流，男精下袭，相壅成奸。故其声啾啾，呕热恶心，病胎疑似，是痰胎也。亟宜蠲痰化浊，消积通肠。晚蚕沙一两，薄橘红一钱半，山楂炭三钱，血余炭三钱。共煎汤，吞服导痰小胃丹一钱、礞石滚痰丸三钱。一剂而下痰黏不少，再剂而又下痰黏。直至五剂，腹平痛去，善后调理而安。此等膏粱之体，俨似身孕。若因循媚滋其病者之心，照胎施治，其害可胜道哉。（《退庐医案》）

邹恒兑君，体肥而白，气弱痰多，久患言謇失序，肢体麻木不仁，艰于步履，能食便坚，脉乃调匀缓滑。非风中之候，乃痰饮充滞于内外

肢体，尤多痰火内发于心官，神明闭塞。此由肥白之躯，内湿素盛，中气必衰，气衰则不能行水布液，为血为津，所有水谷精微，散而成痰成饮，弥漫于脏腑经脉隧络之间，无在非饮邪所淹及，曾教从何处着手蠲除哉。幸体坚脉实，虽**礞石**滚痰亦不嫌其峻也。疏二陈汤合胆星、枳实、竹油、姜汁等，煎吞滚痰丸五分。服至旬余，神明颇清，步履稍活。终以滚痰之峻，再施恐至决裂，易茯苓指迷丸常服，较稳而且妥。二年再诊，言语更有条绪，知痰火内发已少为蠲除也，仍以前方改吞矾郁丸，专涤心窍中之痰涎败血，是否有效，不敢预必。但病情之胶固难除，不过勉尽人谋以图治，只能达到小愈目的，即属幸事。（《邹亦仲医案新编》）

劳倦湿温乘袭，饮邪泛滥，蒙蔽清窍，神识气促，脉沉弦，防喘变。**礞石**、石菖蒲、茯神、半夏（竹沥制）、钩钩、枳壳、海石、芦根、郁金、化橘红、桑叶、芥子、天麻、瓜蒌、鲜斛、灯心。改方去**礞石**、石菖蒲、辰灯心，加苏子、莱菔。（《剑慧草堂医案》）

一妇人目中见鬼，时作眩晕，腰痛，大便溏，脾脉独滑而濡。问其所见黄青鬼乎？病者曰：然。余曰：此脾家有痰也。煎苓桂术甘汤，送下**礞石**滚痰丸，五日后，泻出败痰，诸症俱愈，但少气身软，用六君子加苍术汤治之。（《东皋草堂医案》）

刑部主政杨星臣，宁乡人，与余为前后同年，喘咳廿余年。每咳甚，或至晕绝不醒。医药不啻百数，而终罔获效。在星槎侍御处谈及其病，喟然长叹，忧形于色。余问君服何药？星翁云：医家皆谓余好内阴亏，所服药皆滋补剂。年近五旬，不敢强辩，然心窃非之。余问：君发嗽时，面赤气急否？曰：实有之，不自知也。次早星翁即来求予诊视，因诊其右寸关脉坚凝而滑，几乎搏指，余则平平。乃曰：滑者痰象也，坚凝者痰结也，见于部寸关之间，盖顽痰结于肺胃之管。肺为清道，胃为浊道，两道为痰所壅，故甚则晕绝也。此病非汤剂可疗，非**礞石**滚痰丸下之不可。星翁曰：岐黄家畏**礞石**如砒毒，何可入口？余曰：然则先贤留此方，为毒人耶？君试服之，如误，当甘庸医杀人之罪。星翁见余言确有定见，乃市三钱服之，卧后觉胸膈烦扰，欲吐不吐，不移时，中脘漉漉，解下黑秽数碗，倦而归寝，爽适异常，至晓而若失矣。急驱车揖余，谢

曰："奇哉！奇哉！君有胆有识，三钱药去数十年之病，孙思邈之神奇，不是过也。诸医谓余阴亏，抱此不白之冤久矣，得君并雪是耻，感铭何既？"至今函札往来，犹时时道谢也。（《醉花窗医案》）

缪端生年五十余，季秋初旬感寒，自以三合汤解表，遂时时汗出，脉不数、重按全无，舌微白，微渴，人事清楚，失气不臭，但胃口饱闷，咳吐胶痰。旧有头痛症，痛作无时，汗出则愈，然已过经，外感全无，乃痰厥头疼也。痰厥时，则经络壅塞；汗出，则经络少通而痰下，故愈。予因年高，且脉症皆虚，虽胃口饱闷，不敢用承气汤，以平胃、二陈，加枳、桔、蒌仁、射干、熟大黄与之。数帖咳止，而饱闷如常，大便不通，加**玄明粉**，二帖，亦不通。改用**滚痰丸**四钱，下白物阔二指，长二指者两块，又服三钱，下痰滞甚多，但小便清晨仍赤。时欲昏去，恐虚脱，只得令进稀粥，然不大饿，大便复半月不通，腹中攻注，始终失气不臭。导以蜜箭二条，出结粪十数枚，仍用熟大黄、槟榔、枳壳、**玄明粉**等，连服二帖，再导蜜箭，方下薄粪。腹中攻注终不清，复零进**滚痰丸**两许，下厚痰数碗，胃中尚有硬处，然痰无尽攻之理，以六君子汤合三子养亲汤，重加花粉，直服至小便白，方用归芍六君子汤调理。平时皆有微汗，至十一月二十五日冬至，时已卧床八十天矣。于二十二日，忽大汗，三昼夜不止，至冬至日方止，浑身俱发青点，大小不一，复延余视。予问食量并内症何如？彼云一宿可食七顿，每顿食粥二小碗，余症并无。予答不必服药，亦不必往视，当自愈，后果俱结薄痂而愈。此因正气已充，兼之天地一阳之气来复，而平时因痰壅滞之物自出，即前汗出头痛则愈之义也。共约用生熟军三两、**元明粉**一两、**滚痰丸**三两，下数十行，去胶痰结粪一大盆。此症脉症皆虚，惟胃口饱闷，腹中攻痛为实，总缘痰症多怪症怪脉也。然痰症每多人事不明，而此反清楚，久病大汗不止为亡阳，而此却发斑，青斑为胃烂，而此反属病愈，种种奥理，则又非浅识所能解矣！（《医权初编》）

劳倦阳弛，温邪乘袭，酿痰化热，引动素胜痰饮上泛，致蒙蔽清窍，肺胃失宣，神识乍清乍糊，痰出颇多，夜寐欠安，胃纳式微，舌白糙根腻尖绛，脉右沉弦小滑、右关带数。论治当宣肺涤

痰，宁神清窍，毋使昏喘，诸变苋商。远志（甘草水浸）、石菖蒲、上犀黄、郁金、铁皮斛、胆星、石决、**礞石**、辰茯神、天竺黄、川贝、化橘红八分、桑叶、知母。改方：铁皮斛、知母、天竺黄、川贝、**滑石**、郁金、竹茹、天花粉、生草、莱菔子、杏仁、茯神、橘红、灯心、山栀。（《剑慧草堂医案》）

近复肝邪挟饮为患，痰热因斯胶固，清灵为之蒙昧，以致神识昏糊，杳不思纳，渴不恣饮，咳痰不出，小溲短赤，大便时坚时溏，舌糙尖绛，脉右小弦而数。昨投芳香宣泄，诸恙略有松机，论治仍以宣窍豁痰，希图转环，附方苋裁。**礞石**、桑叶、郁金、远志、霍石斛、旱莲、灯心、胆星、丹皮、菖蒲、茯神、橘红络、泽泻、竹茹、川贝。（《剑慧草堂医案》）

胡左　三月，痰阻于肺，喉声如锯，为已将二旬。右脉细软无根，力不胜任，殊为危殆。金沸草、苏子、瓜蒌皮、白杏、甘草、竹沥、**礞石**、橘红、法夏、**风化硝**、丝瓜络。（《金子久医案》）

西门张巷张仲若长媳怀妊六月，夏日多啖西瓜，至九月重九前寒热交作，未得畅汗，湿遏热郁，已服开泄芳香表散等剂并不见退，反谵语风动，痉厥胸闷，循衣摸床。两旬后延先生诊治，脉左弦数、右尺不应，舌苔揩黑润，面带青灰，语謇而不能抵齿，神情时迷，呼之目微张，顷又似睡，面色㿠白淡黄稍有齿垢。先生曰：此邪热遏伏，痰浊蒙闭，内陷之象也。幸脉不沉细，有娠用药，殊形棘手，若因碍胎而不用，恐难保其生命。方用皂荚子、制胆星、省头草、竹黄、川贝母、煅石决明、钩钩、郁金、藿梗、苏梗、荷蒂，另制胆星、石菖蒲、**礞石**、伽楠香，研末，服后下转矢气。（《医验随笔》）

此予治福建郑公瘟疫解后，中痰之方也。伊来京会试，偶感瘟疫之症，服药清解尚未大愈，忆及启行之际，伊父患病虽愈，不禁疑虑驰思，昼夜营营，始而信口胡言，后至疯狂大作，披发乱喊。延予诊视，惟左寸沉急而滑，右关实数，遂立此汤，服二剂，疯狂顿止，又用清里除热之剂，服四帖而愈。治瘟疫症后，表里虽经清解而余邪未净，兼触疑虑，心蓄惊怖，余邪引入心经，积热生痰，痰迷心窍而作疯狂，乱喊胡言，目直神呆，中痰之症。经验，失治则成废人也。竹茹三钱、麦冬三钱（去心）、石菖蒲一钱（九节者）、黄芩一钱五分（酒炒）、枳实一钱五分（麸炒）、大黄二钱（酒蒸），引加生姜一片，煎出兑**青礞石**（焰硝同煅）细末一钱，冲服。夫瘟疫症后，有蒸热出汗者，有烦热口渴者，皆余邪未净之故也。倘调摄失宜，或触怒伤肝而致吐血，或忧思损心而成怔忡，或入房太早而入劳怯，今郑公甫经清解，以天伦之牵连，日夜疑虑，梦魂惊怖，故引邪入心，积热生痰，痰迷心窍而疯狂作也。方中用**青礞石**重坠，硝性疏快，假其剽悍之性能，攻陈积伏历之痰，为治惊利痰之圣药；竹茹清肺金之燥，开胃土之郁，治烦热惊痫；麦冬清心润肺，止嗽消痰；石菖蒲开心孔，利九窍，除痰消积；黄芩泻肺凉心以平上僭之火；枳实破滞除痰，有冲墙倒壁之功；大黄荡热去实，以开下行之路；引以生姜，开痰散逆，使痰积通利，心窍清明，则疯狂自除矣。（《鲁峰医案》）

蒋右　流化湿痰，以开郁结，热势大减，烦懊亦定，神识亦得爽慧。脉较缓和，舌红转淡，边尖转润，惟中心仍属干燥，而又觉甜腻。邪退三舍，湿痰有欲化不化之意，而气机遏伏，津液犹难流布。稍稍经行，治当兼顾。制半夏三钱，郁金（磨，冲）五分，栝蒌仁一钱五分，橘红三钱，陈胆星五分，石菖蒲一钱五分，黑山栀三钱，杏仁泥三钱，**滑石**三钱，泽兰一钱五分，枇杷叶三片，**风化硝**六分、**青礞石**五分、**明矾**一分五厘、**血珀**三分（上四味研匀调服）。改方：去栝蒌仁、**风化硝**、泽兰。（《张聿青医案》）

以翁　昨诊内窍欲蒙，及服药之时，神已糊乱。今日竟尔神昏，手暖足厥，脉糊滑并不甚数，苔白腻并不焦黑，身热并不炽甚。此由湿盛之极，中阳不运，致湿蕴成痰，痰蒙清窍。与火热之甚扰乱神明，而致神昏者不同。勉拟芳香通神，辛开苦降，为背城之一。谋事在人，成事在天。天竺黄三钱，制半夏三钱，远志肉一钱，**明雄精**一钱五分（甘草汤拌炒），陈胆星一钱，白僵蚕三钱，茯苓三钱，广郁金六分，**明矾**三分（化水磨），九节菖蒲八分，竹沥一两（滴入姜汁少许）。转机用至宝丹一丸，橘红汤送下。一剂而神稍清，仍照服减半。再方：川雅连（重姜汁炒）三分，制半夏三钱，九节菖蒲八分，橘红一钱五分，广郁金一钱五分，淡干姜六分（迷甚，干姜用二钱，打），制南星三分，**煅礞石**三分，**白明矾**三分，炙牙皂三分，麝香五厘，**明雄黄**二分（后六味研细末，用竹沥先调服）。按师云：此症紧要关头，全在表热外扬，邪方透达。复诊由门下郁闻尧代去，云热已起而厥渐转。先是师命方如前意开泄。郁世兄回禀云：湿已化燥，舌绛中带焦黑而干。师曰：尚不可言化燥，燥化未足也。再用开泄，冀其化热化火，须十分透澈乃妙。药大意如前，制南星用六分，加紫雪六分，灯心汤下，尚欲其热显扬。据郁世兄本意，拟用牛黄丸、犀角地黄汤，或鲜石斛及清宫汤加减。谓化燥而无大热，书无明文，疑惑不定。师云：化燥而无大热，非真燥也，热未透也。不可滋腻，须仍泄化，微带甘辛法。（《张聿青医案》）

"朱砂"条下"痰饮"案。（《张聿青医案》）

"浮石"条下"痰饮"案。（《医验随笔》）

【痹证】

某媪　年六十余，患腰腿串痛，闻响声，即两腿筋挚不可耐，且必二三十次。卧榻数载，诸药罔效。孟英察脉沉弦，苔腻便秘。亦因广服温补而致病日剧也。雪羹、羚羊角、楝实、胆星、橘络、竹沥、丝瓜络，吞**礞石**滚痰丸及当归龙荟丸，四剂，大泻数十次，臭韧异常，筋挚即已。乃去二丸，加山栀、黄连、羊藿，服六剂，即健饭而可扶掖以行矣。（《王氏医案》）

【痉病】

徐左，十。厥有根，发时神迷手痉，目瞪口呆，喉似曳锯，脉来弦滑。当熄风化痰，以冀除根。**青礞石**、细菖、木神、蒺藜、杭菊、双钩、远志、路路通、僵蚕、胆星、**龙齿**、新会、竹二青。（《陈莲舫医案》）

万密斋治一小儿，痰壅发搐，气促而喘，用**礞石**滚痰丸，桑白皮煎汤，碾碎调服之，喘定痰下，搐亦止矣。（《续名医类案》）

【惊风】

万密斋治徐道淑子病惊风，先请张医治之不效。万至，病已七日，发搐无时，痰鸣气急，势甚危。按治惊之法，先降其痰，次止其搐，后补其虚，一言以蔽之，惟治其火而已。乃用河间凉膈散，改朴硝为马牙，水煎成汤，入**青礞石**末调服之，痰下喘止。随用泻青丸、导赤散，二方相合，作汤服之而搐止。余热未除，张主小柴胡汤、竹叶汤、凉惊丸，皆不然之。乃用四君子汤加炒黑干姜，一服身凉。徐问故，曰：大凡小儿肝常有余，脾常不足，肝主风，搐搦气逆，皆属于肝。《经》曰：太过则乘其所胜，而侮所不胜，故肝木旺则乘脾土，侮肺金。夫肝火名曰龙雷，水不能制，寒不能胜，故以炒干姜合参、术、甘草之甘温，以补为泻而愈也。按：治法仍以寒凉折其

标，以甘温固其本。若据后半云云，岂不打成两橛？（《续名医类案》）

【耳鸣】

洪左　耳鸣不止，耳窍闭塞。脉象弦滑。此肝风挟痰上逆，致浊邪阻塞清窍。病已经年，恐草木不能遽然奏效。桑叶一钱五分，丹皮二钱，山栀三钱，郁金一钱五分，枳壳一钱，制半夏三钱，胆星五分，橘红一钱，白蒺藜三钱，茯苓三钱，僵蚕一钱五分，**礞石**滚痰丸三钱。（《张聿青医案》）

杜　气阴不足，由来已久，气虚则积痰，阴虚则火浮，痰与火上蒙清窍，耳鸣重听之所由来也。脉濡滑。治宜标先后本，俾无助火滞痰之弊。全瓜蒌四钱（切），生龟板七钱（先煎），黄甘菊三钱，**灵磁石**三钱（生，先煎），盐半夏三钱，石决明一两（先煎），丹皮三钱五分，橘红一钱，陈胆星一钱，**煅礞石**三钱五分（先煎），泽泻三钱，鲜竹沥一两五钱，生姜汁一滴（温服）。（《曹沧洲医案》）

【鼻鼽】

金左　浊涕结聚，鼻窍不通。肺胃湿热熏蒸，浊气闭塞清窍，名曰鼻鼽，久必至衄。炒黑山栀仁三钱，桔梗一钱，马兜铃一钱五分，酒炒淡芩一钱五分，冬瓜子三钱，广郁金一钱五分，生薏仁四钱，茯苓三钱，泽泻二钱，干枇杷叶三片。二诊：浊涕稍减，鼻窍仍然窒塞。湿热熏蒸于上，上病而下取之。炒黑山栀仁三钱，冬瓜子三钱，生熟薏仁各二钱，**煨石膏**四钱，马兜铃一钱五分，桔梗七分，木猪苓二钱，炙升麻三钱，**礞石**滚痰丸三钱（开水先送下）。三诊：湿热上攻，不克下达，再清泄其上。炒山栀仁三钱，苍耳子一钱五分，白茯苓三钱，淡黄芩一钱五分，冬瓜子四钱，生薏仁四钱，元参肉三钱，苦桔梗一钱，干枇杷叶三钱，藿胆丸（每日卧服）八分（开水先送下），龙井茶炭八分、橄榄核炭二钱（二味研细代鼻烟）。（《张聿青医案》）

【失音】

"朱砂"条下"失音"案。（《雪雅堂医案》）

花蕊石

【癫狂】

一人患心风，即是痰迷心窍发狂，用真**花蕊石**，煅，黄酒淬一次，为细末，每服一钱，黄酒下。

（《续名医类案》）

"铁落"条下"癫狂"案。（《得心集医案》）

【厥证】

张先生　十一月十四日。肢凉，咯血，满口，面黄气急，急症，属薄厥，亟止之。**花蕊石**三钱（煅），炒茜根三钱，侧柏炭一钱五分，归身三钱，丹皮一钱五分，小蓟炭一钱五分，法夏一钱，七厘散一分（冲），童便一盅。二诊：十一月十五日。血止，脉洪数，面色尚可，当清。归身三钱，老三七二分，丹皮一钱五分，细生地三钱，制香附三钱，知母一钱，茯神三钱。三诊：十一月二十日。痰中仍有血，气喘，肺甚热，此病现在不见凶象，然已有败证，将来不了。丹皮一钱，象川贝各三钱，炒乌药一钱，天麦冬各三钱，炙桑皮一钱，炙苏子三钱，杏仁三钱，**秋石**一分，老三七一分。四诊：十一月二十二日。血已止，脉有歇止，而略气急，是心肺均有病，病在神经，养心为主。象贝三钱，丹皮一钱，桑叶三钱，炙苏子三钱，杏仁三钱，赤芍一钱五分，橘络一钱五分，炙草六分，藕汁半盅（冲）。（《药盦医案全集》）

【腹胀】

宿瘀大下，腹胀，足疮，络伤，积湿所致。立春节恐有吐下交作之变。旋覆花、**花蕊石**、炒怀膝、赤苓、砂仁末、炒归尾、小郁金、生苡仁、陈皮。（《犉山草堂医案》）

【癥瘕】

大如怀，月事时下，过月不产，病名石瘕。危如朝露，多酌明哲。勉拟《医话》五花煎挽之。月季花、山茶花、水红花、红桃花、玫瑰花、益母草、**花蕊石**、抚糖炒山楂、蛤粉炒阿胶。（《问斋医案》）

【淋证】

胡　据述小水点滴涩痛，跌伤以来，将及一月，未得畅解，跗腹俱肿。此由瘀血阻窒，因致水道不通，必先疏利，庶有松机。**西血珀**（水飞）、血竭、大黄（酒炙）、**花蕊石**（醋煅，水飞）、乳香（炙，去油）、没药（炙）。上药为末，每服钱半，用归尾、车前子、牛膝梢煎汤，冲童便送下。（《柳宝诒医案》）

【咳血】

徐先生　十一月四日。舌色略见虚象，脉则平正，咳嗽痰中带血，膈旁痛，是肺伤也。归身三钱，炙紫菀一钱，茜根炭一钱五分，知母一

钱，炙草六分，杏仁三钱，赤芍一钱五分，川贝三钱，橘皮一钱，云苓三钱。二诊：十一月九日。色脉尚不为劣症，不安当每晨先紫血后鲜血，是有成薄厥之倾向，非速止不可，意中不谪是虚。茜根炭三钱，归身三钱，老三七一分半（研），小蓟炭一钱五分，大生地四钱，竹茹一钱五分，炙紫菀一钱，杏仁三钱，桑皮一钱（炙），藕汁一酒盅。三诊：十一月十二日。血不止，极可惫，因此种症状是薄厥，前一层其倾盆盈碗而来，则猝难措。**花蕊石**三钱（研，煅），棕皮炭三钱，杏仁三钱，小蓟炭一钱五分，荷叶一角（烧），川象贝各三钱，茜根炭一钱五分，童便一盅，炙紫菀一钱，赤芍一钱五分，三七一分。（《药盦医案全集》）

张先生　十一月十四日。肢凉，咯血满口，面黄气急，急症，属薄厥，亟止之。**花蕊石**三钱（煅），炒茜根三钱，侧柏炭一钱五分，归身三钱，丹皮一钱五分，小蓟炭一钱五分，法夏一钱，七厘散一分（冲），童便一盅。二诊：十一月十五日。血止，脉洪数，面色尚可，当清。归身三钱，老三七二分，丹皮一钱五分，细生地三钱，制香附三钱，知母一钱，茯神三钱。三诊：十一月二十日。痰中仍有血，气喘，肺甚热。此病现在不见凶象，然已有败证，将来不了。丹皮一钱，象川贝各三钱，炒乌药一钱，天麦冬各三钱，炙桑皮一钱，炙苏子三钱，杏仁三钱，**秋石**一分，老三七一分。四诊：十一月二十二日。血已止，脉有歇止，而略气急，是心肺均有病，病在神经，养心为主。象贝三钱，丹皮一钱，桑叶三钱，炙苏子三钱，杏仁三钱，赤芍一钱五分，橘络一钱五分，炙草六分，藕汁半盅（冲）。（《药盦医案全集》）

姚左　据述久咳已曾见血。刻诊脉左弦洪，右弦数，而关脉独细。此木火反刑肺金，当兹春令有血冒之虑，急宜慎调为嘱。紫菀、杏仁、蒌仁、冬瓜仁、马兜铃、苡仁、半夏曲、橘红、贝母、山栀、杜苏子、甘草、茯苓。又，前案论及见脉弦洪而数，须防痰血大吐，今果然矣。兹当春令，肝脉理宜见旺，今则左关反细，是宿伤为病，在法为难治，姑拟方以冀血止嗽减，便是生机。桃仁粉、归须、丹皮、延胡、茜草根、京赤芍、牛膝炭、苡仁、生锦纹（韭根汁拌，炒炭）、**花蕊石**（煅，先煎）、炙乳、没药、降香汁、藕节。（《贯唯集》）

【吐血】

男子，咳嗽吐血，热渴痰盛，盗汗遗精。用

地黄丸料加麦冬、五味治之而愈。后因劳怒，忽吐紫血块，先用**花蕊石散**，又用独参汤渐愈。后劳则咳嗽吐血一二口，脾肺肾三脉皆洪数，用补中益气、六味丸而痊。（《莲斋医意立斋案疏》）

清臣曰：予生多疾，始入医门，凡与人诊脉看病，必先论病，然后立方，注明何证，应用何药，如何治法，医有证据，病家了然，以便更改药方。即另延医士，亦知前法，更有把握，是业医之道，务要虚心领会，以活人为念，切莫固执不通，自以为是，误人一命，终还一命，慎之。恭论吴又香老夫子贵恙，六脉浮大中空，面赤唇红，虚阳外现，所吐之血，满地成团，实因误服寒凉所致。治法应宜温中固肾，以镇阴血，但刻下血离经络，骤热不宜，骤止不可，必须引血归经，毫不妄行，后用理脾健胃，其患自愈，未知是否，敬呈芗翁明府大人斧政。引血归经方：酒白芍六钱，炙甘草二钱，川郁金三钱，**花蕊石**二钱，降真香二钱，侧柏为引。此方系甲己化土之法，用白芍为甲木以敛肝血，甘草为己土以培脾胃，川郁金能开十二经络，**花蕊石**行血中之气，降真香行气中之血，引用侧柏和血生血，不止血而血自止，是行血即所以止血。服到血归经络，再服理脾健胃之品，此千古不易之法也。理脾健胃方：蜜黄芪八钱，焦於术三钱，炮姜灰一钱，西砂仁二钱，法半夏二钱，破故纸三钱，制附片三钱，益智仁二钱，**花蕊石**二钱，降真香二钱，侧柏叶引。此方用芪术以大固中州，用姜灰、砂、半，醒脾崇土，故纸收摄肾气，附片温暖下元，智仁纳气归肾，仍用**花蕊**、降香兼行滞气。服到咽干唇燥，去**花蕊**，重加熟地、白芍，或天冬、五味，再服大补元煎或左右归丸，大剂为丸，告厥成功，益寿延年。（《医学集成》）

刘右　生产八胎，营血早亏，肝木独旺，气滞不达，血瘀凝滞，胃络破裂，阳络伤则血上溢也。脘中结瘕，疼痛起见，继而呕吐血块，血色带黑，且有腥臭之味，苔黄腻，脉弦滑。虑其变端，急以清肝化瘀，顺气和胃。**煅花蕊石**四钱，十灰丸三钱（包），石决明一两，桃仁泥二钱，茯神三钱，煨金铃子二钱，麸炒枳壳一钱，黛蛤散一两（包），杏仁三钱，象贝三钱，侧柏炭钱半，丹参二钱，芦根一两，蚕豆花露四两。（《丁济万医案》）

吐血脉歇，二气惫矣，谨慎调理。熟地黄、茯苓、川石斛、参三七、藕汁、**花蕊石**。（《未刻本叶氏医案》）

滁州题使君云：其族姊为尼，住新淦一寺，忽苦暴吐血，发寒热，欲作劳气而未成，医者不肯治。偶一士大夫说，用童便调下**花蕊石散**，不数日而愈。此后亦多有人服得效（是斋方《医说续编》）。**花蕊石**一斤，上色硫黄四两，和匀，先用泥封固，瓦罐一个，入二药，仍封固瓦罐候干。如急用，以焙笼内炙干，用炭炙，去火，次日取水细研，每服一钱，童便热酒下。并治胎衣不下，及瘀血内积，及大小便不通如神（《良方》）。（《续名医类案》）

积劳内伤，更挟肝郁，曾吐紫血三四日，自此精神委顿，脉虚弦，尚有积瘀，防下血。生地、牛膝、归尾、**花蕊石**、郁金、桃仁、橘络、丹皮、赤苓。（《重古三何医案》）

阳络受伤，血症频发，虽不咳呛，六脉甚是弦数，非佳境也。立春在迩，预为调治。元生地、麦冬、桃仁、**花蕊石**、紫丹参、藕节、丹皮、牛膝、茜草、冬桑叶、草郁金。（《何澹安医案》）

一男子咳嗽吐血，热渴痰盛，盗汗遗精，用地黄丸料加麦冬、五味治之而愈。后因怒，忽吐紫血块，先用**花蕊石散**，又用独参汤渐愈。后劳则咳嗽吐血三口，脾肺肾三脉皆洪数，用补中、六味丸而愈。（《薛案辨疏》）

脘痛之患有年，近发益密，发时必呕黑血。脉形六部纯阴，重按见弦。此阳明气滞、瘀血留络为患，非下焦命火衰也。宗六腑之病以通为补调治，或有小效。炒桃仁、**花蕊石**、川楝子、川郁金、赤茯苓、炒归须、新绛屑、牡丹皮、炒怀膝、真橘络。（《犊山草堂医案》）

赵右　阳明蓄血，吐血紫瘀凝结，气逆神疲。脉芤数不静。治拟降逆化瘀。参三七三分（研、冲），**咸秋石**三钱，**花蕊石**三钱，燀桃仁三钱，茜草根三钱，藕节炭三钱，炒怀牛膝三钱，大黄炭钱半，赤芍炭钱半，川郁金钱半，番降香钱半，藏红花钱半，左金丸钱半（包）。（《丁济万医案》）

李　九亩地　腹痛呕恶，已数月之久，肝脾积伤，蓄血暴动，忽然心嘈难过，倒仆不省人事，上呕积瘀如豚肝，下则黑瘀如漆滓，面容肌肤萎黄，舌本白而灰糙厚腻，脉弦涩。速当推陈致新，此病非虚非火，若投凉与补，即有蛊胀之累，但此时积瘀未去，仍宜谨慎，以防晕厥。**花蕊石**（煅）三钱，炒桃仁一钱五分，炒元胡一钱五分，白茯苓三钱,泽兰叶三钱,苏木屑一钱,炒蒲黄一钱五分,佛手柑一钱二分,炒川芎一钱,旋覆花二钱,法半夏一钱五分,炒丹皮一钱五分,甜三七(冲)六分。(《王仲奇医案》)

杨左　咳呛吐血,盛盆盈盏,胸肋牵痛。舌边红,脉弦数。春季风木当令,肝胆木火升腾,风燥之邪袭肺,阳络损伤则血上溢。治拟清肝肺而祛瘀。冬桑叶三钱,茜草根三钱,光杏仁三钱,鲜竹茹三钱,旱莲草三钱,粉丹皮二钱,侧柏叶二钱,川贝二钱,象贝母二钱,黛蛤散五钱(包),生石决明一两,白茅根一两,蚕豆花露四两(冲),葛氏十灰丸一两(包)。注:急救法用鲜生地二两捣汁,加藕汁、童便各一杯,炖温服。二诊:吐血虽减未止,咳嗽气急,痰多白沫,胸膺牵痛。舌质红,脉弦细。肺阴耗伤,木火易升,燥邪痰热逗留,清肃失于下行恐其入损。再拟清金抑木,育阴和络。北沙参五钱,黛蛤散五钱(包),抱茯神三钱,瓜蒌皮三钱,旱莲草三钱,京元参三钱,**青龙齿**三钱,**煅花蕊石**三钱,鲜竹茹三钱,葛氏十灰丸一两(包),白茅根一两,川贝母二钱,蚕豆花露四钱(冲)。(《丁济万医案》)

余世兄　十月二十六日。气候燥,肝阳上行,引动吐血,旧病症情重险,非速止不可,否则倾盆盈碗而来,即刻可以脱绝。**花蕊石**三钱,地榆炭一钱五分,炒荆芥三分,茜根炭三钱,赤芍一钱,棕皮炭四钱,荷叶炭一钱,童便半盅,京墨半盅。二诊:十月二十七日。薄厥已止,血尚未止,暂时可无危险,右脉有胃气,左脉弦,病根完全未动,慎防再发。茜根炭三钱,炙草六分,小蓟炭一钱,棕皮炭三钱,赤芍一钱五分,炒荆芥六分,地榆炭一钱,蚕豆花露二两。(《药盦医案全集》)

余先生　十二月五日。吐血才止,又发面色,脉象均平正,发作太频,是肺病,最忌者恐春分有问题。老三七二分(研),炙款冬一钱,菟丝子三钱,桑枝三钱,杏仁三钱,丹皮一钱五分,制香附三钱,炙紫菀一钱,泽泻六分,藕节三个,左金丸三分。二诊:十二月十五日。脉色尚平正,惟吐血屡发,总不是事,肺络损坏,固然亦有肝经关系,当弛缓交感神经。**花蕊石**三钱(醋煅,研),赤芍一钱五分,朱茯神三钱,独活五分,童便一盅,炙僵蚕一钱,茜根炭一钱五分,炒乌药一钱,钩尖三钱,蒺藜三钱,小蓟炭一钱五分,地榆炭一钱,醋炒制香附三钱。(《药盦医案全集》)

【便血】

积瘀大下,营络内伤。防腹满成臌,难治也。细生地、炒归尾、川郁金、陈皮、赤茯苓、牡丹皮、**花蕊石**、怀牛膝、青皮、冬瓜皮。(《斠山草堂医案》)

【失血】

劳伤失血,脉细。茯苓、**花蕊石**、茜草、参三七、莲藕节、牛膝。(《未刻本叶氏医案》)

络伤失血,脉弦而虚。恐其难耐夏热。熟地、牛膝、**花蕊石**、大淡菜、茯苓、藕节、豆皮、川斛。(《未刻本叶氏医案》)

朱先生　一月二十四日。脉虚软,全不应指,舌无血色,脊痛,气急,头眩,手足冷,而有盗汗,呕清水,食入即吐,病虽由温补过当而来,现因失血过多,全无阳和之气,且肝阳盛于上,阴涸于下,而中焦胃间独寒,脏气悉乱,不循常轨,温因疑于肝阳,凉则胃益不任,高年有此,洵属难治之候。现脉虽虚,甚无火,然多量失血乃大血管破裂,其发作是间歇性,脉虽无阳,亦不免再吐即脱矣,当以止血为先务。**花蕊石**三钱(煅),川连三分,小蓟炭三钱,茜根炭三钱,吴萸二分,侧柏炭三钱,赤芍一钱五分,瑶桂心二分(研,冲),荷叶炭一角,童便一盅。(《药盦医案全集》)

【虚劳】

血脱补气,况汗血并至者乎。冬令,人参、生芍、扁豆、熟地黄、玉竹、茯神、**花蕊石**、童便。(《扫叶庄一瓢老人医案》)

【脱疽】

侍女年十二岁,容貌颇通,新主嫌其脚大,用脚布任意缠紧,以线密缝其脚,胀痛不堪,诉主不听,至半月后流出臭水方解。视之,其双足前半段尽皆黑腐。请视之,骨肉已死。予曰:此已坏者不能复活,只救将来未坏者可也。先煮参粥食之,次煎葱汤,令彼家侍妇将患足浸入汤内淋洗,再换汤浸,但腐肉不痛者,逐一剪割;连续知痛者又以**花蕊石**散搽之。保将患者复其生,已坏者得其脱,内服补中益气汤接其劳,外搽生肌玉红膏长其肉。后虽得愈,但二者俱致疲疾终身,此为穴真而受异也。(《外科正宗》)

【金疮】

一金疮,必多流血,血尽发渴,饮水则立亡,故金疮须忍渴。世有饮水愈者,何也? 必素有热病,得水则热解,不可执以为常,是止渴非补血不可。然疮口大开,所补仍然外泄,故补血仍须止血,止血更须生肉,则恶血不攻心,内火不烧胃,庶死可生,断可续。用完肤续命汤:生地、当归、麦冬、玄参三两,人参二两,生草、乳香末、没药末、刘寄奴、**花蕊石**三钱,三七根末、续断、白术五钱,地榆一两。四剂愈。此补血加止涩,则血不流,肉易长。又助气者,盖血不速血,心补气以生血。且血生接肉,不若气旺接肉更易。凡刀伤皆效,但视伤之轻重,分药料之多寡。(《辨证奇闻》)

周密班缘捕海寇被提刀所伤,血出不止,筋如断,骨如折。用**花蕊石散**掩之,血不止,痛不定。有军人李高,言某在军中,被人中伤致死,见统领与药一贴,名紫金散,掩之血止痛定,明日疮靥如铁,遂安。又无瘢痕。后告统领求此方,只用紫藤香,磁瓦镰刮下,石碾碾细敷之,活人甚众。紫藤香,即降真香之最佳者。(《名医类案》)

庚子秋,余委署於潜县事,莅任时值后渚桥初办乡团,无人督率,后余移请守营陈君连叔管理。有台州人,路经是处,疑为匪类,两相争斗。台人身受重伤,抬来请验。验得两腿各握去肉如拳大,肾囊下刀伤两寸许,幸未伤及肾子。当敷以伤科十宝丹。越两日,遣人往视。回云:伤者面色灰白,口渴身热,二便不通,饮食不进,伤处常流稠水,臭秽难闻,医云恶象皆见,危在旦夕,不可治矣。余曰:非不可治也,口渴身热者,血将尽也;时流臭水者,二便不通故也。切忌饮水,饮水即死。若用大剂补其气血,兼用止血生肌之品则恶血不致攻心,内火不致烧胃,伤虽重险,尚可挽回。遂用:生地、当归、元参、麦冬各三两,生甘草、乳香(去油)、没药(去油)、刘寄奴各三钱,地榆一两,续断、白术各五钱,三七五钱(研末,冲服),**花蕊石**二钱,党参三钱(人参更佳)。服一剂而渴止热除,两剂而二便通、秽臭顿减,四剂则饮食大进、疮口渐收。后将各味减半,再服数剂,惟伤处筋团结不便屈伸。余令其用木杓时轻敲之(此法出于古方),未几筋渐舒,行走如故矣。此方凡有刀伤,无论重轻,皆可疗治,屡试屡效。用药之多寡,视伤之轻重而施之可耳。伤重者分量不可减。(《过氏医案》)

【跌仆】

一小儿跌伤面肿,连唇颊出血,痛发热,以**花蕊石**散敷之,血止痛定;次用当归补血汤,而发热顿止;又用加味逍遥散、八珍汤而溃,托里散而敛。(《保婴撮要》)

【腹破肠出】

一小儿持碗跌仆,腹破肠出,即纳入以麻线缝完,敷**花蕊石**散而愈。(《保婴撮要》)

【产后恶露】

周秋帆茂才之内人　产后恶露甚少,腹大如箕,自言作胀,小水甚长,大便不通,俨似蓄血之症。但口虽渴,喜饮热汤,两尺脉亦软濡,可知血寒凝滞。投以黑神散不应。更医用大黄、红花、枳壳之药,腹胀愈甚,腹坚如石。再求余治,知为寒邪凝结,必当温通。连进附、桂、干姜、归、芍,似胀稍宽。迭投二日,已经四剂,而恶露不下。窃思舍此温通之法,决无破血可进,然非血行,胀何由消? 考古治虚损吐血逐瘀之法,有**花乳石**散之例,能化瘀血为水,不动脏腑,可引以为用。遂煎米饮调服二钱,少顷腹中气响,前阴出秽水甚多,大便亦通。迭进前药,胀消一半。惟腹右稍坚,十指挛急,足亦时僵,此气血虚寒,今始大露。改进理阴煎,重加附子,诸症悉瘥。后进养荣汤数十剂调理全安。人参养荣汤、花乳石散[《局方》: **花乳石**五两(产硫黄山中,状如黄石,有黄点如花之心,故名,近世皆以玲珑如花乳者伪充,欲试真伪,煅过置血上,血即化水者真),**硫黄**二两。上二味,同入炀成罐内,盐泥封固,煅一伏时,研如面。每用二钱,食远童便调服]。(《得心集医案》)

【胞衣不下】

陈良甫云:有人亲戚妇人,产后胞衣不下,血胀迷闷,不记人事。告之曰:死矣。仆曰:某收得赵大观文局中真**花蕊石**散,在笥中,漫以一帖赠之,以童便灌之,药下即苏,胞衣与恶物旋即随下,遂无恙。(《续名医类案》)

【骨折】

犹子子亿,用银剪误夹断无名指,皮连骨折。予曾口授方进士七厘散,急进一服,痛定,敷以**花蕊石**散,兼旬平复如初。七厘散:取土鳖,新瓦上煅存性,为末,秤七厘,生酒服,以醉为度。(《名医类案》)

"自然铜"条下"骨折"案。(《辨证奇闻》)

麦饭石

【发背】

大凡石类,多主痈疽,世传**麦饭石**膏,治发背疮甚效,乃中岳山人吕子华秘方。裴员外唉之以名第,河南尹胁之以重刑,吕宁绝荣望,守死不传。其方取此石碎如棋子,炭火烧赤,投米醋中浸之,如此十次,研末,筛细入乳钵内,用数人更碾五七日,要细腻如面四两;鹿角一具,要生取连脑骨者,其自脱者不堪用,每二三寸截之,炭火烧令烟尽即止,为末研细二两;白蔹生研末二两。用三年米醋入银石器内,煎令鱼目沸旋,旋入药在内,竹杖子不住搅,熬一二时久,稀稠得所,倾在盆内待冷,以纸盖收,勿令尘入。用时以鹅翎拂膏于肿上,四围赤处尽涂之,中留钱大泄气。如未有脓即内消,已作头即撮小,已溃即排脓如湍水。如病久肌肉烂落,见出筋骨者,即涂细布上贴之,干即易,逐日疮口收敛。但中膈不穴者,即无不瘥。已溃者用药时,先以猪蹄汤洗去脓血,用帛挹干乃用药。其疮切忌手触动嫩肉,仍不可以口气吹风及腋气月经有孕人见之,合药亦忌此等。初时一日一洗一换,十日后二日一换。此药拯细方有效,若不细涂之,即极痛也。此方《千金》月令已有之,但不及此详细耳。(《续名医类案》)

【背疽】

"铅丹"条下"背痈疽疮"案。(《名医类案》)

石燕

【腹胀】

幼　八月初四日。伏邪凝滞,腹膨胀闷,舌糙形瘦,便闭块疼,防痧之变。真茅术一钱三分,当归尾一钱,洗腹皮一钱五分,广木香六分,川厚朴五分,制熟军一钱三分,炒内金一钱五分,焦麦芽一钱,桃仁泥一钱五分,煨枳壳八分,焦红曲一钱五分,淡吴萸四分,**煅石燕**一钱,使君肉一钱五分。

【泄泻】

"金"条下"泄泻"案。(《医学穷源集》)

【疝气】

杜壬治三十七太尉,忽患小肠气痛,诸医不效,每一发几死。上召杜至,进药数服无验。太尉曰:我命不久,致良医不能治。上召杜问所以,杜对曰:臣用古方,皆不获愈,今自撰一方,容进上。遂合药以进,一服十愈八九,再服全愈。因名方曰救命通心散。川乌头一两(用**青盐**一钱、酒一盏,浸一宿,去皮尖,焙干),川楝子一两(用巴豆二十一粒,同炒候黑色,去巴豆),茴香半两,**石燕**一对,土狗五枚,芥子一钱六分。为末,每服三钱,入羊石子内,湿纸煨香熟。夜半时用好酒半升,入盐,细嚼石子,以酒徐徐咽下,不得作声,其病遂去。(《续名医类案》)

【齿疾】

一男子晡热内热,牙痛龈溃,常取小虫,此足三阴虚火,足阳明经湿热。先用桃仁承气汤二剂,又用六味丸而愈。茯苓、**石膏**、**龙骨**各一两,**寒水石**二两半,白芷半两,**石燕子**大者一枚、小者一双。末之,早晚揩牙。繁峙王文汉卿得此方于鳞抚折守,折守得于国初洛阳帅李成。折年逾九十,牙齿都不疏豁,亦无风虫。王公今九十,食肉尚能齿决之,信此方之神也。(《续名医类案》)

【目疾】

素本水不涵木,肝火过旺,加以外风触动,遂致右目红瘀,白翳已满黑睛似鱼胞。右头角及眉棱皆痛,不能安卧,脉象弦数,口中作苦。拟方先望头痛速止,可保无虞。蔓荆子、茯神、橘络、牛蒡子、蝉衣、草决明、僵蚕、前胡、荷叶筋、灯草、石决明、杏仁、归尾、**石燕子**。(《江泽之医案》)

幼　巧月十六日。伏邪挟滞,目夜盲视,头晕腹膨。防痧之变,宣导为急。谷精草一钱五分,夜明砂一钱五分,焦建曲一钱五分,**煅石燕**一钱,密蒙花一钱五分,石决明花一钱五分,焦内金一钱五分,青葙子一钱,望月砂一钱五分,木贼草一钱五分,小青皮一钱,车前子一钱,雄猪肝(竹刀切碎入煎)一两,陈松罗茶一钱。

石蟹

【目疾】

李右　目为肝窍,神瞳属肾,肾虚精不上承,两目无光,目珠生衣,形瘦神疲。宜益肾养血,明目消翳。川石斛三钱,潼蒺藜三钱,黑芝麻三钱,熟女贞三钱,抱茯神三钱,谷精珠钱半,

怀山药三钱,稽豆衣三钱,**石蟹**三钱,象贝母三钱,夜明砂钱半。(《丁甘仁临证医集》)

王二六　目患,其来甚骤,医投风药寒凉,渐起翳障胬肉,欲遗未泄,已见淋浊。阴虚弱质,暑湿热气直入于阴经,非欲速易愈之症。**石蟹**、苦丁茶、金石斛、桑白皮、**飞滑石**、干荷叶、夏枯草。(《种福堂公选医案》)

蛇 含 石

【积聚】

"自然铜"条下"积聚"案。(《东皋草堂医案》)

【肠风】

"赤石脂"条下"肠风"三案。(《近代江南四家医案医话选》)

寒 水 石

【暑证】

何左　暑属炎蒸之气,湿乃粘腻之邪,二气交侵,三焦并病。夫风寒感自皮毛,暑湿吸从口鼻。风寒之邪,可分六经。施治暑湿,必由三焦宣泄,搜达募原。募原为三焦之门户,而实一身之半表半里也。今诊脉来濡数带弦,舌白,口腻不渴,胸痞呕恶,每至日晡潮热,先有形寒,皆属湿热内阻,三焦失宣所致。仿河间法主治。穿术、猪苓、茯苓、泽泻、桂木、**滑石**、**寒水石**、制朴、槟榔、蒿、芩。(《医案备览》)

此非伏暑症也。暑既兼湿,无阳以化,则少阴之枢不转,而太阳之开反阖矣。但热居湿下,温通又非所宜,宗河间法。河间桂苓甘露饮《医学正传》卷二引河间方。主治:伏暑发渴、脉虚。湿热下痢,小便涩少,口渴脉洪大者。组成:桂心一两,人参一两,黄芪一两,茯苓一两,白术一两,甘草一两,葛根一两,泽泻一两,**石膏一两**,**寒水石一两**,**滑石二两**(火燃,另研),木香一钱。用法:上为细末。每服三钱,白汤调下。(《三家医案合刻》)

暑湿内蕴,弥漫三焦,上则胸闷气促,中则苔黄口渴腹胀,下则足肿溺闭,议三焦分治,开太阴以通太阳。苦杏仁、**寒水石**、鲜苇根、紫厚朴、**滑石**(飞)、猪苓片、白蔻仁、生薏米、大腹皮、茯苓皮。(《雪雅堂医案》)

蔡　仲景云:小便不利者,为无血也;小便利者,血症谛也。此症是暑湿气蒸,三焦弥漫,以致神昏,乃诸窍阻塞之兆,至小腹硬满,大便不下,全是湿郁气结。彼夯医犹然以滋味呆钝滞药,与气分结邪相反极矣。议用甘露饮法。猪苓、浙茯苓、**寒水石**、晚蚕沙、皂荚子(去皮)。(《临证指南医案》)

暑为熏蒸之气,湿乃重浊之邪,暑必挟湿,二者皆伤气分。其邪从上吸受,肺经必先受伤,肺主一身周行之气,其位最高,故长沙于伤寒分为六经,河间于温热究及三焦。据述病起之初,面赤足冷,上脘痞塞不爽,是显然上焦为病也。今病已两旬,舌红赤,不甚渴饮,又无汗出,是气分壅室日久,热邪已侵入营中,湿热相搏于内,上则咳痰带血,下则挟热下利,上焦不解,遂至蔓延中下,此固一定之理,急宜清理三焦,勿再拖延增剧。**生石膏**三钱(生用),杏仁二钱,**寒水石**二钱,**滑石**(飞)三钱,淡竹茹二钱,金银花露两盏(冲),通草一钱。(《南雅堂医案》)

暑必兼湿,湿郁生热,头胀目黄,舌腐不饥。暑湿热都是一般浊气,弥漫充塞三焦,状如云雾,当以芳香逐秽,其次莫如利小便。省头草、厚朴、广皮、**寒水石**、茵陈、白蔻仁、杏仁、茯苓、**滑石**。(《眉寿堂方案选存》)

口大渴,身大热,思啖西瓜,狂叫不已,良由邪热猖獗,津液被劫,非重剂清热生津,断不能治此险重之证也。遂疏:薄荷、连翘、黑栀、川连、银花、川斛、竹茹、郁金、瓜蒌皮、**滑石**(飞)、**寒水石**。其中,两石各用二两,连进三剂。邪热始渐次退。继进轻剂。并嘱谨慎口腹,注意调养。(《勉斋医话》)

"滑石"条下"伤暑"案。(《养性轩临证医案》)

【湿热】

"石膏"条下"湿热"案。(《眉寿堂方案选存》)

"石膏"条下"湿热"案。(《养性轩临证医案》)

【湿温】

吴　舌白干涸,脘不知饥,两足膝跗筋掣牵痛,虽有宿病,近日痛发,必挟时序温热湿蒸之气,阻其流行之隧。理进宣通,莫以风药。膝腿足痛。**飞滑石**、**石膏**、**寒水石**、杏仁、防己、苡仁、威灵仙。(《临证指南医案》)

酒客湿热内蕴,长夏湿热外加。医不晓客

邪兼有宿病，发散消导，胃汁大伤，先利粘腻而吐血。今两跗麻痹，膝中逆冷，阴液枯涸，脉络少气，舌绛烦渴，溺赤短涩，热未尽，本先夺，偻废之象，恐不能免。**滑石**、**生石膏**、**寒水石**、白芍、川柏、麦冬、鲜生地、阿胶、炙草、麻仁。（《眉寿堂方案选存》）

安昌叶，湿热未清，脉濡细，舌薄滑，午后背寒乍热。宜宣明桂苓甘露饮加减治之。桂枝五分，江西术一钱，绵茵陈三钱，淡竹叶钱半，茯苓四钱，**寒水石**三钱，**原滑石**四钱，光杏仁三钱，泽泻三钱，猪苓钱半，钗斛三钱。清煎，四帖。介按：湿热未清，脾阳被遏，甘露饮加减极妙。惟钗斛一味，虽滋胃液，未免有恋湿之患。（《邵兰荪医案》）

"石膏"条下"湿温"案。（《眉寿堂方案选存》）

"滑石"条下"湿温"案。（《慎五堂治验录》）

【瘟疫】

光绪二十八年，南乡陈家栅金家村疫作，日毙数人，河北仅一水之隔，无有也。旬日间，疫延刘镇，其症始发热，如喉风之状，喉痛而红肿，身热如烙，喉即腐烂，烂即满口如痱，喘促气臭，身发丹痧，有延至三四日而死，有一二日即死者。余先治一外科潘守愚，得不死，继治者，即守愚之大姨沈桂山之妇，自守愚家侍疾染毒回家，已身热而咽痛，第二日邀余治。喉肿红痛，白腐如痱，身热不食，言语含糊，脉弦数。因谓之曰：此染潘家疫毒之症。为之用凉解化毒法，牛蒡、**石膏**、龙胆草、板蓝根、乌梅、芩、连、柏、栀、翘等，加射干、山豆根，一剂。煎送六神丸，喉吹珠黄散，此散即守愚家带来之药也。明日午后复诊，身热亢燥，满口臭腐，如走马疳状，脉洪数，开口仰息，有刻不可延之急。余因其既贫且啬，惜钱如命，乃危辞晓之曰：如守愚不死，全家同庆，如陈家栅金家村死一人，而延及百数十人，真可畏也。今汝病危在顷刻，无惜小费可乎？其家忸怩而应曰：只得从命。方用前法。去牛蒡、**石膏**、板蓝、乌梅，加犀角、大黄、生地、**寒水石**，一剂，去六神丸，另研明濂珠、西瓜霜各三分，西牛黄、橄榄核炭各一分，冰片三厘，薄荷三叶，合为散。嘱以今晚须时时不断吹喉，明晨邀余复诊。八点钟至，诊其脉微数，身热已退而未解，口舌龈咽喉腭红腐尽除，可见珠黄之真赝，其效不效有如此也。后以轻浅之方，化其余

邪，又三剂而霍然愈矣。此举其重而急者录之。其年自余一手而治愈数十人，未尝一失，如他人先治，而后属我医者，余若未许其生，亦无一生者。（《医案摘奇》）

【咳嗽】

咳嗽肉消，老弱肾病，食入腹胀，大便稍利，势减兼之，昼甚夜轻。据是气分阳府失宣，徒执虚治不效。《经》云：二虚一实者，偏治其实。开一面文也，据经以疏方。米仁、茯苓、泽泻、杏仁、**寒水石**。（《叶氏医案存真》）

交冬咳嗽，素惯者也。今春未罢，延及夏间。当春已见跗肿，入夏更增腹满，口燥舌剥，火升气逆，右脉濡数，左脉浮弦。风邪湿热由上而及下，由下而及中，即《经》所云：久咳不已，三焦受之，三焦咳状，咳而腹满是也。际此天之热气下行，小便更短，足部尚冷，其中宫本有痞象，亦从而和之为患，用药大为棘手。姑拟质重开下法，佐以和胃泄肝之品。猪苓、鸡内金、白术、**石膏**、**寒水石**、雪羹、肉桂、枇杷叶。原注：风邪归并于肺，肺气素虚者，由肺而陷入于脾，尚是一线；加以口燥舌剥，阴虚有火之体，更属难治。用河间甘露之意，质重开下，方则极妙，未识效否？诒按：病情纷错，实难著手，以桂苓法增减出之，已属苦心经营。特于痞满一层，尚恐与两石有碍，方中茯苓、**滑石**，似不可少。邓评：交冬必咳，肾气自亏。况以跗肿起见，其脾肾之虚尤必相关。今用二石治痰火之标，恐适以妨脾肾之本，特此本为不治之症。孙评：阴虚火旺，宜用咸寒，若二石直清实火，反伤其阴矣。（《增补评注柳选医案》）

注松岗翁，原伤于酒，夜分有热，咳嗽咯血，不思饮食，左胁气不调，左寸脉芤、关涩、尺弱，右寸短、关滑。此胃中痰火正旺，气血俱虚。宜先清胃保肺，然后大补。麦冬、知母、**寒水石**、甘草、紫菀、人参、牡丹皮、白芍药、当归、贝母、桑白皮。煎服一帖，红仍未止，加侧柏叶、茅根，四帖而红止。过后四月，又为怒气所伤，血又动，左不能睡。桃仁、**滑石**、红花、当归、人参、贝母、山栀仁、甘草、香附、青皮、牡丹皮，煎服而安。予嘱渠令子曰：寄语令堂，诸凡得意事可与尊翁知之，如不得意者切不可使之闻也。盖肝为藏血之所，况血去多，肝火刚燥，心主不足。《内经》云：主不明则十二官危。不可不谨防之。且左不得眠，肝胀可知，予甚为尊翁虑。后三年果为怒复，乃命使迎予。予固辞谢曰：何曾叮嘱，今病之来，非不佞所堪任也。不逾旬而殁。

（《孙文垣医案》）

【胸痹】

施，坐不得卧，胸满气喘，暑风湿气漫处三焦，太阳膀胱不开，邪郁生热，气痹生肿，先议开三焦气分之窒。杏仁、白蔻仁、**滑石**、**寒水石**、猪苓、广皮、厚朴、茯苓皮。（《种福堂公选良方》）

【不寐】

湿郁脾阳，气机未能灵转，夜难安寐，口不渴饮，拟先健运坤阳，以去秽浊。白术四钱（生用），生苡仁三钱，猪苓一钱，泽泻一钱，**寒水石**二钱，陈皮一钱五分，草果仁七分。（《南雅堂医案》）

【中风】

"紫石英"条下"中风"案。（《南雅堂医案》）

【癫狂】

鹊石散，治伤寒发狂，逾垣上屋。黄连、**寒水石**各一钱（浓煎），甘草汤冷调下，妙。（《怪症奇方》）

【痫证】

"朱砂"条下"痫证"案。（《续名医类案》）

【神昏】

寒热如疟之后，忽然神识迟钝，兼有盗汗，脉象左细、右弦滑。此血虚而夹痰为病。元生地、胆星、归身、丹皮、**寒水石**三钱、柏子仁、远志、枳实、甘草，冲竹沥五匕。（《沈俞医案合钞》）

【谵语】

男　病热四周之久，最近数日，更见耳聋、谵语，小溲刺痛淋漓，一派温邪燔灼之象。甘寒以滋之、苦寒以清之。小生地 12 克，知母 9 克，鲜石斛 9 克，白薇 9 克，卷心竹叶 9 克，苦参片 6 克，黄柏 9 克，**寒水石** 18 克（打），泽泻 9 克，琥珀屑 2 克（分两次吞）。（《章次公医案》）

【五志化火】

"雄黄"条下"五志化火"案。（《昼星楼医案》）

【腹胀】

郑　两投通里窍法，痛胀颇减，无如阴阳不分，舌绛烦渴，不欲纳谷，想太阳膀胱不开，阳明胃不司阖，法当仍与通阳腑为要，但五苓桂术，断不适用，议用甘露饮意。猪苓、茯苓、泽泻、**寒水石**、椒目、炒橘核。（《临证指南医案》）

【泄泻】

"石膏"条下"泄泻"案。（《丹溪治法心要》）

【痢疾】

某　湿温下痢，脱肛。五苓散加**寒水石**。（《临证指南医案》）

某　湿热内阻气分，腹痛下痢，目眦黄，舌光不渴，议清里泄湿热。黄芩、**寒水石**、川连、厚朴、秦皮、郁金。（《临证指南医案》）

腹痛下痢，目眦皆黄，舌光不渴，湿热内阻气分。拟用清泄法。川连八分，淡黄芩二钱，川朴一钱五分，**寒水石**三钱，秦皮二钱，广郁金一钱。（《南雅堂医案》）

仲淳之弟稚端，幼病痢，日夜数十次。用人参三钱，吴茱萸（汤泡七次）一钱，川黄连（姜汁炒）一钱。后二味饭上蒸，煎服。如受，以药一匙，间米汤一匙，渐渐饮之。如头疼发热，加**寒水石**六钱、干葛一钱，别调**六一散**四钱，冷水服，数剂即愈。（《续名医类案》）

【霍乱】

暑湿郁而化热，势必扰及中宫，是以清浊相干，阴阳乖隔，致有霍乱吐泻之患。今遵河间法，主以桂苓甘露饮。**滑石**二钱（飞），**生石膏**一钱，**寒水石**一钱，甘草一钱，白茯苓五分，炒白术五分，泽泻五分，猪苓三分，肉桂三分。（《南雅堂医案》）

郁左　带病入闱，病邪未澈，昨复啖饭二次，复食冷柿三枚，寒食交阻，胸中阳气逆乱，阴阳之气，一时挥霍变乱。泄泻稀水，继而复吐。阳气闭郁，肢厥脉伏，汗出不温，目陷音低。频渴欲饮，中脘不通，胸中大痛。中阳毫无旋转之权，有内闭外脱之虞。拟黄连汤以通胃中阴阳，参以芳化而开闭郁。台参须一钱，甘草四分，淡干姜七分，枳实一钱，制半夏二钱，川雅连七分，川桂枝七分，焦楂炭三钱，车前子三钱，橘皮一钱，辟瘟丹七分。二诊：用仲景黄连汤以和胃中阴阳，参以芳化而开气机，六脉俱起，肢厥转温，胸痛亦止，泄泻亦减。病虽转机，而湿热何能遽楚，以致湿化为热，劫烁阴津。舌苔干黄，毫无津液。频渴欲饮，时带呃忒，小溲全无，神识迷沉。极为危险。勉拟辛咸寒合方，参以芳开。**生石膏**一两，**滑石**四钱，官桂六分，茯苓三钱，**寒水石**三钱，猪苓二钱，於术一钱五分，泽泻一钱五分，鲜荷梗一尺，紫雪丹六分。（《张聿青医案》）

戊午春，攻襄阳回，住夏曹州界，有蒙古百

户昔良海,因食酒肉、饮涅乳,得霍乱吐泻,从朝至午,精神昏愦,以困急来求予视之。脉得浮数,按之无力,所伤之物已出矣。即以新汲水半碗,调桂苓白术散,徐徐服之,稍安。又于墙阴撅地一穴,约二尺许,贮以新汲水,在内搅动。待一时澄定,名曰地浆。用清者一盏,再调服之,渐渐气调,吐利遂止,至夜安眠。翌日微燥渴,却以钱氏白术散时时服之,良愈。或问用地浆者,何也?予曰:坤为地,地属阴土,平日静顺,感至阴之气。又于墙阴,贮以新汲水,取重阴之气也。阴中之阴,能泻阳中之阳。今霍乱因暑热内伤而得之,故《痹论》云:阴气者,静则神藏,躁则消亡。又加以暑热,七神迷乱,非至阴之气则不愈,予用之者此也。或曰:《内经》福世之方书,岂不信然?桂苓白术散:治冒暑饮食所伤,传受湿热内盛,霍乱吐泻,转筋急痛,腹满闷,小儿吐泻惊风宜服。茯苓(去皮)、白术、桂各半两,甘草、泽泻、**石膏各一两**,**滑石二两**,**寒水石**一两。上八味为末,热汤调下三钱;喜冷,新汲水调姜汤亦得。小儿服一钱。(《阮氏医案》)

【便秘】

顾妪　阳明脉大,环跳尻骨筋掣而痛,痛甚足筋皆缩,大便燥艰常秘。此老年血枯,内燥风生,由春升上僭,下失滋养。昔喻氏上燥治肺、下燥治肝,盖肝风木横,胃土必衰,阳明诸脉,不主束筋骨,流利机关也。用微咸微苦以入阴方法。鲜生地八钱,阿胶三钱,天冬一钱半,人中白三钱,川斛二钱,**寒水石**三钱。(《临证指南医案》)

阴分素虚,病后余热未尽,是以口渴舌干,大小便艰涩,拟用甘露饮加减主治。生地黄三钱,天门冬二钱,麦门冬二钱,炙甘草二钱,白茯苓一钱,淡黄芩一钱,川石斛一钱,枳壳五分,枇杷叶二钱,**寒水石**一钱。(《南雅堂医案》)

【黄疸】

范　四肢乍冷,自利未已,目黄稍退,而神倦不语。湿邪内伏,足太阴之气不运。《经》言脾窍在舌,邪滞窍必少灵,以致语言欲謇。必当分利,佐辛香以默运坤阳,是太阴里证之法。生於术三钱,厚朴五分,茯苓三钱,草果仁七分,木瓜五分,泽泻五分。又,身体稍稍转动,语謇神呆,犹是气机未为灵转,色脉非是有余,而湿为阴邪,不徒偏寒偏热已也。生於术、茯苓、苡仁、郁金、炒远志、石菖蒲汁。又,脾胃不醒,皆从前

湿蒸之累,气升咳痰,参药缓进。炒黄川贝、茯苓、苡仁、郁金、地骨皮、淡竹叶。又,湿滞于中,气蒸于上,失降不得寐,口数白疳,仍不渴饮。开上郁,佐中运,利肠间,亦是宣通三焦也。生於术五钱,苡仁三钱,**寒水石**一钱半,桔梗七分,猪苓一钱,泽泻一钱,广皮白一钱半。(《临证指南医案》)

先严百泉公,为秦邮赵双湖先生之入室弟子,医学精深,宅心仁厚。曾传治疸验方一则,凡湿郁发黄,湿邪弥漫三焦,胸脘闷塞难堪者,用加减宣清导浊汤治之,无不奏效。云方用赤苓、猪苓、杏仁、苡仁、茵陈、**滑石**、**寒水石**。庚戌仲冬,丹徒李雨孙患黄疸病,其见症与上述相同,延医与药无效,乃乞余诊治。余即用前方加川贝、郁金、通草、泽泻等味,以渗湿邪,兼利气分。服不过数帖,胸次已舒,小水畅利,黄亦尽退,旋身体强健如初。爰述此方,以补方书治法所未及,而为海内患斯病者之一助。(《清代名医医话精华》)

"滑石"条下"黄疸"案。(《临证指南医案》)

【鼓胀】

张　三十一岁。单单腹大,按之软,吸吸有声。问二便不爽,平日嗜饮,聚湿变热,蟠聚脾胃。盖湿伤太阴,热起阳明,湿本热标。绵茵陈、茯苓皮、金斛、大腹皮、晚蚕沙、**寒水石**。(《叶天士晚年方案真本》)

"石膏"条下"鼓胀"案。(《增补评注柳选医案》)

【疟疾】

曹　疟热攻络,络血涌逆,胁痛咳嗽。液被疟伤,阳升入巅为头痛。络病在表里之间,攻之不肯散,搜血分留邪伏热。生鳖甲、炒桃仁、知母、丹皮、鲜生地、**寒水石**。(《叶天士晚年方案真本》)

陈　六十三岁。三疟是邪入阴经,缘年力向衰,少阴肾怯,夏秋间所受暑热风湿,由募原陷于入里,交冬气冷收肃,藏阳之乡,反为邪踞。正气内入,与邪相触,因其道路行远,至三日遇而后发。凡邪从汗解,为阳邪入腑可下。今邪留阴经络脉之中,发渐日迟,邪留劫烁五液,令人延缠日月,消烁肌肉。盖四时气候更迁,使人身维续生真。彼草木微长,焉得搜剔留络伏邪?必须春半阳升丕振,留伏无藏匿之地。今

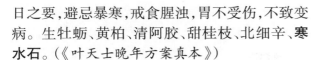

日之要,避忌暴寒,戒食腥浊,胃不受伤,不致变病。生牡蛎、黄柏、清阿胶、甜桂枝、北细辛、**寒水石**。(《叶天士晚年方案真本》)

【水肿】

汪　肿自下起,胀及心胸,遍身肌肤赤瘰,溺无便滑,湿热蓄水,横溃经隧,气机闭塞,呻吟喘急。湿本阴邪,下焦先受。医用桂、附、芪、术,邪蕴化热,充斥三焦,以致日加凶危也。(湿热壅塞经隧)川通草一钱半,海金沙五钱,黄柏皮一钱半,木猪苓三钱,生赤豆皮一钱半,真北细辛一分。又,前法肿消三四,仍以分消。川白通草、猪苓、海金沙、生赤豆皮、葶苈子、茯苓皮、晚蚕沙。又,间日寒战发热,渴饮,此为疟。乃病上加病,饮水结聚,以下痛胀。不敢用涌吐之法,暂与开肺气壅遏一法。大杏仁、蜜炒麻黄、**石膏**。又,湿邪留饮,发红瘰,胸聚浊痰,消渴未已,用木防己汤。木防己一钱,**石膏**三钱,杏仁三钱,苡仁二钱,**滑石**(飞)一钱半,**寒水石**一钱半。通草煎汤代水。(《临证指南医案》)

【淋证】

朱,六十,吸受暑热异气,入表中之里,为淋痛溺赤,形肥,素有湿痰,议通太阳。桂枝、木猪苓、茯苓、萆薢、海金沙、**寒水石**。(《种福堂公选医案》)

淋症愈后半年,交五六月复发。虽系肝胆郁热,亦必是暑邪内蕴,六腑皆为之不利,胸腹如闷,溺色赤混如血。宜先清热宣腑阳,然后再调本病。卷心竹叶、**寒水石**、车前子、牛膝根、广橘红、黑山栀、川郁金、**滑石**。(《叶氏医案存真》)

小溲痛,或有瘀腐,渐化湿火。冬葵子二钱,**秋石**四分,萹蓄钱半,甘草梢四分,牛膝梢钱半,川黄柏一钱,龙胆草六分,赤白苓各二钱,**寒水石**钱半,淡竹叶一钱,大淡菜二只。(《马培之医案》)

"滑石"条下"淋证"案。(《雪雅堂医案》)

【癃闭】

汪　秋暑秽浊,由吸而入,寒热如疟,上咳痰,下洞泄,三焦皆热,气不化则小便不通,拟芳香辟秽,分利渗热,必要小溲通为主。藿香梗、厚朴、檀香汁、广皮、木瓜、猪苓、茯苓、泽泻、**六一散**。又,昨进分消方,热势略减,小便略通,所有湿热秽浊,混处三焦,非臆说矣。其阴茎囊肿,是湿热甚而下坠入腑,与方书茎肿款症

有间,议河间法。**滑石**(飞)、**石膏**、**寒水石**、大杏仁、厚朴、猪苓、泽泻、丝瓜叶。又,川连、淡黄芩、生白芍、枳实、**六一散**、广皮白、生谷芽。(《临证指南医案》)

陈　暑热不得解散,壅肿癃闭,宜通六腑,已现痉厥,非轻小症。防己、茯苓皮、猪苓、通草、海金沙、苡仁。又,经腑窒热不通,治在气分,三焦之病何疑。**滑石**、**石膏**、**寒水石**、猪苓、泽泻、蚕沙汤煎药。又,定三焦分消。葶苈、杏仁、厚朴、大腹皮、猪苓、泽泻、海金沙煎汤。(《临证指南医案》)

【血证】

春季失血,是冬藏未因,阴虚本病无疑。小愈以来,夏至一阴未能来复,血症再来,原病。今诊得右脉急数倍左,面油亮,汗淋涕浊,舌干白苔,烦渴欲饮,交午未蒸蒸发热,头胀,周身掣痛,喘促嗽频,夜深热缓,始得少寐,若论虚损,不应有此见证。考《金匮》云:阴气先伤,阳气独胜,令人热胜烦冤,病名瘅疟。要知异气触自口鼻,由肺系循募原,直行中道,布于营卫,循环相遇,邪正相并,则发热矣。津液被劫,日就消烁,火热刑金,咳喘为甚,此与本病虚损划然两途。仲景定例,先理客邪新病,恐补则助邪害正耳。是以右之诊为凭,议当辛甘之剂,驱其暑湿之邪,必使热减,议调本病,勿得畏虚养邪贻害,至嘱。桂枝、知母、麦冬、**石膏**、甘草、粳米。前法大清气分、兼通营卫,**石膏**佐以桂枝,清肺为多,其余皆滋清胃热,仍有生津之意。诊两手相等小数,交未末热势较昨似轻;右脉不甚急搏,而心热烦闷、作渴之象如昔。验舌干白,舌边过赤,阴虚之体,其热邪乘虚入三焦,皆有诸矣。况冬病风寒,必究六经;夏暑温热,须推三焦。河间创于《宣明论》中,非吾臆说也。凡热清片刻,议进甘露饮子一剂,服至五日再议。**滑石**、**生石膏**、**寒水石**、桂枝、白芍、麦冬、鲜生地、阿胶、人参、炙草、火麻仁。先用清水二盏,空煎至一半,入药煎四五十沸,澄清冷服。(《眉寿堂方案选存》)

严某年四十三,脉数涩小结,痰血经年屡发,仍能纳食应酬,此非精血损怯,由乎五志过动。相火内寄肝胆,操持郁勃,皆令动灼,致络血上渗,混入痰火,必静养数月方安,否则木水劫灼,胃伤减食,病由是日加矣。丹皮、薄荷梗、菊花叶、黑栀子、淡黄芩、生白芍、郁金、川贝母。

藜按：此神志之病，固非药饵所能胜。然静以制动，润以滋液，亦用药之规则也。喻氏制滋液救焚汤以治。夫关格之症，本无治法，喻氏之方，亦为徒设。窃拟借以治此症，颇为酌对。至方中之五味、人参，则临症酌其去取可也。生地二钱(取汁)，麦冬二钱(取汁)，人参一钱五分，炙甘草一钱(人参拌蒸)，真阿胶一钱，胡麻仁一钱(炒，研)，柏子仁七分(炒)，五味子四分，紫石英一钱，寒水石一钱，滑石一钱，生犀角汁三分，姜汁二茶匙。上除四汁及阿胶，用泉水四茶杯，缓煎至一杯半，去渣，入四汁及阿胶，再上火，略煎至胶烊化，斟出，调牛黄细末五厘，日中分二三次热服。(《续名医类案》)

【痰饮】

湿邪骨骺发红瘰，胸聚浊痰，消浊未已，用木防己汤。木防己、杏仁、生米仁、生石膏、滑石、寒水石，通草五钱(煎汤代水)。(《眉寿堂方案选存》)

"金"条下"痰饮"案。(《叶氏医案》)

【消渴】

内蒸，瘅热渴饮。苍术炭、泽泻、赤苓、寒水石、黄柏、木瓜。(《未刻本叶氏医案》)

杨左　膏淋之后，湿热未清，口渴溲浑酸浊，为肾消重症。天花粉二钱，川萆薢二钱，蛇床子一钱五分，川石斛四钱，秋石三分，天麦冬各一钱五分，覆盆子二钱，海金沙二钱，炙内金一钱五分，入煎川连二分。再诊：小溲稍清，口渴略减，再清下焦湿热。寒水石三钱，淡竹叶一钱五分，海金沙一钱五分，赤白苓各二钱，泽泻二钱，龟甲心五钱，炒黄柏二钱，车前子三钱，滑石三钱，大淡菜两只。三诊：脉症俱见起色，效方出入，再望转机。海金沙三钱，秋石二分，滑石块三钱，茯苓神各二钱，龟甲心五钱，福泽泻一钱五分，车前子三钱，炒牛膝三钱，川柏片一钱，大淡菜二只，鲜藕汁一杯(冲服)。(《张聿青医案》)

五岁，暑热内蕴，积于肺，口渴饮水，小溲无度，身微热，无汗。此属肺消，幼年宜慎。益元散、麦冬、寒水石、桑皮、香青蒿、覆盆子、花粉、桑螵蛸，加西瓜翠衣。(《徐养恬方案》)

【痹证】

石　脉数右大，温渐化热，灼及经络，气血交阻，而为痹痛，阳邪主动，自为游走，阳动化风，肉腠浮肿，俗诊称为白虎历节之谓。川桂枝、木防己、杏仁、生石膏、花粉、郁金。又，照前方去郁金，加寒水石、晚蚕沙、通草。又，脉大已

减，右数象未平，痛缓十七，肌肤甲错，发痒，腹微满，大便不通，阳明之气未化，热未尽去，阴已先虚，不可过剂。麻仁、鲜生地、川斛、丹皮、寒水石、钩藤。(《临证指南医案》)

金　风湿热走痛，二便不通，此痹症也。杏仁、木防己、寒水石、郁金、生石膏、木通。(《临证指南医案》)

吴德华之子，十岁，藜藿之儿，血燥之体，忽然发热恶寒，小水短赤，腹中甚痛。医者误认食积，专行消导，次日足不能移，并无红肿，抚之甚痛，痛声惊人，甚至口㖞反张。医者又称惊风，连进镇惊、抱龙等丸，病日渐重。余曰：素禀血燥，其筋易急，先必涉水湿入内，继必伤风，寒湿相搏，客于经络，名为痛风，非病痉也。当与导湿、疏风、清燥之药。如法治之，果愈。此亦治病相体之一验也。附方：苍术、黄柏、桂枝、白芍、灵仙、防风、荆芥、山栀、防己、寒水石、甘草、生姜、大枣。(《得心集医案》)

"滑石"条下"痹证"案。(《临证指南医案》)

【痉病】

"滑石"条下"痉病"案。(《种福堂公选医案》)

【痿证】

湿热沉着下焦，足跗疲软无力，拟主以苦辛之剂。冀由经络而达阳明，始有转机。细茵陈三钱，白术三钱，茯苓皮三钱，黄柏一钱五分，寒水石三钱，晚蚕沙一钱。(《南雅堂医案》)

傅妪　四肢疼痛，不能运动，医进驱风燥湿、清火补血之剂，烦热大作，汗出淋漓，耳聋口燥，胸紧气促，四体不知痛痒。前医仍认为筋骨之病，投附子、草乌、秦艽、独活、牛膝、木瓜等药，愈治愈笃，延予商治。乃翁问曰：服药两月，愈见沉重，果是何症？余曰：此症原由形体肥盛，素多痰火，痰火盛于内，而召风以入，风入空窍，痰火随之共入经络，初犹不觉，迨至机关不利，而痰火与风聚结一家矣。书曰肺主周身之气。虽痰火风杂并为病，无不关乎肺脏，正《内经》所谓肺热叶焦则生痿躄是也。夫风药多燥，岂非助热而加其痿躄乎？《内经》云：风淫于内，治以甘寒。夫甘寒清火，人所共知，而息风谁能深信，不知风走空窍，原由火召，非甘寒

厚味监督其间,不能填塞其隙。开方服二剂,潮热减半,汗止,大便艰,却无痞满,尚属枯焦,未敢议下。更方又服二剂,潮热蠲除,人事始清。但时言痛楚,非病进也,盖经脉流通之佳兆耳。复立第三方,服至五剂,手足运动,再服五剂,形骸如常。人皆谓奇,实非奇也。后七月余访友至高姓,治一妇,悉同此症,但初起多服芪、术、龙眼等药,筋加短缩,与以前第三方,每剂加倍,半月而愈。可知医贵洞悉病情,运巧思以制方,毋按图以索骥,斯得之耳。初方歌:风淫于内,痰火倒颠。肺热叶焦,发为痿偏。医用辛燥,病益迫遭。古哲立法,泽枯为先。药与病埒,庶几其痊。毋具滞腻,休使油煎。香蔬茶饭,苦茗相兼。从兹调摄,永保天年。第一方:桂枝、白芍、槟榔、薄荷、黄芩、**石膏**、麦冬、芥子、甘遂、竹沥、**寒水石**。第二方:生地、丹皮、白芍、薄荷、枇杷叶、**矾石**、牙皂、**石膏**、芒硝、薏苡仁、胆南星、竹沥。第三方:生地、石斛、葳蕤、麦冬、薏苡仁、天冬、**石膏**、地骨皮、黑芝麻、竹沥、蔗汁。(《得心集医案》)

【酒毒】

一恣饮烧酒醉死,身必腐烂臭秽。酒性热,烧酒纯阳无阴,尤至热。多饮醉倒,热性发作,腐肠烂胃,往往不免。用井水频扑心胸,解发浸头于冷水中,待温,又易冷水,后用解炎化酒汤:人参一两(苟无,以黄芪二两代),柞木枝二两,黄连、**寒水石**各三钱,茯苓五钱,菖蒲一钱。水煎一碗,以冰水探冷灌之,得入口即不死。以柞木枝解酒毒,菖蒲引入心,茯苓分消酒湿,人参固真气,使不随酒散。烧酒,气酒也。热极气易散越,固真气,火毒可解。不然火消毒解而气脱矣,此参所必用也。(《辨证奇闻》)

【鸩毒】

人有饮吞鸩酒,白眼朝天,身发寒颤,忽忽不知,如大醉之状,心中明白,但不能语言,至眼闭即死。夫鸩毒乃鸩之类,非鸩鸟之羽毛,亦非鸩顶之红冠也。鸩鸟羽毛与鹤顶红冠皆不能杀人,不过生病,惟鸩粪则毒。此鸟出于异国,异国之人,恐言鸟粪,则人必轻贱,故但名为鸩,以贵重之也。此鸟非蛇蝎不食,故毒胜于孔雀之粪。孔雀之粪,冲酒饮之,有死有不死,鸩酒饮之,则无不死矣。盖鸩毒性热而功缓,善能闭人之气,所以饮之人即不能语言。发寒颤者,

心中热也。心脉通于眼中之大眦,心热则目必上视。眼闭而死者,心气绝目乃闭也。幸其功缓,可施救疗之法,无如世人未知。铎逢异人之传,何敢自隐。饮鸩酒者,倘眼未闭,虽三日内,用药尚可活。方用消鸩汤:金银花八两煎汤取汁二碗,用**白矾**三钱,**寒水石**三钱,菖蒲二钱,天花粉三钱,麦冬五钱,再煎一碗灌之。一时辰后,眼不上视,口能出言。再用前一半,如前法煎饮,二剂愈,断不死也。嗟乎!鸩毒之杀人,医经并未有言及有救疗者,世人服鸩毒亦绝少,似可不必传方。然而人事何常,万一有误饮鸩酒者,以此方救之,实再生之丹也。(《辨证奇闻》)

【痰核】

治燕女颈旁痰核,研末和醋抹上。自制:青黛五分,**石膏**五分,川连八分,大黄八分,冰片一分,生甘五分,黄芩八分,苏梗一钱,黑山栀五分,**雄黄**五分,**寒水石**五分,荆芥五分,枳实五分。(《昼星楼医案》)

【疝气】

陈 三五 疝多肝病,宜乎辛泄,但形体参脉,是湿热内蕴阻塞,二便不为通爽,先以通太阳方。**寒水石**、海金沙、猪苓、泽泻、通草、木香汁。(《临证指南医案》)

【虫兽咬伤】

晋州吴权府佃客,五月间收麦,用骡车搬载,一小厮引头,被一骡跑倒,又咬破三两处,痛楚不可忍,五七日脓水臭恶难近,又兼蛆蚊攒攻,不能禁,无奈卧门外车房中。一道人见之,曰:我有一方可救,传汝。修合如法制服,蛆皆化为水而出,蝇亦不敢近。又以**寒水石**为末敷之,旬日良愈。金以为神。其方以蝉蜕、青黛各五钱,华阴细辛二钱半,蛇蜕皮一两(烧存性),上为末,和匀,每服三钱,酒调下。如骡马牛畜成疮,用酒调灌之,皆效。如夏月犬伤及诸般损伤,生蛆虫极盛,臭恶不可近,皆可用之。(《名医类案》)

【阴痒】

同窗某君,在上海娶妻某氏,生子女各一而亡。妇抚孤成人,使子习贾,能勤奋自立,为之娶媳生孙。虽女尚待字,而家庭和顺,温饱无忧,苦节至此,良为不易。某氏年近半百,一日,忽命其子邀余诊。至则屏左右惨然而言曰:下体痒极难忍,殆已月余。此症何来,令人刻不能

支,望先生有以药之。余曰:此乃相火旺盛所致,故两脉弦急而数、左强于右,嫂氏苦节多年,余有治法,幸毋过悲。乃投以龙胆泻肝汤,下青麟丸二剂,不应。又去青麟丸,加焦川檗、芦荟、川楝子投之,其痒非惟不止,并下注于两股,上窜于腹胁。乃再用生地、龟板、**寒水石**、**元精石**、黄檗、黄连、大青、板蓝根、柴胡、荆芥、知母、木通、山栀、黄芩、车前子、冬葵子、乌梅、赤芍等药,增损至七八剂。其痒竟上及颠顶,下至跟踝,总以左偏为甚,日夜不休,痒处阵阵如火烧,某氏几至痛哭求死。余复以生地、龟板、川檗、五加皮、牛膝、知母等药为剂,调服珠黄,痒始渐通,火亦渐息,如是一月而平。嗟乎! 守节之难如此,旌表之所以不可少也。(《医案摘奇》)

【乳泣】

"紫石英"条下"乳泣"案。(《王旭高临证医案》)

【胎毒】

一小儿,生下遍身无皮色赤,原母素食膏粱之物。以**寒水石**一两、炒焦黄柏二两、净黄土四两,俱为细末,时敷遍身,母服清胃散加漏芦,五日赤少淡。却用黄土五两、黄柏(炒焦)一两敷之,母服加味逍遥散,又三日赤顿淡,水顿少。又三日,但敷黄土一味,母服八珍汤加牡丹皮、柴胡而愈。(《保婴撮要》)

【痈疡】

胡 纳食主胃,运化主脾,痈疡痛溃,卧床不得舒展,脏腑气机呆钝何疑! 外科守定成方芪、术、归、地,不能补托气血,反壅滞于里,出纳之权交失。且是症乃水谷湿气下垂而致,结于足厥阴、手阳明之界,若湿热不为尽驱,借补托以冀生机,养贼贻害,焉能济事。金石斛五钱,槐米一钱半,金银花三钱,茯苓一钱半,晚蚕沙二钱,**寒水石**二钱。(《临证指南医案》)

【疮疡】

陈 脉左数实,血络有热,暑风湿气外加,遂发疹块,壅肿瘙痒,是属暑疡。杏仁、连翘、**滑石**、**寒水石**、银花、晚蚕沙、黄柏、防己。(《临证指南医案》)

【蛇头疮】

"雄黄"条下"蛇头疮"案。(《怪症奇方》)

【瘾疹】

"滑石"条下"瘾疹"案。(《叶天士晚年方案真本》)

【齿疾】

"石燕"条下"齿疾"案。(《续名医类案》)

【口疮】

治燕女脾经热积,痰嗽频频,口内生蛆,疼痛异常,不思饮食。自制三方:槐花三钱,元参一钱五分,连翘二钱,面枳实七分,生地二钱,黄柏一钱,甘草五分,瓜蒌霜一钱五分,鲜皮一钱五分,银花一钱五分,天冬一钱五分,黄芩一钱,酒制大黄六分;枳实八分,黄芩一钱,连翘一钱五分,银花一钱五分,麦冬一钱,泽泻一钱,生地二钱,槐花一钱五分,侧柏叶二钱,夏枯一钱五分,天冬一钱五分,山楂肉一钱,面枳壳一钱,郁李仁八分;黄柏一钱,黄芩一钱五分,连翘一钱五分,银花二钱,夏枯草一钱,丹皮一钱,甘草五分,骨碎补二钱,前胡八分,枳壳一钱,酒生地一钱五分,元参二钱,油虫屎一钱五分,淡竹一钱。又治口疮,研末吹入,使涎滴出,戒一切荤腥煎炒。自制:**寒水石**八分,冰片二分,甘草三分,青黛三分,银花七分,油虫屎五分,**石膏**五分,黄柏七分,天仙藤三分,黄芩五分,**元明粉**八分。煅,研末,吹之。(《昼星楼医案》)

玄 精 石

【阴暑】

阴暑,腹痛脉沉。来复丹、**玄精石**、**硫黄**、**硝石**、青皮、陈皮、五灵脂。(《沈芊绿医案》)

【咳嗽】

"铅"条下"咳嗽"案。(《赖氏脉案》)

【头痛】

"铅"条下"头痛"案。(《陈莲舫医案》)

"磁石"条下"头痛"案。(《阮氏医案》)

"磁石"条下"头痛"案。(《王旭高临证医案》)

【类中风】

"铅"条下"类中风"案。(《陈莲舫医案》)

【泄泻】

吴芸阁因壮年时患梅疮,过服寒凉之药,虚寒病起。改投温补,如金液丹、大造丸之类获安。医昧药为补偏救弊而设,漫无节制,率以为常。驯致血溢于上,便泄于下,食少痰多,喘逆碍卧,两足不能屈伸。童某犹云寒湿,进以苓姜术桂多剂,势益剧,且溲渐碧而色绿如胆汁。孟英诊之,脉弦硬无情^{胃阴已竭},曰:从前寒药戕阳,今则热药竭阴矣。胃中津液,皆灼烁以为痰,五脏咸失所养,而见证如上,水源欲绝,小溲自然渐少,木火内焚,乃露东方之色。与章虚谷所治暑结厥阴,用来复丹攻其邪从溺出,而见深碧之色者,彼实此虚,判分霄壤,寻果殁。来复丹原方:**玄精石**一两,**洋硫黄**一两,**生硝石**一两,五灵脂一两,青皮一两,陈皮一两。醋糊丸,米饮下。治伏暑泄泻,身热,脉弱。念按此必治阳虚伏暑。用此丹于阴药中,开泄其中焦之伏暑,使从二便疏泄。(《王氏医案绎注》)

【阴痒】
"寒水石"条下"阴痒"案。(《医案摘奇》)

【乳泣】
"紫石英"条下"乳泣"案。(《王旭高临证医案》)

【脱营】
"赤石脂"条下"脱营"案。(《王旭高临证医案》)

【痁症】
程亦曾乃郎,初患痁症,右目失明,以致脾胃虚弱,后忽染时疫,昼夜发热,经十四日不解,大便不通者七日。延余诊,余曰:正虚邪实,非下不生,下则恐脱,即不脱,胃气亦难复初,痁发于肝,失其滋养,木已槁矣,法庚日死。亦曾促余定方,余姑为背水阵,以求出死入生。因用人参四分(盐水炒),金汁小半杯,羚羊角一钱五分,**滑石**二钱,生草四分,瓜蒌霜钱半,**玄精石**一钱(肆中不备,以**寒水石**代之),加竹沥、竹叶使服之,即大下,得燥屎五六枚,并有胶粘如漆者,胃气终不复,热终不解。乃知平日本善啖,凡所嗜食皆难化之物,乃翁弗禁也。以故脾胃大伤,兼之畏医如虎,视药如鸩,服一剂后,竟不肯再服,后渐不食,如期而殒。丙寅四月初九甲戌日诊,十五日庚辰日故。此胃络脉绝也。(《松心医案》)

【急惊风】
"铁落"条下"急惊风"案。(《张山雷医案》)

【耳聋】
何左,廿一,风邪挟湿,两耳为聋。脉见沉弦,治以和养。杭菊、路路通、**元精石**、生白芍、桑叶、钩藤、大力子、茯苓、细菖、蔓荆子、陈皮、白蒺藜(去刺)、荷边、青葱管。(《陈莲舫医案》)

【翳障】
宋丞相言:黄典史病外障翳,梦神传方。

用:太阴**玄精石**(阴阳火煅)、石决明各一两,蕤仁、黄连各二两,羊子肝七个(竹刀切晒)。为末,粟米饭丸梧子大,每卧时茶服二十丸,服至七日,烙顶心以助药力,一月而愈。(《朱氏集验方》)

金礞石

【伏暑】
初诊:症交七日,已作一候,起伏太甚,甚至谵语不已,起坐频频,四末午寒午热,脉象右小左大,舌苔满黄,大便直泄,伏暑夹湿夹积,颇有不得外达,辗转入里之险。盖暑为无形之气,湿为弥漫之邪,同气相求,每伤人气。气分三焦,主宰在肺。肺气开展,则胸中清旷之处或可不成烟雾之天,心居其内方能君主有权,不为暑湿所侵,而致昏闭等险。豆豉、桔梗、九节菖、鲜藿香、**滑石**、郁金、上川朴、枳实炭、鲜薄荷、剀閣蔻仁、鲜佛手。另:天竺黄三分、陈胆星二分,二味研末服。二诊:症经九日,其势本在颠风折浪之际,虽昨日午后得汗,热势外扬,神识觉慧,似属邪从外越,热传膻中之险得以稍缓。然呃已三日不平,呃则气逆,痰亦随之上升。肺胃本宜下降,升则逆,降则顺。逆则诸气皆逆,肺胃失其顺降之职,生化之权渐失,如日延一日,伤而益伤,势必正不胜邪,而起内陷昏闭之变。拟方备商。川朴、广生军、豆豉、陈广皮、**代赭石**、枳壳、冬桑叶、半夏、嫩前胡、炒竹茹。另:上沉香一分五厘、公丁香二分、白蔻仁二分,同研末服。三诊:伏邪暮秋而发,本属迟迟,若论愈期,轻则两候得退,重则二十一天方愈。此症今恰十有二日,热势虽和,尚有起伏,便虽数行,得汗不畅,乃欲退而不愈之兆,似在正理。但呃仍不平,神识不慧,脘部板痛,咳痰不爽,由于无形之邪与有形之积痰互阻肺胃,而难泄化。夫肺胃皆欲下降,今既为其所阻,无怪其应降反逆。清不能升,浊不能降,肺为乾天,胃为坤地,乾天坤地竟似天地之气,否而不泰,清朗之处转为尘雾之天。若非开气以彻其邪热,通地道而化其痰滞,两候不松,颇有昏陷之虞。候商。半夏、胆星、枳实、上雅连、带皮槟、天竺黄、川朴、淡芩、广皮、制广军、鲜薄荷、石菖根、金沸草、杜竹茹。另:**金礞石**二分,猪牙皂半分,上沉香二分,春黑丑二分。四味同研末服。四诊:人无根株,谷食为命。无病之人，七日不食则不堪下问矣。抱病之人莫言一朝，即二十一天不妨身体者，何也？盖病则邪势充斥，脏腑为其蒙塞，所有一线正气含蓄于内，俟其邪势一退，先以米饮，继以稠粥，使谷食之气接续，正气日长一日，勃然苏醒，犹如春节一到，草木荣华，气满乾坤，此生长自然之理也。至于此症虽未全愈，而已得痊，所谓小瘥也，惟胃气索然，杳不思食，继因服花露一杯，即为便泄，宛如痢然，且甚里急，脉来细弱无神，舌花白而底绛，的系胃经气阴俱伤，脾阳衰而不运，以致不饥、不食、不运三款叠见，生长无权，而欲其恢复难矣。反见神识不慧，两耳不聪，懒言惰事，恙后见此，皆非所宜。姑拟培中土以进谷食，开心气以通神明，冀其渐入坦道。高明商进。人参须、白术、益智仁、茯神、远志炭、四神丸、炙龟板、**龙骨**、煨诃子、天竹黄、葛根、肉果、秫米。（《汪艺香先生医案》）

【咳嗽】

大热稍挫，邪蕴不达，以致咳仍朝甚，痰沫不浓，苔黄边绛，音哑不扬也。金沸草、羚羊角、象贝、桔梗、蝉衣、淡芩、**滑石**、**生石膏**、粉前胡、桑叶、玄参。另：**金礞石**、**风化硝**、天竹黄、川贝母，四味同研细末，先服。（《汪艺香先生医案》）

【痰饮】

惊不离肝，闭不离心。热入于里宜开，痰积阻中，自然开之不应，既属有形之阻，必当通导于里，以望天气一开，地气乃降，或可挽回。**金礞石**三钱，上生军三钱，肥皂荚四寸，干地龙三条，干薄荷三钱，当门子三厘（化服）。（《汪艺香先生医案》）

煅 石

【腹痛】

郡中一人，病腹痛，似少阴证。医以姜、附温之，益躁扰不能寐。延翁视之，翁曰：此非姜、附证，若得数百年**石灰**投之，当立起。适坐客有从大同来者，箧中蓄此物，言得之长城土中。即煎一钱，与之，果定，更一服，下虫数百头而愈。知者，少阴脉必虚细，今乍大乍小而有力，唇且红色不定，非寒，乃虫也，得温愈扰，故以灰杀之。（《李翁医记》）

【瘿病】

周上舍两耳下项间筋牵，壅肿坚硬，咳嗽气

喘，内热盗汗，所服皆化痰散坚行气之剂，势益甚。诊之，左关弦涩，左尺洪数，此怒气伤肝，房劳损肾。须滋肾水，生肝血，慎调摄，至水旺之际，庶可愈矣。彼欲速效，乃外敷商陆、**锻石**等药，内服海藻、蓬术之类。至秋金旺之际，元气愈虚，肿甚而殁。（《续名医类案》）

【肠红】

亢阳姻戚殷之晋，年近八旬，素有肠红证，病大发，饮食不进，小腹高起，阴囊肿亮，昏不知人。余因新年贺岁候之，正办后事。余诊其脉，洪大有力，先以灶灰、**石灰**作布袋，置阴囊于上，袋湿而囊肿消；饮以知母、黄柏泻肾之品。越三日，余饮于周氏，周与至戚相近半里，忽有叩门声，启视之，则其子扶病者至，在座无不惊喜，同问余曰：何以用伐肾之药而愈？余曰：此所谓欲女子而不得也。众以为戏言。翁曰：君真神人也。我向者馆谷京师，患亦相似，主人以为无生理也，遂送我归，归旬日即痊。今妻妾尽亡，独处十余年，贫不能蓄妾，又耻为苟且之事，故病至此，既不可以告人，亦无人能知之者。言毕凄然泪下，又阅五年而卒。盖人之气禀各殊，亢阳之害，与纵欲同，非通于六经之理与岐黄之奥者，不足与言也。（《徐灵胎医学全书》）

【外伤】

华南岩刺蒲时，有哄者诉于州，一人流血被面，经重创，脑几裂，绝命悬旦夕。公见之恻然，时家有刀疮药，公即起入内自捣药，令舁至幕廨，委一谨厚廨子及幕官，曰：宜善视之，勿令伤风，此人死，汝辈责也。其家人亦不令前，乃略加审核呈状，收其仇家于狱，余皆释之。友人问其故。曰：凡人争斗，必无好气。此人不救而死，则偿命者一人，寡人之妻、孤人之子者几人，干证连系者几人，破家者几人。此人愈，特一斗殴罪耳。且人情欲狱胜，虽于骨肉，亦甘心无所恤，忿懥故也。未几，伤者果平复，而二家之讼遂息。刀疮药方：端午取韭菜捣汁，和**锻石**杵熟为饼，阴干，用以治诸伤，敷创处即止，虽骨破亦合，有奇效。（《续名医类案》）

凡刀刃伤，用**锻石**，不以多少，端午日午时，取百草捣汁滤过，和作饼子，入韭菜汁尤妙，阴干，遇有伤，即以末掺之。如肠胃出，桑白皮缝罨之，帛系。吴内翰父少保，守南雄州，有刀伤人肠溃者，以此药治之，全二人之命。一方只用韭汁和**锻石**，端午日合。又治刀刃伤，用五

倍子为末干贴,神效,亦名小血竭。(《续名医类案》)

治杖疮方:**石灰**六斤,新猪血一斗,上二味,和为丸,熟烧之破,更丸,烧三遍止,末敷之。又方,服小便良。又方,釜月下土细末,油和涂羊皮上卧之。(《备急千金要方》)

【子宫下垂】

孙文垣治一仆妇,因产难,子宫坠出户外,半月不收,艰于坐卧。有医令服补中益气百帖,需参二斤可愈,乃听之。孙谓此必产时受寒,血凝滞不能收敛,虽名阴脱,未必尽由气虚下陷也。观其善饭、大小便如常,可知矣。授以一法,价廉功省,三五日可愈。用未经水**锻石**干一块,重二三斤者,又以韭菜二三斤煎汤,置盆中,将干灰投入,灰开汤沸,俟沸声尽,乃滤去灰,乘热坐盆上,先熏后洗,即以热韭于患处揉挪。盖**锻石**能散寒消瘀,韭菜亦行气消瘀。一日洗一次,三日果消软收入。按:子宫、子肠有坠下损伤者,有终身不能上如带绶者,要皆初时治之不得其法耳。(《续名医类案》)

【暮啼不乳】

孝廉杨回山止一子,方岁周,暑月,旦暮啼不乳,亟召王起云视之。王曰:从我则生,否则不可救也。然须以百金酬我。杨谨奉教,王乃于堂中画**锻石**一圈,置儿其中,屏去乳母,儿啼甚,移时睡去。王索香薷饮俟其觉,以药一丸投之,随瘥。蔡宁认问曰:子何术而神若是?王曰:乳母甚肥,天又暑,儿愈哭,则乳母愈搂抱不忍释,中热太甚,所以啼不乳,我俾以哭散热气即愈矣。**锻石**画圈,醒后投剂,不过假以索谢耳,此所谓术也。蔡为之鼓掌。(《续名医类案》)

【痄腮】

曹治胡元善,患痄腮肿痛。余以防风、荆芥穗、羌活、连翘、牛蒡子、甘草水煎服。外用赤小豆末,酒醋调敷而安。此证防毒气入喉,即难治矣,慎之。又有一法,用**石灰**,不拘多少,炒七次,润地摊七次,酒醋调敷肿处立效。(《齐氏医案》)

【疮】

蒋仲芳治胡明甫,年五十余,患疮三载,沿皮瘙痒,微肿,色紫黑,用膏药盖之,则流水,鞋袜尽湿,去膏药即又燥烈,痒痛难忍。此湿热下

流也,人但知燥湿清热解毒,而不知湿热之原,从脾家下陷耳。遂用补中益气汤升举其气,更加黄柏清热,苍术燥湿,茯苓、泽泻利水。盖治湿不利小便,非其治也。外用陈**锻石**调侧柏汁,以燥湿散瘀清热,稍加火酒为从治。敷之,明日疮干,数日而愈。(《续名医类案》)

韩光治疗肿人也。贞观初,卫州徐使君访得此方,用艾蒿一担烧作灰,入竹筒中,淋取汁一二合,和**锻石**如面浆,以针刺疮中至痛即点之,点三遍其根自拔,亦大神验。贞观中用治三十余人得瘥,故录之。《千金方》绣坡公曰:疗疮全看部位,如部位不佳者,甚为难治。观其毒将走之症,用针破其四围,插入拔疗之药,其浮肿处用针刺之,出其恶血,此法甚妙。(《续名医类案》)

有人脚肚上生一疮,久遂成漏,经二年,百药不效,自度必死。一村人见之,云:此鳝漏耳。但以**石灰**二三升,白沸汤泡,熏洗,如觉疮痒即是也。如其言,用灰汤淋洗,果痒,三两次遂干。(《名医类案》)

一诸疮并臁疮。百草霜末、过江龙(即验船**石灰**)烧过为末,二味研细。掺疮上即出水,敛疮口神效。(《寿世保元》)

【疔】

元希声侍郎治卒发疔秘验方:**锻石**随多少,和醋浆水调涂,随手即减。一法用**锻石**炒红,出火气,香油调敷。(《续名医类案》)

【鼻生赤赘】

"铅丹"条下"鼻生赤赘"案。(《续名医类案》)

河 砂

【疝】

辛稼轩初自北方还朝,官建康,忽得疝疾,重坠大如杯。有道人教以取叶珠(即薏苡仁),用东方壁土炒黄色,然后小火煮燥,入砂盆内,研成膏,每用无灰酒调下二钱即消。程沙随病此,稼轩用之大效。(《官游纪闻》)

龙 齿

【自汗】

产后十朝,呕哕呃忒,脉虚,汗泄,神呆,呓语。此冲胃冲心之险症,立夏将交,防其厥脱。

台参须、生牡蛎、朱茯神、**龙骨**、熟地炭、甜桂心、炙甘草、紫石英、淮麦、红枣子。复诊：昨进救逆镇阴法，神气站定，呕哕与头痛少缓。再以前方增减。台参须、牡蛎、**龙骨**、白芍、熟地炭、制川附、沉香、柏子仁、茯神。复诊：西党参、熟地、清阿胶、牡蛎、晋**龙骨**、柏子仁、枣仁、朱茯神。又：神魂不安，虚阳飞越，镇摄凝炼，一定之法。生牡蛎、**龙齿**、大熟地、丹参、怀牛膝、柏子仁、淮麦、炙甘草、红枣、五味子、**辰砂**拌茯。（《徐养恬方案》）

【惊惕】

"金"条下"惊悸"案。（《松心医案》）

【痫证】

张　肝厥，而兼有痰涎蒙胃，即为痫。脉象虚细数急，日发不停，夜不能寐，此肝阴受伤已甚，而痰火扰之。当从虚体痫证例治。羚羊角片、**龙齿**(打，先煎)、牡蛎(打，先煎)、**花龙骨**(生，打)、**磁朱丸**(绢包)、炙龟板(上六味先煎一炷香)、丹参、元参、大生地(炒)、东白芍、丹皮(炒)、黑山栀、九节菖蒲根、竹二青、灯心。另：白金丸一钱，灯心汤送下。（《柳宝诒医案》）

【鼻衄】

陈　澂浦。阳升太过，清窍空，脉络之血难以下趋，血走清道，鼻衄来如涌，涌日屡见不一见，络血由裂伤而出，如走熟径也。治当引阳入阴，安宁督脉，俾阳络之血不至妄行可耳。仙鹤草三钱，**煅龙齿**三钱，血余炭六分，丹参二钱，丝瓜络二钱，怀牛膝二钱，旱莲草三钱，煅决明四钱，生地黄四钱，丹皮一钱五分，金石斛三钱，胡麻三钱，荷叶筋三钱，白茅根肉二钱，**煅龙骨**一钱五分、五倍子五分、血余炭五分(上三味研末，以墨纸头蘸末楔鼻孔)。（《王仲奇医案》）

【疳积】

江都县谢心畬大令延庚之孙，生未周岁，体肥而白。谢公七子，只有一孙，爱若掌珠，稍啼，乳母辄以乳塞其口，以是积乳成痰，又衣被过厚，表疏易汗，风邪凑袭，咳喘气急，舌苔滑腻，身热汗多。予以宣肺化痰疏风之品，热解喘平，气顺痰降。因谓之曰：此后宜节乳薄衣，否则必有痰厥、惊风、抽搐之变。书云：要得小儿安，常带三分饥与寒。无如其家爱之太深，忧之太过，虽以予言为是，积习终不能改。一旦，忽然痉厥，亟邀予诊，以**礞石**滚痰丸投之，痰豁痉定厥回。又深戒之，口虽允而饱乳厚衣如故，以致屡

愈屡发。告以药不可恃，痰忌屡攻，若不釜底抽薪，久则脾伤，必成疳疾。不能见信，因辞之，嘱另延高手。先后延幼科多人，攻补寒热，纷然杂投，如枳、朴、芩、连、人参、紫河车、肉桂、干姜之类，无不备尝。延三月之久，体日瘦削，神日疲惫，头日增大，囟门开张，煽动不已，大便溏泄。乳积不化，痰多气急，终日呻啼，诸医束手。谢公乃与甘泉汤春舫大令商议，复来倩予设法，辞以疳疾已成，无可为力。固求不已，乃与约曰：日日诊之，时时药之，于病无济，转伤正气，况小儿脏腑柔弱，尤不胜药力，不效更方与获效急进，过犹不及，其弊则同，并有违《内经》衰其大半则止之训。今为订方五帖，后再商加减，勿蹈从前一日数诊之辙。乃疏：西洋参、**煅龙齿**、柏子仁、酸枣仁、珍珠母、炙甘草六味，养液熄风，安神益气。服后呻啼较稀，囟门煽动略定。越日又来邀诊，原方不动，彼颇快快。予曰：改方无益，必五帖后再为订法。渠无奈，候至五帖服完，方来邀诊。原方加白芍，二十帖后，囟门合，呻啼止，饮乳较多，精神渐渐复原，惟两足软不能立。改用膏方，服经月无效后，教以服一味鲜何首乌煮浓汁饮之，一月而两足能立。愈后聪明智慧，逊于常人。（《药园医案》）

【郑声】

恽右　八月二十八日。一言再三说，谓之郑声，虚故也。目光异常，肌肉锐瘠，夜不能寐，小溲多而色粉红，两脚不良于行，且举止不安详，仿佛坐立无一而可，谓为心慌诚然。然脉歇止甚少，视寻常心肌神经病，其重倍蓰，委实形神已离，冬至可虑。人参须一钱，天麦冬各三钱，元参一钱，逍遥丸一钱，生熟地各三钱，归身三钱，枣仁三钱，珍珠母三钱，**煅龙齿**三钱，茯神三钱。另，川连、犀角、瑶猪桂各一分，研丸吞。（《药盒医案全集》）

【不寐】

赵奶奶　二月十二日。艰于成寐，予珍珠母丸不效，色脉尚无他，病可一年余，前方以升降为用，本非强制神经，再服当效。乌犀尖二分(磨冲)，沉香二分，胆草二分，薄荷一钱，茯神四钱，牡蛎三钱，瑶桂心三分(研，冲)，**煅龙齿**三钱，川连二分，白芍三钱，归身三钱。（《药盒医案全集》）

【遗精】

娄东王官寿　患遗精，闻妇人声即泄，瘠甚欲死，医告术穷。缪之门人以远志为君，莲

须、石莲子为臣，**龙齿**、茯神、沙菀蒺藜、牡蛎为佐使，丸服稍止。然终不断，缪于前方加鳔胶一味，不终剂而愈。（《参订医学传心》）

张　病前向有梦泄之疾，已知精气空虚，又感秋温，至冬发泄，形寒身热已及旬日，头痛且眩，耳鸣惊惕，风动肢牵，呕吐酸苦痰涎，舌红且干，苔白而剥，口渴，脉软数、全不拒按，溲赤便溏，呃逆。此热灼阴伤，厥阳化风上扰，胃虚挟饮，阴涸风生，势有痉厥、汗脱之险，且拟和阳熄风。川连、洋参、鸡子黄、竹茹、丁香、石决明、阿胶、白芍、茯神、橘红、柿蒂、干霍斛。又，昨投和阳熄风，肝风未定，呃逆稍止，身热亦解，自汗，惊惕肉瞤，头眩，目花，耳鸣，肢搐，神识寐则模糊，心虚，吐蛔吐水，小便不爽，脉象虚弦，左寸涩，右尺空。此中下虚，肝风冲侮阳明，胃虚积饮，肾水上泛，痰黑味咸，木火烁液，舌赤津涸。病情肾阴虚馁，木失水涵，汗脱痉厥，势属可虞。议填纳下焦，壮水涵木，仍参熄风和阳。人参、生地、麦冬、白芍（桂椒炒）、牡蛎、鸡子黄、茯神、熟地、天冬、阿胶、**龙齿**、柿蒂、白蒺藜。又，呃逆呕吐皆止，风阳鼓荡不息，时有肢牵，心神模糊，寐则呓语，神明涣散，自汗，懊憹，舌光液涸，头晕目花，脉虚弦。水亏木旺，内风未靖，仍属阴阳撒失乖离之象，宜固摄潜阳，敛神熄风，望其风定神清汗止。人参、生地、阿胶、**龙骨**、天冬、茯神、淮麦、大枣、熟地、五味、龟板、牡蛎、麦冬、鸡子黄、霍斛、炙草。（《沈菊人医案》）

"紫石英"条下"遗精"案。（《淞滨实验录》）

龙　骨

【奔豚】

天津张继武，年四十五岁，得冲气上冲兼奔豚证。病因：初秋之时，患赤白痢证，医者两次用大黄下之，其痢愈而变为此证。证候：每夜间当丑寅之交，有气起自下焦挟热上冲，行至中焦觉闷而且热，心中烦乱，迟十数分钟其气上出为呃，热即随之消矣。其脉大致近和平，惟两尺稍浮，按之不实。诊断：此因病痢时，连服大黄下之，伤其下焦气化，而下焦之冲遂挟肾中之相火上冲也。其在丑寅之交者，阳气上升之时也。宜用仲师桂枝加桂汤加减治之。处方：桂枝尖四钱，生怀山药一两，生芡实六钱（捣碎），清半

夏四钱（水洗三次），生杭芍四钱，**生龙骨**四钱（捣碎），生牡蛎四钱（捣碎），生麦芽三钱，生鸡内金二钱（黄色的，捣），黄柏二钱，甘草二钱。共煎汤一大盅，温服。效果：将药煎服两剂，病愈强半，遂即原方将桂枝改用三钱，又加净萸肉、甘枸杞各四钱，连服三剂全愈。（《医学衷中参西录》）

【崩漏】

高右　老年崩放，绵延未止，脉息濡细。冲海不摄，气营两亏，肢腰酸楚。治以和养。阿胶、血余、木神、杜仲、党参、陈棕、**龙骨**、沙苑、香附、莲房炭、白芍、新会、侧柏。复：崩放减而未止，向有失血，老年营阴不摄，内络已损。脉见芤细，炎夏急宜调和。阿胶、血余、木神、白芍、党参、陈棕、**龙骨**、杜仲、香附、莲房、茜炭、会皮、侧柏、藕节。（《陈莲舫医案》）

梅右　奇经不摄，崩放后又为经漏，应月淋漓。营阴大伤，诸虚杂出，头眩耳鸣，心悸腰楚。脉见弦滑，治以和养。阿胶、血余、木神、杜仲、党参、陈棕、**龙骨**、白芍、香附、莲房炭、炮姜炭、新会、侧柏，另服吉林须、红枣。（《陈莲舫医案》）

菊　四月十九日　汛事淋沥，延已数月，脉细，脊痛腰酸。**龙骨**、鹿角霜、夜交藤、胡桃、牡蛎、益智仁、枣仁、杜仲、沙参、白芍、金脊、木香、桂枝、补骨脂、杞子、蔻壳。按：上诸案皆以补涩为治，恐无寸效。当参入化瘀为是。（《张山雷医案》）

杭垣凌木梳巷高姓妇，年四十七岁。患血崩两月余，淋漓不断，其血初起鲜赤，久则渐淡，若一起坐，骤下如倾，往来寒热，下体如废，床上不能转动，面色白如纸，唇舌皆无血色，常觉目暗脑空。自起病以来，更医数手。服药七十余剂，如水投石，乃延余治。诊其脉两关尺皆浮虚芤大，重按软弱无神，寸口涩涩不调。余曰：妇人七七，天癸将竭，其血较衰于壮年。今病已日久，下崩若倾，所去之血，已不啻数斗。所谓奇经血海之血，盖皆下脱，急当大补气血，症虽危险，若照余方服之，不得稍有增减，尚可转危为安。与补血汤合胶艾汤法，更加介类潜阳止血之品。方用：黄芪一两，当归四钱，党参、白芍、阿胶、荆芥炭、贯众炭、血余炭各三钱，姜炭一钱五分，陈艾叶七片，杜仲、川断、桑寄生各二钱五分，牡蛎八钱。水煎，加童便半茶钟。服二剂

而血减，下体稍能转动，乃去寄生、川断、血余，黄芪用六钱，党参易高丽参，加熟地一两，鹿角胶、**龙骨**各三钱，附子一钱。又二剂，血止而能起坐，唇面稍转红活，脉象有根，而白带时下。又服五剂，诸症悉愈。按血脱补气，古法可循，原非难治，而数手久治，迄无一效，岂非可笑。（《一得集》）

吕氏 暑热烦劳，下崩上衄，屡次晕绝，肢冷胸温，苏醒后胁满心忡，惊汗不寐，脉虚芤。此心肝血失所统，而气随血脱也。急须固气以摄血，乃阴从阳长之理。用：洋参五钱，茯神三钱，枣仁、**龙骨**各二钱，黑甘草钱半，龙眼五枚，小麦二合，五味八分。三剂神安熟寐，逾日血仍至，复晕而苏。用理中汤加荆芥（醋炒黑），数服得止。（《类证治裁》）

"赤石脂"条下"崩漏"案。（《类证治裁》）

【痹证】

徐天柱（德清榜眼）真阳衰弱，不能运行周身，湿阻经络，气分凝滞。头至腰背侧及两肩，皆阳气流行之地，一有所阻，为痿弱，为痹痛，诸病百出矣。治斯证，固在温补，而温燥太过，又虑其化热。湿热甚则风生燥，湿气之流弊不至此不止，宜以建中助阳补心为主帅，驱湿通络为裨将，清热熄风为游骑，合而行之，步伐整齐，方可奏功矣。生於术四两（晒），首乌四两（蒸晒），丹参一两（猪心血拌，炒黑），苍术二两（米泔水浸，刮去皮毛，蒸），柏仁霜五钱，黑芝麻四两（蒸），当归二两（炒），益智仁一两（盐水炒），沉香五钱（不经火），毛鹿角二两（去毛，酥炙），枣仁二两（炒），远志五钱，**龙骨**一两（煅，研），菟丝子二两，补骨脂二两（炮，炒），桑螵蛸二两（炙），蛤蚧一两（去目足，酥炙），白蒺藜一两（去刺，炒），杜仲三两，潼沙苑二两（炒），萆薢一两（晒），五加皮一两五钱，仙灵脾一两五钱（羊脂炙），白麻骨一两，石南叶一两五钱（炙），黄甘菊二两（去蒂），金毛狗脊一两五钱（去毛，炙），桑叶二两（晒），荷叶二两，茯苓二两（晒），莲须二两（焙）。为净末，羊肉外肾煮烂，加炒黑大小茴香二两捣丸。（《松心医案》）

【便秘】

"赤石脂"条下"便秘"案。（《续名医类案》）

【便血】

"赤石脂"条下"便血"案。（《曹仁伯医案》）

【不寐】

翁左 心肾两虚，神不守舍，多梦纷纭。每至暮夜，溲数且多。宜从心肾并调。炙龟板五钱，茯苓神各二钱，石菖蒲二分，党参三钱，**龙骨**三钱，炙螵蛸三钱，白归身（酒炒）二钱，远志肉五分，炒枣仁二钱，柏子霜三钱，龙眼肉四枚。（《张聿青医案》）

钟 四五 痢久伤阴，痢止泻减，脉象右微，泻血一次，颇多，汗泄不寐，心、脾、肝、肾皆亏，阳气不肯下交于阴，脏病散，难奏效，深虑反复。议养荣汤去桂、芍、远志、陈皮，加枣仁。人参五分，炙黄芪二钱，炙草五分，炒松熟地四钱，五味子三分，当归一钱五分，茯神二钱，枣仁（炒焦，研）二钱，甜冬术二钱，加桂圆肉二钱。又议人参养荣汤去桂、姜、枣。人参五分，绵黄芪三钱，炙草五分，甜冬术二钱，原熟地四钱，当归一钱五分，五味子三分，陈皮一钱，生白芍一钱五分，茯苓二钱，远志（去心，研）四分，加左牡蛎二钱、**龙骨**（煅，研）一钱。又，两颧赤色，阴火上升，口干汗泄，少寐，下纯血已止。此血由经阻三月，心主血，肝藏血，脾统血，三阴大亏，经断瘀阻，乃温补内托，而始下此病根也。与痢症下纯血例于不治之条迥异。然前方已臻小效，脉右微已振，左脉稍濡，腹痛忽冷忽热，踞于少腹，腹为阴是也。酸水涌溢不止，木邪何疑。当此气血交亏，无清火法，必得导火归原，方是治病法程。仍议人参养营汤去当归、姜。人参（另煎，冲）五分，嫩黄芪三钱，炙草五分，怀熟地五钱，五味子三分，炒焦白芍一钱五分，甜冬术二钱，远志（去心，研）四分，云茯神二钱，陈皮一钱，加大枣二枚。（《也是山人医案》）

"金"条下"不寐"案。（《雪雅堂医案》）

【产后发热】

"紫石英"条下"产后郁冒"案。（《王氏医案》）

【产后吐泻】

"紫石英"条下"产后虚损"案。（《王氏医案》）

【肠风下血】

王惠阶 年壮形伟，大便下血，医治半载，以平素嗜酒，无不利湿清热以止血，如地榆、柏叶、姜、连之类，服之不应。厥后补中、胃风、四神之属，投亦罔效。求治于余，诊脉小弦，大便或溏或泄，不及至圊，每多自遗，其血清淡，间有鲜色，更有奇者，腹中无痛，但觉愊愊有声鼓动，因悟此必虚风内扰，以风属无形有声，与经旨久风成飧泄吻合。且脉弦者，肝象也，肝风内动，血不能藏故耳。因与玉屏风，重防风，加白术，乃扶土制木之意。更加葛根，辛甘属阳，鼓舞胃气，荷叶仰盂象震，挺达肝风，叠投多剂，其症一日或减，越日复增，轻重无常。予思虚风内动，按症投剂，疾不能瘥者，何故？潜思累夕，不得其解。忽记经有虚风邪害空窍之语，盖我居肠间，尽是空窍之地，非补填窍隧，旧风虽出，新风复入，无所底止，故暂退而复进。乃从《金匮》侯氏黑散驱风堵截之义，悟出治法，填塞空窍，将原方加入**龙骨**、石脂，兼吞景岳玉关丸。不数日，果获全瘳。侯氏黑散：菊花、防风、白术、桔梗、人参、茯苓、当归、川芎、干姜、桂枝、细辛、牡蛎、**矾石**。玉关丸：面灰、**枯矾**、文蛤、五味、诃子。（《得心集医案》）

【喘证】

邱左 痰湿素盛，而年过花甲，肝肾日亏，木少滋涵，于一阳来复之后，骤然气喘，痰随气上，漉漉有声。其病在上，而其根在下，所以喘定之后，依然眩晕心悸，肢体倦乏，肝木之余威若此。下焦空乏，不足以涵养肝木，略见一斑。脉象左大少情，右濡细软。诚恐摄纳失职，复至暴厥。炙熟地四钱，海蛤粉五钱，朱茯神三钱，**龙骨**三钱，炒杞子三钱，牛膝炭三钱，**煅磁石**三钱，白归身(酒炒)二钱，炒白芍一钱五分，沙苑子(盐水炒)三钱。（《张聿青医案》）

定海陈姓妇，年四十许，患气喘倚息不得卧。延余诊之，面色光亮，两颧发赤，舌上无胎，其脉浮部空大，沉部细如蛛丝，寻之若失。余出谓其女曰：此症甚危，决不能治。因再三求方，遂勉写医案曰：阴虚于下，格阳于上，面色戴阳，脉象无根，真元将绝，若大汗一出，顷刻阴阳脱离矣。姑拟二加**龙骨**汤，婉辞而去。他医辄谓不妨，进旋覆代赭汤，下咽即毙。（《一得集》）

黄锦芳治祝某病喘咳，日夜不宁，寒热交作，两边头痛，二便不通，两肩频耸，上气奔迫。脉则两尺甚弱、两寸甚洪，乃气上升而不下降之候。用五味三十粒，故纸六分，沉香三分，远志肉五分，以安右部之肾；**龙骨**一钱，牛膝一钱，车前四分，龟板一钱，以安左部之肾。使左右二肾之气皆归原宅而不上奔，故服一剂而喘咳除，

头痛寒热俱去。又服一剂而二便俱通，遂愈。（《续名医类案》）

"铅"条下"喘证"案。（《慎五堂治验录》）

【春温】

温邪陷入厥阴，阴津被劫，舌卷囊缩，神识昏冒，发为刚痉。拟救逆法。桂枝、**龙骨**、白芍、蜀漆、牡蛎、炙草。（《叶天士曹仁伯何元长医案》）

积劳、饥饱、惊恐，全是内伤。当春仲大气发泄，腰痛足冷，已现下虚本病。辛散苦降，阴阳再伤，致白利口渴，神呆不语，脉细促，容晦暗。少阴真气重损，有昏谵厥脱之虑，非忽视之证也。熟地炭、**龙骨**、炙草、当归炭、牡蛎。（《叶天士曹仁伯何元长医案》）

【带下病】

仓前沈右 阴虚湿热下注，带下频频，腰脊酸疼，法宜缓图。白芍根皮、川黄柏(良姜炒)、茯苓、远志、枣仁、川断肉、**花龙骨**、牡蛎、杜仲。（《养性轩临证医案》）

治卢姜元气亏损，水火俱微，带下频频，腰膝酸痛，此方主之。潞党参五钱，麦冬一钱，石斛二钱五分，**龙骨**二钱，龟板二钱，白莲须一钱，焦白术五钱，炒芡实一钱五分，熟首乌三钱，巴戟二钱，杜仲二钱，炙甘草七分，茴香八分，酒芍一钱。（《昼星楼医案》）

盛陵徐 冲任内怯，腰疼背掣，带下，脉涩细，癸涩不调，头疼。姑宜养血、调经、涩下。(八月二十二号戊申十四日)。全当归三钱，茺蔚子三钱，鸡血藤三钱，豨莶草三钱，炒白芍钱半，炒杜仲三钱，覆盆子三钱，**化龙骨**三钱，川芎钱半，生牡蛎四钱，桑寄生三钱。清煎，七帖。介按：女人月水，由诸络之血，汇集血海而下，兹以冲任内怯，肝肾液虚，是以头疼腰痛，背掣带下，养血补肾以调经，深得《内经》先其所因、伏其所主之旨。（《邵兰荪医案》）

带下如注，方书谓之白崩。八脉交伤，治之不易，徐图可也。桑螵蛸、白莲心、牡蛎、茯神、沙苑子、元武板、远志肉、芡实、**龙骨**、东洋参。（《江泽之医案》）

【癫狂】

文学张方之，久忧暴惊，遂发颠妄。或补心神，或逐痰涎，均无裨也。求治于余。余曰：六脉结而有力，非大下其痰，无由痊也。先服宁志膏三日，遂以小胃丹下之。三月之内，服小胃丹

数次,去痰积始尽。更以归脾、妙香加牛黄、**龙骨**为丸,剂毕而康。向使不与下之,或虽下之未必屡屡下之,以尽其痰,遂成痼疾矣。(《脉诀汇辨》)

刘宏璧治一富室女,正梳洗间,忽见二妇相拘,方奔逸,复挤至,遂大叫,叫后乃大哭,哭已即发狂,寒热相继,目眩不眠。以为鬼祟,召巫符咒而益困。因诊之,肺脉直上鱼际,肝亦双弦。知所见者,本身之魂魄也。盖肺藏魂,肝藏魄,因用小柴胡汤去甘草之恋,加羚羊角、**龙骨**、牡蛎,清肺肝,镇惊怯,一服而安。凡患痴颠,或羊头风,总因心窍有痰所致。取橄榄十斤,敲破入砂锅内,煮数滚去核,入白捣烂,仍入原汤煎之,至无味去渣,以汁共归一锅,煎成浓膏,用**白矾**八钱,研末入膏匀和,每日早晚以开水冲服三钱。或初起轻者,取橄咬破一头,蘸矾末食之亦效。(《续名医类案》)

"青礞石"条下"癫狂"案。(《孙氏医案》)

【耳中出脓】

"铅丹"条下"脓耳"案。(《东皋草堂医案》)

【烦劳】

"金"条下"郁证"案。(《种福堂公选良方》)

【伏暑夹食】

龚左,十九岁,九月四日。伏暑内发,新凉外束,加以食滞壅遏,腑气升降不和,吐泻交作,脘闷口渴,甚且厥逆不省人事,支厥脉伏,喘汗不止,舌苔白腻。以脉参症,慎防厥脱之虞,勉拟参附桂枝甘草**龙骨**牡蛎出入为法,然恐鞭长莫及矣,附片请高明酌夺。台参须、**龙骨**、东白芍、左金丸(二分同拌)、天生术五分、左牡蛎、熟附片五分(煮,去附入煎)、嫩桂枝五分、炙草、朱茯神、戈制半夏五分、来复丹五分、新会皮。(《凌临灵方》)

【寒厥】

朱 据述寒栗则厥,厥后善哭,针于脘中乃苏。此浊痰上凌心位,心邪有余,故笑也。古人都以龙雷定论,即以石顽法治之。附子(另煎,冲)、**龙骨**、胆星、郁金、川连、远志、茯神(**朱砂**拌)、川贝。又,昨进降浊阴、通灵窍、奠定神明等法,心中仍恶寒不定,再仿仲景侯氏黑散。桂枝、细辛、防风、**龙骨**、当归、干姜、远志、甘菊、牡蛎、炙草。(《松心医案》)

【霍乱】

王某 久患吐血,体极孱弱,沈琴痴嘱其丐孟英治之,服药甫有小愈。而酷暑之时,陡患霍乱转筋,大汗如雨,一息如丝。孟英视之曰:阴血久夺,暑热鸱张,吾《霍乱论》中之缺典也。姑变法救之。用:北沙参、枇杷叶、**龙骨**、牡蛎、木瓜、扁豆、苡仁、**西滑石**、桑叶、蚕沙、石斛、豆卷。投之良愈。嗣后每日调理,仍服滋补以治宿恙。阅二载,闻服温补药,致血暴涌而亡。(《王氏医案》)

【瘕】

邱 三十三岁 脐旁结瘕连及少腹。(门人朱应阶诊)熟地、归身、炙草、杞子炭、**紫石英**、沉香汁、橘核、楂炭。松批:极类脏结,以此方借治,颇合机宜。高:胸痞且胀,用小陷胸法。栝蒌仁、枳实、半夏、川连、杏仁。孙:物有不可化者,有化则俱化者。历治勿效,可化乎,不可化乎!当从其难化处参之。苍术一钱(米泔浸),枸杞子二钱、**紫石英**七钱、沉香汁三分、熟地三钱(三味同炒),地栗三个,海蛇五钱。顾:呕逆,有瘕上攻,肝病也。呕时喜冷饮,口中干,眩晕,因风挟火上行,肝火之变动处,此以前之所无。当归一钱五分、**龙骨**三钱(打碎),吴茱萸三分(泡淡),金铃子肉一钱五分(炒),白芍一钱五分(炒),桂枝七分,细辛三分,小茴香一钱(炒黑),杞炭三钱,沉香四分(磨冲),乌药三钱,肉桂三分(去皮),木通三钱。(《松心医案》)

【惊悸】

杨氏 经血期至,骤加惊恐,即病寒热,心悸不寐,此惊则动肝,恐则伤肾,最虑久延脏燥,即有肝厥之患。淮小麦、天冬、**龙骨**、牡蛎、白芍、茯神。(《临证指南医案》)

宗太太 脉虚,中虚交春,虚里跳动,甘温守补,佐以镇固为宜。生芪五钱,白芍三钱,**龙骨**三钱,炙甘草一钱,当归二钱,桂枝二钱,牡蛎四钱,真饴糖一钱,生姜三片,黑枣三枚。(《雪雅堂医案》)

吴孚先治王氏妇,产数日,恶露已尽,身体虚弱,遇回禄异出,神惊散乱,身翩翩如在云端。专科用元明、红花等味,反增烦剧,汗泻交作,六脉虚弱如无。用六君子加黄芪、炮姜、制附、枣仁、钩藤、**龙骨**、川断、五味,始服症减,继则神清。每日参一两或二两,二十剂而安。(《续名医类案》)

"金"条下"惊悸"案。(《种福堂公选良方》)

"紫石英"条下"心悸"案。(《慎五堂治验录》)

【厥证】

蒋右 形体苍瘦,阴虚多火之质。春升之令,忽然发厥,当时神情迷惘,顷之乃醒。前诊脉弦微滑。良以相火风木司年,又当仲春升泄之时,阴虚之人,不耐升发,遂致肝脏之阳气,一时上冒,故卒然而厥也。调理之计,惟益其阴气,使之涵养肝木,参鳞介之属,以潜伏阳气。炙熟地三两,西党参四两,小黑豆三两,**龙骨**三两,炒牛膝二两,炙生地三两,牡蛎三两,生鳖甲六两,决明四两,泽泻一两五钱,龟甲心(刮去白,炙)八两,白归身二两(炒),杭白芍(酒炒)一两五钱,粉丹皮一两五钱,女贞子三两(酒炒),炒於术一两五钱。上药如法共煎浓汁,滤出,渣入水再煎,去枯渣,独取浓汁,炭火收膏,藏瓷器内,每晨服一匙,开水冲挑。(《张聿青医案》)

史 温热已入厥阴,阴伤,致风阳上巅,遂为痉厥。厥发丑寅,阳明少阳之阳震动。昨进咸苦,清其阴分之热已效,今复入镇阳以止厥。(厥阴热邪)生地、天冬、阿胶、鸡子黄、**生龙骨**、小麦。(《临证指南医案》)

张妪 陈墓 脉沉迟而滑,气滞痰郁,积于肺胃之络,久而成厥,发则气塞神昏,卧不能起,状类痫症。年过五旬,气血已衰,驱除匪易。《经》云:治痰先治气。议顺气导痰法。竖劈党参八钱,陈皮一钱,旋覆花一钱五分,朱拌茯神四钱,石菖蒲四分(朱拌),川石斛三钱,大生地五钱,制半夏一钱五分,鲜橘络一钱五分,盐煮石决明一两。又,脉象颇平,稍嫌无力,旧时痰疾,竟未举发,前药颇合病情,照前方去旋覆花、橘络,加党参七钱、炒香丹皮一钱。又,脉象颇平,但嫌少力,痰症渐愈未发,仍宜再为调补,拟加味服蛮煎。竖劈党参一两,陈皮一钱,茯苓三钱,原枝地黄六钱,石菖蒲五分,制半夏一钱五分,蒸冬术一钱五分,茯神三钱,炒丹皮一钱,炙甘草五分,**青花龙骨**二钱,煅牡蛎三钱,橘叶一钱。丸方:照前方加十倍,炼蜜为丸,桐子大,每晨空心,开水送三钱。(《吴门治验录》)

"金"条下"厥证"案。(《张聿青医案》)

【咳嗽】

周左 诊得脉左弦数、右濡数,所患咳嗽虽减,惟于清晨乍寤时尚未宁止,此木火刑金之征也。据述下部或有遗泄,亦是龙雷无形之火为病。于兹冬令,加以慎调。紫菀、牡蛎、贝母、玉竹、沙参、玄参、**龙骨**、北沙参、山药、五味子、金樱子、百药煎、炙草、莲须。(《贯唯集》)

邻村许姓学生,年十八岁,于季春得劳热咳嗽证。病因:秉性刚强,劳心过度,又当新婚之余,或年少失保养,迨至春阳发动,渐成劳热咳嗽证。证候:日晡潮热,通夜作灼,至黎明得微汗其灼乃退。白昼咳嗽不甚剧,夜则咳嗽不能安枕。饮食减少,身体羸瘦,略有动作即气息迫促。左右脉皆细弱,重按无根,数逾七至。夫脉一息七至,即难挽回,况复逾七至乎?犹幸食量犹佳,大便干燥(此等证忌滑泻),知犹可治。拟治以峻补真阴之剂,而佐以收敛气化之品。处方:生怀山药一两,大甘枸杞八钱,玄参六钱,生怀地黄六钱,沙参六钱,甘草三钱,**生龙骨**六钱(捣碎),净萸肉六钱,生杭芍三钱,五味子三钱(捣碎),牛蒡子三钱(捣碎)。共煎汤一大盅,温服。方解:五味入汤剂,药房照例不捣。然其皮味酸,核味辛,若囫囵入煎则其味过酸,服之恒有满闷之弊。故徐灵胎谓宜与干姜之味辛者同服。若捣碎入煎,正可借其核味之辛以济皮味之酸,无事伍以干姜而亦不发满闷。是以欲重用五味以治嗽者,当注意令其捣碎,或说给病家自检点。至于甘草多用至三钱者,诚以此方中不但五味酸,萸肉亦味酸,若用甘草之至甘者与之化合,可增加其补益之力(如酸能龋齿,得甘则不龋齿是明证),是以多用至三钱。复诊:将药连服三剂,灼热似见退,不复出汗,咳嗽亦稍减,而脉仍七至强。因恍悟此脉之数,不但因阴虚,实亦兼因气虚,犹若力小而强任重者其体发颤也。拟仍峻补其真阴,再辅以补气之品。处方:生怀山药一两,野台参三钱,大甘枸杞六钱,玄参六钱,生怀地黄六钱,甘草三钱,净萸肉五钱,天花粉五钱,五味子三钱(捣碎),生杭芍三钱,射干二钱,生鸡内金钱半(黄色的,捣)。共煎一大盅,温服。为方中加台参恐服之作闷,是以又加鸡内金以运化之。且凡虚劳之甚者,其脉络间恒多瘀滞,鸡内金又善化经络之瘀滞也。三诊:将药连服四剂,灼热咳嗽已愈十之七八,脉已缓至六至,此足征补气有效也。爰即原方略为加减,多服数剂,病自除根。处方:生怀山药一两,野台参三钱,大甘枸杞六钱,玄参五钱,生怀地黄五钱,甘草二钱,天冬五钱,净萸肉五钱,生杭芍三钱,川贝母三钱,生远志二钱,生鸡内金钱半(黄色的,捣)。共煎一大盅,温服。效果:将药连服五剂,灼热咳嗽全愈,脉已复常,遂停服汤剂。俾日用生怀山药细末煮作茶汤,兑以鲜梨自然汁,当点心服之,以善其后。(《医学衷中参西录》)

"浮石"条下"咳嗽"案。(《赖氏脉案》)

【咳血】

黄锦芳治刘某,咳血有年,时发时止。审其血,虽色红不黑,而半杂白饮;望其色,虽红而不白,而却倏忽不定;察其气息,虽奔迫上急,但静坐则平,动作则剧;听其声音,则暴迫不响;询其饮食,则阴润之物,不敢习进。先服之药,类多清润,初服似效,再服即觉不宜。偶服柿饼,遂觉冷气沁心。诊其脉,左右二关俱弦数击指,而却无力。用苡仁三钱、麦冬五分,下气为君;**龙骨**、首乌、阿胶各一钱,养肝为臣;牛膝钱半,引气及血归左;附子五分、五味子五粒,引火及气归右。用厚朴、广皮,以除脾胃痰湿。服二剂,气平大半,左关数脉亦减。但脾肺脉仍鼓指未平,是肺之寒、脾之湿,尚未除也。去五味、麦冬,加广皮、厚朴以疏脾,枳壳、桔梗以开肺,咳嗽即止,但日间劳动则复发。病者问善后之图。黄曰:是病诸经虚损,先宜息气凝神,节劳欲以立其基,次宜节饮食以保其脾,终宜调寒温以补其肺,然后随病症之虚实寒热,用药饵以调其偏。大约症见肝燥咳红,脉见左关独数,非用首乌、阿胶不能润;肝气上逆,非用**龙骨**不能镇;肺气随湿上涌,非用苡仁不能泻;肝气燥而不收,非用牛膝、车前不能使气归阴下朝于左;火衰气浮,非用附子、五味不能使阳归阴下行于右。至或脾湿痰涌,不思饮食,则当重陈皮、厚朴以疏之,或加半夏以降之。肺有感冒而见胸痹,微用枳壳、桔梗以开之,盖重用则恐其肾气上浮也。若更见哮喘,则又当用麻黄、杏仁,使血归经而不上溢。但总不宜过润过清致伤脾胃,俾流为呕吐泄泻之症。又不宜碍肝碍气,使血随气涌,而致不可救也。(《续名医类案》)

【痢疾】

痛痢已止,神倦欲昏,下午四肢微冷。此阴伤及阳之象。宜镇阳摄阴方法。人参、远志、五味、熟地、**龙骨**、附子。(《叶天士曹仁伯何元长医案》)

"赤石脂"条下"痢疾"案。(《龙砂八家医案》)

【淋浊】

余二 以卖鱼为业,忽患便浊,精溺俱赤,鲜血淋漓,腰痛不止,误用生地、木通、瞿麦之类治之,病益剧。诣余诊,问其溺时痛乎。曰:否。余曰:痛者为实,不痛者为虚,房欲伤肾,坎离不媾,精乃不藏,若作淋治,危矣。因书菟丝子、石莲肉、茯苓、远志、益智子、沙蒺藜、杜仲与之,病稍减。复用六味全料加车前、牛膝、菟丝子、石莲肉、蒺藜、**龙骨**、杜仲、远志。数剂遂愈。此症溲溺当利,通因通用;精房宜固,塞因塞用;一通一塞,有精意焉,非细心审察,难治之也。(《松心医案》)

袁,二十六岁,无锡,浊淋已二载有余,面黑是肾亏之象,兼之内热,亦理之所宜。固下一法,是所要图。熟地、鳔胶、金樱子、莲须、黄柏、龟板。复诊:熟地、龟板、牛筋、金樱子、**龙骨**、芡实、东洋参、黄柏、杜仲、鳔胶、牡蛎。(《松心医案》)

【流注】

朱女 右臀从高处下坠,其骨脱臼,日久未能愈合,伤处作痛,不利于行。深虑骨骼腐蚀,转成骨痨。内服剂无非营养强壮之药。全当归9克,杜仲9克,川续断9克,补骨脂9克,鹿角霜12克,落得打9克(炙),乳没各3克,小金丹1粒(化服)。另:**龙骨**18克,虎骨30克,乌贼骨18克。三味炙研细末,每次和入饮食中少许。或用:川草乌各12克,杜红花9克,毛姜12克,煎汤熏洗患处。(《章次公医案》)

【慢惊风】

治同县崇四都廪生邓起芹长文郎似慢惊症案,二八。慢惊多由大病之后,失于调治,以致不时风起而却不急,故名曰慢。岁乾隆己酉夏五,崇四都廪生邓起芹请治医长文郎病患。其儿先患泄泻,请县仙三都姓陈号腹翁先生进用理中汤而愈,后见不时风起,病疑难疗辞归,复往接余。余适途遇履翁,述其致病之出,渠云泄泻虽愈,却转慢惊不治,以示余知。余至其家,见儿浑身壮热,两手脉浮无力,脏本属阴,药应用温无疑,第云有似风杂未见,但儿泄泻既久,阴恐有伤,遂用六君子汤内除白术、甘草,外加附子、木香、**龙骨**数味,大剂投服,随即热退身凉而愈。归遇履翁,问服半夏、木香惊异。余思履翁回归,志忌风生,意谓用补不兼驱风则风内炽,专一驱风不兼用补则恐虚虚;凡木香、姜、半之药,恐其过燥风侮,并示余细调治,及云服有半夏而痊,安得不异?殊不知风有外入,亦有内成,外生者须用风药驱之,内生者止用柔肝之药以制。渠先进用理中以治霍乱之泄,已是脾气得补,故尔泄住,因内未进柔肝之药,故尔风生。余至见儿仍挟有痰,故改理中而用前药以治,若使错认风自外来,而用僵虫、虫蜕、钩藤,则风愈助愈起,未有不克毙者矣。此症有似慢惊之象,而却不用慢惊之药,似觉吾师高人一等。门人张廷献。(《锦芳太史医案求真初编》)

【难产】

辛卯冬,余至五渠夏宅诊脉,回至舟中。有陆二官,余之仆也,其妻追至舟中,云家中侄媳病重,欲邀余诊。余因有别事,不能逗留。陆二夫妇匆匆回家。余亦反棹,已去里许。余在舟中忖之,看陆二夫妇惊惶失色,必病势危急,若袖手不救,于心何忍!即停舟步行至其家,见其家中聚集多人,病人势已临危。余即问其病情,因弱胎难产,去血过多,气脱矣。余即诊其脉,已绝。余曰:未必竟死,此乃气随血脱也,若不急救,三四时气必绝矣。用:黄芪四两,当归二两,炒枣仁三两,煅牡蛎四两,**煅龙骨**一两(炙),甘草三钱,炒淮麦三钱,红枣三两,炒白芍六钱,桂枝钱半,桂圆肉二两,茯神二两,党参四两。给其药资一元,将大罐煎沸,以气熏其鼻,频频灌之,再添水煎,再熏再灌。共服十余碗,肢体渐渐转热,至四更始醒。此症若从市医产后忌补,聊将生化汤塞责,必死无疑。余之亲历产后,每每当补宜速补,决不敢因循误事,以致不救。(《余听鸿医案》)

【疟疾】

厥阴阴疟不止,能食。熟地、**龙骨**、五味子、苁蓉、牡蛎、鹿角霜。(《叶天士曹仁伯何元长医案》)

俞(斜港) 三疟变为间日而作,盗汗隐癖,虚里穴跳,耳鸣筋惕,肝阴虚也,不独余邪为患而已。桂枝加**龙骨**牡蛎汤。(《曹仁伯医案》)

体虚劳疟 安徽汪某,体本虚怯,饮食并减,神气极疲,精遗于梦,汗漏于寐,闲居静养,诸恙如无,偶有烦劳,遂作寒热等证。延丰诊之,脉来小涩,此属劳疟之证,分明若绘矣。拟用何人散加鳖甲、牡蛎、茯神、**龙骨**,令服十余剂,调养数月而康。(《时病论》)

堂兄汪养余亦患疟数月,多医药之罔效,肌瘦自汗,腰膝酸软,不能稍坐,极其畏冷。孟英曰:此大虚证,胡反不补,犹以消导,是何居心?予参、术、草、熟地、白芍、五味、杜仲、山药、**龙骨**、牡蛎、桑枝、大枣、木瓜,数十帖而起。肌瘦自汗为阳中之阴虚,腰膝酸为肝肾阴虚,腰膝软为肝肾阳虚,极其畏冷为气分阳虚。炒潞党五钱,炒西洋参五钱,炒白术三钱,炒甘草一钱,炒熟地三钱,酒炒白芍一钱五分,五味子三钱(杵,先),绵杜仲五钱,炒山药三钱,醋煅**龙骨**三钱、醋煅牡蛎八钱(二味同杵,先),酒炒桑枝二钱,大枣三枚(扯破,先煨),陈木瓜五钱(先煎)。(《王氏医案绎注》)

吴 体丰色白,阳气本虚,夏秋伏暑,挟痰饮为疟,寒热夜作,邪已入阴,冷汗频出,阳气益伤,今诊得脉小无力,舌白。虚象已着,恐延厥脱之虑,拟进救逆汤法。人参、**龙骨**、牡蛎、炙草、桂枝木、炒蜀漆、煨姜、南枣。(《临证指南医案》)

【女劳】

一人小便日数十次,如稠米泔色,神思恍惚,疲悴食减,以女劳得之。治须安神魂,定心态。方:桑螵蛸、远志、石菖蒲、**龙骨**、人参、茯神、当归、龟板各等分为末,每服二钱,夜卧时人参汤调下。(《医验大成》)

【衄血】

一人年近五旬,素禀怯弱,患衄血,长流五昼夜,诸药不止,六脉洪数无力。此去血过多,虚损之极。以八物汤加**龙骨**、熟附子等分,又加真茜草五钱,水煎服。连进二剂,其血遂止。又依前方去茜草、**龙骨**,调理十数剂而痊。(《寿世保元》)

【偏头风】

汪亮辉 年逾五十,患偏头风症,自汗不止,脑中觉有冷涕一阵,自鼻而出,医人不识,与苍耳散,盖错认鼻渊症也。汗愈大,涕愈冷,痛愈甚,又与真武汤,盖误作阳虚头痛也。渐至火升便艰。更医又与茶调散,满头筋胀,二便阻滞,盖不识虚实内外之风故也。考虚风内动之症,仲景以后,罕识其旨,惟近代天士叶氏,养肝熄风,颇得其法。今此症脉左浮大,风居空窍,扰乱不息,头汗不止,是为内风虚风可知矣。夫风气通于肝,必养肝之中,佐驱风之品,然头脑空窍,隙隙颇多,最难尽逐,必兼佐以堵塞之义,则空窍之风,无隙可乘。乃仿《金匮》侯氏黑散,内取桂枝、**龙骨**、牡蛎、菊花,驱风填窍,更取叶氏养肝熄风之法,如首乌、黑芝麻、金钗、钩藤、桑叶、荷叶之属,不数剂,诸病如失。此症余经验颇多,向未发明,学者鉴此,当知治法矣。(《得心集医案》)

【气逆】

疟后胃虚,客气易逆,呕吐涎沫。进以养胃泄肝。人参、半曲、乌梅、**龙骨**、桂枝、橘白、白芍、牡蛎。(《叶天士曹仁伯何元长医案》)

【柔痉】

吴桥治程嗣思,体肥白,痃药过当,腠理皆疏,始觉汗多,久而益甚。一发则汗下如雨,厥逆反张,口噤目瞪,痰喘并作,良久气反,小便不禁,瞑不能言,旬日益深,日十数作。诸医谢去。桥至而按诸方,则曰:经云汗多亡阳,此柔痉也,诸君失之矣。乃重用参,次附、桂、芍药,次**龙骨**、牡蛎,饮之半剂而寝。家人以为死矣,将升屋而号。桥曰:药中病而行,得寝乃复,非死也,亟为粥汤待之。顷之,呻吟呼粥,汤少进,再剂而愈,三月而复初。(《续名医类案》)

【神昏】

"朱砂"条下"癫狂"案。(《医学衷中参西录》)

【暑邪】

形色脉诊俱虚,寒热劫耗胃汁,脘中不知饥饿,二便皆觉不爽。徒进清凉克消,中宫更加坐困。考古暑病,凡旬日不解,必当酸泄以苏胃汁。元虚之体,恐滋变病。牡蛎、乌梅、桂枝、白芍、蜀漆、大枣,病势已衰,可无变病矣。白芍、**龙骨**、乌梅、桂枝、牡蛎、蜀漆。(《叶天士曹仁伯何元长医案》)

【死胎】

吴鞠通治一妇死胎不下二日,诊其脉洪大而芤,问其症大汗不止,精神恍惚欲脱,曰:此心气太虚,不能固胎,不问胎死与否,先固心气。用救逆汤(地黄、麦冬、白芍、阿胶、炙草、**龙骨**、牡蛎)加人参,煮三杯,服一杯而汗敛,服二杯而神清气宁,三杯未服而死胎下矣。下后补肝肾之阴,以配心阳之用而愈。此又可为治死胎者开一法门也。(《冷庐医话》)

【头痛】

京都谈某,年五十二岁,得脑充血头疼证。病因:因劳心过度,遂得脑充血头疼证。证候:脏腑之间恒觉有气上冲,头即作疼,甚或至于眩晕,其夜间头疼益甚,恒至疼不能寐。医治二年无效,浸至言语謇涩,肢体渐觉不利,饮食停滞胃口不下行,心中时常发热,大便干燥。其脉左右皆弦硬,关前有力,两尺重按不实。诊断:弦为肝脉,至弦硬有力无论见于何部,皆系有肝火过升之弊。因肝火过升,恒引动冲气、胃气相并上升,是以其脏腑之间恒觉有气上冲也。人之血随气行,气上升不已,血即随之上升不已,以致脑中血管充血过甚,是以作疼。其夜间疼益剧者,因其脉上盛下虚,阴分原不充足,是以夜则加剧,其偶作眩晕亦职此也。至其心常发热,肝火炽其心火亦炽也。其饮食不下行,大便多干燥者,又皆因其冲气挟胃气上升,胃即不能传送饮食以速达于大肠也。其言语肢体塞涩不利者,因脑中血管充血过甚,有妨碍于司运动之神经也。此宜治以镇肝、降胃、安冲之剂,而以引血下行兼清热滋阴之药辅之。又须知肝为将军之官,中藏相火,强镇之恒起其反动力,又宜兼用舒肝之药,将顺其性之作引也。处方:**生赭石**一两(轧细),生怀地黄一两,怀牛膝六钱,大甘枸杞六钱,**生龙骨**六钱(捣碎),生牡蛎六钱(捣碎),净萸肉五钱,生杭芍五钱,茵陈二钱,甘草二钱。共煎汤一大盅,温服。复诊:将药连服四剂,头疼已愈强半,夜间可睡四五点钟,诸病亦皆见愈,脉象之弦硬已减,两尺重诊有根,拟即原方略为加减,俾再服之。处方:**生赭石**一两(轧细),生怀地黄一两,生怀山药八钱,怀牛膝六钱,**生龙骨**六钱(捣碎),生牡蛎六钱(捣碎),净萸肉五钱,生杭芍五钱,生鸡内金钱半(黄色的,捣),茵陈钱半,甘草二钱。共煎汤一大盅,温服。三诊:将药连服五剂,头已不疼,能彻夜安睡,诸病皆愈。惟办事略觉操劳过度,头仍作疼,脉象犹微有弦硬之意,其心中仍间有觉热之时,拟再治以滋阴清热之剂。处方:生怀山药一两,生怀地黄八钱,玄参四钱,北沙参四钱,生杭芍四钱,净萸肉四钱,生珍珠母四钱(捣碎),生石决明四钱(捣碎),**生赭石**四钱(轧细),怀牛膝三钱,生鸡内金钱半(黄色的,捣),甘草二钱。共煎汤一大盅,温饮下。效果：将药连服六剂，至经理事务时，头亦不疼，脉象已和平如常。遂停服汤药，俾日用生山药细末，煮作茶汤调以白糖令适口，送服**生赭石**细末钱许，当点心服之以善其后。（《医学衷中参西录》）

【吐血】

天津张姓，年过三旬，偶患吐血证。病因：其人性嗜酒，每日必饮，且不知节。初则饮酒过量即觉胸间烦热，后则不饮酒时亦觉烦热，遂至吐血。证候：其初吐血之时，原不甚剧，始则痰血相杂，因咳吐出。即或纯吐鲜血，亦不过一日数口，继复因延医服药，方中有柴胡三钱，服药半点钟后，遂大吐不止，仓猝迎愚往视。及至，则所吐之血已盈痰盂，又复连连呕吐，若不立为止住，实有危在目前之惧。幸所携药囊中有**生赭石**细末一包，俾先用温水送下五钱，其吐少缓须臾，又再送下五钱，遂止住不吐。诊其脉弦而芤，数逾五至，其左寸摇摇有动意。问其心中觉怔忡乎？答曰：怔忡殊甚，几若不能支持。诊断：此证初伤于酒，继伤于药，脏腑之血几于倾囊而出。犹幸速为立止，宜急服汤药以养其血，降其胃气，保其心气，育其真阴，连服数剂，庶其血不至再吐。处方：生怀山药一两，**生赭石**六钱（轧细），玄参六钱，生地黄六钱，**生龙骨**六钱（捣碎），生牡蛎六钱（捣碎），生杭芍五钱，酸枣仁四钱（炒，捣），柏子仁四钱，甘草钱半，广三七三钱（细末）。此方将前十味煎汤，三七分两次用，头煎及二煎之汤送服。效果：每日服药一剂，连服三日，血已不吐，心中不复怔忡。再诊，其脉芤动皆无，至数仍略数，遂将生地黄易作熟地黄，俾再服数剂以善其后。（《医学衷中参西录》）

石顽治姜学在夏月感冒咳嗽，时居母夫人丧，哀痛骨立，寝苫茹蔬，医者不察虚实，妄投枳桔芩栀，不但郁闭表邪，兼之伤犯中气，遂致呕血泄泻。观其外证，唇燥咽干，颇似有热，而脉弦小，知为脾胃虚寒，客邪不散，虚火乘机潜发之候。遂与桂枝人参汤，三剂而血泻皆除，调理脾肺而康。又治沈懋甫仲子，年十七，每伤风即吐血梦泄，此肝脏有伏火，火动则招风也。盖肝为藏血藏魂之地，肝不藏则血随火炎，魂不宁则精随梦泄。遂与桂枝汤加**龙骨**、牡蛎，四剂而表解血止。桂枝汤主和营散邪，加**龙骨**、牡蛎以镇肝安魂，封藏固则风不易入，魂梦安则火不

妄动，而血亦不上涌，精亦不下泄矣。若以其火盛而用知、柏之属，鲜有不虚损者。（《张璐医学全书》）

"紫石英"条下"吐血"案。（《回春录》）

"金"条下"血证"案。（《雪雅堂医案》）

【脱证】

俞右　乍寒乍热，汗泄如珠，四肢逆冷，两目直视，欲言不语，按脉沉细、尺部无神。此疮久原虚，又兼伏邪内蕴，恐其正不敌邪，即防虚脱。慎之！慎之！台参须五分，云茯苓三钱，麦冬肉二钱，煅牡蛎四钱，**煅龙骨**四钱，东白芍三钱，新会皮钱半，广藿香四分，香青蒿钱半，加淮小麦四钱、沉香屑四分。（《赖氏脉案》）

潘　久病元气拖乏，卒然音闪，痰声漉漉，汗出如雨，脉燥散乱，此脱象也。旦晚可危，勉拟以尽来意。人参、五味子、白芍、炙草、**龙骨**、麦冬、川桂子、大枣、牡蛎、淮麦，另用麻黄根、牡蛎、糯米粉三味绢包扑汗。又，卒然寒战，即汗泄如雨，痰声如锯，脉左三部绝无，右寸关惟一丝沉数。此肺气大虚，阳气脱离之象，危险两字不待言矣。勉拟复脉法以冀侥幸。炙甘草、人参、麦冬、桂枝、白芍（炒）、干姜（五味同打）、天竹黄、清阿胶、熟地、胆星、**龙骨**、牡蛎、竹沥。（《沈菊人医案》）

朱氏　久损不复，真气失藏，交大寒节，初之气，厥阴风木主候，肝风乘虚上扰，气升则呕吐，气降则大便，寒则脊内更甚，热则神烦不宁，是中下之真气杳然，恐交春前后，有厥脱变幻，拟进镇逆法。人参、生牡蛎、**龙骨**、附子、桂枝木、生白芍、炙草。（《临证指南医案》）

凌　脉大不敛，神迷呓语，阴阳不相交合，为欲脱之象。救阴无速功，急急镇固阴阳，冀其苏息。人参、茯神、阿胶、淮小麦、**龙骨**、牡蛎。（《临证指南医案》）

浙江巡抚余晋珊之第六子述珊，自觉气从少腹上冲至咽，即心烦头眩，小溲濒数，汗出如雨，肢冷如冰。医因素体多痰，专行消痰顺气，初服颇安。后乃举发更甚，颧红气促，顷刻有欲脱之象。急延余诊，脉来细如蛛丝。此阴虚于下，阳越于上，阴阳枢纽势欲脱离。治必填补真阴，从阴引阳，则真阳方可下潜。遂用：九制熟地八钱，川杜仲三钱，河车一具，上肉桂三分，吉

林参一钱,大麦冬三钱,明天冬二钱,大白芍钱半,左牡蛎四钱,**花龙骨**二钱,陈广皮一钱,川贝母二钱,制半夏钱半,猪尿泡一个(同煎)。连服三剂,诸恙皆退。照前方去猪尿泡,加猪脊髓四两、牛骨髓二两、羊骨髓二两,煎汤代水。服至百剂而愈。(《孟河费绳甫先生医案》)

【痫证】

"朱砂"条下"痫证"案。(《沈菊人医案》)

【消渴】

黄锦芳治游昼山消渴,六脉微缓而沉,肺脉尤甚,肝脉差起,小便甚多,肌肉消瘦,烦渴不止。此必初病时过服**石膏**、知母、花粉、蒌仁、贝母、犀角等苦寒之药,伤其肺胃及肾,以致地气不升,天气不降。宜滋阴补气,使漏卮不至下泄。用:当归一钱(炙)四钱,升麻三分,玉竹三钱,桂圆十个,桑螵蛸一钱,**龙骨**一钱,菟丝二钱,龟板一钱,木瓜四分,炙草三分。使其二气交合,霖雨四布,则病自愈。嘱其日服一剂,禁服苦茶。后病者以洋参代人参,服之甚效。(《续名医类案》)

【胁痛】

"金"条下"胁痛"案。(《扫叶庄医案》)

【泄泻】

吴右 据述起病之因与脉症合参,昨而先伤脾肺气分,今则肝肾之阴竭矣,胃又衰而纳少,脾又败而便泄不止。症属吉少凶多,树皮草根焉能挽回元气于无何有之乡?勉为阴为阳守,阳为阴护法。洋参一两,麦冬三钱,有芪六钱,熟地一两,怀药二两,白芍八钱,远志七分,生熟甘草六分,巴戟三钱,**龙骨**(煅)二钱,牡蛎(煅)六分,川连一分,肉桂一分,建莲(炒)五钱,香粳米一撮。(《王乐亭指要》)

一男子病泄十余年,豆蔻、阿胶、诃子、**龙骨**、乌梅、**枯矾**,皆用之矣,中脘、脐下、三里,岁岁灸之,皮肉绉槁,神昏足肿,泄如泔水,日夜无度。张诊其两手脉沉微,曰:生也。病患忽曰:羊肝生可食乎?曰:羊肝止泄,尤宜食。病患悦,食一小盏许,以浆粥送之,几半升,续又食羊肝生一盏许,次日泄减七分,如此月余而安。夫胃为水谷之海,不可虚怯,虚怯则百邪皆入矣。或思荤蔬,虽与病相反,亦令少食,图引浆粥,此权变之道也。若专以淡粥责之,则病患不悦而食减,久则病增损命,世俗误甚矣。(《续名医类案》)

王汉梁泄泻神乱。工部主政王汉梁,郁怒成痞,形坚痛甚,攻下之剂太过,遂若洞泄,一日一夜计下一百余次,肌肉尽消,神气愦乱,舌不能言。余曰:在症已无活理,在脉犹有生机,以真藏脉未见也。此甚虚之症,法当甚补。以**枯矾**、**龙骨**、粟壳、肉果以固其肠,人参二两、熟附五钱以救其气。三日之内用参半斤,用附二两,泻减大半,舌遂能言。更以补中益气加生附、炮姜、肉果,大补百日而食进神强,然昼夜下四五行,两手痿废,以仙茅、巴戟、桂、附等为丸,参附汤送下。五日余而痞消、泻止、能步。向使畏多参、附,或掣肘于投剂之时,或懈弛于将愈之际,安望其在生哉!信医不专者,戒诸。(《里中医案》)

又治一人泻利不止,腹鸣如雷,不敢冷坐,坐则下注如倾。诸医例断为寒证,姜、桂、丁香、豆蔻,及枯矾、**龙骨**之类,靡不遍服,兼以燔针灼艾,迁延将二十载。戴人诊之,曰:两寸脉皆滑,余不以为寒,然其所以寒者水也。以茶调散涌寒水五七升,无忧散泄积水数十行,乃通因通用之法也,次以五苓散淡剂渗利之,又以甘露散止渴,不数日而全愈。(《古今医案按》)

【胸满】

"铅丹"条下"心悸"案。(《南雅堂医案》)

【虚劳】

八年前曾经失血。《经》云:阳外泄则自汗,阴内泄则遗精。自汗阳虚,盗汗阴弱。加之受室后复又失血,手足心烧,神疲无力,夜来频频盗汗,饮食日少,形神日赢,表里阴阳两伤,亏损已极,殊难奏效。八仙长寿丸加**龙骨**、牡蛎、浮小麦。(《王九峰医案》)

食少呕酸,夜间仍咳,盗汗仍来,阳气未敛,阴阳两虚。养心脾以固脱。六君子加孩儿参、**龙骨**、牡蛎、茯神、浮小麦,服药三剂,诸恙平平,脉来形色未起,殊非佳兆。现感风寒,暂以二陈汤加减。苏梗、杏仁、陈皮、半夏、桔梗、款冬花、孩儿参、糯稻根、浮小麦。(《王九峰医案》)

郦 冬阳不潜,龙焰上扰灼肺,呛嗽带红,剧在宵分。少年气促,脉虚数,懔寒夜热,损怯已成。想诵读阳升,寐中必有遗量,心肾不交,精关失固,且口不甘味,食减于前,下损及脾,无清嗽治痰之理。燕窝清补,希冀嗽止痰消,恐初春气已交，懔寒必憎，安望嗽减。益脾肺，交心肾，调理如法，寒热可止，呛嗽可平。潞参、山药、茯神、生黄芪皮、桑皮（蜜炙）、甜杏仁、五味、枇杷叶、莲子、枣仁、阿胶、**龙骨**，数服嗽减寒止，痰血若失。去枇杷叶、**龙骨**、阿胶，加炒熟地黄、牡丹皮，热渐退。嗣用潞参、熟地黄、山药、茯神、远志、黄芪（蜜炙）、**龙骨**、白芍药、枣仁、五味、龙眼肉熬膏。二料痊愈。（《类证治裁》）

堂弟　心力经营，烦劳动火，消谷善饥，坐则手足俱颤，寐则手足如堕，梦则体析为二，神志恍惚，呵欠气泄，右脉小弱，左虚软不受按。因操劳疲神，元气不受镇摄，若转失气，须防暴脱。食下烦嘈稍定，足知中宫砥柱乏权，急摄阳以交阴。潞参、茯神、山药、五味、枸杞子、白芍药、**龙骨**、牡蛎（俱煅，研）、枣仁（炒，研）。三服神昏安帖，诸症俱减，惟巅痛唾涎。原方加嫩桑叶（炒）、甘菊以熄肝胆风热，加益智、半夏（**青盐**炒）以摄脾涎。又数服，间服膏方而安。此症因其胃旺能纳，专受滋填，用海参煨鸭，及火腿鸡蛋等，皆血肉有情之品，故未及两旬已瘥。（《类证治裁》）

范俊甫母，辛巳十一月初二日，朔望泾。张石顽曰：久虚不愈，治惟有补肾益胃两途，舍此竟无别法。盖肾是封藏之本，胃为生化之源。以中胃如釜，命火如薪，要此真火上蒸，腐熟水谷而化精微，则肢体常泰，津液四布。云为动作俱赖是也。今腰腹觉冷溶溶若坐水中，久坐火升，夜分间或不寐，右胯胀痛，耳蜗响如蝉鸣，肾虚带脉不引也。畏闻声响，易饥憎风，所用药饵合度殊少，阳明虚，卫外不固也。兹拟膏方，从补胃益肾治。第虚极之体，阴阳易于畸重畸轻，故用小剂侦探，如合病机，照方加进可也。潞党参一两半，归身八钱，白芍一两，於术七钱，南沙参二两，黄芪一两半，甘草三钱，石斛一两，茯苓一两半，北沙参一两，生地一两半，枸杞八钱，东洋参一两，益智三钱，苁蓉五钱，**龙骨**七钱，西洋参一两，橘皮五钱，杜仲一两半，牡蛎一两半。上用河水浸，桑火熬浓，去渣，再熬至厚，用鹿角胶四钱、陈阿胶七钱收膏。每晨淡盐汤冲服五匙。（《慎五堂治验录》）

"金"条下"虚劳"案。（《临证指南医案》）

【眩晕】

姜锦初夫人　脉虚大，冲虚肝风上逆，眩晕战振，应辛甘化风，以镇摄为主。大炙芪八钱，生牡蛎六钱，炙甘草一钱，大防党四钱，枸杞子八钱，黑枣肉二钱，清桂枝二钱，焦白芍二钱，**灵磁石**五钱，**青龙骨**三钱，全当归四钱，云茯神三钱。（《雪雅堂医案》）

喻嘉言治吴添官生母，时多暴怒，以致经行复止，秋间渐觉气逆上厥，如畏舟船之状，动辄晕去，久久卧于床中，时若天翻地覆，不能强起，百般医治不效。因用人参三五分，略宁片刻，最后日服五钱，家产费尽，病转凶危，大热引饮，脑间有如刀劈，食少泻多，已治木，无他望矣，姑延喻诊。喻曰：可治。凡人怒甚，则血菀于上，而气不返于下。名曰厥巅疾。厥者，逆也。气与血俱逆于高巅，故动辄眩晕也，又以上盛下虚者，过在少阳。少阳者，足少阳胆也，胆之穴皆络于脑，郁怒之火，上攻于脑，得补而炽，其痛如劈，同为厥巅之疾也，风火相煽，故振摇而热蒸，木土相凌，故艰食而多泻也。于是会《内经》**铁落**镇坠之意，以**代赭石**、龙胆草、芦荟、黄连之属，降其上逆之气；以蜀漆、丹皮、赤芍之属，行其上菀之血；以牡蛎、**龙骨**、五味之属，敛其浮游之神；最要在每剂药中，生入猪胆汁二枚，盖以少阳热炽，胆汁必干，亟以同类之物济之，资其持危扶颠之用。病者药一入口，便若神返其舍，忘其苦口。连进十数剂，服猪胆二十余枚，热退身凉，饮食有加，便泻自止，始能起床行动数步，然尚觉身轻如叶，不能久支。喻恐药味太苦，不宜多服，减去猪胆及芦、**龙**等药，加入当归一钱、人参三分，姜、枣为引，平调数日而全愈。（《古今医案按》）

杜　眩晕耳鸣之症，大抵因肝阳浮越，胃中痰浊上犯所致。清泄肝火，疏化痰浊，是属不易之法。凡体素阴亏者，当滋血以养肝；胃气不充者，当扶土以御木，此须临诊决之。刻下悬拟之方，姑与清泄风阳、扶胃化痰之法。候胃气清和，纳谷增旺，再图培本耳。东白芍、**青龙骨**、石决明、刺蒺藜、滁菊炭、**灵磁石**（醋煅）、粉丹皮、黑山栀、**青盐**半夏、橘红、小麦冬（去心）、首乌藤、竹二青。加减：鸣眩发甚，加羚羊尖。二诊：少阳之脉，营耳后，贯耳中。风木随经上越则耳鸣，甚则闭聪而重听，此与肾虚耳聋有间。年正及笄，疾起于骤，脉象浮软而数，揆此病证，从少阳求治为是。小生地、粉归身（炒）、东白芍、粉丹皮、焦山栀、夏枯草、刺蒺藜、羚羊角、石决明（炒）、滁菊花、石菖蒲、夜交藤、苦丁茶、竹二青。

（《柳宝诒医案》）

【咽痹】

张　心阳不能下交于肾，肾阴不克上承于心，水火不交，水亏火炽，咽为之痹，心中如宕。每便势挣，精泄、精滑不固已十余年。思有形之精必借无形之气以自固。法当补气，气足则神完，神完则精固；若泛泛涩精，恐无当久病之治法。人参、生龟板、**龙骨**、茯神、熟地、远志肉、芡实、金樱子。另服丸方：人参、**龙骨**、金樱子、芡实、升麻、莲子心、龟板胶、熟地、牡蛎、川黄柏、远志、五味、猪脊筋。（《沈菊人医案》）

【阳举易泄】

"朱砂"条下"阳痿"案。（《曹仁伯医案》）

【气逆】

某　惊则气逆，阳泄为汗，用重镇压惊。川桂枝木五分，黄芪（去心）二钱，人参三钱，**龙骨**（煅）一钱半，左顾牡蛎（煅）一钱半。（《临证指南医案》）

甲午十月，从堂弟庆铜，患伤寒，往来寒热，头痛腰痛，口苦渴。其意以为房痨伤寒，生食草药二服，触发平日痰喘咳，气逆不得卧，寒热仍在，予拟小青龙汤，以能驱外邪而治内饮也。喘咳已平，惟午后微有寒热，汗出即退，无头痛口渴诸症。予曰：此乃假热，宜导之归源。二加**龙骨**汤，一服即退。越数日，又复见寒热，再投二加**龙骨**汤，不瘥，热益甚。谛思良久，乃悟曰：此症初起往来寒热，病在少阳，今寒热退而复发者，是少阳之枢欲出而不能出也，宜助其枢。拟柴桂合汤去黄芩，重用防党，加生北芪五钱，一服寒热退去，惟夜间仍有汗，再投二加**龙骨**汤二剂收功。（《集思医案》）

【腰痛】

李（四十岁）　腰痛便泄。（门人顾祖痩诊）鹿角霜、益智、茯神、炙草、杜仲、於术、**龙骨**、远志、细辛、菟丝。松批：用细辛通彻上下，方极灵活。薛：湿化痰，将成大病。熟地、陈香橼、茯苓、黑芝麻、地龙、苍术、半夏、桑叶、泽泻。（《松心医案》）

【遗精】

章左　精关不固。熟地八钱，萸肉三钱，怀药（炒）四钱，杞子三钱，茯苓二钱，洋参三钱，煅牡蛎五钱，建莲（炒）一两。又丸方：**煅龙骨**一两，莲须四两，芡实（炒）四两，金樱子四两，五味二两。炼蜜为丸。又方：菟丝子一两，韭菜子一

两，五味子一两，五倍子一两，茯苓一两。上药共研细末，炼蜜为丸。（《王乐亭指要》）

吴贞石　南码头　疟后痢，痢后疟，疟又转痢，医者过投分利，遂加精滑，送便努力，精流益甚，舌光脉大。久利阴亏，肾气不摄，治以摄纳填阴法。**五花龙骨**三钱，白芍二钱，生地三钱，荷蒂一枚，左生牡蛎七钱，黄柏二钱，草梢五分，糯米一合，石莲子五钱。（《慎五堂治验录》）

樊　禀质素弱，梦遗滑精，睡中多汗，气短头运。诊脉虚软涩，乃真阴肝肾不足，精气虚贵，卫气不固而然。宜人参、黄芪、地骨皮、**龙骨**、牡蛎粉、何首乌、五味子。水二盅，加浮小麦百粒煎八分，食远温服。（《临证医案笔记》）

陈左　左尺脉数，阴精日夜滑泄，此由君相之火交炽。宜固宜清。黄柏（盐水炒）五分，**煅龙骨**三钱，生地八钱，白芍（炒）一钱五分，茯苓二钱，萸肉二钱，芡实（炒）四钱，莲须三钱，炒山药五钱，金樱子三钱。（《王乐亭指要》）

泰兴李福周　余脉俱好，惟肾脉独大，乃火居水位，为反常之病，所以梦遗多年，近今不梦亦遗，则为精滑矣。汤用八味减山萸，加麦冬、兔饼。丸用六味，加莲须、芡实、兔饼、牡蛎、**龙骨**。（《黄澹翁医案》）

邹萍君年少时，染有青年恶习，久养而愈。本冬遗精又作。服西药，先二星期甚适，后一星期无效，更一星期服之反剧。精出甚浓，早起脊痛头晕，不胜痛苦。自以为中西之药乏效，愁眉不展。余慰之曰：何惧为，予有丹方在，可疗之。以其人大胆服药，予桂枝、白芍各三钱，炙草二钱，生姜三大片，加**花龙骨**六钱、左牡蛎八钱（以上二味打碎，先煎二小时）。一剂后，当夜即止遗，虽邹君自惧万分无损焉。第三日睡前，忘排尿，致又见一次。以后即不复发，原方加减，连进十剂，恙除，精神大振。计服桂枝、芍药各三两，**龙骨**六两，牡蛎八两矣。其它验案甚多，不遑枚举。（《经方实验录》）

赵左　精时自下，拟涩以固脱法。党参五钱，熟地八钱，杜仲（盐水炒）六钱，萸肉二钱，莲须三钱，煅牡蛎三钱，**龙骨**（煅）三钱，韭菜子三钱。（《王乐亭指要》）

叶天士治项某梦遗，色黄食少，腹胀便溏。用生菟丝、覆盆、蛇床、五味、韭子、益智、补骨脂、**龙骨**，以莲子粉丸，服之而愈。又治一人遗

滑,月五六作,兼有腹痛,触冷即痛,痛极昏晕,初以荆公妙香散不应,乃用鹿茸二钱,人参一钱,雄羊肾十枚(去膜,研),茯神、**龙骨**各一钱五分,金樱膏三钱,十剂而愈。(《古今医案按选》)

朱 不寐滑泄,心肾失交而不运,口甜不渴,脾虚挟湿之象。大便或溏或结,滋燥不宜偏胜。仿妙香法,兼以丸药调之。益智仁、茯神、山药、远志、湘莲、**龙骨**、茯苓、菟丝、芡实、木香。又,将交夏至,一阴初萌,最宜交合心肾,固摄阴阳为要。而脾失乾健,滋腻缓投,仍佐丸剂调之。(《松心医案》)

阳不交阴,为梦遗泄。治从心肾。丸方:大熟地四两,丹皮三两,茯神二两,旱莲草二两,元生地四两,麦冬三两,女贞二两,**白龙骨**三两,线胶三两,芡实二两,广皮二两。共为末,用金樱胶二两和作丸。每早四钱,白汤送下。(《叶天士曹仁伯何元长医案》)

林(廿四) 仲景云:春湿忌表。何投羌、麻汗之?今精泄无时,汗淋三日不止,问欲寐梦寐,目瞑眩晕,脉诊微细而促难形,竟有虚脱之象。予在少年平素充实,望极挽回之机,放前辈固涩一法,待汗收淋纳,再为商斟。生绵芪四钱,炒远志一钱五分,生牡蛎二钱,**生龙骨**一钱五分,川桂枝八分,炙草四分,云神二钱,生白芍一钱五分,加浮麦三钱、红枣十枚。(《戴九思临证医案》)

蒋左 病由去冬腿生疡毒,开泄后,余毒未清,迁延至今,已成漏管,气血因之两损。有梦遗精,是心气不交于肾也,肾关失固,龙火易动,更值春阳鼓荡,万物气泄之时,病端百出为可虑耳。犹幸谷纳颇适,脾胃之气尚未衰绝,还可措手。始从仲景法理之。桂枝、**龙骨**、牡蛎、丹参、玄参、远志、炙草、白莲须、茯神、枣仁、芍、莲心、红枣。(《贯唯集》)

脉芤动微紧,夜梦遗精,两目昏眩,小腹常苦强急,此虚劳症也,仿《金匮》法,用桂枝**龙骨**牡蛎汤治之。桂枝二钱,芍药三钱,甘草一钱,大枣五枚,**龙骨**三钱,牡蛎四钱,生姜三片。水煎服。(《南雅堂医案》)

左 遗精头昏,痰黑不寐。此水亏也。**龙骨**、炙龟板、炒枳实、珍珠母、竹茹、牡蛎、潼沙苑、孔圣枕中丹。(《张聿青医案》)

高 淋浊而兼遗滑,耳聋目花。肝肾大虚,不宜渗利,法当固摄。沙苑子、怀山药、破故纸、茯神、家韭子、芡实、**龙骨**、牡蛎,朝暮服威喜丸三钱。渊按:纯属虚象,宜加熟地、山茱萸。(《王旭高临证医案》)

龚子才治陈桂林秀才,患夜梦遗精,每月一二次,或三五次,遗后神思昏沉,身体困倦。诊之,六脉微涩无力。此阴虚火动之症,以**辰砂**既济丸加紫河车、**龙骨**,服之数月奏效。奈数患不能谨守,因口占俚语一章以戒之。曰:培养精神贵节房,更袪尘虑要周防。食惟半饱宜清淡,酒止三分勿过伤。药饵随时应勉进,功名有分不须忙。几行俚语君能味,便是长生不老方。(《续名医类案》)

周左 无梦泄精,腰府作酸,脉象虚濡,精道滑而不固。宜固精益肾。熟地炭三钱,补骨脂(盐水炒)三钱,牡蛎五钱,潼沙苑(盐水炒)三钱,怀山药三钱,菟丝子(盐水炒)三钱,**龙骨**三钱,厚杜仲三钱,淡苁蓉二钱,新莲须三钱。(《张聿青医案》)

孙 心肾阴虚,坎离不交,阴乏上承,嗌干,眩晕,时或倾炉覆舟,遂致精关不固。胃气少纳,肾开则胃合,阴亏则阳浮,病情已非朝夕,药惟交泰心肾三才封髓丹。天冬、西洋参、砂仁、牡蛎、莲子心、泽泻、熟地、炒川柏、**龙骨**、芡实、金樱子。(《沈菊人医案》)

曹 无梦遗泄属肾虚,腰臂酸痛,脉象虚弦,治法不外乎固其精关。熟地、鳖甲、牡蛎、女贞子、石莲子、生地、龟板、**龙骨**、旱莲草、陈芡实。(《沈菊人医案》)

孙 头痛,足浮,心悸,梦泄,婴儿姹女,独少黄婆作伐也。欲交心肾,当治中黄。《济生》黑归脾丸加牡蛎、**龙骨**。复诊:加金锁固精丸。(《沈菊人医案》)

一精滑极,至玉户便泄,欲强战不得,人谓天分弱,谁知心肾两虚乎。久战,命门火旺也。然作用虽出于命门火,操权实在心宫火,盖命门火听令于心。心衰,权反移心包。故心火一动,心包火即操柄,心即谨守其精,心包暗送门外。至于望门泄精者,不特心衰,心包亦未盛也。法补心火,不可泄心包火。盖泄心包火,心火益衰耳。用济火延嗣丹:人参、北味、当归各三两,黄芪、巴戟各八两,黄连八钱,肉桂、柏子仁、远志、金樱子各二两,白术五两,**龙骨**、牡蛎(煅)各一两,枣皮、芡实、山药各四两,鹿茸一具。为末,蜜丸,滚水下一两,不拘时服。三月可久战,一年如换一人。此心肾两补，不专尚大热，故可久服延年，非惟健阳生子。然忌房事三月，始保长久。否则，不过期月之壮，种子目前。（《辨证奇闻》）

汪石山治一人，年四十余，泄精久之，神不守舍，梦乱心跳，用清心莲子饮罔效，取《袖珍方》治小便出髓条服之，又服小菟丝子丸，又服四物加黄柏，俱罔效。汪诊之，一日间其脉或浮濡而快，或沉弱而缓。曰：脉之不常，虚之故也，其证初因肾水有亏，以致心火亢极乘金，木寡于畏而侮其脾，此心脾肾三经之病，理宜补脾为主，兼之滋胃养心，病可疗也。方用人参为君，白术、茯苓、麦冬、枣仁、栀子、生甘草为佐，莲肉、山楂、黄柏、陈皮为使，其他牡蛎、**龙骨**、白芍、川芎、熟地之类，随其变证而出入之。且曰：必待人参加至五钱病脱。其人未信，服二十余日，人参每服三钱，溲精减半矣，又月余，加人参至五钱，寻愈。（《古今医案按》）

"朱砂"条下"遗精"案。（《延陵弟子纪要》）

"金"条下"遗精"案。（《种福堂公选医案》）

"朱砂"条下"遗精"案。（《北山医案》）

【谵语】

"铁浆"条下"谵语"案。（《张璐医学全书》）

【中风】

真定府临济寺赵僧判，于至元庚辰八月间患中风，半身不遂，精神昏愦，面红颊赤，耳聋鼻塞，语言不出，诊其两手六脉弦数。尝记洁古有云：中脏者多滞九窍，中腑者多著四肢。今语言不出，耳聋鼻塞，精神昏愦，是中脏也；半身不遂，是中腑也。此脏腑俱受病邪，先以三化汤一两，内疏三两行，散其壅滞，使清气上升，充实四肢。次与至宝丹，加**龙骨**、南星，安心定志养神治之，使各脏之气上升，通利九窍。五日音声出，语言稍利，后随四时脉证加减，用药不匀，即稍能行步。日以绳络其病脚，如履阈或高处，得人扶之方可逾也。又刺十二经之井穴，以接经络。翌日不用绳络，能行步。几百日大势尽去，戒之慎言语，节饮食，一年方愈。（《卫生宝鉴》）

张（五七）痱中经年，眩晕汗出，阳气有升无降，内风无时不动，此竟夜不寐，属卫阳不肯交于营阴矣。沉痼之症，循理按法，尚难速效，

纷纷乱药，焉望向安。议用固阳明一法。^{胃虚阳升}桂枝木、生黄芪、川熟附、炒远志、**龙骨**、牡蛎、姜、枣。（《临证指南医案》）

罗舜章兄，年未三十，右体已中二次，后又复中，仍右手足软痪，舌喑语涩，已三年矣。医不知舌喑为肾气内夺而以胞络舌根，痰气阻塞，用二陈加胆星、天竺黄等，遂至上则舌不能伸，只字难出；下则水泉不止，膀胱不藏。脉则一息往来二至，而仍歇止，右尺按之更细弱。予谓壮年两中而不能复，空虚已极，炼石尚难补天，今复为药误，心肾之真阳益亏，神欲脱去，脉亦败坏，峻补应效，或可少延耳。大熟地、白术、人参、附子、补骨脂、鹿茸、甘枸杞、山萸肉、桑螵蛸、肉桂、**龙骨**、五味子。十剂舌乃如常，小便亦固。后用大温补作丸，服久神气颇好，身体颇能运动，大有效验。伊以未有子，犹勤入内，又至混堂洗澡，其不慎如此。予谓必有暴脱之变，劝阻之。不信，已而果验。（《赤厓医案》）

"紫石英"条下"中风"案。（《王氏医案》）

【自汗】

沈左　气虚卫外失护，虚阳迫津液外泄，自汗盗汗，纳谷减少。拟黄芪建中汤加减，益卫潜阳。清炙黄芪二钱，清炙草五分，煅牡蛎三钱，川桂枝四分，陈广皮三钱，**煅龙骨**三钱，糯稻根须五钱，炒白芍二钱，炒枣仁三钱，浮小麦四钱。（《思补山房医案》）

吴应新内人，产后寒热腹痛，诸医以芎、归加入行瘀之药，两投愈痛，人事困顿。余以血虚腹痛，当温养血液，疏以理阴煎，畏而弗服。明是血虚发热，气虚生寒之症，误以时行疟症治之，以致大汗如洗，衣被皆透。举室慌乱，复延余至。原知产后津脱之症，未敢轻许可治，所喜脉无躁扰，神明未乱，亟以大剂人参养荣汤，叠进三剂，外以五倍末，津调敷脐，其汗稍收，而寒热乃除。惟腹痛既非瘀血，必是内寒无疑，但血去液伤，辛温难进，爰拟交骨未缝，寒入阴中，仿仲景产后腹中疞痛属寒疝之例，与当归生姜羊肉汤，服下腹痛果除。后数日，又因换衣触寒，寒热复起，舌心灰黑，与理阴煎加附子一剂，寒热虽熄，而大汗仍来；重进养荣汤，三剂不应，外以荞麦粉扑之，汗亦不止。余甚踌躇，其家以为尸汗，咸称不治。余曰：药虽未效，症尚未变，且脉亦甚微，亦属吉象。仍将原订养荣汤，用五味子八钱，外以**龙骨**、牡蛎粉扑之，其汗稍息。复

将原方昼夜三剂,其汗始收,舌黑始退。自云:心多惊怖,犹是血去液伤。重进归脾、养心,数十剂始健。(《得心集》)

王　脉数弦急,乃因触怒惊恐,酒食劳伤,故致阴阳两虚而自汗盗汗无时也,亟服济生黄芪汤为宜。天门冬、茯苓、熟地、黄芪、**龙骨**、肉桂、当归、麻黄根各一钱。(《临证医案笔记》)

余军门　脉虚缓,烦劳伤气,卫阳式微,自汗不止,补虚佐以甘酸缓急,所谓心苦缓,急食酸以收之是也。大炙芪八钱,龙眼肉三钱,酸枣仁三钱,炙甘草一钱,生牡蛎一两,**青龙骨**四钱,黑附子三钱,高丽参三钱,北五味一钱。又,汗收神气疲瘁,劳伤营卫所致。《经》云劳者温之。佐以甘缓镇摄。龙眼肉二钱,生牡蛎五钱,**青龙骨**三钱,炙甘草一钱,酸枣仁三钱,大炙芪六钱,西洋参三钱,清桂枝一钱,甘杞子三钱,黑枣肉三枚。(《雪雅堂医案》)

汤　内热盗汗,口不渴。仿柏子仁丸。柏仁、冬术、茯神、骨皮、浮麦、麦冬、牡蛎、川斛、白芍。多汗稍敛,多梦纷纭。炒生地、茯神、**龙骨**、柏仁、五味、生芪、枣仁、牡蛎、杜仲、红枣。(《松心医案》)

食　盐

【头痛】

李时珍治一人,病气郁偏头痛,用蓖麻子同乳香、**食盐**捣贴,一夜痛止。(《续名医类案》)

金宪韩约斋老先生夫人,向来夜分脐腹疼极甚,必用炒盐熨之,两时久乃止。次日必头痛,两太阳如箍,遍身亦疼,此上盛下虚症也。先用柴胡、川芎、粉草、酒连、薄荷、天麻、橘红、茯苓、半夏、蔓荆子,水煎服。数帖头痛全止,惟咳嗽胸前略痛。两寸脉浮滑,两尺弱。再用鹿角霜、鹿角胶、补骨脂、远志、枸杞子、金铃子、香附子,炼蜜为丸,梧桐子大,每空心及下午食前**淡盐汤**送下七十丸而瘳。(《孙文垣医案》)

湖南押衙颜思退治头风掣痛,用蜡二斤、**盐**半斤,相和于锡罐中,熔令相入,捏作一兜鍪势,可合脑大小,搭头量至额,头痛立止。(《续名医类案》)

【中风】

丹溪治一妇人,年六十余,手足左瘫,不言而健,有痰。以麻黄、羌活、荆、防、南星、全蝎、乳香、没药、木通、茯苓、桔、朴、甘草、红花为末。

酒下,未效。时春,脉伏而微,又以**淡盐汤**入韭汁,每早一碗吐之。至五日,仍以茯苓、白术、陈皮、甘草、厚朴、菖蒲,日进二服。又以川芎、豆豉、山栀、瓜蒂、韭汁、**盐汤**。吐甚快。后以四君子汤服之。另以川归、酒芩、红花、木通、厚朴、炽子、苍术、南星、牛膝、茯苓为末,酒糊丸服。十日后,微汗,手足微动而言。(《古今医案按》)

【神昏】

李妇　胸腹大痛,忽然昏倒,手足逆冷,口不能言,两手握固,两尺脉细。先一医断其脉绝必死,已煎就附子理中之药,希图援救。适闻余至,请视。诊得两尺果无,而症与脉反,若果真脱,岂有不面青大汗之理。书云:上部有脉,下部无脉,其人当吐,不吐者死。似此必伤食所致,以故胸中痞塞,阴阳不通,上下阻绝,理宜先开上窍,俾其中舒。因问曾伤食否?伊姑应曰:曾到戚家贺寿,油腻肉面,颇为大啖。因放胆用法而不用药,令炒**食盐**一两,热水灌服,兼用通关散吹鼻,大嚏大吐,顷刻而醒。吐出完肉数块,面蛋带痰数碗,其病如失。(《得心集医案》)

谭掌科,年六十余,卒然晕仆,痰涎涌盛,不省人事。顷之,吐痰碗许,少苏。长班用力拥之舆中,挟其两腿而归。医与疏风清热豁痰,旬余痰涎不减,烦躁倍常,头痛、腿疼更甚。脉之,两寸甚洪大,两尺右关甚沉微。此孤阳独亢于上,弱阴不能敛纳,且中宫脾土亦虚,阳无退藏之舍,上浮颠顶,为胀为疼。宜壮水以制之,培土以藏之,补火以导之,佐以滋肺清金,以成秋降之令,则收敛蛰藏。熟地八钱为君,乳炒白术五钱为臣,米炒麦冬三钱为佐,制附子一钱五分为使,煎成,另用人参五钱,熬汁冲服,头疼顿减,诸症渐痊。但腿痛如故,盖长班用力挟之而伤也,视之,五指之痕在焉。此外因当外治,用猪肘生精肉捣烂,入肉桂细末,葱白、**食盐**和匀,厚罨患处而安。后原素患晨泻,饮食不甘,令早晨空心参汤送八味丸;午间,食前以炒黄白术三十两、制附子三两共熬成膏,人参细末六两收成细丸,白汤吞下三钱。半月后,脾胃顿强,精神倍长。(《续名医类案》)

【闭证】

民国六年四月中旬,潜邑张港一妇人,二十余岁,因割麦争界,言语不周,被人举足一踢,仆地而死。经数医生,有用吹鼻者,有用鹅翎换气者,有用乌梅擦牙者,百方千方,种种无效,求为往视。其身冷如冰,牙关紧闭,一日有余矣,而其胸犹微温。急用妙化丹点其大眼角;用**食盐**二斤炒热,作两包,熨其丹田,轮流更换,得暖气以助生气。二炷香之久,牙关已开,遂用红糖冲开水服之,即活。(《医学衷中参西录》)

【喜笑不休】

张子和路逢一妇人,喜笑不休半年矣,诸医治之术穷。张曰:此易治耳。以**食盐**二两成块,烧令通红,放冷研细,以河水一大碗,煎三五沸,温分三服,须臾探吐,出痰半斗。次服火剂黄连解毒汤,不数日而笑止。(《名医类案》)

【五志化火】

"雄黄"条下"五志化火"案。(《昼星楼医案》)

【厥证】

内臣赵荣庵,忽然昏仆,胸腹硬满,气口独强,此食厥也。以枳实、橘红二两,煎汤四碗,加**食盐**少许,探吐颇多。更用香砂平胃散,数剂始安。(《脉诀汇辨》)

男,三岁,突然声哑,不省人事,面青肢厥。医者针刺其手足指尖,又打灯火,俱未见起色。据说此孩曾食冷粉、冷猪头肉等,断此厥逆,必由伤食冷腻物而起,即以烧盐探吐法试之(以**食盐**五钱,置菜刀上用火烧红,乘热淬入温水内,服下)。未及十分钟,所食之物一齐吐出。是孩面色转微红,四肢渐温。但仍未出声,后服保和丸全愈。(《医学经验录》)

【呕吐】

上焦吐者从乎气,气属阳,是阳气病也;胸为阳位,阳位之阳既病,则其阴分之阳更属大虚,不言而喻。恐增喘汗。吴萸、干姜、人参、川附、茯苓、半夏、木香、丁香、炙草、饴糖、**食盐**、陈皮。邓评:此病必脉小、色白,小便清利,故可进以温热重剂,即启峻汤方法也。饴糟或饴糖之误。再诊:进温养法,四日不吐,今晨又作。想是阳气大虚,浊阴上泛。究属膈证之根,不能不虑其喘汗。前方去干姜,加当归、生姜。原注:阳气大虚,浊阴上泛,此病之枢纽也。吴茱萸汤补胃阳,佐以熟附、丁香,温之至矣;辅以二陈燥其痰,饴糟去其垢,更加炙草以和中,**食盐**以润下,用意极其周密。邓评:祛浊止呕,生姜比干姜为胜。谓其属膈症之根者,想必营阴下亏,故转方更加当归以和营润燥耳,然究不足以监姜、附之燥也。(《评选继志堂医案》)

一人寸口脉大于人迎三倍,尺脉复沉,寒

热恶食,气急痞塞,嗳气酸臭,胃腹胀痛,手不可按,此系食塞太阴。《经》曰:上部有脉,下部无脉,其人当吐不吐者,危。观当吐二字,便知胸膈有物,填塞至阴,抑遏肝气而绝升生之化,故吐之则愈,所谓上者举之是也。**烧盐**四两,温汤二升,和匀饮之,鹅羽探吐。(《医验大成》)

【霍乱】

三因吐法:治绞肠沙,方书名干霍乱。用井、河水各二斤和匀,将**食盐**二两放尖刀头上,在火内连刀烧赤,淬入水中,再搅入牙皂末一钱,令病人顿服,鹅翎探吐。(《医意商》)

【便秘】

宋季饶医熊彦诚,年五十五岁,病前后便溺不通,五日,腹胀如鼓。同辈环视,皆不能措力。与西湖妙果僧慧月相善,遣信邀至诀别。月惊驰而往,于钓桥逢一异客,揖之曰:方外高人,何子子走趋若是。月曰:一善友久患秘结,痛危急,欲往问。客曰:易事尔,待奉施一药。即脱靴入水,探一大螺而出,曰:事济矣。抵家以**盐**半匙,和壳生捣,置病者脐下一寸三分,用宽帛紧系之,仍办溺器以须其通。月未以为然,姑巽谢之。至熊家,彦诚昏不知人,妻子聚泣。诸医知无他策,慢使试之,曾未安席而暴下,诸医愧叹而散。月归访异人,不见矣。熊后十六年乃终,此因热秘而便溺不通。大螺性寒而善分清,故浊水之中,一养大螺,便能澄澈。剂之以**盐**,取其善润而已。(《医林典故》)

【淋证】

六味地黄汤:治房劳过度,肾水亏损,淋浊腰疼等症。熟地三钱,茯苓、山药(炒)、泽泻(炒)、丹皮各一钱,山萸肉半钱。水煎,加**食盐**少许,空心服。腰痛,加故子、杜仲;面赤,加麦冬、五味、牛膝、车前;五淋,加黄柏、知母、车前、**滑石**;小腹不痛,阴头常湿为脱精,加牡蛎、莲须、金樱膏,不效用补中益气汤;手足冷,小腹痛,加肉桂、生膝,不效再加熟附子;盗汗,加当归、白芍、五味、牡蛎;恶心,加半夏、陈皮、香附、姜汁;腰疼淋浊愈后,用补中益气汤调理。(《医意商》)

【痰饮】

一人醉饱后,病妄语妄见,家人知其痰所为也,灌**盐**汤一大碗,吐痰一二升,大汗困睡而愈。(《名医类案》)

【外疝】

"铁线粉"条下"外疝"案。(《过氏医案》)

【身痒】

治田间收稻,忽然遍身痒入骨髓。用**食盐**九钱,泡汤三碗,每进一碗,探而吐之,三进三探,则不痒矣。(《怪症奇方》)

【鼻赤】

病鼻赤者,乃阳明经胃火上炎。一方只**食盐**一味(研细),每晨起撮少许擦齿,噙水荡漱,旋吐掌中,掬以洗面,行之月余,鼻色复旧,且有益于齿。(《医方丛话》)

【染须】

"铜器"条下"染须"案。(《名医类案》)

【暴病】

"朱砂"条下"暴病"案。(《医学衷中参西录》)

光 明 盐

【虚劳】

邵,三十三岁,五液变痰涎,皆肾液之化。阴不承载,咳痹痛甚,乃劳怯之末传。能勉强纳谷,可望久延。阿胶、鸡子黄、黑豆皮、川石斛、**戎盐**。(《叶天士晚年方案真本》)

【痿证】

沈昆山,六十一岁老人。形寒足痿,呛痰。男子下元肝肾先衰,其真阴少承,五液化痰,倘情怀暴怒,内风突来,有中痱之累。戒酒节劳,务自悦怡养,壮其下以清上。熟地、黄肉、苁蓉、川斛、**戎盐**、牛膝、枸杞、鹿筋胶。(《叶天士晚年方案真本》)

【颤证】

沈全 脉左细右弦劲,舌绛苔白且干,四肢摇动,心悸咽疼,足冷晕烦,饮食倍常。病后伤阴,肝阳化风上冒,拟缓肝之急以熄风,滋肾之液以祛热。炙甘草、麦门冬、柏子仁、西洋参、细生地、石决明、霍石斛、陈阿胶、谷芽、菊花、桑叶。细脉较旺,弦劲亦平,舌绛苔少,眩晕亦缓,二足渐温,瘛止神安,纳食不饱,怒不自持,喉癣干痛,得水痛减。阴虚肝阳上亢,胃乏中流砥柱,宜甘酸法滋阴潜阳。甘草、霍斛、生地、菊花、石决明、白芍、牡蛎、苁蓉、**磁石**、**戎盐**、麦冬、阿胶、稻叶、元参。(《慎五堂治验录》)

【崩冲】

瞿 露秋崩冲,并非下血,所下黄水臭秽而腥,淋漓溺涩。经事仍行,趱前,腹痛,其色亦正。误作血崩,投以温补温涩。黄水淋沥延至于今。少腹痛,溺淋,内热,脉数,胃呆。此肝胃湿热内蕴。鄙见:久崩久淋,宜清宜通,望其病缓淋通。琥珀、木通、凤凰衣、秦艽、海金沙、甘草梢、龙胆草、茯神。又,前进生生子法,淋痛颇缓,少腹痛如故。自云淋秘时得矢气则痛稍缓,明是肝不疏泄,厥浊湿热气滞不宣。小便热痛,阴肿,腥秽之黄水仍多,拟疏泄厥阴、分利厥浊。金铃子、两头尖、**戎盐**、山栀、生香附、海金沙、小青皮、茯苓、丹皮。(《沈菊人医案》)

芒 硝

【中暑】

汪怀江中暑复伤食,一医用五积燥热之剂,阳气外散,阴津内竭,阳强阴弱,皮肤燥而无汗。当先养其阴,而后制其阳,使汗出而表和。遂以凉膈散去大黄、**芒硝**,加知母、**石膏**、淡豉、竹叶,一服微汗出而身润矣。方议下之,又一医至,称是阴虚火动,不可下也,用四物汤加炒干姜,触动阳明之火,齿缝出血,足冷成阳厥矣。乃复用凉膈散服之,利三行而病愈。(《续名医类案》)

【瘟疫】

《温疫论》有屡下用大黄至十二两者,予于周开周妻验之。其人年十九,未生育,体健,兼之胃有宿积,下后半日,舌复干燥,又以承气汤下之。一医委之而去,余因年少,体健,舌干,故放胆屡下之。共计用生熟大黄五六两、**芒硝**一两,佐以花粉、芩、连、膏、母、蒌仁、枳、朴、青、槟等甚夥,热犹不退,复发痧,又发颐,犹出厚脓,收口甚速而愈,其脉不复记矣。(《医权初编》)

秀峰僧染疫,舌厚黄胎,不谵语,胸膈痞满,脉弱。予舍脉从症,用**承气汤**下之而愈。须知此脉,非先天弱脉,即为痞满所伏。且知舌厚黄胎,亦有不谵语者。(《医权初编》)

十七年春,县城疫作,初阅得此方,赞与证合。尔时黄木生为予剃发,即求钞用。予嘱初起即用,定易见功。及后询之,知伊家救此证者五人,皆一剂愈。其时林子琳在座,伊村初疫,钞治三人,亦一剂愈。一工人持药回家,延医诊视,医者愦愦,教服半剂,竟死。十九年春,城乡皆疫,予回横山泰兴,当早饭,李子碧林至云:有二婢大热谵语,腿核如卵,是早长者已死,次者现危,求录此方。照方加羚羊角、犀角各三钱,初服小便如血,热减核小。然腹满便结,热毒传里,复加枳实一钱、**朴硝**二钱、大黄五钱,同渣煎服,是晚下二次,次早全愈。所云此方即罗氏加减解毒活血汤:连翘三钱,柴胡二钱,葛根二钱,生地五钱,当归钱半,赤芍三钱,桃仁八钱(去皮尖,杵碎之),红花五钱,川朴三钱,甘草二钱。(《鼠疫约编》)

【发热】

予尝诊江阴街肉庄吴姓妇人,病起已六七日,壮热,头汗出,脉大,便闭、七日未行,身不发黄,胸不结,腹不胀满,惟满头剧痛,不言语,眼张,瞳神不能瞬,人过其前,亦不能辨,证颇危重。余曰:目中不了了,睛不和,燥热上冲,此《阳明篇》三急下证之第一证也。不速治,病不可为矣。于是遂书大承气汤方与之。大黄四钱,枳实三钱,川朴三钱,**芒硝**三钱。并嘱其家人速煎服之,竟一剂而愈。(《经方实验录》)

朱左　脉不浮紧,外感之风寒不多,舌见光燥,内伏之气火已盛,一身发热已有三日,二便不通亦有三日。热在阳明气分,灼伤阳明津液,益以积滞不化,逐渐阻气酿痰,升降之机愈欠常度,气化之职,更欠流利,气愈郁则邪愈窒,邪益结则燥益盛,通阳明之腑气,润阳明之津液,气通则邪自衰,液润则邪自下。**风化硝**、全瓜蒌、通草、竹叶、山栀、连翘、鲜石斛、元参、知母、郁金、橘红、茯神。(《金子久医案》)

脉濡涩数,至暮昏乱,身热未尽,腹痛便黑,阳明蓄血。拟仲景桃仁承气以逐其邪。桂枝木、大黄、甘草、**芒硝**、丹皮、桃仁。(《评点叶案存真类编》)

庄,三四,发热十日,神昏谵语,唇焦口臭,烦躁呻吟,脉反沉细。此热邪已入血分,症非轻浅。拟桃仁承气汤下之。大黄三钱,**芒硝**一钱,桃仁一钱五分,黄芩一钱五分,**石膏**一两,**滑石**二钱,甘草四分,知母一钱五分。服下旋即如圊数回,解下燥粪两块,浊秽甚多,热退神清,舌胎退淡。古称阳症见阴脉者死,未尽然也。盖邪气结于阳明,血无不燥,营行脉中,卫行脉外,营卫热结不交,其脉多现沉细阴脉。此段与古人翻案,学者审之。下后余热未尽,只消清养胃阴。(《友渔斋医话》)

孟河金奎官,发热,有汗不解,脘痞作痛,神昏谵语,时常痉厥,口干苔黄,中心灰黑厚腻。

医皆束手无策,请余诊之,脉来沉实而滑,此阳明内热,非急下存阴,不能挽救。遂用:酒炒大黄五钱,**芒硝**三钱,枳实一钱,厚朴一钱。一剂,大便畅行二次,热退神清,痉厥皆止。以粳米熬粥,缓缓与服。约两日,即知饥而痊。(《医案类聚》)

【咳嗽】

病者陈周溪,年近四旬,身体强盛,广德屠宰税经理,住本城。病名:燥咳。原因:时值秋燥司令,先患房事,后宴会,酒罢当风而卧,醒则发咳。症候:干咳无痰,胸膺板闷,胃脘拒按,口干喜冷,日晡发热,夜不安寐。诊断:六脉强直有力,舌苔黄燥。合病因、脉象断之,乃肺燥胃实也。先以清燥活痰药投之,不应;继以消导豁痰药治之,转剧。此由时值燥令,胃肠积热化燥,燥火横行,宜其无济于事也。疗法:大承气汤合调胃法,君以苦寒荡积之大黄,佐以咸寒润燥之**芒硝**,臣以苦辛开泄之朴、实,少加甘草以缓硝、黄之峻为使。处方:川锦纹一两(酒洗),川卷朴三钱,炒枳实三钱,**玄明粉**三钱,生甘草钱半。上药先煎,后纳**玄明粉**,俟**玄明粉**熔化,去滓顿服。效果:服一剂,下燥屎数十枚,其病霍然。改用清燥救肺汤二剂,以善其后。(《全国名医验案类编》)

一人痰嗽,胁下痛。先以白芥子、姜汁、竹沥、瓜蒌、桔梗、连翘、**风化硝**、姜,蜜丸噙化,茶清下。(《医案类聚》)

"浮石"条下"咳嗽"案。(《张聿青医案》)

【喘证】

"浮石"条下"喘证"案。(《张聿青医案》)

【胸痹】

胸痛彻背,是名胸痹。痹者,胸阳不旷,痰浊有余也。此病不惟痰浊,且有瘀血交阻膈间,所以得食梗痛,口燥不欲饮,便坚且黑,脉形细涩;昨日紫血从上吐出,究非顺境,必得下行为妥。全瓜蒌、薤白、旋覆花、桃仁、红花、瓦楞子、**玄明粉**合二陈汤。怡按:方法周到,不蔓不支,拟加参三七磨冲。胸痹证,前人无有指为瘀血者。如此证,纳食梗痛,乃瘀血阻于胃口,当归入噎膈证内论治矣。邓评:得食梗痛,便坚脉涩,却已能归入膈门。惟如此等方法,自有胆识。(《增补评注柳选医案》)

【头痛】

若华忽病头痛,干呕,服吴茱萸汤,痛益甚,眠则稍轻,坐则满头剧痛,咳嗽引腹中痛,按之则益不可忍，身无热，脉微弱，但恶见火光，口中燥，不类阳明腑实证状。盖病不专系肠中，而所重在脑，此张隐庵所谓阳明悍热之气上循入脑之证也。按即西医所谓脑膜炎之类。及其身无热、脉微弱之时，而急下之，所谓釜底抽薪也。若身有大热，脉大而实，然后论治，晚矣。生川军三钱，**芒硝**三钱，枳实四钱，厚朴三钱。(《经方实验录》)

戴人治一妇，头偏痛五七年，大便燥结，双目赤肿，眩晕，凡疗头风之药，靡所不试，且头受针灸无数，戴人诊之，急数而有力，风热之甚也。此头角痛是三焦相火之经，乃阳明燥金胜也，燥金胜乘肝则肝气郁，肝气郁则气血壅，气血壅则上下不通，故燥结于中，寻至失明。以大承气汤倍加**芒硝**，下泄二十余行，次服七宣丸、神功丸以润之，目豁首轻，燥泽结释而愈。(《古今医案按》)

【眩晕】

神志不清，频发厥晕，上焦空窍蒙闭也。以泻心降气治。川黄连、法半夏、**代赭石**、枳实、竹茹、**风化硝**、炒苏子、白茯苓、牛膝、菖蒲。(《医案类聚》)

【中风】

傅右　中风舌强不能言语，口角流涎，左手足麻木不仁，阳虚挟湿痰直中经络，阻于廉泉。宜小续命汤加减：川桂枝八分，熟附块一钱，全当归三钱，大川芎八分，云茯苓三钱，仙半夏二钱，生白术二钱，大麻仁四钱，新会皮钱半，全瓜蒌(切)四钱，生草节八分，**风化硝**五分，嫩桑枝四钱。(《丁甘仁临证医集》)

太史杨方壶夫人，盛怒得食，忽然晕倒，医认中风。余曰：左关弦急，右关滑大而软，本中气不足，又为肝木乘脾，故食不能化。先用理中汤加枳壳、**玄明粉**，二剂下黑粪数枚，急以六君子加姜汁而服，四剂晕乃止。(《里中医案》)

【癫狂】

左　寐中辄作喜笑而不自知，一言不合，辄作忿怒。此厥少二阴之火有余。辰麦冬、朱茯神、炒蒌皮、青蛤散、光杏仁、粉丹皮、广郁金、**风化硝**、枇杷叶。(《张聿青医案》)

钱　幼，热痰内闭，窍秘神蒙，语言错乱，起卧不安，脉象不调，症属棘手。连翘、生大黄、焦山栀、广郁金、**芒硝**、金瓜蒌、杏仁、远志炭、薄荷、生甘草、竹叶、炼蜜(冲)。减方：去大黄，加

朱云神、白薇、丹皮、豆豉，牛黄清心丸一粒，薄荷汤下。(《养性轩临证医案》)

又治宪幕傅氏子，病妄语，时若有所见。翁切其脉，告曰：此病痰也，然脉虚弦而沉数，盖得之当暑饮醉，又大惊。傅曰：然，尝夏因劳而甚渴，恣饮梅水一二升，又连得惊数次，遂病。翁以治痰补虚之剂处之，浃旬愈。此二症又谵妄之异者，并载附焉。二化汤：厚朴(姜汁炒)、大黄、枳实(麸炒)、羌活各三钱，水煎服。独参汤：人参(不拘多少，分两随症，拍破)，水煎服。桃仁承气汤：桃仁、肉桂、甘草各一钱，大黄二钱半，**芒硝**一钱半，水煎服。(《古今医彻》)

住毛家弄鸿兴里门人沈石顽之妹，年未二十，体颇羸弱。一日出外市物，骤受惊吓，归即发狂，逢人乱殴，力大无穷。石顽亦被击伤腰部，因不能起。数日后，乃邀余诊。病已七八日矣，狂仍如故。石顽扶伤出见。问之，方知病者经事二月未行。遂乘睡入室诊察，脉沉紧，少腹似胀。因出谓石顽曰：此蓄血证也，下之可愈。遂疏桃核承气汤与之。桃仁一两，生军五钱，**芒硝**二钱，炙甘草二钱，桂枝二钱，枳实三钱。翌日问之，知服后下黑血甚多，狂止，体亦不疲，且能啜粥，见人羞避不出。乃书一善后之方与之，不复再诊。(《经方实验录》)

蔡某病疯不论亲疏一月有余。大黄三钱，郁金五钱，枳实二钱，**白矾**三钱(研，冲药内)，**芒硝**四钱，厚朴三钱，人参头三钱，法夏三钱(姜汁炒)，黄芪五钱，甘葛二钱，木通三钱，泽泻二钱。五付，后服八付愈。(《圣余医案诠解》)

枫桥陈　病名癫疾，得自母胎时，所谓其母有所大惊，气上而不下，精气并，故令子发为癫疾是也。四年前曾经一发，现在形呆目定，不寐胡言，心悸溺热，脉弦且数。想是惊则气乱，神出舍空，痰热袭入其间，旧病复作也。当以化痰调气，俾得包络渐和为要。竹茹、半夏、**风化硝**、橘红、茯苓、远志、石菖蒲、炙草、枳壳、南星。复诊：进前剂得寐得吐，并得言语稍清，形神活动，显系胞络之痰邪已有向外之机。无如脉象仍弦，至数还数，数则为火，弦则为痰，痰即有形之火，火即无形之痰。痰火交结胞络，正复不少，必须调化，以使痰火渐清，神明渐出，则君主之官不补而自安矣。半夏、橘红、石菖蒲、远志、南星、茯神、**风化硝**、炙草、**龙齿**、竹茹、北秫米。(《延陵弟子纪要》)

【痫证】

"铅"条下"痫证"案。(《医学衷中参西录》)

【郁证】

张左 身热已退，而咽次仍然梗阻，脉象弦滑。还是痰气交滞，再为清化。香豆豉三钱，枳实三钱，云茯苓四钱，白檀香一钱五分，炒竹茹三钱，光杏仁三钱，川朴三钱，制半夏二钱，磨苏梗五分(冲)，枇杷叶四片。另附噙化丸方：瓜蒌二钱，黑山栀三钱，**风化硝**一钱五分，杏仁霜三钱，桔梗三钱，广玉金三钱。上药六味研细末，用淡姜汁、白蜜为丸如弹子大。每服一丸，噙化细细咽下。(《张聿青医案》)

一妇郁怒不发，久之，噫声甚高，言谈不知终始，嘈杂易饥。经曰：心病为噫。此因忧而血郁于心胸也，用桃仁承气汤，大黄、桃仁、桂枝、**芒硝**、甘草，下蓄血数升而安。经曰：血蓄在上则喜忘，在中则喜狂也。(《续名医类案》)

【厥证】

社友韩茂远，伤寒九日以来，口不能言，目不能视，体不能动，四肢俱冷，众皆曰阴证。比余诊之，六脉皆无，以手按腹，两手护之，眉皱作楚，按其跌阳，大而有力，乃知腹有燥屎也。欲与**大承气汤**，病家惶惧不敢进。余曰：吾郡能辨是证者，惟施笠泽耳。延至诊之，与余言若合符节，遂下之，得燥屎六七枚，口能言，体能动矣。故按手不及足者，何以救此垂绝之证耶？(《医宗必读》)

【呃逆】

奉天宫某，年三十余，胸中满闷，常作呃逆，连连不止，调治数年，病转加剧。其脉洪滑有力，关前尤甚，知其心火炽盛，热痰凝郁上焦也。遂用**朴硝**四两、**白矾**一两，掺炒熟麦面四两，炼蜜为丸三钱重，每服一丸，日两次，服尽一料全愈。(《医学衷中参西录》)

【腹痛】

城隍庙园内鸟笼店长州人阿大，感寒挟食，停滞中脘，拒按作痛，脉形迟涩，舌色根腻。此系阳明伏邪挟食未化，症非浅视，宜表里一法。大豆卷三钱，莱菔子三钱，江枳壳三钱，全瓜蒌三钱，槟榔三钱，赤苓三钱，炒建曲三钱，制半夏一钱五分，**玄明粉**二钱，加二青竹茹二钱、杏仁三钱。(《临诊医案》)

陈姓少年住无锡路矮屋，年十六，幼龄丧父，惟母是依，终岁勤劳，尚难一饱。适值新年，贩卖花爆，冀博微利。饮食失时，饥餐冷饭，更受风寒，遂病腹痛拒按，时时下利，色纯黑，身不热，脉滑大而口渴。家清寒，无力延医。经十余日，始来求诊。察其证状，知为积滞下利，遂疏大承气汤方，怜其贫也，并去厚朴。计大黄四钱，枳实四钱，**芒硝**三钱。书竟，谓其母曰：倘服后暴下更甚于前，厥疾可瘳。其母异曰：不止其利，反速其利，何也？余曰：服后自知。果一剂后，大下三次，均黑粪，干湿相杂，利止而愈。此《金匮》所谓宿食下利，当有所去，下之乃愈，宜大承气汤之例也。(《经方实验录》)

翰林掌院杨方壶夫人，怒后饮食，停滞作痛，每用枳、朴、楂、芽，七日无功，商治于余。遂以六君子汤加**玄明粉**投之，宿垢顿下。(《删补颐生微论》)

许生咏堂母病请治，据云因食豚肝面饼后，偶触怫郁，致患腹痛，自用麦芽、楂、曲、香砂、二陈不应。因其痛在少腹，以为寒凝厥阴，加吴萸、炮姜服之益剧。予问痛处可按乎？曰：拒按。又问日来便乎？曰：未也。切脉沉细，视舌苔黄，中心焦燥。顾谓生曰：此下证也。生曰：连服温消诸剂不验，思亦及此。因家母平素质亏，且脉沉细，故未敢下。予曰：痛剧脉伏，此理之常。质虽虚而病则实，书称腑病以通为补。仲师云：腹满不减，减不足言，当下之。又云：舌黄未下者，下之黄自去。今痛满拒按，舌黄焦燥，下证悉具，夫复何疑。方定大承气汤，用**元明粉代芒硝**，仍加香、砂、楂、曲，兼行气滞。服头煎后便行一次，其痛略定，随服复煎，夜半连下三次，痛势大减，舌干转润，易以调中和胃，旬后起居如常。(《杏轩医案》)

邪结中焦，脘腹板痛，舌焦燥，下之不松，病经二十余日。勉拟凉膈法。酒大黄、连翘、**元明粉**、黄芩、枳实、瓜蒌皮、元参、炙草。(《徐养恬方案》)

【腹胀】

王左 肺属金而畏火，酒性热质湿。素来嗜饮，湿热不攘而留于胃。热性上炎，肺受灼而先见音雌。湿热下注，气不化而继见腹满。今舌红口渴咽痛，二便不爽，脉见右关有力。经云诸胀腹大皆属于热，此病是也。川连四分，黄芩三钱，大黄三钱，**芒硝**一钱五分，枳壳三钱，洋参三钱，当归三钱，车前一钱五分，通草三钱，苓皮

四钱,腹皮三钱,莱菔子三钱。(《王乐亭指要》)

罗夫人(七月二十三日) 腹满胀,转矢气则稍平,夜不安寐。大便行则血随之而下。以证状论,有似脾虚不能统血。然大便鞕,则决非脾藏之虚,以脾虚者便必溏也。脉弦。宜桃仁承气汤。桃仁泥三钱,生川军二钱(后下),川桂枝三钱,生草三钱,**芒硝钱半**(冲)。病者服二剂后,大便畅而血止矣。(《经方实验录》)

【痢疾】

"石膏"条下"痢疾"案。(《医学衷中参西录》)

【便秘】

张景岳治一壮年,素好火酒,适夏月醉则露卧,不畏风寒,此其食性脏气,皆有大过人者,因致热结三焦,二便俱闭。先以大承气汤,用大黄五七钱,如石投水。又用神佑丸及导法,俱不能通,且前后俱闭,危益甚。遂仍以大承气汤加生大黄二两、**芒硝**三钱,又加牙皂二钱,煎服,黄昏进药,四鼓始通,大便通而后小便渐利。此所谓盘根错节,有非斧斤不可者。若优柔不断,鲜不害矣。(《续名医类案》)

男,五十岁,便秘五日,烧热不退,舌黄唇赤,两颐红亮,脉见浮数,两胁隐痛,味苦,恶食。余作胃家实处之。川朴二钱,大黄(水浸,不炖)三钱,**风化硝**二钱,枳实钱半。服两剂,下丸子屎多节,顿感舒服。(《医学经验录》)

左 大便闭阻,时轭少寐。脏阴亏损,则腑阳转燥矣。鲜苁蓉七钱(洗),瓜蒌仁二钱,火麻仁二钱,杏仁泥三钱,白芍一钱五分,茯神三钱,**风化硝**一钱五分,炒枣仁二钱,油当归三钱,白蜜二钱(冲)。(《医案类聚》)

【胁痛】

询左胁下每日必有小痛逾时,其痛势布散胸臆背部,从来不延及于腹中下焦,是腑络为病。凡久病从血治为多,今既偏患于上,仍气分之阻,而致水饮瘀浊之凝,此非守中补剂明甚,但攻法必用丸以缓之,非比骤攻暴邪之治,当用稳法。议以阳明少阳方法,俾枢机开阖舒展,谅必有裨益矣。生钩藤、生香附、**风化硝**、炒半夏、茯苓、生白蒺藜、竹沥(姜汁泛丸)。(《叶天士医案精华》)

【黄疸】

杜元享 舌黄厚,周身发黄,胸痛拒按,气喘不能卧而坐,自述病前多食厚味。黄芩汤合**调胃承气**,加厚朴三钱、枳实二钱、川连二钱、绵茵陈、栀子。三剂,大便畅解,黄去身凉。(《医病简要》)

平湖于圣初,为郡名士,援例入贡,铨授四川县尉,失意,中酒,因而发黄,渐至中满,足腹咸肿。时在京,亲知无不危之。咨访诸友,欲归郡求医,毛修之、金伯坚皆云:非先生不能疗。僦曹仰溪园居,延先生。先生曰:此郁痰病也。素必善饮酒,酒性太热,湿痰积中宫,不嗜食,心快快不乐,遗热于小肠,溺不利而肿。以**风化硝**、茵陈、黄连、神曲、姜、朴。十余剂投之,黄退,食进。不用山栀者,恐寒胃,寒与湿同类也。(《医案类聚》)

【积聚】

脉涩,大便黑,腹有积块,发则攻痛如刺,系瘀血之确证。死血宜下,用药莫嫌其峻,宜用桃仁承气汤主之。大黄四钱,桂枝二钱(去皮),桃仁十五枚(去皮尖),**芒硝**七分,甘草八分。水同煎八分服。(《医案类聚》)

【癥瘕】

隋有患者,饥而吞食,至胸即便吐出,医作噎膈反胃治之,无验。有老医任度视之曰:非此三疾。盖因食蛇肉不消而致,但揣心腹上有蛇形也。病者曰:素有大风,常食蛇肉,风稍愈,复患此疾。遂以大黄、**芒硝**饮之而愈。此蛇瘕也。(《古今医案按》)

【瘰病】

徐右 颧面浮肿渐减,颔下瘰瘤未消,肢节酸楚。血虚不能养筋,痰湿入络也。再宜和荣通络,助化痰湿。全当归二钱,云茯苓三钱,象贝母三钱,嫩桑枝四钱,西秦艽二钱,仙半夏三钱,炙僵蚕三钱,陈木瓜一钱半,紫丹参二钱,**风化硝**四分,丝瓜络二钱。(《思补山房医案》)

【癃闭】

黄氏小便不通,陈雁麓用**芒硝**一钱(研细),龙眼肉包之,细嚼咽下,立愈。(《医案类聚》)

【关格】

胡懋光 四肢逆冷,面色青白,吞酸呕吐,食不得入,六脉沉伏,大便不通,小水短赤。细察诸症,皆由阳气不舒,理宜先将下部疏通,庶几清气上升,浊气下降,因与大承气汤。迭进三剂,毫不为动,脉症如故。举家惊怖,余亦骇之,谓岂有大黄、**芒硝**重剂,竟不能通者。继知其人嗜酒,每患足疾,今足未病,湿热未曾下注,致停中焦,将成关格之象。视舌滑润,非燥症也。中焦必有停积冷痰,以致闭结胶黏,正所谓阳微阴浊僭倨,非仅承气咸寒可能开者,法当通阳泄浊,开结驱阴。于是以姜、附通阳以驱阴,硝、黄开结以泄浊,加草乌、皂角,名为霹雳通关之将,以直劫其巢。方成药煎,即忙与服,未及片时,下秽污数斗,小便清长,四肢温暖,食粥二碗,不用再剂,诸症悉痊。此可为冷积绳墨,因详记之。附方:大黄、**芒硝**、附子、干姜、草乌、牙皂。(《医案类聚》)

【痰饮】

某 病后,厚味蒸痰。**风化硝**、瓜蒌仁霜、枳实、郁金、生茯苓、姜汁炒山栀,竹沥法丸。(《临证指南医案》)

"浮石"条下"痰饮"案。(《王应震要诀》)

"青礞石"条下"痰饮"案。(《张聿青医案》)

【痹证】

松江沈 四肢属脾,脾主湿,湿毒内胜,走入脾经,右手背腕先痛后肿者,气伤形也,名曰手气。云茯苓、茅术、制半夏、枳壳、片姜黄、当归、**风化硝**、赤芍。(《延陵弟子纪要》)

夜卧臂在被外者,每易招寒而痛。妇人露臂枕儿者,亦易受凉而痛。此尊躯之病,虽非得于被外枕儿,而其起痛之因,本因于卧在竹榻。竹榻之性寒凉者也,日日卧之,则寒凉之气未有不袭筋骨。较之前二条之偶伤经络者更进一层,所以阳气不宣,屈伸不利,痛无虚日,喜热恶寒矣。仲景云:一臂不举此为痹。载在《中风门》中也。实非真中而却类中之机,岂容忽视? 现在治法,首重补阳兼养阴血,寓之以驱寒,加之以化痰,再取经络通之,则一方制度自不失君臣佐使焉。大熟地八两,归身四两,赤芍二两,附子二两,党参四两,於术四两,茯苓八两,黄芪二两,半夏四两,虎掌[1]一对,阿胶三两,橘红二两,姜黄一两,桂枝一两,沉香五钱,甘草一两,枳壳二两,海桐皮二两,**风化硝**一两,西羌活一两。为末,取竹沥一茶碗、姜汁二匙,和入淡蜜水,泛丸。(《曹仁伯医案》)

傅沐初年壮体强,性豪善饮,患肩臂疼痛,每晚酸麻尤甚,手不能举,自虑风废。吴城诸医,疏风补血,历尝不瘳。余视其声音壮厉,又大便颇坚,知为酒湿内蕴,痰饮流入经隧。原人身卫气昼行于阳,阳主动,动则流,故昼轻;夜行于阴,阴主静,静则凝,故夜重。按此症,实痰阻滞经隧,法当攻刮搜逐,先与控涎丹,继进茯苓丸,旬日,微泄数次而安。控涎丹、甘遂、大戟、芥子,等分为末,糊丸,临卧姜汤服。茯苓丸(《指迷方》):茯苓一两,半夏曲二两,枳壳五钱,**风化硝**一钱五分,姜汁糊丸。(《得心集医案》)

【腰痛】

徐伯昆,长途至家,醉饱房劳之后,患腰痛屈曲难行。延医数手,咸谓腰乃肾府,房劳伤肾,惟补剂相宜,进当归、枸杞、杜仲之类,渐次沉困,转侧不能,每日晡心狂意躁,微有潮热,痛楚异常,卧床一月,几成废人。余诊之,知系湿热聚于腰肾,误在用补。妙在有痛,使无痛则正与邪流,已成废人。此症先因长途扰其筋骨之血,后因醉饱乱其营卫之血,随因房劳耗其百骸之精,内窍空虚,湿热扰乱,血未定静,乘虚而入,聚于腰肾之中。若不推荡恶血,必然攒积坚固,后来斧斤难伐矣。以桃仁承气汤加附子、玄胡、乳香数剂,下恶血数升而愈。桃仁承气汤(仲景):桃仁、大黄、**芒硝**、甘草、桂枝。(《医案类聚》)

【瘰疬】

十九,颈生痰核。脉浮滑而濡,左尺伏,左尺不应岁气也。**朴硝**三钱,**皮硝**三钱,极细飞面三钱,冰片四分,甘草三钱,木通三钱,丹参三钱。用甘草水浸全料一昼夜,服五剂愈。(《医学穷源集》)

【肠痈】

史惠甫君前以病来诊,曰:我时患腹痛,药则少瘥,隔日辄发,医者以为疝气,常用理气之剂云云。余细诊之,乃肠痈也,即西医所称盲肠炎、腹膜炎之类是。当用药攻之,稍瘥,数日又发,案及处方如下。腹痛偏右,瘥而复发,便燥结,拟大黄牡丹汤。生川军钱半,**元明粉**三钱(冲),桃仁二钱,丹皮二钱,败酱草三钱,生苡仁四钱,熟附块三钱,枳实炭二钱,大白芍二钱,佛手钱半。此四月十八日方也,服三剂,所下甚多,腹痛大减。至二十五日,仅觉患处隐隐

---

[1] 虎掌:现为禁用品。

作痛矣,易医治之,与以疏泄厥气之剂。方为:软柴胡钱半,枳实炭二钱,大白芍二钱,青陈皮各钱半,云苓三钱,香附二钱,金铃子三钱,炙乳没各八分,小茴香八分,炙枸橘三钱,青橘叶钱半,路路通三钱。服后一日,病无进退。二日,腹胀转剧,又来请诊。察之,向之腹偏右胀痛者,今则满腹左右皆胀矣。按之不甚有反抗力,经文中"腹皮急,按之濡"六字,确是形容尽致,不能更易。病者蹙颏相告曰:将如之何?余曰:无虑,前方尚可用。乃书曰:"肠痛旋瘥旋发,刻诊小腹四围作胀,按之濡,隐隐痛,大便不爽,再拟原法。"生川军三钱,粉丹皮三钱,冬瓜子四钱,**芒硝**三钱(冲),桃仁三钱,败酱草三钱,熟附块钱半,大白芍四钱,焦楂炭三钱,细青皮钱半。此方午刻服下,下午无动静,至夜半方欲便,下秽物甚多。次日又来诊,曰:下后腹中略舒矣。余视之,病虽减其一二,殊不了了。曰:昨方虽合,尚嫌轻也。史君曰:然则如之何?曰:当请吾师用重方,君有胆量服之否?曰:愿听命。乃谒师,作初诊。初诊:肠痛屡经攻下,病根未拔。昨由姜君用大黄牡丹汤,腹胀略减。以证情论,仍宜攻下,仍用原法加减。生川军五钱(后入),冬瓜仁一两,桃仁八十粒,粉丹皮一两,当归五钱,**芒硝**三钱(冲),杜赤豆四两(煎汤浓后,入前药)。史君言:服后四小时即得便下,较向之服予方用大黄三钱,须逾十小时方得下者,爽快多矣。其夜所下最多,皆黑色臭秽之物。更衣频数,至不可数。而快下之后,腹痛大减,肿胀亦消,次日乃来二诊。二诊:昨用大黄牡丹汤,加当归、赤豆,所下粘腻赤色之物,非脓非血。此种恶浊久留肠中,必化为黑色之河泥状。服汤后,肠中有水下行,作漉漉声。盖此证肠中必有阻塞不通之处,故谓之痈。痈者,壅也。然则不开其壅,宁有济乎?病根未拔,仍宜前法减轻。生川军三钱,丹皮五钱,桃仁五十粒,当归五钱,冬瓜仁一两,赤芍五钱,**芒硝**二钱(冲),败酱草五钱,杜赤豆四两(煎汤后入前药)。史君服此方凡二日,计二剂,夜间皆大下,甚至疲于奔波床第与便具之间。所下除河泥状污物外,更有白色之脓水。下此水时,每作剧痛。史君自曰:计吾三日夜所下之物,当已满一器有半。吾腹虽大,乃何来若许污物,斯亦奇矣!第三日史君服此原方,余亲访之于其私宅。史君曰:我昨未告老师以所下之物如河泥

状,而老师立案,乃径曰"必化为黑色之河泥",噫,何其神也!余笑颔之。坐谈有顷,因询史君以得病之由。曰:"昔年患病,常不服药。家严笃信仙佛,每以香灰令服,病因其在此乎?"但斯时史君所下者,已由黑色渐变为紫红之咖啡色矣。三诊:两进加味大黄牡丹汤,肠中宿垢渐稀。惟脐右斜下近少腹处,按之尚痛,则病根尚未尽去也。仍用前法,减硝、黄以和之。粉丹皮一两,冬瓜子一两,生苡仁一两,桃仁泥五钱,败酱草五钱,京赤芍六钱,生甘草二钱,当归五钱,桔梗三钱,杜赤豆。(《先醒斋医学广笔记》)

佩宜诊吊脚肠痈,恐难消退。王不留行三钱,延胡三钱,丹皮二钱五分,枳壳二钱五分,瓜蒌四钱,乳香三钱,穿甲片三钱,桃仁二钱五分,大黄三钱,归尾三钱,赤芍二钱,没药二钱。复诊:薤白四钱,枳实二钱五分,李仁三钱,王不留行二钱五分,元胡二钱五分,甲片二钱,全瓜蒌四钱,麻仁三钱,皂子五粒,**风化硝**二钱五分,乌药二钱五分,山栀二钱五分。(《剑慧草堂医案》)

暑湿内困,腹痛颇甚,脐下大热。右足屈而不伸,已有月余。肠痈之象也。拟桃仁承气加味治之,应手乃吉。桃仁泥二钱,冬瓜瓣一钱五分,桂枝一钱,箱黄一钱五分,枳实一钱五分,**风化硝**五分,甘草五分,粉丹皮一钱五分,败酱草三钱。(《医案类聚》)

【经行异常】

室女经闭治验 曾姓室女,年十七八,忽患经闭,微咳心中作热,两颧发红,足胫作肿,肝火虽然上逆,幸未乘侮中土,尚能纳食。余作经闭实证治,用**芒硝**一两、大黄一两五钱、土鳖六钱、水蛭三十枚(煅灰)、虻虫五十枚(焙黄)、秦归一两、白芍一两、桃仁一两,炼蜜为丸,每早空心白汤送下三十丸。服旬日,汛即至,诸症皆减。继用秦归、白芍、阿胶、龟胶、鳖甲、麦冬、丹皮等,养血潜阳之药,调养而愈。虽系实症,医者稍涉迟疑,延久木火灼烁,胃阴被劫,食少便泄,则难挽救矣。(《医案类聚》)

【胎死不下】

陈斗岩治一妇,孕四月而堕,堕后肿胀发热,气喘,脉洪盛,面赤,口鼻舌青黑。陈曰:脉洪盛者,胎未堕也;面赤者,心火盛而且干也;口鼻舌青黑,肝气绝而胎死也。以蛇蜕煎汤调

平胃散,加**芒硝**、归尾服之,下死胎而安。(《续名医类案》)

一妇怀孕已六月,乃感时疫,壮热胸闷腹坠,口出臭气,知胎已死,用苍术、陈皮、厚朴、甘草,加**芒硝**三钱,夜半果下一死胎,热亦退,调治而痊。(《医门补要》)

【夜啼】

张子和治一小儿,悲哭弥日不休,两手脉弦而紧。此心火甚而乘肺,肺不受则哭,故肺主哭。王太仆云:心烁则痛甚,痛甚则悲益甚。令浴以温汤,渍形以为汗。肺主皮毛,汗出则肺热散矣。浴止而啼亦止,仍命服凉膈散加当归、桔梗、连翘、大黄、**芒硝**、甘草、黄芩、薄荷、栀子,以竹叶、生姜、**朴硝**同煎,泻胸中之邪热。(《医案类聚》)

【水痘】

程仁甫治吴氏子年二岁,痘疮靥后,仍有黑疔,遍身大小十五枚,在胸及右胫,大者二枚,如人口样,内烂至骨,不能食,发热,大便泻,小便赤少。用保元汤加术、茯、归、芍、柴、翘、荆、通六剂,外用**芒硝**、猪胆膏,涂之而愈。此乃余毒未尽之症,治当补养兼解毒。若纯用寒凉,即伤胃气矣。(《名医类案》)

【斑疹】

曹左　白痦,随汗随发,身热或潮或平,绵延二旬,气阴两伤,熏蒸之热灼于上焦,稠浊之痰蓄于中焦,不饮食,不大便,多是肺胃为病,脉象左数右滑,舌质底腻外白。泻膈间氤氲之痰热,涤肠中留滞之垢积。**煅石膏**、淡芩、绿豆、佩兰、金汁、竹茹、黑栀、银花、连翘、橘红、**风化硝**、栝蒌。(《金子久医案》)

湿温郁毒,斑色青紫,舌胎黄厚满布,脉转小数,目赤神烦,更加呃忒。热蕴结于胃腑,症属极险。勉拟通解三焦,佐以解毒法,候裁。生大黄、**芒硝**、生甘草、山栀、郁金、淡芩、青黛、豆豉、元参、细生地、川连(菖蒲汁炒)。服后大便行,去大黄、**芒硝**、甘草,加连翘、人中黄、佩兰。(《徐养恬方案》)

【喉风】

南翔鲍,心脾实火,被外寒所遏,痰涎壅塞,咽喉作痛,音哑言謇,舌出不收,时时搅动,常欲以手扪之,名为弄舌喉风。外用针刺少商,内以清咽利膈为主。连翘、薄荷、元参、大黄、防风、桔梗、甘草、黄连、黄芩、**芒硝**、荆芥、山栀、银花、牛蒡子。此凉膈散加味。(《外证医案汇编》)

常熟南门源衣庄查姓女,九岁,素体柔弱,忽起喉风,声哑言不能出,目眶微陷,幸面色不青。他医诊之,已有两日。邀余诊之,余曰:如急喉风,不过二三时,多者一日而已。既有两日,虽属危险,不致伤命,因其肺中未曾阻塞,尚有呼吸可通。急将开关散吹鼻数次,犹能得嚏二次,喷嚏之后,呼吸渐灵,再将白萝卜四两、鲜梨四两、鲜荸荠三两、鲜姜一钱(捣汁)、竹沥五钱,和入**风化硝**一钱,频频呷之。用牛蒡、桔梗、甘草、人中黄、马勃、翘、栀、元参、芦根、竹沥、川贝等服之,时时用灯心捎鼻管,使其喷嚏,吹以牛黄、人中白、**风化硝**等开泄化痰药。如此两日,痰声渐平,眼泪渐出,三日微闻其音,后以清宣肺气,养阴滋阴,三四日痊。此喉风之轻者也。(《余听鸿医案》)

城东陈某之室,偶沾温毒而成喉痹,来邀诊治,见其颈肿牙闭,不能纳食,惟汤水略为可咽,脉象浮中不著、沉分极数。丰曰:此温毒之证,过服寒凉,则温毒被压,益不能化,索前方一阅果然,据愚意理当先用温宣,解其寒凉药气,俟牙松肿减,而后以凉剂收功。满座皆曰:然。遂以谷精、紫菀开其喉痹;薄荷、荆芥宣散风邪;橘红快膈化痰;甘草泻火解毒;桔梗载诸药之性在上,仍能开畅咽喉;细辛治喉痹有功,且足少阴本药,以少阴之脉循喉咙也。速令煎尝,另用玉钥匙,即**马牙硝**钱半、**蓬砂**五分、僵蚕三分、大泥冰片一分,擂细吹喉,令涎多出。自日晡进药,至二更时候,牙关略展,忽作咳嗽连声。次日复邀诊视,告以病情。丰曰:有生机也。脉形稍起,苔色纯黄,此温毒透达之象。改以元参、细地、绍贝、牛蒡、参叶、射干、大洞果、金果榄等药。迭进三剂,颈肿尽消,咽喉畅利,咳嗽亦渐愈矣。(《医案类聚》)

【舌痛】

舌根痛硬痛,大便闭,通降法。生军、牛蒡子、僵蚕、赤芍、连翘、橘红、**风化硝**、元参、薄荷、竹叶。(《马培之医案》)

生 硝

【泄泻】

"玄精石"条下"泄泻"案。(《王氏医案绎注》)

硝 石

【阴暑】

"玄精石"条下"阴暑"案。(《沈芊绿医案》)

【心悸】

张路玉治汪督学媳,产后病虚无气,洒洒然如惊,时咳青黑结痰,欲咳则心中大动,浑身麻木,心神不知所之,偶闻声响,则头面哄热微汗,神魂如飞越状,屡用补养之药罔效,虚赢转剧。诊之,脉浮微弦而芤,独左寸厥厥动摇,此必胎前先伤风热,坐草时并力过甚,痰血随气上逆,冲过膜膈而流入心包也。朝用异功散加童便、蛤粉,以清理痰气;夕用大剂独参汤,下来复丹,以搜涤痰积。盖痰在膈膜之上,非焰硝无以透之;血在膈膜之上,非五灵脂无以浚之。然非借人参相反之性,不能激之使出也。服数日,神识渐宁,形神渐旺,改用归脾汤加龙齿、沉香,调理而安。(《续名医类案》)

【头痛】

脉举之则弦,按之状坚如石,头痛如裂,系肾气不足,气逆上行,谓之肾厥,拨用古方至真丸治之。列方于后:净硫黄二两,煅石膏一钱五分,半夏一钱五分(洗净),硝石一钱五分。上药为末,生姜捣汁糊丸如梧桐子大,阴干。每服二十丸,米汤送下,并灸关元穴百壮当效。(《医案类聚》)

【癫狂】

男,年未详,乱跳乱言,日夜不宁,亦不思饮食。据云烧热后发疯,曾服药,不效。脉沉至骨,面色淡白,舌中褐色,单笑,以手捻人,自言自语,喃喃不休,闻声音,立现惊慌状。断其因受惊而神不守舍,遂成癫症。书云癫属阴,当有胆寒。授以:台党四钱,远志二钱,枳实二钱,竹茹二钱,茯神(辰砂和人乳拌)二钱,酸枣仁二钱,炙甘草一钱,九节菖蒲二钱,姜枣各二钱。服四剂,仍自语不休,但笑容稍敛,手不捻人,夜间可睡三小时(发病后半月未成眠),能向人索食物。改方:硝石、远志、茯神、柏子仁、勾耳、九节菖蒲、天竺黄、金钗石斛、覆盆子、菟丝子、百合各二钱,西党四钱,酸枣仁三钱,木蝴蝶三对。服八包,精神渐趋正常,后用安肾养心法,最后亦用大红缎炖猪肚吃,全愈。(《医学经验录》)

"青礞石"条下"癫狂"案。(《南雅堂医案》)

【瘿证】

"青礞石"条下"瘿证"案。(《三指禅》)

【尸厥】

一人卧奄然死去,腹中走气如雷,名曰尸厥。用硫黄一两、焰硝五钱(研细),分三服,好酒煎,觉烟起即止,温灌之,片晌再服,遂醒。(《名医类案》)

【痞】

一妇人小腹中有块,其脉涩,服攻药后,脉见大,以四物汤倍白术、陈皮、甘草为佐。俟脉充实,间与硝石丸,两月消尽。(《续名医类案》)

【腹痛】

"雄黄"条下"腹痛"案。(《医意商》)

【便秘】

《经》以北方黑色,入通于肾,开窍于二阴。后阴秘结三十余日,现在前阴亦闭,涓滴皆无。少腹膜胀不堪名状,所服三承气、通幽汤、更衣丸及猪胆蜜导法,利小便五苓、七正、八正、蟋蟀、藏葱、陈麦荄、西瓜子壳等杂进,均皆无效。危急之秋,无方可拟,勉用《医话》仓公火剂汤,冀其一得。倭国石硫黄二钱、火硝一钱、巴豆三粒,上三味,千里长流水煎,冷服。昨进《医话》仓公火剂汤,二便争出有声,浑如炝炮轰击,诸症悉平,神奇难信。用药用兵,任医任将,专精之力,一至于此。书不云乎,药不瞑眩,厥疾不瘳。此之谓也。再以金匮肾气加减,以善其后。大熟地、粉丹皮、福泽泻、怀山药、山萸肉、怀牛膝、制附子、油肉桂、车前子、淡苁蓉、枸杞子。(《问斋医案》)

【黄疸】

天津苏媪,年六十六岁,于仲春得黄疸证。病因:事有拂意,怒动肝火,继又薄受外感,遂遍身发黄成疸证。证候：周身黄色如橘，目睛黄尤甚，小便黄可染衣，大便色白而干，心中发热作渴，不思饮食。其脉左部弦长有力且甚硬，右部脉亦有力而微浮，舌苔薄而白无津液。诊断：此乃肝中先有蕴热，又为外感所束，其热益甚，致胆管肿胀，不能输其胆汁于小肠，而溢于血中随血运遍周身，是以周身无处不黄。迨至随血运行之余，又随水饮渗出归于膀胱，是以小便亦黄。至于大便色白者，因胆汁不入小肠以化食，大便中既无胆汁之色也。《金匮》有硝石矾石散，原为治女劳疸之专方，愚恒借之以概治疸证皆效，而煎汤送服之药须随证变更。其原方原用大麦粥送服，而此证肝胆之脉太盛，当用泻肝胆之药煎汤送之。处方：**净火硝**一两（研细），**皂矾**一两（研细），大麦面二两（焙热，如无，可代以小麦面）。水和为丸，桐子大，每服二钱，日两次。此即硝石矾石散而变散为丸也。汤药：生怀山药一两，生杭芍八钱，连翘三钱，**滑石**三钱，栀子二钱，茵陈二钱，甘草二钱。共煎汤一大盅，送服丸药一次，至第二次服丸药时，仍煎此汤药之渣送之。再者此证舌苔犹白，右脉犹浮，当于初次服药后迟一点钟，再服西药阿斯匹林一瓦，俾周身得微汗以解其未罢之表证。复诊：将药连服四剂，阿斯匹林服一次已周身得汗，其心中已不若从前之渴热，能进饮食，大便已变黑色，小便黄色稍淡，周身之黄亦见退，脉象亦较前和缓。俾每日仍服丸药两次，每次服一钱五分，所送服之汤药方则稍为加减。汤药：生怀山药一两，生杭芍六钱，生麦芽三钱，茵陈二钱，鲜茅根三钱（茅根无鲜者，可代以鲜芦根），龙胆草二钱，甘草钱半。共煎汤，送服丸药如前。效果：将药连服五剂，周身之黄已减三分之二，小便之黄亦日见清减，脉象已和平如常。遂俾停药勿服，日用生怀山药、生薏米等分轧细，煮作茶汤，调入鲜梨、鲜荸荠自然汁，当点心服之，阅两旬病遂全愈。（《医学衷中参西录》）

王级三，年三十二岁，于季秋得黄疸证。病因：出外行军，夜宿帐中，勤苦兼受寒凉，如此月余，遂得黄疸证。证候：周身黄色甚暗似兼灰色，饮食减少，肢体酸懒无力，大便一日恒两次，似完谷不化，脉象沉细，左部更沉细欲无。诊断：此脾胃肝胆两伤之病也，为勤苦寒凉过度，以致伤其脾胃，是以饮食减少，完谷不化；伤其

肝胆，是以胆汁凝结于胆管之中，不能输肠以化食，转由胆囊渗出，随血流行于周身而发黄。此宜用《金匮》硝石矾石散以化其胆管之凝结，而以健脾胃、补肝胆之药煎汤送服。处方：用**硝石矾石散**所制丸药，每服二钱，一日服两次，用后汤药送服。汤药：生箭芪六钱，白术四钱（炒），桂枝尖三钱，生鸡内金二钱（黄色的，捣），甘草二钱。共煎汤一大盅，送服丸药一次，至第二次服丸药时，仍煎此汤药之渣送之。复诊：将药连服五剂，饮食增加，消化亦颇佳良，体力稍振，周身黄退弱半，脉象亦大有起色。俾仍服丸药，一次服一钱五分，日两次，所送服之汤药宜略有加减。汤药：生箭芪六钱，白术三钱（炒），当归三钱，生麦芽三钱，生鸡内金二钱（黄色的，捣），甘草二钱。共煎汤一大盅，送服丸药一次，至第二次服丸药时，仍煎此汤药之渣送服。效果：将药连服六剂，周身之黄已退十分之七，身形亦渐强壮，脉象已复其常。俾将丸药减去一次，将汤药中去白术，加生怀山药五钱，再服数剂以善其后。（《医学衷中参西录》）

【癥瘕】

有黄门奉使交广回，周顾谓曰：此人腹中有蛟龙。上惊问黄门曰：卿有疾否？曰：臣驰马大庾岭时，大热，困且渴，遂饮水，觉腹中坚痞如石。周以**硝石**及**雄黄**煮服之，立吐一物，长数寸，大如指，鳞甲具，投之水中，俄顷长数尺，复以苦酒沃之，如故，以器覆之，明日已生一龙矣。上甚惊讶。（《名医类案》）

【痰饮】

"青礞石"条下"痰饮"案。（《鲁峰医案》）

【痉病】

又贫家一男子，年二十余，病破伤风，搐，牙关紧急，角弓反张。弃之空室，无人问者，时时呻呼。余怜其苦，以风药投之。口噤不能下，乃从两鼻窍中灌入咽喉，约一中碗，死中求生。其药皆大黄、甘遂、牵牛、**硝石**之类。良久，上涌下泄，吐且三四升，下一二十行，风搐立止，肢体柔和，且已自能起。口虽开，尚未能言。予又以桂枝麻黄汤三两，作一服，使啜之汗出，周匝如洗，不三日而痊。（《儒门事亲》）

【虫兽咬伤】

"玛瑙"条下"虫兽咬伤"案。（《医案类聚》）

【目疾】

"铜器"条下"目疾"案。（《续名医类案》）

【暴病】

"朱砂"条下"暴病"案。(《医学衷中参西录》)

硇砂

【神昏】

此其妇素有积聚,由产而动,乃与瘀血相搏,恶露不下,遂逆上凑心,因致昏闷焉。宜先以淬醋炭令闻其气,继以清心汤、行瘀煎、牛膝散之类,兼服独行散、熊参丸等。又一法,治心下硬满,神昏口噤,不省人事者,将硇砂、石灰各等分,水和匀盛器近鼻孔,令闻其气,则醒。此本蛮人之方,即与用炭醋意同。(《产科发蒙》)

【噎膈】

浙江吴部郎　引疾旋里,寓吴门延诊。案云:气阻贲门,积聚内结,胃脘当心痛,延及九月,格拒饮食,汤水亦碍,舌心灰黑,大便秘阻,肌肉消瘦,喜于捶击,脉形弦滑而细,面色枯瘁。胃失下行,七冲门阻,又值木旺土衰之令,攻补两难。延挨土旺,窃恐悠悠致脱,岂寻常汤剂草根树皮所能治者? 凑药欺人,问心有愧。思许学士有硇砂丸,峻药缓攻,庶几近之。照原方去白芷、干姜、巴豆、胡椒、干漆,分两亦酌轻一半。此非擅改古方,亦不得已之苦心。硇砂二钱四分,三棱二钱五分,木香一钱三分,生军五钱,槟榔一个,豆蔻一粒,青皮一钱三分。共为细末,醋一中碗,煮药十余沸,再下大黄同煎五七滚,临将离火,入硇砂熬成膏,和诸药丸,如绿豆大,每服五丸,病久体虚者三丸。此药服五六日,腑气稍通,旬余连下粪如铁弹。糜粥可进,书膏方调理而返。(《心太平轩医案》)

【癃闭】

许学士治歙县尉宋荀甫,膀胱气作痛,不可忍。医以刚剂与之,痛益甚,溲溺不通。三日,许视其脉,曰:投热药太过,适有五苓散,一分为三,易其名,用连须葱一茎,茴香及盐少许,水一盏半,煎七分,连服之,中夜下小便如黑汁一二升,剂下宽得睡。明日,脉已平,续用硇砂丸,数日愈。(《名医类案》)

【虚劳】

江阴万融　病劳,四体如焚,寒热烦躁。一夜,梦一人,腹拥一月,光明使人心骨皆寒,及寤,而孙元规使遗药,服之遂平。叩之,则明月丹也,乃悟所梦。方用兔矢四十九粒,硇砂(如兔矢大)四十九粒,为末,生蜜丸,梧子大。月望前以水浸甘草一夜,五更初,取汁送下七丸。有虫下,急钳入油锅内煎杀,不下再服,无不愈者。(《续名医类案》)

【虫兽咬伤】

"玛瑙"条下"虫兽咬伤"案。(《医案类聚》)

【鼻痔】

一姬鼻中生痔,挺出不通。先刺破受药力,次以棉花蘸硇砂散塞之,复以棉花塞紧难落。隔五日一次,化尽,服生地、丹皮、知母、栀子、元参、花粉、条芩、川连,则面方不起火。(《医门补要》)

【鼻中肉赘】

贵人鼻中肉赘,臭不可近,痛不可摇,束手待毙。予但以白矾末加硇砂少许吹其上,顷之,化水而消;与胜湿汤加泻白散,二帖愈。此厚味拥湿热,蒸于肺门,如雨霁之地,突生芝菌也。(《韩氏医通》)

吴姬,年四旬,道光癸未二月初二诊。素喜烧酒,左鼻瘜肉有年,迩来疼痛无时,牵连左目头角,痛极防其失明,脉浮数有力。病起数载,治之匪易。方用酒炒枯芩、酒炒知母、薄荷、甘草、桑白皮、陈皮、池菊、辛夷,加荷叶边一小个,河水一盏半,煎至一半服。服后左鼻痛有停时,非前之痛极难忍可比也。初八日换方:原方去陈皮、荷叶边,加小生地、元参、白芷、酒焙龙胆草八分同煎。服四帖,鼻痔痛减其半,且有时不痛,即痛亦大缓矣,后仍于前方出入而痛平矣。至于鼻瘜,外用硇砂少些,同明矾同研,日点瘜肉上,待其滴尽清黄水,冀其渐消为妥。然亦须戒酒,或可图之。(《中医古籍珍稀抄本》)

【鼻中毛出】

一人鼻中毛出,昼夜长一二尺,渐渐粗圆如绳,痛不可忍,摘去更会生,此因食猪、羊血过多而然也。用硇砂、乳香,饭丸,水下十粒,早晚各一服,病去乃止。(《名医类案》)

【疔】

"铅丹"条下"疔"案。(《续名医类案》)

【鼻生赤赘】

"铅丹"条下"鼻生赤赘"案。(《续名医类案》)

蓬砂

【中风】

"朱砂"条下"中风"案。(《养性轩临证

【痫证】

"铅"条下"痫证"案。(《医学衷中参西录》)

【噎膈】

"浮石"条下"噎膈"案。(《三家医案合刻》)

【泄泻】

"金"条下"泄泻"案。(《医学穷源集》)

【痰饮】

"浮石"条下"痰饮"案。(《医验随笔》)

【虫证】

"水银"条下"虫证"案。(《辨证奇闻》)

【无名肿毒】

"朱砂"条下"无名肿毒"案。(《过氏医案》)

【箭镞伤】

淮西总管赵领卫,名寓殿,岩密之子,云取箭镞法仇防御方,张循王屡求不得,因奏之德寿宣,取以赐之,有奇效。以天水牛一个,独角者尤紧,以小瓶盛之,用硼砂一钱,细研,水少许化开,浸天水牛,自然成水。上以药水滴箭镞处,当自出也。(《是斋百一选方》)

【痘】

"胆矾"条下"痘"案。(《续名医类案》)

【喉风】

"铅"条下"咽喉肿痛"案。(《古今医案平议》)
"芒硝"条下"喉风"案。(《医案类聚》)

【失音】

"朱砂"条下"失音"案。(《雪雅堂医案》)

【齿疾】

"铜绿"条下"齿疾"案。(《续名医类案》)
"密陀僧"条下"牙疳"案。(《许氏医案》)
"轻粉"条下"牙龈腐烂"案。(《疡科指南医案》)
"雄黄"条下"齿疾"案。(《续名医类案》)
"雄黄"条下"齿疾"案。(《医方丛话》)
"浮石"条下"口糜牙疳"案。(《沈菊人医案》)

【重舌】

山阴李君友范　大舌下生小舌,名重舌,又名蝉舌风。小舌日长,大舌日缩,涎痰满口,日夜吐数盂,仍觉不爽,且寒热频作,喉肿拒纳,大便固结已久。余曰:此重舌而兼喉痈,其势甚凶。日夜所吐者,沫也,非痰也。当用导痰开关散导去稠痰,喉间以元珠丹吹之,重舌以瓜霜散擦之。是证应用黄连解毒汤,时值严寒,又降大雪,乃用犀角地黄汤,轻者已可。复用润肠散,通其大便,虽痰少食纳喉证已愈,而重舌仍然,乃改用加味黄连解毒汤,以三棱针刺近重舌相连之根际,似有皮带住者。并刺大舌下金津、玉液两穴,再刺重舌上红紫之处,出紫血少许大舌下总筋不可刺,误伤筋则出血不止,霎然而死,上腭之小舌亦然。随即大为松动,再用青矾一钱(炙透,退去火毒)、硼砂三分、元明粉三分、冰片一分、麝香五厘,碾末擦之,重舌渐缩,不久即瘥。(《医案类聚》)

【急症】

"金"条下"急症"案。(《王氏医案绎注》)

白　矾

【咳嗽】

汉阳库兵王六,病痰嗽并喘,百药不效。于岳阳遇一道人,教用五味子、白矾等分为末,每服三钱,以生猪肺炙熟,蘸末细嚼,白汤下,两服病遂不发。久病乃可服此。(《续名医类案》)

【心悸】

杨宗保,乙酉七月,西石牌泾。因惊疑致心悸,甚至呕吐痰涎,肢痉不寐,一遇逆境其症愈剧,脉细兼滑。心胆不足,邪附痰涎为患。先予清镇化痰,后用丸药善后,俾不成痫症为吉。竹沥制半夏二钱,青龙齿三钱,甘草四分,云南白茯神三钱,广郁金一钱半,白矾(炒辰砂)五分,生左顾牡蛎五钱,淮小麦三钱,天竺黄一钱。(《慎五堂治验录》)

治牛四美,患胸腹迷闷,作苦之极,自谓死无所逃,举室惶惶,迫予诊治。按之右脉俱伏,左脉洪大无伦。即放指头痧二十余针,遂与白矾汤冷饮二碗,吐去新食。继与蒲黄饮去姜黄,加莱菔子,微冷饮之而愈。(《齐氏医案》)

【痴呆】

"青礞石"条下"痴呆"案。(《尚友堂医案》)

【癫狂】

陆氏妇,年四十八岁,己巳三月。气郁痰凝,挟火而升,谵语妄言,不时歌泣,脉数而虚癫也,非狂。女贞子五钱(盐水炒),甘菊花二钱,制半夏二钱,苏梗一钱半,制香附三钱,海蛤粉三钱,黑山栀一钱半,麦冬三钱(**朱砂**拌),加**生明矾**五分、松萝茶三分,两剂而痊。(《竹亭医案》)

一妇人颠狂十年,至人授以真郁金七两、**明矾**三两为末,薄糊为丸梧子大,每服五十丸,白汤下。初服心胸间觉有物脱去,神气洒然。再服而苏。此惊忧,痰血结聚心窍所致。郁金入心去恶血,**明矾**化顽痰故也。(《续名医类案》)

昔先君子治李氏妇癫疾,来势颇重,将暮先服紫雪一分,灯心汤化服,癫势渐平。一更时,服郁金、瓜蒌、杏仁、橘红、麦冬、山栀、海蛤粉等,加茶叶五分、**明矾**五分(冲)。上八味煎服,一夜安卧。已后仍以平肝降气、消火消痰之剂而渐瘥。因癫势颇重,先进紫雪丹分许而癫势渐平,用意极妙。(《竹亭医案》)

"龙骨"条下"癫狂"案。(《续名医类案》)

"朱砂"条下"癫狂"案。(《名医类案》)

"铅"条下"癫狂"案。(《青霞医案》)

"白石英"条下"癫狂"案。(《柳宝诒医案》)

"铁落"条下"癫狂"案。(《熊惠生医案》)

"芒硝"条下"癫狂"案。(《圣余医案诠解》)

【痫证】

王　内脏向多蕴热,近复眩晕牵掣,每日数发,喉中渐有痰声;舌苔浊腻,脉象细数带弦,此属肝阳上扰,夹痰蒙蔽手厥阴,久则脏阴受伤,即为痫证。拟以煎剂清肝养阴,另用丸药,化其痰涎。羚羊角、**龙齿**、左牡蛎、紫丹参、元参、丹皮、黑山栀、川石斛、归身、白芍、白薇、灯心(青黛拌)。另丸方:广郁金(**白矾**化水拌烘)、胆星、川贝、僵蚕、天竺黄、丹参、元参、洋参、远志、川连、橘红。上药为末,用鲜石菖蒲打汁泛丸。每服一钱五分,空心、灯心、竹二青泡汤送下。方中加**西珀**末更好。(《柳宝诒医案》)

痰涎壅塞则厥,恐成痫症,拟白金丸。川郁金、**白矾**。(《沈芊绿医案》)

陈　风仆如痫,喉中尚无痰声,而病之关乎脏气则一。用药殊难刻效,姑与熄肝化痰。羚羊片、瓦楞子、陈胆星、郁金(**明矾**化水拌炒)、丹皮、黑山栀、茯神、刺蒺藜、夜交藤、竹二青。另:

孔圣枕中丹三两、白金丸二两,和匀,每服三钱,临卧灯心汤送下。(《柳宝诒医案》)

"金"条下"痫证"案。(《南雅堂医案》)

"朱砂"条下"痫证"案。(《柳宝诒医案》)

"朱砂"条下"痫证"案。(《凌临灵方》)

"浮石"条下"痫证"案。(《医案类聚》)

"铅"条下"痫证"案。(《医学衷中参西录》)

"朱砂"条下"痫证"案。(《寿世保元》)

【脱证】

"雄黄"条下"脱证"案。(《得心集医案》)

【呃逆】

"芒硝"条下"呃逆"案。(《医学衷中参西录》)

【腹痛】

有妇人患小腹中痛,气冲上不得卧,百药不效,已骨立矣。有吴人诊之曰:此乃经时不谨所致。用白芍二两、香菌一两、猪外肾一对煎汤,**滑石**、**白矾**各五分,共为末,以豆腐衣包之,煎汤送下,下黑血甚多,一剂而愈,亦奇方也。(《冷庐医话》)

"雄黄"条下"腹痛"案。(《医意商》)

【痰饮】

一商在旅舍中痰,不省人事,而脉不绝。令**白矾**研末,淡姜汤灌下而愈。矾性咸,咸能软坚,所以能化顽痰也。孙真人名之曰带头丹。(《程原仲医案》)

傅妇　怀孕四月,恶寒体木,咽肿牙紧,付外科医治,内服外敷,直至声音不出,汤水难入。危急之顷,商治于余,其意中仍泥为痫毒之病,其延余者,欲决生死,非求治也。诊得脉来浮滑,身中麻木畏寒,悉是风痰为病,盖风邪中上,故多有咽喉上痹之症,此与前案治品翁内人牙紧舌胀相符。余令将外敷之药洗去,先与稀涎散调水灌之,涎出口开。更有奇者,视其舌下另生一齿,观者数十人,咸称从未见闻,其齿大如枣核,摸之棱指,按之似痛。遂以**白矾**、肉桂末点于舌下齿旁,立时取落,敲之即碎,外黄内白,遂乃开声。疏以驱风消痰之方,二剂而痊,胎亦无恙。然意谓向治品兄内人舌下之虾眼固奇,今治惠先兄室人舌下之鬼齿,则又更奇矣。究皆风涎所生。可见风无定体,其为病之变态,人难测识,类多如此。附方:防风、荆芥、薄荷、胆星、桔梗、僵蚕、白芷、**矾石**、甘草、姜汁、竹沥、稀

涩散。(《得心集医案》)

"浮石"条下"痰饮"案。(《王应震要诀》)

"浮石"条下"痰饮"案。(《医验随笔》)

"青礞石"条下"痰饮"两案。(《张聿青医案》)

【虫证】

"粉锡"条下"虫证"案。(《续名医类案》)

【中毒】

莱郡刘某,遇僧授《海上方》,多效,其解砒毒,多为神验。戚某屡求不予,衔之,乃置酒延之。食毕,扃其户,谓曰:"尔已中砒毒矣,速与我方为尔疗。"刘不信,顷觉腹中溃痛,乃曰:"何恶作剧如是?可速取**白矾**三钱来。"戚如言取至,调水饮之,立解。(《医林典故》)

两粤有下蛊毒于饮食,吃之,面目渐黄,饮食倦怠,二三年无药解,必暴亡。世传土人将各毒虫与蛇蝎等投缸中,使彼此相食,食完,取一不死者为蛊母,此讹也。彼地别有蛊药,乃天生之毒。土人秘治蛊方,法不传。大约用**矾石**。盖**矾石**清痰,善化坚。蛊积腹中,内必坚硬,外痰包,故一物两用,奏功颇神。然柔弱者多,刚健者少。又蛊毒结胸腹,正气必虚,徒用**矾石**不虚虚乎?必须补气血中,加消痰化蛊药,则有益无损。用破蛊全生汤:人参、当归各一两,茯苓五钱,生草、**白矾**、半夏各三钱。三剂愈。此补气血,化痰块。正旺邪自消,又攻坚消蛊,何蛊不散。(《辨证奇闻》)

至丁巳岁,上人左脚指疼起,上至膝、腿、小腹,疼痛不堪,呻吟不止。予教用**白明矾**二三斛,煎水,候稍温时浸患足,水冷则易。如此半日,其痛渐收下而愈。上人问予曰:"此病何症,方何神也?"予曰:"脾经之毒上冲至心者,不治。**白矾**解毒浸足,收以往下耳。"上人又曰:"公何见解若此?"予曰:"出《金匮要略》,名曰**矾石汤**。"(《程原仲医案》)

一男子肩患毒,肿硬作痛,恶症迭见,用**白矾**末三钱糊丸,以葱头七茎,煎汤调下,肿痛悉退,再服诸症亦退。更以仙方活命饮二剂,出水而消。此秘方名《千金》化毒汤,**白矾**末,葱汤调服。因末难服,故易为丸。一方士治疮疽,不问肿溃,先用此药三二服,后用消毒药甚效。常治刍荛之人,用此即退,不用托里药亦愈。盖此

热毒为患,血气不亏故也。若因金石毒药发疽者,尤效。盖**矾**又能解金石之毒也。(《续名医类案》)

泉州一僧治金蚕毒,云:才觉中毒,先啖**白矾**,味甘而不涩,黑豆不腥者,是也。但取石榴根皮,煎汁饮之,即吐出蚕,无不立愈。李晦之云:**白矾**、牙茶,捣而为末,令水服。凡一切毒皆可治,并载于此。(《西溪丛语》)

"朱砂"条下"中毒"案。(《辨证奇闻》)

"寒水石"条下"鸩毒"案。(《辨证奇闻》)

【虫兽咬伤】

"玛瑙"条下"虫兽咬伤"案。(《医案类聚》)

"雄黄"条下"虫蛇咬伤"案。(《冷庐医话》)

【不孕】

又治一妇,年逾三十无子。汪诊其脉近和,惟尺部洪滑。曰:子宫有热,血海不固也。其夫曰然,每行人道,经水即来。乃以丹溪大补丸加山茱萸、**白龙骨**止涩之药以治其内。再以乱发灰、**白矾**灰、黄连、五倍子为末,以治其隐处。果愈且孕。(《古今医案按》)

【阴挺】

"铜绿"条下"阴挺"案。(《续名医类案》)

"铜绿"条下"阴挺"案。(《慎五堂治验录》)

【阴痒】

"雄黄"条下"阴痒"案。(《类证治裁》)

"雄黄"条下"阴痒"案。(《医验随笔》)

【痛疽】

一人肩井后肿痛,身热且嗽,其肿按之不坚,此乃湿痰流结也。遂用南星、半夏、栝蒌、葛根、芩、连、竹沥作煎饮之,烧葱根肿上;另用白芥子、**白矾**作小丸,用煎药吞二十丸。须臾痰随嗽出,半日约去三四碗而愈。(《推求师意》)

孙展云太守,前宰金匮时,政声卓著,秋间腰生一粒椒(外证由一粒椒起者,断无轻证),时医为其热疖,毫不介意。数日后,大如茶碗,漫肿板硬,幸证中白线尚未外散(散则不能消矣)。遂用刮法,以去白线,再用大剂,以消其毒:金银花三两,黄芪(生)五钱,白芥子三钱,炒当归一两,杜仲五钱,甘草节三钱,蒲公英五钱,制附子一片,酒水各半煎服。另用**白矾**五

钱（研）、葱头七个，打和作丸，葱汤送下。三日内去尽白线，服药五剂，已全消矣。凡发背、腰疽等大证，初时先用手法去其白线，再用黄狗下颏散内服外敷，出臭汗即散，能多食**生矾**，不独不致内陷，且易收口。食矾一法，余家秘传，乃方所未载者，兹特刊出，能于此等处留意，方可与言医。忆数年前，有踵门求治者，头顶高肿二寸许，不红不痛，按之甚软，余知其瘀血凝聚，业已成脓，当用刀刺其旁，以手推如前法。旬日间，连刺数次，脓尽而愈。据病者云，已在苏沪各处看过，俱言是名脑疽，不治证也。见证不明，治法又昧，医道至今，腐败已极。（《过氏医案》）

【疮】

"铜绿"条下"疮"案。（《外科心法》）

"铅丹"条下"黄水疮"案。（《外科心法》）

【斑疹】

"滑石"条下"斑疹"案。（《怪疴单》）

【鼻中肉赘】

"硇砂"条下"鼻中肉赘"案。（《韩氏医通》）

"硇砂"条下"鼻中肉赘"案。（《中医古籍珍稀抄本》）

【喉闭】

孙押班治都知潘元从喉闭，孙以药半钱吹入喉中，少顷，吐出脓血立愈。潘诣孙谢曰：大急之患，非明公不能救，救人之急，非药不能疗。赠金百两，愿求方以济非常之急。曰：用猪牙皂角、**白矾**、黄连各等分，置新瓦上焙干为末。即授以方，不受所赠。（《万病回春》）

【咽痛】

一人体肥，膏粱饮酒，常劳倦发咽痛，鼻塞痰嗽，凉膈散加桔梗、荆芥、南星、枳实。杜清碧通神散，治喉痹吐出风痰甚效方，见风条下。喉风吐剂，僵蚕、牙皂、**白矾**为末，黄齑汁调，探吐。针法，以三棱针于少商穴刺之，出血立愈。（《丹溪治法心要》）

【喘证】

郭左　幼时即有痰喘之症，今年二十余，喘发复盛，痰聚胸膈，胸膈窒闷，欲吐不得，四肢少暖。投以小青龙下控涎丹，不吐不泻。改投此方。皂荚子一分五厘，**明矾**三分，黑丑四分，上湘军三分。四味研细，淡姜汤送下。（《张聿青医案》）

定西侯蒋公患上气喘急，其脉寸口洪滑，此痰滞胸膈也。令先服稀涎散二钱，更以热水频频饮之（用代探法殊妙），则溢而吐，其痰如胶，内有一长条，裹韭叶一根遂愈。《局方》稀涎散：江子仁六粒，牙皂三钱，**明矾一两**。为末，每用三分，吹入喉中。（《续名医类案》）

【健忘】

"铅丹"条下"健忘"案。（《柳宝诒医案》）

【厥证】

某左　热盛之时，心胸窒闷，则呼吸之气，有出无入，呼吸烦扰，刻刻欲厥。而脉虽数，甚觉沉细，苔虽浊多半白腻，舌心黑，仍属浮灰。安有如此烦热，已经旬日，而不克化火者。显系中阳不足，而痰湿郁遏。叠进辛开，胸间喘呼，虽得稍平，脉转糊滑，苔白转黄，颧红目赤，稍一交睫，辄觉惊跳。此湿蒸成痰，热郁成火。亟为清泄，参以化痰，俾免痉厥。事济与否，非所敢知也。羚羊角（先煎）二钱，黑山栀三钱，广郁金（**明矾**水磨）五分（冲），枳实一钱（炒），九节石菖蒲五分，制半夏三钱，益元散三钱（包），鲜竹茹一钱五分。（《张聿青医案》）

【吐血】

一人房欲过度，每遇春令必吐血，发后，忽胸胁痛，唇口干焦，时而离魂欲脱，切其脉，微如羹上肥。患者问曰：男女之欲，人皆有之，夫何使我至于此极也？余曰：相火寄于肝，藏于肾，随心之动静为起伏，房劳则火起于肾肝，游行乎三焦，龙飞电作，云与水涌，肝家之血亦如之，今胸胁空痛者，肝无血养也。肝藏魂，肝失其职，故神不守舍而欲脱也。余每见树木凡植于路傍者，十有九空，亦以动则火起，木多泄气之故耳。紫河车一具，人参四两，鹿茸一对，地黄二两，阿胶二两，乌骨鸡一只，猪脊膂二条，羊脊髓二条，山药四两，莲肉四两，枣肉一百个，巴戟二两，山楂四两，远志一两，**明矾**二两。白蜜丸如梧桐子，每服百丸，枣汤下，服半年而愈。（《东皋草堂医案》）

【乳蛾】

一人患双乳蛾甚危，用蛤蟆草捣汁，灶前梁上烟尘、**明矾**、冰片、好酸醋同捣，同鹅翎蘸药卷患处，吐粘痰半日而愈。（《东皋草堂医案》）

【痔】

"铅丹"条下"痔"案。(《续名医类案》)

【产后二便失禁】

一妇娩身后，脬肠内损，积秽碍塞，清浊混淆，而大小溲易位而出。以生黄丝绢、黄蜡、白及、**明矾**、琥珀，锉末水丸。猪脬一具煎汤下，即愈。(《王孟英医学全书》)

【癣】

江南耀兄，予同寓友也。体质壮实，性豪饮，素多湿热，五月间小腹发出红癣成片，向予索淋洗方，与蛇床子、荆芥、苦参、独活、白鲜皮等。伊云夜来痒甚，不能安卧，奈何？予令加**明矾**少许，一日晚间饮酒回店，少腹痛引睾丸，浑身麻木，肢冷如冰，辗转床席，呻吟欲死，寸口沉伏。予察其病原，决其湿热内闭，热极生寒，剂以苍术、柴胡、黄柏、栀子、青皮、金铃子、木香、猪苓、**滑石**。初饮呕出不纳，夜半饮下一渣，立刻痛止安睡，巳刻方寤。次日人遂如常，惟小便短涩，前方去木香，加海金沙、龙胆草。病既愈，知其欲求速效，竟将**明矾**二三两一块入水中，擦洗取快，其癣即没，又席上多饮烧酒，致有此奇痛耳。又云：吾昨痛时阳事全缩，今始如旧。予乃谓之曰：兄病疑难，易至错误。若请他医来，乍见如此脉症，必谓寒入厥阴，至于厥逆而囊缩，非吴茱萸、四逆辈不可。人亦劝服此药，以为至当不易，倘示以予方，且惊畏而色沮，而孰知正有大谬不然者乎？故求其有无，责其盛虚，病机诚未易审也。(《赤崖医案》)

【牙痛】

介梅向患齿痛甚剧，行此得痊。余如法行之，齿痛遂不发。治齿痛神方。用青鱼胆(风干)、**生明矾**研末擦之，立止。又可治喉风，以上二味，加入指甲末、灯心灰吹之最妙。(《冷庐医话》)

昆池太学内人患牙痛。一晚晕厥三次。次日两腮红肿，痛不可支。且洒淅恶寒，寝食废。以清胃汤加**石膏**为君，白芷为臣，连翘为佐，北细辛为使，饮下，痛顿释然，如风灭灯之速。外以**明矾**为末，大五倍子一枚，将**矾**装入，以满为率，炭火上炙焦，以矾红枯为末，不时搽牙痛处，牙痛立止。此方多效。(《孙文垣医案》)

【目疾】

余 二十九岁 患风火赤眼，愈后阅文攻苦，用目过早，遂至昏涩羞明，不能作字，又为眼科以赤药点之，转益增剧，于是谢去生徒，闭门静养，专服小黑豆。又，每晨用**明矾**末擦齿，后以洗面水漱口，即将其水洗目(洗)后闭目片时，俟其自干。如是半年，目乃复初，因服小黑豆勿辍，凡二十余年，迄今目光如旧，灯下可作细字，未始非此方之力，凡人至中年而目昏花，即当服此。或因其性凉，不宜于寒体，则服枸菊丸可也。(《冷庐医话》)

外洗目方：赤烂风弦，脾经湿热。他症不可用此方也。桑叶三钱，薄荷一钱，**明矾**六分，连翘三钱，枳壳二钱，**胆矾**三分。先煎四味草药，去渣，后入二矾，上火化，令相得。先熏后洗，洗后勿令见风。(《吴鞠通医学全书》)

【急症】

"金"条下"急症"案。(《王氏医案绎注》)

【痿证】

"寒水石"条下"痿证"案。(《得心集医案》)

【外疳】

"铁线粉"条下"外疳"案。(《过氏医案》)

【齿痛】

"轻粉"条下"牙龈腐烂"案。(《疡科指南医案》)

【染须】

"铜器"条下"染须"案。(《名医类案》)

胆　矾

【泄泻】

"金"条下"泄泻"案。(《医学穷源集》)

【黄疸】

女，五十岁，面黄肢软，目黄如橘，间或身肿，能吃不能劳动，就诊于余。处方：茵陈四钱，秦艽三钱，栀子八个，郁金二钱，麦芽三钱，豆卷二钱，龙胆草二钱，败酱草三钱，鸡内金二钱，连翘二钱，**胆矾**一钱(炼成白色)。服四剂，改用黑豆散：陈皮二钱，苍术五钱，台乌二钱，香附二钱，红花二钱，**皂矾**四两，神曲六两，青皮二钱，淮通二钱，川朴二钱，枳实二钱，茵陈五钱，**朴硝**二钱，山楂二钱。以上十四味，用布袋装好，入乌豆内煮一小时，取出，去药，将黑豆炒焦研末，每日用红糖水化服黑豆末一调羹(以上十四味，配乌豆一升)。(《医学经验录》)

【便血】

许学士治宗室赵彦材，下血，面如蜡，不进食，盖酒病也。授紫金丹方，服之终剂，血止，面鲜润，食亦倍常。新安一士人亦如是，与三百粒，作一服，立愈。胆矾三钱，黄蜡二两，大枣五十枚。上以砂锅，或银石器内，用好酒三升，先下矾、枣，慢火熬半日，取出枣，去皮核，次下蜡，再慢火熬一二时，令如膏，入蜡茶二两，同和丸如桐子大。每服二三十丸，茶酒任下。（《续名医类案》）

【中毒】

雷州民康财妻，为蛮巫林公荣用鸡肉桃生。值商人杨一者善疗，与药服之，才食顷，下积肉一块，剖开，筋膜中有生肉存，已成鸡形，头尾嘴翅特肖似。康诉于州，州捕林置狱，而呼杨生，令具疾证用药。其略云：凡吃鱼肉瓜果汤茶皆可，初中毒，觉胸腹稍痛，明日渐加搅刺，十日则物生能动，腾止则胸痛，沉下则腹痛，积以瘦悴，此其候也。在上膈则取之，其法用热茶一瓯，投胆矾半钱，化尽，通口呷服。良久，以鸡翎探喉中，即吐出毒物。在下膈即泻之，以米饮下郁金末二钱，毒即泻下。乃择人参、白术各半两，碾末，同无灰酒半升纳瓶内，慢火熬半日许，度酒熟，取温服之，日一盏，五日乃止，然后饮酒如故。（《名医类案》）

【蛇虫兽咬】

径山寺僧，为蛇伤足，久之，毒气蔓延，游僧教以汲净水洗病脚，挹以软帛，糁以白芷末，入鸭嘴胆矾、麝香少许，良久，恶水涌出，痛乃止。明日净洗如初，日日皆然，一月平复。（《名医类案》）

"雄黄"条下"虫蛇咬伤"案。（《冷庐医话》）

【痘】

徐仲光治一儿痘，十朝外，早上龈溃烂，外颊红肿。外治用抑阳散同葱汁、酒浆捣敷，每日一换，不用纸封，内服紫花地丁、花粉、生地、丹皮、元参、山慈菇、贝母、翘、防、荛、芎、桔、连、芩、归、芍。先以银花一两煎汁服之，颊肿、口疳渐平。月余，忽发夜热，左腮下生一核，大如李，色白，按之而疼，外治硼砂一钱五分、胆矾五分、麝香半分，烧酒薄薄调匀，新笔蘸涂，内服芩、羌、翘、荛、甘、芍、元参、前胡、贝母、胆草、山栀，亦以夏枯草一两，煎汁服之，连进四五剂而愈。（《续名医类案》）

【走马牙疳】

"铅丹"条下"走马牙疳"案。（《名医类案》）

【疔】

"铅丹"条下"疔"案。（《续名医类案》）

【疮疡】

"朱砂"条下"疮疡"案。（《焦氏笔乘》）

【霉疮】

"铜绿"条下"霉疮"案。（《名医类案》）

【喉痹】

一时喉忽痛，吐痰如涌，口渴求水，下喉少快，已复呼水，长成双蛾，大且赤，形如鸡冠，此喉痹，俗名缠喉风。盖因君相二火兼炽，其势甚暴，咽喉之管细小，火不得遽泄，遂遏抑其间，初作肿，后成蛾。蛾有双蛾、单蛾。双蛾生两旁，两相壅挤，中反留一线可通药水；单蛾独自成形，反塞住，水谷勺水莫咽。宜先用刺法。一则刺少商等穴，然欠切近。用刀直刺喉肿处一分，必少消，可用吹药开之。吹药方：胆矾、牛黄、皂角（烧灰末）、冰片一分、麝香三厘。为绝细末，和匀，吹入喉中，必大吐痰而愈。后用救喉汤：射干一钱、甘草一钱、山豆根二钱、玄参一两、麦冬五钱、花粉三钱。一剂全愈。若双蛾不必用刺，方用玄参为君，以泄心肾，火自归经，咽喉之间，关门清肃矣。（《辨证奇闻》）

一男子咽喉肿闭，痰涎壅甚，以胆矾吹咽中，吐痰碗许。更以清咽利膈汤，四剂而安。（《外科发挥》）

喉闭之疾，极速而烈。前辈传"帐带散"，惟白矾一味，然有时不尽验。辛丑岁，余侍亲自福建还，沿途多此症，至见阖家十余口一夕并命者，道路萧然，行旅惴惴。及抵南浦，有老医教以用鸭嘴胆矾研细，以酽醋调灌。归途恃以无恐，然亦未知其果神也。及先子守临汀日，铃下一老兵素愿谨，忽泣请告曰：老妻苦喉闭，绝水粒者三日，命垂殆矣。偶药笈有少许，即授之，俾如法用之。次日，喜拜庭下云：药甫下咽，即大吐，去胶痰凡数升，即瘥。其后凡数人，莫不立验。然胆矾难有真者，养生之家不可不预储以备用也。（《医方丛话》）

【目疾】

休邑孙馨远，右目红肿，半月来微有薄翳，目内常如针刺，不时泪出，见风则泪尤甚。案云：目红且胀，常如针刺，阳邪内郁。胀而多泪，风自火出。治在轻清。荆芥穗一钱半,甘菊二钱,薄荷头一钱,青皮一钱,桑白皮一钱半,钩藤五钱(后入),细生地三钱,加青葱管五寸。外用熏目法:川黄柏三钱,红枣五枚,**胆矾**一分,柴胡一钱。四味煎汤熏眼,候温淋洗,洗后避风。服前方并熏后,目之红者十退其八,胀泪俱减,惟夜来目内仍稍有针刺之意,而浮翳却退。复诊:原方去荆芥、钩藤,加赤芍。外仍用前方熏洗。两日全愈。[《中医古籍珍稀抄本精选(九)》]

"白矾"条下"目疾"案。(《吴鞠通医学全书》)

皂 矾

【痫证】

"铅"条下"痫证"案。(《治验回忆录》)

【便秘】

一友廿余日大便不通,举家大骇。一人竟用猪胆二枚,**绿矾浸水**,去渣不用,将猪牙皂角焙燥为末,用**绿矾水**偎入猪胆内汁。三味搅和,复入猪胆内,如常导法,尽胆汁为度,用绵絮坐之。腹中时常作揿,未可即欲其去,待三次作响,坐净桶上,即大去矣。去后要有力之人抱住,不放手,恐其虚脱也。然后即服大补之剂而安。(《医验大成》)

胡念庵治陈盐商,年七十六矣,春时患中风脱症,重剂参、附,二百余帖获痊。至十月,大便秘结不行,日登厕数十次,冷汗大出,面青肢厥,医用滋补剂入生大黄三钱。胡深以为不可,戒之曰:老年脱后,幸参、附救全,不能安养,过于思虑,以致津液枯竭,传送失宜,何事性急,以速其变。若一投大黄,往而不返,恐难收功矣。姑忍二三日,势当自解。病者怪其迟缓,口出怨咨之辞。次日不得已用人参二两、苁蓉一两、当归五钱、松柏仁各五钱、附子三钱、升麻四钱,煎服;外用**绿矾**一斤,入圊桶,以滚水冲入,扶坐其上,一刻利下而通。按:伤寒疟利之后,患秘结者,皆由攻下散表失宜所致。究其由,则皆血燥为病。至若风秘一条,其病本由燥火生风,医者昧于风字,动用风药,死者已矣。其存者亦必贻后患,然此尚其轻者也。(《续名医类案》)

【黄疸】

黄　面黄无力,能食气急,脱力伤脾之证也。用张鸡峰伐木丸。**皂矾**一两(泥土包固,置糠火中,煨一日夜,取出,候冷,矾色已红,去泥土净),川朴五钱,茅术一两(米泔浸,切炒),制半夏一两,陈皮二两(盐水炒),茯苓一两,炙甘草五钱。共研细末,用大枣肉煮烂为丸。每服二钱,开水送,饮酒者酒下。此方颇效。(《医案类聚》)

"针砂"条下"黄疸"案。(《丁甘仁临证医集》)

"胆矾"条下"黄疸"案。(《医学经验录》)

"硝石"条下"黄疸"案。(《医学衷中参西录》)

【鼓胀】

一人病胀,遍身黄肿,先投保命丹,日进三服者半月,再用胃苓汤调理而愈。保命丹方(方出《医统》):**皂矾**八两、肉苁蓉一两五钱(二味入罐内,火煅尽烟),香附子八两,麦芽十两,红枣八两(煮熟去核,捣膏)。上前味共为细末,枣膏和丸如梧子大,每服二十丸,好酒送下。(《东皋草堂医案》)

【喉风】

熏法:用**皂矾**四两,放净桶中,将滚汤一桶倾入,令病人坐净桶上熏之,使药气直入谷道,良久结粪自化而通矣。按:大便结在广肠,蜜导法、猪胆导法最妙。若结在大肠中,非导法之可能达也,此方主之。外科当下,以毒攻毒者,用五虎下西川药,亦用猪油二两同煎,使其油滑急下。药毒不留滞脏腑,亦善策也,屡验。(《医意商》)

【重舌】

"蓬砂"条下"重舌"案。(《医案类聚》)

【暴病】

"朱砂"条下"暴病"案。(《医学衷中参西录》)

青 盐

【咳嗽】

久嗽,失音咽痛,火升足冷,属少阴不潜耳。熟地、萸肉、北五味、丹皮、山药、茯苓、苦黄柏、知母、桂心、泽泻、**青盐**、牛膝。(《未刻本叶氏久咳中虚，恶寒咽痛，气分不足，宜乎温补，难许收救。党参、山药、麦冬、熟地、於术、枸杞、五味、橘白、**青盐**。(《重古三何医案》)

咳嗽　从肺治者，以外邪必由皮毛而入，内合乎肺。然六气皆令火化散之，未解清之润之即愈。若内因之嗽，由别经干连及肺，当明其因，徒治肺无益。夫肾为先天，坎中真阳，内藏而主，封蛰奇经，得司其间，冲阳由前直起。且少阴脉循喉咙，挟舌本，阴乏上承，阳独自灼，故阴上阳下则寿，反则死。八味丸阴中之阳，似乎有理，然肉消形瘦，桂、附仍属刚燥，宜以**青盐**引入下元，斯为合法。鹿角胶、鹿角霜、熟地、菟饼、白茯苓、**青盐**、补骨脂、柏子仁。(《三家医案合刻》)

元气素虚，火动咳血，血虽止而痰涎上泛，恐阴液内亏，用建中保肺法。於术、阿胶、沙参、麦冬、山药、茯苓、百合、橘白、川贝、**青盐**。(《重古三何医案》)

咳血反复，咽关不利，右脉弦数，木火刑金也。熟地、茜草、沙参、阿胶、橘红、百合、麦冬、牛膝、枇杷叶，临服化入**青盐**少许。(《重古三何医案》)

脉左弱右搏，久有虚损，交春不复，夜卧着枕，气冲咳甚，即行走亦气短喘促，此乃下元根蒂已薄，冬藏不固，春升生气浅少，急当固纳摄下，世俗每以辛凉理嗽，每致不救矣。水制熟地、五味、湖莲、芡实、茯神、**青盐**、羊肉肾。(《叶氏医案》)

杨　六一　老年久嗽，身动即喘，晨起喉舌干燥，夜则溲溺如淋。此肾液已枯，气散失纳，非病也，衰也，故治喘鲜效。便难干涸，宗肾恶燥，以辛润之。熟地、杞子、牛膝、巴戟肉、紫衣胡桃、**青盐**、补骨脂。(《临证指南医案》)

【喘证】

痰喘而见血燥，药难于进矣，变法治之。淡菜、霞天曲、**青盐**陈皮、川贝、生蛤壳、蛤蚧、藕粉和丸。(《三家医案合刻》)

气亏表弱，不时寒热，营络空虚，气喘火升，六脉不甚有力，须气阴兼顾。炒党参、白沙参、制於术、茯神、山药、枸杞、橘白、焙麦冬、炒松熟地(蛤粉炒)、阿胶，入化**青盐**少许。(《重古三何医案》)

予邑有友范君，哮喘已久，向用金匮肾气丸，时效时不效。吴门缪松心先生诊之曰：伏饮内踞有年，明是阳衰浊泛。但绵延日久，五旬外，痰中杂以血点，阴分亦渐损伤，偏刚偏柔，用药两难措置。仿金水六君煎意，用：熟地炭四钱，当归炭一钱，茯苓三钱，炙草四分，川贝一钱半，**青盐**陈皮一钱，淡菜(漂)三钱，杏仁三钱(去皮尖，盐水炒)。(《古今医案按》)

宁波蓬莱宫羽士陈信良，患虚喘，咳逆无痰，动喘乏力，脉虚自汗，症属肺脾两虚，与西洋参、冬虫夏草、川贝、**青盐**陈皮、阿胶、当归、杞子、枇杷叶、蒺藜、牡蛎等，土金相生，服二十余剂而愈。(《一得集》)

【不寐】

石北涯之大令媳，忽患多言不寐，面赤火升，汗出心摇，仓皇欲死。孟英察脉虚弦小数，乃赋质阴亏，将交春令，虚阳浮动，有鸢飞鱼跃之虞。呕以人参、**龙齿**、牡蛎、**石英**、甘草、百合、小麦、竹叶、红枣、**青盐**水炒黄连为剂，引以鸡子黄，投匕即安。续加熟地、阿胶滋填而愈。(《王氏医案三编》)

乔　心烦不寐，已月余矣。肝火浮扰于肺则咳，内灼于胃则嘈。眩晕耳鸣，皆肝火为之也；胀闷作恶，肝气挟痰浊为之也。脉象细数，舌尖红。肝火欲动而痰浊蒙之，故病象如此。拟方泄肝和胃，必得先能安卧，则诸病自痊矣。川连(盐水炒)、**青盐**半夏、秫米、丹皮(炒)、黑山栀、西洋参、云茯神、川百合、枣仁(炒)、**青龙齿**、牡蛎、橘红(盐水炒)、枳实。(《柳宝诒医案》)

秦　老年胃气先虚，风木之气，易于内犯。木性怫郁，则化风化火，心嘈不寐，扰于中而为呕闷，窜于上而为耳鸣头胀，凡此皆肝风应有之变态。刻诊：左脉弦硬而数，肝火未能静熄，而舌苔带浊，中焦兼有痰阻。当以泄肝和胃为法。**青盐**半夏、茯苓、广陈皮(盐水炒)、江枳实、东白芍、姜川连、刺蒺藜、石决明、羚羊角、黑山栀(姜汁炒)、滁菊花、竹二青、党参、炒丹皮。又膏方：潞党参、生熟地黄、粉归身、东白芍、刺蒺藜、石决明(盐水炒)、左牡蛎、丹皮(炒)、黑山栀、滁菊花(炒)、马料豆(制)、辰茯神、怀牛膝(炒炭)、净枣仁(川连煎汁，拌，炒黑)、煨天麻、西砂仁、广陈皮、制首乌。上药煎汁滤净，烊入阿胶、白蜜收膏。二诊：病情大致向安，而肢节尚形屈强。

总缘肝木不和，血燥生风，筋失所养，故病象如此。调治之法，固不外乎养血熄风、和肝调气为主。而以积虚久病之体，求其营血之骤复，势难速冀。且血生于谷，变化取汁，权在中焦。《内经》以脾为营气之原，而前人调气养血，亦必以归脾丸为祖方，职是故也。兹即参以此意，复与前膏方间服。再拟丸方一则，录候采择。生熟地、野於术(米汤拌蒸)、云茯神、酸枣仁(炒)、粉归身(米汤蒸黑)、人参须、广木香(煨)、远志炭、炙甘草、丹皮炭、东白芍、刺蒺藜、橘络、川断肉(炒)、西砂仁(盐水炒)、怀牛膝。上药为细末，用龙眼肉熬膏，打和熟蜜为丸。(《柳宝诒医案》)

【头痛】

陶　厥阴浮阳上扰，阳化内风旋动，头偏痛，牙宣，脉虚而细。营虚风旺不潜，以潜阳化风。制首乌、龟板、石决明、**青盐**、炒丹皮、旱莲草、白芍、白蒺藜、钩钩、料豆皮。(《沈菊人医案》)

头风数载，由肝肾不足，兼表阳空疏，稍触外感，内风辄动。炙绵芪、女贞子、归身、石决明、**青盐**少许、大熟地、冬桑叶、茯神、甘菊。(《何澹安医案》)

茹　三五　向来无病，因服地黄丸，反左胁腰中脐旁气攻作痛，间有遗精，目暗虚花或起浮翳。据述用细辛、桂枝翳退，遂加头痛。此体质阳虚，误用阴寒腻浊所致。夫肝主疏泄，肾主藏固。肝宜凉，肾宜温，纳肾佐以通肝，温下仍佐坚阴，以制木火，是为复方。当归、小茴、补骨脂、胡桃肉、茯苓、穿山甲、炒黄柏、**青盐**。(《种福堂公选医案》)

"磁石"条下"头痛"案。(《雪雅堂医案》)
"磁石"条下"头痛"案。(《阮氏医案》)

【眩晕】

陈，五五，操劳动怒，耳鸣巅胀，晕眩肢麻，内起火风，皆厥阳之化。中年以后，男子下元先虚，虑其仆中，议填镇固摄以实下，合乎上病治下之旨。熟地、玄武版、**灵磁石**、五味子、山萸肉、炒杞子、天冬、牛膝、**青盐**。肝风下虚不摄。(《种福堂公选医案》)

刘，六三，脉得动搏，劳心烦剧，阳易升越，内风陡起，遂致眩晕欲仆。据述上冬患此，春夏数发。盖冬季少藏，不耐天暖气泄。法当填阴收纳，以培风蛰。二陈汤只治痰眩，非摄纳方也。鹿角胶、柏子仁、天冬、熟地、杞子、**青盐**、石

菖蒲、远志、苁蓉、茯神、牛膝、鱼胶。(《沈俞医案合钞》)

"龙骨"条下"眩晕"案。(《柳宝诒医案》)

【中风】

"磁石"条下"中风"案。(《临证指南医案》)

【脱证】

瞳神散大无光，乃动怒阳盛，致血耗水涸，精采散越之象，治宜养血敛液。熟地、五味、萸肉、茯苓、女贞子、白芍、炙草。丸方：熟地、五味、茯苓、**磁石**、萸肉、枸杞、白芍、**青盐**，龟胶丸。(《叶氏医案存真》)

【嘈杂】

陆　见证形寒内热，心嘈口腻，脉象右手弦数关硬，左部不畅。病因肝木郁结，侮陷中土。肝木与少阳失调，则生寒热；中土为木气所触，则痰浊上泛；木郁化火，则口渴嘈杂。法当疏肝安胃，木土兼治。西洋参、炒黄**青盐**、半夏、橘红、茯神、枳实、於术、川连、盐水炒白芍、酒炒青蒿、牡蛎、苡仁、南薄荷、茅根肉、竹茹。(《柳宝诒医案》)

【噎膈】

张　胃汁干枯，肠脂燥涸，上焦饮食尽生为痰，不生津血。纳食则吐，痰随吐出。膈症之根渐深，高年静养为宜。鲜苁蓉一两、**青盐**半夏三钱、茯苓、当归、陈皮、沉香、枳壳。(《王旭高临证医案》)

"白石英"条下"噎膈"案。(《曹沧洲医案》)

【呃逆】

气胀上噯，下泄始宽，兼有痰饮呛逆。议达郁疏肝，佐以涤饮。川贝、**青盐**、半夏、橘红，研末，用梨汁浸，晒干丸。(《三家医案合刻》)

"浮石"条下"呃逆"案。(《柳宝诒医案》)

【痢疾】

罗左　脾肾双虚已成休息痢之候，由来半载之久，吸烟之体迁延非宜，所幸胃气尚苏不致受困，脉双弦而濡，拟宗缪仲淳法。缪氏脾肾双补丸四两，每日清晨、午后空心**青盐**汤送下三钱。如酒积者，葛花解醒汤主之。(《凌临灵方》)

【胁痛】

康尔九令正，患汛愆而致左胁疼胀，口苦吞酸，不饥不寐，溲热便难，时时欲哭，乃尊马翠庭

醯尹延孟英诊之。左甚弦数,以雪羹汤吞龙荟丸,经行如墨而瘥。继因思乡念切,久断家书,心若悬旌,似无把握,火升面赤,汗出肢凉,乃父皇皇,亟邀孟英视之。左寸关弦数,尺中如无,乃阴虚木火上亢也。以元参、黄连、牡蛎、麦冬、生地、甘草、女贞、旱莲、百合、**石英**、小麦、红枣为剂,引以**青盐**一分,覆杯而愈。(《王氏医案三编》)

【癥瘕】

"紫石英"条下"癥瘕"案。(《三家医案合刻》)

【水肿】

又治一女,胀而脉宽,用黄柏、**青盐**、升麻而愈。门人问其故,慎斋曰:此因命门火郁使肾之真阳不升,心之真阴不降,故用黄柏以解命门壮火,使水中得升其真阳;用**青盐**以润心,使无邪火之炽而得下其真水,水火既济。而复以升麻提其清气,清气一升,浊气自降而脾肺无内郁之弊,胀证愈矣。盖其本在肾而标在心,故三药奏效捷也。震按:慎斋立论最高,定方最奇,然以此三味治胀,殊未敢信,易思兰治齿胀亦用此方,则于理为近。(《古今医案按》)

【淋证】

小溲混浊,梦泄腰痛。熟地、北五味、线鱼胶、覆盆子、巴戟天、**青盐**、菟丝子、白茯神、沙苑、杜仲、萆薢、远志肉。(《未刻本叶氏医案》)

徐左,下坠之气,仍不见松,气一下注,直入尿管,辄痛不能忍。有时由尿管而抵及肛门,亦然作痛,小溲滴沥不爽。右脉濡滑,左部细弱无力。良以肾气亏损,不能收摄。再咸润摄下。干苁蓉三钱,大茴香(盐水炒)八分,厚杜仲三钱,炒黑当归一钱五分,炒杞子三钱,菟丝子(盐水炒)三钱,川断肉三钱,**炒青盐**一分五厘。(《张聿青医案》)

戈,四五,脉左细劲,腰酸,溺有遗沥,近日减谷难化。此下焦脏阴虚馁,渐及中焦腑阳,收纳肝肾,勿损胃气。(肾气不摄)熟地、杞子、柏子仁、当归身、紫衣胡桃、补骨脂、杜仲、茯苓、**青盐**,蜜丸。(《临证指南医案》)

徐 淋浊茎中痛,上为目疾,肝肾虚火上升。先以导赤法使其下降。导赤散加丹皮、茯苓、川斛、**青盐**、料豆皮。(《松心医案》)

【阳痿】

劳心至于阳痿,当以交合心肾,但中年以

后,阳难充复,最不易效。鹿茸、鱼胶、韭子、菟丝、补骨、舶茴香、沙苑、覆盆、五味、**青盐**、茯苓、远志、茅术(生制)。(《扫叶庄一瓢老人医案》)

仲,二八,三旬以内,而阳事不举,此先天禀弱,心气不主下交于肾,非如老年阳衰,例进温热之比。填充髓海,交合心肾宜之。(心肾不交)熟地、雄羊肾、杞子、补骨脂、黄节、远志、茯苓、胡桃、**青盐**,鹿筋胶丸。(《临证指南医案》)

【遗精】

李,二十五岁,精泄痿躄内枯,损及奇经,六年沉疴,药难取效阳跷、阴跷、阳维、阴维皆失其司矣。淡苁蓉、锁阳、羊肉胶、舶茴香、菟丝子、**青盐**。(《徐批叶天士晚年方案真本》)

张 阴精走泄,阳失根附,上冒为热,坎水中阳不藏,古人必以厚味填之、介类潜之,乃从阴以引阳,与今人见热投凉不同。熟地、龟甲、淡菜、**青盐**、茯神、柏子仁、女贞子、山药、旱莲草。(《临证指南医案》)

坎离不交,阴精走泄,阳亦失于依附,是以上冒为热,今取介类以潜之,盖即从阴引阳法。干地黄四钱,左牡蛎三钱,龟板三钱,白茯神二钱,怀山药二钱,柏子仁一钱五分,女贞子一钱五分,旱莲草一钱,**青盐**八分(炒)。水同煎服。(《南雅堂医案》)

汪 久遗溲溺,淋沥三年。下焦常冷,脊臀腰髀疼楚如坠。此肾脏虚寒,但填精固涩,多进不应,是督任二脉失司,粘腻涩药,未能走入奇经,仿孙真人九法中采用。鹿茸、补骨脂、家韭子、蛇床子、生菟丝子、覆盆子、金樱子、琐阳、生杜仲、炙草、茯苓、黄精、羊内肾、**青盐**。共为丸。梦遗督任二脉失司。(《种福堂公选医案》)

金本制木,今木火太旺,反侮肺金,肺金尚受其克,则其吸取肾水,疏泄肾精,更属易易。此梦泄、咳嗽之所由来也。三才封髓丹加白芍、龙胆草。邓评:梦泄、咳嗽并患者,非苦寒直泻其相火不可。再诊:接来札,知所言梦遗者,有梦而遗者也,比之无梦者,大有分别。无梦为虚,有梦为实。就左脉弦数而论,弦主肝,数主热,热伏肝家,动而不静,势必摇精。盖肾之封藏不固,由肝之疏泄太过耳。三才封髓丹加牡蛎、龙胆草、**青盐**。三诊:迭进封髓秘元,而仍不主蛰。细诊脉息,左关独见沉弦且数。肝经之疏泄显然。萆薢分清饮(菖、薢、草、乌药、益智、**青盐**)去菖,合三才封髓丹加龙胆草。邓评:左关独见弦数,由于肝火之亢,当无疑义,岂得因无效而速尔变法,故四诊则病已大减矣。设非手段老练,其孰能之。四诊:病已大减,仍守前法。前方加白芍。原注:病得萆薢、瞿麦而大减,是湿重于火也。诒按:首案遗泄咳嗽并提,方凡四易,而未曾有一味顾及咳嗽,想以肝火为本,治其本而标病可置之耳。邓评:原注谓得萆薢、瞿麦而大减,观前方并无瞿麦,不识何故?想加胆草,或即瞿麦之误否?(《评选继志堂医案》)

【血证】

鼻衄时发,脏阴亏矣,阳失其守。议仿虎潜意。熟地、北五味、虎胫骨[1]、黄柏、茯神、龟板、肉苁蓉、川石斛、牛膝、**青盐**。(《未刻本叶氏医案》)

湿化为热,热郁支并二阳,数至圊血不已,色夺拟丸方。甘草(漂淡七次)、**青盐**(炒),二味合炒,水片为丸。(《上池医案》)

"白石英"条下"血证"案。(《柳宝诒医案》)

【痰饮】

程,四八,左脉沉静,右脉微弦,四旬清阳日薄,脾脏鼓运渐迟,加以烦心萦思,水谷悍气,蕴蒸痰饮,仲景谓外饮当治脾阳,况中年常有遗泄之患,按脉非龙相之动搏,议固下益肾、转旋运脾二方,分早晚服,早服从还少聚精七宝,参用丸方。熟地、苁蓉、枸杞、五味、萸肉、茯神、山药、菟丝、覆盆、鱼胶、菖蒲、远志、龙骨、**青盐**,熟蜜同枣肉捣丸,早服五七钱。茅术、於术、半夏、茯苓、广皮、生益智、白蒺、钩藤,姜枣汤泛丸,晚服三钱,开水下。(《临证指南医案》)

"浮石"条下"痰饮"案。(《医案类聚》)

【内伤发热】

罗氏,廿五,每至经期,头运身热,两膝上下起紫晕如斑,服药不效。脉细软而数。案:此湿热也。**青盐**三钱,防风二钱,紫地丁二钱,荆芥三钱,银花三钱,红花三钱,地骨皮钱半,苏梗三钱,淡竹叶二十片,石斛三钱,青蒿三钱。释:此癸丑年夏至前八日方也。月建丁火,天运在太宫、少商之交,气行太阴司天之令。病本由于湿热,而病标乃血虚生风之象。方用荆、防,从太阴以去湿也;用**青盐**、地骨、苏梗、银花,从少商以治风虚也;用红花、紫花,从丁火以清血热也;用石斛、青蒿、竹叶,清肌肤之虚热也。脉象细微,而

师不用补剂者,因前医补之不当,脉象未起,故但用调木胜湿清热之法。盖调木即所以生火,胜湿即所以固土,清热即所以保金也。如此等不补而补之法,集中甚多,惜乎不能执俗医之裾而告之也。(《医学穷源集》)

先生之病,素禀湿热,又挟阴虚之病也。湿者何?地之气也。热者何?天之气也。天地郁蒸,湿热生焉。湿热禀于先天者,与元气混为一家,较之内伤外感之湿热属在后天者,岂可同日语哉。设使薄滋味,远房帏,不过生疡出血而已。乃从事膏粱,更多嗜欲,斯湿热外增,阴精内耗,脏腑营卫,但有春夏之发,而无秋冬之藏,无怪乎风火相煽,而耳为之苦鸣也。当斯时也,静以养之,犹可相安无事,何又喜功生事,火上添油,致陡然头晕面赤,其一派炎炎之势,盖无非肝经之火,督脉之阳,上冒而为患。近闻用引火归原之法,以为甘温能除大热,嗟乎!未闻道也。夫甘温除大热者,良以下极阴寒,真阳上越,引其火,归其原,则坎离交媾,太极自安;若阴虚湿热蒸动于上者,投以清滋,尚难对待,况敢以火济火,明犯一误再误之戒乎!逮后,清已有法,滋亦频投,饮食能增,身体能胖,而坐立独不能久者,明是外盛中空,下虚上实,用药殊难。尝见东垣之清燥汤,丹溪之虎潜丸,润燥兼施,刚柔并进,张氏每赞此两方,谓必互用,始克有济,何故而不宗此耶?然犹有进于此者,治病必资药力,而所以载行药力者,胃气也。胃中湿热熏蒸,致吐血痰嗽,鼻塞噫气,二便失调,所谓九窍不和,都属胃病也。然则欲安内脏,先清外腑,又为第一要着矣。至秋末冬初病甚者,十月坤卦纯阴,天已静矣,而湿热反动;肾欲藏矣,而湿热仍露,能勿令病之加剧乎?附方谨复。**青盐**四两,甘草八两,荸荠一斤,海蜇二斤,萆薢一两,饴糖八两,刺猬皮一两五钱,霞天曲一两五钱,十大功劳叶一斤,橘叶五两。共为末,竹沥和水泛丸。每朝四钱,服完后,合虎潜丸全料,同合常服。柳按:方中海蜇、荸荠、饴糖,不能作丸,此必有误。愚意用东垣清燥汤方,合**青盐**以下数味为末,而用荸荠、海蜇煮汁,和饴糖、竹沥泛丸乃合。(《评选继志堂医案》)

【虚劳】

一宦者,以积劳后,间发往来之热,浸至形

---

[1] 虎胫骨:现为禁用品。下同。

神枯槁,懒于动止,水谷日损,不知味累越月矣。诸医皆作脾虚治,而用补中汤、归脾汤、参苓散,及大补脾丸等药,未尝非也,而究皆罔效。余视之,六脉涩且濡,两尺特甚。曰:此固脾虚病也,然不直脾虚病也,乃肾虚之脾虚病也**此字大可参**,治当于两肾中培化原之本,则脾始充而病斯已矣。若徒事于末,安效之臻?遂屏诸药,以紫河车一具为君,熟地黄二两为臣,杜仲、山茱萸、破故纸、山药、芡实各一两,茯苓、益智、缩砂、**青盐**各八钱为佐使,制每如法,即以河车、地黄二味,酒煮捣丸如桐子,命名河车补脾丸,俾服之**能识河车补脾者几人**。不逾月而形气饮啖俱如初,病旋已。或叩而问其故,曰:"无他,虚则补其母尔。"(《裴子言医》)

先天原弱,继以病伤,是症精血不肯生旺,阴不恋阳,阳浮气升。煎方以酸收重镇,滋阴填精,颇效。调摄大旨,忌食辛辣,不宜夜坐及奔走之劳。久服可冀复元。金樱膏、**青盐**、芡实、**磁石**、龟鹿膏、山萸肉、熟地黄、湖莲、阿胶、锁阳、北五味、云茯神。(《扫叶庄一瓢老人医案》)

蒋,三五,肝厥,用咸味入阴,水生木体,是虚症治法,夏令大气主泄,因烦劳病发,势虽减于昔日,而脉症仍然,必静养经年,阴阳自交,病可全去。议介类潜阳,佐酸味以敛之。熟地、柏子霜、萸肉、五味、锁阳、淡菜胶、海参胶、真阿胶、龟板胶、茯苓、湖莲、芡实、**青盐**。(《临证指南医案》)

金左 脉数而弦滑,右脉数而涩滞,重按空散无神,舌苔干绛。原系虚劳见症,金水衰微,木火无制,土德不灵,生化无权,是以饮食减少,骨蒸潮热,痰嗽夹血,种种险症,非易治也。勉拟补土生金,滋水涵木,若有松机,续后再商。西洋参一钱半,白茯苓二钱,仙制夏一钱半,生白芍三钱,飞於术一钱半,**青盐皮**八分,生米仁三钱,阿胶珠三钱,京杏仁三钱,川藕节三钱,炙甘草一钱,川贝母一钱半。(《阮氏医案》)

叶天士治吴某,脉弦小数,形体日瘦,口舌糜碎,肩背掣痛,肢节麻木,肤腠瘙痒,目眩晕耳鸣,已有数年。此操持积劳,阳升内动,旋动烁筋损液,古谓壮火食气,皆阳气之化。先拟清血分中热,继当养血熄其内风,安静勿劳,不致痿厥。生地、元参、天冬、丹参、犀角、羚羊角、连翘、竹叶心。丸方:何首乌、生白芍、黑芝麻、冬桑叶、天冬、女贞子、茯神、**青盐**。(《续名医类案》)

王(南金,二十八岁) 环跳筋骨酸痛,少年积劳,伤阳维脉,血少护卫。归身、枸杞、生虎胫骨、巴戟、川牛膝、沙苑、**青盐**,羊肉胶丸。(《徐批叶天士晚年方案真本》)

"龙骨"条下"虚劳"案。(《类证治裁》)

"紫石英"条下"虚劳"案。(《扫叶庄一瓢老人医案》)

【痹证】

脉涩,腿痛艰于步履,溺后如膏,小溲易癃。此属肾虚,延久恐成痿。熟地、龟板、苁蓉、川斛、**青盐皮**、茯神、虎骨。(《未刻本叶氏医案》)

【痿证】

高,五十一岁,足心涌泉穴内合少阴肾脏。中年已后,下元精血先虚,虚风内起,先麻木而骨软筋纵,乃痿之象,必以血肉温养。生精羊肉、肉苁蓉、**青盐**、牛膝、归身、大茴、制首乌、茯苓。(《叶天士晚年方案真本》)

夏,四四,自稚壮失血遗精,两交夏月,四肢痿瘫,不得转动,指节亦不能屈曲。凡天地间,冬主收藏,夏主发泄,内损多年不复元,阳明脉衰所致。**肝胃虚**。当归、羊肉胶、杞子、锁阳、菊花炭、茯苓、**青盐**。(《临证指南医案》)

黄,二四,冬藏精气既少,当春夏发泄,失血、遗精,筋弛骨痿,不堪行走,精血内怯,奇脉中少气,三年久损,若不绝欲安闲,有偻废难状之疾。(骨痿)鹿筋胶、羯羊肉胶、牛骨髓、猪脊髓、线鱼胶、苁蓉干、紫巴戟、枸杞子、茯苓、沙苑子、牛膝、**青盐**。(《临证指南医案》)

【腰痛】

翁,三五,努力伤腰疼。生杜仲、当归、五加皮、炒牛膝、枸杞子、茯苓、**青盐**、生羊腰子。(《临证指南医案》)

蔡 腰肾两旁,以及脐腹左右,夜间痛不楚不堪,迄至天明稍安。此系老年精血亏耗,内风扰动致病,当从养血熄风、补益肝肾主治。西当归三钱,川万断三钱,炒杜仲三钱,补骨脂三钱,川草薢钱半,石决明四钱,红枣杞二钱,淡苁蓉二钱,制香附钱半,**青盐皮**一钱。复诊:石决明六钱,川草薢钱半,红枣杞钱半,粉赤芍钱半,全

当归三钱,制香附钱半,淡苁蓉钱半,**青盐皮**八分,川万断钱半,补骨脂钱半。(《阮氏医案》)

固安县佐王昆岳,起居素不谨,偶腰痛,诸医谓为肾虚之候无疑,用大补下元温肾之剂而痛愈甚,不能站立,且赴任期日迫,急招余诊。按得六脉沉滑,非肾虚之候,乃郁结痰气,滞于经络作痛。询之二便不利,法用洁净腑、去菀陈莝,先以琥珀丹一粒,灯心汤送下,又以七气汤一剂和之,随二便顿利,疼痛顿止。《内经》云:诸痛皆生于气。气一通畅,则不痛矣。执肾虚补养,其气犹滞,疼痛何能已耶!临症脉药辨认虚实,庶不致有误矣。丹在前案中,汤在古方中。余每见腰痛者,用猪腰入**青盐**、人参、破故纸,以纸包煨,酒下。此泛常肾虚者最效,如鳏居久亢之人,服之反助其火,痛愈甚矣。总之,人一身,气宜通泰,不宜滞塞,详治腰痛之诀,必于通气,间有入房而痛止者,是气滞宜通之一验也。(《两都医案》)

【背痛】

庄 三四 督虚背疼,脊高突。生毛鹿角(切片)三钱,鹿角霜一钱半,杞子三钱,归身一钱,生杜仲一钱半,沙苑一钱,茯苓一钱半,**青盐**(调入)三分。(《临证指南医案》)

【疝气】

吴朱婆桥 六十三岁 寒入厥阴之络,结为气疝。痛则胀升,气消寂无踪迹。老年下元已乏,不可破气攻疝,温养下元,尿管胀或阻溺。佐宣通,仿香茸丸。鹿茸、大茴、韭子、蛇床、当归、麝香、**青盐**、覆盆子。(《叶天士晚年方案真本》)

【不育】

张大兴 精未生来,强泄有形,最难充旺,至今未有生育。形瘦食少,易泄精薄,形脉不受刚猛阳药,议借血肉有情,充养精血。淡苁蓉、鹿鞭、巴戟、牛膝、羊肾、琐阳、枸杞、**青盐**、菟丝、舶茴香。(《叶天士晚年方案真本》)

曹,五一,色鲜明,属上有痰饮,盖上实则下虚,半百年岁,未得种玉,诊得脉左小不静,右部弦滑。法当清肺胃之热痰,益肾肝之精血,仿曼倩卫生方法。燕窝胶、甜梨膏、人参、黄芪、麦冬、山药、茯苓、於术、黄节、黑节、鹿尾胶、羊内肾、淡苁蓉、故纸(胡桃蒸)、**青盐**。(《临证指南医案》)

【崩漏】

"紫石英"条下"崩漏"案。(《临证指南医案》)

"赤石脂"条下"崩漏"案。(《类证治裁》)

【产后病】

沈 产后营虚,气弱自汗,产后病之一也;便难,二也;小便不利,是膀胱素有积热,与瘀相搏,水气相凝也。脉数大,身热,恶露色淡且少,营虚何疑?汗多口渴,阴弱不振,宜养营佐以通利,宗《金匮》法。生地、**滑石**、柏子仁、茯苓、**青盐**、红枣、归身、白鱼、炙草、血余、淮麦。又:前法《金匮》通利,小便诸证悉除。惟汗泄未止,耳鸣,阴虚于下,阳浮于上,阳气加于阴而为汗泄,营虚无疑。治当固表养营,少佐通瘀,因少腹尚有微痛也。大生地、西芪、茯神、小麦、蕤蔚子、生鳖甲、归身、枣仁、炙草。(《沈菊人医案》)

【气奔】

治遍身皮底浑浑如波浪声,痒不可忍,抓之血出不能止,名气奔。用人参、苦杖、**青盐**、细辛各一两,水二碗,煎十数沸,饮尽便愈。(《怪症奇方》)

【耳鸣】

精关不固,耳鸣少寐。**灵磁石**、沙苑、**青盐**、湖莲、金樱子、五味、熟地、茯神、线鱼胶、芡实、远志、覆盆。(《未刻本叶氏医案》)

【耳痛】

王万里时患耳痛,魏文靖公劝服**青盐**、鹿茸,煎雄、附为剂,且言此药非谓君虚宜服,曷不观《易》之坎为耳痛,坎水藏在肾,开窍于耳,而水在志为恐,恐则伤肾,故为耳痛。气阳运动为显,血阴流行常幽,血在形,如水在天地间,故坎为血卦,是经中已着病症矣。竟饵之而愈。(《名医类案》)

【喉痹】

戴枫桥 咽痹痰咸,是肾虚水泛。下焦少力,浮阳上升,阴不上承,以咸补甘泻实下。熟地、远志、苁蓉、茯苓、**青盐**、骨脂、胡桃,红枣肉丸。(《叶天士晚年方案真本》)

黄山邹 喉痹多年,反复不全,当从肺胃清理,证可不复矣。麦冬、橘白、北沙参、瓜蒌霜、官燕、茯苓、川贝母、烊化**青盐**。(《古今医案平议》)

沈,五八,咳嗽腰痛,咽喉如梗。想少阴之脉循咽,厥阴之脉循喉咙,是肝肾内衰之征。无暇理嗽,当酸咸入阴。熟地三钱,龟板五钱,杞子一钱五分,萸肉一钱五分,阿胶二钱,茯苓二

钱,淡菜二钱,**青盐**三分,芡实二钱。(《也是山人医案》)

此喉癣各去也,由肾阴亏而肝阳化风。川连三分,元参二钱,煅牡蛎四钱,阿胶二钱,甘草五分,怀膝炭一钱半,飞青黛、稽豆衣、人中白。临服化入**青盐**三分。(《孤鹤医案》)

"铅"条下"咽喉肿痛"案。(《古今医案平议》)

【齿疾】

易思兰治一人患齿病。每遇房劳,或恼怒,齿即俱长,痛不可忍,热汤凉水,俱不得入,发必三五日,苦状难述,竟绝欲。服补阴丸、清胃饮俱不效。易诊其脉,上二部俱得本体,惟二尺洪数有力,愈按愈坚。乃曰:沉濡而滑者肾脉,洪数有力者心脉,今于肾部见心脉,是所不胜者侮其所胜。乃妻入乘夫,肾中火邪盛矣。清胃饮惟胃脉洪数者为宜,今胃脉平和,清之何益?肾主骨,齿乃骨余,火盛而齿长,补之何益?况有干姜,更非所宜。乃用黄柏三钱以滋水泄火,**青盐**一钱为引,升麻一钱升出肾中火邪。药入口,且漱且咽。服后即觉丹田热气上升,自咽而出。再进二帖,病即全愈。震按:此案医理讲得最精,由于脉象诊得的真,而更运以巧思,斯发无不中矣。清胃散之庸,诚不足责,即泛用滋阴药,亦难应手。只此三味,铨解甚明,信乎缺一味不可,多一味不必也。余乡有患齿痛数年,诸药不效者,叶天士先生用山萸肉、北五味、女贞子、旱莲草各三钱,怀牛膝、**青盐**各一钱而全愈。此取酸盐下降,引肾经之火,归宿肾经,可与易公之方并垂不朽,而其义各别。(《古今医案按》)

牙痛口干,脉来弦数,水亏火动也。拟与滋养。党参三钱,沙参二钱,麦冬二钱,稽豆衣三钱,阿胶三钱,丹皮二钱,茯神三钱,原生地三钱。临服化入**青盐**三分。(《孤鹤医案》)

青浦陆,牙衄,治以甘露益胃,佐以滋降。白芍、**青盐**、蒲黄炭、清阿胶、怀牛膝、茜草、枣仁、川石斛、料豆皮、旱莲草。张山雷评:方自稳妥,惟阿胶太早。(《古今医案平议》)

春舫 脉寸软大尺浮,晨起牙宣,为日已久,现加浮痛,拟用香岩酸咸下降,引肾经之火归宿丹田一法。大熟地五钱,女贞子三钱,旱莲草三钱,五味子二钱,怀牛膝钱半,川**青盐**一钱。(《雪雅堂医案》)

同邑卢让谷妻,病患伤寒,恶寒发热,腰脊疼痛。医用大青龙汤四剂,恶寒罢而头昏倦卧,

又用附子汤三剂,阴分被劫,齿缝血出,三日夜成钵成盂,面色如新产妇人,仅存一息未绝。延余诊视,六脉微细欲脱。仲景云:强发少阴汗者,必动其血,或从鼻出,或从口出,或从齿出,是应下厥上竭,为难治。余用熟地、当归、白芍以生血养阴,洋参以益气固脱,龟板、**龙骨**潜入阴分,骨碎补独走少阴,**青盐**为佐,倾壬癸水以制丙丁火,侧柏叶、童便为使,以引血归经。一剂安,四剂愈。(《尚友堂医案》)

沈 脉细涩,入尺泽,下元精亏,龙旺火炽,是口齿龈肿,皆下焦之虚阳上越,引火归窟,未尝不通,只以形瘦液少,虑其劫阴,致有疡痛起患,当预虑也。虎潜去广归、锁阳,加山药、苁蓉、**青盐**,羊肉胶丸。(《临证指南医案》)

"密陀僧"条下"牙疳"案。(《许氏医案》)
"石膏"条下"齿疾"案。(《沈菊人医案》)
"石膏"条下"齿疾"案。(《丁济万医案》)

【目疾】

少宰蒋恬庵手足麻痹,目中视一成两。服补血药不应。改服脾药,精神困倦。李诊得寸口脉大,两尺独涩,此心肾不交,水泛为痰之故也。乃取地黄丸料作煎剂,倍用泽泻、茯苓,入**青盐**少许,凡六剂,而歧视遂收。乃兼进参、芪安神之剂,一月而康复如常。(《古今医案按》)

予游学会稽,绝早观书,辰牌方食。久之,患目涩,倦游而归,同舍遗以盐精,数次揩疾除。盐精且尔,则**青盐**之能治目,固也。古方盖用**青盐**揩牙,因掬在手洗目而目明云。(《针灸资生经》)

某 眦胀目昏,心中嘈杂,当治肝肾。熟地六两,枸杞子三两,桑椹子二两,沙苑二两,石决明二两,茯神二两,女贞子一两半,**青盐**一两,黄菊花一两,川斛四两,加蜜丸,早上开水送四钱。(《临证指南医案》)

枯矾

【咳嗽】

家母年五十时患咳嗽,百药不效,严冬时,卧不安枕。遇一老医,传授一方,系米壳四两、北五味三钱、杏仁(去皮,炒熟)五钱、**枯矾**二钱,共为细末,炼蜜为丸,梧桐子大,每服二十丸,白糖开水送下。吞服数日,病若失,永不复发。家母生于甲辰,现年八十有六,貌若童颜。以后用

此丸疗治咳嗽全愈者,笔难悉述。以上二三方,皆为寻常药品,而能愈此难愈之大证,且又屡试屡效,诚佳方也。(《医学衷中参西录》)

【癫狂】

"铁落"条下"癫狂"案。(《问斋医案》)

【泄泻】

"龙骨"条下"泄泻"案。(《里中医案》)

"龙骨"条下"泄泻"案。(《续名医类案》)

【霍乱】

"朱砂"条下"霍乱"案。(《问斋医案》)

【瘿病】

江应宿治一妇人颈瘿,知其为少阳厥阴肝胆,因郁怒痰气所成。治以:海藻三两,昆布一两五钱,海带一两(俱水洗净),半夏(制)、小松萝、**枯矾**、蛤粉、通草各一两,龙胆草(洗)三两,小麦面(炒去湿)四两。共为细末,食后用酒调下三钱,去枕睡片时,或临卧服,以消止药,不必尽剂,一月愈。(《名医类案》)

【疟疾】

宋姓,卅二,疟疾,燥热无汗,象似牡疟。脉濡数。案:湿气在上,而燥气在下,如雾如渎之源不清,且阴不归阳而君火不下济,则上克也。茯苓三钱,茯神三钱,苍耳子三钱,夏枯草三钱,**枯矾**六分,泽泻三钱,砂仁壳二钱,马兜铃二钱,木通一钱,郁金一钱,瓜蒌仁二钱,粉甘草八分,猪苓二钱,紫背浮萍四钱。释:此小暑后四日方也。溽暑之时,月建原系湿土,兼以天运之太宫、客气之太阳临之,此水湿之气所以盛也。第太阳之标热甚,则太阴之金受其克制,是以不能生水,而三焦乏润泽之资矣。且液出于心,而太阳属水,心与小肠相表里,少阴之气下合于太阳,亦能成既济之功。今为标热所引,翻致上炎,故其象如此。方内用紫背浮萍较重者,上散太阳之邪,且使水气下行归于渎道也。其余扶金渗湿之味,人所易晓,惟苍耳以去湿之性,而寓平木之意,取其形之多刺。夏枯以纯阳之体,而兼清热之用,取其性之属金也。凡此皆因气交之分、中运木气最强,不可不防也。后三日换方。案:暑湿大减,惟有滞血使行,方无后虑。知母二钱,黄柏三钱(盐水炒),天花粉三钱,泽泻三钱,云苓四钱,大白芍二钱,银花二钱,人中黄一钱,紫花地丁二钱,甘草一钱,茅根钱半,芦根三钱。释:太阳失度,少阴火动,肺金受克,胃阳水谷之腑为湿热所滞,故上膈有血热血结之形。方借寒水之气,以清解湿热之毒,微兼凉血散血之意。所谓善用兵者,无赫赫之功也。其后泻出滞血数块,竟无大患。(凡人感受六淫之邪,

致血热妄动,或上逆,或下泄者,泛常有之。俗医不考诸天时、人事,审其脏腑、阴阳,而概用沉寒滞重之味,如犀角、芦荟、黄连、胆草等物,旦旦伐之,致成不起,可悲也夫!)(《医学穷源集》)

"铅"条下"疟疾"案。(《医学穷源集》)

【便血】

"龙骨"条下"肠风下血"案。(《得心集医案》)

【虫证】

虫以湿土为窠臼,治脾土以化之,此论治虫之统法也。下扁白虫甚多,养肾元以化之,不致布子为妙。大熟地五钱,野黄精五钱,细榧子肉一两,萹蓄三钱,苍白术各三钱,川黄柏一钱,酸乌梅三个,干姜五分,白茯苓三钱。服药以来,下虫日减,头晕全好,肌肤不热,原方加减。原方去白术。丸方:**私盐碱**二两,**枯矾**七钱,**铅灰**三钱,榧子肉八两,北麦面八两,黄土四两,红糖为丸。补脾肾以来,扁白虫已净廿余日。五月初旬,喉痒痰多,现交夏至节令,暑湿将动,湿浊必甚,恐有布子之患,仍养脾肾以净根株。大熟地、川黄柏、榧子肉、制半夏、冬苍术、野黄精、乌梅肉、云茯苓、生苡仁、化橘红。适接来札。服药后,腹内平静无声,此虫蛊何疑?后忽呕吐泄泻,并有青黑砖瓦色,茶杯口大数块,虫蛊化而未尽,更恐夹以暑湿积食,亦未可定,未见症不能悬揣,且实系虫化,亦当下行者顺,上行者逆。逆则脾阴大伤,正虚积不能化,甚为险要。但不知脉象如何耳,姑拟固正下积,静以待动。人参、川椒炭、煨木香、赤茯苓、川雅连、乌梅肉、台乌药、建泽泻、大丹参、板蓝根。(《王九峰医案》)

某食后二三小时吐出内有虫,长者寸许。芪一钱,白术五钱,南星一钱,法夏三钱,干姜五钱,吴萸二钱,花椒三钱,**枯矾**三钱(研冲),陈璞二钱,沙参五钱,厚附片八钱,艾叶二钱。五付,服后全愈。(《圣余医案诠解》)

【足趾脱落】

"云母"条下"足趾脱落"案。(《医学穷源集》)

【胎毒】

"粉锡"条下"胎毒"案。(《辨证奇闻》)

【疮疡】

河埒口蒋姓遍发疮毒,体无完肤,形神消瘦。先生偕门人邹致和同往,致和幼读医书,并

在他处学习内外科五六年。始入房见其形状，惊而却走。先生用**枯矾**末数两，麻油调敷遍体，两星期而愈。继有黄泥桥薛姓子病遗精，北门王医用固涩补药十余剂，不独精不能固，遍体肿胀发疮，浓水淋漓，两手不能据箸，舌苔光绛。先生曰：此湿火灼阴也。用鲜首乌、黄柏、黄连、黄芩、丹皮等，外治同前法，脓疮即愈，遗精亦止。后见其人气体甚丰腴也。（《医验随笔》）

"铅丹"条下"背痈疽疮"案。（《尚友堂医案》）

"朱砂"条下"疮疡"案。（《医方丛话》）

【面癣】

"雄黄"条下"面癣"案。（《昼星楼医案》）

【斑疹】

常熟阁老坊范云亭，是年暑天，先因寒热，遍体红斑满布，延某医治之，进以牛蒡、山栀、豆豉、厚朴、枳壳、凉膈散、石斛、生地、沙参等，琴川所谓三鲜汤加减是也。服五六剂，遍体冷汗淋漓，神识尚清，脉沉细，目珠上反，喉间痰声漉漉，气促咳嗽痰多，项背反折。是日请医七人，有用鲜生地、石斛、大黄、**芒硝**者，有用豆豉、牛蒡、山栀、连翘者，有用草果、厚朴、苍术、陈皮者，有用附子、人参、熟地、阿胶者，各有主见，议论纷纷。七人之中，余不在焉。余至，各医均散。余诊之曰：脉微欲绝，冷汗淋漓，阴凝于内，阳脱于外。舌底绛白润而灰，下焦浊阴水气，皆泛于上。再拘执红疹宜服寒凉，阳即脱矣，若进枳、朴、苍术香燥者，亦决无是理，惟温补似乎合符。然熟地、阿胶有痰饮阻格，决不能入，不如以甘温固表扶阳，参以酸敛之品收之，服一剂。明日邵聿修先生到琴，应有卓识。立方用党参、茯神、枣仁、桂枝、白芍、炙草、炒淮麦、五味子、煨姜、红枣。病家及旁人，皆不肯用党参。余曰：此症当大服人参，既不相信，改北沙参可也。服一剂，如故。至晨，邵君到，即书字来寓，邀余并诊。余曰：先将昨方换人参，加**龙骨**、牡蛎，再服一剂诊脉可也。聿翁曰：**龙骨**、牡蛎前方已加，服过一剂，人参未也。余曰：何以不用人参？邵君笑而不答。余曰：君乃常昭之仰望，若亦依顺人情，而仍用北沙参者，云亭无生理矣。岂可比余之人微言轻乎？聿翁曰：用人参若干。余曰：此症人参宜以两计，然方上却难写，不如先用一钱，余使病家渐渐增进。即将原方去沙参，换人参一钱。服一剂，罔效。聿

翁要往梅里，委余代看一日。余曰：代理一天犹可，如日久恐病家不信，岂不误事？邵君去后，明日病人大汗如雨，痰升作厥。余曰：即服独参汤一味，以救其脱，另用五味子、**枯矾**二味，研细末，以人涎唾调烂，纳入病人脐中，用膏药盖之。是日共服人参七钱，并未作胀。明晨汗稍收，气渐平，口中白糜布满。明日聿翁到琴，并诊之，斟酌一方，当舍表救里，不能顾其红斑，拟十四味建中加减主之。人参一钱，黄芪三钱，茯神二钱，炙草一钱，五味子五分，於术二钱，附子一钱，肉桂八分，干姜五分，白芍钱半，熟地四钱，杜仲四钱，杞子三钱，红枣五枚。煎服一剂，无效。原方再服一剂，忽觉泄泻，脉变外浮。聿翁曰：此症难矣。脉浮汗出，阳从上脱，又见泄泻，阴从下脱，阴阳两脱，又加白糜满口，痰塞咽喉，不死何待？余曰：病势虽危，尚有一线生机，能服人参两许，兼以大补之剂而不胀，服姜、附、桂而不燥，尚有正气能支，有阴分可烁。今脉沉而转浮者，乃阴脉转阳脉也。大便溏泄者，乃服温药行动先所服凉药之积也。仲景《太阳篇》有寒积太阴，阳动则腐臭秽不能内留而下者，即仲景桂枝加芍药条之文。然寒积遇温而下，不过两三日，若下之三日不止，汗更出，脉仍沉濡肢冷，则死定矣。如下之能汗收脉缓思饮，至第三日而痢止，即有生机矣。乃谓云亭之弟仲和曰：余二人之力，不胜此病，宜再请高明。仲和曰：医祷俱穷，二公再推诿，无他望矣，生死由命，决不怨也。即将前方去熟地，加白芍二钱、干姜五分，再进一剂。口中化燥，脉仍浮而痢更甚。以原方再服一剂，痢止，略思饮食，精神稍振。即将前方桂、附、姜、芍减半，加熟地、萸肉，另服独参汤。又两日，病已大有起色。聿翁回支塘，余为调理月余而痊。所调理之方，皆归脾、四君、生脉、桂枝加**龙骨**牡蛎、小建中诸法加减出入。此事已有五六年，刻下聿翁已作古人。今夏初有人来邀去，云亭病重，即过诊之，病已七八日。一日数医，所服皆牛蒡、山栀、豆豉、连翘、琴川三鲜汤、枳、朴之类。诊其脉沉而下痢，痰声辘辘，汗冷，瞳神无光，阴躁。余曰：前次为凉药所误，不料今次又依样葫芦，惜哉。即写别直参三钱、附子一钱、干姜一钱、於术三钱、炙草一钱等服之，如水投石。余曰：难矣，即起聿修于地下，亦无济矣。如此阳虚烟体，正虚邪陷，用清凉克伐而有生理者，未之有也。延三日而逝。（《余

听鸿医案》)

【腋下体气】

"密陀僧"条下"腋下体气"案。(《名医类案》)

【脓耳】

"铅丹"条下"脓耳"案。(《东皋草堂医案》)

【鼻渊】

"硫黄"条下"鼻渊"案。(《怪症奇方》)

【牙疳】

"铅丹"条下"走马牙疳"案。(《名医类案》)

"密陀僧"条下"牙疳"案。(《许氏医案》)

硫　黄

【阴暑】

"玄精石"条下"阴暑"案。(《沈芊绿医案》)

【头痛】

"硝石"条下"头痛"案。(《医案类聚》)

【中风】

中风有真类之别。风以类名,明其与真中相类,而非外来之风。故刘河间谓将息失宜,五志过极,心火暴甚,肾水虚衰。李东垣谓本气自病。朱丹溪谓脾生痰,痰生热,热生风。脉来滑数,寸口有余,尺部不足,右肢不展,面戴阳色,小便时遗。显是肾水久亏,无以济火,又不涵木,土为木克,脾湿生痰,痰生热,热生风,风淫末疾。良由心境劳烦太过。心为君主之官。心君百凡俱动,肾相翕然而起,烁阴蚀气,气虚挟痰。此类中偏枯在右之所由生也。公订《医话》第一类黄风汤加减主之。绵州黄芪、青防风、人参、大熟地、云茯苓、炙甘草、化州橘红、制陈半夏、制豨莶、当归身、淡竹沥、生姜汁、再造丸一粒(和服)。昨进《医话》第一类黄风汤加减,尚合机宜。第脉体两尺素弱,阴分素亏;两寸本数,心火本旺;中见滑象,痰热可据。右肢麻痹,营气虚则不仁,卫气虚则不用。《内经》所谓肉苛是也。肾虚不能灌溉一身,脾虚无以荣养四末。治病必求其本,滋苗必灌其根。仍以类黄风加减主治。绵黄芪、青防风、人参、大熟地、制豨莶、当归身、冬白术、怀山药、云茯苓、炙甘草、淡竹沥、生姜汁、再造丸一粒(和服)。连进类黄风加减,诸症未见进退,但大便八日不

解。脏阴营液本亏,右肢苛痹。土为木克,无以生金,风旋痰扰于肺,小便时遗,清肃之令不行,肾虚膀胱有热。仍以类黄风为主,加以清上实下之意。绵州黄芪、青防风、大熟地、云茯苓、怀山药、大麦冬、羚羊尖、牡丹皮、淡竹沥、生姜汁、再造丸一粒(和服)。昨服黄风法,加清上实下之品,未申时,神志微觉模糊,膀胱复有不约之意。阳明旺于未申,痰热内扰阳明,上冒心胞,肺热气化不及州都。宜间服泻南补北之剂,从心火暴甚、肾水虚衰论治。川黄连、黄芩、炙甘草、人参、大熟地、怀山药、云茯苓、制半夏、山萸肉、生姜汁、淡竹茹、再造丸一粒(和服)。昨进泻南补北之剂,心火稍杀,阴液未升,命门真火颇有上越之势,夜来躁而不烦,阴盛格阳之象。大便仍然不解,仲景所谓不更衣十日,无所苦,转为阴结。饮食少进,舌苔反白,神情恍惚,间有谬误之语,尺脉按之不鼓,总属肾中水火俱亏。肾为作强之官,水火同居一窟。无阳则阴无以生,无阴则阳无以化。大法折其郁气,先取化源,再拟河间地黄饮子,略为增减。从阴引阳,从阳引阴,冀其阴阳相引,水火既济。大熟地、制附子、油足肉桂、巴戟肉、淡苁蓉、钗石斛、山萸肉、远志肉、五味子、怀山药、大麦冬、怀牛膝。昨进地黄饮子,尺脉渐起,饮食较进,神识亦清,真阳命火返窟有机。但阳无剥尽之理,剥极则复,复而不剥则安,剥而不复则危,安危之机,总在阴阳来复。益火之源,以消阴翳;壮水之主,以镇阳光。从阳引阴,从阴引阳,可谓并行不悖而收既济之功。仍以阴阳相引之剂为主。大熟地、人参、当归身、冬白术、云茯苓、大白芍、川黄连、油足肉桂、生姜汁、淡竹沥、再造丸一粒(和服)。昨服阴阳相引之剂,夜来平善,今晨饮食加增,舌苔渐退,浊痰亦豁,都是佳征。但尺脉仍然不起,乃肾中水火久亏。言乃心声,语言不能流贯,间有词不达意之处。心阳不能下交于肾,肾水无以上承于心。大便十二日不行,五液不足以润手足阳明之燥。小便时有不约之势,肺虚气化不及州都。诸症虽见于当前,而致病之由已萌于在昔,所从来远矣。岂能一旦霍然,仍以阴阳相引之剂,参入定志安神之品。大熟地、人参、当归身、川黄连、油肉桂、珍珠粉、琥珀粉、酸枣仁、白茯神、柏子仁、姜汁、竹沥、再造丸一粒(和服)。昨服阴阳相引,定志安神之剂,寸脉数象虽平,两尺仍然无力。扁鹊

言：人之有尺，犹树之有根。枝叶虽枯槁，根本将自生。尺脉不起，根蒂有亏，殊属可虑。仍以阴阳相引之剂，加以固肾填精之品。大熟地、人参、制附子、川黄柏、鹿茸、当归身、枸杞子、厚杜仲、生姜汁、淡竹沥、再造丸一粒（和服）。昨服阴阳相引、固肾填精之剂，脉神形色虽起，然大便十四日不解，其责在肾。肾主二阴，水虚必盗气于金，精损必移枯于肺。肺为相傅之官，治节出焉。肺与大肠相为表里，上之节制不行，下之传道失职，此大便不解之本原也。况命火不足，中阳不运，否而不泰。心下至少腹并无痞、满、燥、实、坚可据，非硝、黄所宜。治此大法，必温通右命以煦和，静补左肾以濡润。肾中水火上蒸，则脾胃化机自转，肺金清肃令行，大肠传道守职，肾得开阖之权，何忧大便不解。仍以阴阳相引之剂，加以温润之品。大熟地、人参、淡苁蓉、当归身、怀山药、山萸肉、柏子仁、郁李仁、制附子、油肉桂、怀牛膝、枸杞子、生姜汁、淡竹沥、再造丸一粒（和服）。昨服阴阳相引之剂，加以温润之品。益右命之火，以煦和；补左肾之水，以濡润；清肃肺金，以行治节；斡旋中气，以化湿痰。大便仍然不解，饮食又复不思，神情似觉沉迷，尺脉如前不起，命火、真阴、中气久亏难复故也。仍以阴阳相引之剂，加以脾肾双培之品，冀其药力积渐，日久自能一旦豁然。大熟地、怀山药、山萸肉、淡苁蓉、当归尾、怀牛膝、人参、冬白术、枸杞子、生姜汁、淡竹沥、川白蜜。昨药后，精神稍振，智慧稍开。大便仍然未解，饮食仍然少进，尺脉仍然未起。盖肾气通于胃，肾中水火俱亏，胃气不能敷布药力，以故寒之不寒，热之不热，润之不润。仍以阴阳相引之剂，加以温通之品。大熟地、人参、冬白术、当归身、淡苁蓉、枸杞子、柏子仁、松子仁、怀牛膝、《局方》半硫丸一钱（和服）。半硫丸即**石硫黄**、制半夏等分蜜丸。昨药后，大便仍然未解，总是命火、中阳不振，转运机迟，清不能升，浊无由降。胃为仓廪，脾司谏议。容受水谷则有坤顺之德，化生气血则有乾健之功。升降失司，反成天地不交之否。午刻，腹中转矢气，隐隐作痛，脾转清阳，胃行浊气之象。仍以阴阳相引之剂，加以升清降浊之品，外用猪胆导法。大熟地、人参、女贞子、旱莲草、当归身、陈橘皮、银柴胡、绿升麻、生姜汁、淡竹沥、**半硫丸**一钱，猪胆汁灌入肛门内。昨药后，及猪胆导法，大便仍然不解，总是

肾中水火不能上蒸，兼素多肝郁，值春木司权，两重木克，胃气大伤，难于下降。仍以阴阳相引为主，参入斡运中枢兼益右命之品。（《问斋医案》）

【痫证】

"铅"条下"痫证"案。（《医学衷中参西录》）

【尸厥】

"硝石"条下"尸厥"案。（《名医类案》）

【泄泻】

"水银"条下"小儿吐泻"案。（《小儿药证直诀》）

"玄精石"条下"泄泻"案。（《王氏医案绎注》）

【痢疾】

天津李氏妇，年过四旬，患痢三年不愈，即稍愈旋又反复。其痢或赤或白或赤白参半，且痢而兼泻，其脉迟而无力。平素所服之药，宜热不宜凉，其病偏于凉可知。俾先用生山药细末，日日煮粥服之，又每日嚼服蒸熟龙眼肉两许，如此旬日，其泻已愈，痢已见轻。又俾于服山药粥时，送服**生硫黄**细末三分，日两次，又兼用木贼一钱，淬水当茶饮之，如此旬日，其痢亦愈。（《医学衷中参西录》）

"赤石脂"条下"痢疾"案。（《医学衷中参西录》）

【便秘】

"硝石"条下"便秘"案。（《问斋医案》）

【关格】

王，四六，望五年岁，真阳已衰。纳食逾二三日，反胃涌吐，仍有不化之形，痰涎浊水俱出，大便渐秘，此关格大症，阴枯阳结使然。人参、半夏、茯苓、泡淡吴萸、生淡干姜，夜另服**半硫丸**一钱五分。（《种福堂公选良方》）

【便血】

天津袁镜如，年三十二岁，得大便下血证。病因：先因劳心过度，心中时觉发热，继又因朋友宴会，饮酒过度，遂得斯证。证候：自孟夏下血，历六月不止，每日六七次，腹中觉疼即须入厕，心中时或发热，懒于饮食。其脉浮而不实有似芤脉，而不若芤脉之硬，两尺沉分尤虚，至数微数。诊断：此证临便时腹疼者，肠中有溃烂处也。心中时或发热者，阴虚之热上浮也。其脉近芤者，失血过多也。其两尺尤虚者，下血久

而阴亏,更兼下焦气化之不固摄也。此宜用化腐生肌之药治其肠中溃烂,滋阴固气之药固其下焦气化,则大便下血可愈矣。处方:生怀山药两半,熟地黄一两,龙眼肉一两,净萸肉六钱,樗白皮五钱,金银花四钱,**赤石脂**四钱(研细),甘草二钱,鸦胆子仁八十粒(成实者),**生硫黄**八分(细末)。药共十味,将前八味煎汤,送服鸦胆子、**硫黄**各一半,至煎渣再服时,仍送服其余一半,至于**硫黄**生用之理,详于敦复汤下。方解:方中鸦胆子、**硫黄**并用者,因鸦胆子善治下血,而此证之脉两尺过弱,又恐单用之失于寒凉,故少加**硫黄**辅之,况其肠中脂膜,因下血日久易至腐败酿毒,二药之性皆善消除毒菌也。又其腹疼下血,已历半载不愈,有似东人志贺洁所谓阿米巴赤痢,**硫黄**实又为治阿米巴赤痢之要药也。复诊:前药连服三剂,下血已愈,心中亦不发热,脉不若从前之浮,至数如常。而其大便犹一日溏泻四五次,此宜投以健胃固肠之剂。处方:炙箭芪三钱,炒白术三钱,生怀山药一两,龙眼肉一两,生麦芽三钱,建神曲三钱,大云苓片二钱。共煎汤一大盅,温服。效果:将药连服五剂,大便已不溏泻,日下一次,遂停服汤药。俾用生怀山药细末煮作粥,调以白糖,当点心服之以善其后。(《医学衷中参西录》)

"赤石脂"条下"便血"案。(《医学衷中参西录》)

【痰饮】

曾治大学士海山周大人六公郎州官桐峰者,患吐痰三十余年,自云少壮时,一年三五发,将发二三日左胁内胀,渐大如米瓜即吐,吐出之痰,状若破絮,形似痈脓,臭不可闻,待三五日,痰尽乃平,每发如是。至今年衰,一月数发,饮食不进,日夜无宁,来寓求诊。右寸关浮大,滑而弦甚,余脉如常。余曰:足下之恙,乃太阴脾经之患,巢囊之痰如蜂儿宿于房中,莲子嵌于蓬内,生长则易,剥落则难,吐尽又积,积满又吐。桐峰曰:先生明若观火,治之将何如?余曰:补正攻邪,方与理脾涤饮,加南星、草蔻温中散结,芫花、草果大破悬饮,更用斩关丸,以划巢囊,荡涤湿痰,自必有效。彼闻之颜曰:先生良医也。即依其法,煎服二剂而痰活。又服二剂,是晚吞斩关丸五钱,次日乘舆来寓,顿首谢曰:妙哉!先生之药,何其神也?我三十余年之疾,昨晚得先生一剂服之,至二鼓,其痰自大便长驱而下,

今早自觉右胁下毫无形迹矣,此后不发,皆君赐也,弟惟每饭不忘耳。附斩关丸方:**石硫黄**五两(研细末,贯入猪大肠内,线扎煮烂,去肠,滚水淘数次,晒干),紫油桂、白蔻仁、川花椒、生白术、生附子、吴茱萸、法夏子、鸡内金各一两。共为细末,饭碾为丸,梧子大,收贮听用。(《齐氏医案》)

【痹证】

邻村窦英如,年过三旬,于孟冬得腿疼证。病因:禀赋素弱,下焦常畏寒凉,一日因出门寝于寒凉屋中,且铺盖甚薄,晨起遂病腿疼。证候:初疼时犹不甚剧,数延医服药无效,后因食猪头肉其疼陡然加剧,两腿不能任地,夜则疼不能寐,其脉左右皆弦细无力,两尺尤甚,至数稍迟。诊断:此证因下焦相火虚衰,是以易为寒侵,而细审其脉,实更兼气虚不能充体,即不能达于四肢以运化药力,是以所服之药纵对证亦不易见效也。此当助其相火祛其外寒,而更加补益气分之药,使气分壮旺自能运行药力以胜病也。处方:野党参六钱,当归五钱,怀牛膝五钱,胡桃仁五钱,乌附子四钱,补骨脂三钱(炒捣),滴乳香三钱(炒),明没药三钱(不炒),威灵仙钱半。共煎汤一大盅,温服。复诊:将药连服五剂,腿之疼稍觉轻而仍不能任地,脉象较前似稍有力。问其心中服此热药多剂后仍不觉热,因思其疼在于两腿,当用性热质重之品,方能引诸药之力下行以达病所。处方:野党参五钱,怀牛膝五钱,胡桃仁五钱,乌附子四钱,白术三钱(炒),补骨脂三钱(炒,捣),滴乳香三钱(炒),明没药三钱(不炒),**生硫黄**一钱(研细)。药共九味,将前八味煎汤一大盅,送服**硫黄**末五分,至煎渣再服时,又送服所余五分。效果:将药连服八剂,腿疼大见轻减,可扶杖行走,脉象已调和无病,心中微觉发热,俾停服汤药,每日用生怀山药细末七八钱许,煮作茶汤,送服青娥丸三钱,或一次或两次皆可,后服至月余,两腿分毫不疼,步履如常人矣。(《医学衷中参西录》)

【腰痛】

又一妇腰疼绵绵不止,亦不甚剧,诊其脉知其下焦虚寒,治以温补下焦之药,又于服汤药之外,俾服**生硫黄**细末一钱,日两次。**硫黄**服尽四两,其疼除根。是知同是腰疼而其致病之因各异,治之者安可胶柱鼓瑟哉。(《医学衷中参西录》)

【虫膈】

娄门范昭，素患翻胃，粒米不能入咽者月余，胸中如有物蠢动。余曰：此虫膈也，积血所成。举家未信，余处以开膈末药，佐以**硫黄**，三剂后，吐出痰血半瓯，随吐虫二十余枚，长者径尺，短者二寸，色微紫。其肠俱空，乃药入而虫积食之，皆洞肠而死者，举家惊喜，以为病愈。余曰：未也。姑以粥与之，连进二碗，全然不呕，更觉宽适，顷之粥停不下，不能再食。余曰：胃腑已为虫蚀，无藏食之地，无救也。辞不复用药，不旬日而卒。（《洄溪医案》）

【足趾脱落】

"云母"条下"足趾脱落"案。（《医学穷源集》）

【产后恶露】

"花蕊石"条下"产后恶露"案。（《得心集医案》）

【阴宽】

阴宽，肥皂子浸去黑皮，用其白肉，加白及、五倍子、蛇床子、石榴皮、甘松、三奈、**龙骨**，煎浓汤，日日熏洗。宽而冷者，加**石硫黄**煎。（《续名医类案》）

【疮疖】

"铅丹"条下"背痈疽疮"案。（《尚友堂医案》）

"朱砂"条下"疮疡"案。（《医方丛话》）

【发背】

"雄黄"条下"发背"案。（《怪症奇方》）

【鼻渊】

鼻常流清涕，以荜拨末吹入即愈。赤鼻，**枯矾**三钱、**硫黄**二钱，卧时取三分于手心，唾调，以指涂鼻孔内，睡醒再涂；三日则变色，七日全愈。（《怪症奇方》）

【阴中伏阳证】

"水银"条下"阴中伏阳证"案。（《伤寒九十论》）

金石本草篇引用书目

［1］吴普. 神农本草经 [M]. 孙星衍, 孙冯翼, 辑校. 北京: 科学技术文献出版社, 1996.

［2］吴普. 吴普本草 [M]. 北京: 人民卫生出版社, 1987.

［3］陶弘景. 名医别录 [M]. 尚志钧, 辑校. 北京: 人民卫生出版社, 1986.

［4］吴普. 吴氏本草经 [M]. 尚志钧, 辑校. 北京: 中医古籍出版社, 2005.

［5］陶弘景. 本草经集注 [M]. 北京: 学苑出版社, 2013.

［6］雷敩. 雷公炮炙论 [M]. 张骥, 补辑. 施仲安, 校注. 南京: 江苏科学技术出版社, 1985.

［7］甄权. 药性论 [M]. 合肥: 安徽科学技术出版社, 2006.

［8］苏敬. 新修本草 [M]. 上海: 上海卫生出版社, 1957.

［9］佚名. 月王药诊 [M]. 马世林, 毛继祖, 译注. 上海: 上海科学技术出版社, 2012.

［10］陈藏器. 本草拾遗 [M]. 尚志钧, 辑校. 芜湖: 皖南医学院科研处, 1983.

［11］日华子. 日华子本草 [M]. 芜湖: 皖南医学院科研处, 1983.

［12］李珣. 海药本草 [M]. 尚志钧, 辑校. 北京: 人民卫生出版社, 1997.

［13］韩保昇. 蜀本草 [M]. 尚志钧, 辑注. 北京: 北京科学技术出版社, 2021.

［14］掌禹锡. 嘉祐本草 [M]. 尚志钧, 辑复. 北京: 中医古籍出版社, 2009.

［15］苏颂. 本草图经 [M]. 尚志钧, 辑校. 合肥: 安徽科学技术出版社, 1994.

［16］唐慎微. 证类本草 [M]. 王家葵, 蒋淼, 点评. 北京: 中国医药科技出版社, 2021.

［17］唐慎微. 大观本草 [M]. 尚志钧, 点校. 合肥: 安徽科学技术出版社, 2002.

［18］唐慎微. 经史证类备急本草 [M]. 北京: 北京图书馆出版社, 2004.

［19］寇宗奭. 本草衍义 [M]. 颜正华, 点校. 北京: 人民卫生出版社, 1990.

［20］王继先. 绍兴本草校注 [M]. 尚志钧, 校注. 北京: 中医古籍出版社, 2007.

［21］王介. 履巉岩本草 [M]. 上海: 上海古籍出版社, 1996.

［22］唐慎微. 重修政和经史证类备用本草 [M]. 北京: 人民卫生出版社, 1982.

［23］不著撰人. 增广和剂局方药性总论 [M]. 郝近大, 校点. 北京: 中医古籍出版社, 1988.

［24］王好古. 汤液本草 [M]. 崔扫麈, 尤荣辑, 点校. 北京: 人民卫生出版社, 1987.

［25］危亦林. 世医得效方 [M]. 王育学, 校注. 北京: 中国中医药出版社, 1996.

［26］李中梓. 重订本草征要 [M]. 北京: 北京科学技术出版社, 1986.

［27］卢之颐. 本草乘雅半偈 [M]. 冷方男, 王齐南, 校点. 北京: 人民卫生出版社, 1986.

［28］兰茂. 滇南本草 [M]. 昆明: 云南科技出版社, 2008.

［29］王纶. 本草集要 [M]. 北京: 中国中医药出版社, 2015.

［30］薛己. 本草约言 [M]. 臧守虎, 杨天真, 杜凤娟, 校注. 北京: 中国中医药出版社, 2015.

［31］刘文泰. 本草品汇精要 [M]. 北京: 人民卫生出版社, 1982.

［32］黄济之. 本草权度 [M]. 北京: 中医古籍出版社, 1997.

［33］陈嘉谟. 本草蒙筌 [M]. 北京: 人民卫生出版社, 1988.

［34］王文洁. 太乙仙制本草药性大全 [M]. 北京: 中医古籍出版社, 2001.

［35］李时珍. 本草纲目 [M]. 北京: 人民卫生出版社, 2004.

［36］皇甫嵩, 皇甫相. 本草发明 [M]. 李玉清, 向南, 校注. 北京: 中国中医药出版社, 2015.

［37］年希尧. 本草类方 [M]. 沈阳: 辽宁科学技术出版社, 2019.

［38］赵南星. 上医本草 [M]. 北京: 中国中医药出版社, 2016.

［39］张景岳. 本草正 [M]. 北京: 中国医药科技出版社, 2017.

［40］缪希雍. 神农本草经疏 [M]. 太原: 山西科学技术出版社, 2013.

［41］缪仲淳. 本草单方 [M]. 北京: 学苑出版社, 1999.

［42］凌奂. 本草害利 [M]. 北京: 中医古籍出版社, 1982.

［43］汪讱庵. 本草易读 [M]. 北京: 人民卫生出版社,

［44］李中梓. 本草通玄 [M]. 北京: 中国中医药出版社, 2015.

［45］郭佩兰. 本草汇 [M]. 郭君双, 校注. 北京: 中国中医药出版社, 2015.

［46］陆太纯. 本草拔萃 [M]. 谭位坤, 抄校. 上海: 上海科学技术文献出版社, 2016.

［47］顾元交. 本草汇笺 [M]. 刘更生, 校注. 北京: 中国中医药出版社, 2015.

［48］张志聪. 本草崇原 [M]. 刘小平, 点校. 北京: 中国中医药出版社, 1992.

［49］刘若金. 本草述校注 [M]. 郑怀林, 校注. 北京: 中医古籍出版社, 2005.

［50］王翃. 握灵本草 [M]. 北京: 中国中医药出版社, 2012.

［51］曹元宇. 本草经 [M]. 上海: 上海科学技术出版社, 1987.

［52］汪昂. 本草备要 [M]. 余力, 陈赞育, 校注. 北京: 中国中医药出版社, 1998.

［53］张璐. 本经逢原 [M]. 北京: 中国中医药出版社, 2007.

［54］程履新. 山居本草 [M]. 北京: 中医古籍出版社, 1994.

［55］陈士铎. 本草秘录 [M]. 何小明, 校注. 太原: 山西科学技术出版社, 2006.

［56］稻宣义. 炮炙全书 [M]. 北京: 中医古籍出版社, 1981.

［57］叶天士. 本草经解 [M]. 北京: 学苑出版社, 2011.

［58］徐大椿. 神农本草经百种录 [M]. 北京: 人民卫生出版社, 1956.

［59］徐大椿. 药性切用 [M]. 伍悦, 点校. 北京: 学苑出版社, 2011.

［60］吴仪洛. 本草从新 [M]. 北京: 人民卫生出版社, 1990.

［61］顾世澄. 疡医大全 [M]. 北京: 人民卫生出版社, 1987.

［62］严西亭, 施澹宁, 洪缉庵. 得配本草 [M]. 上海: 上海科学技术出版社, 1958.

［63］赵学敏. 本草纲目拾遗 [M]. 北京: 人民卫生出版社, 1963.

［64］黄宫绣. 本草求真 [M]. 北京: 人民卫生出版社, 1987.

［65］吴继志. 质问本草 [M]. 北京: 中医古籍出版社, 1984.

［66］郭汝聪. 本草三家合注 [M]. 太原: 山西科学技术出版社, 2010.

［67］和德绍. 玉龙本草 [M]. 昆明: 云南科技出版社, 2016.

［68］吴钢. 类经证治本草 [M]. 北京: 中国中医药出版社, 2016.

［69］杨时泰. 本草述钩元 [M]. 上海: 科技卫生出版社, 1958.

［70］帝玛尔·丹增彭措. 晶珠本草 [M]. 上海: 上海科学技术出版社, 1986.

［71］姚澜. 本草分经 [M]. 太原: 山西科学技术出版社, 2013.

［72］叶天士. 本草再新 [M]. 王慎轩, 点校. 苏州: 苏州国医书社, 1934.

［73］赵其光. 本草求原 [M]. 广州: 广东科技出版社, 2009.

［74］叶志诜. 神农本草经赞 [M]. 王加峰, 展照双, 杨海燕, 校注. 北京: 中国中医药出版社, 2017.

［75］张秉成. 本草便读 [M]. 上海: 上海卫生出版社, 1958.

［76］唐容川. 本草问答 [M]. 陆拯, 点校. 北京: 中国中医药出版社, 2013.

［77］周岩. 本草思辨录 [M]. 北京: 中国书店, 1987.

［78］戈颂平. 神农本草经指归 [M]. 北京: 中医古籍出版社, 2008.

［79］清·太医院. 太医院秘藏膏丹丸散方剂 [M]. 北京: 中国中医药出版社, 2005.

［80］李时珍. 增广本草纲目 [M]. 上海: 上海锦章图书局, 1911.

［81］张山雷. 本草正义 [M]. 程东旗, 点校. 福州: 福建科学技术出版社, 2006.

［82］广西壮族自治区革命委员会卫生局. 广西本草选编 [M]. 南宁: 广西人民出版社, 1974.

［83］甘慈尧. 浙南本草新编 [M]. 北京: 中国中医药出版社, 2016.

［84］王广津, 庄国康. 疮疡外用本草 [M]. 北京: 人民卫生出版社, 1982.

［85］邹寒雁, 高承仁, 高连元. 青海高原本草概要 [M]. 西宁: 青海人民出版社, 1993.

［86］南京中医药大学. 中药大辞典 [M]. 上海: 上海科学技术出版社, 2006.

［87］王正坤, 周明康. 哀牢本草 [M]. 太原: 山西科学技术出版社, 1991.

［88］冉先德. 中华药海 [M]. 哈尔滨: 哈尔滨出版社, 1993.

［89］嘎玛群培. 甘露本草明镜 [M]. 拉萨: 西藏人民出版社, 2013.

［90］郭兰忠. 矿物本草 [M]. 南昌: 江西科学技术出版社, 1995.

［91］赵亦成, 蒋纪洋. 淄博本草 [M]. 北京: 中国中医药出版社, 1995.

［92］叶显纯, 戴龙瑞, 薛品贤. 本草经典补遗 [M]. 上海: 上海中医药大学出版社, 1997.

［93］国家中医药管理局《中华本草》编委会. 中华本草 [M]. 上海: 上海科学技术出版社, 1999.

［94］卢多逊. 开宝本草 [M]. 尚志钧, 辑校. 合肥: 安徽科学技术出版社, 1998.

［95］王敏, 朱琚元. 楚雄彝州本草 [M]. 昆明: 云南人民出

版社, 1998.

［96］ 马成亮, 王松森, 高建波. 潍坊本草(下) [M]. 兰州: 兰州大学出版社, 2000.

［97］ 王敏, 邵晖, 吴文青, 等. 矿产本草 [M]. 北京: 中国医药科技出版社, 2004.

［98］ 单于德. 回药本草 [M]. 银川: 宁夏人民出版社, 2004.

［99］ 达娃温嘎. 藏医本草精华 [M]. 拉萨: 西藏人民出版社, 2004.

［100］ 王林生. 尚志钧与本草文献·本草权论 [M]. 北京: 中医古籍出版社, 2008.

［101］ 张觉人. 丹药本草 [M]. 北京: 学苑出版社, 2009.

［102］ 穆毅. 太白本草 [M]. 西安: 陕西科学技术出版社, 2011.

［103］ 陈桂阳, 钱加华. 骨伤本草 [M]. 北京: 人民军医出版社, 2011.

［104］ 陈仁寿, 吴昌国, 唐德才. 毒性本草类纂 [M]. 北京: 人民军医出版社, 2012.

［105］ 程超寰. 本草释名考订 [M]. 北京: 中国中医药出版社, 2013.

［106］ 路继兴. 宜良本草 [M]. 昆明: 云南民族出版社, 2013.

［107］ 邓家刚. 桂本草 [M]. 北京: 北京科学技术出版社, 2015.

［108］ 司有奇. 黔南本草 [M]. 贵阳: 贵州科技出版社, 2015.

［109］ 谭启龙. 海药本草集解 [M]. 武汉: 湖北科学技术出版社, 2016.

［110］ 泉州市泉港区中医药学会. 泉港本草 [M]. 福州: 福建科学技术出版社, 2016.

［111］ 湖北省农业厅. 湖北本草撷英 [M]. 武汉: 湖北人民出版社, 2016.

［112］ 邱明华, 李铭. 云南本草 [M]. 海口: 海南出版社, 2017.

［113］ 张之道, 许嘉鹏, 孙文洁. 彝药本草 [M]. 昆明: 云南科技出版社, 2018.

［114］ 光泽县中药材行业协会. 本草光泽 [M]. 福州: 福建科学技术出版社, 2018.

［115］ 周祯祥. 本草药征 [M]. 北京: 人民卫生出版社, 2018.

［116］ 付正良, 周海平, 林飞武. 河北省本草图鉴 [M]. 石家庄: 河北科学技术出版社, 2018.

［117］ 孙启玉, 张贵君. 齐鲁本草 [M]. 北京: 科学出版社, 2019.

［118］ 赵中振. 域外本草记 [M]. 北京: 北京科学技术出版社, 2021.

［119］ 国家药典委员会. 中华人民共和国药典: 2020 年版 [M]. 北京: 中国医药科技出版社, 2020.

［120］ 韦松基, 刘华钢, 陈宇龄, 等. 广西本草新编 [M]. 北京: 中国医药科技出版社, 2021.

［121］ 李明德. 浙北本草 [M]. 杭州: 浙江工商大学出版

社, 2021.

［122］ 河南省革命委员会卫生局. 河南省中药材炮制规范 [M]. 郑州: 河南人民出版社, 1974.

［123］ 天津市卫生局. 天津市中药饮片切制规范 [M]. 天津: 天津市卫生局, 1975.

［124］ 甘肃省卫生局. 中药炮制规范 [M]. 兰州: 甘肃人民出版社, 1980.

［125］ 四川省卫生厅. 四川省中药饮片炮制规范 [M]. 成都: 四川省卫生厅, 1984.

［126］ 广东省卫生厅. 广东省中药炮制规范 [M]. 广州: 广东省卫生厅, 1984.

［127］ 北京市卫生局. 北京市中药饮片切制规范 [M]. 北京: 北京市卫生局, 1974.

［128］ 浙江省卫生厅. 浙江省中药炮制规范 [M]. 杭州: 浙江科学技术出版社, 1986.

［129］ 吉林省卫生厅. 吉林省中药炮制标准 [M]. 长春: 吉林科学技术出版社, 1987.

［130］ 山西省卫生厅. 山西省中药材标准(一九八七年版) [M]. 山西: 山西省卫生厅, 1988.

［131］ 贵州省卫生厅. 贵州省中药饮片炮制规范 [M]. 贵阳: 贵州人民出版社, 1988.

［132］ 广西壮族自治区卫生厅. 广西中药材标准: 1990年版 [M]. 南宁: 广西科学技术出版社, 1992.

［133］ 江西省卫生厅药政管理局. 江西省中药炮制规范: 1991 年版 [M]. 上海: 上海科学技术出版社, 1991.

［134］ 山东省卫生厅. 山东省中药炮制规范(一九九〇年版) [M]. 济南: 山东科学技术出版社, 1991.

［135］ 湖南省卫生厅. 湖南省中药材质量标准 [M]. 长沙: 湖南科学技术出版社, 1993.

［136］ 福建省食品药品监督管理局. 福建省中药饮片炮制规范: 2012 年版 [M]. 福州: 福建科学技术出版社, 2013.

［137］ 北京市卫生局. 北京市中药材标准: 1998 年版 [M]. 北京: 首都师范大学出版社, 1998.

［138］ 黑龙江省药品监督管理局. 黑龙江省中药材标准: 2001 年版[M]. 哈尔滨: 黑龙江省药品监督管理局, 2001.

［139］ 山东省药品监督管理局. 山东省中药材标准: 2002年版 [M]. 济南: 山东友谊出版社, 2002.

［140］ 江苏省药品监督管理局. 江苏省中药饮片炮制规范: 2002 年版 [M]. 南京: 江苏科学技术出版社, 2002.

［141］ 河北省食品药品监督管理局. 河北省中药饮片炮制规范: 2003 年版 [M]. 北京: 学苑出版社, 2004.

［142］ 河南省食品药品监督管理局. 河南省中药饮片炮制规范: 2005 年版 [M]. 郑州: 河南人民出版社, 2005.

［143］ 天津市食品药品监督管理局. 天津市中药饮片炮制规范: 2005 年版 [M]. 天津: 天津市食品药品监督管理局, 2005.

［144］ 安徽省食品药品监督管理局. 安徽省中药饮片炮

制规范: 2005 年版 [M]. 合肥: 安徽科学技术出版社, 2006.

[145] 重庆市食品药品监督管理局. 重庆市中药饮片炮制规范及标准 [M]. 重庆: 重庆市食品药品监督管理局, 2006.

[146] 广西壮族自治区食品药品监督管理局. 广西壮族自治区中药饮片炮制规范(2007 年版) [M]. 南宁: 广西科学技术出版社, 2007.

[147] 江西省食品药品监督管理局. 江西省中药饮片炮制规范: 2008 年版 [M]. 上海: 上海科学技术出版社, 2009.

[148] 甘肃省食品药品监督管理局. 甘肃省中药材标准: 2009 年版 [M]. 兰州: 甘肃文化出版社, 2009.

[149] 湖南省食品药品监督管理局. 湖南省中药饮片炮制规范: 2010 年版 [M]. 长沙: 湖南科学技术出版社, 2010.

[150] 青海省食品药品监督管理局. 青海省藏药炮制规范 [M]. 西宁: 青海人民出版社, 2010.

[151] 新疆维吾尔自治区食品药品监督管理局. 新疆维吾尔自治区中药维吾尔药饮片炮制规范: 2010 年版 [M]. 乌鲁木齐: 新疆人民卫生出版社, 2010.

[152] 湖南省食品药品监督管理局. 湖南省中药材标准: 2009 年版 [M]. 长沙: 湖南科学技术出版社, 2010.

[153] 北京市药品监督管理局. 北京市中药饮片炮制规范: 2008 年版 [M]. 北京: 化学工业出版社, 2010.

[154] 陕西省食品药品监督管理局. 陕西省中药饮片标准: 第三册 [M]. 西安: 陕西科学技术出版社, 2011.

[155] 黑龙江省食品药品监督管理局. 黑龙江省中药饮片炮制规范及标准: 2012 年版 [M]. 哈尔滨: 黑龙江科学技术出版社, 2012.

[156] 山东省食品药品监督管理局. 山东省中药饮片炮制规范: 2012 年版 [M]. 济南: 山东科学技术出版社, 2013.

[157] 浙江省食品药品监督管理局. 浙江省中药炮制规范: 2015 年版 [M]. 北京: 中国医药科技出版社, 2016.

[158] 江苏省食品药品监督管理局. 江苏省中药材标准: 2016 年版 [M]. 南京: 江苏凤凰科学技术出版社, 2016.

[159] 宁夏食品药品监督管理局. 宁夏中药饮片炮制规范: 2017 年版 [M]. 银川: 阳光出版社, 2017.

[160] 上海市药品监督管理局. 上海市中药饮片炮制规范: 2018 年版 [M]. 上海: 上海科学技术出版社, 2019.

[161] 湖北省药品监督管理局. 湖北省中药饮片炮制规范: 2018 年版 [M]. 北京: 中国医药科技出版社, 2019.

[162] 湖北省药品监督管理局. 湖北省中药材质量标准: 2018 年版 [M]. 北京: 中国医药科技出版社, 2019.

[163] 内蒙古自治区药品监督管理局. 内蒙古蒙药饮片炮制规范: 2020 年版 [M]. 呼和浩特: 内蒙古人民出版社, 2020.

[164] 宁夏回族自治区卫生厅. 宁夏中药材标准 [M]. 银川: 宁夏人民出版社, 1993.

金石医案篇主要引用书目

［1］张仲景. 伤寒论 [M]. 上海: 上海科学技术出版社, 1983.

［2］张仲景. 金匮要略 [M]. 北京: 中医古籍出版社, 1997.

［3］孙思邈. 备急千金要方 [M]. 沈阳: 辽宁科学技术出版社, 1997.

［4］张鷟. 朝野佥载 [M]. 西安: 三秦出版社, 2004.

［5］钱乙. 小儿药证直诀 [M]. 南宁: 广西科学技术出版社, 2015.

［6］许叔微. 伤寒九十论 [M]. 上海: 上海大东书局, 1936.

［7］窦材. 扁鹊心书 [M]. 北京: 中医古籍出版社, 1992.

［8］姚宽. 西溪丛语 [M]. 上海: 商务印书馆, 1939.

［9］王璆. 是斋百一选方 [M]. 手抄本 [年代不详].

［10］王执中. 针灸资生经 [M]. 北京: 中国书店, 1987.

［11］陈自明, 原著. 薛己, 校注. 校注妇人良方 [M]. 上海: 科技卫生出版社, 1958.

［12］张从正. 儒门事亲 [M]. 天津: 天津科学技术出版社, 1999.

［13］朱震亨. 怪疴单 [M]. 北京: 中华书局, 1985.

［14］朱震亨. 金匮钩玄 [M]. 北京: 人民卫生出版社, 1980.

［15］朱震亨. 丹溪治法心要 [M]. 北京: 人民卫生出版社, 1983.

［16］戴思恭. 推求师意 [M]. 南京: 江苏科学技术出版社, 1984.

［17］万全. 幼科发挥 [M]. 北京: 人民卫生出版社, 1959.

［18］韩懋. 韩氏医通 [M]. 上海: 上海科学技术出版社, 1959.

［19］江瓘. 名医类案 [M]. 北京: 人民卫生出版社, 1957.

［20］龚廷贤. 万病回春 [M]. 北京: 中国中医药出版社, 2019.

［21］龚廷贤. 寿世保元 [M]. 上海: 上海科学技术出版社, 1959.

［22］薛己. 薛氏医案选 [M]. 北京: 人民卫生出版社, 1983.

［23］薛己, 撰. 钱临, 疏. 薛案辨疏 [M]. 绍兴: 绍兴医药学报社, 1918 (民国七年).

［24］薛铠. 保婴撮要 [M]. 北京: 中国中医药出版社, 2016.

［25］王肯堂. 医学穷源集 [M]. 北京: 中国中医药出版社, 2015.

［26］王肯堂. 证治准绳 [M]. 上海: 上海古籍出版社, 1991.

［27］冯时可. 上池杂说 [M]. 北京: 中华书局, 1991.

［28］陈实功. 外科正宗 [M]. 北京: 中医古籍出版社, 1999.

［29］李中梓. 医宗必读 [M]. 上海: 上海科学技术出版社, 1959.

［30］李中梓. 删补颐生微论 [M]. 济南: 齐鲁书社, 1995.

［31］包来发. 李中梓医学全书 [M]. 北京: 中国中医药出版社, 1999.

［32］张介宾. 景岳全书 [M]. 北京: 中国中医药出版社, 1994.

［33］焦竑. 焦氏笔乘正续[M]. 上海: 商务印书馆, 1937 (民国二十六年).

［34］秦昌遇. 医验大成 [M]. 北京: 中医古籍出版社, 1985.

［35］金九渊. 冰壑老人医案 [M]. 北京: 中医古籍出版社, 2007.

［36］程仑. 程原仲医案 [M]. 北京: 中国中医药出版社, 2015.

［37］陆养愚, 陆肖愚, 陆祖愚. 陆氏三世医验 [M]. 北京: 中国中医药出版社, 2011.

［38］倪士奇. 两都医案 [M]. 北京: 中国中医药出版社, 2016.

［39］缪希雍. 先醒斋医学广笔记 [M]. 北京: 中国医药科技出版社, 2019.

［40］裴一中. 裴子言医 [M]. 上海: 上海古籍出版社, 1996.

［41］孙一奎. 孙文垣医案 [M]. 北京: 中国医药科技出版社, 2019.

［42］李延昰. 脉诀汇辨 [M]. 海口: 海南出版社, 2012.

［43］叶崧. 莲斋医意立斋案疏 [M]. 北京: 中医古籍出版社, 2009.

［44］喻嘉言. 寓意草 [M]. 上海: 上海科学技术出版社, 1959.

［45］陈士铎. 辨证奇闻 [M]. 北京: 中国中医药出版社, 1995.

［46］张璐. 张氏医通 [M]. 上海: 上海科学技术出版社,

1963.

［47］张民庆, 王兴华, 刘华东. 张璐医学全书 [M]. 北京: 中国中医药出版社, 1999.

［48］冯兆张. 冯氏锦囊秘录 [M]. 北京: 人民卫生出版社, 1998.

［49］北山友松. 北山医案 [M]. 北京: 人民卫生出版社, 1957.

［50］薛雪. 扫叶庄一瓢老人医案 [M]. 上海: 上海古籍出版社, 1996.

［51］薛雪. 薛雪医案 [M]. 北京: 北京科学技术出版社, 2014.

［52］叶天士. 叶氏医案存真 [M]. 上海: 千顷堂书局, 1915 (民国四年).

［53］叶天士. 临证指南医案 [M]. 北京: 华夏出版社, 1995.

［54］叶天士. 眉寿堂方案选存 [M]. 上海: 大东书局, 1937 (民国二十六年).

［55］叶天士. 未刻本叶氏医案 [M]. 上海: 上海科学技术出版社, 2010.

［56］叶天士. 叶天士晚年方案真本 [M]. 北京: 学苑出版社, 2011.

［57］叶天士, 著. 徐大椿, 批注. 徐批叶天士晚年方案真本 [M]. 北京: 中国中医药出版社, 2018.

［58］刘洋. 徐灵胎医学全书 [M]. 北京: 中国中医药出版社, 1999.

［59］程国彭. 医学心悟 [M]. 北京: 中国中医药出版社, 2019.

［60］王式钰. 东皋草堂医案 [M]. 北京: 中国中医药出版社, 2016.

［61］高鼓峰. 医宗己任编 [M]. 北京: 学苑出版社, 2011.

［62］尤怡. 静香楼医案 [M]. 长沙: 思贤书局, 1903 (清光绪二十九年).

［63］沈鲁珍. 沈氏医案 [M]. 上海: 上海科学技术出版社, 2010.

［64］任贤斗. 瞻山医案 [M]. 北京: 中国中医药出版社, 2016.

［65］杨云峰. 潜邨医案 [M]. 上海: 上海古籍出版社, 1979.

［66］黄宫绣. 锦芳太史医案求真初编 [M]. 北京: 华夏出版社, 1999.

［67］华岫云. 种福堂公选良方 [M]. 北京: 中国医药科技出版社, 2019.

［68］杨渊. 清代秘本医书四种 [M]. 北京: 中国中医药出版社, 2002.

［69］魏之琇. 续名医类案 [M]. 北京: 人民卫生出版社, 1957.

［70］沈金鳌. 沈芊绿医案 [M]. 北京: 中国医药科技出版社, 2019.

［71］俞震. 古今医案按 [M]. 北京: 中国医药科技出版社, 2020.

［72］马昆, 王艳丽. 重订补注《南雅堂医案》[M]. 北京: 人民军医出版社, 2009.

［73］许豫和. 新安医籍丛刊·怡堂散记 [M]. 合肥: 安徽科学技术出版社, 1990.

［74］鲁峰. 鲁峰医案 [M]. 北京: 中国中医药出版社, 2015.

［75］王九峰. 王九峰医案 [M]. 北京: 中国中医药出版社, 2007.

［76］吴瑭. 吴鞠通医案 [M]. 上海: 上海科学技术出版社, 2010.

［77］吴鞠通. 吴鞠通医学全书 [M]. 太原: 山西科学技术出版社, 2015.

［78］吴瑭. 淮阴吴鞠通先生医案 [M]. 上海: 上海大东书局, 1924 (民国十三年).

［79］王泰林. 王旭高临证医案 [M]. 北京: 中国医药科技出版社, 2019.

［80］王旭高. 王旭高医案 [M]. 上海: 上海科学技术出版社, 2010.

［81］曹存心. 曹仁伯医案论 [M]// 上海中医学院中医文献研究所. 历代中医珍本集成 (三五). 上海: 上海三联书店, 1990.

［82］曹存心. 评选继志堂医案 [M]. 江阴: 柳氏惜余小舍, 1904 (清光绪三十年).

［83］黄退庵. 友渔斋医话 [M]. 上海: 大东书局, 1937 (民国二十六年).

［84］沈菊人. 中医古籍珍稀抄本精选 (十七) 沈菊人医案 [M]. 高毓秋, 点校. 上海: 上海科学技术出版社, 2004.

［85］戴思九. 戴思九临证医案 [M]. 台北: 新文丰出版公司, 1987.

［86］江泽之. 江泽之医案 [M]. 上海: 上海科学技术出版社, 2004.

［87］片仓元周. 产科发蒙 [M]. 上海: 世界书局, 1936 (民国二十五年).

［88］费伯雄. 怪疾奇方 [M]. 上海: 上海中医书局, 1929 (民国十八年).

［89］焦循. 李翁医记 [M]. 北京: 中国中医药出版社, 2015.

［90］齐秉慧. 齐氏医案 [M]. 北京: 中国中医药出版社, 1997.

［91］顾锡. 银海指南 [M]. 北京: 中国中医药出版社, 2017.

［92］王学权. 重庆堂随笔 [M]. 南京: 江苏科学技术出版社, 1986.

［93］怀抱奇. 古今医彻 [M]// 裘庆元. 珍本医书集成 (五) 通治类 (甲). 上海: 上海科学技术出版社, 1985.

［94］何书田. 簳山草堂医案 [M]. 上海: 上海中医学院出版社, 1989.

［95］吉益东洞, 吉益南涯. 吉益氏医论医案 [M]. 北京: 学苑出版社, 2009.

［96］孔继菼. 一见草 [M]. 手抄本. 1932 (民国二十一年).

［97］王守中. 良方 [M]. 手抄本. 1820 (清嘉庆二十五年).

［98］蒋示吉. 医意商 [M]// 郑金生. 海外中医珍善本古籍

丛刊（四十）. 北京: 中华书局, 2016.

[99] 顾金寿. 吴门治验录 [M]. 北京: 学苑出版社, 2012.

[100] 叶天士, 曹仁伯, 何元长. 叶天士曹仁伯何元长医案 [M]. 上海: 上海科学技术出版社, 2004.

[101] 丹波元坚. 伤寒广要 [M]. 北京: 人民卫生出版社, 1983.

[102] 高锦庭. 谦益斋外科医案 [M]. 上海: 上海中医书局, 1955.

[103] 通意子. 贯唯集 [M]. 上海: 上海科学技术出版社, 2004.

[104] 章楠. 医门棒喝 [M]. 北京: 中国医药科技出版社, 2011.

[105] 周学霆. 三指禅 [M]. 太原: 山西科学技术出版社, 2018.

[106] 吴金寿. 清代三家医案合编 [M]. 北京: 学苑出版社, 2014.

[107] 叶桂, 著. 周学海, 评. 评点叶案存真类编 [M]// 曹炳章. 中国医学大成续集（四十四）. 上海: 上海科学技术出版社, 2000.

[108] 吴楚. 医验录 [M]. 畹香草堂 [年代不详].

[109] 吴篪. 临证医案笔记 [M]. 北京: 中国中医药出版社, 2015.

[110] 张千里. 张梦庐先生医案 [M]. 北京: 中国中医药出版社, 2015.

[111] 张梦庐. 珠村草堂医案 [M]. 手抄本. 1836（清道光十六年）.

[112] 林珮琴. 类证治裁 [M]. 上海: 第二军医大学出版社, 2008.

[113] 王堉. 醉花窗医案 [M]. 太原: 山西科学技术出版社, 1985.

[114] 方略. 尚友堂医案 [M]. 上海: 上海中医学院出版社, 1993.

[115] 蒋宝素. 问斋医案 [M]. 上海: 上海中医学院出版社, 1993.

[116] 沈又彭, 俞震. 沈俞医案合钞 [M]. 上海: 上海科学技术出版社, 2004.

[117] 卧云山人. 剑慧草堂医案 [M]. 深圳: 海天出版社, 2001.

[118] 张大曦. 评选爱庐医案 [M]. 江阴: 柳氏惜余小舍, 1904（清光绪三十年）.

[119] 赵履鳌, 赵冠鳌. 中医古籍珍稀抄本精选（十五）旌孝堂医案 [M]. 叶进, 点校. 上海: 上海科学技术出版社, 2004.

[120] 半读斋主人. 养性轩临证医案 [M]. 北京: 中国中医药出版社, 2015.

[121] 李成荣. 李氏医案 [M]. 北京: 中医古籍出版社, 2011.

[122] 徐锦. 心太平轩医案 [M]. 北京: 中国中医药出版社, 2015.

[123] 王孟英. 王孟英医学全书 [M]. 太原: 山西科学技术出版社, 2015.

[124] 王孟英, 撰. 石念祖, 注. 王氏医案绎注 [M]. 北京: 商务印书馆, 1957.

[125] 王孟英, 原著. 周振鸿, 重按. 回春录新诠 [M]. 长沙: 湖南科学技术出版社, 1982.

[126] 王士雄. 潜斋医话 归砚录 [M]. 天津: 天津科学技术出版社, 2004.

[127] 王士雄. 王氏医案 [M]// 王士雄. 潜斋医学丛书十四种. 集古阁, 1918（民国七年）.

[128] 王士雄. 王氏医案三编 [M]// 王士雄. 潜斋医学丛书十四种. 集古阁, 1918（民国七年）.

[129] 王士雄. 王氏医案续编 [M]// 王士雄. 潜斋医学丛书十四种. 集古阁, 1918（民国七年）.

[130] 王孟英. 古今医案按选 [M]. 北京: 北京市中国书店, 1986.

[131] 王士雄. 王孟英医案 [M]. 上海: 上海科学技术出版社, 1989.

[132] 徐娱庭. 医案集存 [M]. 手抄本. 1853（清咸丰三年）.

[133] 顾文垣. 顾氏医案 [M]. 上海: 上海科学技术出版社, 2004.

[134] 徐大椿. 洄溪医案 [M]. 北京: 学苑出版社, 2008.

[135] 陆以湉. 冷庐医话 [M]. 上海: 上海科学技术出版社, 1959.

[136] 刘金方. 临症经应录 [M]. 上海: 上海科学技术出版社, 2004.

[137] 张畹香. 张畹香医案 [M]. 上海: 大东书局, 1936（民国二十五年）.

[138] 谢星焕. 得心集医案 [M]. 北京: 中国中医药出版社, 2016.

[139] 赖元福. 赖氏脉案 [M]. 北京: 中国中医药出版社, 2015.

[140] 张乃修. 张聿青医案 [M]. 北京: 中国医药科技出版社, 2014.

[141] 程樑. 引经证医 [M]. 手抄本. 1873（清同治十二年）.

[142] 刘仕廉. 医学集成 [M]. 北京: 中国中医药出版社, 2015.

[143] 王燕昌. 王氏医存 [M]. 南京: 江苏科学技术出版社, 1983.

[144] 费伯雄, 费绳甫. 孟河费氏医案 [M]. 上海: 上海科学技术出版社, 1964.

[145] 费承祖. 费绳甫先生医案 [M]. 上海: 上海科学技术出版社, 2004.

[146] 张耀卿. 柳宝诒医案 [M]. 北京: 人民卫生出版社, 1965.

[147] 柳宝诒. 柳选四家医案 [M]. 上海: 上海卫生出版社, 1957.

[148] 浅田宗伯. 先哲医话 [M]. 北京: 学苑出版社, 2008.

[149] 赵濂. 医门补要 [M]. 上海: 上海卫生出版社, 1957.

[150] 杨毓斌. 治验论案 [M]. 南京王吉源石印本. 1912（民国元年）.

［151］徐养恬. 徐养恬方案 [M]. 上海: 上海科学技术出版社, 2004.

［152］温存厚. 温氏医案 [M]. 北京: 中国中医药出版社, 2015.

［153］徐士銮. 医方丛话 [M]. 北京: 中国中医药出版社, 2015.

［154］徐镛. 医学举要 [M]. 上海: 大东书局, 1936 (民国二十五年).

［155］何澹安. 何澹安医案 [M]. 上海: 大东书局, 1937 (民国二十六年).

［156］姜成之. 龙砂八家医案 [M]. 北京: 中国医药科技出版社, 2019.

［157］孤鹤医案 [M]. 上海: 上海科学技术出版社, 2004.

［158］心禅僧. 一得集 [M]. 永禅室藏板. 1890 (清光绪十六年).

［159］程文囿. 杏轩医案 [M]. 合肥: 安徽人民出版社, 1960.

［160］马培之. 马培之医案 [M]. 太原: 山西科学技术出版社, 2013.

［161］余听鸿. 外证医案汇编 [M]. 上海: 上海科学技术出版社, 2010.

［162］过铸. 过氏医案 [M]. 过氏家刻本. 1901 (清光绪二十七年).

［163］马松. 马氏医案并附祁案王案 [M]. 常熟: 抱芳阁, 1886 (清光绪十二年).

［164］刘恒瑞. 经历杂论 [M]. 杭州: 杭州三三医社, 1898 (清光绪二十四年).

［165］丁授堂. 丁授堂先生医案 [M]. 北京: 中国中医药出版社, 2015.

［166］汪廷元. 赤厓医案评注 [M]. 北京: 人民卫生出版社, 2014.

［167］王乐亭, 李耀南. 疡科指南医案 [M]. 上海: 上海科学技术出版社, 2004.

［168］王乐亭. 王乐亭指要 [M]. 上海: 上海科学技术出版社, 2004.

［169］钱艺, 撰. 钱雅乐, 等纂辑. 慎五堂治验录 [M]. 上海: 上海科学技术出版社, 2004.

［170］余听鸿. 余听鸿医案 [M]. 上海: 上海科学技术出版社, 1963.

［171］黄澹翁. 黄澹翁医案 [M]. 周小农, 点校. 上海: 世界书局, 1936 (民国二十五年).

［172］孙西台. 昼星楼医案 [M]. 石印本. 上海: 震东学社, 1902 (清光绪二十八年).

［173］郑奋扬. 重印鼠疫约编 [M]. 北京: 联兴印务局, 1918 (民国七年).

［174］张士骧. 雪雅堂医案 [M]. 太原: 山西科学技术出版社, 2010.

［175］傅松元. 医案摘奇 [M]. 学古堂, 1930 (民国十九年).

［176］张锡纯. 医学衷中参西录 [M]. 太原: 山西科学技术出版社, 2009.

［177］张骧孙. 临诊医案 [M]. 上海: 上海科学技术出版社, 2004.

［178］郭敬三, 撰. 萧尚之, 编评. 萧评郭敬三医案 [M]. 手抄本. 1910 (清宣统二年).

［179］孙采邻. 竹亭医案 [M]. 上海: 上海科学技术出版社, 2004.

［180］陈莲舫. 陈莲舫医案集 [M]. 福州: 福建科学技术出版社, 2008.

［181］周镇. 惜分阴轩医案 [M]. 绍兴: 绍兴医药学报社, 1916-1921.

［182］沈仲理. 丁甘仁临证医集 [M]. 上海: 上海中医药大学出版社, 2000.

［183］丁甘仁. 丁甘仁医案 [M]. 北京: 中国医药科技出版社, 2020.

［184］高思敬. 高憩云外科全书 [M]. 北京: 人民卫生出版社, 2018.

［185］张贞庵. 外科医镜 [M]. 上海: 大东书局, 1936 (民国二十五年).

［186］何元长, 何书田, 何鸿舫. 重古三何医案 [M]. 上海: 久敬斋, 1918 (民国七年).

［187］王金杰. 王仲奇医案 [M]. 上海: 上海科学技术出版社, 2004.

［188］王应震. 王应震要诀 [M]. 上海: 上海科学技术出版社, 2004.

［189］杜子良. 药园医案 [M]. 北京: 京华印书局, 1920 (民国九年).

［190］萧琢如. 遯园医案 [M]. 北京: 中国中医药出版社, 2017.

［191］胡古年. 胡古年医案 [M]. 手抄本. 1899 (光绪二十五年).

［192］曹沧洲. 曹沧洲医案 [M]. 上海: 江左书林, 1924 (民国十三年).

［193］曹惕寅. 翠竹山房诊暇录稿 [M]. 上海: 翠竹山房, 1927 (民国十六年).

［194］金子久. 金子久医案 [M]. 上海: 江东书局, 1927 (民国十六年).

［195］金子久. 和缓遗风 [M]. 杭州: 杭州三三医社, 1924 (民国十三年).

［196］恽铁樵. 药盦医案全集 [M]. 福州: 福建科学技术出版社, 2007.

［197］张山雷. 张山雷医话医案 [M]. 天津: 天津科学技术出版社, 2010.

［198］华国振. 留香馆医话: 附医案 [M]. 手抄本. 1930 (民国十九年).

［199］杨枝青, 毕丽娟. 陆渊雷医案 [M]. 上海: 上海科学技术出版社, 2010.

［200］朱应征. 淞滨实验录 [M]. 长沙: 吕园医室, 1935 (民国二十四年).

［201］沈青霞. 青霞医案 [M]// 裘庆元. 珍本医书集成 (十三) 医案类 (乙). 上海: 上海科学技术出版社, 1986.

［202］也是山人. 也是山人医案 [M]. 上海: 上海科学技术出版社, 2010.

［203］邵兰荪. 重订邵兰荪医案 [M]. 北京: 中国中医药出版社, 2019.

［204］邵兰荪. 邵氏医案 [M]// 裘庆元. 珍本医书集成 (十三) 医案类 (乙). 上海: 上海科学技术出版社, 1986.

［205］王三尊. 医权初编 [M]// 裘庆元. 珍本医书集成 (十四) 杂著类. 上海: 上海科学技术出版社, 1986.

［206］袁桂生. 丛桂草堂医案 [M]// 裘庆元. 珍本医书集成 (十三) 医案类 (乙). 上海: 上海科学技术出版社, 1986.

［207］曹颖甫. 经方实验录 [M]. 北京: 中国医药科技出版社, 2019.

［208］招萼华. 曹颖甫医案 [M]. 上海: 上海科学技术出版社, 2010.

［209］许勉斋. 勉斋医话 [M]. 手抄本. 1937 (民国二十六年).

［210］汪艺香. 汪艺香先生医案 [M]. 上海: 上海科学技术出版社, 2004.

［211］朱良春. 章次公医案 [M]. 南京: 江苏科学技术出版社, 1980.

［212］刘子维, 李俊. 圣余医案诠解 [M]. 北京: 人民军医出版社, 2009.

［213］苏丽娜, 周晴. 丁济万医案 [M]. 上海: 上海科学技术出版社, 2010.

［214］熊惠生. 熊惠生医学经验录 [M]. 北京: 学苑出版社, 2022.

［215］赵守真. 治验回忆录 [M]. 北京: 人民卫生出版社, 1962.

［216］李聪甫. 麻疹专论 [M]. 长沙: 湖南人民出版社, 1964.

［217］赵海仙. 寿石轩医案 [M]. 南京: 江苏人民出版社, 1965.

［218］盛增秀, 庄爱文. 阮氏医案评议 [M]. 北京: 中医古籍出版社, 2017.

［219］张山雷. 古今医案平议 [M]. 天津: 天津科学技术出版社, 2010.

［220］翟竹亭. 湖岳村叟医案 [M]. 郑州: 河南科学技术出版社, 1984.

［221］上池医案 [M]. 手抄本 [年代不详].

［222］上海市中医文献研究馆. 临床心得选集: 第一辑 [M]. 上海: 上海科学技术出版社, 1965.

［223］上海市中医文献研究馆. 临床心得选集: 第二辑 [M]. 上海: 上海科学技术出版社, 1966.

［224］河北新医大学. 中医医案八十例 [M]. 北京: 人民教育出版社, 1976.

［225］金东辰, 孙朝宗. 医林典故 [M]. 济南: 山东科学技术出版社, 1987.

［226］江西省卫生厅. 杏林医选: 江西名老中医经验选编 [M]. 南昌: 江西科学技术出版社, 1987.

［227］周耀辉, 杨剑兵. 近代江南四家医案医话选 [M]. 上海: 上海科学技术文献出版社, 1998.

［228］何廉臣. 全国名医验案类编 [M]. 太原: 山西科学技术出版社, 2011.

［229］张灿玾. 保元堂三世医案 [M]. 北京: 科学出版社, 2015.

［230］盛增秀, 陈勇毅, 竹剑平, 等. 医案类聚 [M]. 北京: 人民卫生出版社, 2015.

［231］杨杏林, 梁尚华. 近代中医未刊本精选 (第十六册)·医案医话 [M]. 上海: 上海科学技术出版社, 2016.

［232］秦伯未. 清代名医医案精华 [M]. 北京: 人民卫生出版社, 2018.

［233］秦伯未. 清代名医医话精华 [M]. 北京: 人民卫生出版社, 2018.

［234］裘庆元. 医案秘本十五种: 上册 [M]. 北京: 中国中医药出版社, 2019.

［235］裘庆元. 医案秘本十五种: 下册 [M]. 北京: 中国中医药出版社, 2019.

［236］龚廷贤. 万病回春 [M]. 朱广仁, 点校. 天津: 天津科学技术出版社, 1993.

［237］钱乙. 小儿药证直诀 [M]. 张灿玾, 郭君双, 点校. 北京: 人民卫生出版社, 1991.

［238］方肇权. 方氏脉症正宗 [M]. 朱德明, 校注. 北京: 中国中医药出版社, 2015.

其他参考书目

［1］窦材. 扁鹊心书 [M]. 北京: 中国中医药出版社, 2015.

［2］孙星衍. 华氏中藏经 [M]. 北京: 商务印书馆, 1956.

［3］褚澄. 褚氏遗书 [M]. 台北: 商务印书馆, 1983.

［4］巢元方. 诸病源候论 [M]. 北京: 人民卫生出版社, 1955.

［5］孙思邈. 千金食治 [M]. 吴受琚, 注释. 北京: 中国商业出版社, 1985.

［6］东轩居士. 卫济宝书 [M]. 北京: 人民卫生出版社, 1956.

［7］陈无择. 三因极一病证方论 [M]. 北京: 中国中医药出版社, 2007.

［8］刘守真. 三消论 [M]. 扬州: 江苏广陵古籍刻印社, 1984.

［9］张元素. 医学启源 [M]. 北京: 中国中医药出版社, 2019.

［10］张杲. 医说 [M]. 上海: 上海科学技术出版社, 1984.

［11］张子和. 儒门事亲 [M]. 太原: 山西科学技术出版社, 2009.

［12］李杲. 内外伤辨 [M]. 上海: 复旦大学出版社, 2019.

［13］李杲. 脾胃论 [M]. 北京: 中国中医药出版社, 2019.

［14］李东垣. 兰室秘藏 [M]. 北京: 中国中医药出版社, 2007.

［15］宋慈. 洗冤集录 [M]. 上海: 上海科学技术出版社, 1981.

［16］王好古. 此事难知 [M]. 北京: 中国中医药出版社, 2018.

［17］王好古. 医垒元戎 [M]. 上海: 上海科学技术出版社, 2000.

［18］罗天益. 卫生宝鉴 [M]. 北京: 中国医药科技出版社, 2019.

［19］朱震亨. 格致余论 [M]. 沈阳: 辽宁科学技术出版社, 1997.

［20］朱震亨. 金匮钩玄 [M]. 北京: 人民卫生出版社, 1980.

［21］朱震亨. 丹溪手镜 [M]. 北京: 人民卫生出版社, 1982.

［22］朱震亨. 丹溪心法 [M]. 北京: 北京市中国书店, 1986.

［23］秦景明. 症因脉治 [M]. 上海: 上海卫生出版社, 1958.

［24］贾铭. 饮食须知 [M]. 西安: 三秦出版社, 2005.

［25］程杏轩. 医述 [M]. 合肥: 安徽科学技术出版社, 1983.

［26］薛己. 内科摘要 [M]. 北京: 中国医药科技出版社, 2019.

［27］吴又可. 温疫论 [M]. 2 版. 北京: 中国医药科技出版社, 2019.

［28］龚廷贤. 寿世保元 [M]. 上海: 上海科学技术出版社, 1959.

［29］戴天章. 广瘟疫论 [M]. 北京: 中国中医药出版社, 2009.

［30］胡文焕. 新刻养生导引法 [M]. 上海: 上海古籍出版社, 1990.

［31］陶弘景, 施肩吾, 等. 养生导引秘籍 [M]. 北京: 中国人民大学出版社, 1990.

［32］孙志宏. 简明医彀 [M]. 济南: 齐鲁书社, 1995.

［33］吴正伦. 养生类要 [M]. 上海: 上海古籍出版社, 1990.

［34］郑全望. 瘴疟指南 [M]. 上海: 上海古籍出版社, 1996.

［35］皇甫中. 明医指掌 [M]. 北京: 中国医药科技出版社, 2020.

［36］戴元礼. 秘传证治要诀及类方 [M]. 北京: 商务印书馆, 1955.

［37］龚信, 纂辑. 龚廷贤, 续编. 王肯堂, 订补. 古今医鉴 [M]. 北京: 商务印书馆, 1958.

［38］李梴. 医学入门 [M]. 南昌: 江西科学技术出版社, 1988.

［39］楼英. 医学纲目 [M]. 北京: 中国中医药出版社, 1996.

［40］韩悉. 韩氏医通 [M]. 上海: 上海科学技术出版社, 1959.

［41］虞抟. 医学正传 [M]. 北京: 中医古籍出版社, 2002.

［42］肖京. 轩岐救正论 [M]. 北京: 中医古籍出版社, 2015.

［43］孙文胤. 丹台玉案 [M]. 北京: 中国中医药出版社, 2016.

［44］徐春甫. 古今医统大全 [M]. 合肥: 安徽科学技术出版社, 1995.

［45］戴思恭. 推求师意 [M]. 南京: 江苏科学技术出版社, 1984.

［46］孙一奎. 医旨绪余 [M]. 南京: 江苏科学技术出版社, 1983.

［47］张介宾. 景岳全书 [M]. 北京: 中国中医药出版社, 1994.

［48］王肯堂. 证治准绳 [M]. 上海: 上海科学技术出版社, 1959.

［49］龚廷贤. 万病回春 [M]. 北京: 中国中医药出版社, 2019.

［50］俞弁. 续医说 [M]. 上海: 上海科学技术出版社, 1984.

［51］王清任. 医林改错 [M]. 上海: 上海科学技术出版社, 1966.

［52］尤在泾. 金匮翼 [M]. 上海: 上海卫生出版社, 1957.

［53］喻嘉言. 医门法律 [M]. 太原: 山西科学技术出版社, 2006.

［54］江笔花. 笔花医镜 [M]. 上海: 上海卫生出版社, 1957.

［55］唐容川. 血证论 [M]. 上海: 上海人民出版社, 1958.

［56］唐宗海. 医学见能 [M]. 兰州: 甘肃人民出版社, 1982.

［57］熊笏. 中风论 [M]. 南昌: 江西科学技术出版社, 1995.

［58］黄琳. 脉确 [M]. 北京: 中医古籍出版社, 1981.

［59］陈念祖. 医学从众录 [M]. 北京: 中国中医药出版社, 2007.

［60］陈修园. 医学三字经 [M]. 太原: 山西科学技术出版社, 2019.

［61］陈修园. 医学实在易 [M]. 北京: 中国书店, 1987.

［62］赵濂. 医门补要 [M]. 上海: 上海卫生出版社, 1957.

［63］李子毅. 痰病法门 [M]. 上海: 大东书局, 1938.

［64］李用粹. 证治汇补 [M]. 上海: 上海卫生出版社, 1958.

［65］吴尚先. 理瀹骈文 [M]. 北京: 中国中医药出版社, 1995.

［66］周扬俊. 温热暑疫全书 [M]. 上海: 上海科学技术出版社, 1959.

［67］余霖. 疫疹一得 [M]. 南京: 江苏科学技术出版社, 1985.

［68］辛丽静. 温病条辨 [M]. 北京: 中医古籍出版社, 2021.

［69］柳宝诒. 温热逢源 [M]. 北京: 人民卫生出版社, 1959.

［70］雷丰. 时病论 [M]. 福州: 福建科学技术出版社, 2010.

［71］娄杰. 温病指南 [M]. 北京: 中医古籍出版社, 1985.

［72］邱小波, 蒋红. 女丹合编选注 [M]. 上海: 上海翻译出版公司, 1991.

［73］吴谦, 等. 医宗金鉴 [M]. 北京: 人民卫生出版社, 1963.

［74］祝登元. 心医集 [M]. 北京: 中医古籍出版社, 2019.

［75］汪启濩. 性命要旨 [M]. 上海: 上海古籍出版社, 1990.

［76］刘奎. 松峰说疫 [M]. 北京: 人民卫生出版社, 1987.

［77］徐文弼. 寿世传真 [M]. 北京: 中医古籍出版社, 1986.

［78］马齐. 陆地仙经 [M]. 北京: 中医古籍出版社, 1999.

［79］王士雄. 温热经纬 [M]. 沈阳: 辽宁科学技术出版社, 1997.

［80］陈光淞. 温热论笺正 [M]. 北京: 中国中医药出版社, 2015.

［81］马齐. 养生秘旨 [M]. 北京: 中国医药科技出版社, 2017.

［82］何廉臣. 重订广温热论 [M]. 北京: 人民卫生出版社, 1960.

［83］王士雄. 随息居重订霍乱论 [M]. 上海: 科技卫生出版社, 1958.

［84］尤乘. 寿世青编 [M]. 北京: 中国书店, 1993.

［85］朱丹溪. 脉因证治 [M]. 太原: 山西科学技术出版社, 2013.

［86］陈士铎. 石室秘录 [M]. 北京: 中国医药科技出版社, 2019.

［87］陈士铎. 辨证录 [M]. 太原: 山西科学技术出版社, 2011.

［88］陈士铎. 辨症玉函 [M]. 北京: 中国医药科技出版社, 2019.

［89］罗美. 古今名医汇粹 [M]. 北京: 中医古籍出版社, 2018.

［90］郭右陶. 痧胀玉衡 [M]. 上海: 大东书局, 1937 (民国二十六年).

［91］赵术堂. 医学指归 [M]. 上海: 上海科学技术出版社, 1960.

［92］冯兆张. 冯氏锦囊秘录 [M]. 北京: 人民卫生出版社, 1998.

［93］程国彭. 医学心悟 [M]. 北京: 中国中医药出版社, 2019.

［94］林珮琴. 类证治裁 [M]. 上海: 第二军医大学出版社, 2008.

［95］何梦瑶. 医碥 [M]. 北京: 中国中医药出版社, 2009.

［96］高士栻. 医学真传 [M]. 天津: 天津科学技术出版社, 2000.

［97］张璐. 张氏医通 [M]. 上海: 上海科学技术出版社, 1963.

［98］沈金鳌. 伤寒论纲目 [M]. 北京: 中国医药科技出版社, 2014.

［99］沈金鳌. 幼科释谜 [M]. 北京: 中国中医药出版社, 2009.

［100］沈金鳌. 妇科玉尺 [M]. 上海: 上海卫生出版社, 1958.

［101］陈三山. 药症忌宜 [M]// 裘庆元. 珍本医书集成 (十四) 杂著类. 上海: 上海科学技术出版社, 1986.

［102］高鼓峰. 医宗己任编 [M]. 北京: 学苑出版社, 2011.

［103］何其伟. 医学妙谛 [M]// 上海中医学院中医文献研究所. 历代中医珍本集成. 上海: 上海三联书店, 1990.

［104］顾松园. 顾松园医镜 [M]. 郑州: 河南人民出版社, 1961.

［105］宝辉. 医医小草 [M]// 裘庆元. 珍本医书集成 (十四) 杂著类. 上海: 上海科学技术出版社, 1986.

［106］陈岐. 医学传灯 [M]. 北京: 中国医药科技出版社, 2021.

［107］陈直. 养老奉亲书 [M]. 呼和浩特: 远方出版社, 2001.

［108］何炫. 何氏虚劳心传 [M]. 南京: 江苏科学技术出版社, 1984.

［109］周慎斋. 周慎斋遗书 [M]. 上海: 大东书局, 1936 (民国二十五年).

［110］张太素. 订正太素脉秘诀 [M]. 北京: 学苑出版社, 2010.

［111］吴正伦. 脉症治方 [M]. 上海: 上海科学技术出版社, 1992.

［112］王邦傅, 纂注. 叶子雨, 参订. 脉诀乳海 [M]// 裘庆元. 珍本医书集成 (三) 脉学类. 上海: 上海科学技术出版社, 1985.

［113］脉诀考证 [M]. 上海: 商务印书馆, 1936 (民国二十五年).

［114］廖平. 巢氏病源补养宣导法 [M]// 上海中医学院中医文献研究所. 历代中医珍本集成. 上海: 上海三联书店, 1990.

［115］涂蔚生. 推拿抉微 [M]. 上海: 千顷堂书局, 1930 (民国十九年).

［116］黄宫绣. 脉理求真 [M]. 北京: 人民卫生出版社, 1959.

［117］戴起宗. 脉诀刊误 [M]. 上海: 上海科学技术出版社, 1958.

［118］李延昰. 脉诀汇辨 [M]. 海口: 海南出版社, 2012.

［119］竹林寺僧人. 竹林寺女科二种 [M]. 北京: 中医古籍出版社, 1993.

［120］王德宣. 温病正宗 [M]. 北京: 中医古籍出版社, 1987.

［121］徐用诚, 辑. 刘纯, 续增. 玉机微义 [M]. 上海: 上海古籍出版社, 1991.

［122］费伯雄. 校注医醇賸义 [M]. 徐相任, 校. 朱祖怡, 注. 上海: 上海科学技术出版社, 1963.

［123］刘纯. 杂病治例 [M]. 济南: 齐鲁书社, 1995.

［124］庆云阁. 医学摘粹 [M]. 上海: 上海科学技术出版社, 1983.

［125］丹波元胤. 中国医籍考 [M]. 北京: 人民卫生出版社, 1956.

［126］张锡纯. 医学衷中参西录 [M]. 天津: 河北人民出版社, 1957.

金石药名索引

病 名 索 引